Praxis der Zahnheilkunde
Band 14

Praxis der Zahnheilkunde

Begründet von

D. Haunfelder (†), L. Hupfauf (†), W. Ketterl und G. Schmuth

Herausgegeben von

P. Diedrich, Aachen; D. Heidemann, Frankfurt;
H.-H. Horch, München und
B. Koeck, Bonn

Band 1	Check-up und Prävention
Band 2	Kariologie und Füllungstherapie
Band 3	Endodontie
Band 4	Parodontologie
Band 5	Kronen- und Brückenprothetik
Band 6	Teilprothesen
Band 7	Totalprothesen
Band 8	Funktionsstörungen des Kauorgans
Band 9	Zahnärztliche Chirurgie
Band 10	Mund-Kiefer-Gesichtschirurgie (I + II)
Band 11/I	Kieferorthopädie I – Orofaziale Entwicklung und Diagnostik
Band 11/II	Kieferorthopädie II – Therapie
Band 12	Kieferorthopädie III – Interdisziplinäre Aufgaben
Band 13	Implantologie (Koeck/Wagner)
Band 14	Kinderzahnheilkunde (Einwag/Pieper)

Kinderzahnheilkunde

Herausgegeben von

J. Einwag und K. Pieper

Mit Beiträgen von

J. Becker, C. L. Butz, P. Cichon, M. Daubländer, J. Einwag, R. Frankenberger, C. Gleissner, W. D. Grimm, G. Hetzer, H.-H. Horch, M. Hülsmann, B. Kahl-Nieke, N. Krämer, A. Maag, A. Momeni, A. Petschelt, K. Pieper, A. Pistorius, R. J. Radlanski, R. Sader, A.-M. Schmidt-Westhausen, A. Schulte, A. Wiegand, B. Willershausen

3. vollständig überarbeitete Auflage
mit 555 Abbildungen

ELSEVIER
URBAN & FISCHER

URBAN & FISCHER München

Anschriften der Herausgeber

PROF. DR. J. EINWAG
Landeszahnärztekammer Baden-Württemberg
Zahnärztliches Fortbildungszentrum
Herdweg 50, 70174 Stuttgart

PROF. DR. K. PIEPER
Philipps-Universität Marburg Medizinisches Zentrum für ZMK
Funktionsbereich Kinderzahnheilkunde
Georg-Voigt-Straße 3, 35039 Marburg

Zuschriften und Kritik an:
Elsevier GmbH, Urban & Fischer Verlag, Lektorat Zahnmedizin, Hackerbrücke 6, 80335 München

Wichtiger Hinweis für den Benutzer
Die Erkenntnisse in der Medizin unterliegen laufendem Wandel durch Forschung und klinische Erfahrungen. Herausgeber und Autoren dieses Werkes haben große Sorgfalt darauf verwendet, dass die in diesem Werk gemachten therapeutischen Angaben (insbesondere hinsichtlich Indikation, Dosierung und unerwünschten Wirkungen) dem derzeitigen Wissensstand entsprechen. Das entbindet den Nutzer dieses Werkes aber nicht von der Verpflichtung, anhand der Beipackzettel zu verschreibender Präparate zu überprüfen, ob die dort gemachten Angaben von denen in diesem Buch abweichen und seine Verordnung in eigener Verantwortung zu treffen.
Wie allgemein üblich wurden Warenzeichen bzw. Namen (z. B. bei Pharmapräparaten) nicht besonders gekennzeichnet.

Bibliografische Information der Deutschen Nationalbibliothek
Die Deutsche Nationalbibliothek verzeichnet diese Publikation in der Deutschen Nationalbibliografie; detaillierte bibliografische Daten sind im Internet über http://dnb.d-nb.de abrufbar.

Um den Textfluss nicht zu stören, wurde bei Patienten und Berufsbezeichnungen die grammatikalisch maskuline Form gewählt. Selbstverständlich sind in diesen Fällen immer Frauen und Männer gemeint.

Programmleitung: Hans Reuter, München
Projektplanung: Dr. Christine Basner, München
Projektmanagement: Martina Braun, München
Redaktion: Ulrike Kriegel, München
Zeichnungen: Henriette Rintelen, Velbert
Herstellung: Renate Hausdorf, München
Satz: Kösel, Krugzell
Umschlaggestaltung: SpieszDesign, Büro für Gestaltung, Neu-Ulm
Titelfotografie: Prof. Dr. med. dent. Klaus Pieper

ISBN: 978-3-437-31319-6

Aktuelle Informationen finden Sie im Internet unter **www.elsevier.de** und **www.elsevier.com**

Autorenverzeichnis

Prof. Dr. Jürgen Becker
Poliklinik für Zahnärztliche Chirurgie
Universitätsklinikum
Heinrich-Heine-Universität
Düsseldorf
Moorenstr. 5
40225 Düsseldorf

Dr. Cheryl Lee Butz
Marschallstr. 11
80802 München Schwabing-Freimann

Prof. Dr. Peter Cichon
Ambulanz für Spezielle Zahnärztliche Betreuung
Fakultät für Zahn-, Mund- und Kieferheilkunde
Universität Witten/Herdecke
Alfred-Herrhausen-Str. 50
58455 Witten

PD Dr. Dr. Monika Daubländer
Poliklinik für Zahnärztliche Chirurgie
Klinik für Zahn-, Mund- und Kieferkrankheiten
Augustusplatz 2
55131 Mainz

Prof. Dr. Johannes Einwag
Landeszahnärztekammer Baden-Württemberg
Zahnmedizinisches Fortbildungszentrum Stuttgart
Herdweg 50
70174 Stuttgart

Prof. Dr. Roland Frankenberger
Poliklinik für Zahnerhaltung und Parodontologie
Universität Erlangen-Nürnberg
Glückstraße 11
91054 Erlangen

Dr. Dr. Christiane Gleissner
Poliklinik für Zahnerhaltungskunde
Johannes-Gutenberg-Universität Mainz
Augustusplatz 2
55131 Mainz

Univ.-Prof. Dr. Wolf-Dieter Grimm
Universität Witten-Herdecke
Fakultät für Zahn-, Mund- und Kieferheilkunde
Abt. f. Parodontologie
Alfred-Herrhausen-Straße 50
58455 Witten

Prof. Dr. Gisela Hetzer
Abteilung für Kinderzahnheilkunde
Zentrum für Zahn-, Mund- und Kieferheilkunde
Universitätsklinikum Carl Gustav Carus
Technische Universität Dresden
Fetscherstraße 74
01307 Dresden

Prof. Dr. Dr. Dr. h. c. Hans-Henning Horch
Klinik und Poliklinik für Mund-Kiefer-Gesichtschirurgie
Klinikum rechts der Isar
Technische Universität München
Ismaninger Straße 22
81675 München

Prof. Dr. Michael Hülsmann
Zentrum für Zahn-, Mund- und Kieferheilkunde
Abt. Zahnerhaltung, Präventive Zahnheilkunde und Parodontologie
Georg-August-Universität Göttingen
Robert-Koch-Straße 40
37099 Göttingen

Prof. Dr. Bärbel Kahl-Nieke
Abteilung für Kieferorthopädie
Klinik und Poliklinik für Zahn-, Mund- und Kieferheilkunde
Universitätsklinikum Hamburg-Eppendorf
Martinistraße 52
20246 Hamburg

Prof. Dr. Norbert Krämer
Abteilung Kinderzahnheilkunde
Zentrum für Zahn-, Mund- und Kieferheilkunde
Universitätsklinikum Carl Gustav Carus
Technische Universität Dresden
Fetscherstr. 74
01307 Dresden

Rechtsanwalt Axel Maag
Landeszahnärztekammer Baden-Württemberg
Herdweg 59
70174 Stuttgart

Dr. Anahita Momeni
Philipps-Universität Marburg
Med. Zentrum f. ZMK
Funktionsbereich Kinderzahnheilkunde
Georg-Voigt-Straße 3
35033 Marburg

Prof. Dr. Anselm Petschelt
Poliklinik für Zahnerhaltung und Parodontologie
Universität Erlangen-Nürnberg
Glückstraße 11
91054 Erlangen

Prof. Dr. Klaus Pieper
Funktionsbereich Kinderzahnheilkunde
Medizinisches Zentrum für Zahn-, Mund- und Kieferheilkunde
Philipps-Universität Marburg
Georg-Voigt-Straße 3
35033 Marburg

PD Dr. Alexander Pistorius
Poliklinik für Zahnerhaltungskunde
Johannes-Gutenberg-Universität Mainz
Augustusplatz 2
55131 Mainz

Prof. Dr. Ralf J. Radlanski
Abteilung Experimentelle Zahnheilkunde
Klinik und Poliklinik für Zahn-, Mund- und Kieferheilkunde
Charité Campus Benjamin Franklin
Freie Universität Berlin
Aßmannshauser Straße 4–6
14197 Berlin

Prof. Dr. Dr. Dr. habil. Robert Sader
Klinik für Mund-, Kiefer- und Plastische Gesichtschirurgie
Klinikum der Johann-Wolfgang-Goethe-Universität Frankfurt
Theodor-Stern-Kai 7
60590 Frankfurt

Prof. Dr. Andrea-Maria Schmidt-Westhausen
Abteilung Experimentelle ZMK
Klinik und Hochschulambulanz für ZMK
Charité Campus Benjamin Franklin
Freie Universität Berlin
Augustenburger Platz 1
13353 Berlin

Prof. Dr. Andreas Schulte
Poliklinik für Zahnerhaltungskunde
Klinik für Mund-, Zahn- und Kieferkrankheiten
Ruprecht-Karls-Universität Heidelberg
Im Neuenheimer Feld 400
69120 Heidelberg

Dr. Annette Wiegand
Abt. für Präventivmedizin, Parodontologie und Kariologie
ZZMK Uni Zürich
Plattenstr. 11
CH-8028 Zürich

Prof. Dr. Dipl.-Chem. Brita Willershausen
Poliklinik für Zahnerhaltungskunde und Parodontologie der
Johannes-Gutenberg-Universität Mainz
Augustusplatz 2
55131 Mainz

Vorwort zur 3. Auflage

Die Kinderzahnheilkunde in Deutschland boomt! Immer mehr Kolleginnen und Kollegen in Deutschland lassen sich nach Staatsexamen und weiterführender Qualifikation alleine oder in Form von Praxisgemeinschaften als „Kinderzahnärzte" nieder.

Diese Entscheidung ist absolut sinnvoll: Im Zuge des allgemeinen Kariesrückganges bei Kindern und Jugendlichen hat sich die Art des Sanierungsbedarfs verändert: Der Großteil der Karies bei Kindern und Jugendlichen entfällt auf eine zahlenmäßig kleine Gruppe von ca. 15% der Personen eines jeden Jahrgangs. Deren Betreuung erschöpft sich nicht nur in der Extraktion von Milchzähnen oder der klassischen Füllungstherapie, sondern erfordert ein komplexes Bündel an Maßnahmen, die häufig nur nach entsprechender Fort- und Weiterbildung erbracht werden können.

Mit der 3. Auflage der „Kinderzahnheilkunde" wollen wir dieses Anliegen unterstützen. In den 5 Jahren seit Erscheinen der 2. Auflage haben sich teilweise erhebliche Neuerungen – von der Nomenklatur über Materialien bis hin zu Behandlungskonzepten – ergeben, die eine intensive Überarbeitung der meisten Kapitel erforderten. Nun sind wir wieder „up to date".

Neben inhaltlichen Überarbeitungen wurden auch einige Änderungen am Erscheinungsbild vorgenommen. Wir hoffen, dass sie ebenfalls Ihr Gefallen finden, wünschen Ihnen viel Spaß beim Lesen und viel Freude bei der Umsetzung der neuen Erkenntnisse.

J. Einwag, Stuttgart
K. Pieper, Marburg
im August 2007

Inhalt

Vorwort zur 3. Auflage VI

1 Wachstum und Entwicklung 1

RALF J. RADLANSKI

1.1 Pränatale Entwicklung 2
1.2 Postnatale Entwicklung 8
Literatur 11

2 Epidemiologie der Gebisserkrankungen 15

KLAUS PIEPER

2.1 Einleitung 14
2.2 Epidemiologie der Zahnkaries 14
2.3 Epidemiologie der Parodontopathien . 19
2.4 Zur Prävalenz von Zahnfehlstellungen 19
2.5 Zusammenfassung und künftige Perspektiven 20
2.6 Literatur 20

3 Anamnese und allgemeine Untersuchung 21

GISELA HETZER

3.1 Einleitung 22
3.2 Zahnmedizinische Anamnese 22
3.3 Allgemeinmedizinische Anamnese .. 23
3.4 Extraorale Untersuchung 23
3.5 Intraorale Untersuchung 24
3.6 Ergänzende Untersuchungen 31
Literatur 31
Anhang 3-1 32
Anhang 3-2 34

4 Radiologie 37

JÜRGEN BECKER

4.1 Einleitung 38
4.2 Röntgengeräte für die enorale Röntgendiagnostik 39
4.3 Filme, Verstärkerfolien und digitale Röntgensysteme 39
4.4 Enorale Aufnahmen in den verschiedenen Lebensaltersstufen 41
4.5 Spezielle Aufnahmetechniken 41
4.6 Panoramaschichtgeräte 46
4.7 Fernröntgenseitenaufnahme 47
4.8 Handröntgenaufnahme 48
4.9 Schädelübersichtsaufnahmen, digitale Volumentomographie, Computertomographie, Magnet-Resonanztomographie, Sonographie 48
4.10 Literatur 49

5 Diagnose der Approximal- und Fissurenkaries 51

ANDREAS SCHULTE, ANAHITA MOMENI und KLAUS PIEPER

5.1 Einleitung 52
5.2 Untersuchungsverfahren und Hilfsmittel 53
5.3 Diagnose der Approximalkaries 53
5.4 Diagnose der Okklusalkaries 56
5.5 Empfehlungen 58
5.6 Literatur 58

6 Kieferorthopädische Prophylaxe und Frühbehandlung 61

BÄRBEL KAHL-NIEKE

6.1 Einleitung 62
6.2 Indikationen für eine sofortige apparative kieferorthopädische Maßnahme 63
6.3 Chronisch progrediente Befunde 66
6.4 Angeborene und erworbene Störungen während der Zahnentwicklung und des Zahnwechsels 70
6.5 Orofaziale Dyskinesien und klassische, auch dysfunktionell bedingte Anomalien 74
6.6 Fazit 77
Literatur 77

7 Prophylaxe 81

JOHANNES EINWAG

7.1 Grundlagen der traditionellen Prophylaxe 82
7.2 Moderne Strategien der Kariesprävention 101
7.3 Altersgruppengerechte Prophylaxe ... 109
7.4 Literatur 122

8 Füllung oder Remineralisation 125

Johannes Einwag

8.1 Einleitung 126
8.2 Fachliche Grundlagen 126
8.3 Konsequenzen für die Behandlungsplanung 129
8.4 Zusammenfassung 132
8.5 Literatur 132

9 Klinische Werkstoffkunde für ein modernes Behandlungskonzept in der Kinderzahnheilkunde 135

Roland Frankenberger, Anselm Petschelt und Norbert Krämer

9.1 Füllungsmaterialien für das Milchgebiss 136
9.2 Werkstoffkundliche Voraussetzungen für die minimalinvasive Restauration des Wechselgebisses mit Kompositen 141
9.3 Anforderungen an Komposite im Seitenzahnbereich 144
9.4 Literatur 155

10 Füllungstherapie im Milchgebiss 161

Norbert Krämer und Roland Frankenberger

10.1 Einleitung 162
10.2 Morphologische Merkmale der Milchzähne 162
10.3 Kariesexkavation 163
10.4 Präparationsrichtlinien im Milchgebiss 164
10.5 Hilfsmittel zur Füllungstherapie 171
10.6 Materialien zur Füllungstherapie 174
10.7 Zusammenfassende Bewertung der Füllungsmaterialien für das Milchgebiss 182
10.8 Literatur 183

11 Füllungstherapie im Wechselgebiss 187

Anselm Petschelt, Norbert Krämer und Roland Frankenberger

11.1 Fissurenversiegelung 188
11.2 Kompositfüllungen im Seiten- und Frontzahnbereich 199
11.3 Semipermanente Versorgungsmöglichkeiten 215
11.4 Literatur 219

12 Zahnersatz – Kinderkronen und -prothesen 221

Johannes Einwag

12.1 Einleitung 222
12.2 Konfektionierte Kronen 222
12.3 Kinderprothesen 229
12.4 Zusammenfassung 232
12.5 Literatur 232

13 Schmerzausschaltung und Sedierung 233

Monika Daubländer

13.1 Einleitung 234
13.2 Biopsychosoziale Aspekte der Schmerzwahrnehmung 234
13.3 Lokalanästhesie 235
13.4 Anxiolyse und Sedierung 243
13.5 Analgetika 247
13.6 Literatur 248

14 Endodontie im Milch- und Wechselgebiss 249

Michael Hülsmann und Annette Wiegand

14.1 Endodontische Maßnahmen im Milchgebiss 250
14.2 Endodontische Maßnahmen im Wechselgebiss 259
14.3 Zusammenfassung 263
14.4 Literatur 264

15 Parodontopathien 269

Brita Willershausen, Christiane Gleissner und Alexander Pistorius

15.1 Einleitung 270
15.2 Ätiologie und Pathogenese 273
15.3 Gingivale Erkrankungen im Kindes- und Jugendalter 278
15.4 Parodontale Erkrankungen im Kindes- und Jugendalter 285
15.5 Parodontitis als Manifestation einer Systemerkrankung 290
15.6 Nekrotisierende Parodontalerkrankungen 292
15.7 Rezessionen der Gingiva 293
15.8 Literatur 294

16 Zahnanomalien und ihre Versorgung 297

Klaus Pieper

16.1 Einleitung 298
16.2 Variationen der Zahnzahl 298

16.3 Abweichungen der Zahngröße und der Zahnform ... 301
16.4 Doppelbildungen von Zähnen ... 303
16.5 Strukturanomalien der Zähne ... 303
16.6 Literatur ... 311

17 Das dentale Trauma bei Kindern und Jugendlichen – Diagnostik und Therapie ... 313

Michael Hülsmann und Anahita Momeni

17.1 Einleitung ... 314
17.2 Epidemiologie ... 314
17.3 Präventive Maßnahmen ... 314
17.4 Anamnese und Diagnostik nach Zahntrauma ... 315
17.5 Klassifikation und Therapie der traumatischen Zahnverletzungen ... 317
17.6 Folgen eines dentalen Traumas ... 324
17.7 Traumata im Milchgebiss ... 326
17.8 Zusammenfassung ... 328
17.9 Literatur ... 328

18 Chirurgie ... 333

Jürgen Becker und Andrea Schmidt-Westhausen

18.1 Einleitung ... 334
18.2 Kleinere zahnärztlich-chirurgische Maßnahmen ... 334
18.3 Retinierte Zähne ... 335
18.4 Behandlungsmöglichkeiten fehlender Zähne ... 340
18.5 Behandlung odontogener Zysten ... 342
18.6 Odontogene Tumoren im Wachstumsalter ... 343
18.7 Literatur ... 347

19 Mund-Kiefer-Gesichtskrankheiten ... 349

Hans-Henning Horch und Robert Sader

19.1 Einleitung ... 350
19.2 Mund- und Zungenschleimhauterkrankungen ... 350
19.3 Infektionen der Knochen und Weichteile ... 357
19.4 Zysten ... 359
19.5 Periphere und zentrale Granulome der Kiefer ... 361
19.6 Metabolische Osteopathien ... 362
19.7 Tumoren ... 363
19.8 Literatur ... 367

20 Die zahnärztliche Betreuung von Kindern mit Behinderungen ... 369

Peter Cichon und Wolf-Dieter Grimm

20.1 Einleitung ... 370
20.2 Behinderungen ... 370
20.3 Besonderheiten oraler Erkrankungen bei Behinderten ... 371
20.4 Therapie und Prävention ... 373
20.5 Konsequenzen ... 379
20.6 Literatur ... 380

21 Psychologische Aspekte bei der Organisation einer Zahnarztpraxis für Kinder ... 381

Cheryl Lee Butz

21.1 Einleitung ... 382
21.2 Räumlichkeiten ... 382
21.3 Rezeption und Terminvergabe ... 386
21.4 Praxisablauf und Wartezeiten ... 387
21.5 Behandlungsarten ... 387
21.6 Literatur ... 395

22 Rechtliche Aspekte bei der zahnärztlichen Behandlung minderjähriger Patienten ... 397

Axel Maag

22.1 Einleitung ... 398
22.2 Behandlungsvertrag ... 398
22.3 Aufklärung und Einwilligungsbefugnis ... 401
22.4 Ärztliche Schweigepflicht ... 402
22.5 Dokumentation ... 403
22.6 Ergebnis ... 403
22.7 Literatur ... 403

1 Wachstum und Entwicklung

von Ralf J. Radlanski

Inhaltsübersicht

1.1 Pränatale Entwicklung 2
1.1.1 Embryonalentwicklung des Kopfes 2
1.1.2 Oberkiefer 2
1.1.3 Unterkiefer 3
1.1.4 Kiefergelenk 3
1.1.5 Muskulatur 3
1.1.6 Zahnentwicklung 3

1.2 Postnatale Entwicklung 8
1.2.1 Allgemeine Zunahme der Körpergröße 8
1.2.2 Gesichtswachstum 8
1.2.3 Zahndurchbruch, Zahnwechsel 10

Literatur 11

1.1 Pränatale Entwicklung

1.1.1 Embryonalentwicklung des Kopfes

Embryonale Gestaltentwicklung ist das Ergebnis von lokal verschieden starkem Zellwachstum und unterschiedlicher Zelldifferenzierung.

Auf diese Weise ist von der befruchteten Eizelle über das Embryonalstadium bis zur Geburt und darüber hinaus während des weiteren Wachstums der Vorgang der Größenzunahme immer mit einem **Gestaltwandel** verbunden.

Die Entstehung des menschlichen Gesichts ist eine Folge der anfangs überproportional großen Hirnanlage [2, 3, 6]. Durch das starke Wachstum des Neurektoderms werden die Zellmassen im anterioren Bereich der Kopfanlage gegen den auch schon sehr großen Herzwulst zusammengepresst und aufgefaltet. Auf diese Weise entsteht das Hoch- und Tiefrelief des Maxillarwulstes und der Viszeralbögen [6]. In jedem Viszeralbogen bildet sich im Inneren eine Knorpelspange, an der entlang Nerven und Gefäße verlaufen. Das Mesenchym steht zur Bildung des Weichgewebes wie z.B. Muskulatur und zur nachfolgenden Knochenbildung zur Verfügung. Aus dem ersten Viszeralbogen entwickeln sich die Mandibula sowie Malleus und Incus, der zweite bleibt im Wachstum weit zurück und bietet das Material zur Bildung des kleineren Anteils des Zungenbeins, des Proc. styloideus und des Stapes. Die weiteren Viszeralbögen bilden die Grundlage zur Entwicklung der Strukturen im Bereich des Zungenbeins und des Kehlkopfes [2, 3, 6, 7, 13].

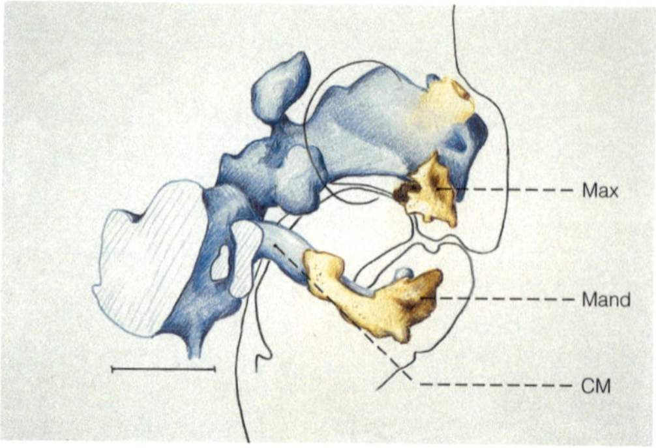

Abb. 1-1 Das Gesichtsskelett eines menschlichen Embryos von 20 mm SSL in der Ansicht von lateral. Die Maxilla (Max) entsteht in jeder Gesichtshälfte zunächst als jeweils einzelne Verknöcherung. Lateral vom Meckel-Knorpel (CM) entsteht die Verknöcherung der Mandibula (Mand). Das übrige Gesichtsskelett besteht zu dieser Zeit noch im Wesentlichen aus knorpeligen Vorformen. Die schwarzen Linien geben die Konturen des Gesichts, der Mundhöhle mit Zunge in der Mittsagittalen und das Auge an (Maßstabsmarke: 1 mm).

1.1.2 Oberkiefer

In dem Bereich unterhalb der Augen und seitlich der knorpeligen Nasenkapsel entsteht beim Embryo von etwa 16 mm SSL (Scheitel-Steiß-Länge) auf jeder Seite eine **Mesenchymalverdichtung mit Verknöcherung.** Sie nimmt zunächst eine kompakte Gestalt an (Abb. 1-1), mit Ausläufern, die sich später nach medial und kranial zwischen Augen und Nasenkapsel (Proc. frontalis), nach anterior und posterior sowie nach lateral in Richtung des späteren Arcus zygomaticus ausdehnen (Abb. 1-2). Später fusionieren die beiden Anlagen der Maxilla, wobei die Sutura palatina mediana bei der Geburt noch offen ist und noch lange bis ins jugendliche Alter nicht verknöchert.

Die Kieferhöhlen entstehen erst mit zwei bis drei Jahren durch Einsenkung des Nasenepithels im Bereich unterhalb der Concha nasalis media.

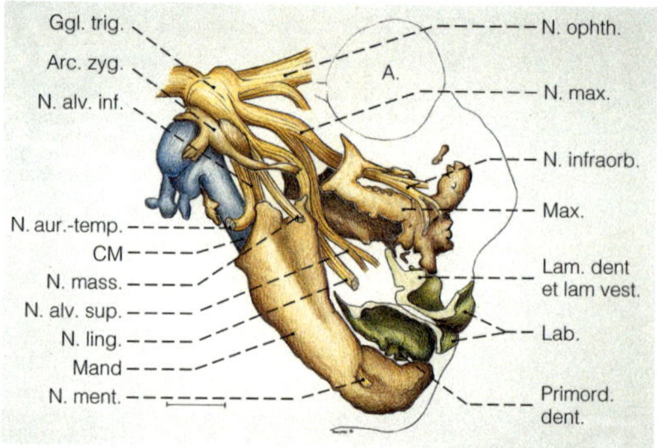

Abb. 1-2 Das Gesichtsskelett eines menschlichen Embryos von 53 mm SSL in der Ansicht von lateral. In der Maxilla beginnt bereits die Bildung des Foramen infraorbitale, anterior ist der Proc. frontalis zu erkennen, und nach lateral und dorsal hin steht die Maxilla kurz vor der Verbindung mit dem Arcus zygomaticus. Am kranio-dorsalen Ende der Mandibula sind bereits die Proc. coronoideus und condylaris zu erkennen (Maßstabsmarke: 1 mm).

A = Auge; Arc. zyg. = Arcus zygomaticus; CM = Meckel-Knorpel; Max = Maxilla; Mand = Mandibula; Ggl. trig. = Ganglion trigeminale; N. alv. inf. = N. alveolaris inferior; Nn. alv. sup. = Nn. alveolares superiores; N. aur.-temp. = N. auriculotemporalis; N. infraorb. = N. infraorbitalis; N. ling. = N. lingualis; N. mass. = N. massetericus; N. max. = N. maxillaris; N. ment. = N. mentalis; N. ophth. = N. ophthalmicus; Primord. dent. = Zahnanlagen im Unterkiefer; Proc. cond. = Proc. condylaris; Proc. coron. = Proc. coronoideus; Lam. dent. et lam. vest. = Zahnleiste und Vestibularleiste im OK; Lab. = Lippen.

1.1.3 Unterkiefer

Lateral vom Meckel-Knorpel entsteht durch Scherbewegung [3] zwischen der Gesichtshaut und dem wachsenden Knorpel im Embryo von etwa 16 bis 18 mm SSL die erste Knochenanlage im Bereich des späteren **Foramen mentale** (s. Abb. 1-1). Durch weiteres Knochenwachstum wird der N. alveolaris inferior von kaudal her eingefasst und auf diese Weise das Foramen mentale gebildet. Außerdem dehnt sich die Knochenanlage nach anterior und nach posterior aus (s. Abb. 1-2), wobei im Bereich der Symphysis mentalis bis zur Geburt keine feste Verknöcherung erfolgt.

Am dorsalen Ende der Mandibula werden etwa mit 25 mm SSL der Processus coronoideus und der Processus condylaris erkennbar. Weiterhin wird der Meckel-Knorpel von kaudal her von Knochen umwachsen, und es entsteht eine Rinne, in der der N. alveolaris inferior und seine Begleitgefäße verlaufen. Anfangs ist diese Knochenrinne noch sehr weit, so dass sich auch die Zahnanlagen hier hineinsenken, bevor mit etwa 65 mm SSL der Beginn der knöchernen Kompartimentierung und die Bildung der frühen Alveolen zu beobachten sind. Vom Meckel-Knorpel bleibt nur sein dorsales Ende in Form des Malleus und Incus erhalten, ansonsten wird er resorbiert und durch Knochen ersetzt. Dieser Vorgang beginnt etwa mit 60 mm SSL im Bereich unterhalb der Frontzahnanlagen [10].

1.1.4 Kiefergelenk

Die Mandibula wächst nach dorsal und kranial (s. Abb. 1-2), um sich mit dem Processus coronoideus am Unterrand des Os temporale gelenkig anzulagern.

Die knöchernen Bereiche des Processus coronoideus enthalten nicht immer knorpelige Anteile. Im Gelenkfortsatz der Mandibula (Processus condylaris) finden wir aber spätestens im Embryo von 65 mm SSL ein knorpeliges Zentrum. Zu dieser Zeit werden schon Bewegungen der Mandibula, die über den Meckel-Knorpel im Bereich des Innenohrs gelenkig mit dem Schädel verbunden ist, festgestellt.

Der **untere Gelenkspalt** entsteht vor dem oberen (65 mm SSL). Dabei ist er zu Beginn stark kompartimentiert, und die einzelnen Hohlräume verschmelzen erst später. Er liegt dem kondylären Blastem eng an.

Der **obere Gelenkspalt** entsteht etwas später, mit etwa 70 mm SSL, und dehnt sich weit nach dorsal und medial, über den Meckel-Knorpel hinweg, entsprechend der Kontur der späteren Fossa aus. Aus dem verdichteten Mesenchym zwischen den Spalträumen entwickelt sich der faserknorpelige Diskus. Seine bikonkave Form ist schon zu Beginn zu erkennen und wird später noch deutlicher ausgeprägt [13].

Der M. pterygoideus lateralis nimmt schon früh seinen typischen Verlauf und inseriert mit seinen Fasern im Diskus und im kondylären Blastem. Bei der Geburt ist die Fossa articularis noch sehr flach, was den eher sagittal ausgerichteten Bewegungen der Mandibula des Säuglings entspricht. Mit zunehmender Bezahnung vertieft sich die Fossa im Lauf des Kindesalters.

1.1.5 Muskulatur

Wenn man die Anordnung der Muskulatur betrachtet, so fällt auf, dass die Faserrichtung die embryonalen Wachstumsbewegungen der skelettalen Anteile widerspiegelt [2, 3].

So verlaufen die Fasern des M. mylohyoideus transversal, was der Breitenentwicklung der Mandibula entspricht, ihr sagittales Wachstum ist erkennbar am Verlauf der darunter und darüber verlaufenden Mm. geniohyoideus und genioglossus. Die sagittale Vergrößerung des Mundraums wird deutlich am Faserverlauf des M. buccinator, dessen Fasern kontinuierlich in den M. orbicularis oris hinüberkreuzen. Der Verlauf der Mm. risorii und levator anguli oris nach schräg vorn unten entspricht dem Wachstum des Untergesichts in die gleiche Richtung. Auch der M. temporalis, dessen Fasern weit gefächert ausstrahlen, repräsentiert letztlich die Ausdehnungsrichtung des darunter liegenden Hirnschädels. Der M. masseter und der medial verlaufende M. pterygoideus medialis lassen in ihrer Verlaufsrichtung die Entstehung des Kieferwinkels und des aufsteigenden Astes erkennen. Auch die Ausrichtung des M. pterygoideus lateralis lässt sich mit Entwicklungsbewegungen des nach dorsolateral wachsenden Kondylus und Diskus erklären.

Diese Feststellungen legen den Schluss nahe, dass Muskulatur als Folge der Dehnung des Mesenchyms entsteht [3]. Hervorgerufen wird die Dehnung durch Wachstum und Verlagerung der skelettalen Anteile, in die die Muskeln inserieren. Schon im Embryo von 15 mm SSL sind die einzelnen Muskeln in ihrer Anlage und Ausrichtung erkennbar.

1.1.6 Zahnentwicklung

Als Folge der Einrollbewegung der wachsenden Lippen entsteht etwa in der sechsten Woche eine **Verdickung des embryonalen Mundhöhlenepithels** etwa in dem Bereich, in dem später auch die Zähne stehen werden. Aufgrund der rapiden Zellvermehrung wächst dieser Zellwulst in die Tiefe und teilt sich in

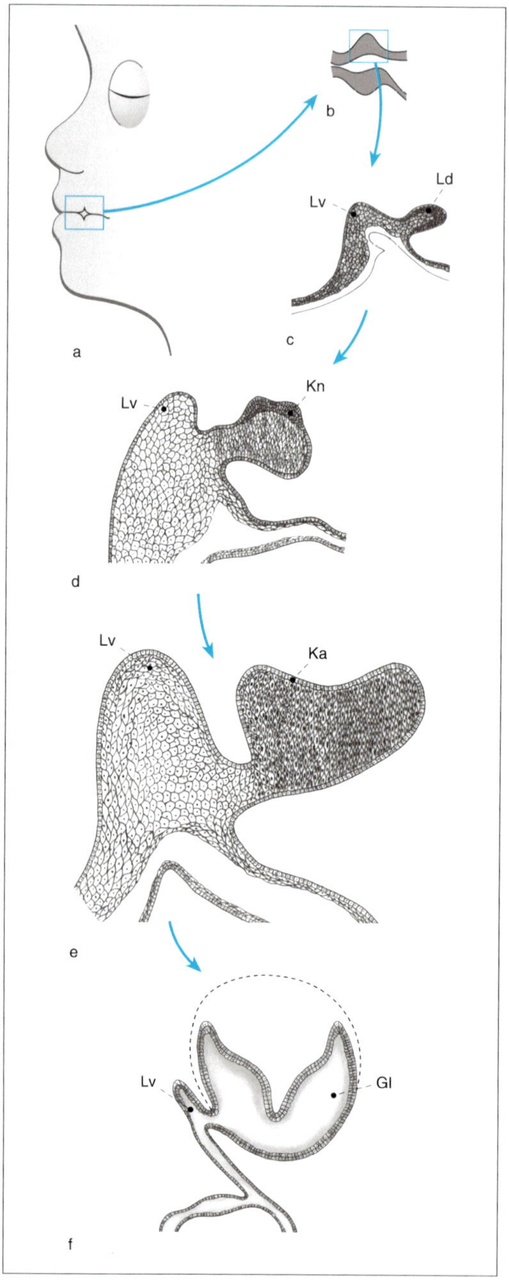

Abb. 1-3 Schematische Darstellung der Zahnentwicklung.

a) Übersicht.
b) Erste Einsenkung von Vestibular (Lv)- und Zahnleiste (Ld).
c) Trennung von Zahn- und Vestibularleiste.
d) Zahnanlage im Knospenstadium (Kn).
e) Zahnanlagen im Kappenstadium (Ka).
f) Zahnanlage im Glockenstadium (Gl) mit Zahnsäckchen.

eine Vestibularleiste und eine Zahnleiste (Abb. 1-3b und c).

Aus der Vestibularleiste entsteht später der Mundvorhof. An der epithelialen Zahnleiste entsteht für jeden Milchzahn je eine runde Verdickung, die **epitheliale Zahnknospe** (Abb. 1-3d, 1-4 und 1-5). Mit zunehmender Größe wächst die Zahnanlage an ihren Rändern, dellt sich an ihrer Unterseite ein und erreicht so das Stadium der Kappe (Abb. 1-3e). Sie wächst weiter, bis die Form der **Zahnglocke** entstanden ist (Abb. 1-3f, 1-6, 1-7 und 1-8).

Jede Zahnglocke entspricht bereits der Form des Zahnes, der später aus ihr hervorgehen wird [10].

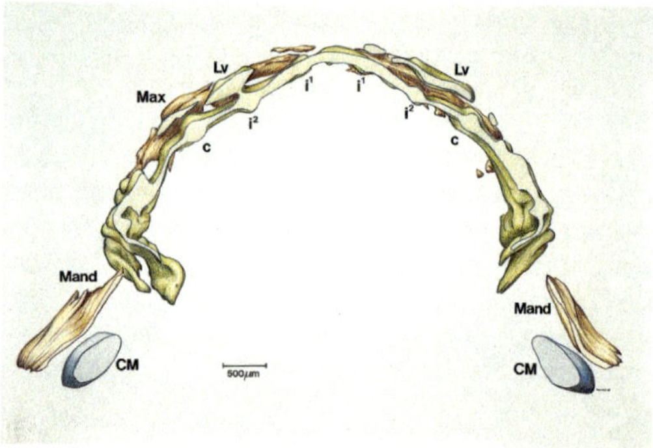

Abb. 1-4 Übersichtsdarstellung von Teilen der Vestibularleiste (Lv) und der Zahnanlagen (Knospenstadium) der ersten Dentition des Oberkiefers eines menschlichen Embryos von 21 mm SSL in der Ansicht von kaudal. Dorsal stößt die Zahnleiste an nach kranial ragende Anteile der Mandibula (Mand) und des Meckel-Knorpels (CM). Außerdem im Bild: Anteile der Maxilla (Max).

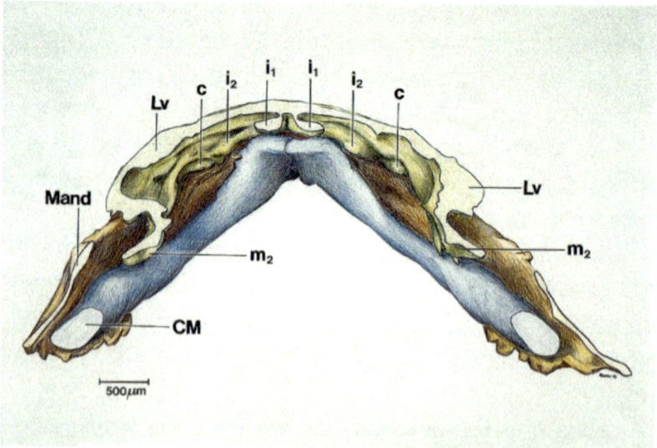

Abb. 1-5 Übersichtsdarstellung der Lagebeziehung von Teilen der Vestibularleiste (Lv), der Zahnleiste (Knospenstadium, Anlagen m_1 verdeckt) der Mandibula (Mand) und des Meckel-Knorpels (CM) eines menschlichen Embryos von 21 mm SSL in der Ansicht von kranial.

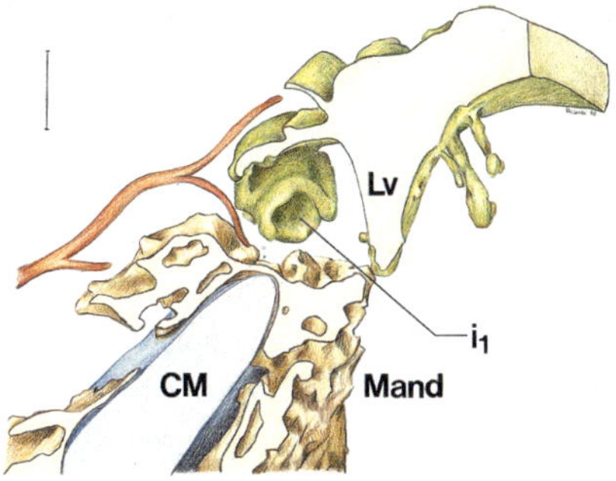

Abb. 1-6 Darstellung der Zahnglocke des rechten i1 mit der Vestibularleiste (Lv) und dem darunter liegenden Meckel-Knorpel (CM) mit Mandibula (Mand) eines menschlichen Embryos von 64 mm SSL in der Ansicht von lateral (Maßstabsmarke: 250 µm).

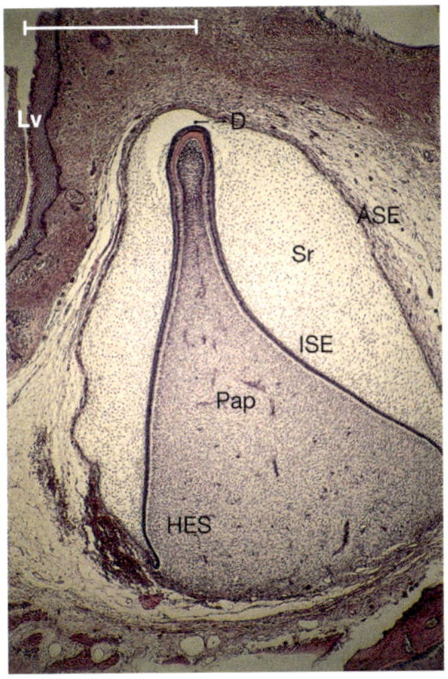

Abb. 1-7 Sagittalschnitt (Färbung HE) durch die Frontzahnanlage i1 im sezernierenden Glockenstadium bei einem Fetus von 250 mm SSL. Die Schmelzbildung und die Dentinbildung haben begonnen. Die Vestibularleiste (Lv) ist tief eingerissen. (ISE: inneres Schmelzepithel; ÄSE: äußeres Schmelzepithel; Sr: Stratum reticulare; Pap: Papille; D: Dentin mit Schmelzauflagerung; HES: Hertwig-Epithelscheide) (Maßstabsmarke: 1 mm).

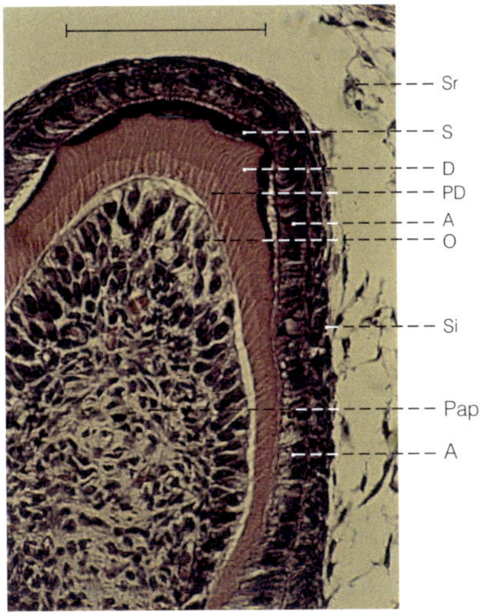

Abb. 1-8 Ausschnitt aus Abbildung 1-7: Sr: Stratum reticulare (teilweise artifiziell eingerissen), Si: Stratum intermedium, A: Ameloblasten, S: Zahnschmelz, D: Dentin, PD: Prädentin, O: Odontoblasten, Pap: Papille (Maßstabsmarke: 250 µm).

Bevor Hartsubstanz abgelagert wird [12, 14], sind die Frontzahnanlagen schon entsprechend den späteren Schneidekanten flach. Nach distal hin erhalten die Zahnanlagen mehr Raum zur Einsenkung. Je größer die Molarenanlagen werden, desto mehr Einfaltungen entwickeln sich im Glockenstadium zur Bildung des Höcker-Fissurenreliefs [10].

Die Zellen an der Innenseite der Zahnglocke wandeln sich um in Ameloblasten, die den Zahnschmelz bilden. Hierzu nehmen sie längliche Gestalt an und werden in ihrem Zusammenhang als **inneres Schmelzepithel** bezeichnet. Zunächst produzieren die Ameloblasten die glykoproteinreiche Schmelzmatrix, die später durch Einlagerung von Kalzium und Phosphat mineralisiert wird. Die Zellen im Inneren der Zahnglocke bilden ein lockeres Netzwerk (Stratum reticulare), in dessen Interstitium sich stoffwechselrelevante Verbindungen für die Schmelzbildung befinden.

An den Rändern der Zahnglocke führt heftige Mitoseaktivität einerseits zum Nachschub für die Ameloblasten, andererseits werden durch Tiefenwachstum die Ränder verlängert und damit die **Hertwig-Epithelscheide** gebildet (s. Abb. 1-7). Auf diese Weise wird die Form für die Wurzelbildung der Zähne vorgegeben. Der Bereich des Mesenchyms, das von der Zahnglocke umgriffen wird, verdichtet sich und wird von da an als Zahnpapille bezeichnet.

Die äußersten Zellen der Zahnpapille wandeln sich in Odontoblasten um, die Dentin produzieren. Sie liegen zunächst den Ameloblasten gegenüber und entfernen sich von der Schmelz-Dentingrenze mit zunehmender Produktion von Dentin. Im Gegensatz zu Schmelz kann Dentin zeitlebens nachgebildet werden, sodass die Pulpahöhle nach und nach kleiner wird [1, 12, 14].

Ins Innere der Zahnpapille ziehen Gefäße und Nerven, und es bildet sich die **Pulpa.** Die Zellen rund um die Zahnanlage herum bilden ein festes Geflecht, das die wachsende Zahnanlage einhüllt und als Zahnsäckchen bezeichnet wird. Später gehen aus ihr die Fibroblasten zur Bildung des Desmodonts hervor [12].

Im Embryo von 180 mm SSL (etwa im vierten bis fünften Monat) beginnt die Bildung der **Zahnhartsubstanzen.** Nachdem eine initiale Dentinschicht abgelagert ist, wird die Schmelzmatrix sezerniert. So, wie die Zahnglocke wächst, schichtet sich Zahn-

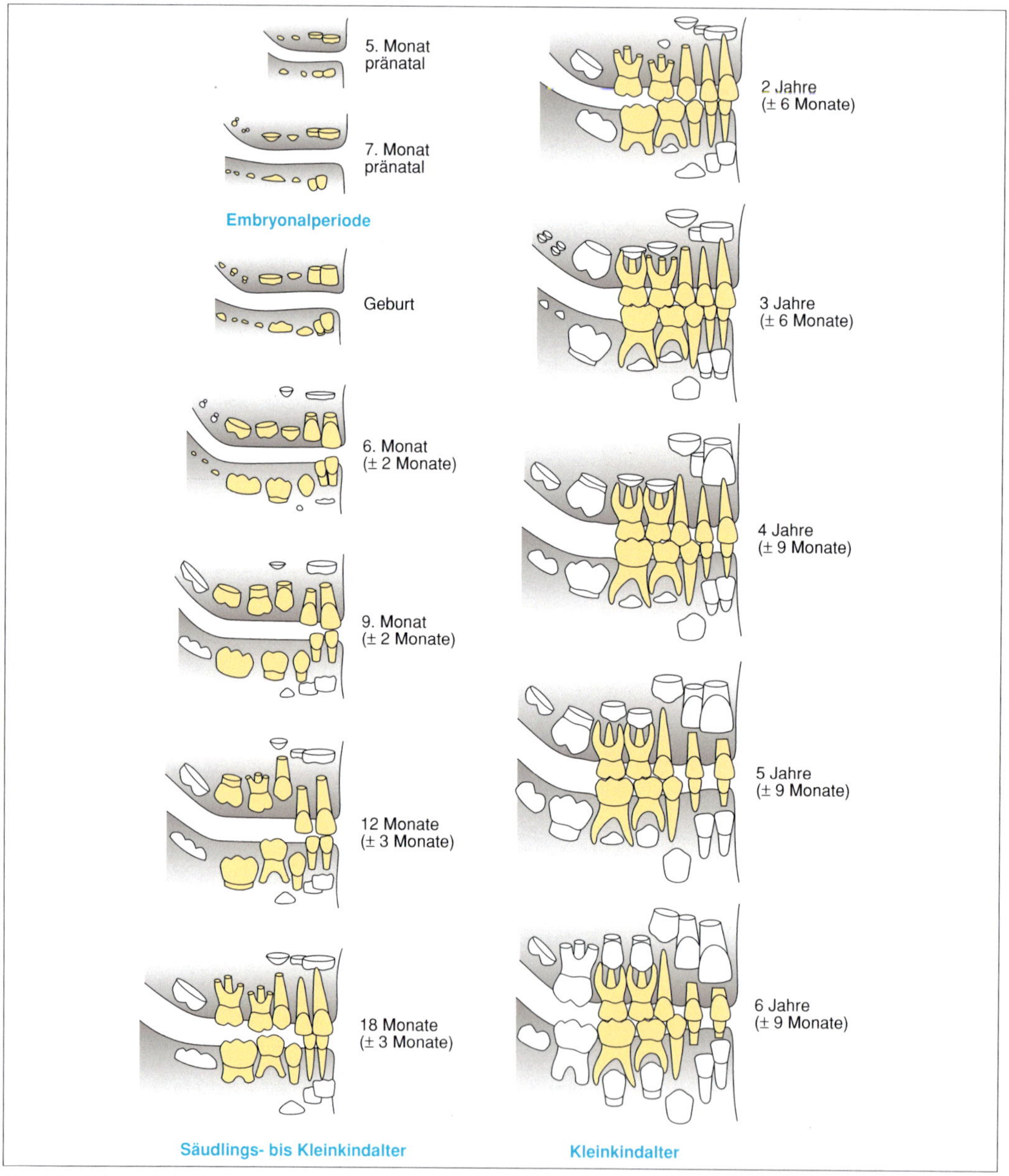

Abb. 1-9 Schematische Darstellung der Zahnentwicklung des Menschen vom fünften Fetalmonat bis zum 35. Lebensjahr. Nach Schour und Massler. Die Zähne der ersten Dentition sind gelb dargestellt, die der zweiten Dentition weiß. Die Zeitangaben sind nur grobe Anhaltswerte, die aufgrund der interindividuellen Variation erheblich stärker streuen können als angegeben (aus: Kahl-Nieke, B.: Einführung in die Kieferorthopädie. Urban & Fischer/Elsevier 2001).

schmelz von innen nach außen auf, was im Inneren des Schmelzmantels in Form von Zuwachslinien (Retzius-Streifen) und an der zervikalen Schmelzoberfläche in Form von Perikymatien sichtbar wird [1, 12]. Dagegen wird Dentin von außen nach innen abgelagert, sodass die Pulpahöhle nach und nach kleiner wird.

Nachdem die Zahnentwicklung für die Milchzähne so weit fortgeschritten ist, dass sich ihre Verbindungen zur generellen Zahnleiste auflösen, bilden

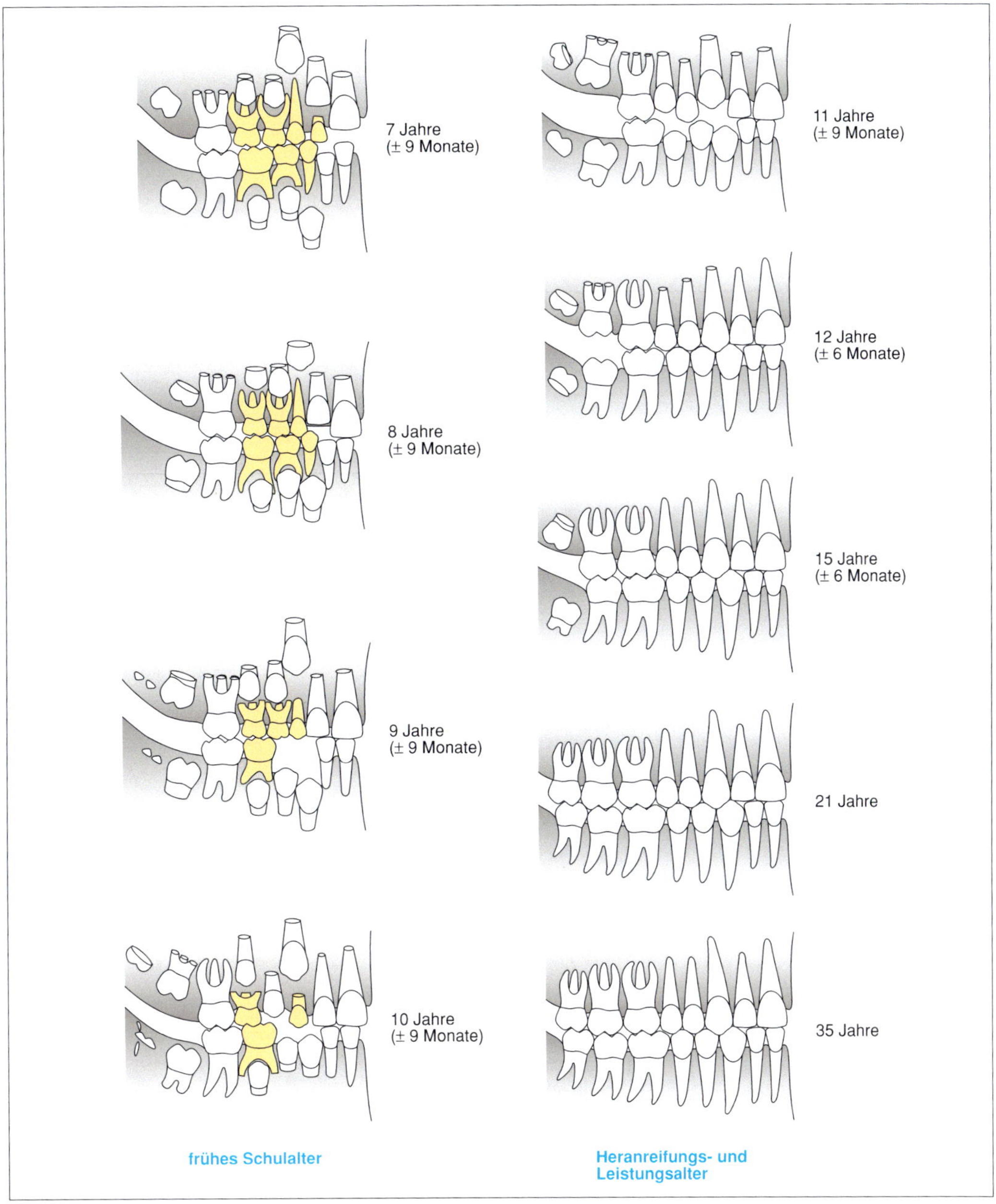

Abb. 1-9 Fortsetzung.

sich etwa im fünften Embryonalmonat die **Ersatzzahnanlagen für die bleibenden Zähne.** Ihre Knospen entstehen lingual von den jeweiligen Milchzahnanlagen, und sie entwickeln sich im Prinzip ähnlich wie die Milchzähne. Am distalen Ende der Milchzahnleiste entstehen die Zahnanlagen für die bleibenden Molaren, die keinen Milchzahnvorgänger haben. Sie werden als Zuwachszähne bezeichnet. Etwa zur Zeit der Geburt ist von den bleibenden Schneidezähnen und ersten Molaren bereits der dentinnahe Schmelz der Höcker und der Schneidekanten mineralisiert [11, 12].

Abbildung 1-9 gibt den jeweiligen Zustand der Zahnentwicklung im Lauf der Zeit wieder. Allerdings muss berücksichtigt werden, dass die Zeitangaben in der Literatur sehr variabel sind [11, 12, 16], und die klinische Erfahrung zeigt, dass sie mit zunehmendem Lebensalter des Kindes immer mehr streuen.

Angesichts der unterschiedlichen Durchbruchszeiten wird klar, dass sich der Prozess der Zahnentwicklung keineswegs nur auf die Zeit der menschlichen Fetalentwicklung beschränkt, sondern bis zur Fertigstellung der Weisheitszähne während der ersten beiden Lebensjahrzehnte andauert (s. Abb. 1-9).

1.2 Postnatale Entwicklung

1.2.1 Allgemeine Zunahme der Körpergröße

Wachstum ist keineswegs ein gleichmäßig fortschreitender Prozess, sondern verläuft je nach Lebensalter, Gewebetyp und Region individuell unterschiedlich [5, 8, 15].

Vor der Geburt ist die Wachstumsgeschwindigkeit viel größer als in der Zeit nach der Geburt. Die Kurve der Wachstumsgeschwindigkeit (Abb. 1-10) flacht nach der Geburt zunächst ab, um dann zur Zeit der Vorpubertät noch einmal anzusteigen. Dieser **präpuberale Wachstumsspurt** erfolgt bei Mädchen mit elf Jahren etwas früher als bei Jungen, bei denen er zuweilen erst mit 14 Jahren erreicht wird (Abb. 1-11). Die Phase des präpuberalen Wachstumsspurts wirkt sich auch auf das Wachstum des Gesichts aus, und in der Kieferorthopädie wird diese Zeit besonders zum Ausgleich von skelettal bedingten Dysgnathien, vor allem der Angle-Klasse II (Distalbiss), ausgenutzt [15].

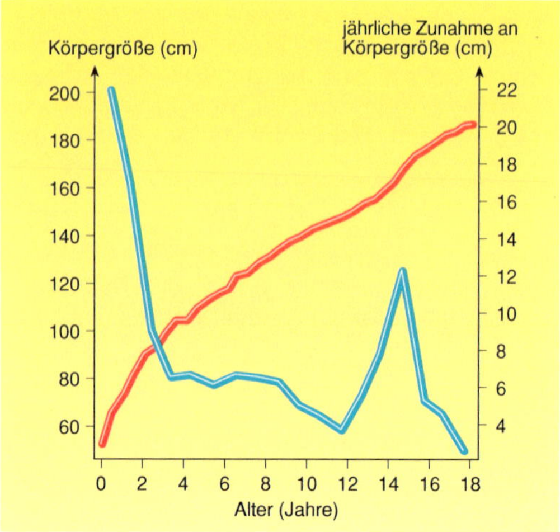

Abb. 1-10 Die Zunahme der Körpergröße des Sohnes von de Montbeillard (1759–1777) von der Geburt bis zum Alter von 18 Jahren (nach [8]).

rote Kurve: Zunahme der Körpergröße.
blaue Kurve: Zunahme der Körpergröße pro Jahr (Darstellung der Wachstumsgeschwindigkeit als 1. Ableitung der roten Kurve).

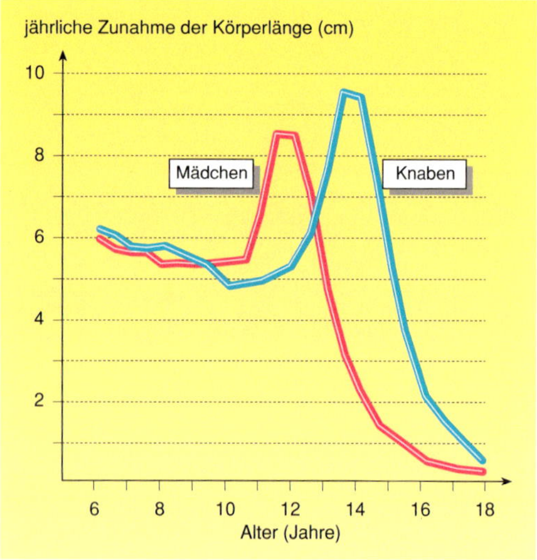

Abb. 1-11 Bei Mädchen erfolgt der präpuberale Wachstumsspurt etwa zwei Jahre früher als bei Jungen (nach [8]).

1.2.2 Gesichtswachstum

Abgesehen von der allgemeinen Größenzunahme ist mit dem Gesichtswachstum auch eine Veränderung der Gesichtsproportionen verbunden (Abb. 1-12). Dabei ergibt es sich aus der typischen Gestalt der einzelnen Knochen des Gesichtsskeletts, dass Wachs-

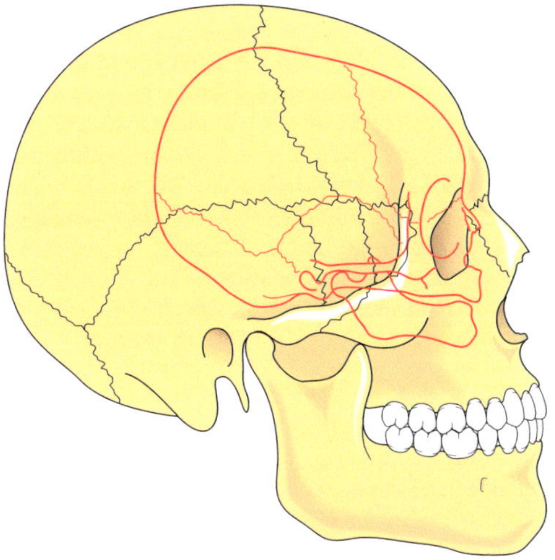

Abb. 1-12 Darstellung der Proportionsunterschiede des Schädels eines Erwachsenen im Vergleich zum Schädel eines Neugeborenen. Die Überlagerung erfolgt im Bereich des N-Punktes (anteriore Region der Sutura nasofrontalis) (nach [5]).

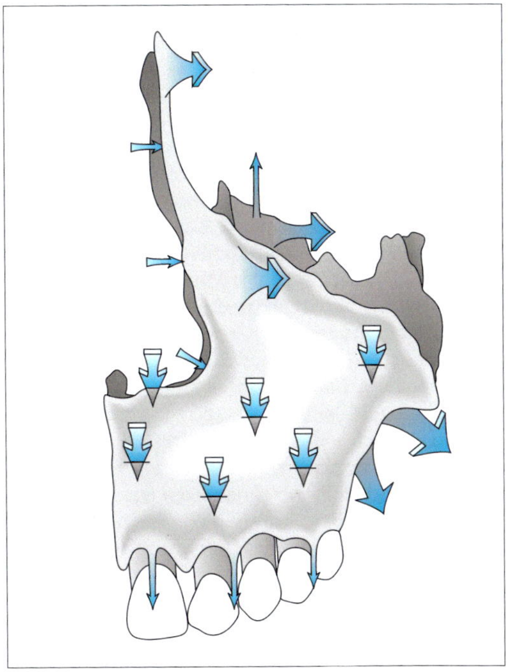

Abb. 1-13 Darstellung der Remodellationsvorgänge während des Wachstums der Maxilla. Resorption ist durch Pfeile dargestellt, die in den Knochen eindringen, Apposition durch Pfeile, die vom Knochen ausgehen. Linke Hälfte der Maxilla in der Ansicht von anterior (nach [5]).

tum nicht einfach nur ein Aufschichten von Knochensubstanz ist, sondern ein regional und zeitlich unterschiedlich balanciertes Wechselspiel zwischen Abbau und Aufbau von Knochen **(Remodelling)** darstellt. Nur so kann eine Größenzunahme bei gleichzeitiger Erhaltung der Grundgestalt erfolgen. Den Abbildungen 1-13 und 1-14 liegt eine große Anzahl von Dünnschliffpräparaten zu Grunde, anhand derer die Relation von Osteoblasten und Osteoklasten für jeden Bereich des Gesichtsskeletts ermittelt wurde [4].

Im Bereich der Schädelbasis erfolgt relativ weniger Wachstum als im Gesichtsbereich. Die Remodellations- und Wachstumsvorgänge führen zu einer Verlagerung der Kinnspitze nach schräg vorn unten [5, 9]. Je nach individuellem Wachstumsmuster kann dabei die mehr vertikale oder die mehr horizontale Komponente überwiegen, aber immer wird eine Proportionsveränderung des Gesichts durch eine **Zunahme der Vertikaldimension des Viszerokraniums** beobachtet.

Neben den rein skelettalen Veränderungen ist der Zahndurchbruch und die damit verbundene Bisshebung ein wesentlicher Faktor für die Veränderung der Gesichtsproportionen [9, 16]. Auch in transversaler und sagittaler Richtung trägt der Durchbruch der Zähne zur Vergrößerung der Zahnbögen und Veränderung der Gesichtsproportionen bei.

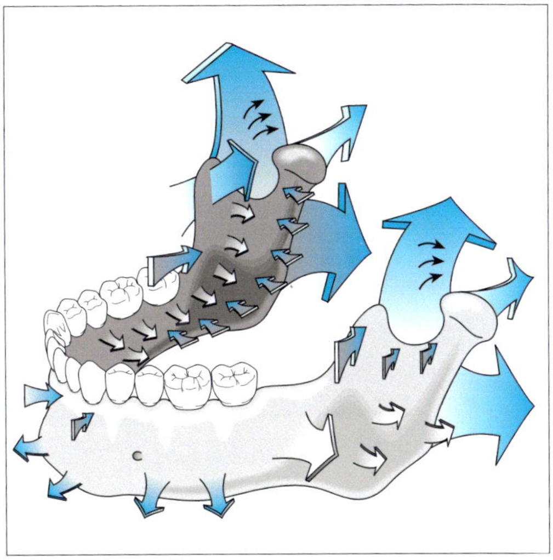

Abb. 1-14 Darstellung der Remodellationsvorgänge während des Wachstums der Mandibula. Resorption ist durch Pfeile dargestellt, die in den Knochen eindringen, Apposition durch Pfeile, die vom Knochen ausgehen (nach [5]).

1.2.3 Zahndurchbruch, Zahnwechsel

Die zeitliche Abfolge des Zahndurchbruchs ist in Abbildung 1-9 wiedergegeben. Dabei ist zu bedenken, dass aufgrund der interindividuellen Variation klinisch **Abweichungen von bis zu eineinhalb Jahren** beobachtet werden können, die noch als normal bezeichnet werden. Dentitio praecox bzw. Dentitio tarda wären pathologische Zustände eines zu früh bzw. zu spät erfolgenden Zahndurchbruchs.

Auch die **Reihenfolge** des Durchbruchs einzelner Zähne kann individuell variieren. Normalerweise beginnt der Zahndurchbruch der Milchzähne im Unterkiefer im Frontzahnbereich, kurz danach werden die oberen Frontzähne erwartet. Mit zwei Jahren sollten die ersten Milchmolaren und die Milcheckzähne durchgebrochen sein, und mit spätestens vier Jahren sollte das Milchgebiss komplett sein [8, 9, 11, 16].

Die bleibenden **Frontzahnanlagen** entwickeln sich zunächst lingual bzw. palatinal von ihren Vorgängern (Abb. 1-15). Dabei nehmen sie zunächst eine verschachtelte Lagebeziehung zueinander ein, aber das weitere Wachstum der Zahnanlagen für die bleibenden Zähne führt zu einer entsprechenden Größenzunahme des Zahnbogens vor allem in der Breite [8, 9, 16]. Auch das Wachstum der Zunge nimmt Einfluss auf diesen Prozess. Auf diese Weise kommt es zu einer Lückenbildung im Milchgebiss.

Da das Kieferwachstum zeitlich und regional unterschiedlich stattfindet, ändern sich die Interkuspidationsverhältnisse, und es wird eine zunehmende Abrasion im Milchgebiss beobachtet. Bei einer mangelhaften oder fehlenden Abrasion im Milchgebiss, vor allem im Bereich der Eckzähne, besteht die Gefahr, dass ein Kreuzbiss mit lateralem Zwangsbiss der Mandibula resultiert, der sich ohne rechtzeitiges Eingreifen (z.B. Abschleifen der Milchzahnhöckerspitzen, transversale Erweiterung der Mandibula) meist ins bleibende Gebiss überträgt und bis hin zu einer skelettalen Manifestation führen kann. Im lateralen Bereich der Zahnbögen liegen die bleibenden Zahnanlagen mehr apikal bzw. im interradikulären Raum der weit gespreizten Wurzeln ihrer Vorgänger (s. Abb. 1-15).

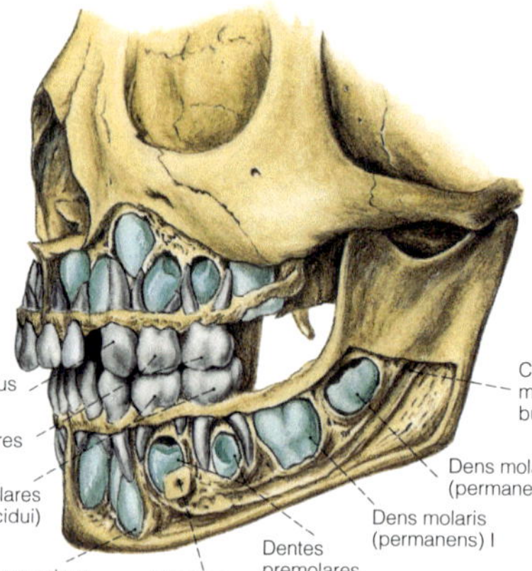

Abb. 1-15 Darstellung der Lagebeziehungen zwischen den Zahnanlagen der bleibenden Zähne und den Milchzähnen. Die Schneidezähne, Eckzähne und Prämolaren der zweiten Dentition sind Ersatzzähne, die ersten bis dritten Molaren der zweiten Dentition sind Zuwachszähne (aus: Sobotta, J.: Atlas der Anatomie des Menschen. Bd. 1, 22., neu bearb. Aufl., Urban & Fischer/Elsevier 2006).

Mit etwa sechs Jahren ist der Durchbruch des ersten Molaren zu erwarten. Kurz danach beginnt der Zahnwechsel der zentralen Incisivi, zuerst meist im Unterkiefer. Der Bereich zwischen der distalen Kante des lateralen Incisivus und der mesialen Fläche des ersten Molaren wird in der Kieferorthopädie als **Stützzone** bezeichnet. Bis ins Alter von etwa neun Jahren bleiben hier noch die Milcheckzähne und die Milchmolaren stehen. Ihre Ausdehnung in mesiodistaler Richtung ist stets größer als der erwartete Platzbedarf der bleibenden Nachfolger. Zwar ist der bleibende Eckzahn deutlich größer als sein Milchvorgänger, aber die Prämolaren sind regelmäßig kleiner als die entsprechenden Milchmolaren. Diese Platzreserve wird als **Leeway** bezeichnet und beträgt im Oberkiefer etwa 1,8 mm, im Unterkiefer etwa 2,3 mm.

Inzwischen werden von den nachfolgenden bleibenden Zähnen in dieser Region die Milchzahnwurzeln resorbiert, und mit etwa neun Jahren beginnt der Verlust der ersten Milchmolaren und der Milcheckzähne. Die zweiten Milchmolaren können bis ins zwölfte Lebensjahr oder länger erhalten bleiben, bis auch sie herausfallen. Bis dahin muss unbedingt darauf geachtet werden, dass die Milchzähne ihre Platzhalterfunktion erfüllen können.

Stützzonenverlust durch ausgedehnte Karies oder gar frühzeitigen Milchzahnverlust muss durch rechtzeitige Prophylaxe- oder Restaurationsmaßnahmen oder den Einsatz von Lückenhaltern vermieden werden.

Bevor die Prämolaren und die bleibenden Eckzähne durchbrechen, muss dafür gesorgt werden, dass die bleibenden Frontzähne regelrecht verzahnt sind. Da die Leitkante für den Durchbruch der permanenten Eckzähne die distale Fläche der zweiten Schneidezähne ist, sollten Engstände im Frontzahnbereich ausgeglichen werden, bevor sie durch den Durchbruch der Eckzähne und der nachfolgenden Prämolaren nur noch schwer therapierbar werden.

Isolierte Kreuzbissrelationen im Molarenbereich sollten ebenso rechtzeitig korrigiert werden wie eine eventuelle Abweichung in sagittaler Richtung, bevor sich diese Okklusion definitiv falsch verschlüsselt und sich eine Malokklusion auf weitere Teile des Zahnbogens ausdehnt [9].

Im Alter von etwa elf bis 13 Jahren erfolgt der Durchbruch des zweiten Molaren, und mit 17 bis 21 Jahren sind die Weisheitszähne zu erwarten. Sie brechen aber nicht in jedem Fall zeitgerecht durch, aufgrund ihrer Lage können sie sich erheblich verspäten, bleiben zuweilen lebenslang retiniert oder sind gar nicht angelegt. Aber auch andere Zähne können von Retention oder Aplasie betroffen sein, insbesondere Prämolaren und laterale Incisivi im Oberkiefer [8, 9, 12] (s. S. 299 ff.).

Die Mechanismen des Zahndurchbruchs sind bis heute nicht schlüssig geklärt. Weder die Wurzelbildung noch die desmodontale Verankerung, möglicherweise aber das Zahnsäckchen ist verantwortlich für den Ablauf des Zahndurchbruchs [12].

Der Durchbruch der Zähne hat entscheidenden Anteil an der Vergrößerung der Vertikaldimension des Gesichts.

Schon im Zusammenhang mit dem Durchbruch der Milchmolaren spricht man von der **ersten physiologischen Bisshebung.** Die **zweite Bisshebung** erfolgt mit dem Durchbruch der ersten bleibenden Molaren, und jeder weitere durchbrechende Molar bewirkt eine nochmalige Hebung des Bisses.

In dem Maß, wie die Vertikaldimension im Bereich der Kiefer zunimmt, vertieft sich auch die Ausprägung der Fossa articularis im Kiefergelenk.

Literatur

[1] Berkovitz, B. K. B., Boyde, A., Frank, R. M., Höhling, H. J., Moxham, B. J., Nalbandian, J., Tonge, C. H.: Teeth. In: Oksche, A., Vollrath L. (Hrsg.): Handbook of Microscopic Anatomy, Vol. V/6. Springer, Berlin 1989.

[2] Blechschmidt, E.: The Stages of Human Development before Birth. Karger, Basel 1960.

[3] Blechschmidt, E.: Anatomie und Ontogenese des Menschen. Quelle und Meyer, Heidelberg 1978.

[4] Broadbent, B. H. Sr., Broadbent, B. H. Jr., Golden, W. H.: Bolton Standards of Dentofacial Developmental Growth. Mosby, St. Louis 1975.

[5] Enlow, D.: Facial Growth. Saunders, Philadelphia 1990.

[6] Hinrichsen, K.: The Early Development of Morphology and Patterns of the Face in the Human Embryo. Advances in Anatomy, Embryology and Cell Biology 98, 1 (1985).

[7] Hinrichsen, K. (Hrsg.): Humanembryologie. Springer, Berlin 1990.

[8] Hotz, R. P.: Zahnmedizin bei Kindern und Jugendlichen. Thieme, Stuttgart 1976.

[9] Nanda, S.: The Developmental Basis of Occlusion and Malocclusion. Quintessence, Chicago 1983.

[10] Radlanski, R. J.: Contributions to the Development of Human Deciduous Tooth Primordia. Quintessence, Chicago 1993.

[11] Schour, I., Massler, M.: Studies in the tooth development: The growth pattern of human teeth. J. Amer. dent. Ass. 27, 1918 (1949).

[12] Schroeder, H. E.: Orale Strukturbiologie. Thieme, Stuttgart 2000.

[13] Sperber, G. H.: Craniofacial Embryology. Wright, London 1989.

[14] Suga, S. (Hrsg.): Mechanisms of Tooth Enamel Formation. Quintessence, Tokyo 1983.

[15] van der Linden, F. P. G. M.: Gesichtswachstum und faziale Orthopädie. Quintessenz, Berlin 1984.

[16] van der Linden, F. P. G. M., Duterloo, H. S.: Die Entwicklung des menschlichen Gebisses. Quintessenz, Berlin 1980.

2 Epidemiologie der Gebisserkrankungen

von KLAUS PIEPER

Inhaltsübersicht

2.1 Einleitung 14

2.2 Epidemiologie der Zahnkaries 14

2.2.1 Zur Dynamik der Kariesentwicklung 14
2.2.2 Der DMF-T/S-Index als Maß für den Kariesbefall 15
2.2.3 Ergebnisse epidemiologischer Studien in Deutschland 15
Kleinkinder 16
Vorschulkinder 17
Sechs- bis Siebenjährige 17
Neunjährige 17
12-Jährige 18
13- bis 14-Jährige 19
15-Jährige 19

2.3 Epidemiologie der Parodontopathien 19

2.4 Zur Prävalenz von Zahnfehlstellungen 19

2.5 Zusammenfassung und künftige Perspektiven 20

2.6 Literatur 20

2.1 Einleitung

Allgemein befasst sich die Epidemiologie mit der Verteilung und Ausbreitung von Erkrankungen innerhalb der Bevölkerung. Epidemiologische Untersuchungen zur Mundgesundheit liefern wichtige Grundlagen für die Planung der zahnmedizinischen Versorgung. Dies gilt auch für präventive und therapeutische Konzepte bei Kindern.

Deshalb sollen im Folgenden die wichtigsten Ergebnisse epidemiologischer Studien aus Deutschland, die sich mit der Verbreitung von Zahnkaries, Parodontopathien und Stellungsanomalien befassen, dargestellt werden.

2.2 Epidemiologie der Zahnkaries

Da in der Kinderzahnheilkunde überwiegend kariesbedingte Schäden der Zähne zu behandeln sind, wird im Folgenden zunächst die Epidemiologie der Zahnkaries behandelt.

2.2.1 Zur Dynamik der Kariesentwicklung

Kariöse Läsionen können nur dort entstehen, wo sich Plaque entwickelt. Deshalb treten kariöse Defekte bevorzugt an Zahnoberflächen auf, die habituell nicht sauber sind. Die Sauberkeit einer Zahnoberfläche hängt entscheidend von makromorphologischen Faktoren ab. Da sich vor allem an Fissuren verstärkt Plaque anlagert, entstehen kariöse Läsionen häufig an diesen Prädilektionsstellen.

> Prinzipiell spiegelt die Zahl der befallenen Zähne, die in einem bestimmten Alter festgestellt wird, die Schwere der kariösen Angriffe in der Vergangenheit wider. Fissuren erkranken – wenn überhaupt – bevorzugt in den ersten drei Jahren nach dem Zahndurchbruch.
>
> Generell lässt sich feststellen, dass die unteren Molaren kariesanfälliger sind als die oberen und dass die Sechsjahrmolaren häufiger an Karies erkranken als die Zwölfjahrmolaren, sofern keine gezielten Prophylaxemaßnahmen eingesetzt werden.

Aus diesem epidemiologischen Bild ergeben sich beispielsweise Konsequenzen für die Planung von Versiegelungsmaßnahmen.

Wie ältere Studien zeigten, sind die zweiten Prämolaren hinsichtlich ihres Kariesrisikos ähnlich einzuschätzen wie die zweiten Molaren. Die unteren ersten Prämolaren weisen wesentlich seltener Karies auf als die oberen ersten Prämolaren. Ähnliches gilt für die Schneide- und Eckzähne [15].

Die geringere Kariesanfälligkeit der unteren Schneidezähne wird vor allem auf die anatomischen Gegebenheiten zurückgeführt: Da sich in ihrer unmittelbaren Nähe die Ausführungsgänge der Glandulae sublinguales befinden, profitieren sie am ehesten von den Schutzsystemen des Speichels.

Auf der Basis von Flächentypen ist die Situation etwas schwieriger zu beschreiben: Ist das Mundmilieu entsprechend kariogen, entstehen im **bleibenden Gebiss,** sofern die Fissuren nicht versiegelt sind, nach der Fissurenkaries approximale Läsionen an Molaren (da hier die Tiefe des Approximalraums am größten ist), danach an Frontzähnen und oberen Prämolaren. Dabei werden i. d. R. mehrere Jahre bis zur Entwicklung einer Dentinläsion benötigt, nur in Ausnahmefällen – bei Kindern mit extrem hohem Kariesrisiko – können sich an Approximalflächen manifeste Dentinläsionen innerhalb eines Jahres nach dem Zahndurchbruch entwickeln.

> Entwickelt sich Karies an freien Glattflächen, so ist dies immer als Zeichen dafür zu werten, dass bei dem betreffenden Patienten ein hohes Kariesrisiko vorliegt.

An **Milchmolaren** war in den letzten Jahren immer häufiger zu beobachten, dass als Folge einer günstigen Kauflächenmorphologie zunächst keine Fissurenkaries entsteht, dafür aber später (im Alter von fünf bis sechs Jahren) kariöse Läsionen an den Approximalflächen, die bei der Untersuchung mit Spiegel und Sonde nur schwer zu entdecken sind. Deshalb sollte bereits bei Vorschulkindern die zahnmedizinische Untersuchung durch eine Inspektion mit der Kaltlichtsonde (s. S. 54) oder Bissflügel-Röntgenbilder (s. S. 44) ergänzt werden.

Die **frühkindliche Karies („Early Childhood Caries", ECC)** entwickelt sich im Milchgebiss teilweise mit großer Dynamik. Sie lässt sich entsprechend der ECC-Klassifikation nach Wyne [24] in drei Typen unterteilen.

- **ECC-Typ I:** Im Milchgebiss des betroffenen Kindes finden sich einzelne kariöse Läsionen an Molaren und/oder Schneidezähnen, hervorgerufen durch halbfeste oder feste kariogene Nahrungsmittel und mangelhafte Mundhygiene. Dieser ECC-Typ wird üblicherweise bei Zwei- bis Fünfjährigen gefunden.
- **ECC-Typ II:** Es finden sich kariöse Läsionen an den labialen oder palatinalen Glattflächen der Milchschneidezähne im Oberkiefer ohne oder mit Beteiligung der Molaren. Dieses Krankheitsbild ist auf elterliches Fehlverhalten bei der Ernährung (cave:

verlängerte Zufuhr zucker- und/oder säurehaltiger Getränke über Saugerflaschen) zurückzuführen, meist in Kombination mit unzureichender Mundhygiene. Auch die Verwendung anderer Trinkhilfen (Schnabeltassen, Radfahrerflaschen u. Ä.) oder prolongiertes Stillen kann zu entsprechenden Zahnschäden führen. Dieser ECC-Typ tritt häufig bereits kurz nach dem Durchbruch der ersten Zähne, im ersten oder zweiten Lebensjahr, auf. Ohne geeignete Behandlung in Kombination mit Präventivmaßnahmen können sich die Schäden zu einem ECC-Typ III weiterentwickeln.
- **ECC-Typ III:** Bei diesem ECC-Typ sind fast alle Milchzähne einschließlich der unteren Schneidzähne betroffen. Ursächlich ist meistens eine Kombination aus ausgeprägt kariogener (zunächst flüssiger) Kost und schlechter Mundhygiene Dieser ECC-Typ wird üblicherweise bei Drei- bis Fünfjährigen gefunden.

2.2.2 Der DMF-T/S-Index als Maß für den Kariesbefall

Epidemiologische Studien können nur dann sinnvoll ausgewertet werden, wenn der Zustand der Zähne/Gebisse quantitativ erfasst wird. Deshalb wurden für Kariesstudien verschiedene Indizes entwickelt. Will man registrieren, welche Kariesschäden ein Individuum im Laufe der Zeit kumuliert hat (**„life time caries experience“**/Karieserfahrung), so muss man die aktiven, die inaktiven und die behandelten Läsionen erfassen.

Bei der Entwicklung eines brauchbaren Kariesindex wurden verschiedene Modelle diskutiert. Üblicherweise wird für Kariesprävalenzstudien heute der DMF-Index verwendet, der sich im bleibenden Gebiss auf 28 Zähne bezieht. Die Weisheitszähne bleiben meist unberücksichtigt. Die Buchstaben „DMF“ stehen als Abkürzungen für **D = decayed** (kariös), **M = missing** (wegen Karies fehlend), **F = filled** (gefüllt). D + M + F entspricht somit der Summe der nicht (mehr) naturgesunden Zähne. Da der einzelne Zahn als kleinste Beurteilungseinheit häufig ein zu grobes Raster darstellt, wurde, um genauere Aussagen zu ermöglichen, die Bewertung der einzelnen Zahnflächen eingeführt. Somit wird an bleibenden Zähnen zwischen dem DMF-T (**T = teeth** [Zähne]) und dem DMF-S (**S = Surfaces** [Flächen]) unterschieden.

Dieser Index gilt abgewandelt auch für das **Milchgebiss.** Zur Kennzeichnung werden dabei kleine Buchstaben verwendet: **dmf-t** bzw. **dmf-s.**

Da der Kariesbefall in Europa in den letzten Jahrzehnten stark rückläufig war, wurden in neuerer Zeit Aufzeichnungssysteme entwickelt, die mit einem mehrstufigen Diagnosesystem arbeiten und somit eine differenzierte Beurteilung der einzelnen Läsion ermöglichen. In diesem Kontext ist vor allem das „International Caries Detection and Assessment System (ICDAS)“ zu nennen, das von einer internationalen Forschergruppe erarbeitet wurde [20].

2.2.3 Ergebnisse epidemiologischer Studien in Deutschland

Um allen Ländern einen Anreiz zu geben, speziell bei Kindern für eine Verbesserung der Mundgesundheit zu sorgen, verabschiedete die Vollversammlung der WHO im Jahre 1979 eine Resolution, in der Gesundheitsziele für das Jahr 2000 definiert wurden [23]. Auf dem Sektor der Zahngesundheit wurde in diesem Zusammenhang ein erstrebenswerter Richtwert von 3 DMF-Zähnen bei Zwölfjährigen vorgeschlagen. Ein Jahr später ergänzte die Fédération Dentaire Internationale (FDI) diesen Vorschlag um weitere Punkte und veröffentlichte folgende „Global goals for oral health in the year 2000“ [5].

Bezogen auf Kinder und Jugendliche lauteten die **Forderungen:**
- 50% der Fünfjährigen sollen naturgesunde Gebisse haben.
- Der mittlere DMF-T bei den Zwölfjährigen soll nicht mehr als 3 betragen. Für Europa wurde diese Forderung auf 2 DMF-Zähne reduziert.
- Bei 85% der 18-Jährigen soll noch kein Zahn wegen Karies extrahiert worden sein.

Auf der Basis der Vorgaben von WHO und FDI für das Jahr 2020 [7], die für Deutschland durch die Bundeszahnärztekammer modifiziert wurden [14], sollen bei uns im Jahr **2020** folgende **Mundgesundheitsziele** erreicht sein:
- Bei Sechs- bis Siebenjährigen sollen 80% der Gebisse kariesfrei sein.
- Der mittlere DMF-T bei den Zwölfjährigen soll < 1 liegen.

In den letzten Jahrzehnten wurde in vielen westlichen Staaten bei Kindern und Jugendlichen ein Kariesrückgang beobachtet. Dabei nahm die Glattflächenkaries stärker ab als die Fissurenkaries. Menghini et al. [9] publizierten eine Übersicht zur Entwicklung des Kariesbefalls bei 14-Jährigen aus Zürich: Waren 1970 bei jedem Schüler im Mittel noch 17,2 Zahnflächen gefüllt oder kariös [21], so waren es im Jahr 2000 nur noch 1,7 Flächen. 1970 entfielen 51,4% der kariösen Flächen auf Fissuren und Grübchen, während dieser Anteil 30 Jahre später bei 77% lag.

Parallel zu diesem allgemeinen Kariesrückgang berichteten Forscher zusätzlich über ein **verändertes Er-**

scheinungsbild der Okklusalkaries: Unter Fissuren, die klinisch gesund oder nur leicht verfärbt erscheinen, verbergen sich zum Teil ausgedehnte Kavitäten (Abb. 2-1). Aus verschiedenen Studien lässt sich ablesen, dass der Anteil von klinisch als gesund eingestuften Molaren, bei denen jedoch röntgenologisch eine okklusale Dentinkaries festgestellt wurde, im Verlauf der letzten Jahre anstieg. Dieser Anteil erhöhte sich von 3,6 auf 10,6%, bei gleichzeitiger Abnahme des Kariesbefalls an Molaren um mehr als die Hälfte [8].

Obwohl in Deutschland bereits seit mehr als 30 Jahren epidemiologische Studien zur Kariesverbreitung durchgeführt werden, liegen erst seit 15 Jahren repräsentative Daten für Schulkinder vor. Bei Kindern bis zum Vorschulalter wurden bisher keine Untersuchungen durchgeführt, die den für repräsentative Erhebungen geforderten methodischen Standards genügen.

a

b

c

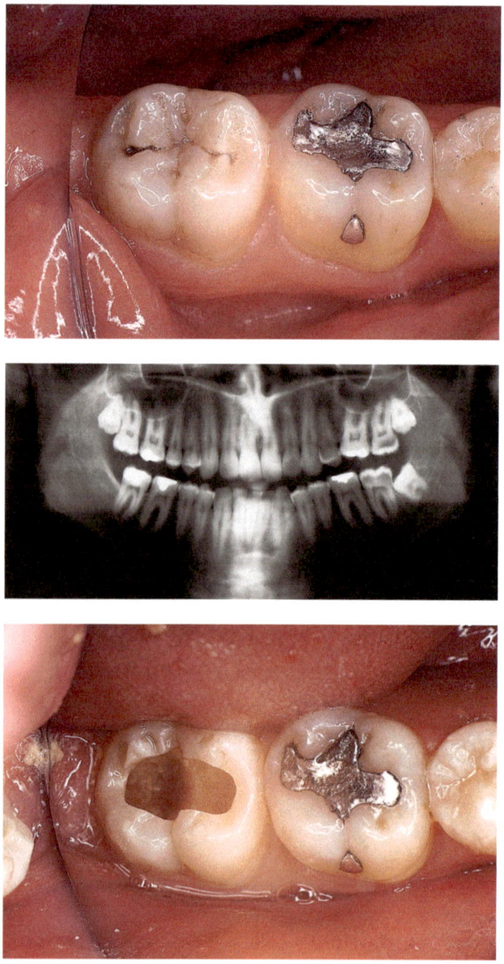

Abb. 2-1

a) Fissurenkaries an Zahn 37 bei einem 21-jährigen Patienten.
b) Die Röntgenaufnahme zeigt eine Caries profunda an Zahn 37 mit weitgehender Zerstörung des Dentinkerns.
c) Darstellung des Defekts nach Teilexkavierung.

Eine breite Bestandsaufnahme zur Kariesverbreitung lieferten die bundesweiten bevölkerungsrepräsentativen Studien, die durch das Institut der Deutschen Zahnärzte (IDZ) in den Jahren 1989 (Deutschland West) [2] und 1992 (Deutschland Ost) [4] durchgeführt wurden. Im Jahr 1997 führte das IDZ erstmalig eine gesamtdeutsche Studie durch, die Dritte Deutsche Mundgesundheitsstudie (DMS III) [11].

Den Vorgaben des §21 Sozialgesetzbuch V entsprechend werden seit 1994 repräsentative Daten auf Ebene der Bundesländer erhoben, die zunächst auf die Sechs-/Sieben-, Neun- und Zwölfjährigen fokussierten. Entsprechende Erhebungen wurden auf Initiative der DAJ (Deutsche Arbeitsgemeinschaft für Jugendzahnpflege) in den Jahren 1994/1995, 1997 und 2000 durchgeführt [16, 17, 18]. In die letzte Erhebung im Jahr 2004 wurden statt der Neunjährigen die 15-Jährigen einbezogen [19].

Im Folgenden wird die epidemiologische Situation für die verschiedenen Altersgruppen dargestellt und geschildert, welche speziellen Probleme sich daraus ergeben.

Kleinkinder

Generell lässt sich in dieser Altersgruppe ein eindeutiger Trend des **Kariesrückgangs** erkennen. Er wird besonders deutlich, wenn man die Zahlen betrachtet, die in bestimmten Gebieten zu unterschiedlichen Zeiten ermittelt wurden [6]. Bei **Dreijährigen** weisen in einigen Regionen bereits mehr als 80% der untersuchten Kinder naturgesunde Gebisse auf. Bei den Kleinkindern bereitet das gehäufte Auftreten des **„Baby-Bottle-Syndroms" (ECC-Typen II und III)**, an dem etwa 3–7% der Dreijährigen leiden, besondere Probleme. Dieses Krankheitsbild ist auf elterliches Fehlverhalten bei der Ernährung (cave: verlängerte Zufuhr zucker- und/oder säurehaltiger Getränke über Saugerflaschen) zurückzuführen.

Aus diesem epidemiologischen Bild ergibt sich hinsichtlich der zahnärztlichen Versorgung, dass bei der Mehrheit der Kleinkinder die **Primärprophylaxe** im Vordergrund stehen muss. Allerdings sind – bedingt durch die katastrophalen Auswirkungen der Flaschenkaries – bei einer kleinen Gruppe von Kleinkindern bereits komplexe Sanierungsmaßnahmen (multiple Extraktionen, Füllungen, Kronen, Kinderprothesen) erforderlich.

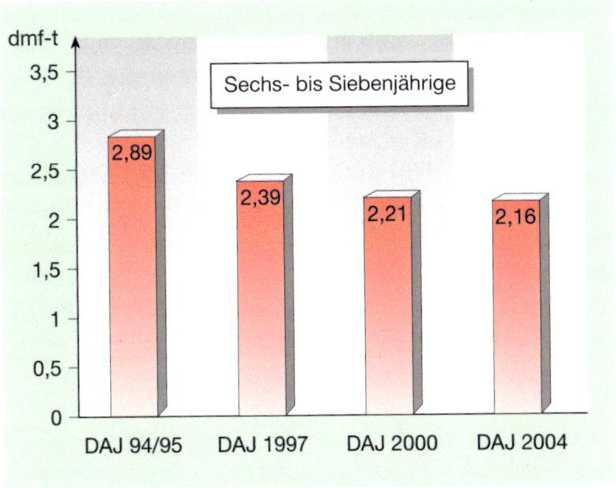

Abb. 2-2 Mittlere dmf-t-Werte bei Sechs- bis Siebenjährigen in den Jahren 1994 bis 2004.

Vorschulkinder

Bei einer Durchsicht der Literatur zeigt sich, dass für die **Vier- bis Fünfjährigen** in Deutschland keine repräsentativen Daten auf nationaler oder Länderebene erhoben wurden. Allerdings lässt sich aus verschiedenen Regionalstudien ein eindeutiger **Trend zum Kariesrückgang** ableiten. Das Ziel der WHO für das Jahr 2000 – Kariesfreiheit bei 50% der Fünfjährigen – ist in den meisten Regionen heute erreicht [6]. Auch hier gilt, dass die meisten Patienten nur präventive oder kleine restaurative Maßnahmen benötigen. Lediglich eine kleine Gruppe, die 15–20% der Kinder umfasst, bedarf umfangreicher Sanierungsmaßnahmen.

Sechs- bis Siebenjährige

Wie die DAJ-Studien zeigten, war bei Sechs- bis Siebenjährigen in der Bundesrepublik Deutschland zwischen 1994 und 2000 ein moderater Kariesrückgang von 25,3% zu verzeichnen (Abb. 2-2) [18].

Die DAJ-Studie 2004 zeigte, dass zwischen 42,7% (Mecklenburg-Vorpommern) und 59,6% (Baden-Württemberg) der Sechs- bis Siebenjährigen naturgesunde Gebisse hatten [19]. Das heißt, ein relativ **großer Prozentsatz** der Schulanfänger benötigt noch **keine restaurativen Maßnahmen,** sodass eine gute präventive Betreuung ausreicht.

Umso größer ist der Behandlungsbedarf bei den übrigen Kindern, denn der Anteil unbehandelter Milchzahnkaries lag zwischen 45,3% (Thüringen) und 60% (Rheinland-Pfalz). Diese Daten unterstreichen die Notwendigkeit einer verstärkten Milchzahnbehandlung.

Neunjährige

Bei den Neunjährigen war, wie die DAJ-Studien zeigten, zwischen 1994 und 2000 ein deutlicher Kariesrückgang zu verzeichnen. Betrug der mittlere DMF-T 1994 noch 0,98, so lag er im Jahr 2000 nur noch bei 0,45.

Diese positive Entwicklung der Mundgesundheit ist vermutlich auf die weite Verbreitung der Fissurenversiegelung zurückzuführen. So waren im Jahr 2000 in dieser Altersgruppe im Mittel 1,8 bleibende Zähne mit einer Fissurenversiegelung geschützt [18].

In dieser Altersgruppe stehen erfreulicherweise repräsentative Daten älteren Datums zur Verfügung, die allerdings durchweg an Acht- bis Neunjährigen ermittelt wurden (Abb. 2-3).

Im Rahmen der ICS-I-Studie wurde 1973 in Hannover ein mittlerer DMF-T von 3,3 ermittelt [22]. Zehn Jahre später war anhand der Daten der Studie A 5 der DGZMK ein mittlerer DMF-T von 2,3 festzustellen [3].

Neuere Vergleichsdaten stammen aus der DMS-I-Studie von 1989, in der ein DMF-T von 1,5 beobach-

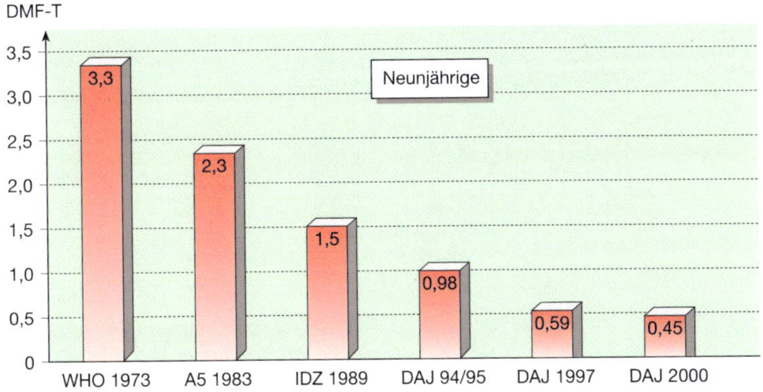

Abb. 2-3 Mittlere DMF-T-Werte bei Neunjährigen in den Jahren 1973 bis 2000.

tet wurde [2]. Der Anteil der Kinder mit naturgesunden Gebissen betrug 21%, der Sanierungsgrad der bleibenden Zähne lag bei 46,5%.

Da bei der WHO-Studie, der DMS-I-Studie und den DAJ-Erhebungen dieselben Befundungskriterien angewendet wurden, dürfte der Kariesrückgang in dieser Altersgruppe in den letzten 20 Jahren ca. 85% betragen haben.

Bei der DMS-I-Studie zeigte sich – ähnlich wie bei den DAJ-Studien – die **Ungleichheit der Kariesverteilung** sehr deutlich: 9% der Kinder hatten 50% und 35% der Kinder 93% aller kariösen Flächen. Der für die Milchzähne beobachtete Trend zur Polarisierung der Karies innerhalb der beobachteten Gruppe wurde bei den bleibenden Zähnen noch deutlicher. 10% der Kinder wiesen mehr als die Hälfte aller kariösen Zähne und Flächen auf.

Insbesondere bei Kindern und Jugendlichen kommt diesem sozialmedizinischen Befund eine erhebliche präventions- und versorgungspolitische Bedeutung zu, zumal Kinder und Jugendliche der unteren Sozialschichten überproportional von diesem Problem betroffen sind. Eine Segmentationsanalyse im Rahmen der DMS-III-Studie zeigte auf, dass die **Kariesfrequenz** bei denjenigen Jugendlichen **besonders groß** ist,

- die keine Kontrollbesuche beim Zahnarzt durchführen
- die sich seltener als zweimal täglich nach dem Essen die Zähne putzen
- denen noch nie vom Zahnarzt gezeigt wurde, wie man die Zähne putzt [11].

Betrachtet man die Verteilung der DMF-T-Werte in verschiedenen sozialen Schichten, so fällt auf, dass Kinder und Jugendliche der Unterschicht doppelt so viele DMF-Zähne aufweisen wie Kinder und Jugendliche der Oberschicht.

Aus diesen Daten lässt sich auf das Vorhandensein ausgeprägter Kariesrisikogruppen zumindest bei Kindern schließen. Darunter versteht man den Teil der Bevölkerung, der einem Kariesangriff offenbar in extremem Ausmaß unterliegt.

Aus diesen Feststellungen ergibt sich, dass ein Sanierungskonzept für Kinder sorgfältig auf das jeweilige Kariesrisiko abgestimmt werden muss. Dazu gehören neben einer exakt durchgeführten Zahnsanierung auch Maßnahmen der Intensivprophylaxe (s. S. 118).

12-Jährige

In der Zeit vor 1994 wurden in der Bundesrepublik Deutschland keine repräsentativen Erhebungen an Zwölfjährigen durchgeführt. Somit liegen nur die Ergebnisse der DAJ-Erhebungen 1994/95, 1997, 2000 und 2004 sowie die Ergebnisse der DMS-III-Studie (aus dem Jahr 1997) und der DMS-IV-Studie vor [12], die im Zeitraum Februar bis September 2005 durchgeführt wurde (Abb. 2-4). Dabei zeigten die DAJ-Studien [19], dass der mittlere DMF-T der Zwölfjährigen im Jahr 2004 mit 0,98 um 59,8% niedriger lag als 1994/95 (DMF-T-Mittelwert: 2,44). Während im Rahmen der DAJ-Studien in den Schulen auch Kinder mit ausländischer Staatsbürgerschaft untersucht wurden, fokussierten die bevölkerungsrepräsentativen DMS-Studien ausschließlich auf die deutsche Wohnbevölkerung. Dies erklärt wahrscheinlich den niedrigeren mittleren DMF-T, der im Jahr 2005 festgestellt wurde. Auch in dieser Altersgruppe ist die positive Entwicklung vermutlich auf die weite Verbreitung der Fissurenversiegelung zurückzuführen. Die mittlere Zahl versiegelter Zähne im Jahr 2004 betrug bei Zwölfjährigen 2,23.

Der ausgeprägte Rückgang der mittleren DMF-T-Werte, bei deren Berechnung nur Dentinläsionen

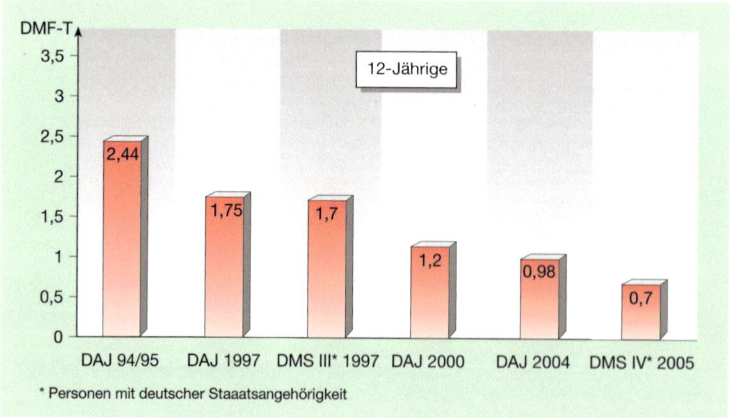

Abb. 2-4 Mittlere DMF-T-Werte bei 12-Jährigen in den Jahren 1994 bis 2004.

berücksichtigt wurden, darf aber nicht darüber hinwegtäuschen, dass bei Jugendlichen zusätzlich eine relativ große Zahl von Schmelzläsionen festzustellen ist. So zeigte die DMS-III-Studie im Jahr 1997, dass jeder Jugendliche durchschnittlich drei Zähne mit Initial- oder Schmelzkaries aufwies [11]. Ohne geeignete Präventionsmaßnahmen entwickeln sich diese Läsionen innerhalb weniger Jahre zu bis in das Dentin reichenden Defekten weiter. Deshalb sollten bedarfsgerechte Prophylaxeprogramme darauf abzielen, initiale Kariesläsionen zu remineralisieren (s. Kap. 8 *Füllung oder Remineralisation*).

13- bis 14-Jährige

Im Rahmen der DMS-I- und der DMS-II-Studie wurde in dieser Altersgruppe ein mittlerer DMF-T von 5,1 (West) bzw. 4,3 (Ost) ermittelt, 12,4% der Jugendlichen im Westen hatten ein naturgesundes Gebiss. Der Sanierungsgrad lag bei 59,8%. Der bei den Kindern feststellbare Trend zur Polarisierung der Kariesverteilung ist bei den Jugendlichen, wenn auch in abgeschwächter Form, ebenfalls zu beobachten. Hier haben ein Drittel der Untersuchten drei Viertel der Karies.

Vergleicht man diese Ergebnisse mit den nationalen Studien A5 (1978) und A10 (1990) der Deutschen Gesellschaft für Zahn-, Mund- und Kieferheilkunde (DGZMK) [3], so wird der **rückläufige Trend der Karies** bestätigt.

15-Jährige

Im Rahmen der DAJ-Studie 2004 wurde diese Altersgruppe erstmalig untersucht [19]. Der mittlere DMF-T der 15-Jährigen für Deutschland insgesamt wurde mit 2,05 berechnet. Der höchste DMF-T-Mittelwert (2,9) wurde bei 15-Jährigen in Mecklenburg-Vorpommern festgestellt, der niedrigste (1,25) in Baden-Württemberg. Ohne Karieserfahrung im bleibenden Gebiss waren in den verschiedenen Bundesländern zwischen 55,7% (Baden-Württemberg) und 31,1% (Mecklenburg-Vorpommern) der 15-Jährigen. In der DMS-IV-Studie von 2005 ergab sich bei 15-Jährigen mit deutscher Staatsangehörigkeit ein mittlerer DMF-T von 1,8.

2.3 Epidemiologie der Parodontopathien

Die quantitative Erfassung des Zustandes von Gingiva und Parodont erfolgt mit Indizes wie dem „Papillary Bleeding Index"(PBI) [13] und dem „Community Periodontal Index"(CPI) [1].

Eine größere Zahl epidemiologischer Studien zeigt, dass viele Kinder bereits im Vorschulalter von Gingivitis befallen sind.

Repräsentative Daten zur Verbreitung von Parodontalerkrankungen bei Kindern in Deutschland konnten erstmals im Rahmen der DMS-I-Studie ermittelt werden: Bei den **Acht- bis Neunjährigen** zeigte sich, dass nur 27,8% keine gingivale Entzündung aufwiesen. Geringe Blutungen (Grad 1 und 2) waren dagegen relativ häufig mit 36,6 respektive 23,7%. Stärkere Blutungen kamen bei 10% der Kinder vor. Bei den Kindern dieser Altersgruppe wurden beim CPI nur die Grade 0–2 erfasst. Am häufigsten traten gingivale Entzündungen (Grad 1) als Maximalwert mit 53,5% auf. Relativ selten waren Zahnstein oder überstehende Füllungsränder (mit knapp 11%). Gesunde gingivale Verhältnisse kamen bei Probanden aus der Oberschicht häufiger vor als bei Kindern aus anderen Schichten.

Im Rahmen der DMS-IV-Studie zeigte sich, dass nur 4,0 % der Zwölfjährigen völlig entzündungsfreie gingivale Verhältnisse hatten. Schwere gingivale Entzündungen (PBI-Grad 3 und 4) waren bei 25,3 % der Jugendlichen zu verzeichnen [12]. Bei der Bestimmung des CPI zeigte sich, dass rund 29 % der untersuchten Jugendlichen Zahnstein aufwiesen. Bei kontrollorientierten 12-Jährigen traten höhere PBI-Werte deutlich seltener auf als bei den Jugendlichen, die nur bei Beschwerden einen Zahnarzt aufsuchen.

2.4 Zur Prävalenz von Zahnfehlstellungen

Auch die Prävalenz von Zahnfehlstellungen wurde im Rahmen der DMS-I-Studie untersucht [10]. Zunächst einmal gab fast die Hälfte der acht-/neunjährigen Mädchen an, dass eine Behandlung bereits begonnen worden war bzw. in Planung sei, während dies nur bei 36% der Jungen der Fall war. Kinder, bei denen bereits im Alter von acht/neun Jahren eine kieferorthopädische Behandlung geplant oder im Gang war, wiesen häufiger umfangreiche Fehlbildungen auf. 57% der 13- bis 14-Jährigen befanden sich noch in kieferorthopädischer Behandlung oder die Behandlung war bereits beendet.

Betrachtet man die verschiedenen Stellungsanomalien im Einzelnen, so zeigt sich, dass 63% der Acht- bis Neunjährigen und 58% der 13- bis 14-Jährigen **Engstände** im Ober- oder Unterkiefer aufwiesen, **Lückenstellungen** kamen bei 44% der Kinder und 41% der Jugendlichen vor.

Ein **Kreuzbiss** im Bereich der Schneidezähne, der als Leitsymptom des „progenen Formenkreises" gilt, konnte in der genannten Studie bei nur 2% der Acht- und Neunjährigen festgestellt werden, in der Gruppe der Jugendlichen war dies bei 1% der Probanden der Fall. Ein seitlicher Kreuzbiss an mindestens einem

Antagonistenpaar lag bei 15% der Kinder und 12% der Jugendlichen vor.

Bei 48% der Acht- bis Neunjährigen und 40% der 13- bis 14-Jährigen lagen **distale Okklusionsverhältnisse** an den Eckzähnen bzw. ersten Molaren vor.

Insgesamt zeigte sich im Rahmen der DMS-I-Studie, dass eugnathe Gebisse nur bei 1% der Kinder bzw. 3% der Jugendlichen vorkamen. Mehrere bzw. umfangreiche Fehlbildungen lagen bei 30% der Kinder bzw. 22% der Jugendlichen vor.

2.5 Zusammenfassung und künftige Perspektiven

Der Gebisszustand der Kinder und Jugendlichen in Deutschland hat sich in den letzten Jahren offensichtlich deutlich gebessert.

Als Konsequenz aus den epidemiologischen Ergebnissen sollten die Bemühungen um die zahnmedizinische Prophylaxe bei Kindern intensiviert werden, wobei insbesondere für eine bedarfsgerechte präventive Betreuung der Personen mit erhöhter Kariesaktivität zu sorgen ist.

Angesichts der schlechten Sanierungsgrade bei Vorschulkindern und Schulanfängern muss insbesondere der Sanierung der Milchzähne verstärkte Aufmerksamkeit geschenkt werden.

2.6 Literatur

[1] Ainamo, J., Barmes, D., Beagrie, G., Cutress, T., Martin, J., Sardo-Infirri, J.: Development of the World Health Organization (WHO) community periodontal index of treatment needs (CPITN). Int Dent J 32, 281 (1982).

[2] Dünninger, P., Pieper, K.: Ergebnisse zur Prävalenz von Karies und Dentalfluorose. In: Micheelis, W., Bauch, J.: Mundgesundheitszustand und -verhalten in der Bundesrepublik Deutschland. Deutscher Ärzte-Verlag, Köln 1991.

[3] Dünninger, P., Uhl, Th., Einwag, J., Naujoks, R.: Die Veränderung der Mundgesundheit in der Bundesrepublik Deutschland – das Projekt A10. Dtsch Zahnärztl Z 50, 40 (1995).

[4] Einwag, J.: Ergebnisse zur Prävalenz von Karies und Dentalfluorose. In: Micheelis, W., Bauch, J.: Mundgesundheitszustand und -verhalten in der Bundesrepublik Deutschland, Ergebnisse des nationalen IDZ-Survey 1992. Deutscher Ärzte-Verlag, Köln 1993.

[5] Fédération Dentaire Internationale: Global goals for oral health in the year 2000. Int Dent J 32, 74 (1982).

[6] Gülzow, H.-J., Farshi, H.: Die Zahngesundheit Hamburger Kindergartenkinder 1977–1998. Dtsch Zahnärztl Z 55, 11 (2000).

[7] Hobdell, M., Petersen, P. E., Clarkson, J., Johson, N.: Global goals for oral health 2020. Int Dent J 53, 285 (2003).

[8] Kidd, A. M., Naylor, N., Wilson, F.: Prevalence of clinically undetected and untreated molar occlusal dentine caries in adolescents on the Isle of Wight. Caries Res 26, 397 (1992).

[9] Menghini, G., Steiner, M., Marthaler, T., Helfenstein, U., Brodowski, D., Imfeld, C., Weber, R., Imfeld, T.: Kariesprävalenz von Schülern in 16 Zürcher Landgemeinden in den Jahren 1992 bis 2000. Schweiz Monatsschr Zahnmed 113, 267 (2003).

[10] Micheelis, W., Bauch, J.: Mundgesundheitszustand und -verhalten in der Bundesrepublik Deutschland. Ergebnisse des nationalen IDZ-Survey 1989. Deutscher Ärzte-Verlag, Köln 1991.

[11] Micheelis, W., Reich, E.: Dritte Deutsche Mundgesundheitsstudie (DMS III). Ergebnisse, Trends und Problemanalysen auf der Grundlage bevölkerungsrepräsentativer Stichproben in Deutschland 1997. Deutscher Ärzte-Verlag, Köln 1999.

[12] Micheelis, W., Schiffner, U.: Vierte Deutsche Mundgesundheitsstudie (DMS IV). Neue Ergebnisse zu oralen Erkrankungsprävalenzen, Risikogruppen und zum zahnärztlichen Versorgungsgrad in Deutschland 2005. Deutscher Zahnärzteverlag DÄV, Köln 2006.

[13] Mühlemann, H. R., Son, S.: Gingival sulcus bleeding – a leading symptom in initial gingivitis. Helv odont Acta 15, 107 (1971).

[14] Oesterreich, D., Ziller, S.: Mundgesundheitsziele für Deutschland bis zum Jahr 2000. Public Health Forum 13, 22 (2005).

[15] Patz, J., Schedel, H., Naujoks, R.: Kariesepidemiologische Untersuchungen an 15-18jährigen Oberschülern im Raum Würzburg. Dtsch Zahnärztl Z 22, 890 (1967).

[16] Pieper, K.: Epidemiologische Begleituntersuchungen zur Gruppenprophylaxe 1994. Deutsche Arbeitsgemeinschaft für Jugendzahnpflege, Bonn 1995.

[17] Pieper, K.: Epidemiologische Begleituntersuchungen zur Gruppenprophylaxe 1997. Deutsche Arbeitsgemeinschaft für Jugendzahnpflege, Bonn 1998.

[18] Pieper, K.: Epidemiologische Begleituntersuchungen zur Gruppenprophylaxe 2000. Deutsche Arbeitsgemeinschaft für Jugendzahnpflege, Bonn 2001.

[19] Pieper, K.: Epidemiologische Begleituntersuchungen zur Gruppenprophylaxe 2004. Deutsche Arbeitsgemeinschaft für Jugendzahnpflege, Bonn 2005.

[20] Pitts, N.: „ICDAS" – an international system for caries detection and assessment being developed to facilitate caries epidemiology, research and appropriate clinical management. Community Dental Health 21, 193 (2004).

[21] Steiner, M., Menghini, G., Curilovic, Z., Marthaler, T.: Kariesbefall der Schüler der Stadt Zürich im Zeitraum 1970–1993. Schweiz Monatsschr Zahnmed 104, 1210 (1994).

[22] World Health Organisation: Oral health care systems (International Collaborative Study of Dental Manpower Systemes). Genf 1975.

[23] World Health Organisation: Formulating strategies for health for all by the year 2000. Genf 1979.

[24] Wyne, A. H.: Early childhood caries: nomenclature and case definition. Community Dent Oral Epidemiol 27, 313 (1999).

3 Anamnese und allgemeine Untersuchung

von Gisela Hetzer

Inhaltsübersicht

3.1 Einleitung 22

3.2 Zahnmedizinische Anamnese 22

3.3 Allgemeinmedizinische Anamnese 23

3.4 Extraorale Untersuchung 23

3.5 Intraorale Untersuchung 24

3.5.1 Schleimhäute, Weichgewebe und Kieferknochen 24
3.5.2 Speichel und Mundhygiene 27
3.5.3 Stand der Gebissentwicklung und dentofaziale Anomalien 28
3.5.4 Kariesdiagnostik 28
3.5.5 Attritionen, Abrasionen, Erosionen 29
3.5.6 Perkussion und Palpation 30
3.5.7 Sensibilitätsprüfung 30
3.5.8 Form-, Zahl- und Strukturanomalien der Zähne 30
3.5.9 Gingiva und Zahnhalteapparat 31

3.6 Ergänzende Untersuchungen 31

Literatur 31

Anhang 3-1 32

Anhang 3-2 34

3.1 Einleitung

Die sorgfältig erhobene Anamnese, eine gründliche Untersuchung des Kindes und die richtige Bewertung aller Angaben und Befunde sind wesentliche Voraussetzungen für eine korrekte Diagnose und adäquate Therapie. Allgemeine Richtlinien zahnärztlicher Untersuchung gelten dabei sowohl für den erwachsenen Patienten als auch für das Kind. Aufgrund seiner entwicklungsbedingten physischen und psychischen Besonderheiten ist das Kind jedoch nicht einfach ein verkleinertes Abbild des Erwachsenen. Bei der zahnärztlichen Untersuchung sind deshalb einige spezifische Gesichtspunkte und Vorgehensweisen zu beachten:

- Abhängig von Alter und Entwicklungsstand kann ein Kind keine oder nur begrenzt verwertbare **anamnestische Angaben** machen. Um dennoch brauchbare Auskünfte zu erhalten, müssen die Fragen für das Kind verständlich sein. Suggestivfragen sind zu vermeiden. Aus den Antworten oder Reaktionen des Kindes kann man sich meist sehr rasch ein Bild von der Persönlichkeit des Kindes machen und seine voraussichtliche Mitarbeit und Belastbarkeit einschätzen. Insofern ist die Anamneseerhebung und Untersuchung auch der erste wichtige Kommunikationsschritt zwischen Zahnarzt und Kind. Vor allem bei Kleinkindern müssen von vornherein die Eltern oder andere Begleitpersonen zur Vorgeschichte befragt werden.
- Die Einschätzung des Standes und weiteren Fortgangs der **Gebissentwicklung** gehört unverzichtbar zur zahnärztlichen Untersuchung des Kindes. Damit können abwegige Entwicklungen rechtzeitig erkannt, steuernd beeinflusst und zum optimalen Zeitpunkt behandelt werden.
- **Allgemeine Erkrankungen,** die das Risiko einer zahnärztlichen Behandlung beeinflussen, kommen in der Regel seltener vor als beim Erwachsenen. Trotzdem sollte sich der Zahnarzt bei Neuaufnahme eines Kindes routinemäßig nach dem allgemeinen Gesundheitszustand des kleinen Patienten erkundigen.

Die Anamnese und zahnärztliche Untersuchung des Kindes umfasst im Einzelnen:

- spezielle zahnmedizinische Anamnese,
- allgemeinmedizinische Anamnese,
- extraorale Untersuchung,
- intraorale Untersuchung,
- röntgenographische Untersuchung,
- ergänzende Untersuchungen (bei entsprechender Indikation): Modellanalysen, Fotodokumentationen, Speicheluntersuchungen, Resistenzbestimmungen und Biopsien.

Alle wesentlichen anamnestischen Daten und klinischen Befunde sind in geeigneter Weise zu dokumentieren.

3.2 Zahnmedizinische Anamnese

Die Erhebung der Anamnese beginnt zweckmäßigerweise mit der Frage nach Beschwerden bzw. nach dem aktuellen Anlass für den Zahnarztbesuch. Dieses Vorgehen entspricht auch den Erwartungen der Eltern und des Kindes. Noch vor Beginn dieses Gesprächs ergeben sich bereits aus der Art und Weise, wie ein Kind das Sprechzimmer betritt, Hinweise zu seiner voraussichtlichen Behandlungsbereitschaft und Mitarbeit. Ein Kind, das sich aus eigenem Antrieb auf den Behandlungsstuhl setzt, lässt sich voraussichtlich besser behandeln als ein Kind ohne eine derartige Bereitschaft.

Wenn irgend möglich, sollte das Kind bei der Anamneseerhebung selbst zu Wort kommen, sodass die Eltern die Angaben lediglich präzisieren oder ergänzen müssen. Das Kind wird z.B. aufgefordert, mit seinem Finger den schmerzenden Zahn oder die schmerzende Stelle selbst zu zeigen.

> Subjektive Angaben zu Schmerzqualität und -dauer sind nur in sehr eingeschränktem Maße verwertbar. Ein Kind wird vorhandene Beschwerden eher bagatellisieren als dramatisieren, so dass solchen Angaben auf jeden Fall nachgegangen werden muss.

Bei **Zahntraumen** sind Unfallhergang und Begleitumstände zu erfragen und exakt zu dokumentieren, da sich daraus häufig versicherungsrechtliche und gutachterliche Konsequenzen ergeben. Ferner sollte das Kind ggf. über vorangegangene Besuche beim Zahnarzt berichten. Auf diesem Weg erfährt der behandelnde Zahnarzt, ob bereits negative Erfahrungen vorliegen (siehe auch Kap. 17 *Das dentale Trauma bei Kindern und Jugendlichen*).

Verlässliche Angaben zu **Mundhygiene- und Ernährungsgewohnheiten** wird man allenfalls von den Eltern und nicht vom Kind erhalten (Ernährungs- und Mundhygienebogen, Anhang 3-1). Das betrifft auch Fragen nach **Parafunktionen (Lutschen)**, die als ätiologische Faktoren für Gebissanomalien in Betracht kommen.

Für die Ermittlung anamnestischer Daten und die Erstuntersuchung ist folglich die **Anwesenheit eines Elternteils** im Sprechzimmer unverzichtbar. Die Frage, ob die Eltern während der nachfolgenden Behandlung anwesend sein sollten oder nicht, hängt

weitgehend vom Alter des Kindes und vom Verhalten und Erziehungsstil der Eltern ab. Ältere Kinder dürfen darüber selbst entscheiden.
Für die Anwesenheit der Eltern spricht:
- das Alter des Kindes (Kleinkind- oder Vorschulalter),
- die Möglichkeit der gleichzeitigen Beeinflussung von Eltern und Kind,
- störungsfreier Behandlungsverlauf durch Instruktion der Eltern.

Gegen die Anwesenheit der Eltern spricht:
- die Tatsache, dass Eltern selbst Angst haben,
- dass ein Kind bei Anwesenheit eines Elternteils eher seinen Emotionen freien Lauf lässt [6].

3.3 Allgemeinmedizinische Anamnese

Die Information des Zahnarztes über bestehende Allgemeinerkrankungen dient dazu, ein mögliches Behandlungsrisiko für das Kind zu erkennen und andererseits Ansteckungsgefahren für den Zahnarzt und sein Team zu vermindern [1, 4].

Dabei ist das Spektrum zu erwartender Allgemeinerkrankungen weniger breit als beim Erwachsenen, und man wird häufiger einen unbeeinträchtigten Gesundheitszustand finden.

Das Ausfüllen eines standardisierten **Informations- und Anamnesebogens** (Anhang 3-2) bringt den Vorteil, dass keine wesentlichen Aspekte zur Anamnese vergessen werden. Werden von den Eltern einzelne Fragen als zutreffend angekreuzt, besteht für den Zahnarzt ohnehin die Pflicht, nachzufragen, um das tatsächliche Risiko, z.B. im Fall einer Lokalanästhesie oder eines chirurgischen Eingriffs, abschätzen zu können.

Wenn kein standardisierter Fragebogen benutzt wird, sind von den Eltern insbesondere folgende Informationen einzuholen:
- Ist das Kind ständig in ärztlicher Behandlung und wenn ja, aus welchem Grund?
- Nimmt das Kind ständig Medikamente ein?
- Hat das Kind angeborene Herzfehler, Blutungsübel, Diabetes, Anfallsleiden, ansteckende Krankheiten?

Bestehen Zweifel an der Verlässlichkeit der Angaben der Eltern, dann muss ggf. auch der jeweilige Hausarzt konsultiert werden.

Aus der **Familienanamnese** ergeben sich in bestimmten Fällen wichtige differentialdiagnostische Hinweise, vor allem bei Form-, Oberflächen- und Farbveränderungen der Zähne, bei einigen dentofazialen Anomalien und auch bei Systemerkrankungen mit oraler Symptomatik. Bei der Beratung der Eltern über karies- und parodontalprophylaktische Maßnahmen sowie zur Gesamteinschätzung der Persönlichkeit des Kindes ist schließlich auch das **soziale Umfeld** von Interesse. Anhaltspunkte dazu geben Informationen über Geschwisterzahl, die familiäre Situation oder besondere Interessen und Neigungen des Kindes.

3.4 Extraorale Untersuchung

Die äußere Untersuchung des Kindes erfolgt mittels Inspektion und Palpation. Dabei sollte man dem Kind möglichst keine Unannehmlichkeiten bereiten und vorsichtig und nur mit geringem Druck palpieren.

Inspektion. Der Untersucher achtet zunächst auf Asymmetrien des Gesichts, Weichteilschwellungen, Fisteln, Verletzungen, Effloreszenzen der Haut, die Durchblutung der Haut sowie auf auffällige Befunde am Auge. Blässe der Haut kann sowohl psychisch bedingt als auch Symptom innerer Erkrankungen sein. Eine übermäßige Hautrötung findet sich bei erhöhter Körpertemperatur, bei Exanthemen oder in abgegrenzter Form bei akuten entzündlichen Prozessen (Abb. 3-1).

Fehlender Lippenschluss, Mundatmung und Spannungen der Muskulatur gestatten Rückschlüsse auf die unzureichende Funktion der Mundweichteile. Ferner ist auf Lutschangewohnheiten und andere

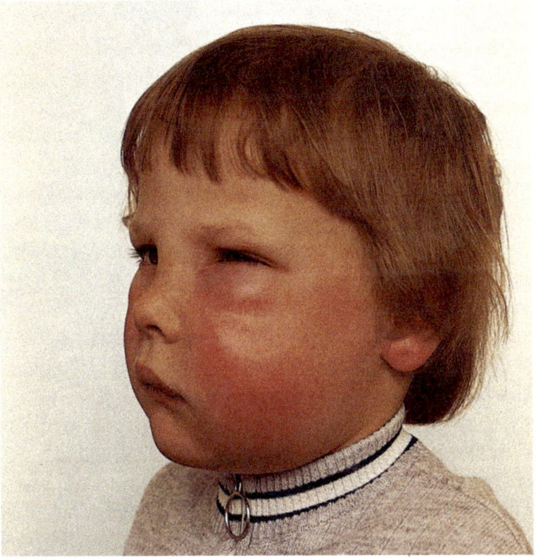

Abb. 3-1 Alveolärer Abszess im linken Oberkiefer, ausgehend von Zahn 64.

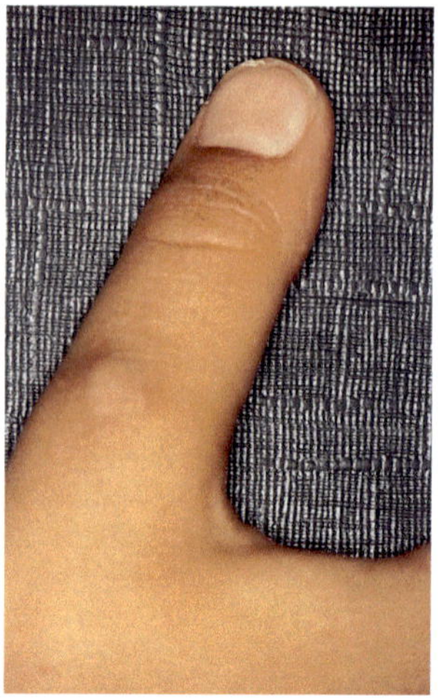

Abb. 3-2 Schwielige Verdickung am Lutschdaumen.

Parafunktionen (Lippen-, Zungen- oder Wangensaugen bzw. -pressen) zu achten. Das gelingt am besten, wenn sich das Kind in dieser Hinsicht unbeobachtet fühlt. Lutschangewohnheiten sind mitunter auch an den entsprechenden Fingern erkennbar (Abb. 3-2).

Palpation. Durch bimanuelle Palpation wird die Anschwellung, Größe, Konsistenz und Verschieblichkeit auffälliger Befunde genauer bestimmt. Dabei erfolgt stets der Vergleich mit der Gegenseite.

Nach Unfällen ist der knöcherne Gesichtsschädel zu palpieren. Es werden der Orbitarand, der Jochbogen, die Nase, der Unterkieferrand, Kieferwinkel und Kieferast auf Stufenbildungen oder abnorme Beweglichkeit hin abgetastet.

Nach traumatischen Einwirkungen auf das Kiefergelenk wird geprüft, ob sich in Ruheschwebe durch einen sanften Stoß auf das Kinn ein Stauchungsschmerz auslösen lässt. Außerdem wird bei Palpation der Kiefergelenke auf Seitendifferenzen geachtet.

Bei „Ohrenschmerzen" ist beim Kind sowohl eine otogene als auch eine dentogene Ursache in Betracht zu ziehen. Die Berührungsempfindlichkeit des Tragus und seiner Umgebung weist auf eine akute Otitis media.

Die submandibulären, submentalen und zervikalen Lymphknoten müssen bei entzündlichen Erkrankungen im Kiefer-Gesichts-Bereich oder bei Verdacht auf eine Neubildung auf Schmerzhaftigkeit und auf Vergrößerung geprüft werden [4]. Schwellungen der retroaurikulären Lymphknoten treten fast ausschließlich bei krankhaften Veränderungen im Ohrbereich auf. Lymphknotenschwellungen im Hinterhaupt- und Nackenbereich gelten als bedeutsamer diagnostischer Hinweis für eine Rötelninfektion.

Schließlich sind bei der extraoralen Untersuchung durch den Zahnarzt auch Innervationsstörungen einzelner Hirnnerven zu erfassen. Beim Kind können sich solche Störungen vornehmlich nach Traumen oder iatrogenen Einflüssen (intraoperative Verletzungen) ergeben.

3.5 Intraorale Untersuchung

Bei der intraoralen Untersuchung sollte man sich zunächst einen Überblick über die Gesamtsituation in der Mundhöhle verschaffen, auch wenn das Hauptaugenmerk auf dem Zahn- und Kiefersystem liegt. Eine routinemäßig durchgeführte kurze Inspektion der gesamten Mundhöhle erfordert nur wenig Zeit, stellt jedoch sicher, dass keine schwerwiegenden Befunde übersehen werden.

Die intraorale Untersuchung erstreckt sich beim Kind insbesondere auf:
- Schleimhäute, Weichgewebe und Kieferknochen,
- Speichel und Mundhygiene,
- Stand der Gebissentwicklung und dentofaziale Anomalien,
- Kariesdiagnostik,
- Attritionen, Abrasionen, Erosionen,
- Form-, Zahl- und Strukturanomalien der Zähne,
- Gingiva- und Zahnhalteapparat.

Falls das Kind mit dem zahnärztlichen Instrumentarium noch nicht vertraut ist, werden ihm zunächst die wichtigsten Hilfsmittel für die intraorale Untersuchung (Mundspiegel, zahnärztliche Sonde, Wasserspray und Druckluft) gezeigt, auf altersentsprechende Weise erklärt und vorgeführt.

3.5.1 Schleimhäute, Weichgewebe und Kieferknochen

Die Untersuchung der Mundhöhle beginnt im obengenannten Sinn mit der Inspektion der **Mundschleimhäute.** Dabei ist auf Pigmentierungen, Enantheme, Blasen, Ulzerationen, Leukoplakien oder Hyperkeratosen sowie auf Blutungen zu achten [4]. Vermutete oder sichtbare Schwellungen werden abgetastet.

Gelegentlich markieren sich **Blutungen** in den Perikoronarraum eines Zahnkeimes als blaurot verfärbte, indolente, weiche und fluktuierende Schleimhautschwellungen (Abb. 3-3). Als Ursache kommt z.B. der Einbiss der Antagonisten in Betracht. Dieser harmlose Befund wird mitunter mit einem Tumor (Hämangiom) verwechselt (siehe auch Kap. 19 „Mund-Kiefer-Gesichtskrankheiten").

Multiple weißliche Knötchen im Bereich des Kieferkammes Neugeborener **(Bohn-Knötchen)** werden

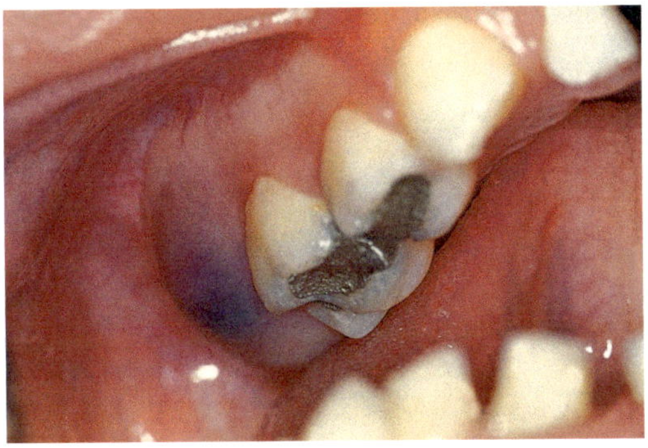

Abb. 3-3 Blutung in den Perikoronarraum des durchbrechenden oberen ersten bleibenden Molaren.

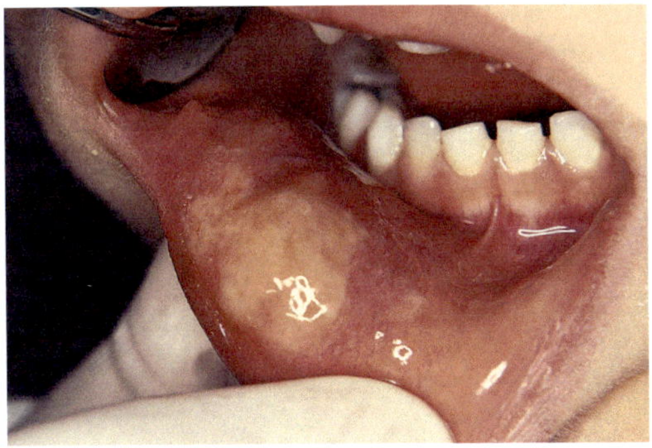

Abb. 3-5 Bissverletzung nach Leitungsanästhesie im rechten Unterkiefer.

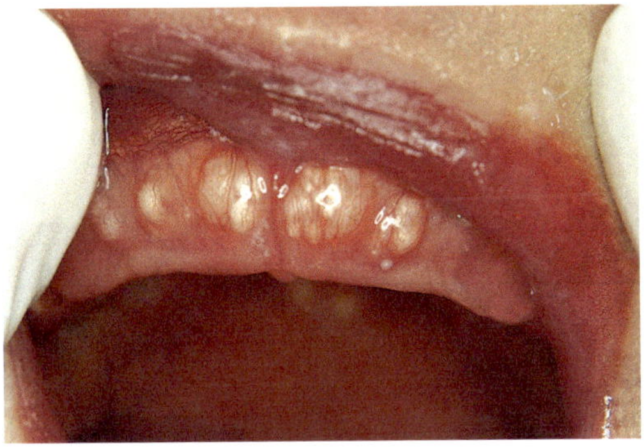

Abb. 3-4 Bohn-Knötchen beim Neugeborenen.

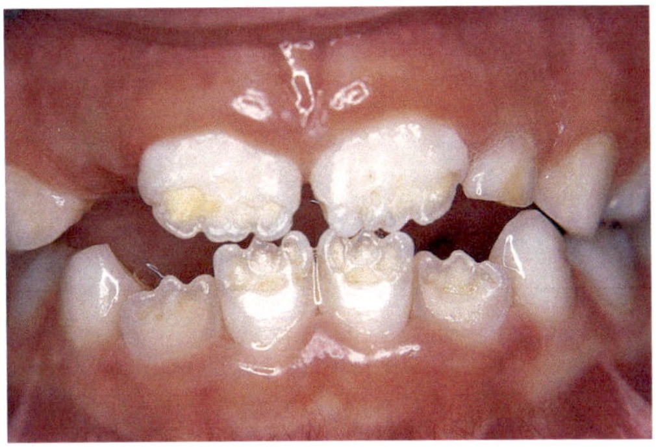

Abb. 3-6 Schmelzbildungsstörungen nach chronischer Atemwegserkrankung und Entwicklungsstörungen im Kleinkindalter.

manchmal als vorzeitig durchbrechende Milchzähne fehlgedeutet (Abb. 3-4). Es handelt sich um dicht unter der Schleimhaut liegende keratinisierte Mikrozysten aus Epithelresten, die sich im Allgemeinen spontan zurück bilden.

Nach einer Leitungsanästhesie im Unterkiefer können **Lippenulzerationen** auftreten, wenn sich das Kind durch Beißen auf die unempfindliche Unterlippe verletzt (Abb. 3-5). Durch entsprechende Hinweise an die Begleitperson des Kindes lassen sich derartige Verletzungen, aber auch gelegentliche Fehldeutungen durch die Eltern und Schuldzuweisungen an den Zahnarzt vermeiden.

Im Mundhöhlenbereich manifestieren sich häufig **Symptome allgemeiner Erkrankungen.** Da die Mundhöhle im Gegensatz zu anderen Körperhöhlen gut zugänglich ist, kann die gewissenhafte Untersuchung durch den Zahnarzt zur Früherkennung allgemeiner Erkrankungen beitragen.

Das hat für das Kindesalter insofern große praktische Bedeutung, als Kinder im Allgemeinen auch regelmäßig zahnärztlich untersucht werden. Tabelle 3-1 zeigt eine Zusammenstellung ausgewählter Allgemeinerkrankungen, die für das Kindesalter bedeutsam sind und jeweils mit oralen Befunden einhergehen. Hinsichtlich der Symptomatik internistischer oder dermatologischer Krankheitsbilder wird auf Kap. 19 „Mund-Kiefer-Gesichtskrankheiten" sowie einschlägige Fachbücher verwiesen.

Während sich an den Zahnhartsubstanzen relativ häufig Zeichen allgemeiner Erkrankungen finden, die während der Zahnentwicklung abgelaufen sind (Abb. 3-6), können pathologische Befunde an Schleimhäuten und Zunge auf aktuelle krankhafte Veränderungen im Organismus hinweisen (Abb. 3-7).

Bei der Untersuchung der **Zunge** ist das Augenmerk auf deren Beweglichkeit (Einschränkung durch Bänder), Oberflächenbeschaffenheit (Beläge) und auf den vorderen Mundboden bei hochgestreckter Zunge zu richten. Ein leichter Druck auf den Zungengrund ermöglicht die Betrachtung der Tonsillen

Tabelle 3-1 Symptome ausgewählter allgemeiner Erkrankungen in der Mundhöhle des Kindes [nach 9].

Erkrankung	Symptome in der Mundhöhle
Endokrine Störungen	
Unterfunktion/Überfunktion	Hemmung/Beschleunigung der Zahn- und Kieferentwicklung
Diabetes	erhöhte Gefährdung für Gingivitis/Parodontitis
Genetische Störungen	
ektodermale Dysplasie	Anomalien der Zahnform und Zahnzahl
Trisomie 21	Anomalien der Zahnform und Zahnzahl, Makroglossie, Lingua scrotalis
Osteogenesis imperfecta	Dysplasien des Dentins
Infektionskrankheiten mit vorwiegend oraler Symptomatik	
Stomatitis herpetica	Gingivitis, Stomatitis, Glossitis, Blasen oder Erosionen auf den Schleimhäuten, Krustenbildung an den Lippen, erhöhte Salivation, Foetor ex ore
Candidiasis	weiße Stippchen oder flächenhafter Belag in wenig geröteter Umgebung (Begleiterscheinung bei herabgesetzter Widerstandsfähigkeit des Organismus)
Infektionskrankheiten mit Nebenbefunden in der Mundhöhle	
Scharlach	Enanthem, Himbeerzunge
Masern	Enanthem, Koplik-Flecken auf der Wangenschleimhaut
Windpocken	Blasen, Erosionen
Röteln	Enanthem, Schwellung der Nackenlymphknoten
Diphtherie	Stomatitis, Pseudomembranen
Keuchhusten	Stomatitis, mitunter Bissverletzungen
infektiöse Mononukleose	Gingivitis, Stomatitis
Mumps	Rötung und Schwellung der Papilla salivaria
Blutkrankheiten	
Agranulozytose	nekrotisierende ulzeröse Gingivitis
Leukämie	Gingivablutungen, ulzeröse Gingivitis/Stomatitis, leukämische Infiltrate
Blutungsübel	Gingiva- und Schleimhautblutungen (Zahnwechsel!)
Hautkrankheiten	
Erythema exsudativum multiforme, Pemphigus vulgaris, Epidermolysis bullosa hereditaria	Erosionen, Ulzera durch Zerreißen von Blasen
Lichen ruber planus, Lupus erythematodes	Hyper- und Parakeratosen

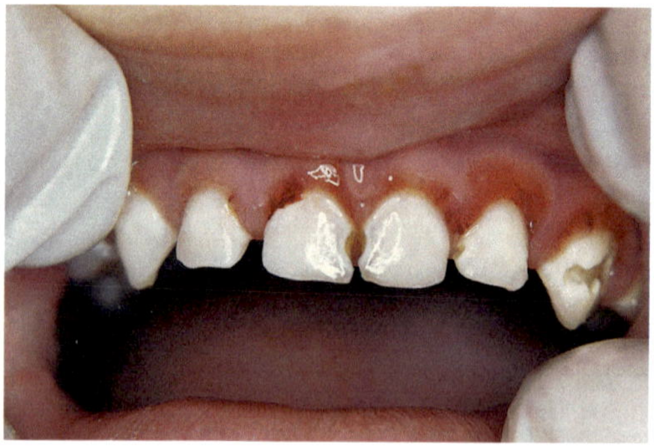

Abb. 3-7 Gingivablutung bei akuter lymphatischer Leukämie.

und des Rachenringes. Bei Kindern diagnostiziert man relativ häufig eine so genannte Lingua geographica (Abb. 3-8). Es handelt sich um harmlose herdförmige Desquamationen an der Zungenoberfläche. Rote belagfreie Areale mit weißlichem Randsaum lassen eine landkartenähnliche Zeichnung entstehen.

Rötungen oder Schwellungen um die Ausführungsgänge der submandibulären und sublingualen **Speicheldrüsen** sowie die der Parotis sind gut zu erkennen. Sie sind ein Hinweis auf entzündliche Veränderungen in den Speicheldrüsen oder deren Gangsystemen. Retentionszysten kleiner Schleimdrüsen finden sich meist auf der Innenseite der Unterlippe.

Ferner ist durch Inspektion und Palpation auf Entwicklungsmissbildungen (Spalten) und Deformatio-

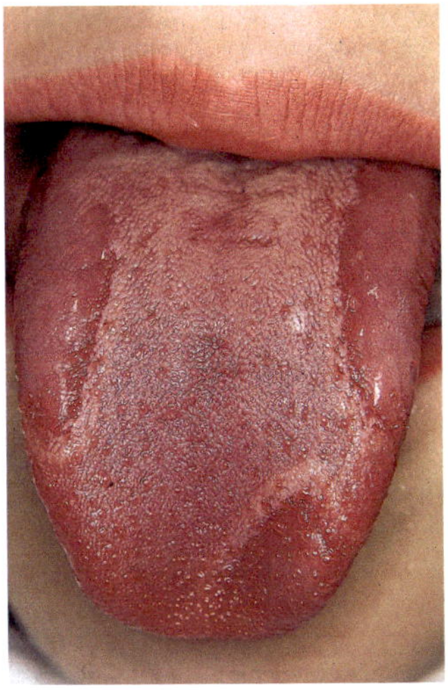

Abb. 3-8 Lingua geographica bei fünfjährigem Kind.

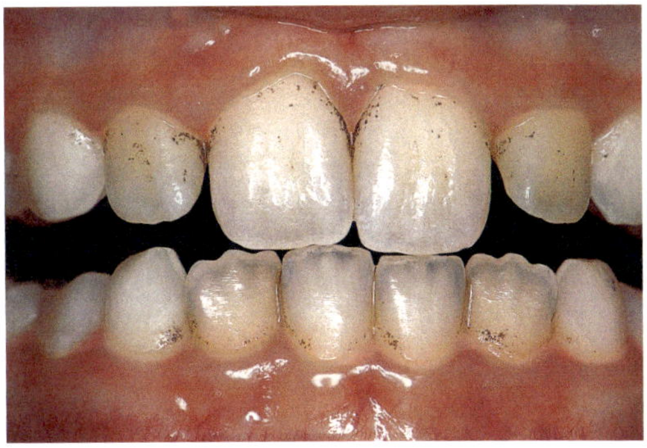

Abb. 3-9 Schwarze Beläge in kariesfreiem Wechselgebiss; Farbunterschiede zwischen Milchzähnen und bleibenden Zähnen.

nen des **harten Gaumens** zu achten. Bei akuten odontogenen pyogenen Infektionen, die von Zähnen des Unterkiefers ausgehen, ist die **Tastbarkeit des Unterkieferrandes** ein wichtiges Kriterium für den Ausbreitungsgrad des akuten Geschehens.

3.5.2 Speichel und Mundhygiene

Speichel, orale Beläge und Niederschläge sind als wesentliche Faktoren des Mundhöhlenbiotops in die intraorale Untersuchung einzubeziehen.

Der **Speichel** bzw. die Mundhöhlenflüssigkeit spielt bei der Aufrechterhaltung des ökologischen Gleichgewichtes in der Mundhöhle eine entscheidende Rolle. Deshalb können Untersuchungen zur Menge und Zusammensetzung des Speichels zusätzliche Hinweise für die Einschätzung des individuellen Kariesrisikos liefern. Einzelheiten dazu sind in den einschlägigen Kapiteln dieses Buches nachzulesen.

Plaqueakkumulationen auf den Zahnoberflächen kennzeichnen die Mundhygiene des Kindes. Dagegen scheinen andere Niederschlags- und Belagsformen wie der supragingivale Zahnstein und schwarze Beläge (black stain, Abb. 3-9) wenig oder gar nicht mit dem Mundhygieneverhalten oder mit bestimmten Ernährungsgewohnheiten zu korrelieren. Kinder haben im Vergleich zu Erwachsenen generell weniger und seltener supragingivalen Zahnstein. Ursächlich wird unter anderem ein unterschiedlicher Gehalt an Präzipitationshemmern im Speichel von Kindern und Erwachsenen angenommen [2]. Für quantitative Aussagen zur Plaqueverteilung eignet sich beim Kind der vereinfachte Oral-Hygiene-Index [5] oder der Plaque-Index nach Quigley und Hein [14].

Während der Zahneruption wird durch die morphologischen Verhältnisse zwischen Zahnoberfläche und Gingiva die Plaqueretention und -akkumulation besonders gefördert. An durchbrechenden Zähnen ist deshalb stets ein relativ höherer Anteil der Zahnoberfläche plaquebedeckt als an den Zähnen, die bereits die Okklusionsebene erreicht haben [7]. Eine „Selbstreinigung" des Gebisses ist während dieser Entwicklungsperiode mit Sicherheit unwirksam. Auch die übliche Zahnpflege trägt kaum zu einer wesentlichen Plaquereduktion bei (Abb. 3-10). Erst im Verlauf des weiteren Zahndurchbruchs nimmt die relative Plaqueausdehnung ab. Der jeweilige Kronenäquator fungiert gewissermaßen als Grenzlinie zwischen plaquefördernden und plaquehemmenden Einflüssen.

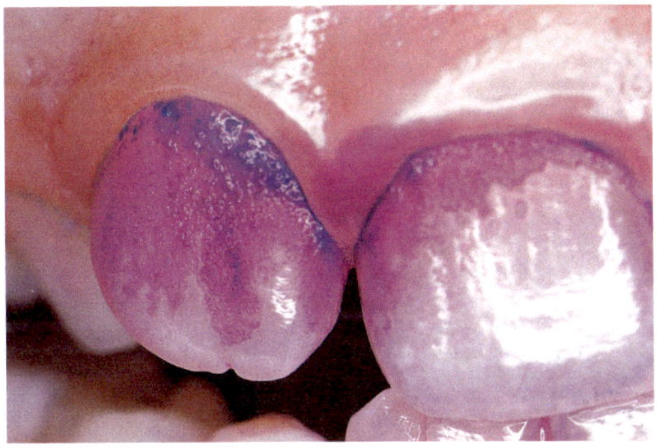

Abb. 3-10 Plaqueakkumulation am durchbrechenden Zahn.

3.5.3 Stand der Gebissentwicklung und dentofaziale Anomalien

Die Überwachung der Gebissentwicklung ist wesentlich bei der zahnärztlichen Betreuung des Kindes. Es kommt dabei darauf an, mit einfachen diagnostischen Mitteln abwegige Entwicklungen zu erfassen, um steuernd einzugreifen oder die betroffenen Kinder zum richtigen Zeitpunkt einer kieferorthopädischen Behandlung zuzuführen.

Zunächst wird der Stand des Zahndurchbruchs in Abhängigkeit von Alter und Geschlecht des Kindes beurteilt. Tabellen über die Mineralisations- und Durchbruchszeiten der Zähne [17] erleichtern diese Einschätzung. Von der Mittellinie beginnend zählt man die Zähne jedes Quadranten, um Verwechslungen zwischen Milchzähnen und bleibenden Zähnen zu vermeiden (zweiter Milchmolar und Sechsjahrmolar). Daraus leitet sich ab, ob es sich um ein Kind mit normalem, verfrühtem oder verspätetem Zahndurchbruch handelt. Der Resorptionsstand der Milchzähne bzw. der Stand des Wurzelwachstums bleibender Zähne kann nur mit Hilfe des Röntgenbildes genau beurteilt werden.

Als Faustregel gilt, dass das Wurzelwachstum des Milchzahnes eineinhalb bis zwei Jahre und das des bleibenden Zahnes drei bis vier Jahre nach dem Durchbruch abgeschlossen ist.

Persistierende Milchzähne sind ein Hinweis auf Verlagerung oder Nichtanlage des entsprechenden Ersatzzahnes.

Zur Prüfung des **Okklusionsbefundes** fordert man das Kind auf, zu schlucken und danach „die Zähne zusammen zu lassen", oder man versucht, mit sanftem Druck auf das Kinn den Unterkiefer in Schlussbissstellung zu führen. Abweichungen in den Beziehungen der Zahnreihen zueinander in sagittaler (Rückbiss, Vorbiss), vertikaler (Deckbiss, offener Biss) oder transversaler Richtung (Kreuzbiss) sind anhand des Okklusionsbefundes zu erkennen. Ferner wird man andere Leitsymptome dentofazialer Anomalien (Engstand) registrieren. Eine genauere Diagnostik erfolgt anhand der Modellanalyse sowie mittels Fernröntgen- und Fotostataufnahmen.

Zur klinischen Diagnostik dentofazialer Anomalien im Milch- und Wechselgebiss gehören ferner folgende **Funktionsproben** [3]:

- Schneidekantenbissmöglichkeit bei progener Situation: Ist das Kind auch mit Unterstützung durch den Untersucher nicht in der Lage, die Schneidezähne in Abbissstellung zu bringen, dann liegt eine prognostisch ungünstige Form des unteren Frontzahnvorbisses vor.
- Prüfung der Bewegungsbahn der unteren Zahnbogenmitte bei transversalen Okklusionsstörungen: Bleibt während der Öffnungsbewegung des Unterkiefers die Mittellinienabweichung der unteren Zahnbogenmitte erhalten, deutet das auf muskuläre oder artikuläre Fixierung der Unterkieferabweichung. Wanderungen innerhalb des Zahnbogens sind vorher auszuschließen. Stellt sich die untere Zahnbogenmitte jedoch beim Öffnen auf die Gesichtsmittellinie ein, dann handelt es sich um eine dentogen bedingte Zwangsführung des Unterkiefers.
- Funktionseinschätzung der Mundweichteile: Bei Mundatmung oder offenem Biss zielt diese Prüfung vor allem auf das Vorliegen von Parafunktionen (Zungenlage beim Schlucken, Wangen-, Lippenbeißen).
- Die Funktionsprüfung von Kiefergelenk und Kaumuskulatur sowie die Beurteilung der statischen und dynamischen Okklusion sind beim Kind von geringerer klinischer Relevanz als beim Erwachsenen. In angezeigten Fällen prüft man die Vorschub- und Seitbewegung des Unterkiefers sowie die maximale aktive und passive Mundöffnung. Nach einer so genannten Dreifingerregel für die „normale" Mundöffnung sollen die übereinander gelegten Zeige-, Mittel- und Ringfinger des Patienten in vertikaler Richtung zwischen den Schneidekanten Platz finden [10]. Die bei den Okklusionsbewegungen in Kontakt verbleibenden Zähne sind ein Gradmesser für die Funktionstüchtigkeit des Gebisses.

3.5.4 Kariesdiagnostik

Zur Kariesdiagnostik werden die Zahnoberflächen gereinigt, getrocknet und bei guter Beleuchtung inspiziert. Während größere Läsionen mühelos aufzufinden sind, kann die Erkennung der Initialkaries auch dem erfahrenen Zahnarzt Schwierigkeiten bereiten. Dies gilt insbesondere bei der Beurteilung von Fissuren und Approximalflächen.

Lange Zeit galt das „Haken" einer **zahnärztlichen Sonde** als Kriterium für eine behandlungsbedürftige Defektkaries bzw. als Indikation für restaurative therapeutische Maßnahmen. Der sich abzeichnende Kariesrückgang bei Kindern und Jugendlichen ist jedoch mit einer verlangsamten Kariesprogression und damit auch mit einer relativen Zunahme initialkariöser Läsionen verbunden [16].

Versucht man, mit der möglichst spitzen Sonde in eine initiale Schmelzkaries einzudringen, dann besteht die Gefahr, dass die Oberflächenschicht der Initialläsion durchstoßen wird. Damit wird ein stationäres oder sogar reversibles Kariesstadium in ein irreversibles und vermutlich progredientes Stadium überführt.

Das routinemäßige Absuchen aller Kariesprädilektionsstellen auf ein „Haken" der Sonde sollte daher unterbleiben [11]. Die zahnärztliche Sonde wird lediglich benutzt, um noch vorhandene Plaque von der Zahnoberfläche zu entfernen. Im Fissurenbereich ergeben sich insofern zusätzliche Probleme, als eine Sonde in einer tiefen, aber intakten Fissur „haken" kann. Umgekehrt kann am Boden einer engen Fissur eine Dentinkaries vorliegen, ohne dass die Sonde bis dorthin vordringt. Zudem trägt die hohe Remineralisationskapazität der Fluoride an der Schmelzoberfläche dazu bei, dass die Kariesausbreitung im Dentin über eine bestimmte Zeit maskiert bleibt (sog. „hidden caries").

Zur Kariesdiagnostik müssen folglich noch andere bewährte **Hilfsmittel** wie die röntgenologische Untersuchung, die Transillumination oder neue Verfahren (elektrische Widerstandsmessung, Laserfluoreszenz-Systeme) herangezogen werden. Im Einzelnen werden diese Verfahren im Kapitel 5 *Diagnose der Approximal- und Fissurenkaries* (s. S. 51 ff.) beschrieben.

Alle bei der Untersuchung gefundenen initial- oder defektkariösen Veränderungen werden in ein Befundschema eingetragen. Die Eintragung wird zweckmäßigerweise durch die in Frage kommenden therapeutischen Alternativen (Kariesmonitoring, Fissurenversiegelung, erweiterte Fissurenversiegelung oder Füllung) ergänzt.

3.5.5 Attritionen, Abrasionen, Erosionen

Mechanische Einflüsse, wie kaufunktionelle Belastungen, Press- und Knirschgewohnheiten, abrasiv wirkende Nahrungsbestandteile oder Putzkörper von Zahnpasten, führen erst nach längerer Einwirkungsdauer zu Hartsubstanzverlusten **(Attrition, Abrasion)** der Zähne.

An Milchzähnen finden sich aufgrund der geringen Dicke der Schmelzkappe häufig starke Abrasionen. Diese Abrasionen, insbesondere im Bereich der Stützzonen, gelten als Vorteil für die weitere Gebissentwicklung, da sie eine Verschiebung der sagittalen intermaxillären Beziehungen und die Regelbisseinstellung der Sechsjahrmolaren begünstigen. Lokalisierte Abrasionen einzelner Zähne oder atypische Schlifffacetten sind dagegen ein Hinweis auf Parafunktionen.

Hartsubstanzverluste durch chemische Einflüsse **(Erosionen)** sind unter bestimmten Ernährungsgewohnheiten auch bei Kindern zu beobachten. Der häufige direkte Kontakt von Säuren (alimentär, medikamentös) mit der plaquefreien Zahnoberfläche führt – ohne Beteiligung von Bakterien – zu irreversibler Defektbildung. Dabei besteht ein Missverhältnis zwischen der Auflösung des Schmelzminerals und den Reparaturmechanismen des Speichels. Reduzierte Speichelsekretion, niedrige Pufferkapazität des Speichels und zusätzliche mechanische Einflüsse (sofortiges Zähneputzen nach dem Verzehr saurer Produkte) können diesen Prozess beschleunigen. Die betroffenen Kinder oder Jugendlichen klagen aufgrund der noch weiten Dentinkanälchen und geringer Sekundärdentinbildung oft über eine ausgeprägte Hypersensibilität des Dentins [8].

Alimentär bedingte Säureerosionen des Zahnschmelzes finden sich sowohl an vestibulären als auch an okklusalen Zahnflächen bzw. Inzisalkanten (Abb. 3-11). Zur Klärung der Ursachen sollten in der

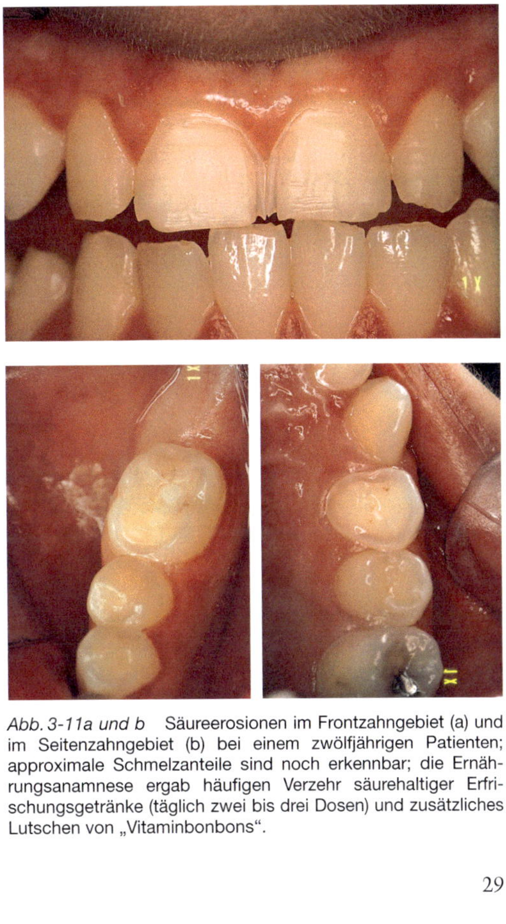

a

b

Abb. 3-11a und b Säureerosionen im Frontzahngebiet (a) und im Seitenzahngebiet (b) bei einem zwölfjährigen Patienten; approximale Schmelzanteile sind noch erkennbar; die Ernährungsanamnese ergab häufigen Verzehr säurehaltiger Erfrischungsgetränke (täglich zwei bis drei Dosen) und zusätzliches Lutschen von „Vitaminbonbons".

Anamnese Ernährungs- und Zahnpflegegewohnheiten, Essstörungen mit häufigem Erbrechen sowie mögliche Parafunktionen erfasst und die Pufferkapazität und Sekretionsrate des Speichels bestimmt werden. Bei der Ernährungsanamnese ist gezielt nach häufigem Verzehr von Fruchtsäften, Fruchtjogurts, Frischobst, säurehaltigen Erfrischungs- oder Sportgetränken zu fragen. In der Regel werden diese Kinder von ihren Eltern zu gesundheitsbewusster Lebensweise angehalten und betreiben auch eine intensive Mundhygiene.

3.5.6 Perkussion und Palpation

Zur Perkussion eines Zahnes in axialer oder horizontaler Richtung benutzt man beim Kind den Fingerdruck oder den vorsichtig gehandhabten Instrumentengriff.

Bei **akuten apikalen Parodontitiden** besteht häufig schon Schmerzhaftigkeit bei bloßer Berührung oder vorsichtiger Palpation des Zahnes. In diesen Fällen ist deshalb die Palpation der Perkussion voranzustellen, damit das Kind nicht durch den ausgelösten Perkussionsschmerz die weitere Untersuchung verweigert.

Milchzähne mit apikalen Parodontitiden weisen oft im Vergleich zum kontralateralen Zahn eine abnorme Lockerung auf, sodass allein aus diesem objektiven Befund diagnostische Schlüsse gezogen werden können. Fistelöffnungen, häufig in der Nähe des Zahnfleischrandes, bestätigen die Diagnose (Abb. 3-12).

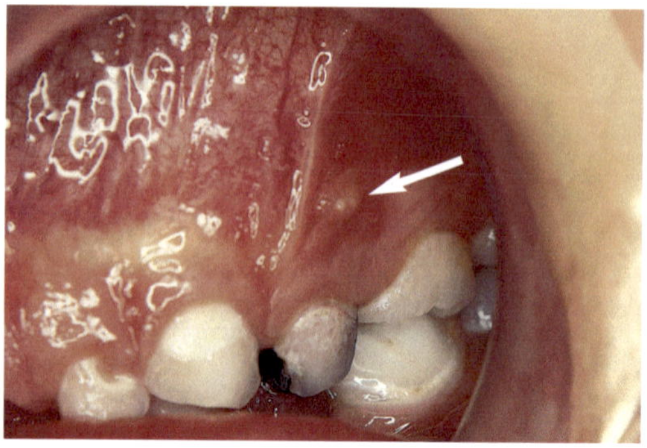

Abb. 3-12 Fistel bei chronischer apikaler Parodontitis von Zahn 64.

> Zur Perkussion eines Zahnes empfiehlt es sich, nicht sofort den vermutlich perkussionsempfindlichen Zahn, sondern zuerst benachbarte Zähne zu prüfen. Aus Reaktionsunterschieden des Kindes lassen sich so einigermaßen verlässliche Angaben gewinnen.

Es ist zu beachten, dass eine Klopfempfindlichkeit bei der akuten apikalen Parodontitis (besonders in axialer Richtung), als Traumafolge (Subluxation, Wurzelfraktur), bei gelockerten Füllungen und (beim Kind selten) bei marginaler Parodontitis (besonders in horizontaler Richtung) auftreten kann.

3.5.7 Sensibilitätsprüfung

Bei der Sensibilitätsprüfung einzelner Zähne empfiehlt es sich ebenfalls, zunächst benachbarte und vermutlich gesunde Zähne zu testen und danach, ohne es dem Kind anzukündigen, auch den erkrankten Zahn in die Prüfung einzubeziehen. Zur Sensibilitätsprüfung werden wegen der sichereren Reizantwort und der einfacheren Handhabung Kältereize der elektrischen Reizung vorgezogen [4].

Die geringe Zuverlässigkeit subjektiver Angaben des Kindes sowie einige entwicklungsbedingte morphologische und funktionelle Besonderheiten des Zahnes und des Pulpagewebes können zu falsch positiven oder falsch negativen Reizantworten führen [15]:

- falsch positiv: falsche Angaben des Kindes,
- falsch negativ: Milchzahn, nicht abgeschlossenes Wurzelwachstum, Vitalamputation, Trauma.

An Milchzähnen wird besonders unter dem Einfluss der Resorption eine verminderte Reizbarkeit der Pulpa beobachtet. Bei Zähnen mit nicht abgeschlossenem Wurzelwachstum ist der nervale Plexus der Subodontoblastenschicht noch nicht voll ausgebildet, sodass sich deshalb falsch negative Sensibilitätsprüfungen ergeben können. Nach erfolgreichen Vitalamputationen, wo der obere Anteil des Wurzelkanals mit Hartgewebe ausgefüllt ist, erreicht der Kältereiz das Pulpagewebe mitunter nicht.

Schließlich sind die Fälle zu bedenken, in denen nach einem Trauma ein Ödem oder Hämatom in der Pulpa zu einem reversiblen Sensibilitätsausfall führt oder in denen nach hartgewebiger Metaplasie der Pulpa die Sensibilitätsprüfung (bei erhaltener Vitalität!) negativ ausfällt.

3.5.8 Form-, Zahl- und Strukturanomalien der Zähne

Zahnanomalien können für den betroffenen Patienten mit erheblichen funktionellen und ästhetischen Problemen verbunden sein. Deshalb ist ihre rechtzeitige Erkennung und sachgerechte Therapie ein wichtiges Feld der zahnärztlichen Betreuung des Kindes (siehe auch Kap. 17 *Zahnanomalien und ihre Versorgung*).

Aufgrund der großen individuellen morphologischen Variabilität der Zähne und des gesamten Kauorgans ergeben sich jedoch hinsichtlich der Zahnform, Zahngröße, Zahnfarbe und Hartsubstanzstruktur fließende Übergänge zwischen Norm, Variabilität und Anomalie. So wird die natürliche Farbe des vitalen Zahnes von der Dicke und vom Transparenzgrad des Schmelzes sowie von der Eigenfarbe und Dicke des Dentins bestimmt. Zwischen den Zähnen der ersten und zweiten Dentition ergeben sich deshalb mitunter markante Farbunterschiede (s. Abb. 3-9).

Neben hereditären Faktoren können sowohl systemische als auch lokale Einflüsse die regelrechte Zahnentwicklung beeinflussen. Da jedoch unterschiedliche Störfaktoren zu identischen oder sehr ähnlichen Zustandsbildern am fertigen Zahn führen, ist im Einzelfall die Klärung des ursächlichen Faktors mit Schwierigkeiten verbunden, sodass man sich auf die Feststellung des anomalen Zustandes beschränken muss.

Bei der Differentialdiagnose von Strukturanomalien gilt als Faustregel, dass lokale exogene Einwirkungen auf einzelne Zahnkeime zur isolierten Schädigung einzelner Zähne führen. Stoffwechselstörungen verursachen symmetrisch auftretende Strukturanomalien, die sich auf eine bestimmte Entwicklungsphase der Zähne beschränken. Erbliche Strukturanomalien treten in der Regel generalisiert an allen Zähnen beider Dentitionen auf.

3.5.9 Gingiva und Zahnhalteapparat

Bei der Untersuchung des marginalen Parodonts werden alle papillären, bukkalen und oralen Gingivaabschnitte beurteilt. Dafür sind die gebräuchlichen Indizes zu nutzen. Für das Kindesalter wird entweder der **SBI (Sulcus-Bleeding-Index)** [12] oder der **PBI (Papillenblutungsindex)** [13] empfohlen.

Ferner sind hoch ansetzende Bänder oder eine schmale Zone befestigter Gingiva zu erfassen. Form und Verlauf des Gingivarandes unterliegen während des Zahndurchbruchs einem Gestaltwandel. Die typische „Girlandenform" wird erst einige Zeit nach dem Durchbruch erreicht [7].

3.6 Ergänzende Untersuchungen

Zur Klärung der Diagnose müssen ggf. noch weitere Untersuchungen durchgeführt werden. Dazu zählen neben der Röntgendiagnostik:
- Resistenzbestimmungen zur gezielten antimikrobiellen Therapie,
- Biopsien sowie
- eine Reihe von biochemischen oder serologischen Untersuchungen von Körperflüssigkeiten.

Die zunehmende Polarisierung des Kariesbefalls erfordert außerdem, Kinder mit erhöhtem Kariesrisiko rechtzeitig zu identifizieren. Dafür werden anamnestische Faktoren, klinische Befunde sowie Speichelparameter herangezogen (s. S. 101 ff.).

Literatur

[1] Brägger, U.: Anamnese in der Zahnmedizin. Schweiz. Monatsschr. Zahnmed. 104, 625 (1994).
[2] Edgar, W. M., O'Mullane, D. M.: Saliva und dental health. British Dental Association, London 1990.
[3] Eismann, D.: Pathologie und Klinik der Gebißanomalien. In: Künzel, W., Toman, J. (Hrsg.): Kinderstomatologie. 3. Aufl. Volk und Gesundheit, Berlin 1984.
[4] Fesseler, A.: Allgemeine zahnärztliche Untersuchung. In: Ketterl, W. (Hrsg.): Praxis der Zahnheilkunde. Bd. 1: Grundlagen der Zahn-, Mund- und Kieferheilkunde. 3. Aufl. Urban & Schwarzenberg, München–Wien–Baltimore 1994, S. 63.
[5] Greene, J. C., Vermillion, J. R.: The simplified oral hygiene index. J. Amer. dent. Ass. 68, 7 (1964).
[6] Hendriks, J., Schneller, Th.: Patientenführung, Beratung und Motivierung in der Zahnarztpraxis – Theoretische Voraussetzungen, angewandte Gesprächstechniken und praktische Konzepte. Quintessenz, Berlin 1992.
[7] Hetzer, G.: Der gingivo-dentale Bereich – oralbiologische Problemzone am durchbrechenden Zahn. Dtsch. zahnärztl. Z. 47, 682 (1992).
[8] Klimm, W., Graehn, G.: Der keilförmige Defekt. Quintessenz, Berlin 1993.
[9] Kominek, J.: Symptomatologie allgemeiner Erkrankungen im Mundbereich. In: Künzel, W., Toman, J. (Hrsg.): Kinderstomatologie. 3. Aufl. Volk und Gesundheit, Berlin 1984.
[10] Lang, N. P.: Checkliste Zahnärztliche Behandlungsplanung. Thieme, Stuttgart–New York 1988.
[11] Marthaler, T. M., Steiner, M., Bandi, A.: Werden verfärbte Molarenfissuren innerhalb von vier Jahren häufiger kariös als nichtverfärbte? Schweiz. Monatsschr. Zahnmed. 100, 841 (1990).
[12] Mühlemann, H. R., Son, S.: Gingival Sulcus Bleeding – a Leading Symptom in Initial Gingivitis. Helv. odont. Acta 15, 107 (1971).
[13] Mühlemann, H. R.: Patientenmotivation mit individuellem Intensivprogramm für orale Gesundheit. In: Peters, S. (Hrsg.): Prophylaxe, Leitfaden für die tägliche Praxis. Quintessenz, Berlin 1978.
[14] Quigley, G. A., Hein, J. W.: Comparative cleansing efficiency of manual and power brushing. J. Amer. dent. Ass. 65, 26 (1962).
[15] Raab, W. H.-M.: Diagnose und Pathologie entzündlicher Pulpaerkrankungen. In: Akademie Praxis und Wissenschaft in der DGZMK (Hrsg.): Endodontie: neue Erkenntnisse aus Praxis und Wissenschaft. Hanser, München–Wien 1993.
[16] Schiffner, U., Reich, E.: Prävalenzen zu ausgewählten klinischen Variablen bei den Jugendlichen (12 Jahre). In: Institut der Deutschen Zahnärzte (Hrsg.): Dritte Deutsche Mundgesundheitsstudie (DMS III). Deutscher Ärzte-Verlag, Köln 1999.
[17] Schroeder, H. E.: Orale Strukturbiologie. 4. Aufl., Thieme, Stuttgart 1992.

Ernährung und Mundhygiene bei Kinderpatienten

- Patientenaufkleber -

Datum: ____________

ERNÄHRUNG		
	Ja	**Nein**
Isst Ihr Kind gerne Süßigkeiten		
Wenn ja, wie oft?		
• selten	☐	
• 1x pro Tag	☐	
• mehrmals täglich	☐	
Was trinkt Ihr Kind zum Frühstück?		
• Tee/Kaffee mit Zucker	☐	
• Tee/Kaffee ohne Zucker	☐	
• Milch	☐	
• Kakao	☐	
• Fruchtsäfte	☐	
Was isst Ihr Kind zum Frühstück?		
• Brot	☐	
• Butter	☐	
• Marmelade	☐	
• Nutella	☐	
• Käse, Wurst	☐	
• Müsli	☐	
• Cornflakes	☐	
Was isst Ihr Kind in den Schulpausen?		
• Belegtes Brot	☐	
• Obst	☐	
• Süßigkeiten	☐	
Was isst Ihr Kind zum Mittagessen? (kurze Stichpunkte)		

ZAHNPFLEGE	
Die Zähne werden geputzt:	
• Vom Kind selbst?	☐
• Mit Hilfe der Eltern?	☐
• Von den Eltern?	☐
Wann werden die Zähne geputzt?	
• Vor dem Frühstück	☐
• Nach dem Frühstück	☐
• Nach dem Mittagessen	☐
• Sofort nach dem Abendessen	☐
• Erst vor dem Zu-Bett-Gehen	☐
Womit werden die Zähne gereinigt?	
• Hand-Zahnbürste	☐
• Elektr. Zahnbürste	☐
• Munddusche	☐
• Zahnseide	☐
• Zahnhölzchen	☐
• Zahnzwischenraumbürstchen	

ZAHNPASTA	**Name:**		
mit Fluorid:	☐	ohne Fluorid:	☐

FLUORIDE		
Bezeichnung	**Von – bis**	**Wie oft?**
• Vitamin-D-Fluorid-Tabletten		
• Fluorid-Tabletten		
• Fluorid-Gel (z.B. Elmex Gelee)		
• Fluoridierung beim ZA		
• Fluorid-Lack (z.B. Duraphat)		
• Fluoridiertes Speisesalz		
• Fluoridierte Mundspülung		

Was trinkt Ihr Kind im Tagesverlauf ?	
• (Mineral) - Wasser	☐
• Limonade, gezuckert	☐
• Tee	☐
• Milch	☐
• Kakao	☐
• Fruchtsäfte	☐
• Coca Cola	☐
• Sonstiges:	
Was isst Ihr Kind zum Abendessen? (kurze Stichpunkte)	
Was isst Ihr Kind als Zwischenmahlzeit?	
• Kuchen	☐
• Süßigkeiten	☐
• Obst	☐
• Chips, Salzstangen, etc.	☐
• Belegtes Brot	☐
Sonstige Eintragungen:	

TRINKVERHALTEN bei Klein- und Vorschulkindern			
Wie lange wurde Ihr Kind gestillt?			
Trinkt aus der Flasche			☐
Trinkt aus dem Becher			☐
Wie lange hat Ihr Kind aus der Flasche getrunken?			
Trinkt immer noch aus der Flasche			
• Wasser	☐	• Limonade	☐
• Fruchtsäfte			☐
• Tee			☐
• gesüßt			☐
• ungesüßt			☐
• Früchtetee			☐
• gesüßt			☐
• ungesüßt			☐
Trinkt aus dem Becher			
• Limonade			☐
• Fruchtsäfte			☐
• Tee			☐
• gesüßt			☐
• ungesüßt			☐
• Früchtetee			☐
• gesüßt			☐
• ungesüßt			☐
• Milch			☐
• Kakao			☐
Hat Ihr Kind den Schnuller genommen?			
Ja			☐
Nein			☐

Anhang 3-1

Anamnesebogen für Kinderpatienten

- Patientenaufkleber -

Datum: ____________________

Erziehungsberechtigte: Vater ☐ Mutter ☐ Sonstige:

Überweisung von: Hauszahnarzt ☐ Kinderarzt ☐ selbst ausgesucht ☐ sonstiges

Grund des heutigen Zahnarztbesuches?

Besteht eine Zahnarztangst?

Bisheriger Zahnarzt:

Wie verlief die bisherige Zahnarztbehandlung?

Kinderarzt:

Wann war der letzte Zahnarztbesuch?

Hatte Ihr Kind schon einmal Zahnschmerzen?

Hatte Ihr Kind einmal einen Unfall im Mund/Kieferbereich?

Trifft eine der nachfolgenden Krankheiten auf Ihr Kind zu?

- Asthma ☐
- Zuckerkrankheit ☐
- Anfallsleiden (z.B. Epilepsie) ☐
- Hörstörungen ☐
- Spastik ☐
- Schilddrüsenerkrankung ☐
- Nierenerkrankung ☐
- Lungenerkrankungen ☐
- Erkrankungen des Blutes ☐
- Tuberkulose ☐
- Lebererkrankungen/Gelbsucht ☐
- Rheuma/rheumatisches Fieber ☐
- Nervenerkrankungen ☐
- Magen-Darm-Erkrankung ☐
- Immunschwäche (AIDS) ☐
- Geistige Verzögerung ☐
- Geistige Behinderung ☐
- Lernbehinderung ☐

Hat oder hatte Ihr Kind eine Erkrankung des Herzens? Ja ☐ Nein ☐

- Angeborene oder erworbene Herzfehler? ☐
- Herzoperationen? ☐
- Sonstiges: ☐

Bestehen sonstige Erkrankungen? wenn ja, welche?		
Hat Ihr Kind Allergien?	Ja ☐	Nein ☐
➢ Wenn ja, worauf?		
Nimmt Ihr Kind irgendwelche Medikamente ein?	Ja ☐	Nein ☐
➢ Wenn ja, welche?		
Verlief die Schwangerschaft normal?	Ja ☐	Nein ☐
➢ Geburt normal	Ja ☐	Nein ☐
➢ Wenn nein, warum?		
➢ Gewicht des Kindes bei der Geburt?		
Hat Ihr Kind bisher fieberhafte Krankheiten gehabt?	Ja ☐	Nein ☐
Wenn ja, mit welchem Alter?		
Ist Ihr Kind schon einmal operiert worden?	Ja ☐	Nein ☐
Hatte es schwere Unfälle?	Ja ☐	Nein ☐
War es schon einmal im Krankenhaus?	Ja ☐	Nein ☐
Atmet Ihr Kind durch den Mund?	Ja ☐	Nein ☐

Anamnese der Eltern:

Sind bei Ihnen Allergien bekannt?	Ja ☐ Nein☐
➢ Wenn ja, welche?	
Mutter:	
Vater:	

		Vater		**Mutter**	
Neigen Sie zu:	Karies	Ja ☐	Nein ☐	Ja ☐	Nein ☐
	Zahnstein	Ja ☐	Nein ☐	Ja ☐	Nein ☐
	Zahnfleischbluten	Ja ☐	Nein ☐	Ja ☐	Nein ☐
	Zahnarztangst	Ja ☐	Nein ☐	Ja ☐	Nein ☐

Anhang 3-2

4 Radiologie

von JÜRGEN BECKER

Inhaltsübersicht

4.1 Einleitung 38

4.2 Röntgengeräte für die enorale Röntgendiagnostik 39

4.3 Filme, Verstärkerfolien und digitale Röntgensysteme 39

4.3.1 Enorale Röntgenfilme 39
4.3.2 Film-Folienkombinationen 39
4.3.3 Digitale Röntgentechnik 40

4.4 Enorale Aufnahmen in den verschiedenen Lebensaltersstufen 41

4.5 Spezielle Aufnahmetechniken 41

4.5.1 Paralleltechnik 41
4.5.2 Rechtwinkel-/Paralleltechnik 43
4.5.3 Bissflügelaufnahme 44
4.5.4 Exzentrische Einstellungen 44
4.5.5 Aufbissaufnahme 44
4.5.6 Enorale Weichteilaufnahme 45
4.5.7 Möglichkeiten der Verringerung der Strahlenexposition durch eine Einblendung des Nutzstrahlfelds 45

4.6 Panoramaschichtgeräte 46

4.7 Fernröntgenseitenaufnahme 47

4.8 Handröntgenaufnahme 48

4.9 Schädelübersichtsaufnahmen, digitale Volumentomographie, Computertomographie, Magnet-Resonanztomographie, Sonographie 48

4.10 Literatur 49

4.1 Einleitung

In der gesamten medizinischen Diagnostik und Therapiekontrolle kommt der Anwendung bildgebender Untersuchungsverfahren eine herausragende Stellung zu. Hierbei nimmt die Anwendung ionisierender Strahlen auch heute noch eine Schlüsselrolle ein. Auch wenn heute bildgebende Untersuchungsverfahren wie die magnetische Resonanztomographie [2] oder die Sonographie, die ohne ionisierende Strahlung arbeiten, zur Verfügung stehen, ist die Röntgenologie bei den meisten Fragestellungen in der Zahn-, Mund- und Kieferheilkunde unverzichtbar. Ihr kommt in vielen Bereichen der Kinderzahnheilkunde wie z.B. nach einem Frontzahntrauma, der Kariesdiagnostik, der Diagnostik von Zahnanlagen oder der Befunderhebung und Wachstumsanalyse im Rahmen einer kieferorthopädischen Behandlung eine herausragende Stellung zu und sie kann auf absehbare Zeit noch nicht durch andere Untersuchungsverfahren ersetzt werden.

Das **Prinzip der Röntgendiagnostik** beruht auf der Anwendung ionisierender Strahlung, die beim Durchtritt durch Materie (Gewebe) einen Teil ihrer Energie durch Absorption verliert.

Bei der Untersuchung eines Patienten kann nur die absorbierte Energie der eingesetzten Strahlung biologische Strahlenschäden hervorrufen, wobei naturgemäß eine Röntgendiagnostik ohne Absorption von Strahlung nicht möglich ist.

Ionisierende Strahlung kann an fast allen Geweben bösartige Tumoren auslösen, wobei die Wahrscheinlichkeit der Tumorinduktion von der Strahlenempfindlichkeit des Gewebes, dem Lebensalter des Patienten, der absorbierten Dosis, dem Körpervolumen und der Ionisationsdichte abhängig ist [1, 5, 7]. Nach Schätzungen sind sowohl die natürliche Strahlenbelastung als auch die zivilisatorische Strahlenbelastung für jeweils ca. 0,3–1,8% der jährlich auftretenden Todesfälle durch maligne Tumoren verantwortlich [15]. Unter der zivilisatorischen Strahlenexposition kommt der medizinischen Röntgendiagnostik eine herausragende Stellung zu, wobei das Strahlenrisiko selbst in hohem Maß vom Alter des Patienten zum Zeitpunkt der Exposition abhängt [1, 5, 6].

Dies gilt sowohl für das absolute Risikomodell strahleninduzierter Leukämien und Knochentumoren als auch für das relative Modell anderer Tumoren. Für letztgenannte Tumoren wird geschätzt, dass das auf die Lebensdauer bezogene Risiko nach Strahlenexposition in den ersten zehn Lebensjahren drei- bis viermal größer ist als nach Strahlenexposition im Alter von 30–40 Jahren und fünf- bis siebenmal größer als nach Strahlenexposition im Alter von 50 und mehr Jahren [1]. Das relative Risiko für die einzelnen Altersgruppen nach ICRP 60 ist Tabelle 4-1 zu entnehmen [5].

Tabelle 4-1 Risiko in Abhängigkeit vom Lebensalter nach Strahlenexposition einen Tumor zu entwickeln.

Altersgruppe	Relatives Risiko
< 16 Jahre	2,4
16–40 Jahre	1,25
41–65 Jahre	0,44
> 65 Jahre	0,19

Die Röntgendiagnostik in der Zahn-, Mund- und Kieferheilkunde hat mit ihrem quantitativ hohen Anteil von ca. 33% an allen Röntgenuntersuchungen jedoch nur einen sehr geringen Anteil an der kollektiven effektiven Dosis (ca. 0,2%), während dosisintensive Untersuchungen, wie die Computertomographie und interventionelle Angiographie, die nur ca. 8% der Untersuchungen ausmachen, zu über 65% zur kollektiven, effektiven Dosis beitragen [5, 6].

Obwohl bisher in epidemiologischen Studien bei geringen Strahlendosen unter 20 mSv eine negative Strahlenwirkung zwischen bestrahlten und unbestrahlten Patienten nicht nachgewiesen werden konnte [8, 9] – dies gilt auch für Untersuchungen bei Kindern –, muss aufgrund der Mehrzahl der heute vorliegenden Studien davon ausgegangen werden, dass eine lineare Dosis-Wirkungs-Beziehung ohne Schwellendosis existiert. Die international abgestimmten Strahlenschutzkonzepte gehen deshalb davon aus, dass **jede** Strahlendosis das Risiko für eine maligne Transformation erhöht [5, 6].

Da heute die strahlenbiologischen Risiken durch die internationale Strahlenschutzkommission höher eingeschätzt werden als noch vor einigen Jahren, wurden mit den Richtlinien 96/29/Euratom (Euratom-Grundnormen) und 97/43/Euratom („Patientenschutzrichtlinie") die Anforderungen an den Strahlenschutz europaweit fortentwickelt und dem Stand der Wissenschaft angepasst. Sie sind die Grundlage der im Jahr 2003 novellierten Röntgenverordnung (RöV).

Für die **pädiatrische Radiologie** gelten prinzipiell die gleichen Grundlagen [3] und Aufnahmetechniken wie für die röntgenologische Diagnostik des Erwachsenen, jedoch ist sie durch einige **besondere Aspekte** gekennzeichnet:

- Das strahlenbiologische Risiko zeigt eine deutliche Beziehung zum Lebensalter. Deshalb kommt in der pädiatrischen Radiologie einer **engen Indi-**

kationsstellung und einer Verminderung der Strahlenexposition eine besondere Bedeutung zu. Dieser Aspekt muss auch bei der nach RöV vorgeschriebenen „rechtfertigenden Indikation" berücksichtigt werden.

- Aufgrund der anatomischen Gegebenheiten (so z. B. das Verhältnis von Kieferform und Filmgröße) und der gerade bei kleinen Kindern oft eingeschränkten Kooperationsbereitschaft, sind häufig Kompromisse bei der Aufnahmetechnik notwendig, und es müssen oft auch spezielle Hilfsmittel mit in die Aufnahmetechnik einbezogen werden.
- Eine klinisch indizierte Röntgenaufnahme sollte aufgrund der gerade in der Zahnmedizin geringen strahlenbiologischen Risiken nicht unterbleiben [11, 16].

4.2 Röntgengeräte für die enorale Röntgendiagnostik

Die Hauteinfallsdosis ist bei dentalen Tubusgeräten vor allem von der Röhrenspannung der Röntgeneinrichtung, dem verwandten Filmmaterial und der Filmverarbeitung abhängig. Da die Absorption der Röntgenstrahlung proportional mit der 3. Potenz der Wellenlänge steigt [7], ist die Strahlenexposition des Patienten bei einem Röntgengerät mit geringer Röhrenspannung (z. B. 50 kV) deshalb wesentlich höher als bei einem (Multipuls-)Gerät mit 70 kV. Eine Zunahme der Röhrenspannung um 10 kV führt ca. zu einer Halbierung der Belichtungszeit, so dass neben der Reduktion der Strahlenexposition auch Unschärfen durch Verwacklungen besser vermieden werden können.

Um die Strahlenexposition durch die medizinische Röntgendiagnostik zu reduzieren, wurden die technischen Mindestanforderungen in der Richtlinie für Sachverständigenprüfungen geändert. Während für bestehende Praxen ein Bestandschutz bis zum 31.12.2007 gilt, wurden für Praxisneugründungen, Praxisübernahmen und auch für wesentliche Änderungen von Komponenten nach dem 13.6.1998 strengere Mindestanforderungen festgelegt (Mindeströhrenspannung ≥ 60 kV [14]).

Für die pädiatrische Röntgendiagnostik sollten auch in Praxen, für die noch Bestandschutz gilt, nur noch Röntgengeräte mit einer Röhrenspannung von 60–70 kV eingesetzt werden.

4.3 Filme, Verstärkerfolien und digitale Röntgensysteme

Als Aufnahmemedium für Röntgenstrahlen stehen **verschiedene Systeme** zur Verfügung:

- Enorale Röntgenfilme ohne Verstärkerfolien
- Film-Folienkombination (für die extraoralen Aufnahmeverfahren)
- Digitale Aufnahmeverfahren mit Halbleitersensoren für die enorale und extraorale Aufnahmetechnik
- Digitale Lumineszenzradiographie mit Speicherfolien für die enorale und extraorale Röntgendiagnostik
- Computer- oder digitale Volumentomographie (für die weiterführende Diagnostik).

4.3.1 Enorale Röntgenfilme

Die enoralen Röntgenfilme werden entsprechend der ISO-Klassifikation in Filme der Stufe D (Kodak Ultraspeed), E (z. B. Agfa Dentus M2) und F (Kodak Insight) eingruppiert. Die Filme der **Stufe E** weisen im Vergleich zum Film der Stufe D eine ca. doppelt so hohe Empfindlichkeit auf, mit dem Kodak Insight Film kann die Belichtungszeit um ca. weitere 20% reduziert werden.

Da die Filme der Stufe E in diagnostischer Hinsicht den Filmen der Stufe D vergleichbar sind [12], sollen in der pädiatrischen Radiologie nur Filme der Empfindlichkeitsklasse E oder F verwendet werden.

Durch eine überlappende Konstanzprüfung kann jeder Betreiber selbst eine neue Referenzaufnahme erstellen und damit die neuen Bezugswerte für die Konstanzprüfung festlegen. Enorale Röntgenfilme stehen heute u. a. in den Formaten 2 × 3, 3 × 4 und 6 × 8 cm zur Verfügung.

4.3.2 Film-Folienkombinationen

Standard ist seit vielen Jahren die Empfindlichkeitsklasse SC = 200. Bei den höher empfindlichen Kombinationen der Klasse SC = 400 (Tab. 4-2) kann die Strahlenexposition fast halbiert werden. Um die Strahlenexposition vor allem bei der Diagnostik von Kindern zu verringern, sollten Panoramaschichtaufnahmen mit Film-Folien-Kombinationen der Empfindlichkeitsklasse SC = 400 angefertigt werden. Für Fernröntgenseitenaufnahmen ist diese Empfindlichkeitsklasse derzeit Pflicht.

Tabelle 4-2 Beispiele von Film-Folienkombinationen für die extraorale Röntgendiagnostik.

Röntgenfilm	Verstärker-folie	Empfindlich-keitsklasse
Agfa Dentus ST8G®	Regular	400
Kodak T-mat DG®	Lanex regular	400
Dupont Ultravision®	UV Rapid	400

Auch hier ist ein Wechsel zur höheren Empfindlichkeitsklasse für jeden Betreiber selbstständig durch eine überlappende Konstanzprüfung (Teilabnahmeprüfung) möglich.

4.3.3 Digitale Röntgentechnik

Digitale Detektionssysteme für die intra- und extraorale Technik haben in den letzten Jahren zunehmend an Bedeutung gewonnen. Vorteile sind die schnelle Verfügbarkeit der Aufnahmen, die vor allem bei den intraoralen Systemen deutliche Dosisreduktion, die Möglichkeiten der digitalen Bildbearbeitung (Abb. 4-1), die einfache Kommunikation im Intranet oder durch die Telemedizin. Halbleiterdetektoren und Speicherfolien stehen heute von über 20 Herstellern für die wichtigsten intraoralen Formate zur Verfügung.

Bei der enoralen Röntgendiagnostik kann die Strahlenexposition bei den Halbleiterdetektoren und bei den Speicherfolien gegen-über den Filmen der ISO-Stufe E gesenkt werden [11].

Für den extraoralen Bereich bieten ebenfalls mehrere Hersteller Halbleiterdetektoren für das Panoramaschichtgerät und das Fernröntgenseitenbild an (u. a. Sirona, Instrumentarium Imaging Dental GmbH). Bei diesen Geräten steht heute fast die gleiche Programmvielfalt zur Verfügung wie bei den konventionellen Aufnahmen. Speicherfolienscanner für das Format 15 × 30 cm und das Fernröntgenseitenbild (18 × 24) werden heute von mehreren Herstellern angeboten.

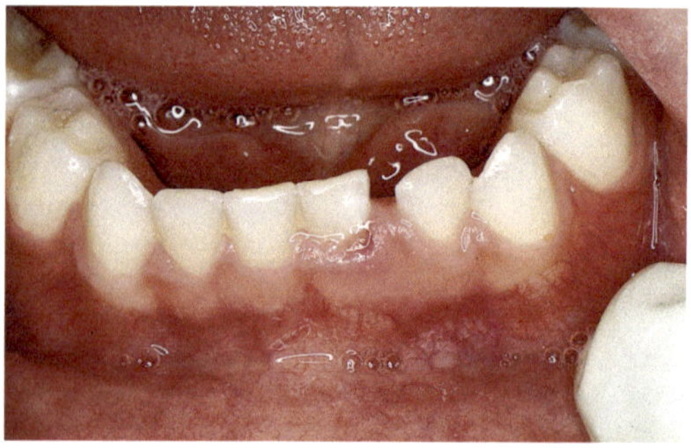
a

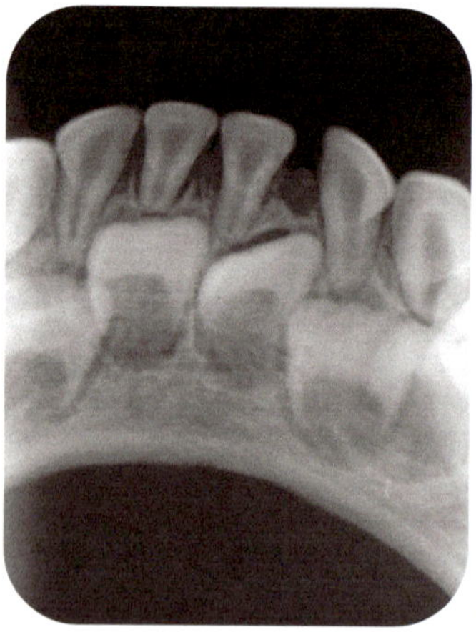
b

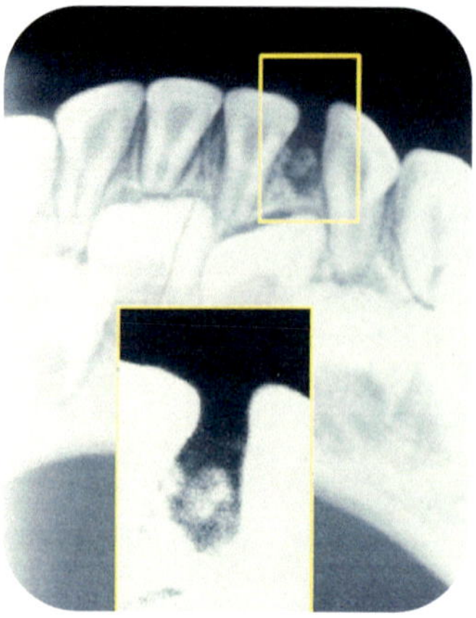
c

Abb. 4-1 Digitale Lumineszenzradiographie.

a) Bei diesem zweijährigen Jungen kam es im Verlauf der letzten vier Wochen zu rezidivierenden Schwellungen im Bereich der Zähne 71/72 und zur distalen Wanderung des Zahnes 72.

b) Darstellung im Normalkontrast. Die Dosis in der Filmebene betrug ca. 40 µGy, so dass durch die sehr kurze Expositionszeit von 0,04 s Verwacklungen vermieden werden konnten.

c) Bildnachbearbeitung zur optimalen Darstellung des kleinen Sequesters zwischen den Zähnen 71/72. Der Sequester ist zusätzlich in einer Ausschnittsvergrößerung dargestellt.

Die höhere Empfindlichkeit des intraoralen digitalen Systems im Vergleich zum Film spiegelt oftmals eine falsche Dosisreduktion vor, wenn intraorale Sensoren im Format 2 × 3 cm mit einem Rundtubus (6 cm Durchmesser, 28 cm^2 bestrahlte Hautoberfläche) belichtet werden. Bei diesen kleinen Sensoren ist naturgemäß die Aufnahmezahl bei der Untersuchung nebeneinander liegender Zähne höher als wenn Filme im Format 3 × 4 cm benutzt werden. Aus diesem Grund wurde in die DIN 6868 Teil 51 zur Abnahmeprüfung aufgenommen, dass bei digitalen Systemen ein **Rechtecktubus** verwendet werden muss, dessen Diagonale maximal 1 cm größer als die des Sensors/der Speicherfolie sein darf. Nur durch eine Einblendung des Nutzstrahlfelds lässt sich die höhere Empfindlichkeit der CCD-Sensoren effektiv nutzen.

4.4 Enorale Aufnahmen in den verschiedenen Lebensaltersstufen

Während beim Erwachsenen gute Vorgaben für eine standardisierte Röntgendiagnostik hinsichtlich der Filmanordnung und der Einstellung des Zentralstrahls möglich sind, muss die Röntgendiagnostik bei Kindern auf die Anzahl der durchgebrochenen Zähne oder Zahnanlagen sowie die Höhe und Breite des Zahnbogens abgestimmt sein (Abb. 4-2).

Kleinkinder können in der Regel einen Film noch nicht selbst fixieren und sowohl das Gaumendach im Oberkiefer als auch der Zahnbogen im Unterkiefer sind noch zu klein, so dass noch nicht mit Filmhaltern gearbeitet werden kann. **Modifizierten Aufbissaufnahmen** kommt hier eine zentrale Bedeutung zu, da sie eine vollständige Diagnostik im Front- und Eckzahnbereich ermöglichen und die Filmpositionierung sehr einfach ist. Bei Kleinkindern können Filme (oder digitale Detektionssysteme) der Größe 3 × 4 cm (Abb. 4-3) z. B. an einem Holzspatel befestigt werden, den das Kind mit den Lippen oder ggf. eine Begleitperson (mit Strahlenschutzschürze) fixiert, deren Hände durch den Holzspatel nicht im Bereich des Primärstrahls liegen. Die Stellung der „helfenden Person" wurde erstmalig auch in die novellierte RöV aufgenommen, so dass hier eine rechtliche Klarstellung erfolgt ist.

Durch den Holzspatel wird die Platzierung und Lokalisation im Mund des Kindes erleichtert und die Wahrscheinlichkeit einer Dislokation oder ein Durchbiegen des Films verringert. Vor allem auch nach einem Frontzahntrauma wird der Film dann nicht gegen die Frontzähne gedrückt.

Sobald es die anatomischen Verhältnisse zulassen, können auch Filme des Formats 6 × 8 cm eingesetzt werden. Oft können diese großen Aufbissfilme schon ab dem 3.–4. Lebensjahr auf den Zahnreihen platziert werden, so dass die Mithilfe einer weiteren Person nicht mehr notwendig ist. Im Seitenzahnbereich kann eine Kariesdiagnostik oder eine Lokalisation von Zahnanlagen mit Bissflügelaufnahmen (ggf. 2 × 3 cm) durchgeführt werden.

Bis zum Wechselgebissalter können im Frontzahnbereich in der Regel nur Filme im Format 2 × 3 cm benutzt werden. Im Seitenzahnbereich können im Wechselgebissalter meist schon Filme im Format 3 × 4 cm platziert werden (s. Abb. 4-2).

4.5 Spezielle Aufnahmetechniken

Die Vielzahl der klinischen Fragestellungen (z. B. apikale, parodontale oder exzentrische Führung des Zentralstrahls) haben zur Entwicklung spezieller Einstelltechniken geführt. Die Halbwinkeltechnik wird heute in der enoralen Röntgendiagnostik in der Regel nicht mehr eingesetzt, da sie vor allem im Oberkiefer zu einer Verzeichnung des Limbus alveolaris führt und die bukkalen Wurzeln der Oberkieferseitenzähne im Vergleich zu den filmnahen palatinalen Wurzeln deutlich verkürzt abgebildet werden [11].

Stand der Technik sind heute die **Parallel-** und **Rechtwinkeltechnik,** da sie eine genauere Wiedergabe der anatomischen Details ermöglichen. Generell sollte darauf geachtet werden, dass vor allem beim Arbeiten ohne Filmhalter die Filme nicht durchgebogen werden können, da dies zu einer deutlichen Verzeichnung im abgebogenen Filmanteil führt, die die diagnostische Aussagefähigkeit beeinträchtigt. Wenn der Film (mit seiner im Vergleich zur Speicherfolie oder Sensor hohen Elastizität) nicht plan am Zahnbogen oder Kieferkamm platziert werden kann, dann muss er durch eine Watterolle abgestützt werden.

4.5.1 Paralleltechnik

Unter Zuhilfenahme eines Filmhalters oder einer Watterolle werden **Zahn- und Filmachse zueinander parallel** ausgerichtet. Durch die Watterolle zwischen Zahnbogen und Film wird zusätzlich ein Durchbiegen des Films weitgehend verhindert und es kommt fast ohne gravierende projektionsbedingte Verzeichnungen zu einer Darstellung des untersuchten Objekts auf dem Film.

Kleinkinder 0–2 Jahre

Frontzahnbereich:
Modifizierte Aufbissaufnahme mit Filmen 3x4 cm (quer **oder** längs) an einem Holzspatel

Seitenzahnbereich:
Filme 2x3 cm als Bissflügelaufnahme

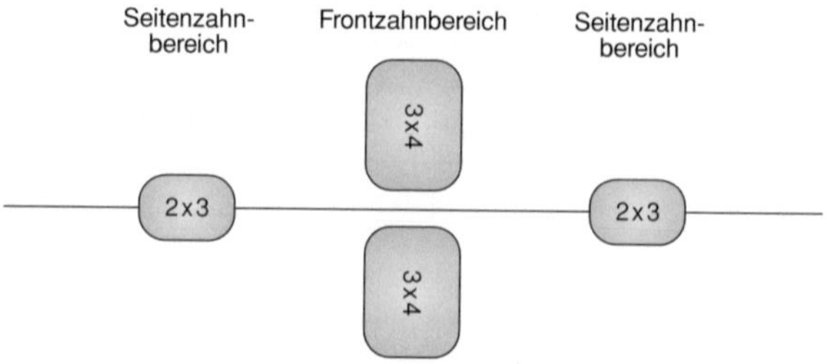

Kinder 3–6 Jahre

Frontzahnbereich:
Modifizierte Aufbissaufnahmen mit Filmen 3x4 cm oder 6x8 cm (längs) oder zwei Einzelbilder mit Filmen der Größe 2x3 cm (bei eingeschränkter Kooperationsbereitschaft des Patienten oder z.B. nach Frontzahntrauma, ggf. längs am Holzspatel befestigt)

Seitenzahnbereich:
Filme 3x4 cm

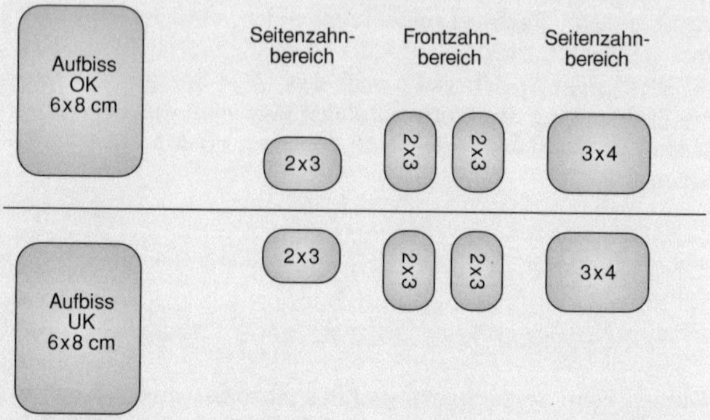

Wechselgebissalter

Frontzahnbereich:
Modifizierte Aufbissaufnahme mit Filmen 6x8 cm (längs) oder drei Einzelbilder mit Filmen der Größe 2x3 cm

Seitenzahnbereich:
Filme 3x4 cm

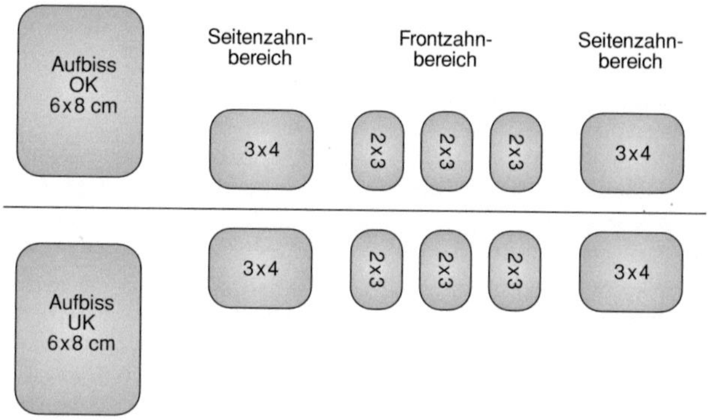

Ende des Wechselgebissalters

Frontzahnbereich:
Drei Einzelbilder mit Filmen der Größe 2x3 cm oder im Oberkieferfrontzahnbereich mit Filmen 3x4 cm

Seitenzahnbereich:
Filme 3x4 cm

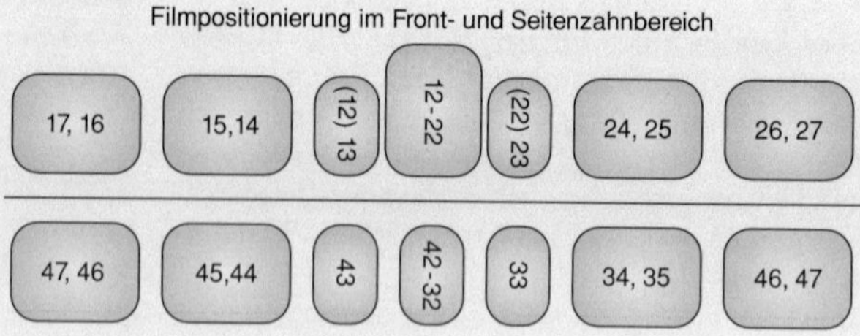

Abb. 4-2 Enorale Röntgendiagnostik in den verschiedenen Lebensaltern.

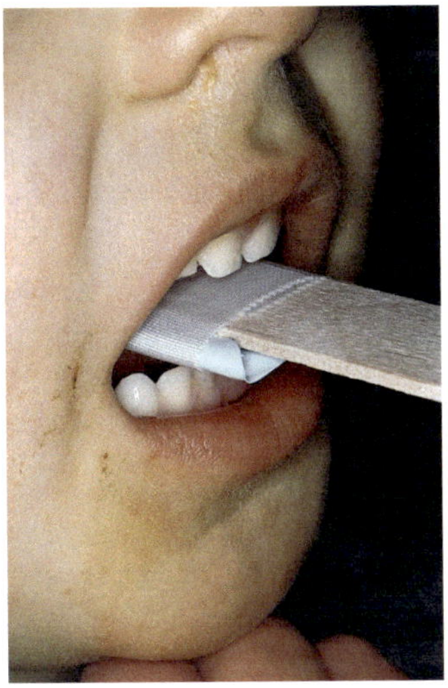

Abb. 4-3 Die Röntgendiagnostik des Unterkieferfrontzahnbereichs erfolgte durch eine modifizierte Aufbissaufnahme (halbaxiale Einstellung des Zentralstrahls) mit einer Speicherfolie im Format 3 × 4 cm. Der Holzspatel mit der Speicherfolie wird durch die Frontzähne fixiert. Aufgrund der fehlenden Kooperationsbereitschaft des Kindes stützte die Mutter mit einer Hand den Kopf ab, während sie mit der anderen Hand den Holzspatel fixierte (Röntgenaufnahme s. Abb. 4-1).

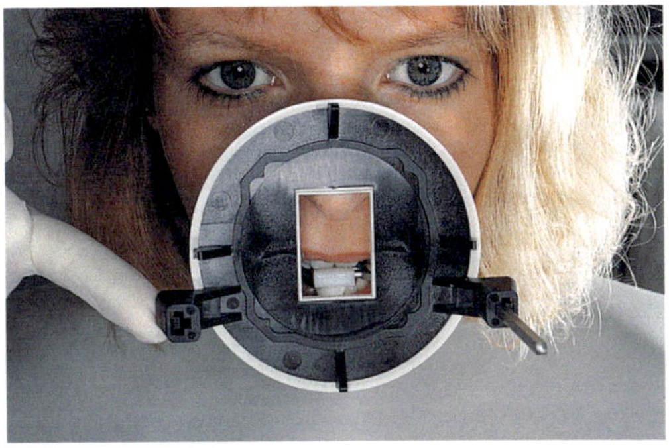

Abb. 4-4 Einblendung des Nutzstrahlfelds durch einen Filmhalter mit Blende im Format 2,5 × 3,5 cm. Die Patientin fixiert den Filmhalter mit dem Film 2 × 3 cm durch eine Watterolle. Der Blick durch die Öffnung der Blende ermöglicht eine Überprüfung, ob der Film richtig platziert ist. Die Einblendung ermöglicht eine Verminderung des Flächendosisprodukts gegenüber einem Rundtubus um ca. 69%.

Nur im **Oberkiefermolarenbereich** ist eine reine Parallel- oder Rechtwinkeltechnik zur vollständigen Darstellung der Zähne einschließlich Wurzelspitzen nicht möglich, da der Film durch das Gaumendach nicht weit genug nach kranial eingelegt werden kann [11]. Zur vollständigen Darstellung der Wurzelspitzen ist hier eine projektionsbedingte Verkürzung der bukkalen Zahnwurzeln unvermeidbar, da der Zentralstrahl mit einer kranio-kaudalen Neigung von 15–20° eingestellt wird.

4.5.2 Rechtwinkel-/Paralleltechnik

Bei der ursprünglichen Rechtwinkeltechnik wurde der Film in einer mit dem Tubus starr verbundenen Halterung so **im rechten Winkel zum Zentralstrahl** fixiert, dass der Zentralstrahl stets die Filmmitte trifft. Bei den heute üblichen Filmhaltersystemen wird der Tubus nur an einen Visierring geschoben (Abb. 4-4). Diese Technik wird als Rechtwinkel-/Paralleltechnik bezeichnet. Die Vorteile des Arbeitens mit Filmhaltern sind vielfältig:

- Durch die exakte Zentrierung der Röntgenröhre kann das Nutzstrahlfeld eingeblendet werden und es kann trotzdem nicht zu Ausblendungen kommen
- Verzeichnungen der Aufnahmen entfallen, da die Filme im Mund nicht verbiegen können
- die Anfertigung der Aufnahmen ist wesentlich schneller möglich, da die Kooperation des Patienten viel weniger als bei der Halbwinkel- oder Paralleltechnik benötigt wird

Die im Handel erhältlichen Filmhalter sind primär für die Anwendung beim Erwachsenen konzipiert worden. Falls die Aufbissblöcke aus Kunststoff sind, können die Filmhalter gekürzt werden, so dass dann auch Filme im Format 2 × 3 cm für Oberkiefermolarenaufnahmen bei Kleinkindern quer eingelegt werden können.

Tipp: Falls Filme bei Aufnahmen im Unterkiefer im Mundboden durch die dünnen Kanten als unangenehm oder sogar schmerzhaft empfunden werden, kann die untere Kante z. B. mit feuchten Zellstofftüchern abgedeckt werden. Bei einem starken Würgereiz (vor allem bei Oberkiefermolarenaufnahmen) kann die Filmkante ebenfalls mit Zellstoff abgedeckt werden, der (vom Behandler) mit einem Oberflächenanästhetikum benetzt wurde.

4.5.3 Bissflügelaufnahme

Die Bissflügelaufnahme liefert wichtige Informationen zur Diagnostik initialer kariöser Läsionen im Approximalbereich, die vor allem in der Panoramaschichtaufnahme so nicht diagnostiziert werden können.

In der Bissflügelaufnahme lassen sich die (klinisch nicht gut sondierbaren) **Approximalbereiche** sehr gut darstellen, da die in diesem Bereich tangential getroffenen Zahnflächen nicht von allzu dichter und gesunder Zahnhartsubstanz im vestibulären oder palatinalen bzw. lingualen Bereich überlagert sind (Abb. 4-5). Aus diesem Grund sind die klinisch leicht feststellbaren kariösen Defekte oder Initialläsionen im Zahnhalsbereich oder der Fissuren röntgenologisch nicht so gut darzustellen. Bissflügelaufnahmen können damit wichtige Informationen über eine beginnende Approximalkaries und den Randschluss von Restaurationen im approximalen Raum geben. In der pädiatrischen Radiologie sind sie weiterhin eine wichtige Standardaufnahme, bis das Größenwachstum des Alveolarfortsatzes im Seitenzahnbereich dort eine klassische Positionierung der Zahnfilme ermöglicht.

4.5.4 Exzentrische Einstellungen

In der Regel wird der Zentralstrahl **orthoradial** geführt, um Verzeichnungen und vor allem Überlagerungen der klinischen Kronen zu verhindern. Bei der Diagnostik in der ersten Dentition nach einem Frontzahntrauma kommt der orthoradialen Einstellung des Zentralstrahls im Frontzahnbereich eine besondere Bedeutung zu, wenn eine Dislokation der bleibenden Zahnkeime ausgeschlossen werden muss.

Durch eine exzentrische Einstellung des Zentralstrahls können in der zweiten Dentition bei einer endodontischen Behandlung die Wurzelkanäle der mesialen Wurzeln der ersten und zweiten Unterkiefermolaren und die zweiwurzeligen oberen Prämolaren einzeln dargestellt werden.

Exzentrische Einstellungen sind auch dann notwendig, wenn bei Fremdkörpern im Alveolarfortsatz geklärt werden muss, ob sie filmnah oder filmfern liegen.

4.5.5 Aufbissaufnahme

Intraoral eingesetzte Aufbissaufnahmen ermöglichen eine – in Bezug auf die Zahnachse – axiale (im Unterkiefer) oder nur bedingt axiale (im Oberkiefer) Projektion der Kiefer.

Diese Aufnahmetechnik ist im Oberkiefer zur Diagnostik verlagerter Zähne und überzähliger Zahnanlagen im Bereich des harten Gaumens von Bedeutung (Abb. 4-6). Ein großer Vorteil liegt darin, dass die Filme auf den Zahnreihen platziert werden und der Patient den Film mit den Zahnreihen fixiert, so dass keine Halter benötigt werden. Gerade nach einem Trauma oder bei behinderten Patienten bietet sich diese Aufnahme an.

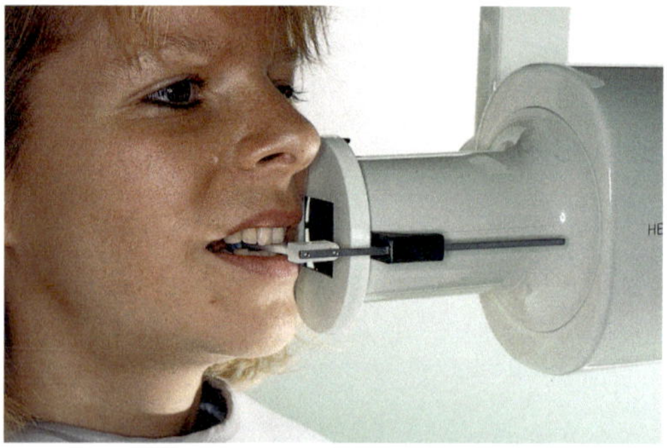

Abb. 4-5 Einstellung einer Bissflügelaufnahme (Film 3 × 4 cm) nach der Rechtwinkeltechnik. Zur Verringerung der Strahlenexposition wurde hier der Rundtubus auf einen Visierring gesetzt, der das Strahlenfeld auf das eingesetzte Filmformat mit 3 × 4 cm begrenzt (window-x-ray-System® – Modell Berlin, Kentzler Kaschner Dental).

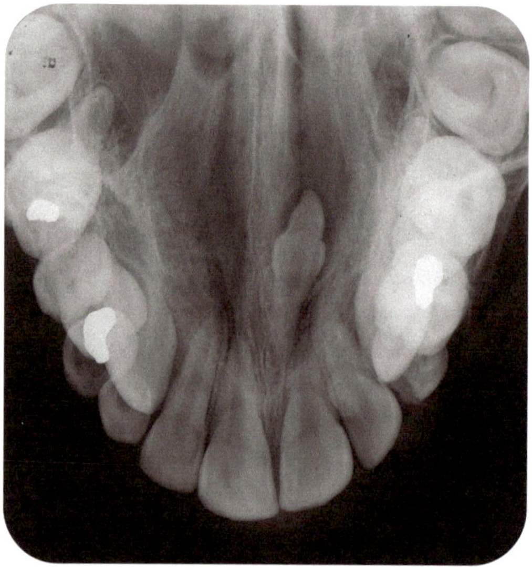

Abb. 4-6 Bedingt axiale Oberkieferaufbissaufnahme (Filmformat 6 × 8 cm) zur Darstellung eines Mesiodens. Diese Aufnahme ermöglicht die Darstellung des Frontzahnbereichs und fast des gesamten harten Gaumens.

4.5.6 Enorale Weichteilaufnahme

Die Weichteilaufnahme ermöglicht eine gezielte Diagnostik von Weichgeweben wie z.B. der Ober- und Unterlippe oder von Speichelsteinen im Bereich des Ductus parotideus ohne Überlagerung durch Zahnhartgewebe, wenn der Zahnfilm zwischen Zahnbogen und Weichteilen eingelegt wird (Abb. 4-7). Die Belichtungszeit kann auf ca. 25% der vergleichbaren Expositionszeit einer Zahnfilmaufnahme verringert werden.

Zur präoperativen Lokalisation können feine Metallgitter oder Guttaperchaspitzen auf der Lippe oder dem Alveolarfortsatz befestigt werden, durch die bei der operativen Entfernung eine exakte Lokalisation der Fremdkörper möglich ist (Abb. 4-8).

4.5.7 Möglichkeiten der Verringerung der Strahlenexposition durch eine Einblendung des Nutzstrahlfelds

Prinzipiell ist eine Reduktion der Strahlenexposition durch eine kritische Indikationsstellung, eine Verringerung der Hauteinfallsdosis (hohe Röhrenspannung, empfindliches Detektionssystem) und durch eine Verringerung der bestrahlten Fläche (Einblendung) möglich.

Bei den konventionellen Langtubusgeräten (Tubusdurchmesser bis 6 cm) wird immer eine Hautoberfläche von ca. 28 cm^2 belichtet. Dieses Strahlenfeld wird benötigt, um bei Aufnahmen nach der Parallel- oder Halbwinkeltechnik einen Zahnfilm ohne Ausblendung zu belichten. Ist es aus klinischer Sicht möglich, Filmhalter einzusetzen, kann das Strahlenfeld soweit eingeblendet werden, dass im Mund

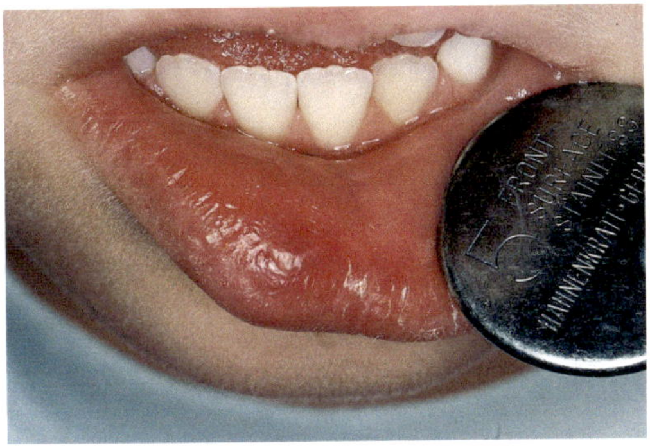
a

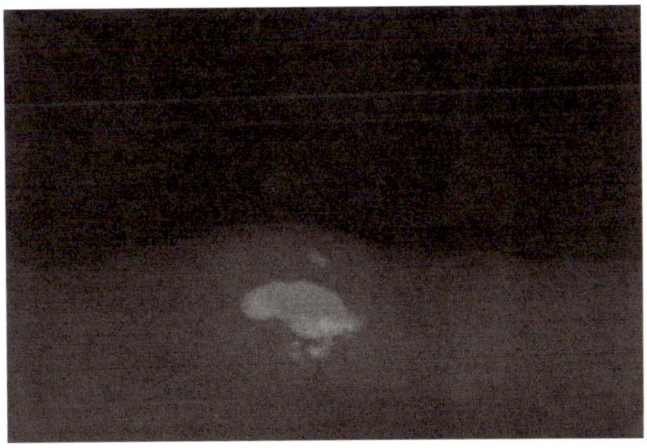
b

Abb. 4-7a und b Bei diesem achtjährigen Kind war es durch ein Frontzahntrauma zur Kronenfraktur der Zähne 12 und 11 gekommen. Zwei Wochen nach dem Unfall kam es zur schmerzhaften Schwellung im Bereich der Unterlippe (a). In der Weichteilaufnahme der Unterlippe konnten Kronenfragmente nachgewiesen werden (b). Der Film war in das Vestibulum oris (vor den Zahnbogen) eingelegt worden.

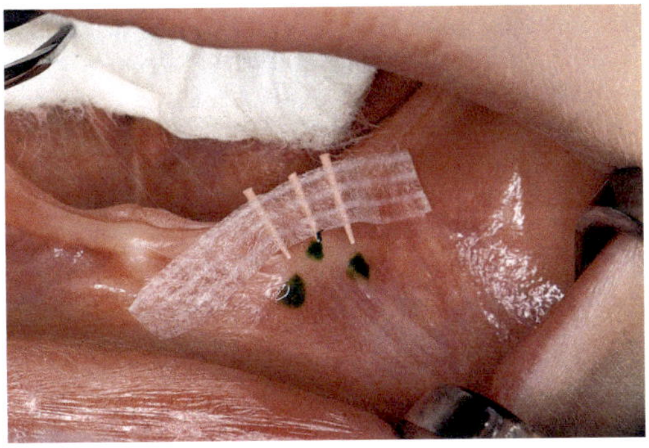
a

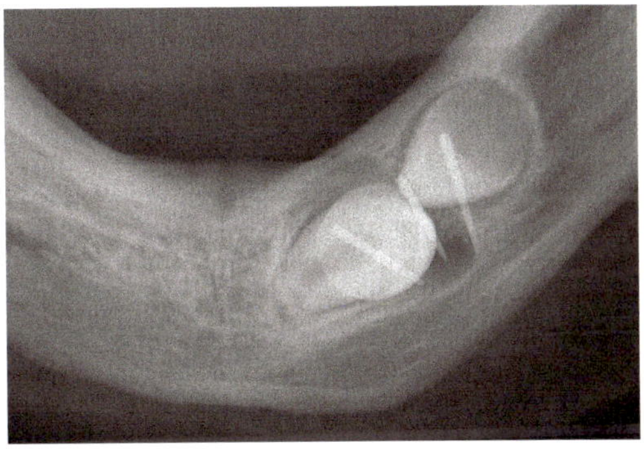
b

Abb. 4-8a und b Klinisch war der retinierte Zahn 33 nicht eindeutig zu lokalisieren. Um eine artifizielle Verletzung des Zahnsäckchens von Zahn 34 zu verhindern, erfolgte die exakte Lokalisation des Zahnes 33 durch eine axial eingestellte Unterkieferaufbissaufnahme. Auf dem Kieferkamm wurden drei feine Guttaperchaspitzen befestigt und ihre Lage durch einen Markierungsstift auf die Schleimhaut übertragen (a). In der Unterkieferaufbissaufnahme (Aufbissfilm 6 × 8 cm) sind die drei Guttaperchaspitzen auf dem Kieferkamm und die retinierten Zähne gut zu erkennen (b) (Panoramaschichtaufnahme s. Abb. 4-11).

nur der Film vollformatig belichtet wird. Rechtecktuben sind seit mehreren Jahrzehnten als Nachrüstsatz für ältere Röntgengeräte erhältlich. Bei den modernen Tubusgeräten, bei denen der Langtubus fest mit dem Gehäuse verbunden ist, bieten zahlreiche Hersteller zur Einblendung aufsteckbare Blenden an [4].

Bei dem **Window-x-ray-System** (Kentzler-Kaschner-Dental, Ellwangen/Jagst) stehen Blenden im Format 1,6 × 2,6 cm für den Film 2 × 3 cm, 2,5 × 3,5 für den Film 3 × 4 cm und 4,5 × 5,5 cm zur Verfügung. Die Blenden wurden so konzipiert, dass am Tubusende eine unterformatige Einblendung des Nutzstrahlfelds möglich ist, da bei den heute üblichen Langtubusgeräten das Nutzstrahlfeld vom Tubusende bis zur Filmebene soweit divergiert, dass die entsprechenden Filme vollständig belichtet werden. Zentrale Voraussetzung für diese starke Einblendung ist es, den Film absolut mittig im Aufbissblock des Filmhalters zu platzieren.

Vorteil dieser variablen Blenden ist es, dass maximal eingeblendet werden kann und weiterhin beim Blick durch die Blende erkannt wird, ob das zu untersuchende Objekt in der Filmmitte liegt. Für exzentrische Einstellungen sind die Blenden konzipiert worden, die geringfügig größer als die Film- oder Sensorfläche sind.

Neben der allgemeinen Reduktion der Strahlenexposition [4] kommt es bei dieser Aufnahmetechnik auch zu einer sicheren Ausblendung von strahlenempfindlichen Geweben im Halsbereich, wie den Lymphknoten oder der Schilddrüse, so dass diese Gewebe nicht von Primärstrahlung getroffen werden können.

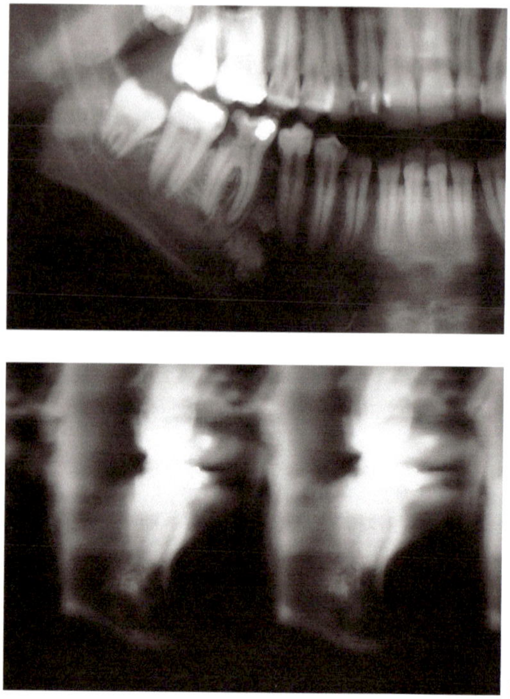

a

b

Abb. 4-9a und b Ausschnitt aus einer Panoramaschichtaufnahme mit einem Odontom in regio 45/46 (a). Die transversale Schichtaufnahme ermöglicht die Lokalisation in einer zweiten Ebene (b).

4.6 Panoramaschichtgeräte

Die Panoramaschichtgeräte sind in den letzten Jahren erheblich weiterentwickelt worden. Durch die Einführung **flexibler Drehzentren** in die Aufnahmetechnik konnte die Beschränkung auf eine Schichtebene für die Darstellung der dentoalveolären Region aufgegeben werden. Moderne Geräte ermöglichen heute einen individuell einstellbaren Schichtverlauf z. B. für die Diagnostik der Kieferhöhle und die Kiefergelenksregion.

Transversale Schichten, durch die z. B. odontogene Tumoren (Abb. 4-9) oder überzählige Zahnanlagen präzise dargestellt werden können, sind heute bei vielen Geräten möglich. Durch die transversalen Schichten wird heute die Indikation zur klassischen Aufbissaufnahme seltener gestellt.

Die heute auf dem Markt erhältlichen Geräte unterscheiden sich hinsichtlich der Positionierungsmöglichkeiten des Patienten, der Einstellhilfen durch Lichtvisiere sowie durch diese individuellen Programme. Geräte wie das Orthophos 3 verfügen über Blenden, durch die z. B. eine Einblendung auf die dento-alveoläre Region bei Kindern möglich ist. Wie auch beim Dentaltubusgerät ist hierdurch eine erhebliche Reduktion der Strahlenexposition möglich, die sich z. B. im Rahmen kieferorthopädischer Verlaufskontrollen anbietet.

Bei der Untersuchung von Kindern und behinderten Patienten sind folgende Gesichtspunkte besonders zu beachten:

- Die bleibenden Zahnkeime werden im Oberkieferfrontzahnbereich bei einer Standardeinstellung oft nicht vollständig dargestellt, da sie ganz oder teilweise außerhalb der Schichtebene liegen (Abb. 4-10).
- Im Wechselgebiss (Nichtanlagen, fehlender oder noch unvollständiger Durchbruch der Zähne der zweiten Dentition) und bei behinderten Patienten ist eine Positionierung der Inzisalkanten im Aufbissblock oft nicht möglich (Abb. 4-11).

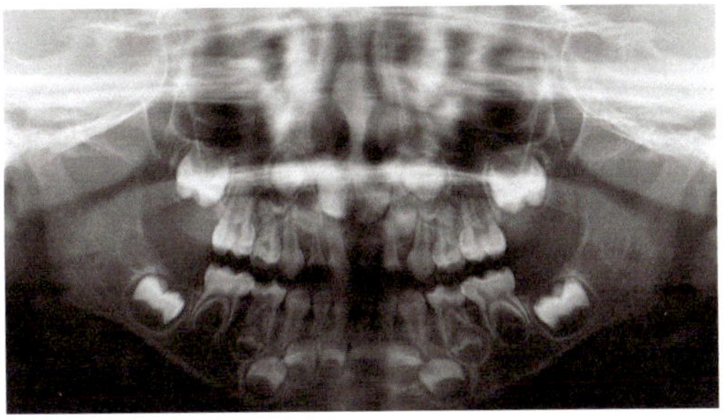

Abb. 4-10 Gute Darstellung der ersten Dentition bei einem vierjährigen Kind in einer Panoramaschichtaufnahme. Die Positionierung der Frontzähne erfolgte in dem Aufbissblock für Kinder, wobei im Oberkiefer eine Watterolle auf den Aufbissblock gelegt werden musste, um die kariös zerstörten Frontzähne zu fixieren. Die Frankfurter Horizontale wurde korrekt eingestellt. Die Anlagen der Frontzähne der zweiten Dentition sind bei dieser Einstellung teilweise nur unscharf dargestellt, da sie hinter der Schichtebene lagen.

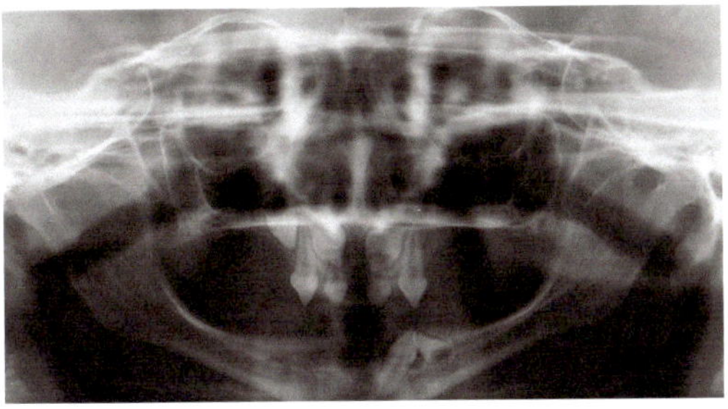

Abb. 4-11 Panoramaschichtaufnahme bei einem siebenjährigen Jungen mit ektodermaler Dysplasie. Die Aufnahme erfolgte mit der Kinnstütze in Ruheschwebeposition, wobei die Kieferkämme durch die gute Kooperation des Kindes nicht durch zusammengebundene Watterollen abgestützt werden mussten.

- Palatinal verlagerte überzählige Zahnkeime und Eckzähne lassen sich in einer Standardeinstellung oft nicht vollständig abbilden.
- Bei behinderten Patienten ist eine Aufnahme im Stehen mit durchgebogener Wirbelsäule oft nicht möglich.

Die **Positionierung der Inzisalkanten** in der Schichtebene ist eine zentrale Voraussetzung, um die Frontzahnbereiche des Ober- und Unterkiefers scharf abzubilden. Fehlen z. B. im Wechselgebiss noch die bleibenden Oberkieferfrontzähne, kann eine Watterolle auf den Aufbissblock gelegt werden, oder es erfolgt eine Einstellung mit der Kinnstütze, wobei die Zahnreihen z. B. durch einen quer eingelegten Holzspatel abgestützt werden können. Auch zusammengebundene Watterollen können hierfür verwandt werden. Zusätzlich muss bei Kleinkindern das Kinn oft noch durch eine Unterlage angehoben werden.

Im **Wechselgebissalter** kann durch die gezielte Einstellung der Okklusalebene (leichte Neigung des Kopfes nach vorne) eine bessere Darstellung der Zahnkeime im Frontzahnbereich und auch von palatinal verlagerten Zähnen erreicht werden, so dass die bleibenden Zahnkeime (oder z.B. ein Mesiodens im Frontzahnbereich) in die Schichtebene gelangen. Hierdurch können die Wurzelspitzen der Unterkieferfrontzähne aus der Schicht heraus gedreht werden, so dass deren apikale Anteile oft nicht dargestellt sind. Diese individuellen Aufnahmen erfordern aufgrund der jeweiligen klinischen Fragestellung eine enge Abstimmung zwischen Behandler und Röntgenassistentin.

Falls eine Röntgenaufnahme aufgrund einer geistigen oder körperlichen **Behinderung des Patienten** im Stehen nicht möglich ist, kann die Aufnahme auch im Sitzen angefertigt werden. Hierzu eignen sich z. B. die zahnärztlichen Behandlungsstühle, da diese relativ klein und gut beweglich sind. Bei einer Aufnahme im Sitzen gelten ebenfalls die gleichen Einstellregeln wie für eine Aufnahme im Stehen. Auch hier ist darauf zu achten, dass die Wirbelsäule durchgedrückt wird, um eine überlagerungsfreie Darstellung der Unterkieferfrontzähne zu erzielen. Auch wenn Bewegungsunschärfen oft nicht vermieden werden können oder der Frontzahnbereich nicht vollständig in der Schichtebene ist, ist oftmals doch eine orientierende Diagnostik möglich.

4.7 Fernröntgenseitenaufnahme

Diese Aufnahme ist ein zentraler Bestandteil der kieferorthopädischen Diagnostik. Sie ermöglicht in Ergänzung zur Panoramaschichtaufnahme z. B. auch eine Lokalisation von Fremdkörpern in einer zweiten Ebene. Die modernen Geräte erlauben mit dem Fernröntgenseitenteil auch wichtige Schädelaufnahmen wie z. B. die Unterkieferaufnahme p. a. bei maximaler Mundöffnung. Sie zeigt eine frontale Ansicht der Kieferabschnitte, die in der Panoramaschichtaufnahme nur aus seitlicher Sicht beurteilt werden können. Diese Einstellung ist zur Lagebeurteilung von Fremdkörpern, Tumoren, Zysten u. a. von Bedeutung [11].

Qualitätskriterien für eine Fernröntgenaufnahme sind eine gute Weichteildarstellung des Gesichtsprofils und eine vollständige Überlagerung der linken und rechten Alveolarfortsätze.

Hierzu ist eine korrekte Einstellung der **Mediansagittalen parallel zur Filmebene** notwendig. Dies ist gerade bei Kindern trotz der Kopfhalterungen der

Tabelle 4-3 Anteil des aktiven roten Knochenmarks im Kopfbereich als Prozentsatz des gesamten aktiven Knochenmarks (nach ICRP 70).

Alter	5 Jahre	10 Jahre	15 Jahre	20 Jahre
Schädel	15,9	11,6	9,2	7,7
Unterkiefer	1,6	1,1	0,9	0,8

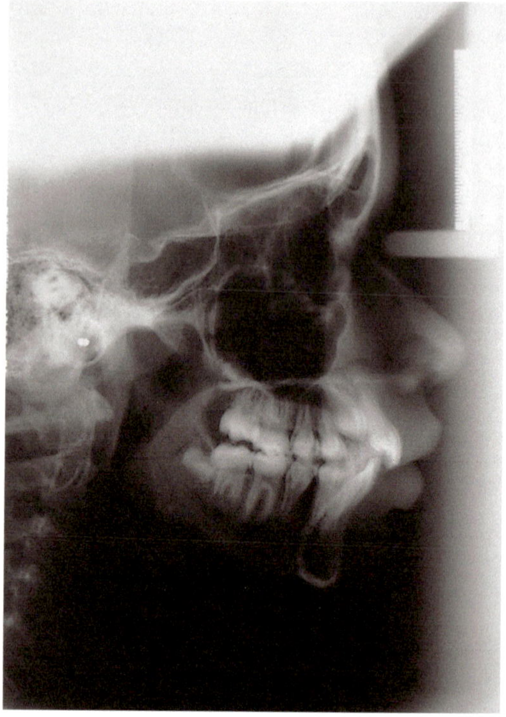

Abb. 4-12 Fernröntgenseitenbild mit einer deutlichen Einblendung des Nutzstrahlfeldes am oberen sowie linken Bildrand. Hierdurch können die Anteile der Schädelkalotte mit rotem Knochenmark weitgehend ausgeblendet werden.

Geräte schwierig. Hilfreich kann es sein, direkt gegenüber dem Patienten einen Spiegel zu positionieren, auf dem sich in Augenhöhe des Patienten z. B. ein Punkt befindet, den der Patient anvisieren soll. Hierdurch kann der Patient selber die Lage des Kopfes und der Bipupillarebene überprüfen.

Viele Hersteller bieten für das (konventionelle) FRS nur Blenden an, die neben den diagnostisch relevanten Anteilen für die zephalometrische Vermessung auch eine diagnostisch nicht benötigte Darstellung der Schädelkalotte zeigen. Bei Kindern findet sich in der Schädelkalotte noch ein großer Anteil des hämatopoetischen Gewebes (Tab. 4-3), so dass eine Ausblendung der Schädelkalotte sinnvoll ist. Die Abbildungen 4-12 und 4-13 zeigen, dass nach einer Befestigung von kleinen Bleifolien auf der Primärblende eine Ausblendung der Schädelkalotte möglich ist. Bei digitalen FRS-Systemen (z. B. Instrumentarium Imaging) wird diese Problematik heute bereits aufgegriffen und auf die Darstellung der Schädelkalotte verzichtet.

4.8 Handröntgenaufnahme

Der Mineralisationszustand der Handwurzelknochen (bis zum neunten Lebensjahr), Knochen und Phalangen gibt Aufschluss über das skelettale Alter des Patienten. Für diese Aufnahme wird die linke oder rechte Hand auf die Filmkassette des Fernröntgenseitenteils gelegt, nachdem vorher das Weichteilfilter herausgenommen wurde. Die topographische Anatomie und Auswertung einer Handröntgenaufnahme sind von Rakosi und Jonas [13] ausführlich dargestellt worden. Dentale Tubusgeräte dürfen zukünftig für Handwurzelaufnahmen nicht mehr verwendet werden.

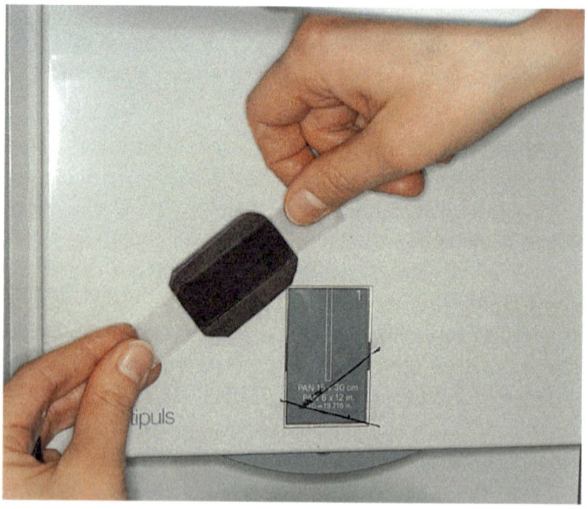

Abb. 4-13 Zur Einblendung des Nutzstrahlfelds wurden 2 mm dicke Bleifolien so auf der Primärblende am Röntgengerät befestigt, dass die Einblendung wie in Abb. 4-12 erfolgte. Die Justierung erfolgte durch Belichtungen der Filmkassette ohne Patient. Auf dem Röntgengerät wurden Markierungen angebracht, so dass die Bleifolie leicht in der korrekten Position zu befestigen war.

4.9 Schädelübersichtsaufnahmen, digitale Volumentomographie, Computertomographie, Magnet-Resonanz-tomographie, Sonographie

Im Kindes- und Jugendlichenalter ist bei Verletzungen, Tumoren, Entzündungen oder vor umfangrei-

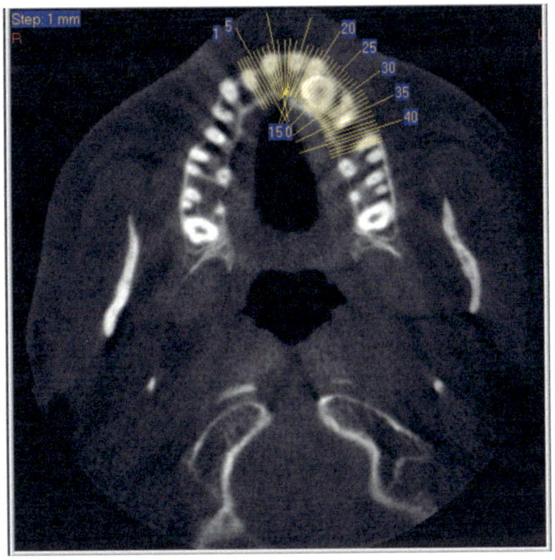

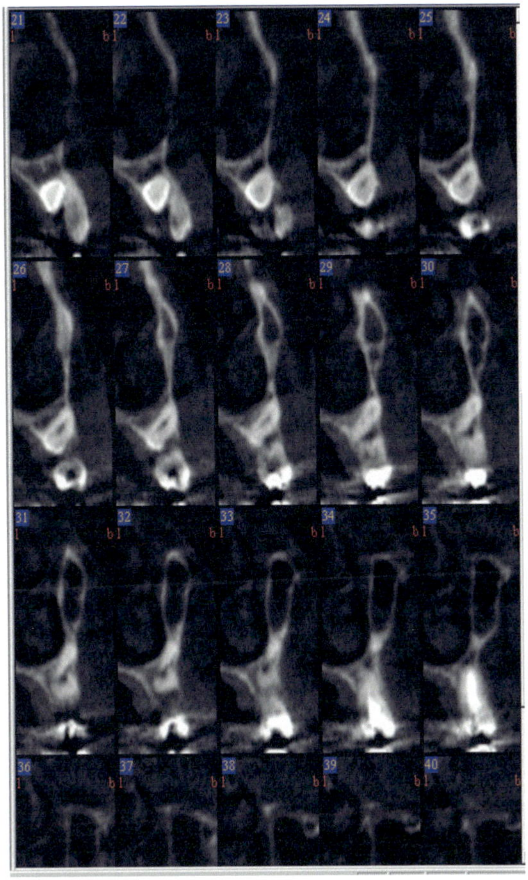

Abb. 4-14 Digitale Volumentomographie (DVT) zur Lokalisation eines retinierten und impaktierten Zahnes 23. Links im Bild die Primärrekonstruktion, rechts die markierten Sekundärrekonstruktionen. Die DVT ermöglicht prinzipiell die gleichen Rekonstruktionen wie die Computertomographie.

chen operativen Eingriffen z.B. zur Korrektur skelettaler Anomalien in der Regel eine umfangreiche Diagnostik mit bildgebenden Untersuchungsverfahren notwendig. Die Grundlagen dieser Aufnahmen sind von Pasler und Visser [11] ausführlich dargestellt worden. Im Rahmen der Novellierung der RöV wird der Begriff der **rechtfertigenden Indikation** eingeführt. Hierdurch soll u.a. auch sichergestellt werden, dass der Behandler mit Fachkunde im Strahlenschutz auch die bildgebenden Verfahren bei der Indikationsstellung berücksichtigt, die ohne ionisierende Strahlung arbeiten.

Die 1997 neu in die Zahnmedizin eingeführte **digitale Volumentomografie (DVT)** ermöglicht die gleichen Rekonstruktionsmöglichkeiten wie eine klassische Computertomographie (jedoch ohne Weichteilfenster; Abb. 4-14), wobei jedoch die Strahlenexposition deutlich geringer ist [10].

4.10 Literatur

[1] Arbeitsvorlage „Qualitätskriterien für Röntgenaufnahmen in der Pädiatrie", Strahlenschutzprogramm der Kommission der Europäischen Gemeinschaft und der Europäischen Gesellschaft für Pädiatrische Radiologie, Juni 1992.

[2] Becker, J., Schuster, M., Reichart, P., Semmler, W., Felix, R.: Grundlagen der klinischen Anwendung der magnetischen Resonanz-Tomographie (MRT) in der Zahn-, Mund- und Kieferheilkunde. Teil II: Klinische Anwendung der MRT. Dtsch Z Mund-Kiefer-GesichtsChir 10, 46 (1986).

[3] Becker, J.: Röntgenologie. In: Weißbuch zur zahnärztlichen Versorgung – Regelungsbereiche der Qualitätssicherung in der Zahn-, Mund- und Kieferheilkunde. Institut der Deutschen Zahnärzte, Deutscher Ärzte-Verlag, Köln 1994.

[4] Becker, J.: Verringerung der Strahlenexposition bei der enoralen Röntgendiagnostik durch eine Einblendung des Nutzstrahlfeldes. Quintessenz 46, 1201 (1995).

[5] Bundesamt für Strahlenschutz: Umweltradioaktivität und Strahlenschutz im Jahr 1997. Deutscher Bundestag, 13. Wahlperiode, Drucksache 13/11462, 1998.

[6] Bundesamt für Strahlenschutz: Jahresbericht 1999: www.bfs.de/berichte/index.htm.

[7] Laubenberger, T.: Technik der medizinischen Radiologie. Deutscher Ärzte-Verlag, Köln 1990.
[8] Meinert, R., Kaletsch, U., Kaatsch, P., Schuez, J., Michaelis, J.: Associations between childhood cancer and ionizing radiations: results of a population-based case-control study in Germany. Cancer Epidemiol Biomarkers Prev 8, 793 (1999).
[9] Michaelis, J.: Recent epidemiological studies on ionizing radiation and childhood cancer in Germany. Int J Radiat Biol 73, 377 (1998).
[10] Möbes O, Becker J, Schnelle C, Ewen K, Kemper J, Cohnen M: Strahlenexposition bei der digitalen Volumentomographie, Panoramaschichtaufnahme und Computertomographie. Dtsch Zahnärztl Z 55, 336, (2000).
[11] Pasler, F. A., Visser, H.: Zahnmedizinische Radiologie. Thieme, Stuttgart–New York, 2000.
[12] Plonait, D., Becker, J., Barthel, C.: Können digitale Aufnahmeverfahren enorale Röntgenfilme bei der Diagnostik von Entzündungen im Kiefer ersetzen? Dtsch Zahnärztl Z 11, 745 (1997).
[13] Rakosi, T., Jonas, I.: Kieferorthopädische Diagnostik. In: Farbatlanten der Zahnmedizin, Bd. 8, (Hrsg.:) K. H. Rateitschak, Thieme, Stuttgart-New York 1989.
[14] Richtlinie für Sachverständigenprüfungen – Regelwerk 13, Wirtschaftsverlag NW, Bremerhaven 1998.
[15] Shore, R. E.: Electromagnetic radiations and cancer. Cancer 62, 1747 (1988).
[16] White, S. C.: Assessment of radiation risk from dental radiography. Dentomaxillofac Radiol 21, 118 (1992).

5 Diagnose der Approximal- und Fissurenkaries

von ANDREAS SCHULTE, ANAHITA MOMENI und KLAUS PIEPER

Inhaltsübersicht

5.1 Einleitung 52

5.2 Untersuchungsverfahren und Hilfsmittel 53

5.3 Diagnose der Approximalkaries 53

5.3.1 Röntgenologische Kariesdiagnose 53

5.3.2 Kariesdiagnose mit Kaltlicht 54

5.4 Diagnose der Okklusalkaries 56

5.4.1 Untersuchung mit Spiegel und Sonde 56

5.4.2 Untersuchungen mittels laserinduzierter Fluoreszenz 56

5.4.3 Untersuchung mittels elektrischer Widerstandsmessung 57

5.5 Empfehlungen 58

5.6 Literatur 58

5.1 Einleitung

In den letzten Jahren sind in allen medizinischen Disziplinen die Anforderungen an eine genaue Befunderhebung und sichere Diagnosestellung stark gestiegen. Dies beruht unter anderem darauf, dass Prävention und Früherkennung von Krankheiten mittlerweile einen hohen Stellenwert einnehmen.

Wie im Kapitel 2 „Epidemiologie" aufgezeigt wurde, weisen zahlreiche in den letzten Jahren in Deutschland durchgeführte Untersuchungen vor allem bei Kindern und Jugendlichen einen stark rückläufigen Kariesbefall nach. Daneben haben die kariesprophylaktischen Maßnahmen der letzten Jahrzehnte dazu geführt, dass nicht nur die Zahl der kariösen Läsionen, sondern auch ihre Größe zurückgegangen ist. Dennoch treten nach wie vor bei vielen Patienten mit zunehmendem Lebensalter neue kariöse Läsionen auf [26, 30, 31], auch wenn sich das Fortschreiten unter den gegenwärtigen Bedingungen in vielen Fällen wesentlich langsamer vollzieht als in der Vergangenheit [2, 18]. Bei der Bewertung von kariesepidemiologischen Studien muss darüber hinaus berücksichtigt werden, dass in der Regel der Kariesbefall entsprechend den Empfehlungen der Weltgesundheitsorganisation (WHO) registriert wird. Dies bedeutet, dass nur klinisch mit Spiegel, zahnärztlicher Sonde und Licht feststellbare, bis in das Dentin reichende Kavitationen berücksichtigt werden. Man kann davon ausgehen, dass die mittleren DMF-T-Werte um etwa 50% höher liegen, wenn die Schmelzkaries mit einbezogen wird [22, 29].

Die **zuverlässige Erkennung von Schmelzkaries** ist nicht einfach, jedoch aus zwei Gründen von Bedeutung. Zum einen sind Zähne mit derartigen Läsionen einem hohen Risiko ausgesetzt, eine Dentinkaries zu entwickeln [16]. Zum anderen lässt sich demineralisierter Schmelz unter bestimmten Umständen remineralisieren (siehe auch Kap. 8 „Füllung oder Remineralisation") [5]. Letzere Erkenntnis lässt den Wunsch aufkommen, die Entstehung von Dentinkaries durch individuelle Monitoringprogramme zu verhindern [22, 27]. Dazu ist es jedoch erforderlich, eventuell auftretende Schmelzkaries diagnostizieren zu können, bevor es zu einer Zerstörung der Schmelzoberfläche kommt. Außerdem sollte während der Beobachtungszeit in zuverlässiger und einfacher Weise die Entscheidung getroffen werden können, ob die eingeleiteten präventiven Maßnahmen ausreichend waren oder ob restaurative Schritte erforderlich sind. Wenn trotz kariespräventiver Bemühungen Restaurationen unvermeidbar sind, können diese unter dem Aspekt der minimal-invasiven Therapie erfolgen (siehe Kap. 11 *Füllungstherapie im Wechselgebiss*).

Bevor im Einzelnen auf verschiedene Untersuchungsmethoden, die die Diagnose Karies ermöglichen, eingegangen wird, soll nachdrücklich daran erinnert werden, dass nicht ein Untersuchungsgerät, sondern der untersuchende Arzt auf der Basis von Befunden die Diagnose stellt.

> Die in der Vergangenheit gelehrte Untersuchungsmethode, Karies primär mittels einer zahnärztlichen Sonde zu diagnostizieren, muss aus heutiger Sicht abgelehnt werden.

Zum einen ist die Genauigkeit dieser Methode gering und zum anderen kann auf diese Weise intakter bzw. demineralisierter Schmelz so beschädigt werden, dass dadurch eine kariöse Läsion entsteht bzw. die Voraussetzung für eine Remineralisation entfällt [3, 11, 23, 39]. Des Weiteren lässt sich die Schmelzkaries nicht nur im approximalen, sondern auch im okklusalen Bereich mittels **visueller Inspektion** nur sehr ungenau diagnostizieren (Abb. 5-1) [11, 44]. Ein weiteres Problem stellen bestimmte Zähne dar, die von einer Dentinkaries befallen sind, ohne dass es zu einer deutlich sichtbaren Änderung der Transluzenz des umgebenden Schmelzes kommt. Es kann sich sogar eine okklusale Dentinkaries entwickelt haben, obwohl der Schmelz klinisch völlig intakt erscheint [8, 42, 43].

Die Zuverlässigkeit der Kariesdiagnose hängt sowohl von der Schulung und der Erfahrung der zahnärztlichen Untersucher als auch von den bei der Befunderhebung verwendeten Hilfsmitteln ab.

Das **klinische Erscheinungsbild** der Karies kann folgendermaßen ausgeprägt sein:

1. Opazität oder Verfärbung (kreidige oder braune Veränderung) im Schmelz, sichtbar nach Trocknung des Zahns

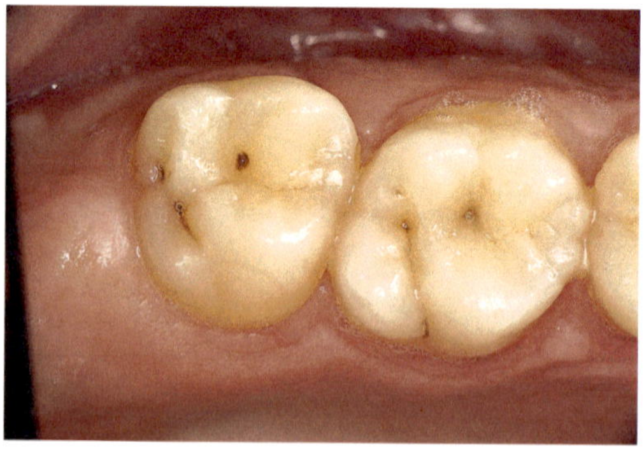

Abb. 5-1 Zähne 17 und 18 eines 17-jährigen Patienten, bei denen die Ausdehnung der kariösen Läsion (Dentinbeteiligung?) nur schwer abzuschätzen ist.

2. Opazität oder Verfärbung (kreidige oder braune Veränderung) im Schmelz, sichtbar bereits ohne Trocknung des Zahns
3. lokalisierter Schmelzeinbruch ohne Dentinkaries
4. Dentinkaries mit Schattenbildung (grau, blau oder braun) ohne Schmelzeinbruch
5. Dentinkaries mit Schmelzeinbruch
6. Dentinkaries mit großem Zahnhartsubstanzverlust.

5.2 Untersuchungsverfahren und Hilfsmittel

Grundsätzlich stehen folgende Untersuchungsverfahren und Hilfsmittel zur Verfügung, um Zähne zu untersuchen und anschließend die Diagnose Karies stellen oder ausschließen zu können:

- visuelle Untersuchung mit Spiegel und Licht
- taktile Untersuchung mit einer zahnärztlichen Sonde
- kombinierte visuell-taktile Untersuchung
- kombinierte visuell-taktile Untersuchung nach mehrsekündiger Trocknung der Zähne
- Bissflügel-Röntgenbild:
  - mit chemisch zu bearbeitendem Röntgenfilm
  - mit elektronisch auswertbaren Speicherfolien
- faseroptische Transillumination mit einer Kaltlichtsonde (FOTI)
- digitale faseroptische Transillumination (DIFOTI)
- Registrierung reemittierter Laserfluoreszenzstrahlen
- quantitative lichtinduzierte Fluoreszenz (QLF)
- Messung elektrischer Widerstandswerte.

Um festzustellen, wie gut sich ein Untersuchungsverfahren eignet, um damit eine Diagnose stellen zu können, wird dessen Treffsicherheit ermittelt. Grundsätzlich stellt sich bei jedem Untersuchungsverfahren das Problem, dass falsch negative und falsch positive Befunde angezeigt werden können. Deshalb wird die Treffsicherheit einer Untersuchungsmethode durch zwei Kennwerte, die Sensitivität und die Spezifität, angegeben. Die **Sensitivitätsrate** gibt an, in welchem Ausmaß pathologische Befunde mit einem Verfahren richtig erkannt werden. Dagegen kann mit Hilfe der **Spezifitätsrate** angezeigt werden, in welchem Ausmaß nicht-pathologische Befunde mit einem Verfahren richtig erkannt werden. In der Regel ist kein Testverfahren in der Lage, beide Anforderungen zu 100% zu erfüllen.

Schwierigkeiten bei der Diagnose bereiten vor allem die Approximalkaries im Seitenzahnbereich und die Okklusalkaries. Da sich Approximal- und Okklusalflächen anatomisch und morphologisch deutlich voneinander unterscheiden, sind unterschiedliche Anforderungen an die Untersuchungsmethoden zu stellen. Deshalb werden im Folgenden die speziellen Aspekte der Diagnosestellung in diesen beiden Bereichen getrennt besprochen.

5.3 Diagnose der Approximalkaries

Die Untersuchung der Zähne mit Spiegel und Sonde erlaubt gerade bei den Approximalflächen der bleibenden Seitenzähne kaum, auf den Schmelzbereich begrenzte kariöse Läsionen zu erkennen. Aber auch bis in das Dentin reichende Läsionen bleiben in bis zu 78% der Fälle bei der visuell-taktilen Untersuchung unentdeckt [9]. Ähnlich gravierend stellt sich dieses Problem auch bei Milchmolaren dar. Hier bleiben etwa 66% der Dentinkaries unentdeckt, wenn keine Röntgendiagnose durchgeführt wird [6].

Inzwischen kann auch die Laserfluoreszenz als Hilfsmittel bei der Diagnose der Approximalkaries eingesetzt werden (DIAGNOdent pen, KaVo, Biberach). Allerdings steht die ausführliche Validierung dieses Gerätes noch aus.

5.3.1 Röntgenologische Kariesdiagnose

Die Diagnose der Approximalkaries auf der Basis von Bissflügel-Röntgenaufnahmen kann nach wie vor als Standardverfahren angesehen werden. Dies gilt sowohl für die Schmelz- als auch für die Dentinkaries. Wenn derartige Röntgenbilder angefertigt werden, lassen sich dort etwa 85% der an Karies erkrankten Approximalflächen richtig erkennen [4, 17]; somit beträgt für dieses Untersuchungsverfahrens die **Sensitivität 85%.** Kariesfreie Zähne werden mit Hilfe von Bissflügel-Röntgenaufnahmen in einer Größenordnung von ebenfalls 85% zutreffend eingestuft.

Seit einiger Zeit können für Röntgenaufnahmen **elektronisch auswertbare Speicherfolien** verwendet werden (s. S. 40f.). Der Vorteil dieses Verfahrens besteht darin, dass die Strahlenbelastung im Vergleich zu herkömmlichen Zahnfilmen erheblich reduziert wird.

Es hat sich klinisch bewährt, die auf den Bissflügel-Röntgenaufnahmen dargestellten Approximalflächen anhand einer **fünfstufigen Einteilung** zu bewerten:

0 keine Aufhellung im Schmelz oder Dentin
1 Aufhellung in der äußeren Schmelzhälfte
2 Aufhellung bis in die innere Schmelzhälfte reichend
3 Aufhellung bis in die äußere Dentinhälfte reichend
4 bis in die Nähe der Pulpa reichende Aufhellung.

Idealerweise sollten diese Befunde detailliert in die Patientenkarte übertragen werden. Dies gilt besonders dann, wenn ein Kariesmonitoring beabsichtigt ist.

5.3.2 Kariesdiagnose mit Kaltlicht

Da in den Medien von Zeit zu Zeit über das Ausmaß der Nebenwirkungen von Röntgenstrahlen spekuliert wird, äußern manche Patienten Bedenken, wenn im Rahmen der zahnärztlichen Befunderhebung Röntgenbilder angefertigt werden sollen. In Bezug auf die Kariesdiagnose wird als Alternative hierzu die faseroptische Transillumination (FOTI) von Zähnen vorgeschlagen [24].

Dieses Verfahren basiert auf der **unterschiedlichen Lichtdurchlässigkeit** von demineralisierter und gesunder Zahnhartsubstanz. Im Durchlicht erscheint kariöser Schmelz, besonders aber kariöses Dentin als Schatten. Als Lichtquelle dient ein Gerät mit einer Halogenlampe (Abb. 5-2a), deren Licht durch ein faseroptisches Kabel bis zu einer im Interdentalraum zu platzierenden Kaltlichtsonde gelenkt wird. Die ersten Studien zur Evaluierung dieses Verfahrens erbrachten im Vergleich zur Röntgendiagnostik enttäuschende Ergebnisse. Dies wurde unter anderem darauf zurückgeführt, dass bei der Untersuchung mit den damals handelsüblichen Kaltlichtsonden mit einem Durchmesser von 3 mm zuviel Streulicht auftrat [20]. Die Reduktion auf einen Querschnitt von 0,5 mm erbrachte in einer späteren Studie wesentlich bessere Resultate [21]. Mit diesem Instrument konnten 85% der kariösen Defekte an Approximalflächen entdeckt werden.

Durch eine weitere Modifikation der Kaltlichtsonde, die von Pieper veranlasst wurde, konnte die Treffsicherheit der Erkennung von approximalkariösen Läsionen nochmals verbessert werden [24]. Die Spitze der Kaltlichtsonde wurde so angeschliffen, dass die Lichtaustrittsfenster direkt auf den Schmelz der Approximalflächen gesetzt werden können (Abb. 5-2b). Auf diese Weise wird das Streulicht weitgehend vermieden.

Am Beispiel o. g. Studie soll gezeigt werden, wie die Validität eines Diagnoseverfahrens ermittelt wird. Anhand einer Kreuztabelle lässt sich ablesen, welche Abweichungen sich bei der Untersuchung von 1826 Approximalflächen mit der Kaltlichtsonde im Vergleich zur Auswertung der röntgenologischen Darstellung dieser Flächen ergaben (Tab. 5-1). In der Diagonalen findet sich jeweils die Zahl der Flächen, bei denen beide Verfahren zu derselben Diagnose führten. Übereinstimmend wurden bei 89 Flächen Schmelzläsionen und bei 77 Flächen kariöse Veränderungen im Dentin festgestellt. Wie die obere Zeile der Kreuztabelle zeigt, konnten kleine Schmelzläsionen anhand der Bissflügelaufnahmen besser ermittelt werden als mit der Kaltlichtsonde. So wurden bei 245 Flächen, die bei Transillumination als kariesfrei erschienen, röntgenologisch Schmelzopazitäten entdeckt. Im Gegensatz dazu konnten durch die faseroptische Untersuchung mehr kariöse Defekte im Dentin nachgewiesen werden (Abb. 5-3). Die Mehrzahl der mit der Kaltlichtsonde zusätzlich entdeckten Dentinläsionen war auf dem Röntgenbild nur als Schmelzopazität zu diagnostizieren (Abb. 5-3c). Außerdem wurde bei 46 Flächen, die röntgenologisch als kariesfrei erschienen, Dentinläsionen entdeckt. Kariöse Defekte hingegen, die auf dem Röntgenbild in der pulpanahen Hälfte des Dentins sichtbar waren, wurden in jedem Fall mit der Kaltlichtsonde erfasst.

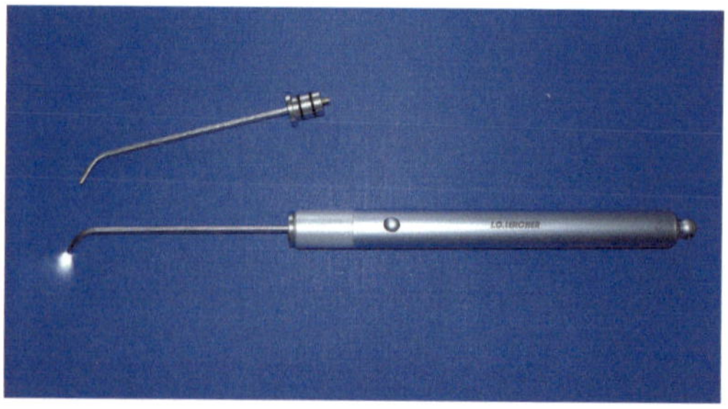

Abb. 5-2a Lichtträger, Diagnostiksonde (J. C. Lercher, Emmingen).

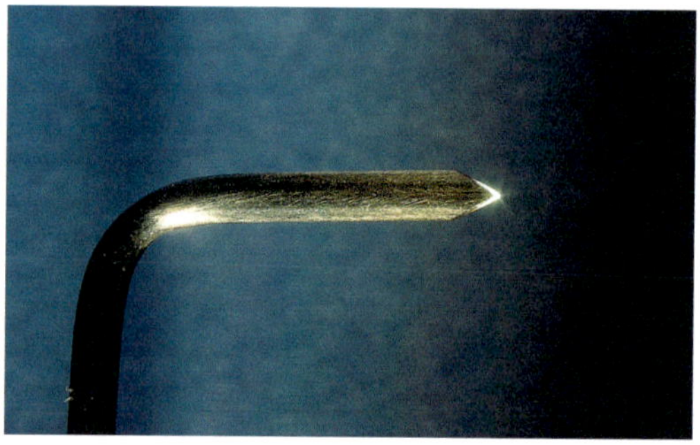

Abb. 5-2b Makroaufnahme der Kaltlichtdiagnosesonde Modell Göttingen.

Diese Studie zeigt somit einerseits, dass mit Hilfe von Bissflügel-Röntgenaufnahmen nicht alle kariösen Defekte an Approximalflächen erfasst werden können. Andererseits wird die klinische Erfahrung bestätigt, dass die Größe einer vorhandenen Läsion röntgenologisch nicht immer zuverlässig bestimmt werden kann. In diesem Zusammenhang sei auf eine Studie hingewiesen, in der Prämolaren, die aus orthodontischen Gründen entfernt werden sollten, zunächst röntgenologisch und nach der Extraktion klinisch untersucht wurden. Es zeigte sich, dass 50% der röntgenologisch festgestellten Grad-2-Schmelzläsionen bereits eine Kavität mit Dentinbeteiligung

Tab. 5-1 Abweichungsmatrix der Befunde an Approximalflächen von Seitenzähnen (Faseroptik versus Röntgenuntersuchung).

		Gesund	BISSFLÜGEL Schmelzkaries	Dentinkaries	Summe
	Gesund	1173	245	23	1441
FASEROPTIK	Schmelzkaries	69	89	9	167
	Dentinkaries	46	95	77	218
	Summe	1288	429	109	1826

aufwiesen [17]. Diese Ergebnisse müssen bei der Entscheidung, ob eine Läsion remineralisiert oder mit einer Füllung versorgt werden soll, unbedingt berücksichtigt werden.

Eine vollständige Erfassung aller kariösen Läsionen an Approximalflächen in vivo ist mit einer Methode allein nicht möglich [25, 38]. Deshalb sollte bei entsprechender Indikation die kariologische Befunderhebung nicht nur die klinische Untersuchung und die Anfertigung von Bissflügel-Röntgenbildern, sondern auch die Inspektion der Seitenzähne mit der Kaltlichtsonde beinhalten.

Erst dadurch kann bei röntgenologisch festgestellten Transluzenzen im Schmelz mit größerer Sicherheit entschieden werden, ob der kariöse Prozess bereits das Dentin erreicht hat oder nicht. Dies ermöglicht dann eine fundierte Entscheidung für die jeweils angemessene Therapie. Damit leistet das Verfahren der faseroptischen Transillumination einen wesentlichen Beitrag zur Frühdiagnose der Dentinkaries und trägt dazu bei, minimal-invasive Therapiemaßnahmen durchführen zu können.

Ein weiteres Anwendungsgebiet der faseroptischen Transillumination liegt in der engmaschigen Überwachung von **Remineralisationsversuchen einer Schmelzkaries**. Mit dieser Methode kann früh und non-invasiv festgestellt werden, ob ein Fortschreiten des kariösen Prozesses in das Dentin verhindert wird oder nicht.

Da es sicher nicht zu vertreten ist, bei Kindern und Jugendlichen in halbjährlichen Abständen Bissflügel-Röntgenaufnahmen anfertigen zu lassen ebenso wie dies auch bei erwachsenen Patienten (z.B. bei Frauen in der Schwangerschaft) nicht immer möglich ist, bietet die Inspektion mit der Kaltlichtsonde eine brauchbare Alternative zur Röntgenuntersuchung.

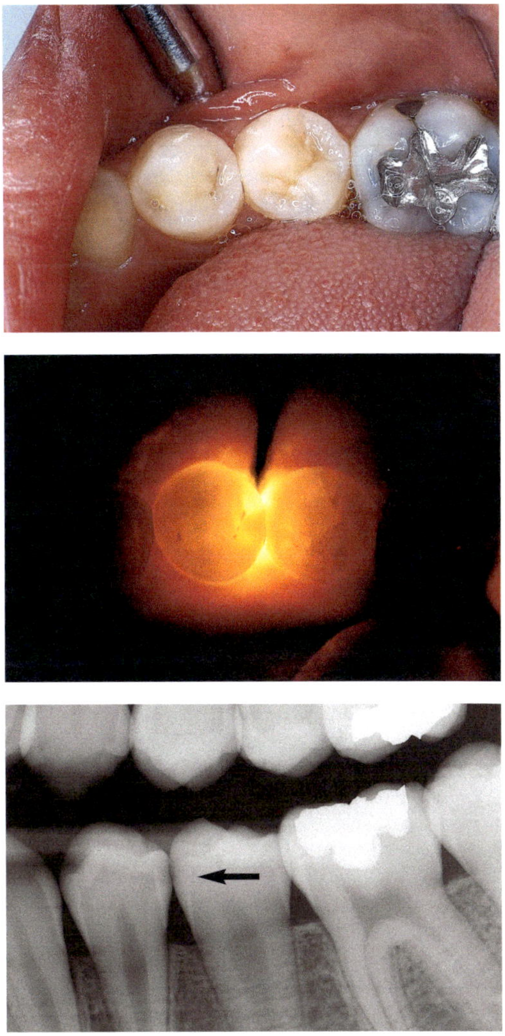
a
b
c

Abb. 5-3a bis c a) Prämolaren einer 13-jährigen Patientin.
b) Die Untersuchung mit der Kaltlichtsonde deckt einen Defekt an Zahn 34 distal auf.
c) Bissflügelaufnahme der betreffenden Zähne.

5.4 Diagnose der Okklusalkaries

Die Frage, wie und in welchem Ausmaß okklusale Schmelz- und Dentinkaries korrekt diagnostiziert werden kann, hat aus verschiedenen Gründen verstärktes klinisches und wissenschaftliches Interesse gefunden. Dies ist u.a. darauf zurückzuführen, dass der Kariesrückgang der letzten Jahre auch eine **Änderung des Verteilungsmusters der Karies** bei Kindern und Jugendlichen bewirkte. Exemplarisch lässt sich dies an der bereits im Kapitel 2 *Epidemiologie der Gebisserkrankungen* beschriebenen Studie zur Abnahme der Kariesprävalenz in der Schweizer Stadt Zürich aufzeigen (s. S. 15ff.). Im Jahr 1970 belief sich der mittlere DMFT-Index bei 14-Jährigen auf 8,8. Damals betrug der Anteil der Fissuren- und Grübchenkaries 51,4% [37]. Dreißig Jahre später, nämlich im Jahr 2000, wurde in derselben Altersgruppe nur noch ein mittlerer DMFT-Index von 1,3 festgestellt und der Anteil der Fissuren- und Grübchenkaries betrug 77% [19].

5.4.1 Untersuchung mit Spiegel und Sonde

Die Diagnose der okklusalen Schmelz- und Dentinkaries gestaltet sich aus verschiedenen Gründen schwierig. Früher wurde sehr häufig das Kriterium „**klebende Sonde**" als Hinweis auf Fissurenkaries gewertet. Dieses Kriterium ist wegen der unterschiedlichen Fissurenformen (V-förmig, ampullenförmig usw.) nicht zuverlässig genug, um initiale Schmelzkaries oder eine kleine Dentinläsion sicher diagnostizieren zu können. Selbst erfahrenen Zahnärzten bereitet es Schwierigkeiten, Zähne mit initialer Okklusalkaries einheitlich zu beurteilen. So wies Lussi in einer Studie mit 34 Zahnärzten an 61 extrahierten füllungsfreien Molaren nach, dass nur 42% der Okklusalflächen von allen Untersuchern korrekt eingestuft wurden [11].

Die **Sensitivität** der auf der visuellen Inspektion beruhenden Diagnose der Okklusalkaries betrug in verschiedenen Studien zwischen 14 und 64% und lag im Mittel bei 45%. Ganz anders sieht dies bei der Beurteilung von kariesfreien Okklusalflächen aus: Hier wurden **Spezifitätsraten** von 80 bis 95% ermittelt [11, 12, 40, 44].

Diese Beobachtungen sind vor allem im Hinblick auf die prophylaktische Versiegelung von Molarenfissuren von Bedeutung (s. S. 188ff.). Hier steht der Behandler häufig vor der Entscheidung, ob er eine verfärbte Fissur ohne weitere Maßnahmen versiegeln kann oder ob er eine solche Fissur vorher ausschleifen muss.

An dieser Stelle soll noch auf ein weiteres Problem aufmerksam gemacht werden. Auch in Deutschland ist zu beobachten, dass sich bei Molaren und Prämolaren, die klinisch gesund erscheinen, röntgenologisch eine Dentinkaries nachweisen lässt (s. S. 15ff.). Dieses Phänomen der **„hidden caries"** ist ebenfalls in den Niederlanden und in Großbritannien bekannt. Hier liegen wissenschaftliche Studien vor, wonach bei 14- bis 17-jährigen Jugendlichen 4–15% klinisch und röntgenologisch erkennbare Dentinkaries aufwiesen [8, 42]. Die besondere Bedeutung dieser Ergebnisse liegt darin, dass in den Niederlanden und in Großbritannien der Kariesrückgang bei Kindern und Jugendlichen viel eher stattfand als in Deutschland. Aktuelle kariesepidemiologische Daten zeigen, dass die Kariesprävalenz auch in Deutschland weiter zurückgegangen ist (s. Kap. 2 *Epidemiologie der Gebisserkrankungen*). Deshalb muss auch hier damit gerechnet werden, dass das Problem der „verborgenen okklusalen Dentinkaries" zunehmen wird. Eine wissenschaftliche Erklärung für dieses Phänomen gibt es bisher nicht. Als Konsequenz aus dieser Entwicklung wird gefordert, die Bissflügel-Röntgenaufnahmen nicht nur unter dem Aspekt der Approximalkaries auszuwerten, sondern auch daraufhin zu untersuchen, ob im okklusalen Bereich kariöse Veränderungen festzustellen sind [9, 42]. Aktuelle Untersuchungen zeigen, dass eine visuelle Untersuchung der Okklusalflächen in Kombination mit Laserfluoreszenz und Röntgenaufnahmen eine höhere Anzahl der „hidden caries" aufdecken kann [36].

Anders als bei der Diagnose der Approximalkaries ist die Anwendung der faseroptischen Transillumination für Diagnosezwecke im Okklusalbereich wenig hilfreich. Untersuchungen zur Sensitivität bzw. Spezifität ergaben Werte von 20 bzw. 95%, d.h., Schmelz- und Dentinkaries wurden im Okklusalbereich außerordentlich selten entdeckt, während auch selten falsch-positive Befunde vorkamen. Da Letzteres auch für die visuelle Inspektion zutrifft, bietet der Gebrauch der Kaltlichtsonde in diesem Bereich kaum Vorteile.

5.4.2 Untersuchung mittels laserinduzierter Fluoreszenz

Seit einiger Zeit steht ein Laser-Gerät zur Verfügung, das die Beurteilung von Okklusalflächen mit fraglicher Karies erleichtern soll. Dabei handelt es sich um das Gerät DIAGNOdent (Fa. KaVo, Biberach). Die zu untersuchende Region des Zahnes wird mit Laserlicht beleuchtet (Lambda 655 nm), das von anorganischer und organischer Zahnsubstanz absorbiert wird. Ein Teil dieses Lichts wird als fluoreszierendes Licht, dessen Wellenlängen fast den infraroten Bereich erreichen, emittiert. Je mehr die Zahnhartsubstanz im

Sinne eines kariösen Prozesses verändert ist, desto mehr fluoreszierendes Licht wird reflektiert. Der verwendete Laser gehört zur Laserklasse 2 und hat eine Leistung von weniger als 1 mW, sodass weder für den Patienten noch für das zahnärztliche Team Schutzmaßnahmen ergriffen werden müssen. Blicke in den Laserstrahl müssen allerdings grundsätzlich vermieden werden.

Dieses Verfahren wurde mehrfach in vitro in Bezug auf die von okklusal ausgehende Dentinkaries evaluiert. In diesen Untersuchungen betrug die **Sensitivität** 76–91% und die **Spezifität** 71–100% [14, 15, 35]. Bei Milchzähnen liegt die Sensitivität bei 77–80% und die Spezifität bei 82–85% [1].

Grundsätzlich gilt, dass die zu untersuchenden Zahnflächen sorgfältig gereinigt werden müssen, weil das Gerät empfindlich auf die Anwesenheit von Farbbelägen, Ablagerungen und Zahnstein reagiert.

5.4.3 Untersuchung mittels elektrischer Widerstandsmessung

Ein anderes Untersuchungsverfahren, mit dessen Hilfe die Diagnose Okklusalkaries sicherer gestellt werden kann, besteht in der Messung elektrischer Widerstandswerte bei Zähnen. Die Grundlage für die Anwendbarkeit dieses Verfahrens stellt die Beobachtung dar, dass durch Speichel angefeuchteter intakter Zahnschmelz elektrisch leitfähig ist. Als Folge eines kariösen Angriffs nimmt das Porenvolumen im Schmelz (unter Verlust von Kalzium und Phosphat) zu, wie polarisationsoptische Untersuchungen histologischer Schnitte von Zähnen zeigten. Derartig veränderter Schmelz kann eine größere Menge an leitfähiger Flüssigkeit, z. B. Speichel, aufnehmen, sodass sich die elektrische Leitfähigkeit hier erhöht. Lässt man durch demineralisierte Schmelzbereiche einen schwachen Strom fließen (ca. 2 mA), so misst man mit Hilfe eines Ohmmeters einen gegenüber kariesfreiem Schmelz verringerten elektrischen Widerstand. Die Untersuchung erfolgt mit einer Messelektrode, deren Form einer zahnärztlichen Sonde ähnelt und deren Griff mit Kunststoff isoliert wurde. Zur Messung berührt die Sondenspitze den fraglichen Fissurenbereich. Über eine Referenzelektrode an der Wangenschleimhaut des Patienten wird der Stromkreis geschlossen.

In verschiedenen wissenschaftlichen Arbeiten wurden Sensitivität und Spezifität des Verfahrens der elektrischen Widerstandsmessung zur Diagnose der Okklusalkaries ermittelt [13, 25, 28, 32, 40, 41]. Aus diesen Untersuchungen ergibt sich, dass die Verwendung von elektrischen Widerstandsmessungen im Mittel eine **Sensitivität** von 89% und eine **Spezifität** von 78% erreicht. Dies bedeutet, dass die Diagnose Okklusalkaries mit Hilfe von elektrischen Widerstandsmessungen in gleicher Weise wie die Laserfluoreszenz-Messungen weitaus sicherer gestellt werden kann, als dies mit Untersuchungsverfahren wie visuell-taktile Inspektion, faseroptische Transillumination und Bissflügel-Röntgenaufnahme erreicht werden kann (Tab. 5-2).

Trotz dieser erfolgversprechenden Ergebnisse ist zurzeit nur ein Widerstands-Messgerät kommerziell erhältlich. Dabei handelt es sich um den Electronic Caries Monitor, der in verschiedenen Untersuchungen beschrieben wurde [7, 10, 13, 14] und unter dem Namen ECM (Lode Diagnostics BV, Groningen, Niederlande) vertrieben wird.

Die Bedenken, dass mit dem Verfahren der elektrischen Widerstandsmessung etwa 20% der Zähne fälschlicherweise als kariös eingestuft werden [13], können durch eigene Untersuchungen entkräftet werden [33, 34]. Sie zeigten, dass der elektrische Widerstand von gesunden Prämolaren zwar in den ersten Monaten nach dem Zahndurchbruch so niedrige Werte wie bei kariösen Zähnen annehmen kann. Diese posteruptive Zunahme der elektrischen Widerstandswerte war aber spätestens 15 Monate nach dem Zahndurchbruch abgeschlossen. Berücksichtigt man also das Zahnalter, so lässt sich eine Fehlinterpretation von elektrischen Widerstandswerten weitgehend vermeiden und die Spezifitätsrate dieses neuen Verfahrens deutlich erhöhen.

Tab. 5-2 Mittlere Sensitivitäts- und Spezifitätswerte verschiedener Untersuchungsmethoden, die die Diagnose Okklusalkaries erleichtern.

Verfahren	Sensitivität in %	Spezifität in %
Spiegel und Sonde	42	97
Bissflügel-Röntgenaufnahme	43	87
Faseroptische Transillumination	31	98
Elektrische Widerstandsmessung	89	78

5.5 Empfehlungen

Abschließend können für die Diagnosestellung der Approximal- und Okklusalkaries folgende Empfehlungen gegeben werden:

1. Die Untersuchung der Zähne sollte zunächst **visuell** unter Zuhilfenahme von **Spiegel und Licht** erfolgen. Da sich die Karies häufiger als in der Vergangenheit unterminierend im Dentin ausbreitet und dabei die Defekte im Schmelz sehr gering bleiben können, sollten die Zähne länger als bisher üblich trocken geblasen werden. Durch die Austrocknung lässt sich demineralisierter Schmelz besser erkennen.
2. Die zahnärztliche **Sonde** darf nur ein Hilfsinstrument sein, das tastend und mit minimalem Druck benutzt wird. Ein kraftvoller Gebrauch der Sonde kann mechanische Schäden im Schmelz hervorrufen. Dadurch wird einerseits die Entstehung neuer kariöser Läsionen begünstigt, und andererseits wird die Remineralisation initial demineralisierten Schmelzes verhindert.
3. Im **Approximalbereich von Milchzähnen** sollte zusätzlich zur visuell-taktilen Untersuchung eine Inspektion mit der **Kaltlichtsonde** durchgeführt werden. Liefert diese Untersuchung keinen Anhalt für approximale Läsionen, so kann auf ergänzende Röntgenaufnahmen verzichtet werden. Steht keine Kaltlichtsonde zur Verfügung, so sollte im Verdachtsfall nach Möglichkeit eine Bissflügel-Röntgenaufnahme angefertigt werden.
4. Bei **Jugendlichen** muss nach der visuell-taktilen Untersuchung, der Untersuchung mit der Kaltlichtsonde und nach Erhebung einer Röntgenanamnese überlegt werden, ob **Bissflügel-Röntgenbilder** angefertigt werden sollen. Deren Bedeutung ist sogar gestiegen, weil es durch den Kariesrückgang der letzten Jahre noch schwieriger geworden ist, approximale Schmelz- und Dentinkaries klinisch zu diagnostizieren. Es sollte versucht werden, Schmelzkaries auch im Approximalbereich so früh wie möglich zu entdecken, um durch geeignete präventive Maßnahmen im Sinne eines Kariesmonitorings eine Progression dieser Läsion zu verhindern.
5. Die **Auswertung von Röntgenbildern** (Zahnfilme, Bissflügel-Aufnahmen) sollte explizit nicht nur die approximalen, sondern auch die **okklusalen Flächen** der Zähne umfassen, weil von okklusal ausgehende Dentinkaries häufiger als bisher angenommen auch radiologisch erkennbar ist.
6. Es kann keine pauschale Empfehlung gegeben werden, in welchen Zeitabständen bei Jugendlichen erneut Bissflügelaufnahmen angefertigt werden sollen, da die Indikation hierfür vom individuellen Kariesrisiko abhängt.

5.6 Literatur

[1] Attrill, D. C., Ashley, P. F.: Occlusal caries detection in primary teeth: a comparison of DIAGNOdent with conventional methods. Br Dent J 190, 440 (2001).
[2] Benn, D.: Diagnosis of caries progression from serial bitewings: a comparison between teachers und practitioners. Br Dent J 173, 26 (1993).
[3] Ekstrand, K., Qvuist, V., Thylstrup, A.: Light microscopic study of the effect of probing in occlusal surfaces. Caries Res 21, 368 (1987).
[4] Espelid, I., Tveit, A. B.: Clinical and radiographic assessment of approximal carious lesions. Acta Odont Scand 44, 44 (1986).
[5] Featherstone, J. D. B.: Prevention and reversal of dental caries: role of low level fluoride. Community Dent Oral Epidemiol 27, 31 (1999).
[6] Hotz, P.: Milchzahnkaries, Bedeutung des Röntgenbildes. Schweiz Monatsschr Zahnheilk 87, 416 (1977).
[7] Huysmans, M. C., Longbottom, C., Hintze, H., Verdonschot, E. H.: Surface-specific electrical occlusal caries diagnosis: reproducibility, correlation with histological lesion, and tooth type dependence. Caries Res 32, 330 (1998).
[8] Kidd, E. A. M., Naylor, N., Wilson, F.: Prevalence of clinically undetected and untreated molar occlusal dentine caries in adolescents on the Isle of Wight. Caries Res 26, 397 (1992).
[9] Kühnisch, J., Heinrich-Weltzien, R., Weerheijm, K., Stößer, L.: Der Beitrag der Bissflügel-Aufnahme zur Diagnostik der Approximalkaries im Seitenzahnbereich. Dtsch Zahnärztl Z 56, 594 (2001).
[10] Kühnisch, J., Heinrich-Weltzien, R., Tabatabaie, M., Stößer, L.: An in vitro comparison between two methods of electrical resistance measurement for occlusal caries detection. Caries Res 40, 104 (2006).
[11] Lussi, A.: Validity of diagnostic and treatment decisions of fissure caries. Caries Res 25, 296 (1991).
[12] Lussi, A.: Comparison of different methods for the diagnosis of fissure caries without cavitation. Caries Res 27, 409 (1993).
[13] Lussi, A., Firestone, A., Schoeneberg, V., Hotz, P., Stich, H.: In vivo diagnosis of fissure caries using a new electrical resistance monitor. Caries Res 29, 81 (1995).
[14] Lussi, A., Imwinkelried, S., Pitts, N. B., Longbottom, C., Reich, E.: Performance and reproducibility of a laser fluorescence system for detection of occlusal caries in vitro. Caries Res 33, 261 (1999).
[15] Lussi, A., Hellwig, E.: Performance of a new laser fluorescence device for the detection of occlusal caries in vitro. J Dent 34, 467 (2006).
[16] Marthaler, T. M., Steiner, M., Bandi, A.: Werden verfärbte Molarenfissuren innerhalb von vier Jahren häufiger kariös als nichtverfärbte? Schweiz Monatsschr Zahnmed 100, 841 (1990).
[17] Mejàre, I., Gröndahl, H. G., Carsstedt, K., Grever, A.-C., Ottoson, E.: Accuracy at radiography and probing for the diagnosis of proximal caries. Scand J Dent Res 93, 178, (1985).
[18] Mejàre, I., Källestal, C., Stenlund, H.: Incidence and progression of approximal caries from 11 to 22 years of age in Sweden: A prospective radiographic study. Caries Res 33, 93 (1999).
[19] Menghini, G., Steiner, M., Marthaler, T., Helfenstein, U., Brodowski, D., Imfeld, C., Weber, R., Imfeld, T.: Kariesprävalenz von Schülern in 16 Zürcher Landgemeinden in den Jahren 1992 bis 2000. Schweiz Monatsschr Zahnmed 113, 267 (2003).
[20] Mitropoulos, C.: The use of fibre-optic transillumination in the diagnosis of posterior approximal caries in clinical trials. Caries Res 19, 379 (1985a).

[21] Mitropoulos, C.: A comparison of fibre-optic transillumination with bitewing radiographs. Brit Dent J 159, 21 (1985b).

[22] Nyvad B., Fejerskov, O.: Assessing the stage of caries lesion activity on the basis of clinical and microbiological examination. Community Dent Oral Epidemiol 25, 69 (1997).

[23] Penning, C., van Amerongen, J. P., Seef, R. E., ten Cate, J. M.: Validity of probing for fissure caries diagnosis. Caries Res 26, 445 (1992).

[24] Pieper, K., Schurade, B.: Die Untersuchung mit der Kaltlicht-Diagnosesonde. Eine Alternative zum Flügelbißstatus. Dtsch Zahnärztl Z 42, 900 (1987).

[25] Pieper, K., Visser, H., Hülsmann, M., Wahner, M.: Überprüfung eines elektronischen Verfahrens zur Diagnose der Fissurenkaries. Dtsch Zahnärztl Z 45, 721 (1990).

[26] Pieper, K.: Epidemiologische Begleituntersuchungen zur Gruppenprophylaxe 2004. DAJ Bonn, 2005.

[27] Pitts, N., Longbottom, C.: Preventive care advised (PCA)/ operative care advised (OCA) – categorizing caries by the management option. Community Dent Oral Epidemiol 23, 55 (1995).

[28] Ricketts, D. N. J., Kidd, E. A. M., Wilson, R. F.: A re-evaluation of electrical resistance measurements for the diagnosis of occlusal caries. Brit Dent J 178, 12 (1995).

[29] Roßbach, R.: Vergleich der Kariesprävalenz 12-jähriger Schüler in Montpellier (Frankreich) und Heidelberg (Deutschland) unter Berücksichtigung kariespräventiver Maßnahmen. Med Diss Heidelberg, 2001.

[30] Schiffner, U., Gülzow, H. J., Timm, H., Schmeiser, R.: Kariesbefall bei Rekruten nach unterschiedlichen Präventionsmaßnahmen während Kindheit und Jugend. Dtsch Zahnärztl Z 51, 671 (1996).

[31] Schulte, A., Gierse, M., Ott, K.: Epidemiologische Untersuchungen bei 14-16-jährigen Schülern aus Lippstädter Schulen. Dtsch Zahnärztl Z 44, 525 (1989).

[32] Schulte, A., Pieper, K.: Electrical resistance values of teeth with occlusal caries. Caries Res 31, 321 (1997a).

[33] Schulte, A., Pieper, K.: Elektrische Widerstandswerte in Fissuren kariesfreier Prämolaren von Erwachsenen und Kindern. Dtsch Zahnärztl Z 52, 741 (1997b).

[34] Schulte, A., Gente, M., Pieper, K.: Posteruptive changes of electrical resistance values in fissure enamel of premolars. Caries Res 33, 242 (1999).

[35] Shi, X.-Q., Welander, U., Angmar-Mansson, B.: Occlusal caries detection with KaVo DIAGNOdent and radiography: an in vitro comparison. Caries Res 34, 151 (2000).

[36] Souza-Zaroni, W. C., Ciccone, J. C., Souza-Gabriel, A. E., Ramos, R. P., Corona, S. A. M., Palma-Dibb, R. G.: Validity and reproducibility of different combinations of methods for occlusal caries detection: an in vitro comparison. Caries Res 40, 194 (2006).

[37] Steiner, M., Menghini, G., Curolovic, Z., Marthaler, T. M.: Kariesbefall der Schüler der Stadt Zürich im Zeitraum 1970–1993. Schweiz Monatsschr Zahnmed 104, 1210 (1994).

[38] Vaarkamp, J., ten Bosch, J. J., Verdonschot, E. H., Bronkhorst, E. M.: The real performance of bitewing radiography and fiber-optic transillumination in approximal caries diagnosis. J Dent Res 79, 1747 (2000).

[39] Van Dorp, C. S. E., Exterkate, R. A. M., ten Cate, J. M.: The effect on dental probing on subsequent enamel demineralization. J Dent Child 55, 343 (1988).

[40] Verdonschot, E. H., Bronkhorst, E. M., Burgersdijk, R. C. W., König, K. G., Schaeken, M. J. M., Truin, G. J.: Performance of some diagnostic systems in examinations for small occlusal carious lesions. Caries Res 26, 59 (1992).

[41] Verdonschot, E. H., Wenzel, A., Truin, G. J., König, K. G.: Performance of electrical resistance measurements adjunct to visual inspection in the early caries of occlusal caries. J Dent 21, 332 (1993).

[42] Weerheijm, K. L., Groen, J., Bast, J. J., Kifft, A., Eijman, K. A. J., van Amerongen, W. E.: Clinically undetected occlusal dentine caries: a radiographic comparison. Caries Res 26, 196 (1992).

[43] Weerheijm, K. L., Kidd, E. A. M., Groen, H. J.: The effect of fluoridation on the occurrence of hidden caries in clinically sound occlusal surfaces. Caries Res 31, 30 (1997).

[44] Wenzel, A., Fejerskov, O.: Validity of diagnosis of questionable caries lesions in occlusal surfaces of extracted molars. Caries Res 26, 188 (1992).

6 Kieferorthopädische Prophylaxe und Frühbehandlung

von Bärbel Kahl-Nieke

Inhaltsübersicht

6.1 Einleitung 62

6.2 Indikationen für eine sofortige apparative kieferorthopädische Maßnahme . . 63
- 6.2.1 Traumatischer Kreuzbiss von Schneidezähnen 63
- 6.2.2 Lippen-Kiefer-Gaumenspalte 63
- 6.2.3 Pierre-Robin-Syndrom 64
- 6.2.4 Kiefergelenkfortsatzfraktur 65

6.3 Chronisch progrediente Befunde 66
- 6.3.1 Syndrome 66
- 6.3.2 Juvenile idiopathische Arthritis 67
- 6.3.3 Klasse-III-Anomalie 67

6.4 Angeborene und erworbene Störungen während der Zahnentwicklung und des Zahnwechsels 70
- 6.4.1 Frontzahntrauma und kariesbedingter früher Milchfrontzahnverlust . 70
- 6.4.2 Zahnüber-/-unterzahl 70
- 6.4.3 Zahnformanomalie 72
- 6.4.4 Frühe Störungen im Bereich der Stützzone und der Sechsjahrmolaren 72
- 6.4.5 Missverhältnis zwischen Zahn- und Kiefergröße 73

6.5 Orofaziale Dyskinesien und klassische, auch dysfunktionell bedingte Anomalien 74
- 6.5.1 Klasse-II/1-Anomalie 76
- 6.5.2 Offener Biss 76

6.6 Fazit 77

Literatur 77

6.1 Einleitung

Bereits im Jahr 1932 stellte Gustav Korkhaus fest, dass ein Lehrbuch der modernen orthodontischen Behandlungsmethoden ohne einen Abschnitt der Prophylaxe und Frühbehandlung unvollständig wäre. Ein derartiger Inhalt sollte sich auch an den Praktiker wenden, der sich im Allgemeinen nicht orthodontisch betätigt. Korkhaus argumentierte damals folgendermaßen: „Während bei der Behandlung ausgebildeter Anomalien des bleibenden Gebisses im Allgemeinen Abweichungen vorliegen, die mehr oder weniger einen Endzustand darstellen und sich kaum oder gar nicht verändern, ist Voraussetzung einer zielbewussten Frühbehandlung die Erkennung dieser Anfangszustände, der ersten meist nur wenig auffälligen, geringgradigen Abweichungen, die, da mit wenig Aufwand an Zeit und Mitteln zur Norm überzuführen, keine besonderen Schwierigkeiten macht."

Weniger als zehn Jahre später veröffentlichte Paul Guy Spencer seine „Prevention of malocclusion". In diesem Buch wird das Vorgehen bei Behandlungen im Milchgebiss beschrieben und von Spencer wurden damals schon Fehlfunktionen der Weichteile und durch skelettale und alveoläre Diskrepanzen hervorgerufene Zahn- und Kieferfehlstellungen unterschieden. Spencer zitiert Gilford, der schon 1867 den Zusammenhang zwischen einer Verlegung der Atemwege und einem Schmalkiefer nachwies.

Wie aktuell dieses Thema ist, zeigt auch die Stellungnahme der Deutschen Gesellschaft für Kieferorthopädie zum Thema „Kieferorthopädische Frühbehandlung" aus dem Jahr 1996: „Es ist sinnvoll, gegebenenfalls bereits vom Säuglingsalter an zahnärztliche und kieferorthopädische Prophylaxe zu betreiben, um die regelrechte Bissentwicklung zu fördern. In diesem Rahmen sind die Ernährungsberatung, Kariesprophylaxe und Vermeidung schädlicher Angewohnheiten von besonderer Bedeutung."

Kieferorthopädische Therapiemaßnahmen im Milchgebiss sind danach in der Regel bei ausgeprägten skelettalen Dysgnathien indiziert, die zu Progredienz neigen, eine Wachstumshemmung zur Folge haben oder deren Behandlung zu einem späteren Zeitpunkt eindeutig erschwert bzw. unmöglich erscheint und die sich durch prophylaktische Maßnahmen allein nicht entscheidend beeinflussen lassen.

Der vorliegende Beitrag soll dem kinderzahnärztlich tätigen Zahnarzt Leitlinien für das Erkennen früher anatomischer und funktioneller Abweichungen im stomatognathen System geben, damit auch vor der klassischen kieferorthopädischen Behandlungszeit – vom 10. bis 14. Lebensjahr im späten Wechselgebiss und während des pubertären Wachstumsschubs – kieferorthopädische Prävention und, wenn indiziert, aktive Frühbehandlung empfohlen wird.

Das übergeordnete Kriterium für die Frühbehandlung ist der **Ausprägungsgrad der Anomalie** und beinhaltet

- Funktionsstörungen
- skelettale Entwicklungsstörungen
- dentoalveoläre Entwicklungsstörungen
- Gefahr der Progredienz.

Im Rahmen einer kurzen, intensiven kieferorthopädischen Therapie der so genannten **Interzeptivbehandlung** mit einem definierten Teilbehandlungsziel wird angestrebt, die Gesamttherapiedauer zu reduzieren und die Belastung für Patient, Eltern und Kostenträger möglichst niedrig zu halten.

Die Krankheitsbilder, bei denen eine kieferorthopädische Frühbehandlung indiziert ist, können in **angeborene** und **erworbene** Entwicklungsstörungen unterschieden werden, die auch kombiniert auftreten können:

- Angeborene Entwicklungsstörungen:
  - Lippen-Kiefer-Gaumenspalten
  - Syndrome
- Erworbene Entwicklungsstörungen:
  - Traumafolgen
  - Folgen entzündlicher Erkrankungen
- Kombinationen:
  - Zahnentwicklungs- und Zahnwechselstörungen
  - Missverhältnis zwischen Zahn- und Kiefergröße
  - Orofaziale Dyskinesien
  - Klasse III, extreme Klasse II/1, offener Biss.

Unabhängig von der Ätiologie muss bei der Indikation für eine kieferorthopädische Frühbehandlung zwischen apparativer und nicht apparativer Behandlungsnotwendigkeit sowie zwischen akutem und nicht akutem Therapiebedarf unterschieden werden.

Zu den **Indikationen für eine sofortige apparative kieferorthopädische Maßnahme** gehören:

- traumatischer Kreuzbiss der Schneidezähne
- Lippen-Kiefer-Gaumenspalten
- Pierre-Robin-Syndrom
- Kiefergelenkfortsatz- und -köpfchenfraktur.

Im Folgenden werden alle genannten skelettalen, dentoalveolären und funktionellen Abweichungen systematisch entsprechend ihrer Ätiologie, akuten bzw. nicht akuten Behandlungsbedürftigkeit und/oder apparativen bzw. nicht apparativen Behandlungswürdigkeit vorgestellt. Es bleibt den Lehrbüchern der Kieferorthopädie vorbehalten, auf therapeutische Details im Rahmen der kieferorthopädischen Frühbehandlung einzugehen. Daher soll dieser Beitrag nur den Blick für frühe Behandlungsindikationen schulen.

Die typischste und häufigste Behandlungsindikation für eine kieferorthopädische Frühbehandlung ist der progene Formenkreis mit all seinen Varianten.

6.2 Indikationen für eine sofortige apparative kieferorthopädische Maßnahme

6.2.1 Traumatischer Kreuzbiss von Schneidezähnen

Ein akutes, im frühen Wechselgebiss auftretendes, dentoalveoläres Problem ist die progene Verzahnung von Incisivi mit Gefahr der parodontalen Schädigung (Abb. 6-1a). Wegen des Jigglings mit progredienter Prognose für Weich- und Hartgewebe, d.h. weitere labiale Rezession und Wurzelresorption ist eine sofortige Überstellung der betroffenen Schneidezähne angezeigt. Mittelfristige Folgen sind Wurzelresorptionen und bleibende Zahnschäden. Daher ist zum Schutz der „schwächeren" unteren Schneidezähne eine Überstellung so spät wie nötig und so früh wie möglich indiziert. Dazu sollten die Zähne möglichst zu zwei Drittel durchgebrochen sein.

Der hierzu gerne eingesetzte Beißspatel, der dem Patienten zur „Selbsttherapie" ausgehändigt wird, sollte nur äußerst geschickten und kooperativen Patienten anvertraut werden. Bei falscher Handhabung ist der zu erwartende Erfolg gering und unerwünschte Nebenwirkungen, wie Intrusion bzw. Verhinderung des weiteren Zahndurchbruchs sind eher wahrscheinlich.

Daher ist eine gezielte Kraftapplikation die Methode der Wahl. Erfahrungsgemäß verläuft die notwendige Protrusion der oberen Incisivi mit Hilfe einer **Oberkieferaufbissplatte mit Einzelzahnschraube** unproblematisch (Abb. 6-1b). Dabei ist eine 24-Stunden-Tragezeit für wenige Wochen indiziert. Das Gerät darf nur zum Zähneputzen abgenommen werden und dabei sollte der Patient nicht zubeißen. Bei Tiefbiss kann die interzeptive, apparative Behandlung einige Wochen nach Überstellung beendet werden und der Patient wird nicht-apparativ weiter betreut (Abb. 6-1c). Bei Gefahr der Bissöffnung und vertikalem Wachstumsmuster sowie begleitendem Habit sollte die Retentionsphase länger dauern.

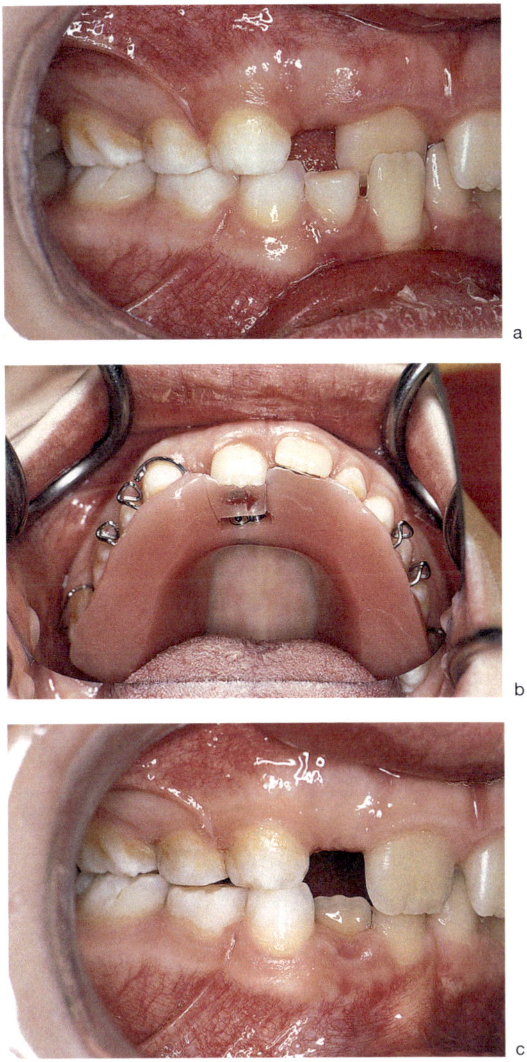

Abb. 6-1 a) Zu weit palatinal und retrudiert durchgebrochener Zahn 11 mit traumatischem Kreuzbiss. Der untere Schneidezahn zeigte bereits bei der Erstuntersuchung eine gingivale Rezession und dünne labiale Knochenlamelle.

b) Überstellung mit Oberkieferaufbissplatte und Einzelzahnschraube.

c) Überstellter Zahn 11, der noch keine korrekte Achsenstellung aufweist.

6.2.2 Lippen-Kiefer-Gaumenspalte

Bei Patienten mit Lippen-Kiefer-Gaumenspalte besteht ein postnataler Behandlungsbedarf. Durch die Imitierung physiologischer Mundraumverhältnisse ermöglicht die **passive Trink- und Sprechplatte** eine physiologische Ernährung, erleichtert die Nasenatmung und die Lautbildung, hält die Zunge aus dem Spaltbereich und steuert das Oberkieferwachstum, insbesondere die Position der Segmente (Abb. 6-2a bis c). Der klinische Effekt der frühen präoperativen orthopädischen Therapie ist unumstritten, der erhoffte Langzeiteffekt auf das maxilläre Wachstum hingegen ist wegen verschiedener Operationsmethoden retrospektiv nur schwer nachzuweisen. Aus kieferchirurgischer und kieferorthopädischer Sicht ist die präoperative kieferorthopädische Behandlung heute eine allgemein anerkannte und angewandte Methode.

Im Mittelpunkt der zeitlich sowie personell komplexen primären Spaltversorgung stehen Patient und Eltern, die in der Regel den Kieferchirurgen und den Kieferorthopäden als Hauptansprechpartner und Koordinatoren betrachten. Obwohl es kein allgemeingültiges Behandlungskonzept gibt, sollte das Behandlungsziel aller beteiligten Disziplinen ein optimaler Kompromiss zwischen guter Sprachfunktion, günstigem Wachstum und normaler Gesichts- sowie Persönlichkeitsentwicklung sein.

Die Primärbehandlung von Lippen-Kiefer-Gaumenspalten sollte vor der Einschulung im Alter von spätestens sechs Jahren abgeschlossen sein.

Während der zweiten auch noch frühen Behandlungsphase werden dentoalveoläre und skelettale Korrekturen durchgeführt. Häufig ist eine sehr frühe apparative Behandlung, zur Erreichung eines sicheren transversalen, sagittalen und vertikalen Überbisses, indiziert.

Um eine kontinuierliche mehrjährige Behandlungsdauer zu vermeiden, werden kurzfristige interzeptive Behandlungsschritte bevorzugt.

6.2.3 Pierre-Robin-Syndrom

Auch bei Säuglingen mit Pierre-Robin-Syndrom und der typischen Symptomentrias **Glossoptose**, **mediane Gaumenspalte** und **Mikrogenie** hilft eine frühe Plattenbehandlung, den nicht selten lebensbedrohlich akuten Zustand zu verbessern (Abb. 6-3). Unbehandelt führt die zurückfallende Zunge zu einer Atemwegsverlegung und Erstickungsanfällen. Mit der ab-

a
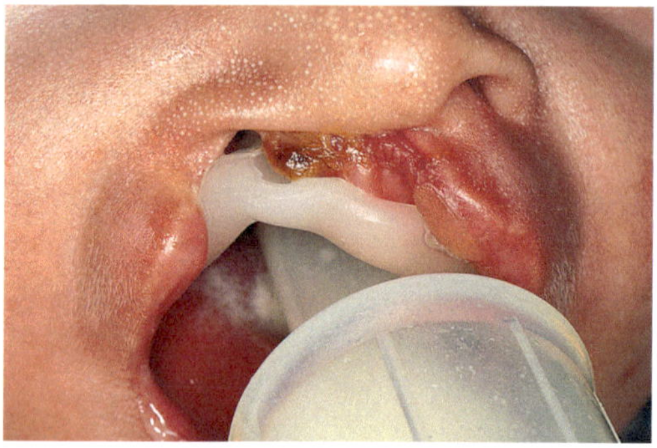

b
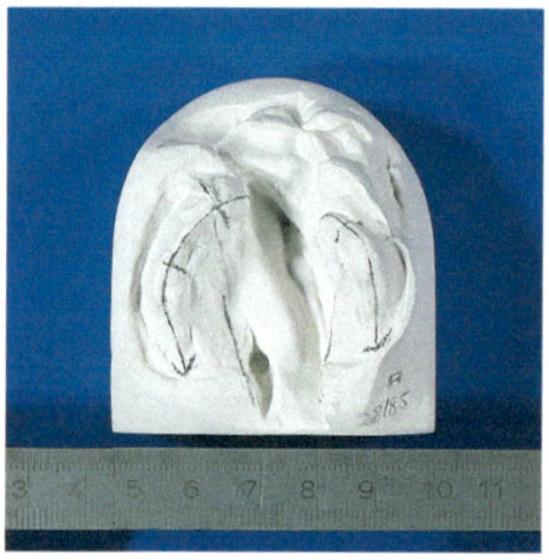

c
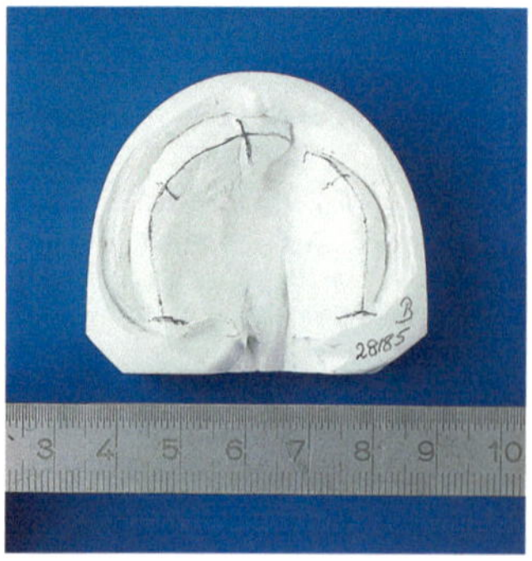

Abb. 6-2 a) Trinkplatte während der Flaschenernährung bei rechtsseitiger Lippen-Kiefer-Gaumenspalte.

b) Postnataler Modellbefund bei sehr breiter linksseitiger Lippen-Kiefer-Gaumenspalte.

c) Nach sechs Monaten Plattentherapie zeigt sich eine deutliche Symmetrisierung des Oberkiefers mit Reduktion der Spaltbreite als präoperativer Zwischenbefund vor dem Lippenverschluss.

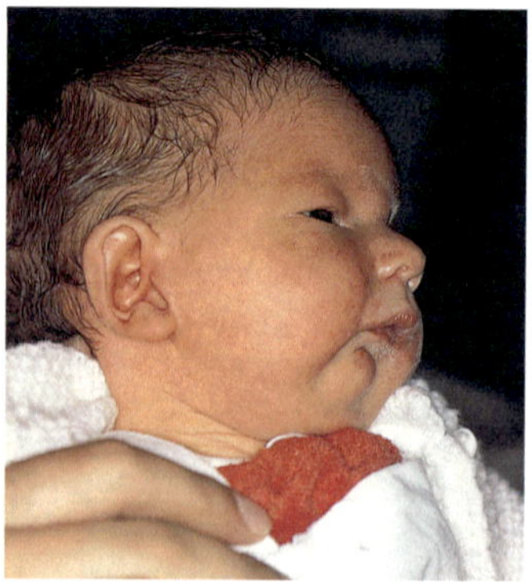

Abb. 6-3a Typische extraorale Symptomatik eines Säuglings mit Pierre-Robin-Syndrom.

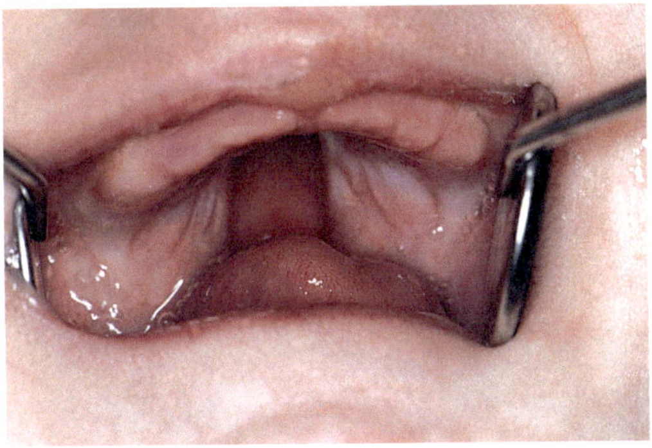

Abb. 6-3b Typische intraorale Symptomatik eines Säuglings mit Pierre-Robin-Syndrom in Kombination mit isolierter Gaumenspalte.

deckenden und gleichzeitig stimulierenden Gaumenplatte wird eine Zungenumorientierung nach vorne und aus dem Spaltbereich erreicht. Nachdem das Fütterungs- und respiratorische Problem gelöst sind, kann sich der Unterkiefer spontan entwickeln (verlängern und nach ventral verlagern) oder muss in Ausnahmefällen durch funktionskieferorthopädische Maßnahmen nachentwickelt werden.

6.2.4 Kiefergelenkfortsatzfraktur

Seit 1958 werden Kollumfrakturen bei Kindern und Jugendlichen mit funktionskieferorthopädischen Geräten behandelt. Neben der typischen extraoralen Symptomatik, dem verletzten Kinn (Abb. 6-4a), zeigen die Kinder eine eingeschränkte Mundöffnung und Druckdolenz in regio des betroffenen Gelenkkopfes, mit oder ohne Schwellung. Bei beidseitiger Fraktur ist der Biss in der Regel anterior offen, bei einseitiger Fraktur imponiert klinisch eine Mittellinienverschiebung zur kranken Seite. Die Frakturdiagnostik wird durch Röntgenaufnahmen in zwei Ebenen – eine Panoramaröntgenschichtaufnahme und eine Unterkieferhalbaxialaufnahme – bestätigt.

Zahlreiche Nachuntersuchungen haben gezeigt, dass die alleinige funktionskieferorthopädische Therapie unabhängig vom Frakturtyp ohne vorherige intermaxilläre Fixierung zur **funktionellen Wiederherstellung** führt, wohingegen die **anatomische Restitution** problematisch ist. Von der Aufrichtung des kleinen Fragments bis zur Resorption und Remodellierung werden kontroverse Reparaturmechanismen diskutiert (Abb. 6-4b).

Bei der Bissnahme wird eine leichte Überkompensation zur gesunden Seite mit geringem Abstand zwischen den frakturierten Teilen geschaffen und der Ruhetonus der Kaumuskulatur aktiviert.

Komplikationen nach unbehandelten Kiefergelenkfortsatzfrakturen im Kindesalter sind:

- Verheilung in Dislokationsstellung
- deformierende Arthropathie
- Nekrose des Kieferköpfchens
- Ankylose
- Unterkieferwachstumshemmung mit konsekutiver Gesichtsasymmetrie
- Vogelgesicht.

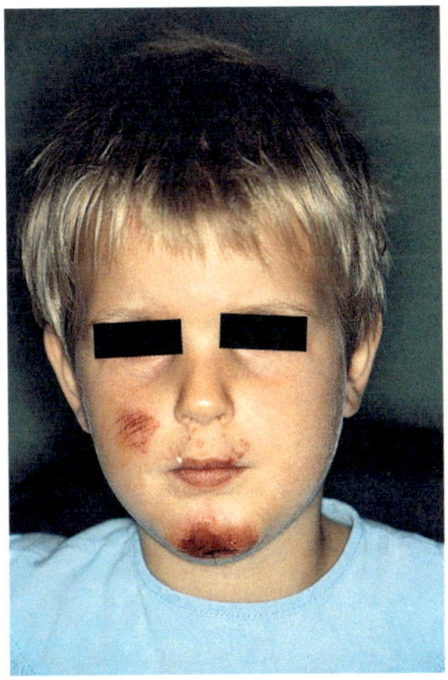

a

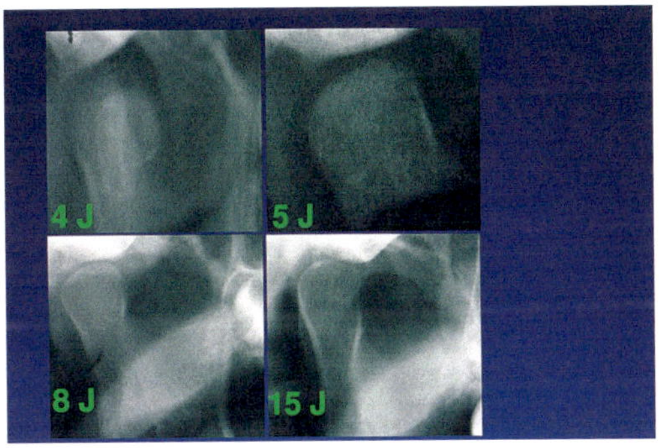

b

Abb. 6-4 a) Kinnweichteilverletzung als erster Hinweis auf eine mögliche Kiefergelenkfraktur.

b) Ausschnitt aus einer Panoramaröntgenschichtaufnahme mit posttraumatisch nach medial disloziertem kleinen Fragment (4 J), Resorption des kleinen Fragments und typische Verkürzung des frakturseitigen Gelenkkopfes (5 J). Vier (8 J) und elf Jahre (15 J) nach dem Unfall zeigt sich die fortschreitende Remodellierung mit dem Erfolg einer völligen funktionellen und anatomischen Wiederherstellung.

6.3 Chronisch progrediente Befunde

Chronisch progrediente Befunde, wie die allmählich zunehmende Gesichtsasymmetrie bei Patienten mit hemifazialer Mikrosomie und die sich ungehemmt entwickelnde transversale und sagittale Diskrepanz zwischen Ober- und Unterkiefer bei Klasse-III-, seltener auch bei Klasse-II-Anomalien, stellen ebenfalls eine apparative und meist muskelfunktionstherapeutische Behandlungsindikation dar.

6.3.1 Syndrome

Für das komplexe Krankheitsbild der **hemifazialen Mikrosomie,** d.h. einseitige, unterschiedlich ausgeprägte Hypo- oder Aplasie eines Kiefergelenkkopfes und der angrenzenden Weichteil- und/oder Nervstrukturen, existieren zahlreiche Termini, Klassifikationen und Therapievorschläge. Kieferchirurgische Eingriffe werden vom zweiten bis zum 20. Lebensjahr angegeben. Heute wird mehrheitlich der frühzeitige Aufbau des fehlenden Gelenks im Kindesalter befürwortet. Das kostochondrale Transplantat soll dann mit oder ohne kieferorthopädische Nachbehandlung zur Normalisierung von Form und Funktion führen.

Als neues therapeutisches Konzept sei auch die **Kallusdistraktion**, von ILLIZAROV an Extremitäten eingesetzt und von McCARTHY erstmals im Gesichtsskelett angewandt, erwähnt.

Aus kieferorthopädischer Sicht besteht die Problematik in der einseitigen fehlenden Unterkieferabstützung und reduzierten Wachstumspotenz sowie in der sekundären Anpassung des Oberkiefers an die Asymmetrie des Unterkiefers. Entsprechend dem Prinzip der klassischen Funktionskieferorthopädie basiert daher auch die frühe funktionelle Behandlung hemifazialer Mikrosomien auf dem Grundsatz „die Form folgt der Funktion". Nach MELSEN ist über die veränderte Muskelaktivität sogar eine Knochenapposition am Kondylus zu erreichen.

Bei einer inzwischen 13-jährigen Patientin mit **Dysostosis mandibularis,** die seit dem vierten Lebensjahr mit einem Aktivator behandelt wird, zeigt der intraorale Befund vom Milch- zum bleibenden Gebiss die weitgehende Symmetrisierung der Okklusion (Abb. 6-5). Der Oberkiefer hat sich nicht an den asymmetrischen auf der betroffenen rechten Seite hypoplastischen Unterkiefer angepasst. Extraorale Fotos verdeutlichen den Behandlungserfolg bezüglich der Gesichtssymmetrie. Obwohl viele Eltern bei temporärem Behandlungserfolg eine Gelenkoperation ablehnen, ist erst frühestens zum Zeitpunkt des pubertären Wachstumsschubs eine Prognose bezüg-

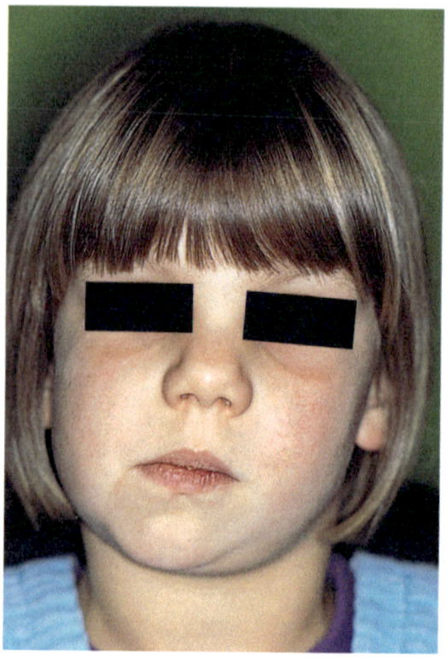

Abb. 6-5 a) Mittenabweichung des Unterkiefers nach rechts bei einer vierjährigen Patientin mit hemifazialer Mikrosomie.

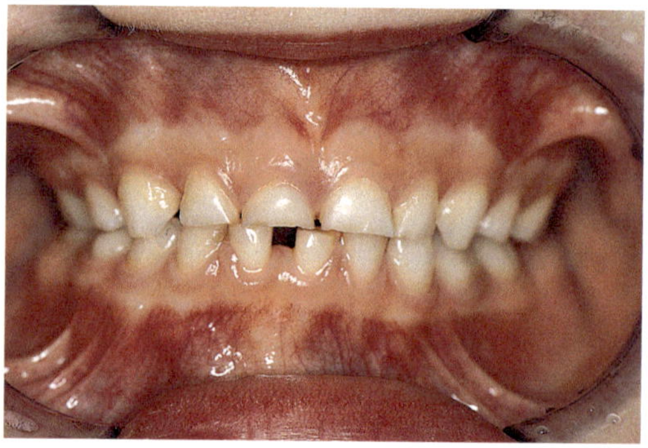

Abb. 6-5 b) Im Milchgebiss zeigt sich ebenso die mandibuläre Schwenkung durch nicht übereinstimmende Zahnbogenmitten.

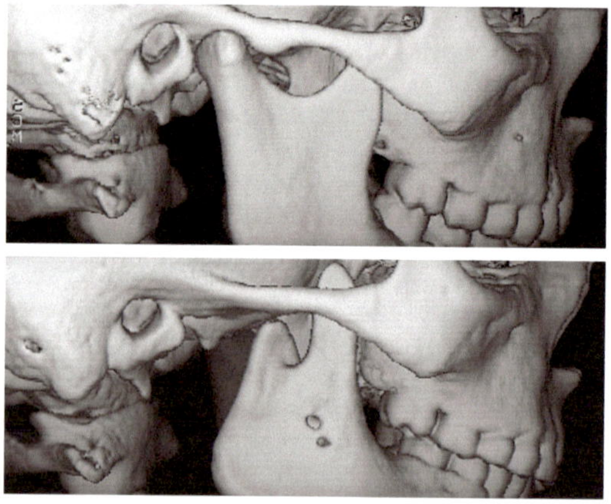

Abb. 6-5 c) Rechtsseitige Kondylushypoplasie und rudimentärer aufsteigender Ast mit Verlängerung des Muskelfortsatzes im Vergleich zur linken gesunden Seite auf einer 3D-CT-Darstellung.

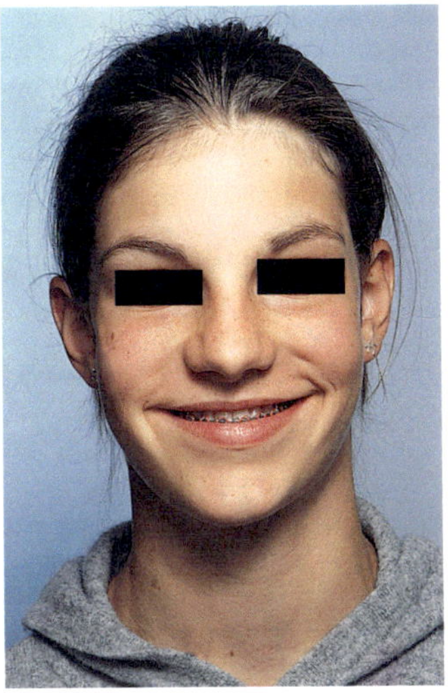

Abb. 6-5 d) Extra- und intraorale Symmetrisierung durch funktionskieferorthopädische Therapie bei der inzwischen 13-jährigen Patientin.

lich der Stabilität des rein kieferorthopädisch erreichten Therapieziels möglich.

Als **Verlaufskontrolle** erlauben regelmäßige spiralcomputertomografische Aufnahmen der Hart- und Weichgewebe die Behandlungseffekte zu objektivieren.

6.3.2 Juvenile idiopathische Arthritis

Bei der juvenilen idiopathischen Arthritis (JIA) ist das Kiefergelenk bei 29 bis 65% der betroffenen Kinder und Jugendlichen mit beteiligt. Die bei der JIA generalisiert (auch medikamentös bedingt) und lokalisiert (verstärkt durch Inaktivitätsatrophie) auftretenden Wachstumsstörungen betreffen daher auch das Wachstumszentrum des Unterkiefers, das bei der JIA durch Zerstörung der Proliferationszone geschädigt wird. Aus der ein- oder beidseitigen Reduktion des Unterkieferlängenwachstums resultiert eine chronisch progrediente klinische und röntgenologische Symptomatik, die sich **extraoral** durch einen zurückliegenden Unterkiefer und bei einseitigem Befund durch eine Laterognathie auszeichnet. **Intraoral** zeigen sich Okklusionsstörungen wie Kreuzbiss, Mittellinienverschiebung, vergrößerte sagittale Stufe, offener Biss und Frontengstand im Unterkiefer.

Röntgenologisch weisen die Panoramaröntgenschichtaufnahme, Gelenkaufnahmen oder das Spiralcomputertomogramm im fortgeschrittenem Stadium eine Verkürzung, Abflachung, Einkerbung oder flächige Erosion des Gelenkkopfes auf (Abb. 6-6). Mittelfristig resultieren auch verkürzte aufsteigende Äste des Unterkiefers. Funktionell können eine reduzierte Mundöffnung sowie eingeschränkter Vor-

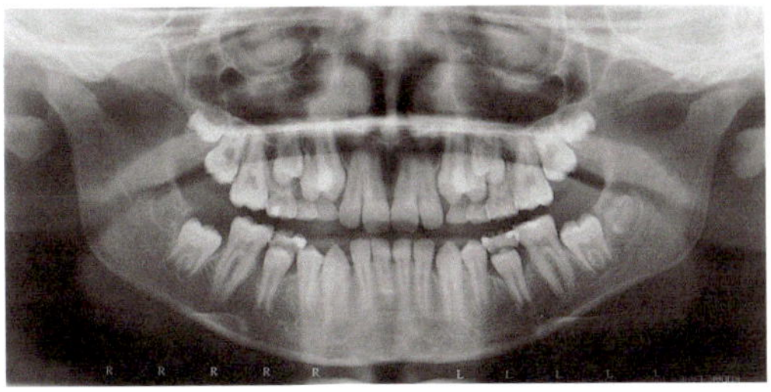

Abb. 6-6 Panoramaaufnahme einer zehnjährigen Patientin mit juveniler idiopathischer Arthritis und nach links abweichendem Kinn, verkürztem linken aufsteigenden Ast und beidseitiger Abflachung der Kondylen.

und Seitschub festgestellt werden; bei der beschriebenen Bewegungseinschränkung handelt es sich im akuten Stadium auch um eine Schonhaltung.

Prophylaktisch und **frühtherapeutisch** beinhaltet die interdisziplinäre Zusammenarbeit zwischen Kinderrheumatologen und Kieferorthopäden ein Screening aller JIA-Patienten mit klinischer und radiologischer Untersuchung, eine funktionskieferorthopädische Therapie mit einem Aktivator aus weichem Kunststoff und regelmäßige Verlaufskontrollen. Durch den Einsatz des funktionskieferorthopädischen Gerätes, das den Unterkiefer in eine anteriore Position führt, wird die Gelenkkopffunktion und daher sekundär auch das Wachstum stimuliert, was zu einer Symmetrisierung der Funktion und Gesichtsentwicklung durch Reduktion von Wachstumseinschränkungen führt.

Lediglich im **akuten Stadium der JIA** wird zur Entlastung des Kondylus eine Therapie mit einem Distraktionssplint durch anteriore Positionierung des Gelenkkopfes empfohlen. Das beschriebene Konzept hat bereits bei zahlreichen über ca. zwei Jahre beobachteten Patienten zu einer deutlichen Reduktion der kondylären Funktionseinschränkung und Vermeidung von Wachstumsstörungen geführt.

6.3.3 Klasse-III-Anomalie

Die Klasse-III-Anomalie, die in der Regel eine nicht unerhebliche hereditäre Komponente besitzt, ist selbst bei geringfügigster Symptomatik im Sinn von Mikrosymptomen progredient.

> Aufgrund der Progredienz der Klasse-III-Anomalie sollte bei realistischer Einschätzung der Chance einer Behandlung möglichst früh versucht werden, eine stabile Okklusion zu erzielen.

Das heißt, so bald eine Verankerung der Geräte gegeben ist, sind dentoalveoläre, skelettale und funktionskieferorthopädische Maßnahmen sowie Kombinationen in Abhängigkeit vom Befund indiziert. Dabei müssen alle Möglichkeiten des skelettalen und dentoalveolären Therapiespektrums ausgeschöpft werden. Diese bestehen aus:

- Wachstumsstimulation des Oberkiefers
- Protrusion der oberen Incisivi
- Wachstumshemmung des Unterkiefers
- Retrusion der unteren Incisivi sowie Kombinationen dieser Maßnahmen.

Elementare Voraussetzung zum Verständnis der häufig überraschenden Entwicklung bei Patienten mit Klasse-III-Anomalie ist die Kenntnis der Ätiologie und Pathogenese sowie der speziellen anatomischen und funktionellen Gegebenheiten bei dieser fachlich schwierigsten Patientengruppe.

Beim **progenen Formenkreis** oder der Klasse-III-Anomalie mit dem kennzeichnenden Leitsymptom der progenen Verzahnung bzw. des Kreuzbisses im Schneidezahnbereich werden **vier Formen** unterschieden:

- echte Progenie
- Pseudoprogenie
- progener Zwangsbiss
- umgekehrter Schneidezahnüberbiss.

Bei der **echten** auf exzessivem Unterkieferwachstum beruhenden **Progenie** mit erblicher Basis ist in der Regel der Oberkiefer normal entwickelt, kann jedoch auch reaktiv verschmälert sein. Diese wachstumsbedingte Anomalie mit hochgradig progredientem Verlauf sollte differentialdiagnostisch von den anderen drei Formen abgegrenzt werden, um eine realistische Prognose für den zu erwartenden Therapieerfolg bzw. die Therapieresistenz zu formulieren. Dazu dient vor allem die so genannte positive Familienanamnese und das Fernröntgenseitenbild, das bei echter Progenie eine deutliche Längenüberentwicklung des Unterkiefers mit vergrößertem SNB-Winkel und negativen ANB-Winkel bei nicht selten protrudierten oberen und retrudierten unteren Incisivi sowie vertikalem Wachstum bei vergrößertem Kieferwinkel zeigt. Die Panoramaröntgenschichtaufnahme weist bei diesen Patienten eine lückige Zahnkeimlage im Unterkiefer – auch in der Stützzone – auf und in der Regel ist der Zahnwechsel im Unterkiefer mehr als normal voraus. Weitere typische **extraorale Symptome** der echten Progenie, aber auch der übrigen Formen des progenen Formenkreises sind eine positive Lippentreppe mit wulstiger Unterlippe, eine zurückliegende Subnasalregion, eine ausgeprägte Nasolabialfalte, ein prominentes Kinn, ein hohes Untergesicht und ein abgeflachter, vergrößerter Kieferwinkel.

Intraoral imponieren ein zirkulärer oder unilateraler Kreuzbiss mit umgekehrter sagittaler Stufe, eine Mesialokklusion, Affenlücken zwischen den unteren Prämolaren und Eckzähnen und häufig eine mandibuläre Mittellinienverschiebung. Als erste Frühsymptome der echten Progenie werden bereits im Milchgebiss bestehende Mesialokklusionen, progene Schneidezahnverzahnungen, Kreuzbiss, Lücken im Unterkiefer und ein frühzeitiger Zahnwechsel im Unterkiefer bezeichnet (Abb. 6-7a bis d).

Bei der **Pseudoprogenie**, die auch als **unechte Progenie** bezeichnet wird, liegt ein Wachstumsmangel des **Oberkiefers** vor und der Unterkiefer ist in der Regel primär normal entwickelt. Bei sagittal und/oder transversal unterentwickeltem Oberkiefer bestehen häufig eine Kreuzbisssituation, eine umgekehrte sagittale Stufe und bei einseitigem Kreuzbiss eine gnathische Mittenabweichung des Unterkiefers.

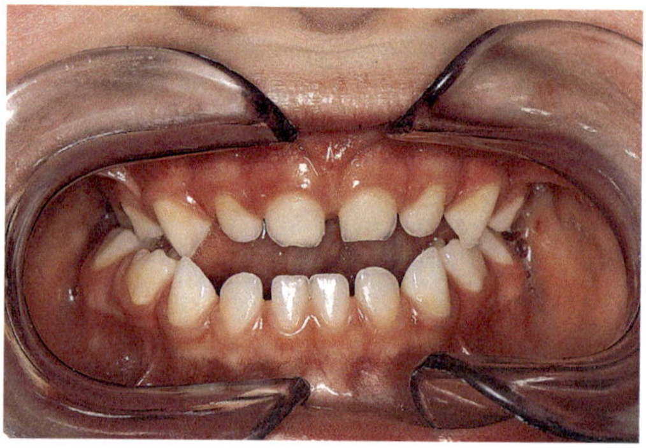

Abb. 6-7 Varianten der intraoralen Frühsymptomatik bei Klasse III.

a) Rechtsseitiger Kreuzbiss mit Laterognathie nach rechts und frontal offenem Biss bei echter Progenie mit positiver Familienanamnese bei einer Vierjährigen.

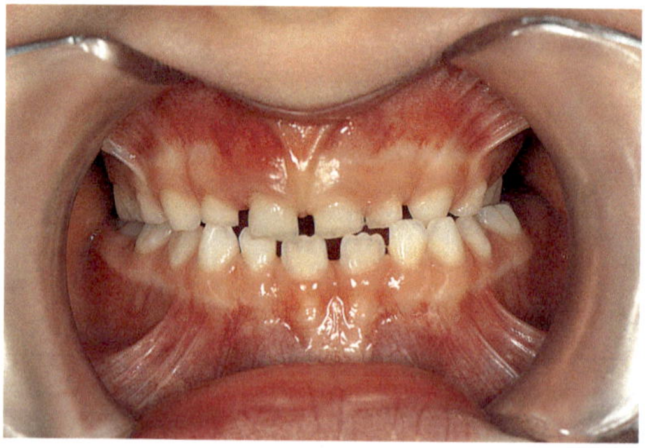

Abb. 6-7 b) Linksseitiger Kreuzbiss mit Mittellinienverschiebung nach links im sehr frühen Wechselgebiss bei vertikalem Kopfbiss.

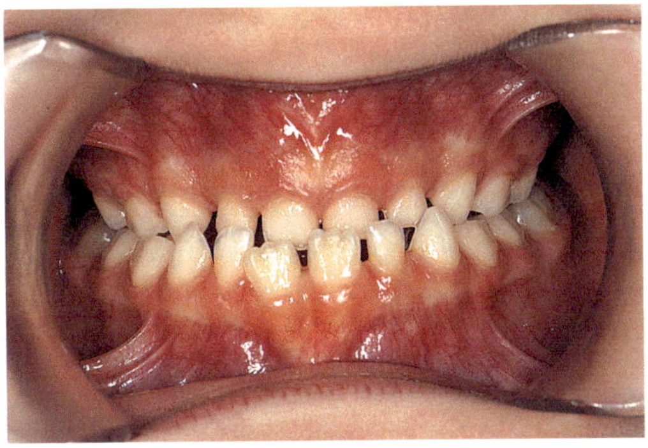

Abb. 6-7 c) Frontaler Kreuzbiss mit Zwangsbisskomponente bei nicht abradierten unteren Milcheckzähnen und Tiefbiss im frühen Wechselgebiss.

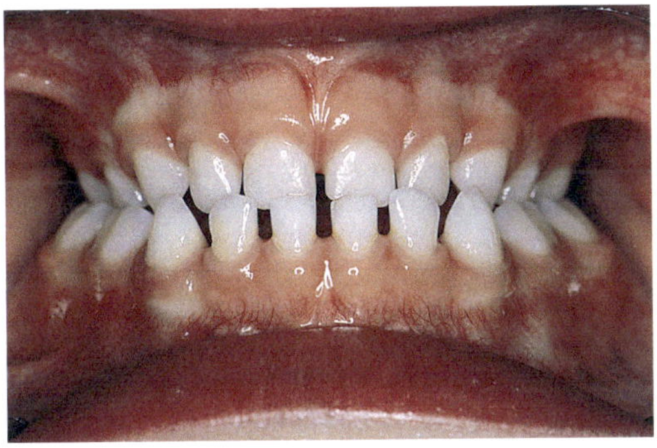

Abb. 6-7 d) Zirkulärer Kreuzbiss im Milchgebiss bei positiver Familienanamnese.

Die Pseudoprogenie kann hereditär oder exogen bedingt sein. Zu den exogenen oder erworbenen Ursachen zählen frühzeitiger traumatischer Zahnverlust, traumatische Verformung des Oberkiefers und postoperative Narbenzüge bei Patienten mit Lippen-Kiefer-Gaumenspalten.

Der **progene Zwangsbiss** aufgrund okklusaler Interferenzen, die zu einer Abweichung oder Zwangsführung des Unterkiefers in eine sagittale Vorschubstellung und häufig auch in eine laterale Fehlposition führen, kann durch eine fehlende Schneidezahnführung während des Zahnwechsels, persistierende Milchzähne und auch durch eine Schonhaltung nach Frontzahntrauma entstehen. Der progene Zwangsbiss tritt besonders bei mangelhaft abradierten Milchzähnen und temporär auftretenden Führungsflächen, wie wackelnden Milchzähnen und/oder frakturierten Zähnen auf. Die progene Zwangsbisssituation kann einzelne Incisivi, die gesamte Front, aber auch beide Zahnbögen, wie beim zirkulären Kreuzbiss betreffen. Wenn der progene Zwangsbiss über längere Zeit bestehen bleibt, kann eine Wachstumshemmung des Oberkiefers und ungehemmte Entwicklung des Unterkiefers im Sinn einer Pseudo- und echten Progenie resultieren. Daher ist das Behandlungsziel zur Beseitigung der Zwangsbisssituation, die Einstellung einer korrekten sagittalen und transversalen Okklusionsbeziehung, die durch Protrusion der oberen und/oder Retrusion der unteren Incisivi, Einschleifen von Milchzähnen, ggf. auch deren Extraktion und transversale Erweiterung des Oberkiefers zu erreichen ist.

Bei der frühen Klasse-III-Behandlung im Milch- und Wechselgebiss ist das **übergeordnete Behandlungsziel** die orthopädische Beeinflussung der Lagebeziehung zwischen Ober- und Unterkiefer zur Vermeidung einer konsekutiven Wachstumshemmung des Oberkiefers. Die apparative kieferorthopädische Frühbehandlung beim progenen Formenkreis kann immer dann begonnen werden, wenn der ausreichend kooperative Patient eine adäquate Verankerungssituation im Oberkiefer bietet. Trotz zahlreicher unterschiedlicher Zeitangaben für den apparativen Therapiebeginn bei Klasse III gilt, je früher desto besser. Wenn die zu erwartende Compliance und die Verankerungssituation es zulassen, sollte der unvermeidliche Circulus vitiosus der primären oder sekundären Oberkieferwachstumshemmung und ungestörten Unterkieferentwicklung durch geeignete Maßnahmen unterbrochen werden.

Ein **klassischer Therapieansatz** hierzu ist die skelettale Erweiterung des Oberkiefers durch eine langsame Gaumennahterweiterung mittels festsitzender oder herausnehmbarer Geräte (Abb. 6-8a bis c) und anschließende Ventralentwicklung des Oberkiefers mit dem Ziel der Verlängerung der Oberkieferbasis und der Verlagerung des Oberkiefers, um so sekundär den Unterkiefer durch Einstellung einer ausreichenden sagittalen und vertikalen Schneidezahnbeziehung im transversalen und sagittalen Wachstum zu zügeln. Apparativ können diese Therapieziele mittels Gaumennahterweiterungsapparatur, Oberkieferaufbissplatte und anschließende Maskentherapie (Grummonsmaske) umgesetzt werden. Zur Zentrierung eines bei unilateralem Kreuzbiss verschobenen Unterkiefers dienen funktionskieferorthopädische Geräte, welche außerdem nach erfolgreicher Kreuzbissüberstellung und Mitteneinstellung die Kieferbreite und -länge retinieren.

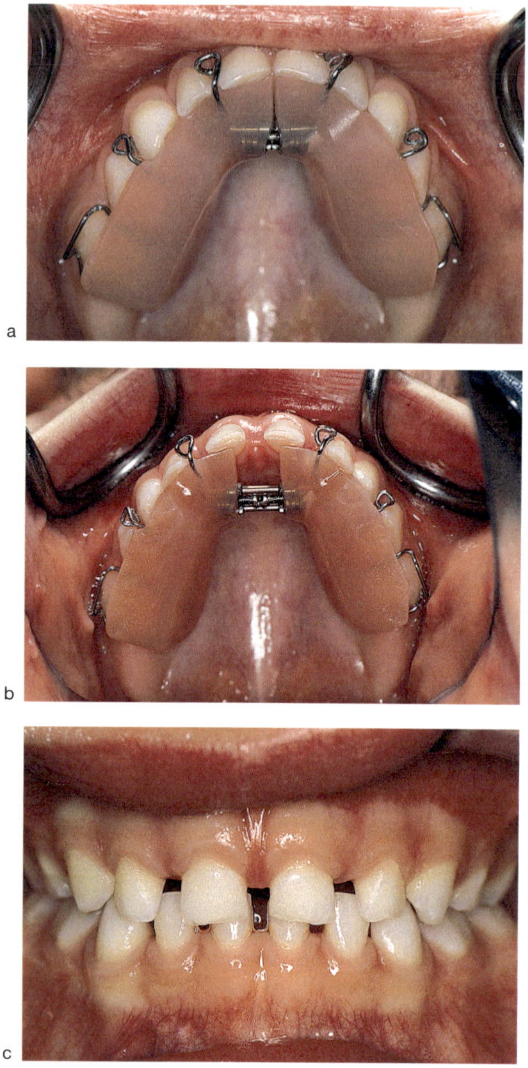

Abb. 6-8 a) Beginn der Überstellung des zirkulären Kreuzbisses der Patientin aus Abb. 6-7d mittels Oberkieferaufbissplatte, b) während und c) nach der transversalen Erweiterung.

6.4 Angeborene und erworbene Störungen während der Zahnentwicklung und des Zahnwechsels

6.4.1 Frontzahntrauma und kariesbedingter früher Milchfrontzahnverlust

Zu den erworbenen Störungen des Zahnwechsels gehört der traumatisch verletzte oder luxierte Schneidezahn.

Nach Möglichkeit sollte ein Traumazahn als natürlicher Lückenhalter erhalten werden.

Eine Ausnahme stellen die wenigen Fälle dar, bei denen aufgrund eines krassen Missverhältnisses zwischen Zahn- und Kiefergröße bei vertikalem Wachstum und für einen Lückenschluss günstiger Okklusion (singulärer Antagonismus) ein kieferorthopädischer Lückenschluss angestrebt wird. Bei allen anderen Patienten sollten verletzte Zähne konservierend und evtl. endodontisch versorgt und unter regelmäßiger klinischer und röntgenologischer Verlaufskontrolle so lange wie möglich erhalten werden.

Wenn jedoch totalluxierte Zähne erfolglos replantiert oder aus bestimmtem Gründen nicht replantiert werden können, ist auf jeden Fall eine „Kinderprothese" angezeigt. Dies gilt ebenso bei Verlust von nicht erhaltungswürdigen Milchfrontzähnen bei kariöser Zerstörung. Die provisorische Versorgung kann mit aktiver Platte mit Ersatzzahn und Schraube zur transversalen und sagittalen Nachentwicklung erfolgen.

Bei frühem einseitigem Verlust von Milchschneidezähnen besteht in der Regel keine Gefahr der Mittenüberwanderung der Nachbarzähne, viele andere Gründe sprechen jedoch für einen temporären Zahnersatz:

- fehlende Funktion
- Inaktivitätsatrophie des Alveolarfortsatzes
- Hemmung des Oberkieferwachstums
- Artikulationsstörungen
- sekundäre Zungendysfunktion
- und greisenhaftes Aussehen.

6.4.2 Zahnüber-/-unterzahl

Bei **unechter Zahnüberzahl** durch Milchzahnwurzelresorptionsstörung und -persistenz mit konsekutivem Palatinaldurchbruch oberer oder Lingualdurchbruch unterer Incisivi ist zunächst die Entfernung der persistierenden Zähne und anschließend meistens eine nicht apparative Überwachung des Zahnwechsels angezeigt (Abb. 6-9a bis c).

Durch **überzählige Zahngebilde** (Mesiodens, Zapfenzahn, Odontom) retinierte Incisivi müssen nach Entfernung des Störfaktors und Freilegung meistens aktiv eingeordnet werden. Der Bereich zwischen den oberen mittleren Inzisiven stellt für solche Probleme eine Prädilektionsstelle dar. Wegen der Gefahr der Wurzelschädigung bei noch nicht ausreichendem Wurzelwachstum bei ungünstiger Position des zu entfernenden Zahnes muss nicht selten zugewartet werden (Abb. 6-10).

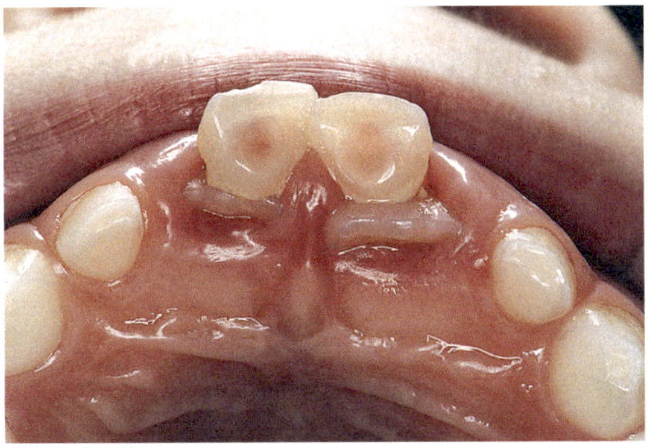
a

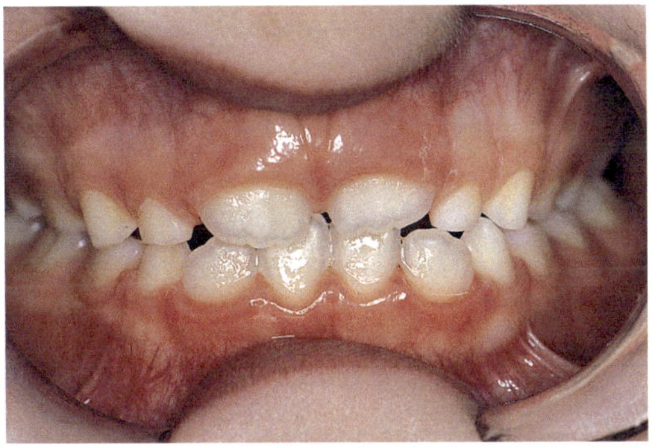
b

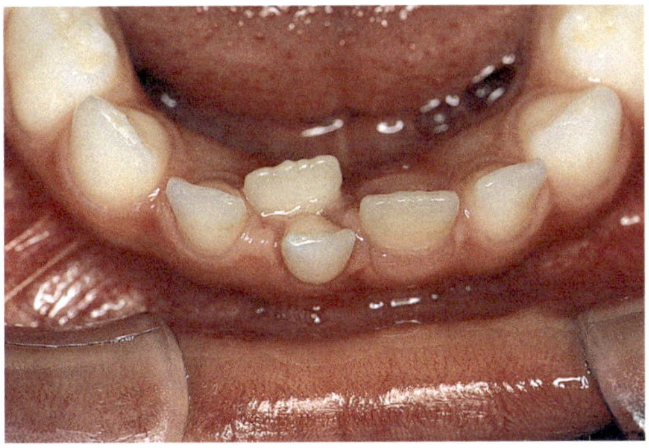
c

Abb. 6-9 a) Palatinaldurchbruch der mittleren Incisivi bei Persistenz der Milchvorgänger und Kreuzbissgefahr, b) Spontanbewegung und -durchbruch nach labial nach Entfernung der Milchzähne, c) Lingualdurchbruch von 41 bei Persistenz von 81.

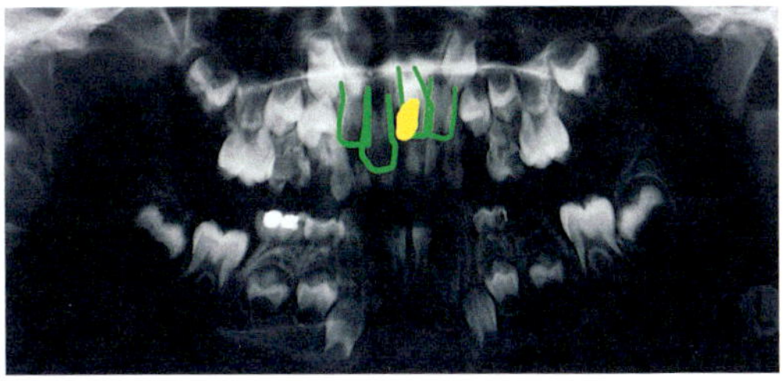

Abb. 6-10 Mesiodens, der zum asymmetrischen Durchbruchsstand der linken Schneidezähne im Oberkiefer geführt hat. Bei Belassen des Mesiodens ist eine Verlagerung und Retention zu erwarten.

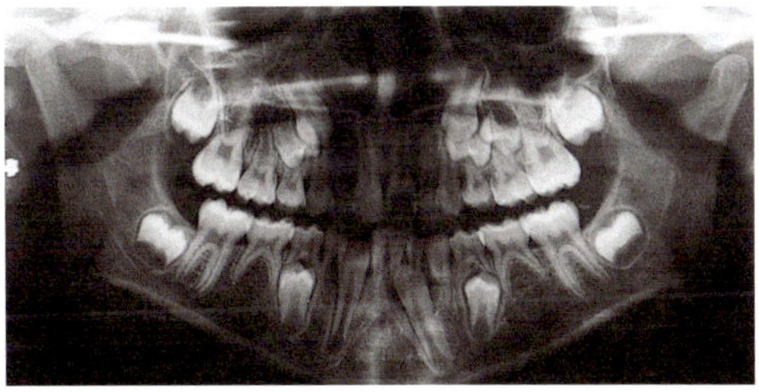

Abb. 6-11 a) Nichtanlage aller unteren Incisivi und der zweiten Prämolaren sowie der oberen seitlichen Schneidezähne und des Zahnes 15. Wegen der zystischen Aufhellung wurden die unteren Milchincisivi entfernt und ein Teillückenschluss durch die Eckzähne eingeleitet.

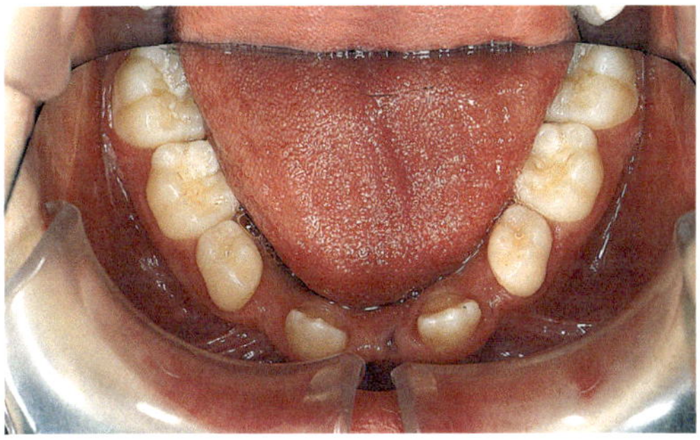

b) Während des Eckzahndurchbruchs in regio 32 und 42 wird die Lücke für 31 und 41 mit herausnehmbarem Lückenhalter offen gehalten.

Bei **Zahnunterzahl** steht frühzeitig nach der ersten Röntgendiagnostik eine Vorabentscheidung bezüglich der Art des zukünftigen Lückenschlusses an. Langfristig zu erhaltende Milchzähne müssen konservierend versorgt, der Durchbruch bleibender Zähne durch gezielte Milchzahnextraktion gelenkt bzw. Pfeilerzähne sinnvoll „verteilt" und positioniert werden (Abb. 6-11a und b). Zum Funktionserhalt dient auch eine Kinderprothese oder aktive Platte mit Ersatzzähnen.

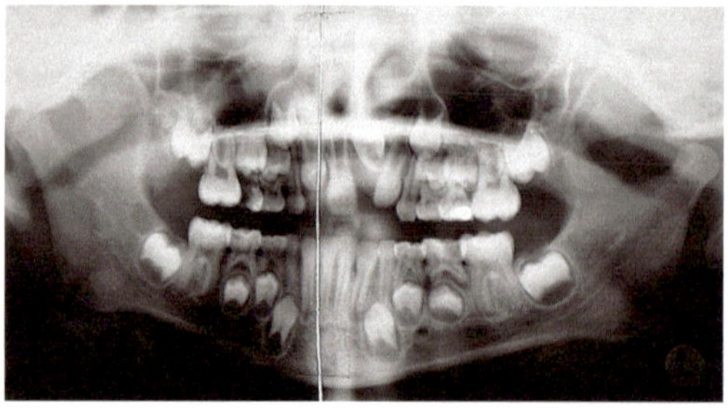
a

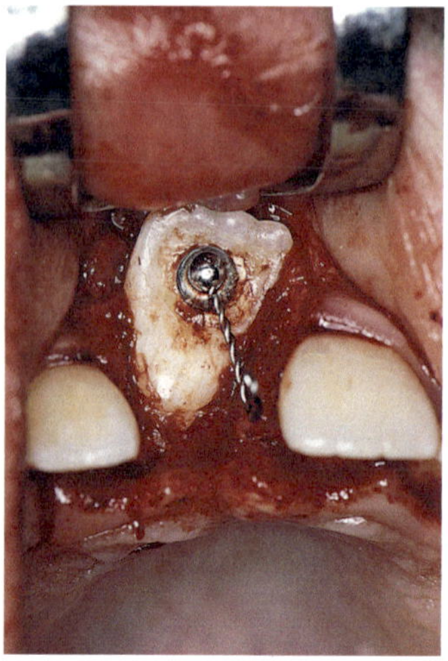
b

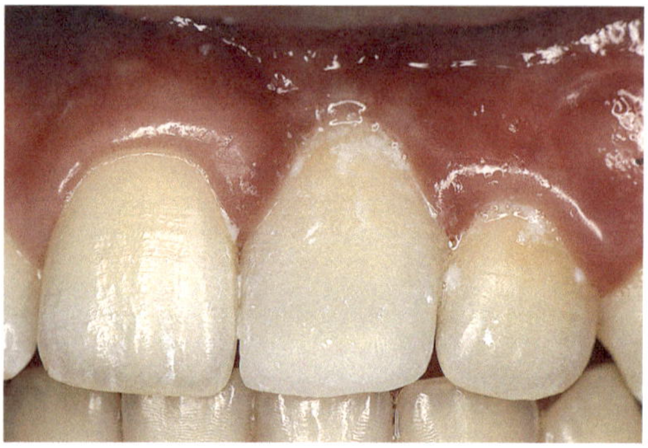
c

Abb. 6-12 a) Verdacht auf Dilazeration von 21 bei einem achtjährigen Patienten.

b) Intra operationem wurde die Palatinalfläche mit einem Attachment versehen, um den Zahn zunächst aufzurichten.

c) Nach vollständiger Einordnung bestand eine Längendifferenz von 2 mm, die durch einen Kunststoffaufbau ausgeglichen wurde.

6.4.3 Zahnformanomalie

Bei einer den natürlichen Zahndurchbruch behindernden **Wurzelabknickung** muss röntgenologisch und intra operationem die Einordnungsfähigkeit des betroffenen meist mittleren oberen Schneidezahnes überprüft werden.

Die Diagnose ist nach Verdachtsdiagnose auf dem OPG und/oder einem Zahnfilm mittels Fernröntgenseitenbild oder transversaler Schichtaufnahme zu verifizieren.

Bei diesen sog. Sichelzähnen (Dilazeration) liegt der Knick in Höhe des Zahnhalses und die gegenüber der Krone nach vestibulär abgebogene Wurzel pflegt korrekt zu stehen. Die Krone würde bei spontanem Durchbruch vestibulär durchbrechen (Abb. 6-12a bis c).

6.4.4 Frühe Störungen im Bereich der Stützzone und der Sechsjahrmolaren

Bei **unterminierender Resorption** des zweiten Milchmolaren durch den zu weit mesial angulierten und daher durchbruchsbehinderten Sechsjahrmolaren ermöglicht die rechtzeitige Milchzahnentfernung den Durchbruch des Sechsjahrmolaren. Die anschließende Lückenöffnung mit Oberkieferplatte und Distalschraube dient der Platzbeschaffung für den zweiten Prämolaren (Abb. 6-13a bis e). Bei adäquater Mundhygiene kann die geöffnete Lücke mit einem festsitzenden vorgefertigten oder individuell angepassten Lückenhalter gehalten werden.

Alternativ kann der „verhakte" Sechsjahrmolar nach distal aufgerichtet werden. Voraussetzung sind eine akzeptable Verankerung der Platte und eine adäquate Compliance des Patienten.

Bei **ausbleibendem Durchbruch der Sechsjahrmolaren** und/oder seitlich offenem Biss durch Infraokklusion eines oder beider Seitenzahnsegmente kommen ätiologisch eine idiopathische Stagnation des Alveolarfortsatzwachstums oder Durchbruchshemmung aufgrund von Dysfunktionen (Zungen- und/oder Wangeneinlagerung) in Frage. Therapeutisch stehen die Freilegung der betroffenen Zähne und aktive Einordnung mittels Apparaturen, die Stimulation des Alveolarfortsatzwachstums und die Abschirmung der Weichteile zur Auswahl.

Auch bei nicht zu verhinderndem **frühzeitigen Milchzahnverlust** durch kariöse Zerstörung ist insbesondere im Oberkiefer wegen der sofortigen Aufwanderungsgefahr der Molaren ein Lückenhalter indiziert. Im Unterkiefer hängt die Notwendigkeit für einen Lückenhalter von der Okklusion ab. Manchmal verhindert eine alternierende Verzahnung die Mesialwanderung (Oberkiefer) oder -kippung (Unterkiefer) der Molaren.

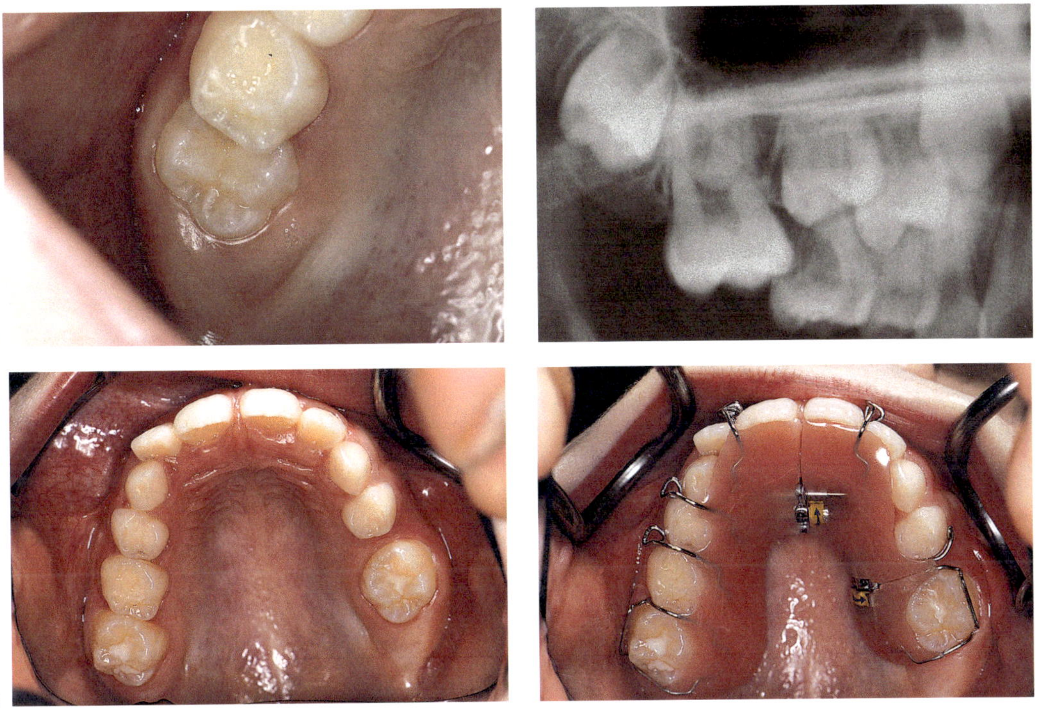

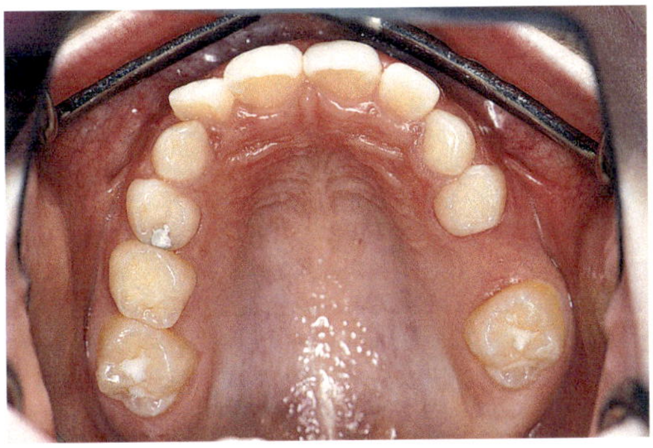

Abb. 6-13 Unterminierende Resorption des Zahnes 65 durch 26 (a), Mesialangulation des Sechsjahrmolaren mit deutlicher Resorption des Milchmolaren (b). Nach Entfernung von 65 (c), wurde die eingeengte Lücke für 25 mittels Oberkieferplatte und Distalschraube geöffnet (d). Nach erfolgreicher Distalisation (e).

6.4.5 Missverhältnis zwischen Zahn- und Kiefergröße

Eine zwar invasive, aber nicht apparative Maßnahme ist die frühe bzw. rechtzeitige Entfernung der Milcheckzähne bei ausgeprägtem Missverhältnis zwischen Zahn- und Kiefergröße. Sie dient der spontanen Harmonisierung der Schneidezahnstellung und ist meist im Sinn der **Serien- oder Reihenextraktion** die Einleitung zu einer Extraktionstherapie. Diese Maßnahme ist nicht unumstritten, da die Entfernung von Zähnen zwangsläufig auch eine funktions- und somit auch wachstumsreduzierende Komponente hat. Daher sollte ihre Indikation unter Berücksichtigung aller Faktoren, die für und gegen Extraktion sprechen, gestellt werden.

Insbesondere ist sie dann indiziert, wenn beim apikalen Engstand mit Wurzelkonvergenz die Gefahr der Resorption der seitlichen Wurzelanteile der lateralen Incisivi durch die durchbrechenden Eckzähne besteht. In solchen Fällen führt die früh- und rechtzeitige Milchzahnentfernung zum früheren Prämolarendurchbruch und die Extraktionsentscheidung für die ersten Prämolaren kann früher getroffen werden, sodass die Resorptionsgefahr reduziert wird.

Die frühe Einleitung einer Serienextraktion sollte die sog. Anatomielogik nicht verletzen, d.h. bei skelettaler Klasse II durch Unterkieferrücklage sowie -verkürzung, sollte sie nicht nur im bereits wachstumsdefizitären Unterkiefer durchgeführt werden. In Analogie sollte bei Klasse-III-Tendenz der Oberkiefer möglichst keine frühe Schwächung durch Zahnentfernung erfahren.

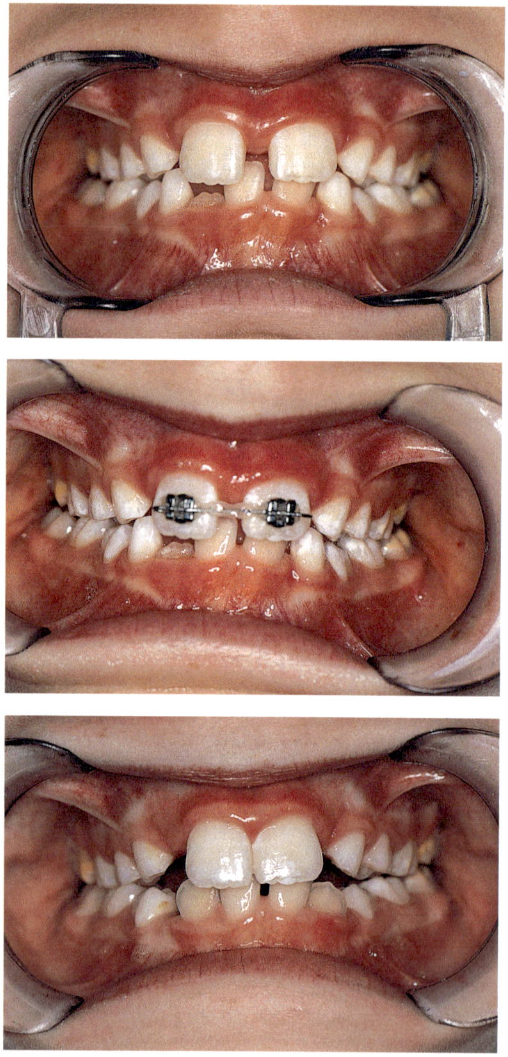

a

b

c

Abb. 6-14 a) Breites Diastema mit Platzverlust für die seitlichen Incisivi.

b) Lückenschluss mittels Teilbogen.

c) Zur Retention wurde eine Oberkieferplatte getragen.

Bei krassem Missverhältnis kann auch schon die Entfernung der seitlichen Milchschneidezähne notwendig sein.

Eine besondere Situation, die nicht selten im Zusammenhang mit dem Größenmissverhältnis zwischen Zähnen und Kiefer auftritt, ist das **Diastema mediale.** Normalerweise sollte der natürliche Mesialdruck der durchbrechenden seitlichen Schneidezähne und der Eckzähne zu einem Spontanschluss führen. Wenn aber die seitlichen Incisivi durch einen Fastplatzverlust nicht durchbrechen können, kann sogar die Extraktion von Milchschneide- und Eckzähnen notwendig sein. Hinzu kommt häufig noch ein persistierendes **Frenulum tectolabiale,** das den Spontanlückenschluss erheblich behindern kann. Das Lippenbändchen sollte dann exzidiert werden. Wenn trotz der genannten Maßnahmen ein Spontanlückenschluss nicht erfolgt, kann ausnahmsweise auch der apparative Diastemaschluss indiziert sein (Abb. 6-14a bis c). Dieser kann bei exzellenter Mundhygiene mit einem Teilbogen erfolgen. Wichtig ist hierbei, dass die mittleren Schneidezähne nicht gekippt, sondern körperlich bewegt werden.

6.5 Orofaziale Dyskinesien und klassische – auch dysfunktionell bedingte – Anomalien

Als orofaziale Dyskinesie bezeichnet man eine Fehlfunktion der stomatognathen Muskulatur, der ein unwillkürlich ablaufendes Reflexmuster zugrunde liegt. Ätiologisch werden alle Dyskinesien in primäre, d.h. verursachende und sekundäre, d.h. adaptive Fehlfunktionen unterteilt. Eine **primäre Fehlfunktion** ist der Grund für eine Gebissanomalie, die Therapie zielt hier auf die Beseitigung des Habits ab. Eine **sekundäre Dyskinesie** kann als Anpassungserscheinung an eine schon vorhandene, skelettale oder dentoalveoläre Anomalie betrachtet werden. Durch die Behandlung der morphologischen Abweichung kann eine Normalisierung der Funktion eintreten. Zu den orofazialen Dyskinesien zählen:

- viszerales Schluckmuster und Zungenpressen
- Wangensaugen und -beißen
- Mundatmung
- Lippensaugen und Lippenpressen
- Mentalis- und Lutschhabit.

Die professionelle Beseitigung von Fehlfunktionen ermöglicht bei guter Compliance eine dentoalveoläre und skelettale Spontankorrektur. Bei Persistenz können Geräte wie Mundvorhofplatte oder Abschirmgeräte unterstützend zum Erfolg führen.

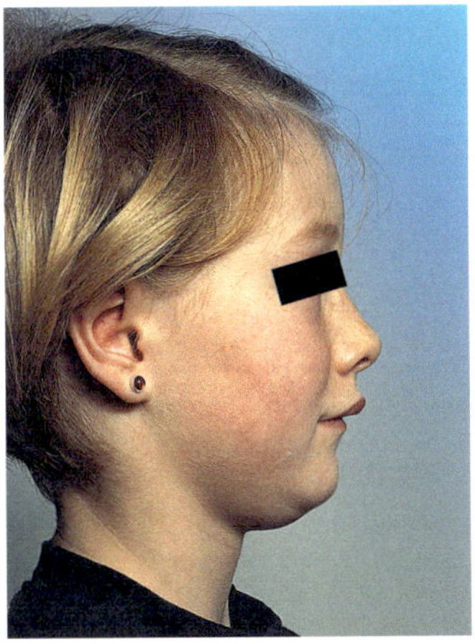
a

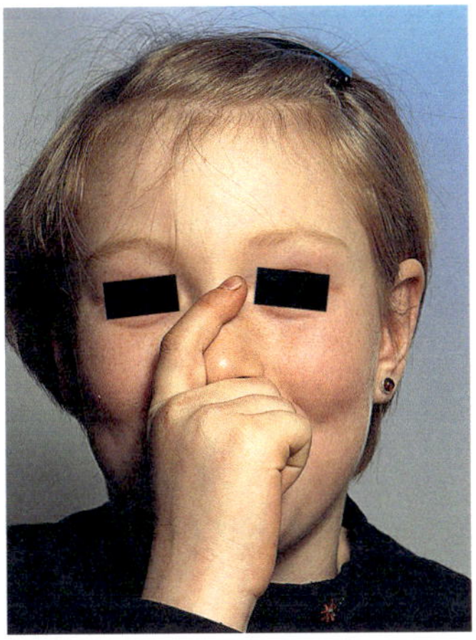
b

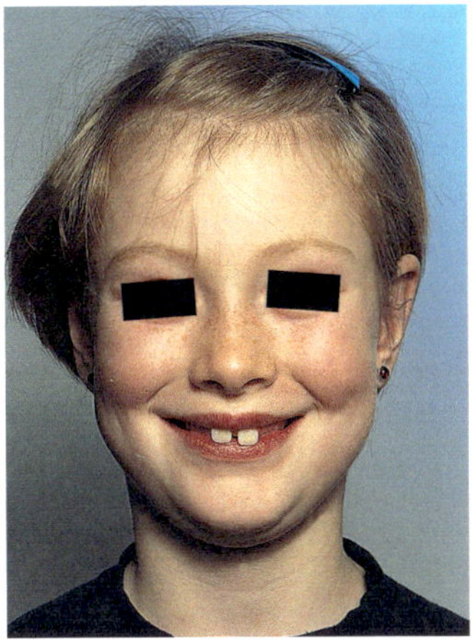
c

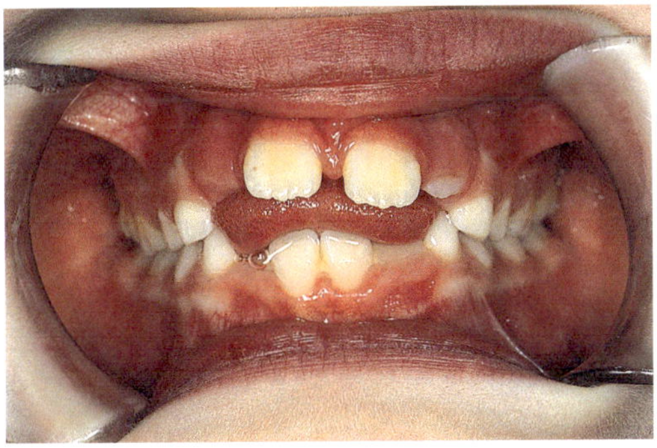
d

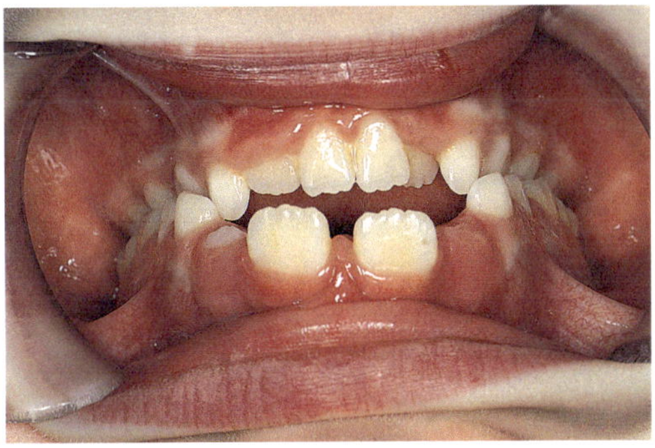
e

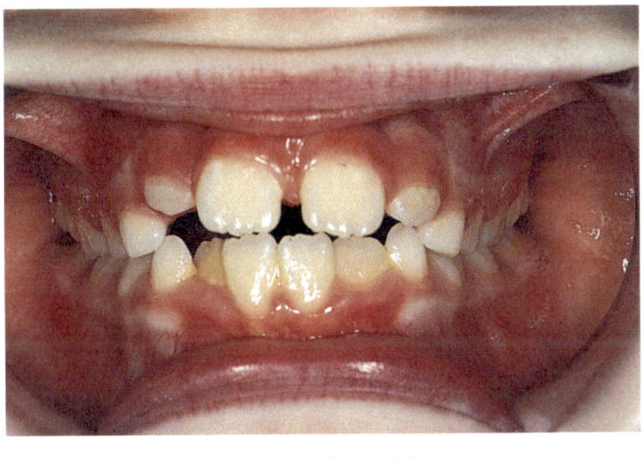
f

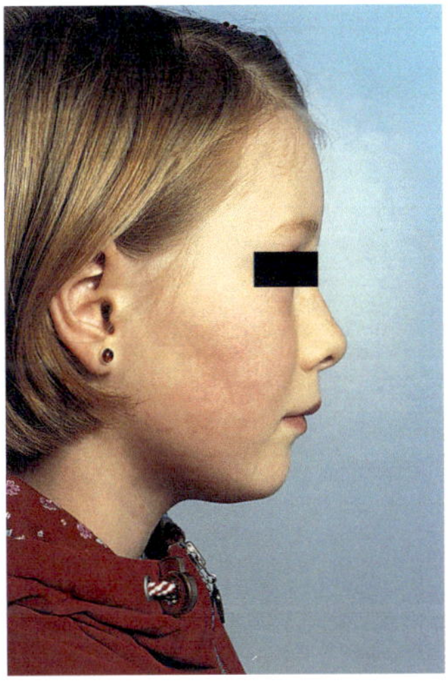
g

Abb. 6-15 a) Fliehendes Profil mit inkompetentem Lippenschluss bei protrusionsbedingter Vorwölbung der Oberlippe.

b) Lutschhabit.

c) Lippensaugen mit Abstützung der lückig protrudierten mittleren oberen Incisivi auf der Unterlippe.

d) Zungenpressen.

e) Asymmetrisch frontal offener Biss und vergrößerter Overjet.

f) Spontaner Bissschluss nach Reduktion des Lutschens und Mundschlusstraining.

g) Deutliche Profilverbesserung nach vier Monaten.

6.5.1 Klasse-II/1-Anomalie

Bei der hereditär und/oder exogen bedingten Klasse II/1 (Distalbiss und Protrusion der oberen Incisivi) besteht die Indikation zur Frühbehandlung bei starkem Ausprägungsgrad mit Gefahr eines Frontzahntraumas und dysfunktionell bedingter Progredienz.

Der typisch dysfunktionell überlagerte Klasse-II/1-Patient ist durch eine **multikausale Symptomatik** gekennzeichnet (Abb. 6-15a bis g):

- Mundatmung mit habituell offener Mundhaltung, inkompetentem Lippenschluss und meist Lippensaugen
- Mentalisverspannung und -dysfunktion
- viszerales Schluckmuster und Zungenpressen sowie Sigmatismus
- häufig Lutschhabit.

a

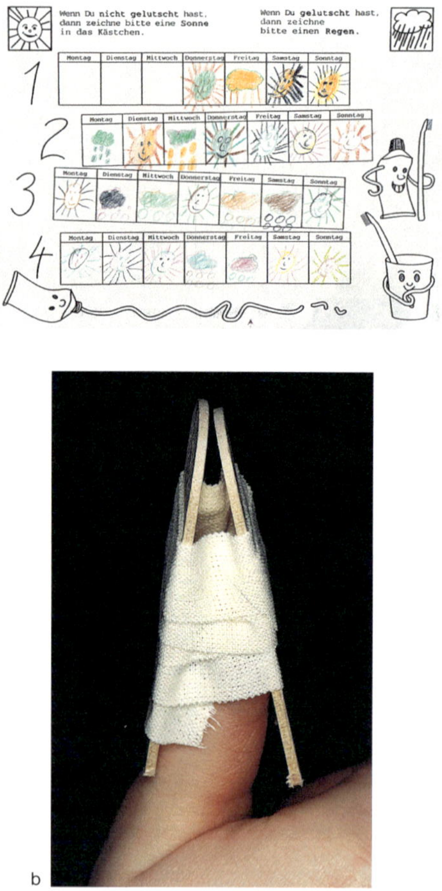

b

Abb. 6-16 Antilutschkarte (a) und Daumengarage (b).

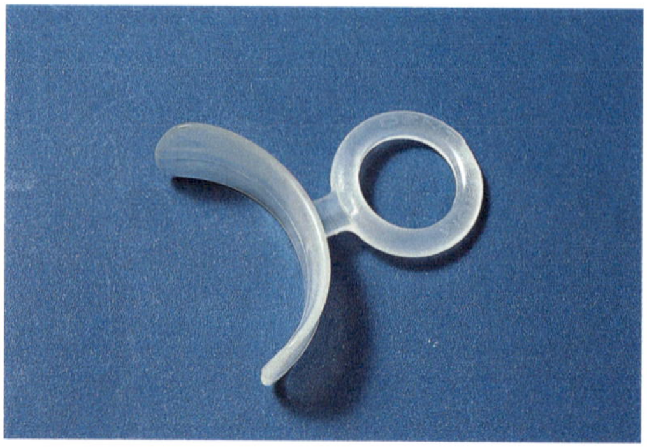

Abb. 6-17 Mundvorhofplatte.

Nicht apparativ stehen zur Normalisierung von Funktion und Morphologie die Antilutschkarte, die Daumengarage, die Muskelfunktionstherapie und mentale Überzeugung von Patient und Eltern zur Verfügung (Abb. 6-16a und b).

Apparativ können bei schwieriger Reaktionslage Mundvorhofplatte, Abschirmgeräte wie FKO-Varianten und Platten mit Zungengitter unterstützen (Abb. 6-17).

Es gilt grundsätzlich der therapeutische Leitsatz, dass ohne Normalisierung der Funktion keine dauerhafte Formveränderung gelingt.

Gravierend ist insbesondere die Gefahr der Wurzelresorption bei Jiggling-Bewegungen durch persistierende Habits und apparative Zahnbewegungen in die therapeutische Richtung, z.B. Retrusion der oberen Incisivi ohne Abgewöhnung der Lutsch- und Lippensauggewohnheit. Das Beispiel der zu Behandlungsbeginn siebenjährigen Patientin mit extremer orofazialer Dyskinesie und den typischen Zahn- und Kieferfehlstellungen zeigt im Therapieverlauf über 1,5 Jahre eine wesentliche funktionelle und morphologische Harmonisierung mit „kleinen" Maßnahmen über einen überschaubaren Zeitraum. Danach wird die Patientin nicht-apparativ überwacht.

6.5.2 Offener Biss

Beim offenen Biss spielen unabhängig von skelettalen Ursachen die Varianten aller Zungendysfunktionen eine wesentliche kausale Rolle. Die Aufgabe der Früherkennung und -therapie besteht in der Bewusstmachung der Zusammenhänge zwischen zungen- und/oder lutschbedingt offenem Biss und Zahn- und Kieferfehlstellung. Lutschkörper können zur Protrusion der oberen Incisivi und Retrusion der unteren Schneidezähne mit sagittaler Verlängerung des oberen und Verkürzung des unteren Zahnbogens sowie vertikaler Verkürzung des oberen und unteren Kiefers führen. Häufig sind die Konsequenzen asymmetrischer Art, im Gegensatz zum Zungenhabit, das – frontal ausgeübt – symmetrisch stattfindet und bei Klasse II meist zu bialveolärer Protrusion und lückiger Zahnstellung und bei Klasse III zur isolierten Protrusion und Lückenbildung in der unteren Front führt.

Therapie der Wahl sind Muskelfunktionstherapie, Abschirmgeräte und Memory-Punkte zum „Selbsttraining".

6.6 Fazit

Kieferorthopädische Prophylaxe und Frühbehandlung haben zum Ziel, progrediente Entwicklungen zu unterbrechen und mittels Normalisierung von Funktion und Form eine „normale" Gebissentwicklung und Kieferlagebeziehung zu etablieren. Die beschriebene, oft intensive, Therapie (24-Stunden-Tragezeit, oder optisch und funktionell störende Gesichtsmaske) wird vom Kindergarten-, Vorschul- und Grundschulkind in der Regel sehr gut akzeptiert und die Tragemoral ist optimal. Voraussetzung dafür ist, dass Eltern, Zahnarzt und alle involvierten Disziplinen (Kinderarzt, HNO-Arzt, Logopäde) mit dem Kieferorthopäden kooperieren.

Literatur

[1] Arvystas, M. G.: The rationale for early orthodontic treatment. Am J Orthod Dentofac Orthop 113, 15 (1998).

[2] Baccetti, T., Tollaro, I.: A retrospective comparison of functional appliance treatment of class III malocclusions in the deciduous and mixed dentition. Europ J Orthod 20, 309 (1998).

[3] Baccetti, T., McGill, J. S., Franchi, L., McNamara Jr., J. A., Tollaro, I.: Skeletal effects of early treatment of class III malocclusion with maxillary expansion and face-mask therapy. Am J Orthod Dentofac Orthop 113, 333 (1998).

[4] Baccetti, T., Franchi, L., McNamara Jr., J. A.: Thin-plate spline analysis of treatment effects of rapid maxillary expansion and face mask therapy in early class III malocclusions. Eur J Orthod 21, 275 (1999).

[5] Bacetti, T., Franchi, L., McNamara Jr., J.A.: Treatment and posttreatment craniofacial changes after rapid maxillary expansion and facemask therapy. Am J Orthod Dentofac Orthop 118, 404 (2000).

[6] Behlfelt, K., Linder-Aronson, S.: Große Tonsillen und deren Einfluß auf die Kopf- und Zungenhaltung. Fortschr Kieferorthop 49, 476 (1988).

[7] Bishara, S. E., Justus, R., Graber, T. M.: Proceedings of the workshop discussions on early treament. Am J Orthod Dentofac Orthop 113, 5 (1998).

[8] Bolton, M.: Orofaziale Muskelfunktion: Günstiger oder ungünstiger Umweltfaktor für das Gebiß? Kieferorthop 11, 264 (1997).

[9] Chong, Y. H., Ive, J. C., Årtun, J.: Changes following the use of protraction headgear for early correction of class III malocclusion. Angle Orthodont 5, 351 (1996).

[10] da Silva Filho, O. G., Magro, A. C., Capelozza Filho, L.: Early treatment of the class III malocclusion with rapid maxillary expansion and maxillary protraction. Am J Orthod Dentofac Orthop 113, 196 (1998).

[11] Deguchi, T., Kanomi, R., Ashizawa, Y., Rosenstein, S. W.: Very early face mask therapy in class III children. Angle Orthod 69, 349 (1999).

[12] Delaire, J.: Maxillary development revisited: relevance to the orthopaedic treatment of class III malocclusions. Eur J Orthod 19, 289 (1997).

[13] Deutsche Gesellschaft für Kieferorthopädie: Stellungnahme zum Thema Kieferorthopädische Frühbehandlung. J Orofac Orthop 57, 31 (1996).

[14] Droschl, H.: Prävention und interzeptive Kieferorthopädie. Z Stomatol 83, 39 (1986).

[15] Eismann, D.: Vorbeugende Bekämpfung der Gebißanomalien. in: Künzel, W., Toman, J.: Kinderstomatologie, Volk und Gesundheit (1984).

[16] Eismann, D., Reichert, M.: Das individuelle Überbißverhalten zwischen Milch- und bleibendem Gebiß. Fortschr Kieferorthop 51, 213 (1990).

[17] Estreia, F., Almerich, J., Gascon, F.: Interceptive correction of anterior crossbite. J Clin Ped Dent 15, 157 (1991).

[18] Fabac, E., Legouvic, U., Zupan, M.: Zusammenhang des Stillens mit dem Wachstum der orofazialen Region. Fortschr Kieferorthop 53, 187 (1992).

[19] Gallagher, R. W., Miranda, F., Buschang, P. H.: Maxillary protraction: Treatment and posttreatment effects. Am J Orthod Dentofac Orthop 113, 612 (1998).

[20] Gekkiow, G., Kaan, S.: Dentofacial orthopedic correction of maxillary retrusion with the protraction facemask – a literature review. Austral Orthod J 12, 143 (1996).

[21] Grabowski, R., Fischer, J., Nötzel, F.: Epidemiologie kieferorthopädischer und kinderzahnärztlicher Befunde im Milch- und frühen Wechselgebiß. 5. Jahrestagung der Gesellschaft für Kinderzahnheilkunde und Primärprophylaxe in der DGZMK Dresden (1998).

[22] Gu, Y., Rabie A. Bakr M., Hägg, U.: Treatment effects of simple fixed appliance and reverse headgear in correction of anterior crossbites. Am J Orthod Dentofac Orthop 117, 691 (2000).

[23] Gutowski-Hesedenz, M.: Gedanken zur Frühbehandlung. Fortschr Kieferorthop 42, 10 (1981).

[24] Harzer, W.: Normale und gestörte Gebißentwicklung bei 8700 Dresdner Schulkindern zwischen 6 und 16 Jahren – Schlußfolgerungen für den optimalen Zeitpunkt kieferorthopädischer Prävention und Therapie. 5. Jahrestagung der Gesellschaft für Kinderzahnheilkunde und Primärprophylaxe in der DGZMK Dresden 1998.

[25] Hensel, E., Hensel, S.: Nachuntersuchungen über vorzeitigen Milchzahnverlust in der Stützzone. Zahnärztl Welt/Reform 67, 364 (1966).

[26] Hensel, E., Hensel, S.: Probleme der kieferorthopädischen Prophylaxe. Zahnärztl Welt/Reform 68, 277 (1967).

[27] Hensel, E.: Untersuchungen zur Dysgnathieentwicklung von der ersten Dention zum Wechselgebiß. Fortschr Kieferorthop 52, 353 (1991).

[28] Hensel, E., Splieth, Ch.: Mundgesundheit bei 5- bis 6jährigen Kindern in Greifswald – gegenwärtiger Zustand und ableitbare Ansatzpunkte für die Gesundheitsförderung. Enviro Net, Greifswald 1995.

[29] Hensel, S.: Intraorale Untersuchungen über den Weichteilandruck im Seitenzahngebiet eugnather Gebisse. Nova acta Leopoldina NF 58, Nr. 262, 597 (1986).

[30] Hensel, S.: Kieferorthopädische Prophylaxe und Frühbehandlung. In: Kinderzahnheilkunde (PdZ spezial), Hrsg. J. Einwag und K. Pieper, Urban & Schwarzenberg, München–Wien–Baltimore 1997.

[31] Heintze, S. D., Finke, Ch., Jost-Brinkmann, P.-G., Miethke, R.-R.: Individualprophylaxe in der Kieferorthopädie. Quintessenz, Berlin–Chicago–London–Sao Paulo–Tokio 1992.

[32] Heyne, M., Fischer-Brandies, H., Stahl, A.: Prophylaxemaßnahmen der Kieferorthopäden in der Bundesrepublik Deutschland - eine Standortbestimmung. Fortschr Kieferorthop 47, 200 (1986).

[33] Hockel, J. L.: Crowding: Timing of treatment. Angle Orthodont 65, 84 (1995).

[34] Hotz, R.: Kieferorthopädie im Rahmen der Kinderzahnmedizin. in: Zahnmedizin bei Kindern und Jugendlichen. Thieme, Stuttgart–New York 1981.

[35] Kahl-Nieke, B.: Einführung in die Kieferorthopädie. 2. Aufl. Urban & Fischer, München–Jena 2001.

[36] Kamann, W., Gängler, P., Rezwani, T.: Zum Problem der Compliance bei der Betreuung der Gebißentwicklung. 5. Jahrestagung der Gesellschaft für Kinderzahnheilkunde und Primärprophylaxe in der DGZMK, Dresden 1998.

[37] Kim, J.-H., Viana, M. A. G., Graber, T. M., Omerza, F. F., BeGole, E. A.: The effectiveness of protraction face mask therapy: A meta-analysis. Am J Orthod Dentofac Orthop 115, 675 (1999).[38] Klink-Heckmann, U., Bredy, E.: Kieferorthopädie. 3. Aufl. Haug-Verlag, Leipzig-Heidelberg 1990.

[39] Klocke, A., Korbmacher, H., Kahl-Nieke, B.: Der Status der myofunktionellen Therapie im Rahmen der interdisziplinären Zusammenarbeit aus der Sicht des Muskelfunktionstherapeuten. Sprache Stimme Gehör 24, 38, (2000).

[40] Koch, G., Modéer, T., Poulsen, S., Rasmussen, P.: Kinderzahnheilkunde - ein klinisches Konzept. Quintessenz, Berlin–Chicago–London–Sao Paulo–Tokio 1994.

[41] Korbmacher, H., Kahl-Nieke, B., Schnabel, S.: Die kieferorthopädische Frühbehandlung in Deutschland bei Anomalien des progenen Formenkreises. Fortschr Kieferorthop 61, 168 (2000).

[42] Korbmacher, H., Kahl-Nieke, B.: Optimierung der interdisziplinären Zusammenarbeit bei Patienten mit orofazialen Dyskinesien. Fortschr Kieferorthop 62, 246 (2001).

[43] Kutin, G., Hawes, R. R.: Posterior cross-bites in the deciduous and mixed dentitions. Am J Orthod 56, 491 (1969).

[44] Macdonald, K. E., Kapust, A. J., Turley, P. K.: Cephalometric changes after the correction of class III malocclusion with maxillary expansion/facemask therapy. Am J Orthod Dentofac Orthop 116, 13 (1999).

[45] McNamara Jr., J.A.: An orthopedic approach to the treatment of class III malocclusion in young patients. JCO 9, 598 (1987).

[46] Merwin, D., Ngan, P., Hägg, U., Yiu, C., Wei S. H. Y.: Timing for effective application of anteriorly directed orthopedic force to the maxilla. Am J Orthod Dentofac Orthop 112, 292 (1997).

[47] Müßig, D.: Art und Häufigkeit von Kieferfehlbildungen sowie Funktionsstörungen im Milchgebiß. Fortschr Kieferorthop 52, 110 (1991).

[48] Ngan, P. W., Hägg, U, Yiu, C., Wei, S. H. Y.: Treatment response and long-term dentofacial adaptations to maxillary expansion and protraction. Semin Orthod 3, 255 (1997).

[49] Ngan, P. W., Yiu, C., Hägg, U., Wei, S. H. Y., Bowley, J.: Masticatory muscle pain before during, and after treatment with orthopedic protraction headgear: A pilot study. Angle Orthod 67, 433 (1997).

[50] Ngan, P., Yiu, C., Hu, A., Hägg, U, Wei, S. H. Y., Gunel, E.: Cephalometric and occlusal changes following maxillary expansion and protraction. Eur J Orthod 20, 237 (1998).

[51] Ngan, Yiu: Evaluation of treatment and posttreatment changes of protraction facemmask treatment using the PAR index. Am J Orthod Dentofac Orthop 118, 414 (2000).

[52] Pangrazio-Kulbersh, V., Berger, J., Kersten, G.: Effects of protraction mechanics on the midface. Am J Orthod Dentofac Orthop 114, 484 (1998).

[53] Proffit, W. R., Chapel, H., North, C.: Equilibrium theory revisted: factors influencing position of the teeth. Angle Orthodont 48, 175 (1978).

[54] Rakosi, Th.: Prophylaxe in der Kieferorthopädie beim Kleinkind. Zahnärztl Praxis 12, 442 (1990).

[55] Reinicke, C., Tränkmann, J., Obijou, N.: Die Auswirkung von Lippen- und Zungendyskinesien auf die Ausprägung von Dysgnathien. Kieferorthop 11, 191 (1997).

[56] Richter, M.: Kieferorthopädische Prophylaxe dentoalveolärer Dysgnathien. Z Stomatol 83, 49 (1986).

[57] Saadia, M., Torres, E.: Sagittal changes after maxillary protraction with expansion in class III patients in the primary, mixed, and late mixed dentitions: A longitudinal retrospective study. Am J Orthod Dentofac Orthop 117, 669 (2000).

[58] Sadowsky, P. L.: Craniofacial growth and the timing of treatment. Am J Orthod Dentofac Orthop 113, 19 (1998).

[59] Schmidt, R., Jonas, I.: KFO-Behandlung schon im Milchgebiß. Zahnärztl Mitt. 86, 58 (1996).

[60] Schopf, P.: Der Anteil exogener Faktoren an der Entstehung von Dysgnathien. Fortschr Kieferorthop 42, 19 (1981).

[61] Schopf, P.: Prophylaxe und Kieferorthopädie. In: Praxis der Zahnheilkunde Bd 12: Kieferorthopädie II, Hrsg. Horch, H.-H., Hupfauf, L., Ketterl, W., Schmuth, G., Urban & Schwarzenberg, München–Wien–Baltimore 1988.

[62] Schopf, P.: Prophylaxe und Kieferorthopädie. Deutscher Zahnärztekalender, Hanser, München–Wien 1991.

[63] Schwarze, C. W.: Behandlungsbeginn und Behandlungsdauer in der Kieferorthopädie. In: Praxis der Zahnheilkunde: Kieferorthopädie II. 4. Aufl. Hrsg. P. Diedrich, Urban & Fischer, München–Jena 2000.

[64] Steegmayer, G., Komposch, G.: Kieferorthopädische Frühbehandlung im Milchgebiß. Fortschr Kieferorthop 54, 172 (1993).

[65] Stellzig, A., Komposch, G.: Der richtige Zeitpunkt zur Einleitung einer kieferorthopädischen Therapie: Zahnärztl Mitt. 20, 48 (1993).

[66] Stöckli, P. W.: Begleitende Abklärungen und Interventionen während der Gebißentwicklung. In: Zahnmedizin bei Kindern und Jugendlichen. 3. Aufl., Thieme, Stuttgart–New York 1994.

[67] Sung, S. J., Baik, H. S.: Assessment of skeletal and dental changes by maxillary protraction. Am J Orthod Dentofac Orthop 114, 492 (1998).

[68] Taatz, H.: Kieferorthopädische Prophylaxe und Frühbehandlung. Barth, Leipzig 1976.

[69] Thilander, B., Wahlund, S., Lennartsson, B.: The effect of early interceptive treatment in children with posterior cross-bite. Eur J Orthod 6, 25 (1984).

[70] Tigges-Zuzok, C.: Zusammenfassender Bericht/Interdisziplinäre Studie zur Früherkennung von Zahnstellungs- und Kieferanomalien sowie Artikulationsstörungen bei drei- bis siebenjährigen Kindern von Berufsverband der Deutschen Kieferorthopäden e.V. (BDK), Kinder- und Jugendärzten der AOK Rheinland in Essen. Kinder- und Jugendarzt 12, 1212 (1999).

[71] Tollaro, I., Baccetti, T., Bassarelli, V., Franchi, L.: Class III malocclusion in the deciduous dentition: a morphological and correlation study. Eur J Orthod 16, 401 (1994).

[72] Tollaro, I., Baccetti, T., Franchi, L.: Craniofacial changes induced by early functional treatment of class III malocclusion. Am J Orthod Dentofac Orthop 109, 310 (1996).

[73] Tulloch, J. F. C., Phillips, C., Koch, G., Proffit, W. R.: The effect of early intervention on skeletal pattern in class II malocclusion: A randomized clinical trial. Am J Orthod Dentofac Orthop. 111, 391 (1997).

[74] Tulloch, J. F. C., Phillips, C., Proffit, W. R.: Benefit of early class II treatment: Progress report of a two-phase randomized clinical trial. Am J Orthod Dentofac Orthop 113, 62 (1998).

[75] Tulloch, J. F. C., Proffit, W. R., Phillips, C.: Influences on the outcome of early treatment for class II malocclusion. Am J Orthod Dentofac Orthop 111 , 533 (1997).

[76] Tung, A. W., Kiyak, H. A.: Psychological influences on the timing of orthodontic treatment. Am J Orthod Dentofac Orthop 113, 29 (1998).

[77] Turley, K. P., Nartallo-Turley, P. E.: Cephalometric effects of combined palatal expansion and facemask therapy on class III malocclusion. Angle Orthodont 3, 217 (1998).

[78] Vadiakas, G. P., Roberts, M. W.: Primary posterior crossbite: Diagnosis and treatment. J Clin Ped Dent16, 1 (1991).

[79] Varrela, J.: Early developmental traits in class II malocclusion. Acta Odontol Scand 56, 375 (1998).

[80] White, L.: Early orthodontic intervention. Am J Orthod Dentofac Orthop 113, 24 (1998).

[81] Wilhelm-Nold, I., Droschl, H.: Die Frühbehandlung der Progenie im Milchgebiß im Vergleich zur Behandlung im Wechselgebiß. Fortsch Kieferorthop 51, 165 (1990).

[82] Williams, M. D., Sarver, D. M., Sadowsky, P. L., Bradley, E.: Combined rapid maxillary expansion and protraction facemask in the treatment of class III malocclusions in growing children: A prospective long-term study. Semin Orthod 3, 265 (1997).

7 Prophylaxe

von Johannes Einwag

Inhaltsübersicht

7.1 Grundlagen der traditionellen Prophylaxe ... 82
7.1.1 Einleitung ... 82
7.1.2 Pädagogische Grundlagen ... 82
Wissensstand – Informationslücken ... 83
Wissen – Information(svermittlung) ... 83
Eigeninteresse des Patienten ... 84
Verhaltensänderung – Positives Verhalten ... 84
Verständnis, Begreifen ... 85
Annahme der Erfahrung ... 85
Compliance ... 85
Gruppenprophylaxe als Vorbedingung einer effizienten Individualprophylaxe ... 86
Schlussfolgerungen und praktische Konsequenzen ... 86
7.1.3 Fachliche Grundlagen der traditionellen Prophylaxe ... 86
Möglichkeiten und Grenzen der Ernährungslenkung ... 86
Mundhygiene ... 90
Regelmäßige Fluoridanwendung ... 95
Allgemeine Empfehlungen für eine praxisnahe Fluoridprophylaxe ... 99

7.2 Moderne Strategien der Kariesprävention ... 101
7.2.1 Grenzen der traditionellen Prophylaxe ... 101
7.2.2 Identifizierung von Patienten mit erhöhtem Kariesrisiko ... 101
Grundsätzliche Möglichkeiten ... 101
Klinische Relevanz verschiedener Methoden ... 103
Mikrobiologische Testverfahren ... 103
Speichelfließrate und Pufferkapazität ... 105
Die 24-h-Plaque-Akkumulationsrate (PFRI) ... 106
Zusammenfassung ... 106
7.2.3 Ätiologische Grundlagen ... 106
7.2.4 Kariesprophylaxe – ein aktuelles Konzept ... 108
Primär-Primär-Prävention ... 108
Primär-Prävention ... 108
Traditionelle Prophylaxe ... 109

7.3 Altersgruppengerechte Prophylaxe ... 109
7.3.1 Prophylaxe in der Schwangerschaft ... 109
Klinische und psychologische Ausgangssituation ... 109
Ziele der Betreuung in zahnmedizinischer und psychologischer Hinsicht ... 109
Konzepte der Diagnostik und Betreuung ... 110

7.3.2 Prophylaxe beim Kleinkind (0–3 Jahre) 112
Klinische und psychologische Ausgangssituation 112
Ziele der Betreuung in zahnmedizinischer und psychologischer Hinsicht 112
Konzepte der Diagnostik und Betreuung 113
7.3.3 Prophylaxe im Kindergartenalter (4–6 Jahre) 114
Klinische und psychologische Ausgangssituation 114
Ziele der Betreuung in zahnmedizinischer und psychologischer Hinsicht 114
Konzepte der Diagnostik und Betreuung 115
7.3.4 Prophylaxe bei Schulkindern (6–12 Jahre) 118
Klinische und psychologische Ausgangssituation 118
Ziele der Betreuung in zahnmedizinischer und psychologischer Hinsicht 119
Konzepte der Diagnostik und Betreuung 120

7.4 Literatur 122

7.1 Grundlagen der traditionellen Prophylaxe

7.1.1 Einleitung

„Karies ist vermeidbar!" die theoretischen Voraussetzungen hierfür sind seit langem bekannt und formuliert als die klassischen Säulen der Kariesprophylaxe:

> Zahngesunde Ernährung, effiziente Mundhygiene, regelmäßige Fluoridanwendung und Fissurenversiegelung.

In der Praxis ergeben sich jedoch bei der Umsetzung entsprechender Vorschläge mitunter erhebliche Probleme, da – mit Ausnahme der Fissurenversiegelung – die Qualität der erst genannten Maßnahmen und somit der Mundgesundheitszustand entscheidend von der Mitarbeit des Patienten, d. h. einer möglichst perfekten häuslichen Prophylaxe, abhängig ist. Aus diesem Grund werden Karies und Parodontalerkrankungen gelegentlich auch als **verhaltensbedingte Erkrankungen** bezeichnet. Ohne eine Korrektur des Faktors „Mensch" bzw. seines „zahnschädigenden Verhaltens" ist keine dauerhafte Verbesserung der individuellen Mundgesundheit zu erzielen [9, 15, 22, 39, 42, 57, 93].

7.1.2 Pädagogische Grundlagen

Einer jeden Umstellung menschlichen Verhaltens gehen umfangreiche sachliche und emotionale Entwicklungsprozesse voraus, insbesondere dann, wenn diese Umstellung erst im Erwachsenenalter vollzogen wird (Abb. 7-1).

Prinzipiell kann der Anstoß zu einer Verhaltensänderung dabei durch Zwang, Vorbilder oder Überzeugung bewirkt werden. Bezüglich einer Verhaltensänderung im Bereich der Mundhygiene scheidet Zwang natürlich aus.

> Vorbilder sind wichtig für die Vermittlung eines zahngesunden Verhaltens im Vor- und Grundschulalter, bei Jugendlichen und Erwachsenen wirkt lediglich die Überzeugung.

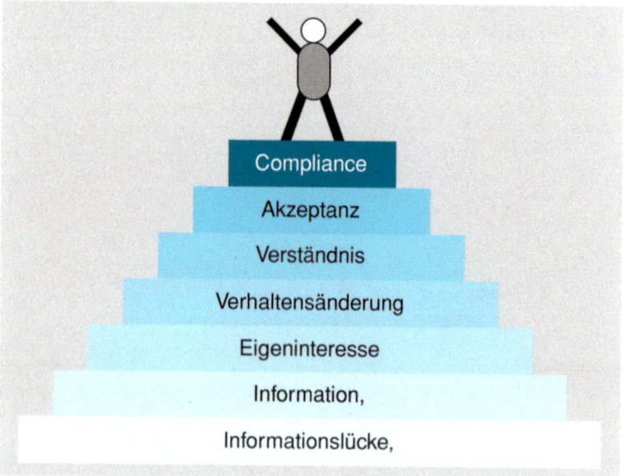

Abb. 7-1 Die verschiedenen Stufen auf dem Weg zu einer dauerhaften und effektiven Verhaltensänderung.

Überzeugung setzt jedoch Wissen, Problembewusstsein voraus, ein Mindestmaß an Basisinformationen, welches laut mehreren Untersuchungen aus der jüngsten Zeit nach wie vor nur unzureichend vorhanden ist.

Wissensstand – Informationslücken

Bei Befragungen von Schülern und Erwachsenen gaben weitaus mehr als die Hälfte der Interviewten falsche oder unzureichende Antworten zu den banalsten Fragen der Ernährungslenkung, Mundhygiene oder Fluoridierung. Es zeigte sich zudem, dass, wenn überhaupt Informationen vorhanden waren, diese nicht durch den Zahnarzt, die Krankenkassen oder Versicherungsträger, sondern im Wesentlichen durch Werbefunk und Werbefernsehen in das Bewusstsein der Bevölkerung eingebracht worden waren.

Angesichts eines derartigen Umfeldes verwundert es daher nicht, dass die subjektiven Einflussmöglichkeiten auf die eigene Zahngesundheit höchst unterschiedlich beurteilt werden. So glaubt beispielsweise nur jeder dritte Erwachsene, man könne sehr viel für die eigene Zahngesundheit tun, bei den Jugendlichen vertritt jeder zweite diese Meinung (Tab. 7-1).

Wissen – Information(svermittlung)

Das heißt konkret: Der größte Teil der Bevölkerung – insbesondere die Erwachsenen – müsste umfassend informiert werden über Sinn und Nutzen vernünftiger zahnmedizinischer Prophylaxe. Die Information muss aber so an den Patienten herangebracht werden, dass dieser sie auch verwerten kann [21].

Es stellte sich beispielsweise heraus, dass Patienten, die unmittelbar vor ihrer Befragung vom Zahnarzt intensiv über die Notwendigkeit einer Verhaltensänderung bezüglich ihrer Mundhygiene- und Ernährungsgewohnheiten aufgeklärt worden waren, bereits beim Verlassen der Praxis über 60% des dort vermittelten Wissens wieder vergessen hatten.

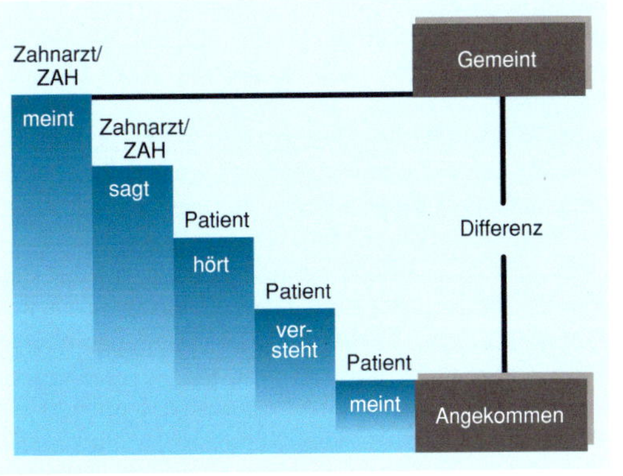

Abb. 7-2 Nicht jede Information erfüllt ihren Zweck. Der Patient versteht etwas anderes, als der Zahnarzt meint.

Zum Zweiten ist zu bedenken, dass die Information so aufbereitet werden muss, dass sie vom Patienten auch verstanden und umgesetzt werden kann. Die Notwendigkeit einer **patientennahen Information** wird am Beispiel in Abbildung 7-2 besonders deutlich:

Die Prophylaxe-Assistentin registriert bei der Kontrolle der Mundhygiene des Patienten interdental zwischen 12 und 13 noch Beläge. Ihr ist klar, dass es sich vermutlich um das Resultat einer unzureichenden Zahnputztechnik handelt. Sie sagt daraufhin zum Patienten: „Sie müssen besser putzen!" Der Patient hört: „Ich habe falsch geputzt", er versteht: „Wahrscheinlich benutze ich eine falsche Zahnpasta" und meint: „Ich gehe gleich nach dem Zahnarztbesuch in die Apotheke, kaufe mir eine besonders teure Zahnpasta, dann ist das Problem gelöst".

Das heißt: Die Information hat ihren Zweck völlig verfehlt. Der Grund: Die Prophylaxe-Assistentin hat im guten Glauben, es sei ja völlig klar, wo das Problem liegt, eine „verkürzte Information" weitergegeben. Sie war sich überhaupt nicht der Tatsache be-

Tabelle 7-1 Einflussmöglichkeiten auf den eigenen Zahnzustand nach Alter und Geschlecht [62].

	12-Jährige		35–44-Jährige		65–74-Jährige	
	Männlich n = 535 %	Weiblich n = 508 %	Männlich n = 332 %	Weiblich n = 323 %	Männlich n = 575 %	Weiblich n = 792 %
Sehr viel	46,3	56,7	32,8	44,8	28,8	31,2
Viel	42,5	34,0	44,2	36,7	38,9	38,9
Einiges	10,7	8,6	21,4	16,9	26,5	24,4
Wenig	0,4	0,4	0,8	1,0	4,5	3,1
Nichts	0,0	0,0	0,0	0,4	0,7	0,7

wusst, dass der Patient nun genauso schlau ist wie vorher. Er weiß nämlich nicht, ob gemeint ist: Ich muss länger putzen, ich sollte mit einer härteren Zahnbürste putzen, ich sollte an bestimmten Schwachstellen intensiver putzen, ich sollte eine andere Zahnputztechnik anwenden etc.; d. h., er wird sein Verhalten nicht ändern, die Information durch die Prophylaxe-Assistentin war wertlos.

Zum Dritten: Informationen können auf die vielfältigste Weise vermittelt werden: durch Funk und Fernsehen, durch Bücher und Zeitungen, Broschüren beim Zahnarzt, Videofilme o. Ä. (Abb. 7-3). Derartig erworbene Informationen allein führen jedoch in den wenigsten Fällen zur Verhaltensänderung. Bevor sich eine Person überhaupt zu einer Verhaltensänderung entschließt, muss sie für sich entschieden haben, dass diese Änderung ihrer Lebensgewohnheiten auch in ihrem Eigeninteresse liegt.

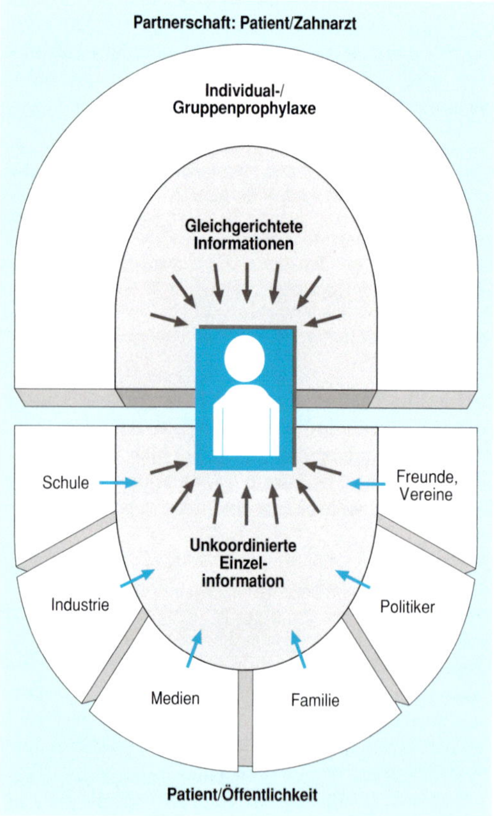

Abb. 7-3 Die Vielfalt der Informationsquellen in unserer medienorientierten Gesellschaft ist enorm. Wonach soll sich der Patient richten?

Eigeninteresse des Patienten

Dies setzt voraus, dass der Patient einer Information bzw. einem Informanten **Glaubwürdigkeit** zuschreibt, oder anders ausgedrückt: Der Patient nimmt Informationen nur dann als wichtig an, wenn diese durch eine Fachautorität vermittelt worden sind. Ein Beispiel aus dem Bereich der Zahnheilkunde soll dies verdeutlichen:

Nach Untersuchungen aus der Schweiz sind die meisten Eidgenossen nicht bereit, ihrem Zahnarzt die Rolle einer Fachautorität auf dem Gebiet der Ernährung zuzuschreiben. Sie handeln vielmehr nach dem Grundsatz: Ich glaube dir (dem Zahnarzt) zwar, dass deine Information zutrifft, aber nur, was die Bedeutung zuckerhaltiger Zwischenmahlzeiten für die Entstehung der Karies angeht. Die Ärzte jedoch sagen, dass das Essen auf den Tag verteilt und nicht auf ein oder zwei Mahlzeiten konzentriert werden sollte. Außerdem hört man doch immer wieder, dass Zucker gesund sei (z. B. Traubenzucker für Hochleistungssportler), eine Nervennahrung, ein Energiebringer etc. Bedeutet dies etwa, der Verzicht auf zuckerhaltige Zwischenmahlzeiten ist zwar gut für die Zähne, aber schlecht für den Gesamtorganismus?

Ein solcherart denkender Mensch wird zwar die Information als solche akzeptieren, aber das Eigeninteresse für sich abstreiten, d. h. keine Verhaltensänderung herbeiführen!

Verhaltensänderung – Positives Verhalten

Aber selbst dann, wenn das Bewusstsein um das Eigeninteresse vorhanden ist, wird nicht automatisch auf ein gesundes Verhalten umgestellt. Beste Beispiele aus dem Alltag sind: Rauchen, Alkoholkonsum, Krebsvorsorge etc.

Selbst finanzielle Anreize bzw. der Entzug von Vergünstigungen können hier kaum etwas bewirken. Ein bekanntes Beispiel sind die Gelder, die von den gesetzlichen Krankenkassen für die Teilnahme an allen Schwangerschaftsuntersuchungen bereitgestellt werden und die wegen mangelnder Inanspruchnahme nur in einem Bruchteil der Fälle zur Auszahlung kommen.

Mit Sicherheit sind es in Einzelfällen Faulheit bzw. Trägheit, die einer Verhaltensänderung im Wege stehen. Auch ist bekannt, dass bei Angehörigen der unteren sozialen Schichten generell eine geringere Bereitschaft zu eigenverantwortlichem Handeln und somit auch zur häuslichen Prophylaxe besteht.

Dennoch: Bei vielen Patienten scheitert die Verhaltensänderung – so seltsam dies im ersten Moment klingen mag – an dem vermeintlichen **„Verlust an Lebensqualität“**. Mögliche gesundheitliche Beeinträchtigungen (Lungenkrebs, Leberzirrhose, Herzinfarkt etc.) werden in diesem Zusammenhang ganz bewusst in Kauf genommen oder verdrängt. Auch die Frage der „biologischen Wertigkeit" ist von Bedeutung: Rechtfertigt der Erfolg, z.B. der Kariesprophylaxe (d.h. „ein paar Löcher weniger"), den erheblichen Zeitaufwand (nach jedem Essen Zähneputzen)? Wäre es nicht vernünftiger, während dieser Zeit etwas Sinnvolleres zu tun, z.B. Joggen (stärkt Herz und Kreislauf), Schwimmen (gut gegen den drohenden Bandscheibenschaden)? Außerdem, wenn jeder Teilbereich der Medizin, vom Internisten bis zum Orthopäden, mit der Forderung nach täglicher aktiver Gesundheitsvorsorge berücksichtigt werden soll, wo bleibt dann noch Zeit zum Arbeiten, wo zur Erholung?

Verständnis, Begreifen

Der Patient, der all diese Fragen und Überlegungen in einem für die Zahngesundheit positiven Sinn entschieden hat und eine Verhaltensänderung einleitet, erfährt in der Zeit unmittelbar nach der Umstellung z.B. seiner Mundhygienegewohnheiten den positiven Effekt seiner Tätigkeit; er hat einen regelrechten Aha-Effekt. Insbesondere das vorherige Bluten seines Zahnfleisches verschwindet bzw. wird erheblich abgeschwächt, eine Tatsache, die auch der Zahnarzt bei der nächsten Routineuntersuchung feststellen wird.

Häufig passiert jedoch Folgendes: Bereits beim zweiten Zahnarztbesuch nach der Verhaltensänderung hat sich die Mundhygiene wieder deutlich verschlechtert – eine Tatsache, die anhand entprechender Indexerhebungen auch objektiv nachweisbar ist.

Der Grund für dieses Phänomen ist bekannt: Der Patient macht eine so genannte **Testphase** durch, eine Erfahrung, die jede Verhaltensänderung in allen Lebensbereichen begleitet. Er stellt sich nämlich z.B. die Frage: „Ich weiß jetzt, dass Zähneputzen nach jeder Mahlzeit sinnvoll für mich ist und zu einer Verbesserung meines Mundgesundheitszustandes führt. Nur, kann ich dies vielleicht auch mit einem geringeren Aufwand erreichen? Muss ich wirklich dreimal täglich putzen? Hat nicht zweimal oder nur einmal täglich Putzen den gleichen Nutzeffekt?"

Erst wenn der Patient erkennt, dass die reduzierte Putzfrequenz wieder zu einer Verschlechterung seiner Mundgesundheit (z.B. zu verstärktem Zahnfleischbluten oder vermehrter Plaqueanlagerung) führt, dann hat er begriffen, dann hat er das eigentliche Problem erfasst:

> Zur Erhaltung eines bestimmten Levels an Mundgesundheit ist ein bestimmter Aufwand erforderlich! Geringerer Aufwand bedeutet geringeren Erfolg, höherer Aufwand bedeutet ein Mehr an Zahngesundheit!

Annahme der Erfahrung

Jeder Patient, der diese „Erkenntnisstufe" erreicht hat, steht nun vor der Entscheidung, sein persönliches Ziel (z.B. „kein Zahnfleischbluten") an Zahngesundheit zu definieren und dies mit dem individuellen Maß an Engagement abzugleichen. Er hat dann mehrere Möglichkeiten: entweder Annahme der Erfahrung und erneute Steigerung des Engagements, um dem Ziel näher zu kommen, oder – leider in einer Vielzahl der Fälle – „Zielkorrektur" nach unten (z.B.: „Ein bisschen Zahnfleischbluten macht mir gar nichts; Hauptsache ich habe keinen Mundgeruch!"). Teilweise erfolgt ein Rückfall auf die Ebene vor der Verhaltensänderung!

Für welche dieser Möglichkeiten er sich letztlich entscheidet, hängt nicht nur von ihm, sondern auch in ganz erheblichem Maß von den **gesellschaftlichen Rahmenbedingungen** ab. Bietet ihm sein soziales Umfeld die Möglichkeit, seine Erfahrung (z.B.: „dreimal täglich Zähneputzen hilft mir, weniger ist schlecht") in die Tat umzusetzen, so wird ihm die positive Entscheidung leicht gemacht. Scheidet durch berufliche oder sonstige Zwänge (Kollegen machen sich lustig über den, der in der Mittagspause die Zähne putzt) eine Verwirklichung seines Vorhabens aus, d.h. steht die aktuelle gesellschaftliche Norm den privaten Neigungen entgegen, werden auch motivierte Personen häufig resignieren (Abb. 7-4)!

Compliance

Die Anzahl der Personen, welche die Notwendigkeit einer Verhaltensänderung auf dem Gebiet der Mundhygiene als tägliche persönliche Verpflichtung ansehen, ist zwar in den vergangenen Jahren deutlich angewachsen, letztlich zum gegenwärtigen Zeitpunkt – insbesondere in den höheren Altersgruppen

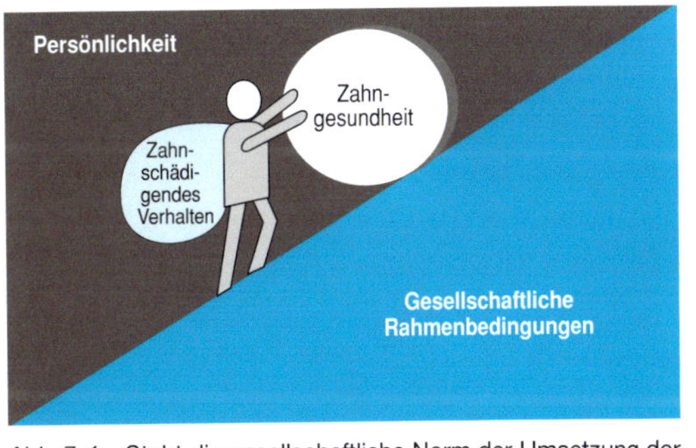

Abb. 7-4 Steht die gesellschaftliche Norm der Umsetzung der Prophylaxe entgegen, so wird die persönliche Anstrengung oft zu einer Sisyphusarbeit, d.h., die Compliance kann nur für einen kurzen Zeitraum aufrechterhalten werden. Anschließend erfolgt ein – mehr oder weniger stark ausgeprägter – Rückschlag.

– noch gering. Das heißt: Eine flächendeckende Verbesserung des Gebisszustandes der Bevölkerung kann durch Individualprophylaxe, die erst im jugendlichen Alter einsetzt, allein nicht erreicht werden. Derartige Individualprophylaxe ist eine mühsame und in vielen Fällen zur Erfolglosigkeit verurteilte, somit ineffiziente Methode.

Das Potenzial der Individualprophylaxe kann nur dann ausgeschöpft werden, wenn ein entscheidender Faktor, der als Voraussetzung für ein gesundheitsbewusstes Verhalten allgemein akzeptiert ist, bei den Jugendlichen und Erwachsenen überhaupt nicht mehr diskutiert werden muss: der Sinn und die Notwendigkeit regelmäßiger häuslicher Prophylaxemaßnahmen!

Gruppenprophylaxe als Vorbedingung einer effizienten Individualprophylaxe

Diese Anerziehung eines „Zahnbewusstseins" oder „Zahngewissens" erfolgt am besten im Kindergartenalter, z. B. im Rahmen der Gruppenprophylaxe! Durch regelmäßige Zahnputzübungen, durch spielerisches Hinführen wird zahnbewusstes Verhalten regelrecht „eingefahren" und somit letztlich zur selbstverständlichen Gewohnheit [4, 9, 10, 22].

In diesem Zusammenhang sind neben Zahnarzthelferinnen und Zahnärzten noch zwei weitere Personengruppen gefordert: **Eltern und Erzieher!**

Als wesentliche Voraussetzungen für eine erfolgreiche Gruppenprophylaxe müssen in diesem Zusammenhang folgende Faktoren angesehen werden (Abb. 7-5):

- **Kooperation:** Zahnarzt/Zahnarzthelferin auf der einen und Eltern, Erzieher und Lehrer auf der anderen Seite arbeiten konstruktiv zusammen.
  Positiv-Beispiel: Durchführung der Aktivitäten nicht nur als Serviceleistung des Zahnarztes/der Zahnarzthelferin, sondern auch gemeinsame Aktivitäten, z. B. Elternabende, Zahnputzwochen etc.

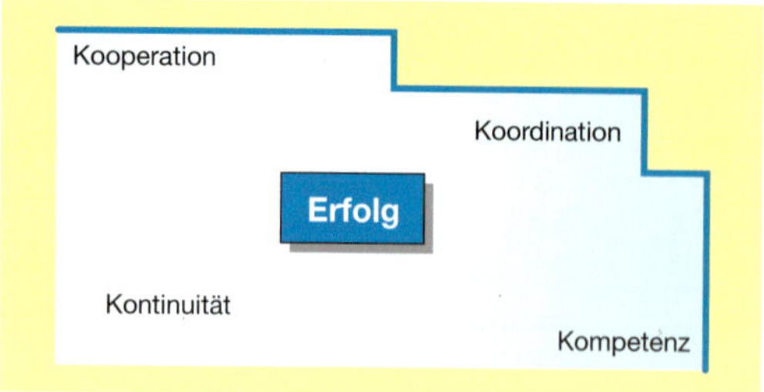

Abb. 7-5 Voraussetzungen für eine erfolgreiche Gruppenprophylaxe.

- **Koordination der Tätigkeit:** Die Ausführenden sprechen eine Sprache.
  Negativ-Beispiel: Zahnärzte für Fluorid ↔ Erzieherinnen gegen Fluorid.
- **Kontinuität:** Die Durchführung der Maßnahmen sollte während der gesamten Kindergarten- und Grundschulzeit gewährleistet sein!
  Beispiel: Einmal jährlich stattfindende Untersuchungen bewirken gar nichts! Regelmäßige Zahnputzübungen, regelmäßige Hinweise auf zahngesunde Ernährung und Fluoridanwendung sind angezeigt. Dies kann nur in Zusammenarbeit mit den Eltern und Erziehern sichergestellt werden! Erzieher und Lehrer sind in dieser Altersgruppe enorme Vorbilder!
- **Kompetenz** ist auf zahnärztlicher wie pädagogischer Seite erforderlich.
  Optimal: Jeder akzeptiert die Fachkompetenz des anderen.
  Negativ-Beispiel: Engagierte Lehrerin berichtet darüber, wie schwer Verhaltensänderung bei Erstklässlern zu bewirken sei. Sie habe „ein halbes Jahr gebraucht, um die Kinder vom Schulbrot mit Nutella auf Schulbrot mit Honig umzustellen" [21].

Schlussfolgerungen und praktische Konsequenzen

- Zahngesundheitsbewusstes Verhalten ist nicht angeboren, sondern muss erlernt werden. Voraussetzung hierfür ist eine möglichst früh einsetzende tägliche „Konfrontation" mit diesem Thema.
- Die Vorbildfunktion von Eltern, Erziehern und Lehrern ist bei Vor- und Grundschulkindern von enormer Bedeutung. Nur bei Harmonie der Auffassungen dieser wichtigen Bezugspersonen um die Bedeutung der Zahngesundheit kann sich der Nutzen der Prophylaxe voll entfalten; Disharmonien führen hingegen zu einer Minderung der Effizienz.
- Eine erst bei Jugendlichen und Erwachsenen einsetzende präventive Betreuung führt nur in seltenen Fällen zu einer dauerhaften Verhaltensänderung.

7.1.3 Fachliche Grundlagen der traditionellen Prophylaxe

Möglichkeiten und Grenzen der Ernährungslenkung

Die grundlegenden Zusammenhänge zwischen Karies und Ernährung werden in der Literatur ausführlich abgehandelt und sollen an dieser Stelle daher nicht nochmals aufgelistet werden. Als Voraussetzung für die praktischen Empfehlungen zur Ernährungslenkung seien die wichtigsten Grundlagen jedoch nochmals kurz angeführt [24, 35, 39, 48, 70, 82]:

- Im Prinzip können alle **Mono- und Disaccharide** von Plaquebakterien aufgenommen und glykolytisch zu Säuren abgebaut werden. Sämtliche in der Mundhöhle befindlichen Mono- und Disaccharide sind somit potenziell kariogen.
  Praktische Konsequenz: Um den Bakterien das Substrat zur Säurebildung zu entziehen, ist Verzicht auf die Zufuhr der o. a. Zucker erforderlich.
- Zwischen verschiedenen **Zuckern** bestehen nur graduelle, zwischen verschiedenen **Kohlenhydraten** deutliche Unterschiede in der Vergärbarkeit (Stärke besitzt klinisch ca. nur ein Zehntel der Karies erzeugenden Wirkung von Rohrzucker). Nicht oder fast nicht kariogen sind **Zuckeraustauschstoffe.**
  Praktische Konsequenz: Der Ersatz von Rohrzucker durch beispielsweise Fruchtzucker ist aus kariesprophylaktischer Sicht unsinnig! Erstrebenswert ist ein Ersatz – zumindest teilweise – durch Zuckeraustauschstoffe!
- Jede Kohlenhydrataufnahme ruft einen zeitlich begrenzten, etwa halbstündigen pH-Abfall an der plaquebedeckten Zahnoberfläche hervor; die Summe der Zeiten, in denen der Zahnschmelz entkalkt wird, wächst mit der **Häufigkeit der Zuckeraufnahme!**
  Folgerung: Die Kariogenität vergärbarer Kohlenhydrate wird nicht bestimmt durch ihre absolute Menge, sondern die Häufigkeit der Zufuhr! Entscheidend ist die Zeitdauer, während der Zucker als Substrat für den bakteriellen Stoffwechsel in der Mundhöhle verfügbar ist!

Praktische Konsequenz: Die Reduktion der Häufigkeit zuckerhaltiger Zwischenmahlzeiten ist wichtiger als die Reduktion der Menge! Im Tagesablauf sollten möglichst viele „zuckerfreie Intervalle" vorhanden sein! Die Art der Zufuhr vergärbarer Kohlenhydrate ist so zu wählen, dass die Kontaktzeit mit den Zähnen möglichst kurz ist (z. B. Tee in der Tasse und nicht im Fläschchen; Limonade im Glas und nicht mit dem Strohhalm).

Die praktische Relevanz der verschiedenen Ansatzpunkte ist dabei durchaus unterschiedlich.

Verzicht auf zuckerhaltige Nahrung. Allgemein gehaltene Forderungen, z. B. auf die Zufuhr zuckerhaltiger Nahrung zu verzichten, sind in der Praxis nicht realisierbar. Die wichtigsten Gründe für diese Feststellung sind:

- Man kann bewusst nur auf das verzichten, was man kennt! Circa 70% des Zuckers in unserer Nahrung sind versteckt und können nicht identifiziert werden (Tab. 7-2)! Auch Empfehlungen wie „Süßigkeiten vermeiden" sind insbesondere bei Kindern und Jugendlichen nur wenig hilfreich, da diese mit dem Begriff „süß" in der Regel nur wenige Süßwaren (z. B. Honig, Schokolade, Bonbons) assoziieren. Andere in großen Mengen konsumierte Produkte wie z. B. Nussnougatcremes oder gesüßte Getränke (Tees, Limonaden, Cola) werden hingegen gar nicht als „Süßigkeit" registriert.
- Eine spontane Vorliebe für die Geschmacksempfindung „süß" scheint angeboren zu sein. Der erste Kontakt eines Säuglings mit der Nahrung ist süße Muttermilch. Süßes ist beliebt! Man will gar nicht darauf verzichten! Eine Umstellung des Ernährungsverhaltens größerer Bevölkerungsteile ist nur äußerst schwer möglich, nicht zuletzt deswegen, weil „Ernährung nicht nur das bloße Hunger- und Durstgefühl abdeckt, sondern von vielen psychologischen und sozialen ‚Zusatzbedürfnissen' überlagert ist. Das Essverhalten ist affektiv und sozial überformt, das Sättigungsgefühl substituiert nicht

Tabelle 7-2 Versteckte Zucker (in %) (aus [21]).

In bekannten Nahrungsmitteln		In gebräuchlichen Getränken	
Tomatenketchup	bis 50	Cola	11
Frosties	bis 43	Limonade	bis 12
Müsli	bis 30	Fruchtnektare	bis 20
Trockenobst	bis 60	süße Soßen	bis 35
Vitaminpräparate	bis 90	Fruchteis	bis 32
Haferschleim	bis 55	Sirup	bis 66

selten Bedürfnisse nach Zuneigung, Sicherheit und affektiver Selbstkontrolle. Das Ernährungsverhalten unterliegt nur partiell kognitiver Verfügbarkeit" [70]. Selbst die Einsicht, ein gesundes Ernährungsverhalten praktizieren zu müssen, führt oft nicht zu einer Ernährungsumstellung, weil eine solche Umstellung leicht in Konflikt gerät mit psychoaffektiv überlagerten Zusatzbedürfnissen. Wie aus Zahlen der Deutschen Gesellschaft für Ernährung hervorgeht, dominiert z. B. bei 70% der Bundesbürger das sensorische Erlebnis, d. h., bei vorgegebener Alternative „Geschmack" oder „Gesundheit" entscheidet sich eine deutliche Mehrheit für das Geschmackserlebnis! Ein zusätzliches Hindernis für die Verhaltensänderung: Die Aspekte Gesundheit und Geschmack werden von der Bevölkerung in der Regel als sich gegenseitig ausschließende Bedingungen angesehen. Die Auswahl der Nahrung erfolgt daher im Wesentlichen „bedürfnisorientiert" und nicht „bedarfsgerecht" [70, 71].

- Die zunehmende Sensibilisierung der Bevölkerung auf dem Gebiet der Ernährung wird unmittelbar begleitet von einer wachsenden Verunsicherung über die Wahl des richtigen Nahrungsmittels! So stehen beispielsweise die Mütter vor dem konkreten Problem, einerseits gesundheitliche Aspekte bei der Nahrungsauswahl berücksichtigen zu wollen und andererseits selbst keine zutreffende Bewertung des Nahrungsangebots bzw. der eigenen Ernährung vornehmen zu können.

Einziger Orientierungspunkt vieler Eltern bleibt dann beispielsweise die veröffentlichte Meinung bzw. die Werbung. Offensichtlich sind – und die entsprechenden Verkaufszahlen bestätigen dies eindrucksvoll – viele Mütter tatsächlich der Ansicht, mit Nussnougatcreme und Honig ihren Kindern gesundheitlich das Beste für den Tag mitzugeben.

Gleichfalls ist beeindruckend, dass und wie Mütter trotz Wissen um den schädlichen Einfluss des Zuckers als „Dickmacher und Zahnschädiger" zu einer positiven Einstellung gegenüber dem Zuckerverzehr ihrer Kinder gelangen. So glauben 33% der Mütter, Zucker fördere das Wachstum der Kinder, 51% der Mütter, Zucker diene als Nervennahrung. 58% der Mütter betonen bei Nussnougatcreme den „Gehalt an vielen Vitaminen" [70, 71].

Eine Änderung der Verzehrgewohnheiten von Kindern und Jugendlichen ist auf dieser Basis nicht zu erwarten.

Zuckeraustauschstoffe. Die Substitution mit Zuckeraustauschstoffen, insbesondere Xylit, hat sich als effektive Methode der Kariesprophylaxe klinisch bewährt [46, 85]. In der bereits als klassisch geltenden Turku-Zucker-Studie konnte u. a. nachgewiesen werden, dass ein Austausch des Zuckers in der Nahrung durch Xylit die Entstehung kariöser Läsionen praktisch verhindert, während die Kontrollgruppe einen durchschnittlichen Zuwachs von sieben DMF-Flächen pro Person aufwies (Abb. 7-6).

Die Sonderstellung des Xylits wird nach neueren Untersuchungen u. a. damit begründet, dass Xylit neben der Eigenschaft der Nicht-Fermentierbarkeit durch Plaquebakterien die Fähigkeit besitzt, die Anzahl von Mutansstreptokokken zu reduzieren. Ein eindeutiger Dosis-Wirkungs-Effekt sowohl bei der Trägersubstanz Kaugummi als auch bei Einsatz in Zahnpasten konnte nachgewiesen werden (Abb. 7-7). Neue Perspektiven eröffnen auch Studien, nach denen der Zusatz von Xylit in einer fluoridhaltigen Zahnpasta einen additiven, möglicherweise sogar synergistischen kariesprophylaktischen Effekt hat [14, 32].

Diese Erkenntnisse sind insbesondere deswegen von erheblicher praktischer Bedeutung, da der vollständige Ersatz kohlenhydratreicher Nahrungsmittel durch Zuckeraustauschstoffe sowohl aus lebensmitteltechnologischer Sicht als auch wegen möglicher Nebenwirkungen (z. B. laxierende Wirkung bei Zufuhr zu hoher Mengen) nur in begrenztem Umfang möglich ist (Tab. 7-3). Als realisierbare, sinnvolle und gesundheitlich unbedenkliche Maßnahme erscheint zum gegenwärtigen Zeitpunkt ihre Verwendung in Produkten, die überwiegend als Zwischenmahlzeiten

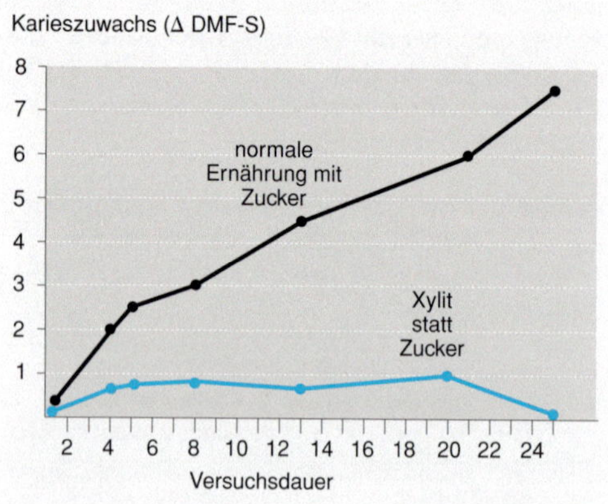

Abb. 7-6 Turku-Zucker-Studie. Studierende der Universität Turku hatten sich bereit erklärt, über 24 Monate bestimmte Diätvorschriften einzuhalten. In der Testgruppe wurde der Zucker in der Nahrung durch den Zuckeralkohol Xylit ausgetauscht, während die Kontrollgruppe wie gewohnt Saccharose aufnahm. Nach dem Untersuchungszeitraum hatte es in der Xylit-Gruppe praktisch keinen Karieszuwachs gegeben. In der Kontrollgruppe waren durchschnittlich etwa sieben neue kariöse Zahnflächen entstanden.

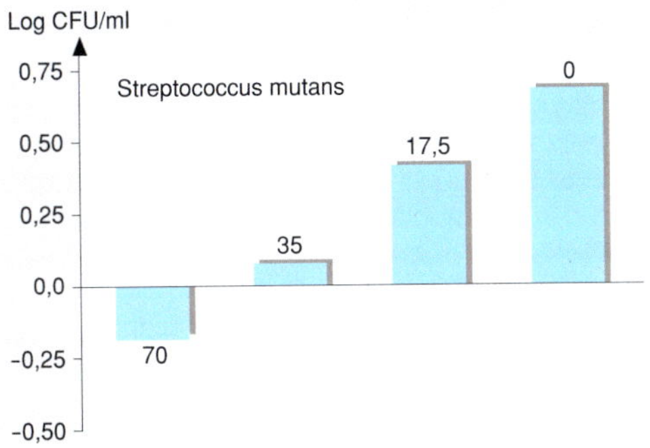

Abb. 7-7 Mittelwerte der Veränderungen in den Koloniebildungszahlen von Streptococcus mutans im Speichel, ausgedrückt als CFU (Colony forming unit) für vier verschiedende Kaugummis (70 = 70%iges Xylitol, 35 = 35%iges Xylitol plus 35%iges Sorbitol, 17,5 = 17,5%iges Xylitol plus 52,5%iges Sorbitol, 0 = 70%iges Sorbitol).

Abb. 7-8 Das neue Logo der „Aktion zahnfreundlich".

konsumiert werden (z.B. Kaugummis, Bonbons etc.). Anhand des Zahnmännchens mit dem Schirm können entsprechende Artikel vom Konsumenten ohne größere Probleme identifiziert werden (Abb. 7-8).

Reduktion der Häufigkeit von Zwischenmahlzeiten. Die Reduktion der Häufigkeit bakteriell bedingter Säurestöße durch entsprechende Verhaltensänderung, d.h. Reduktion der Häufigkeit von Zwischen-

Tabelle 7-3 Süßungsmittel, die in Deutschland für den Verbraucher zugelassen und verfügbar sind (aus [24]).

Zuckeraustauschstoffe							
Name	**Süßkraft Bezugsgröße: Saccharose = 100%**	**Natürliches Vorkommen**	**Brennwert/ Kalorien Bezugsgröße: Saccharose: 4 kcal/g = 100%**	**Schwellenwert für eine laxierende Wirkung g/Kopf/Tag Erwachsene**	**Kinder 5–16 Jahre**	**Kleinkinder 2–3 Jahre**	**Einsatzgebiete: zahnfreundliche Produkte (Z) kalorienreduzierte Produkte (K) Diabetes-prophylaxe (D)**
Sorbit	60	Früchte	100	50	30–40	5–7,5	Z / K / D
Mannit	60	Früchte	100	10–20	–	–	Z
Xylit	100	Früchte	100	50–70	40–60	–	Z / K / D
Palatinit® (Isomalt)	50	–	50	10–20	–	–	Z / K / D
Süßstoffe							
				ADI-Wert („acceptable daily in-take")	**Zuckeräquivalent in g für Erwachsene (70 kg)**	**Kinder (25 kg)**	
Saccharin	30–50 000	–	–	2,50 mg	ca. 90	ca. 30	Z / K / D
Cyclamat	3–4000	–	–	12,34 mg	ca. 30	ca. 10	Z / K / D
Aspartam[1]	15–25 000	–	(1)	40,00 mg	ca. 560	ca. 200	Z / K / D
Ace-sulfam-K	13–20 000	–	–	9,00 mg	ca. 125	ca. 45	Z / K / D

[1] Aspartam ist ein Dipeptid und besteht aus den beiden Aminosäuren l-Phenylalanin und l-Asparaginsäure, die im menschlichen Körper normal verstoffwechselt werden. Der dabei auftretende Brennwert ist aber wegen der relativ hohen Süßkraft dieses Süßstoffes und des damit verbundenen geringen Verbrauchs unbedeutend.

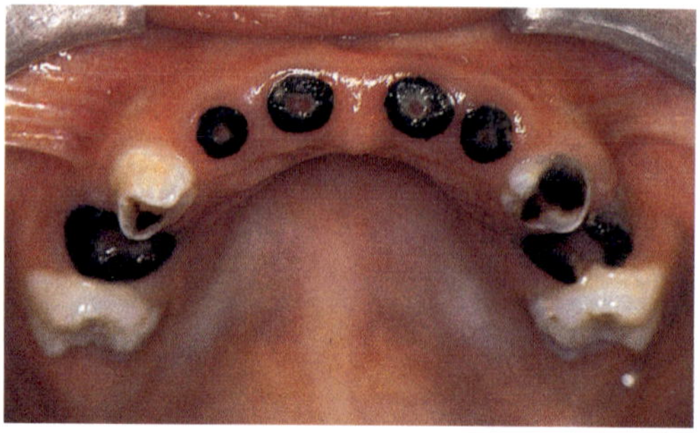

Abb. 7-9 „Baby-Bottle-Syndrom".

mahlzeiten, scheint aus der Sicht des Zahnarztes bzw. seiner Teammitglieder noch am ehesten realisierbar zu sein.

Wie die tägliche Erfahrung zeigt, denken die meisten Patienten bei der Aufforderung „weniger Süßigkeiten" mehrheitlich an eine mengenmäßige Begrenzung und nicht an eine Begrenzung der Häufigkeit der Zufuhr. Der Ersatz des Wortes „weniger" durch „seltener" bringt häufig verblüffende Erfolge.

Ebenfalls gut zu vermitteln ist die Tatsache, dass klebrige bzw. lang in der Mundhöhle verweilende Produkte einen besonders schädlichen Effekt auf die Zahngesundheit ausüben und es daher gilt, derartige Nahrungsbestandteile möglichst schnell zu eliminieren. In diesem Zusammenhang sollte auch darauf hingewiesen werden, dass ein und dasselbe Produkt in Abhängigkeit von der Art der Zufuhr und weiteren relevanten Faktoren höchst unterschiedliche Kariogenität aufweisen kann. Die „Saugerflaschenkaries" bei Kleinkindern ist hierfür ein gutes Beispiel (Abb. 7-9).

In mehreren vergleichenden Studien zeigten sich Faktoren, die bei Kindern mit Saugerflaschenkaries signifikant häufiger beobachtet werden können als bei kariesfreien Gleichaltrigen. Dazu gehören eine bestimmte Flaschenart (Kunststoff), die Verabreichung der Flasche zum Schlaf und der selbstständige Zugriff des Kindes zur Flasche neben der Vorliebe für das Geschmackserlebnis „süß". Bezüglich der Trinkmenge, der Verabreichung der Flasche am Tag, der Fluoridgabe, der Dauer des Stillens oder der Mundhygienegewohnheiten bestehen keine Unterschiede zu Kindern ohne Baby-Bottle-Syndrom! Das bedeutet: Die Nuckelflasche stellt dann einen Risikofaktor dar, wenn sie dem Kind andauernd mit kariogenem Inhalt zur Verfügung steht, insbesondere beim Einschlafen [44].

Mundhygiene

Die Feststellung **„ein sauberer Zahn bleibt gesund"** unterstreicht deutlich den Stellenwert, den die Mundhygiene im Rahmen kariesprophylaktischer Maßnahmen prinzipiell einnehmen könnte. Auf den einfachsten Nenner gebracht, betrifft die Mundhygiene die **regelmäßige und häufige Entfernung der Zahnbeläge,** noch bevor sie zur aktiven mikrobiellen Plaque heranreifen [24].

Diese Plaque entsteht in mehreren Schritten: Niederschlag eines dünnen Glykoproteinpellicle aus dem Speichel, Haftung einzelner Bakterien (Kokken), Vermehrung in Kolonieform, Aneinanderreihung der Kolonien, Dickenwachstum und Differenzierung je nach Standort bzw. Prädilektionsstelle.

Der erste Schritt dauert Sekunden, der zweite Stunden, die letzten jedoch mindestens zwei Tage [48]!

Oberstes Ziel aller mundhygienischen Maßnahmen muss es daher sein, die Entstehung reifer (= Säure produzierender) Plaque zu verhindern oder sie möglichst frühzeitig vollständig zu entfernen!

Hierzu steht eine große Anzahl von mechanischen und chemischen Hilfsmitteln zur Verfügung, die grob eingeteilt werden können in:
- Hilfsmittel zur Reinigung der sichtbaren Zahnflächen (d.h. der bukkalen, lingualen und okklusalen Flächen)
- Hilfsmittel zur Reinigung der Interdentalräume
- unterstützende Maßnahmen.

Hilfsmittel zur Reinigung der sichtbaren Zahnflächen. Bekanntestes und am meisten eingesetztes Hilfsmittel zur Mundhygiene ist nach wie vor die Zahnbürste, die in zahlreichen Variationen durch den Handel angeboten wird.

Nach dem heutigen Kenntnisstand können vor allem die Produkte empfohlen werden, die bezüglich der relevanten Einzelteile folgende Merkmale aufweisen:
- Einzelborste: Die Einzelborste besteht aus einem dauerelastischen, chemisch beständigen Kunststoff. Die Borstenenden sind abgerundet.
- Bürstenfeld: Das Bürstenfeld ist aus einem vielbündeligen Borstenfeld zusammengesteckt (multitufted). Es ist nicht breiter als ein Zahnputzabschnitt (d.h. zwei bis drei Zähne) und erlaubt die Zugänglichkeit in allen Zahnputzabschnitten. Die Zahl der Borstenreihen soll drei bis vier Reihen nicht überschreiten.
- Griffform: Der Zahnbürstengriff soll gut in der Hand liegen. Er unterstützt die Führung der Zahnbürste. Griffe mit stärkerem Durchmesser erleich-

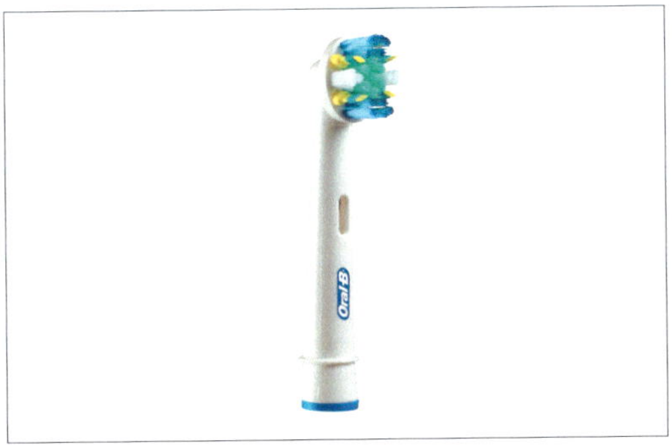

Abb. 7-10 Innovative Bürstenkopftechnologie am Beispiel der Oral-B®-Triumph.

tern die kontrollierte Bewegung des Bürstenfeldes in der Mundhöhle. Sie sind insbesondere bei Kindern und motorisch eingeschränkten Personen (z. B. Behinderten) vorzuziehen.

Diese sehr stark verallgemeinernde Feststellung darf jedoch nicht darüber hinwegtäuschen, dass Modifikationen und Differenzierungen z. B. bezüglich der Form, der Länge und Dicke des Griffes, der Härte der Borsten und der Breite des Bürstenfeldes wichtig und sinnvoll sein können [24, 39].

Entscheidend für die Auswahl der optimalen Zahnbürste sind letztlich die individuellen oralhygienischen, anatomischen und biologischen Indikationen sowie die individuellen manuellen Fähigkeiten.

Auch die Frage, ob **elektrisch** oder **manuell** geputzt werden soll, kann nicht pauschal beantwortet werden [36]. Der aktuelle Kenntnisstand wird in einem Cochrane Report von 2006 wie folgt zusammengefasst: „Zahnbürsten mit oszillierend-rotierenden Putzbewegungen (Abb. 7-10) schützen kurz- und langfristig vor Zahnfleischentzündungen und entfernen kurzfristig Plaque besser als Handzahnbürsten [73]". Entscheidend ist, mit welcher Maßnahme die Plaque im Einzelfall am besten (d. h. am umfassendsten) zu entfernen ist, ohne Schäden an der Zahnhartsubstanz und/oder am Parodontium auszulösen (Tab. 7-4).

Dennoch: Trotz vielerlei Verbesserungen im Detail (Griff, Borstenfeld, Abrundung der Borsten), trotz ausgefeilter Zahnputztechnik und großer Gewissenhaftigkeit wird eine vollständige Entfernung der Beläge mit der Zahnbürste allein kaum gelingen. Die zusätzliche Anwendung von Hilfsmitteln zur Interdentalhygiene etwa ab Beginn der zweiten Wechselgebissphase ist empfehlenswert.

Hilfsmittel zur Reinigung der Interdentalräume. Das bekannteste Hilfsmittel zur Reinigung der Interdentalräume ist **Zahnseide.** Diese wird in verschiedenen Modifikationen angeboten:

- Gewachste oder leicht gewachste Zahnseide ist mehr für den professionellen Gebrauch bestimmt, z. B. die Fixierung von Kofferdam. Für die häusliche Anwendung ist sie weniger geeignet, da bei ihrer Anwendung ein dünner Wachsfilm auf die approximalen Zahnoberflächen aufgebracht wird, der die interdentale Fluoridierung behindert!
- Ungewachste Zahnseide wird in verschiedenen Stärken angeboten. Empfehlenswert sind dünne, aus vielen Nylonfäden gezwirnte Zahnseiden, die an rauen Zahnoberflächen auffasern und an kariösen Läsionen aufreißen. Ungewachste Zahnseide stellt somit für den Patienten als Nebeneffekt zur Interdentalraumhygiene noch ein Diagnostikum dar, mit dessen Hilfe er frühzeitig krankhafte Veränderungen im Interdentalraum erkennen kann.

Eine Modifikation der Zahnseide ist **„Superfloss".** Sie ist aufgebaut aus drei verschiedenen Komponenten: einem kurzen versteiften Einfädelstück, einem aufgebauschten Zwischenstück und einem längeren ungewachsten Endstück. In der Praxis der Kinderzahnheilkunde besonders bewährt hat sich dieses Hilfsmittel bei der Interdentalraumhygiene von Jugendlichen mit kieferorthopädischen Bändern.

Alternativ eingesetzt werden können **Dentotapes,** flache gewachste Zahnbänder. Vom Handling her gesehen sind sie für den Patienten häufig einfacher als Zahnseide. Vom fachlichen Standpunkt her weisen sie allerdings die Nachteile der gewachsten Zahnseide auf.

Hinsichtlich ihrer reinigenden Wirkung werden **Mundduschen** als Mittel zur Mundhygiene hingegen häufig überschätzt: Mit dem pulsierenden Wasserstrahl können sicherlich vorteilhafte Massagewirkungen auf die Gingiva ausgeübt oder Speisereste entfernt werden. Eine Beseitigung fest haftender mikrobieller Plaque ist damit jedoch nicht zu erreichen!

Unterstützende Hilfsmittel. Der reinigende Effekt der Zahnbürste wird durch Benutzung einer **Zahnpasta** erhöht. Die Hauptbestandteile von Zahnpasten sind [39]:

- Putzkörper
- Feuchthaltemittel
- Bindemittel
- Schaummittel (Tenside)
- Süßstoffe
- Konservierungsmittel
- Geschmacks- und Aromastoffe
- Farbstoffe

Tabelle 7-4 Zusammenfassung wesentlicher, bei Kindern und Jugendlichen einsetzbarer Zahnputzmethoden (nach Hellwege) (aus [21]).

Zahnputz-technik	Grundhaltung (G) und Aktivierung (A) des Bürstenfeldes	Bewegungsablauf	Vor- (V) und Nachteile (N)
Bass	**G:** Bürstenfeld schräg im Anstellwinkel von ungefähr 45° gegen den Zahnfleischsaum gerichtet; auf der Kaufläche steht es senkrecht **A:** leichter Andruck gegen Zähne und Zahnfleischsaum	kleine rüttelnde Hin- und Herbewegungen von einer halben Zahnbreite	**V:** entfernt gezielt supra- und subgingivale Plaque; kräftigt den Zahnfleischsaum; in allen Zahnputzabschnitten anwendbar; leicht zu erlernen **N:** bei zu starkem Andruck besteht Verletzungsgefahr
Vertikale Rot-nach-Weiß-Methode	**G:** Die Zähne stehen im Schneidekantenkontakt. Das Bürstenfeld steht senkrecht auf dem gingivalen Zahnfleisch **A:** Das Bürstenfeld wird leicht gegen das Zahnfleisch gedrückt	**B:** Das Bürstenfeld wird mit einer Vertikalbewegung vom Zahnfleisch zur Kaufläche geführt (Rot nach Weiß)	**V:** leicht zu erlernen **N:** Bürstenfeld überspringt die pathogenetisch bedeutsame Zahnfleischfurche, subgingivale Plaque wird nicht ausreichend entfernt, Verletzungsgefahr
Schrubb-Technik („freie Zahnputzmethode")	unsystematische und unkontrollierte Putzbewegungen **G:** Bürstenfeld senkrecht auf Zahnflächen **A:** individuell variabler Andruck gegen Zahnreihen	**B:** horizontale, grobmotorische Hin- und Herbewegungen	**V:** folgt individuellen Bewegungsmustern; bevorzugte Zahnputzbewegungen der ungelenken Kinderhand; international als kindgemäßer Einstieg in die Zahnpflege akzeptiert **N:** Schrubbbewegungen überstreichen Kariesprädilektionsstellen; unsystematische Zahnpflege

- Wirkstoffe (z. B. zur Karies- und/oder Parodontitisprophylaxe sowie zur Desensibilisierung überempfindlicher Zahnhälse).

Sie sind je nach Produkt unterschiedlich eingebaut. Rein mengenmäßig am stärksten vertreten sind – neben demineralisiertem Wasser – mit einem Anteil von 20–40% die Putzkörper, die die mechanische Reinigungswirkung der Zahnpasta unterstützen.

Bei der Formulierung einer gleichermaßen wirksamen wie gesundheitlich unbedenklichen Zahnpasta ist in diesem Zusammenhang zu beachten, dass Form und Härtegrade der Putzkörper nur ein Minimum an Abrasion bewirken sollten. Als internationaler Vergleichsstandard gelten die RDA-(Radioactive Dentin Abrasion) und REA-(Radioactive Enamel Abrasion) Werte. Sie liegen in der Regel zwischen 30 und 120 für Dentin sowie zwischen 20 und 90 für Schmelz (je höher, umso größer ist die Abrasivität).

Entscheidend für den kariesprophylaktischen Effekt ist ferner, dass die Putzkörper (heute meist hydratisierte Silika) die Freisetzung von Fluorid aus der Zahnpasta nicht behindern (s. u.).

Feuchthaltemittel sind mit einem 20- bis 40%igen Mengenanteil ebenfalls unverzichtbare Bestandteile jeder Zahnpasta. Sie geben der Zahncreme Geschmeidigkeit und bieten Schutz vor Austrocknung. Am häufigsten eingesetzt werden Glycerin und Propylenglykol sowie die Zuckeraustauschstoffe Xylit und Sorbit.

Bindemittel (ca. 2% Mengenanteil) verhindern die Trennung der Feuchtigkeit von den festen Bestandteilen der Pasta und sorgen somit für deren Stabilität.

Schaummittel unterstützen die Benetzung der Zahnoberflächen. Sie verstärken die Reinigungswirkung der Putzkörper durch Erleichterung der Plaqueablösung. Außerdem können sie (z. B. Natriumlaurylsulfat) die Aktivität von Wirkstoffen positiv (z. B. Fluoride) wie negativ (Chlorhexidin) beeinflussen! Der Gehalt an Schaummitteln soll 2% der Zahnpastamenge nicht überschreiten, um Gingiva-Irritationen zu vermeiden.

Entscheidend für die Zahngesundheit sind die Wirkstoffe! Aus kariesprophylaktischen Gründen sollte eine moderne Zahnpasta vor allem in ausreichendem Maß ionisierbares Fluorid enthalten (s. u.).

Weitere bekannte Wirkstoffe sind antibakterielle Substanzen (z. B. Chlorhexidin, Triclosan, Xylit), lösliche Pyrophosphate bzw. Zinkzitrat-Trihydrat zur Hemmung der Zahnsteinneubildung sowie Kaliumnitrat, Strontium- bzw. Kaliumchlorid zum Schutz vor überempfindlichen Zahnhälsen.

Chemische Plaquekontrolle („Chemoprävention"). Die mechanische Reinigung der Zahnoberflächen kann durch zusätzliche Anwendung chemischer oder medikamentöser Hilfsmittel zur Plaquebeeinflussung ergänzt werden [17, 66, 74]. Auf diese Weise soll die Bildung von Zahnstein, Gingivitis, Karies und Parodontitis vermieden werden.

Insbesondere folgende Wirkstoffe/Wirkstoffkombinationen haben dabei praktische klinische Bedeutung (Tab. 7-5):

- **Chlorhexidindigluconat** ist nach wie vor der „Goldstandard" aller Wirkstoffe zur chemischen Plaquekontrolle. Als Spüllösung, in Zahnpasten, als Gel oder Lack appliziert, bindet sich Chlorhexidin an die oralen Weichgewebe wie auch an die Zahnoberflächen und entfaltet dort – in Abhängigkeit von der Konzentration – sowohl Plaque- und Gingivitis- als auch Karies-hemmende Effekte.
  Bezüglich der **Plaque- und Gingivitis-Reduktion** ist es dabei allen anderen bekannten Wirkstoffen aufgrund seiner hohen Substantivität überlegen.
  Aus **kariesprophylaktischer Sicht** besonderes Interesse erfährt Chlorhexidindigluconat wegen seiner ausgeprägten antibakteriellen Wirkung auf Mutans-Streptokokken. Diese ist zwar grundsätzlich auch schon bei niedrigen Dosen (0,1–0,2% CHX) zu beobachten, klinisch relevante Reduktionen des Kariesbefalls (durchschnittlich 46% laut Meta-Analyse relevanter klinischer Studien) sind jedoch nur bei Anwendung von CHX in Größenordnungen von mindestens 1% als Gel oder Lack zu erwarten [91]. Die Lacke werden hierbei – in Abhängigkeit vom individuellen Kariesrisiko – zwei- bis viermal pro Jahr im Rahmen einer individualprophylaktischen Betreuung direkt auf die Zahnhartsubstanz aufgebracht; das Gel wird entweder mit der Zahnpasta oder mittels Medikamententrägers alle drei Monate für einen Zeitraum von jeweils ein bis zwei Wochen täglich häuslich appliziert.
  Eine Inaktivierung des Chlorhexidins (Kation) durch Fluorid (Anion) sollte vermieden werden. Für die klinische Praxis resultiert daraus eine mindestens halbstündige Wartezeit z. B. zwischen dem Zähneputzen mit fluoridhaltiger Zahnpasta und einer CHX-Spülung [43].
  Wesentlich intensiver ist offensichtlich die Wechselwirkung zwischen dem Kation Chlorhexidin und anionischen Tensiden, insbesondere Natriumlaurylsulfat (in ca. 75% aller bundesdeutschen Zahnpasten enthalten). Erst die Zeitdifferenz von zwei Stunden hob den inhibierenden Effekt auf [8]! Eine Resistenzentwicklung auf Chlorhexidin wurde bislang nicht beobachtet. Gleiches gilt für Verschiebungen im Keimspektrum zugunsten pathogener Bakterienarten. Auch nach Langzeitanwendung kann allenfalls die (gewünschte) Reduktion von Mutans-Streptokokken beobachtet werden [78].
  Bei längerer Anwendung von Chlorhexidin-Digluconat muss in Abhängigkeit von der Dosierung mit dem Auftreten von Nebenwirkungen – bräunlichen Verfärbungen der Zähne, in seltenen Fällen Geschmacksirritationen (insbesondere „süß" und „salzig"), Epithelabschilferungen – gerechnet werden.
  Aus diesem Grund wird Chlorhexidindigluconat nicht als „Dauermedikation" empfohlen, sondern in der Regel als Kurzzeitapplikation eingesetzt: in Form hoch konzentrierter (> 1%) Gele/Lacke zur Kariesprophylaxe sowie bei gezielter Indikation als „therapeutisch-prophylaktische" Maßnahme zur Plaquebekämpfung mit 0,05–0,1% CHX (sofern gleichzeitig eine mechanische Plaquekontrolle durch Zähneputzen stattfindet) oder mit 0,2% CHX (wenn eine mechanische Unterstützung der Mundhygiene, z. B. bei ANUG, nicht möglich ist) [81].
- **Zinn (z. B. als Zinn-Fluorid oder Zinn-Aminfluorid):** Plaque reduzierende Eigenschaften sind auch von Metallionen bekannt. Kationen wie z. B. Zinn wirken bakteriostatisch oder bakterizid u. a. durch Hemmung bakterieller Enzyme. Außerdem konkurrieren sie mit Kalzium um Bindungsstellen an Hydroxylapatit. Dadurch wird u. a. die Anlagerung von Bakterien an die Zahnoberfläche gehemmt.
  Obwohl Komplexbildung mit oralen Proteinen die Effektivität einschränkt, ist die Substantivität als gut zu bezeichnen: Bis zu sechs Stunden sind sie Plaque-hemmend wirksam. Entsprechend wurden auch Gingivitis-hemmende Effekte (siehe Tab. 7-5) nachgewiesen.
  In Kombination mit Fluorid/Aminfluorid liegt ein Wirkungsspektrum vor, das als Plaque hemmend, Gingivitis reduzierend und Remineralisation fördernd charakterisiert werden kann. Entsprechend liegen die primären Einsatzgebiete dort, wo die Verhältnisse in der Mundhöhle sowie das Verhalten des Patienten keine effektive Belagentfernung ermöglichen und dadurch ein erhöhtes Risiko für eine Demineralisation bzw. die Entwicklung kariöser Läsionen besteht bzw. zu erwarten ist: z. B. erhöhte Retentionskapazität und schwere Erreich-

Tabelle 7-5 Klinische Wirksamkeit verschiedener Wirkstoffe zur chemischen Plaquekontrolle bei einer Studiendauer von mindestens sechs Monaten (mod. nach [43]).

Wirkstoff	Klinische Wirksamkeit (in %) Plaque-reduktion	Gingivitis-reduktion
Chlorhexidin	45–61	27–67
Triclosan/Copolymer	12–59	19–75
Zinn-/Aminfluorid	18–53	18–44
essenzielle Öle	19–35	15–37
Sanguinarin	21	25

barkeit (Kipp-, Dreh- und Engstände, frei liegende Zahnwurzeln oder Furkationen, festsitzende KFO, überstehende Kronen- und Füllungsränder), Initialkaries („white spots"), motorisch eingeschränkte Patienten.
Ähnlich wie nach Applikation von Chlorhexidin werden auch bei Langzeitanwendung von Zinnfluorid bzw. Zinn-Aminfluorid Verfärbungen beobachtet. Diese sind deutlich diskreter als beim Chlorhexidin; allerdings wird auch dessen Wirkung nicht erreicht.

- **Triclosan** ist ein ungeladener phenolischer Wirkstoff, der seit etwa 30 Jahren als antibakterieller Zusatz in kosmetischen Produkten eingesetzt wird. Seit ca. 15 Jahren findet er vermehrt Anwendung in Mundhygieneprodukten.
  Triclosan entfaltet sein breites antimikrobielles Wirkungsspektrum bereits bei geringer Konzentration auch intraoral. In Kombination mit Pyrophosphat, Zinkcitrat oder Copolymer kann die Substantivität derart gesteigert werden, dass eine klinische Wirkung bis zwölf Stunden nach einmaliger Applikation gegeben ist und somit bei täglich zweimaliger Applikation ein kontinuierlicher Effekt vorliegt. Nach Chlorhexidin scheint es hinsichtlich der Plaque- und Gingivitisreduktion die zweitbesten Ergebnisse zu bieten (siehe Tab. 7-5).
  Verschiebungen im Keimspektrum finden auch bei Langzeitanwendung nicht statt. Resistenzbildungen wurden ebenfalls nicht beobachtet.
  Über kosmetische Nachteile oder Gewebereaktionen wurde bislang ebenfalls nicht berichtet, ganz im Gegenteil: Triclosan wirkt offensichtlich nicht nur antibakteriell, sondern auch entzündungshemmend – eine Tatsache, die in mehreren Langzeitstudien eindrucksvoll bestätigt wurde. Klinisch besonders interessant sind in diesem Zusammenhang folgende zwei Effekte: Zum einen eine echte Parodontitishemmung [73], zum anderen ein deutlich selteneres Auftreten von Aphthen.
- **Essenzielle Öle:** Geladene phenolische Substanzen haben eine überwiegend unspezifische antibakterielle Wirkung und werden daher vor allem als Desinfektionsmittel verwendet. Einige dieser Phenolderivate (z. B. essenzielle Öle) werden seit langem zur Plaquehemmung eingesetzt. In mehreren Langzeitstudien wurde eine „moderate" Plaque- und Gingivitis-hemmende Wirkung (siehe Tab. 7-5) nachgewiesen.
  Infolge der geringen Wasserlöslichkeit wird als Lösungsmittel Alkohol eingesetzt. Mögliche Nebenwirkungen des Alkoholgehalts, der z. T. mehr als 25% betragen kann, sind in Fallberichten dokumentiert worden: Bei Kindern besteht die Gefahr von Alkohol-Intoxikationen, von Erwachsenen werden insbesondere der schlechte Geschmack, das Auftreten von Verfärbungen sowie das gelegentliche Auftreten von Erosionen beklagt.
- **Sonstige Plaque beeinflussende Substanzen:** In vitro nachgewiesene Plaque beeinflussende Eigenschaften sind über die o. a. Wirkstoffe hinaus auch von quaternären Ammoniumbasen (z. B. Cetyl-Pyridinium-Chlorid), Aminoalkoholen, Sanguinarin oder Wasserstoffperoxid bekannt. Diese Substanzen besitzen jedoch isoliert sämtlich entweder eine geringe Substantivität oder werden in vivo zu schnell verdünnt, um eine klinisch relevante Plaquereduktion zu erreichen.

Praktische Bedeutung der Mundhygiene. Die durch die verschiedenen Mundhygienemaßnahmen zur Verfügung stehenden Möglichkeiten der Kariesprophylaxe werden durch ein nur ungenügendes Mundhygieneverhalten in der Praxis stark beeinträchtigt. Eine „gute Mundhygiene", d. h. mindestens zweimal tägliches Putzen, wobei die Putzdauer mindestens zwei Minuten beträgt, praktizieren gerade 13% der Senioren, 20% der Erwachsenen und 27% der Jugendlichen [62].

Diese geringe Compliance liegt offensichtlich nicht nur an der Faulheit der Bevölkerung. Zum einen bestehen nach wie vor deutliche Wissensdefizite bezüglich der Grundlagen einer effektiven Mundhygiene. So kennen lediglich 3% der Jugendlichen den Begriff „Zahnseide". Andererseits hält etwa die Hälfte dieser Altersgruppe die Symptombekämpfung von Mundgeruch (z. B. mit Mundwasser, Kaugummi, Bonbon) für ausreichend.

Abgesehen von Defiziten an aktivem Wissen besteht jedoch auch eine Diskrepanz zwischen den vorhandenen Kenntnissen und deren praktischer Umsetzungsbereitschaft: Beispielsweise putzen nur 12% der Jugendlichen, denen der Zusammenhang zwischen Süßigkeiten und Karies bekannt ist, anschließend die Zähne; schließlich gaben im Rahmen einer aktuellen Untersuchung nahezu 50% der befragten Zehn- bis Vierzehnjährigen an, das Zähneputzen aus Bequemlichkeit gelegentlich nur vorzutäuschen. Selbstverantwortliches Handeln zugunsten der Zahngesundheit ist in dieser Altersgruppe nur unzureichend ausgebildet, ganz abgesehen davon, dass der Stellenwert der Zähne im Vergleich zu anderen Attributen des äußeren Erscheinungsbildes (z. B. Figur, Kleidung, Frisur) nur als absolut untergeordnet eingestuft wird.

Zudem glauben 70% der Jugendlichen, bereits ausreichend über die Möglichkeiten der Gesunderhaltung der Zähne informiert zu sein. Interesse an weiterer Aufklärung besteht nur bei knapp 30% [24]!

Die Situation bei den Erwachsenen ist nur unwesentlich günstiger. Die grundsätzliche Einstellung zur Zahngesundheit ist bei ihnen – vermutlich aufgrund persönlicher Negativerlebnisse (Zahnschmerzen, Verlust von Zähnen etc.) – zwar etwas positiver (immerhin geben 51% der Männer und 69% der Frauen an, für sie sei Mundhygiene „sehr wichtig"), am Verhalten selbst ändert sich, zumindest was die Zahnputzfrequenz angeht, jedoch nichts! „Zahnseide" und „Zahnzwischenraumbürste" sind 43 bzw. 77% (!) der Erwachsenen unbekannt [24]!

Angesichts derartiger Daten ist davon auszugehen, dass das Mundhygieneverhalten allenfalls langfristig verbessert werden kann.

Regelmäßige Fluoridanwendung

Die in den letzten Jahren in den meisten Industrieländern beobachtete Verbesserung des Gebisszustandes der Bevölkerung, insbesondere der Kinder und Jugendlichen, wird von der Mehrheit der Epidemiologen auf den gesteigerten Verbrauch fluoridhaltiger Präparate im Rahmen der Kariesprophylaxe zurückgeführt.

Bei regelmäßiger Anwendung in den empfohlenen Dosierungen können Verringerungen des Karieszuwachses in Größenordnungen bis zu 60% erzielt werden – Werte, die sich bei geeigneter Kombination mit effizienter Mundhygiene und zahnbewusstem Ernährungsverhalten noch weiter steigern lassen.

Als wesentliche **Mechanismen** für die kariesprotektive Wirkung der Fluoride werden inzwischen folgende Faktoren angesehen:

- Fluorid bewirkt – und dies scheint die entscheidende Einzelkomponente zu sein – eine **Beschleunigung der Remineralisation.** Es handelt sich hierbei um die Förderung eines körpereigenen Abwehrmechanismus, der immer dann aktiviert wird, wenn durch Säureangriffe aus der Nahrung oder der Plaque eine Demineralisation des Zahnschmelzes ausgelöst wird. Nach Beendigung dieses Säureangriffs können die demineralisierten Bezirke dann in Anwesenheit von Fluorid durch Einlagerung von Kalzium- und Phosphationen wieder remineralisieren. Zusätzliche Zufuhr von Fluorid beschleunigt diesen Vorgang!
- Im Rahmen der Remineralisation kommt es – bei zusätzlicher Fluoridzufuhr – zur Einlagerung größervolumiger Kristallite. Dies sowie die in diesem Zusammenhang zu beobachtende Anreicherung der oberen Schmelzschichten mit Fluorid bzw. die Ausbildung einer kalziumfluoridhaltigen Deckschicht an der Zahnoberfläche führt zu einer **erhöhten Säureresistenz** bzw. geringeren Säurelöslichkeit.
- Fluorid reichert sich in der Plaque an und beeinflusst den Plaquestoffwechsel im Sinne einer **verringerten Säureproduktion.**

Inwieweit und in welchen Größenordnungen zusätzliche Wirkungsmechanismen (z. B. Entwicklung eines flacheren Höcker-Fissuren-Reliefs bei der primären Mineralisation) beteiligt sind, ist noch nicht endgültig geklärt. Bezüglich der Praxis der Fluoridanwendung liegen jedoch gesicherte Daten in ausreichender Menge vor. Die wichtigsten Erkenntnisse sind:

- Voraussetzung für die **kariesprophylaktische Wirkung** der Fluoride ist im Wesentlichen ihr **direkter Kontakt** mit der Zahnhartsubstanz. Das heißt: Die kariesprophylaktische Wirkung aller gebräuchlichen Methoden zur Kariesprophylaxe – der Trinkwasser-, der Speisesalz- und der Tablettenfluoridierung sowie der Applikation von fluoridierter Zahnpasta, Fluoridgelen, Fluoridlacken und Fluoridlösungen – ist entscheidend abhängig von deren „lokaler Bioverfügbarkeit" und weniger vom Anteil systemisch zugeführten Fluorids. Die jahrzehntelang kontrovers diskutierte Frage der pränatalen Fluoridanwendung verliert angesichts dieser Erkenntnisse erheblich an Gewicht, zumindest, was die Auswirkungen auf das Kind betrifft: Der richtige Zeitpunkt für den Beginn der Fluoridprophylaxe liegt **nach** der Geburt, genauer, nach dem Durchbruch des ersten Zahnes!
- Voraussetzung für mögliche **Nebenwirkungen** (akut oder chronisch) ist die **systemische Zufuhr** von Fluorid. Dabei ist irrelevant, aus welcher Fluoridquelle das für den Körper systemisch verfügbare Fluorid stammt! Das bedeutet: Nicht nur Fluorid aus der Nahrung, aus Trink-/Mineralwasser, aus fluoridiertem Kochsalz oder Tabletten muss als Ursache für mögliche Nebenwirkungen in Betracht gezogen werden, sondern auch Fluorid aus ver-

schluckter Zahnpasta, verschlucktem Gel/Lack etc., also jede mögliche systemische Fluoridquelle. Akute Nebenwirkungen sind extrem selten. Häufigste Nebenwirkung ist die Dentalfluorose, die als Folge einer systemischen Überdosierung im Zeitraum der Schmelzbildung beobachtet werden kann (s. u.).

- Die **Art und Häufigkeit** der im Einzelfall indizierten Fluoridanwendung(en) erfolgt **bedarfsgerecht** auf der Basis einer **individuellen Fluoridanamnese** in Abhängigkeit vom **individuellen Kariesrisiko.** Das heißt: Um optimale Wirkungen ohne Nebenwirkungen zu erzielen, ist – und dies gilt für jede Methode der Fluoridapplikation – zunächst im Rahmen einer Anamnese abzuklären, ob und ggf. wie viel Fluorid der Patient bereits aus anderen Quellen erhält! In Abhängigkeit vom Ergebnis sind dann entweder **keine weiteren Maßnahmen,** die isolierte **Anwendung einzelner Methoden** (z. B. Putzen mit fluoridierter Zahnpasta) oder auch die **Kombination mehrerer Verfahren** (z. B. fluoridiertes Kochsalz plus fluoridierte Zahnpasta plus Fluoridlack) indiziert.
  Bei optimaler individueller Zusammenstellung geeigneter Fluoridierungsmaßnahmen können dabei Hemmungen des Kariesweiszuwachses in erheblichen Größenordnungen erreicht werden (Tab. 7-6).

Im Rahmen der häuslichen und professionellen Fluoridanwendung haben sich bei sachgerechter Anwendung folgende Methoden als gleichermaßen effizient und gesundheitlich unbedenklich bewährt:
- Zufuhr von fluoridiertem Kochsalz
- Zufuhr von Fluoridtabletten
- Anwendung fluoridhaltiger Zahnpasten
- Anwendung fluoridhaltiger Mundspüllösungen
- Anwendung fluoridhaltiger Gele, Lösungen und Lacke.

Fluoridiertes Kochsalz. Nach den zwischenzeitlich aus einer Reihe von Staaten (u.a. der Schweiz, Frankreich, Kolumbien, Ungarn) vorliegenden Daten kann bei einer Anreicherung des Fluorids im Speisesalz auf 250–350 ppm bei minimalem Kostenaufwand und auch bei Patienten mit geringer Compliance zur Mundhygiene eine Verringerung des Karieszuwachses von 50–60%, d. h. in Größenordnungen wie bei der Trinkwasserfluoridierung, erwartet werden.

Tabelle 7-6 Mögliche Kariesreduktionen durch Fluoridanwendung (aus [21]).

Fluoride (Hemmung des Karieszuwachses)	
TWF	50–60%
Tabletten	50–60%
Gele/Lacke	40–60%
Salz	40–60%
Spüllösung	20–40%
Zahnpasta	10–50%

> Dabei hat die Speisesalzfluoridierung im Vergleich zur Trinkwasserfluoridierung einen entscheidenden Vorteil: Die Speisesalzfluoridierung ist eine individuelle Maßnahme!

Derjenige, der möchte, kann fluoridiertes Speisesalz konsumieren und von seiner kariesprophylaktischen Wirkung profitieren! Eine Ablehnung als „Zwangsmedikation", wie vielfach beim Versuch des Aufbaus von Trinkwasserfluoridierungssystemen beobachtet, kann es in Zusammenhang mit dem Kochsalz nicht geben.

Anfang der 80er-Jahre wurde als Argument gegen die Speisesalzfluoridierung vorgebracht, sie führe zu einer Erhöhung des Risikos, an Bluthochdruck zu erkranken. Ganz abgesehen davon, dass die Ursache für Bluthochdruck nur bei einem sehr geringen Teil der Erkrankten in der Speisesalzzufuhr zu finden ist, wird durch die Fluoridierung ja nicht mehr Speisesalz konsumiert als vorher! Das Speisesalz wird – ähnlich wie beim Jod – lediglich als Träger des Wirkstoffs eingesetzt!

Seit 1992 ist fluoridiertes Speisesalz in Deutschland erhältlich, seit 1993 darf fluoridiertes Speisesalz auch in Deutschland produziert werden. Sein Anteil am gesamten Salzverbrauch liegt inzwischen bei 65%. In diesem Zusammenhang sind einige praktische Empfehlungen von Bedeutung:

- Ebenso wie alle anderen Darreichungsformen von Fluorid wirkt auch fluoridiertes Speisesalz aufgrund seiner **lokalen Bioverfügbarkeit.** Anwendungsbedingt (das Salz wird verschluckt) wird das Fluorid jedoch auch resorbiert und somit **systemisch** verfügbar. Um zu hohe Fluoridkonzentrationen im Blut zu vermeiden (und das Risiko einer Dentalfluorose zu minimieren) ist die Gabe von fluoridhaltigem Speisesalz in Regionen mit hohem Trinkwasserfluoridgehalt, bei gleichzeitiger Einnahme von Fluoridtabletten oder der Verwendung von fluoridreichem Mineralwasser (> 0,5 ppm) nicht angebracht.
- **Ergänzend** zur Kariesprophylaxe mit fluoridiertem Speisesalz soll die Anwendung fluoridhaltiger Zahnpasta erfolgen.
- **Im ersten,** teilweise auch im zweiten **Lebensjahr** nimmt das Kind kaum Speisesalz zu sich. In diesem Lebensabschnitt kann die Zufuhr von Fluorid in Form von fluoridhaltigen Kinderzahnpasten al-

lein oder durch Gabe kombinierter Vitamin-D/Fluorid-Präparate (als Tabletten) erfolgen.

Die o.a. Karieshemmwirkung könnte noch verstärkt werden, wenn neben dem im Haushalt verwendeten Speisesalz (zzt. ca. 50% fluoridiert) auch das zur Gemeinschaftsverpflegung eingesetzte Speisesalz oder zumindest das von den Bäckern verwendete Salz fluoridiert wäre (wie z.B. in einigen Kantonen der Schweiz). Die flächendeckende Umsetzung dieser Vorstellungen wird jedoch – zumindest für den Bereich der Bundesrepublik – allenfalls mittelfristig möglich sein.

Zufuhr von Fluoridtabletten. Die Gabe von Fluoridtabletten stellt – zumindest bezüglich des Wirkungsgrades – eine Alternative zur Speisesalzfluoridierung dar (ca. 50–60% Hemmung des Karieszuwachses). Die Art der Darreichung bietet dabei Vor- und Nachteile.

Als entscheidender Vorteil muss die Tatsache angesehen werden, dass nur mit Tabletten eine exakte Dosierung der individuell optimalen Fluoridzufuhr möglich ist.

Als großer Nachteil wiederum hat sich die mangelnde Akzeptanz der Bevölkerung (Ausnahme: die kombinierte Karies- und Rachitisprophylaxe durch den Pädiater in den ersten Lebensjahren) herausgestellt. Ein weiterer Nachteil ist die Notwendigkeit einer hohen Compliance: Die Tabletten sollten täglich verabreicht werden.

Unregelmäßige Einnahme der Tabletten (z.B. lediglich in der Schule oder im Kindergarten) oder später Beginn (nicht ab Geburt bzw. dem Durchbruch des ersten Zahnes, sondern erst im vierten oder fünften Lebensjahr) verringern Effektivität und Effizienz!

Der Nutzen ist (mit Kariesreduktionsraten von 20–40%) allerdings auch dann noch beträchtlich, wenn die Gabe entsprechender Präparate erst mit der Einschulung einsetzt.

Voraussetzung ist allerdings, dass die lokale Wirkung der Fluoridtablette zum Tragen kommt. Es wird daher empfohlen, die Tablette nicht zu schlucken, sondern mehr zu kauen bzw. längere Zeit zu lutschen.

Fluoridhaltige Zahnpasten. Seit Jahrzehnten sind zahlreiche Zahnpasten auf dem Markt, die Fluoride enthalten. Als Wirkstoffe besonders bewährt haben sich hierbei:
- Natriumfluorid
- Natriummonofluorphosphat
- Aminfluorid
- Zinnfluorid.

Die grundsätzliche Karieshemmende Wirkung dieser Substanzen ist – zumindest für Präparate mit Fluoridkonzentrationen in Größenordnungen von 0,1% – gut belegt und unstrittig. Obwohl auch für den Fachmann das derzeitige Marktangebot kaum noch überschaubar ist (allein in Deutschland sind ca. 100 verschiedene fluoridhaltige Zahnpastasorten erhältlich), kann davon ausgegangen werden, dass die meisten dieser Präparate in klinisch überwachtem Versuch eine Hemmung des Karieszuwachses von 20–40% bewirken (Spitzenwerte: ca. 50% Reduzierung des Karieszuwachses an Kronen-, bis zu 67% an Wurzelflächen).

Angesichts einer derartigen Variabilität des Ausmaßes der publizierten Hemmwirkungen (z.B. beeinflusst durch unterschiedliche Fluoridkonzentration, Verringerung der Freisetzung ionisierten Fluorids durch inkompatible Putzkörper, Dauer und Intensität des Ausspülens nach dem Putzen etc.) war es früher schwer, klare Empfehlungen an den Patienten weiterzugeben [23, 83].

Die Ergebnisse zweier sog. Konsensus-Konferenzen geben hier erfreulicherweise eine Hilfestellung [23]. Ihre Schlussfolgerungen auf der Basis der vorliegenden klinischen Vergleichsstudien können wie folgt zusammengefasst werden:
- Natriumfluorid in einer kompatiblen Zahnpasta ist signifikant wirksamer als Natriummonofluorphosphat.
- Aminfluorid in einer kompatiblen Zahnpasta ist signifikant wirksamer als Natriummonofluorphosphat.
- Angesichts fehlender direkter klinischer Vergleichsuntersuchungen kann ein Unterschied in der kariesprophylaktischen Wirkung zwischen aminfluorid- und natriumfluoridhaltigen Produkten mit kompatiblen Putzkörpern nicht abgeleitet werden.

Gesundheitliche Risiken durch Gebrauch fluoridhaltiger Zahnpasten können bei richtiger Anwendung ausgeschlossen werden. Hinzuweisen ist allerdings auf die Möglichkeit der Entwicklung ästhetisch störender **Schmelzflecken** (siehe Abb. 7-11) bei Überdosierung während der Phase der Schmelzentwicklung (für den Frontzahn- und Prämolarenbereich etwa bis zum 7. Geburtstag). Voraussetzung ist, dass große Mengen an Zahnpasta/Fluorid verschluckt werden (bei einer Konzentration von 0,1% Fluorid wird bei jedem Zähneputzen (1 cm Stranglänge vorausgesetzt) etwa eine Fluoridmenge von 1 mg auf die Zahnbürste aufgebracht).

Dieses Risiko besteht insbesondere beim Abusus **aromatisierter Kinderzahnpasten** (die Zahnpasta wird gewohnheitsmäßig gegessen), ein Verhalten, das bevorzugt zwischen dem dritten und sechsten Lebensjahr zu beobachten ist. Dabei scheint gerade im ersten und zweiten Lebensjahr die besonders kritische Phase für die Entstehung von Schmelzfluorosen an den Schneidezähnen zu liegen [60].

Um derartige unerwünschte Begleiterscheinungen weitgehend auszuschließen, soll der Fluoridgehalt von Kinderzahnpasten maximal 0,05% betragen und die auf die Zahnbürste aufgebrachte Menge an Zahnpasta begrenzt sein („erbsengroß", 0,3–0,5 cm Stranglänge). Aufgrund der von verschiedenen Autoren nachgewiesenen eindeutigen Dosis-Wirkungs-Beziehung muss jedoch davon ausgegangen werden, dass der kariesprophylaktische Effekt dieser Kinderzahnpasten nur vergleichweise gering ausgeprägt ist.

Fluoridhaltige Mundspülungen. Eine Methode mit langer Tradition, die sich insbesondere in Skandinavien – und dort bevorzugt im Rahmen der Gruppenprophylaxe – großer Beliebtheit erfreut, sich in Deutschland jedoch bis heute – zumindest bei Kindern und Jugendlichen – kaum durchsetzen konnte, ist die Anwendung fluoridhaltiger Mundspülungen.

Die Erfolgsraten sind, in Abhängigkeit von der Überwachung der Anwendung, der Fluoridverbindung, der Fluoridkonzentration sowie sonstiger relevanter Parameter, sehr unterschiedlich. Allein durch zwei Minuten langes Spülen während des Zahnarztbesuches (im Durchschnitt etwa dreimal pro Jahr) konnte in Einzelfällen eine Hemmung des Kieszuwachses von 25% beobachtet werden. Andere Autoren berichten gar über eine bis zu 50%ige Verringerung der DMF-Flächen bei täglichen Spülungen mit 0,05%igen NaF-Lösungen.

Unabhängig von der Art des in der Lösung verwendeten Wirkstoffs (Natriumfluorid, Zinnfluorid, Aminfluorid) gilt jedoch: Personengruppen, bei denen die Kontrolle über den Schluckreflex nicht gewährleistet ist (z.B. Kinder bis zur Einschulung, Behinderte), sollten durch andere Fluoridierungsmaßnahmen geschützt werden.

Fluoridhaltige Gele. Bemühungen, die Effizienz der Lokalapplikation zu steigern und hohe Kariesreduktionsraten bei möglichst wenigen Anwendungen zu erzielen, führten in den 50er- und 60er-Jahren zur Entwicklung fluoridhaltiger Gele, Lacke und Lösungen. Als für den häuslichen Gebrauch besonders geeignet erwiesen sich fluoridhaltige Gele, die bis zehnmal höhere Fluoridkonzentrationen als fluoridhaltige Zahnpasten (bis 1,25%) enthalten.

Bei regelmäßiger Anwendung entsprechender Präparate ergänzend zur Basisprophylaxe kann laut einer aktuellen Meta-Analyse mit einer zusätzlichen Verringerung des Kariesczuwachses in der Größenordnung von ca. 20% gerechnet werden [92]. Diese Größenordnung ist unabhängig von der Art der Anwendung (Zahnbürste oder Medikamententräger), der Häufigkeit der Applikation, der Konzentration des Gels (zwischen 0,4% und 1,25% Fluorid) sowie dem Kariesbefall der untersuchten Personen.

Keinerlei Auswirkungen auf die Kariesreduktion hat schließlich auch die Tatsache, ob das Gel professionell (durch den Zahnarzt oder qualifizierte Mitarbeiter) oder selbst (durch den Patienten) appliziert wird [92].

Die sog. Löffelapplikation mit **individuell** hergestellten Trägern ist i.d.R. auf die Anwendung in der zahnärztlichen Praxis beschränkt und sollte als häusliche Maßnahme nur in Ausnahmefällen, z.B. der Intensivprophylaxe von Patienten mit erhöhtem Kariesrisiko (u.a. Xerostomie-Patienten), praktiziert werden!

Die Gelapplikation mit **konfektionierten** Trägern (hier können bis zu 100 mg Fluorid in die Mundhöhle eingebracht werden) ist aus toxikologischen Gründen abzulehnen!

Fluoridlacke. Bei diesen Verfahren wird die Klebrigkeit der Grundsubstanz ausgenutzt, um eine Verlängerung des Fluorid-Schmelz-Kontaktes sicherzustellen und auf diese Weise eine verstärkte Fluoridanreicherung der oberflächlichen Schmelzschichten zu erreichen.

Der Lack haftet besonders intensiv im Bereich der Fissuren und Grübchen, d.h., die Kariesprädilektionsstellen sind besonders geschützt. Die von der Karies weniger betroffenen Glattflächen werden hingegen nur schwach beschichtet.

In einer Vielzahl von Untersuchungen wurden Effektivität wie Effizienz dieser Methode ausreichend bestätigt: Für das Produkt Duraphat® (auf der Basis von Natriumfluorid und in Alkohol gelösten Naturharzen) konnten laut Meta-Analyse bei nur zweimaliger Anwendung pro Jahr im bleibenden Gebiss Hemmungen des Karieszuwachses von ca. 40% erreicht werden [38]. Für das Präparat Fluor Protector® (auf der Basis eines flüssigen Polyurethanlacks) liegen bislang bezüglich des kariesprotektiven Effekts eher verwirrende klinische Studien vor. Die Ergebnisse variieren zwischen „kaum signifikanten Hemmungen des Karieszuwachses" und Wirkungen in ähnlichen Größenordnungen oder sogar besser als bei Duraphat®.

Allgemeine Empfehlungen für eine praxisnahe Fluoridprophylaxe

Eine spürbare Verbesserung des Gebisszustandes breiter Bevölkerungsschichten ist angesichts der geringen Compliance bei Ernährung und Mundhygiene kurz- und mittelfristig nur über eine Intensivierung der Aktivitäten auf dem Gebiet der Fluoridprophylaxe zu realisieren. Sie nimmt deswegen eine Sonderstellung ein, weil sie zu rasch greifbaren Ergebnissen führt und somit eine entscheidende psychologische Barriere niederreißt: den Glauben, dass die Löcher in den Zähnen unabwendbares Schicksal seien und die Zähne im hohen Alter ohnehin wacklig würden und ausfielen.

In Abhängigkeit von der jeweiligen Ausgangssituation sind hierbei unterschiedliche Maßnahmen indiziert, die in den im Jahr 2006 veröffentlichten Leitlinien Fluoridierungsmaßnahmen der Zahnärztlichen Zentralstelle Qualitätssicherung dargestellt sind (Abb. 7-11).

Toxikologische Aspekte. Bei der toxikologischen Bewertung ist grundsätzlich zu unterscheiden zwischen der akuten und der chronischen Fluoridtoxizität.

Die **akute Toxizität** der Fluoride ist abhängig von ihrer Löslichkeit und z.B. beim gut löslichen Natriumfluorid höher als beim schlechter löslichen Kalziumfluorid. Die entsprechenden kritischen Dosen

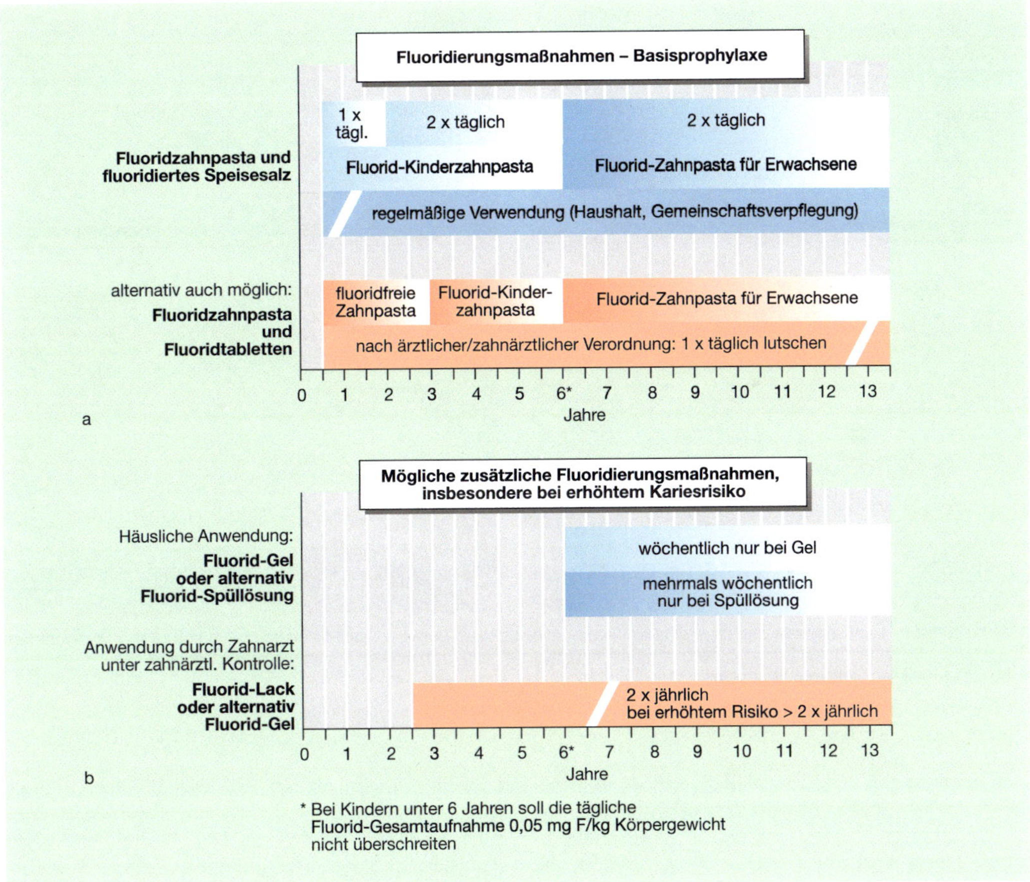

Abb. 7-11a Fluoridierungsmaßnahmen – Basisprophylaxe (mod. nach: H.J. Gülzow, E. Hellwig, G. Hetzer: Leitlinie Fluoridierungsmaßnahmen. Hrsg.: ZZQ – Zahnärztliche Zentralstelle Qualitätssicherung, Köln 2006).

Abb. 7-11b Mögliche zusätzliche Fluoridierungsmaßnahmen, insbesondere bei erhöhtem Kariesrisiko (mod. nach: H.J. Gülzow, E. Hellwig, G. Hetzer: Leitlinie Fluoridierungsmaßnahmen. Hrsg.: ZZQ – Zahnärztliche Zentralstelle Qualitätssicherung, Köln 2006).

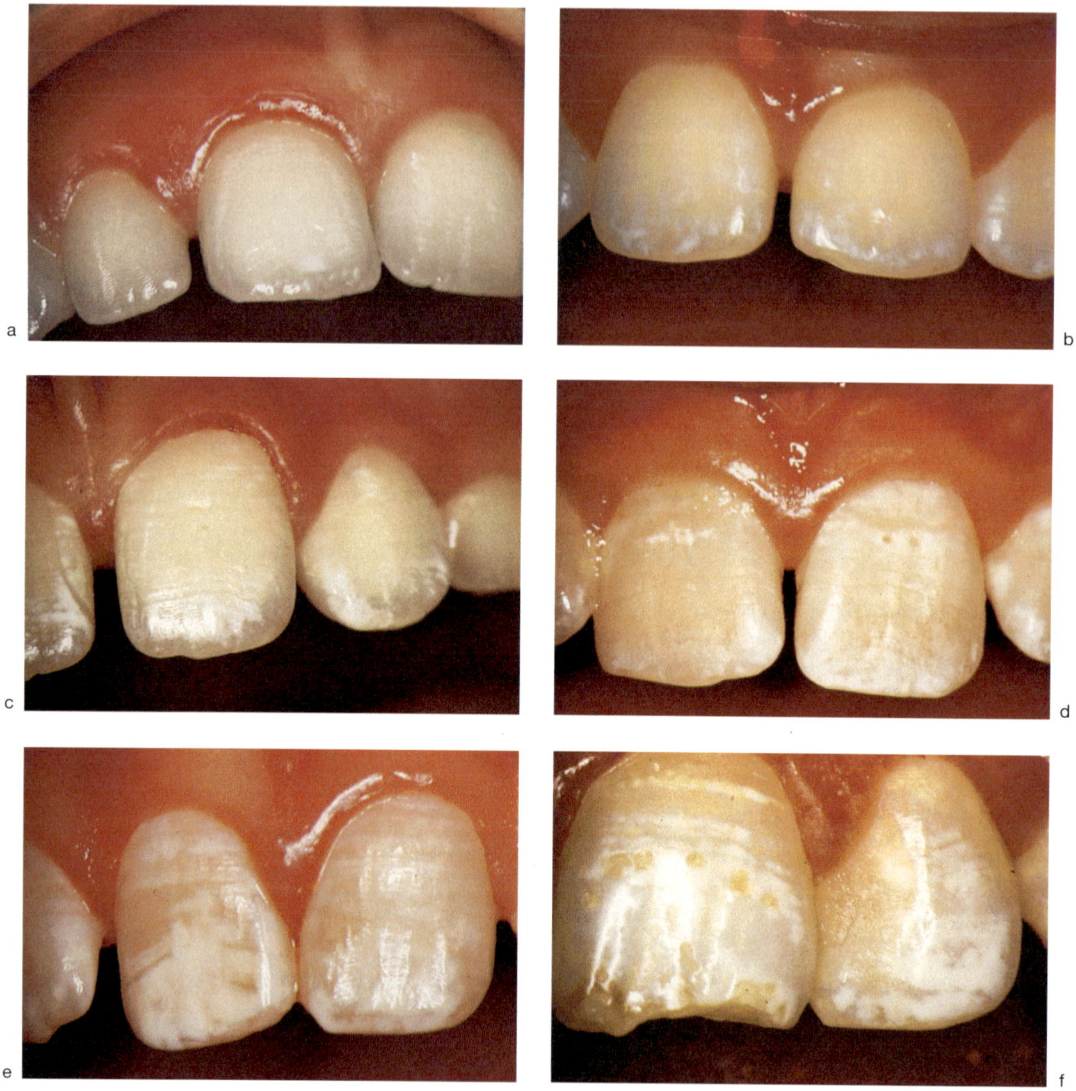

Abb. 7-12 a bis f Dentalfluorose. Die Übergänge zwischen den einzelnen Schweregraden sind naturgemäß fließend. Die klinischen Bilder zeigen Beispiele für die Schweregrade etwa von 0,5 (fraglich) bis 4 (schwer) und entsprechen den Definitionen: fraglich – sehr mild – mild – mäßig – schwer – sehr schwer.

sind bekannt aus Vergiftungsfällen, wie sie in suizidaler oder krimineller Absicht bzw. als Folge von Verwechslungen beschrieben wurden. Die minimale toxische Dosis wird mit 4 mg/kg Körpergewicht, die tödliche Dosis mit ca. 32 mg/kg Körpergewicht angegeben [26].

Dies entspricht größenordnungsgemäß etwa der akuten Toxizität der Barbiturate, wobei von diesen allerdings therapeutisch 500- bis 1000fach höhere Mengen eingesetzt werden als von Fluoriden im Rahmen der Kariesprophylaxe. Der Abstand zwischen der pharmakologischen und der toxischen Dosis beträgt beim Fluorid mindestens 1:100, der Sicherheitsabstand zwischen therapeutischer und letaler Dosis zwischen 1:200 und 1:1000.

Ein praxisnahes Beispiel: In fluoridiertem Speisesalz ist die minimale tödliche Dosis von ca. 5 g Fluorid beim Erwachsenen erst in einer Salzmenge von 20 kg enthalten. Da aber bereits 200 g Kochsalz für den Erwachsenen tödlich sind, ist offensichtlich, dass keine akute toxische Gefahr vom Fluorid im Speisesalz ausgehen kann.

Für die Praxis bedeutsamer ist die Frage einer möglichen **chronischen Toxizität**, d.h. von Langzeitschäden.

Nach heutigem Kenntnisstand ergeben sich als Grenzwerte für die Entwicklung einer Dentalfluorose Konzentrationsbereiche zwischen 0,04 und 0,1 mg/kg Körpergewicht [31]. Nur wenn diese Werte im Zeitraum der Schmelzbildung überschritten werden, kommt es zur Ausprägung einer Dentalfluorose (Abb. 7-12).

Sonstige pathologische Veränderungen im Organismus durch im Rahmen der Kariesprophylaxe applizierte Fluoriddosen wurden bislang nicht beobachtet.

7.2 Moderne Strategien der Kariesprävention

7.2.1 Grenzen der traditionellen Prophylaxe

Wie inzwischen vielfach beschrieben und dokumentiert, konnte parallel zum allgemeinen Rückgang der Zahnkaries in den meisten Industrieländern eine zunehmende **Polarisierung des Kariesbefalls** beobachtet werden: Einer großen Anzahl von Personen mit keinen oder wenigen gering ausgeprägten kariösen Läsionen steht – in allen Altersgruppen – eine kleine Gruppe von Patienten mit hohem Kariesbefall gegenüber.

Diese Entwicklung löste bereits in den 70er-Jahren die Forderung nach einer selektiven Intensivprophylaxe für besonders kariesgefährdete Kinder aus. Der Sinn und Nutzen derartiger Maßnahmen, auch aus Gründen der Kosteneffektivität der Kariesprophylaxe, ist heute unbestritten.

Mit den traditionellen Strategien der Karies- und Gingivitisprophylaxe, den im vorhergehenden Abschnitt beschriebenen Maßnahmen der Ernährungslenkung, der Mundhygiene und der Fluoridanwendung (ggf. ergänzt um die Fissurenversiegelung) ist dieses Vorhaben jedoch offensichtlich nicht zu realisieren. Aus vielen Untersuchungen geht immer wieder die zentrale Schwachstelle dieses klassischen Konzepts hervor: **Die weitgehende Abstützung auf verhaltensabhängige Variablen!**

Ernährungslenkung heißt ja letztlich nichts anderes als: Der Patient muss etwas tun. Mundhygiene bedeutet: Der Patient ist bezüglich der Belagentfernung gefordert. Auch für die regelmäßige Anwendung von Fluorid ist letztlich der Patient verantwortlich. Die Konsequenz ist offensichtlich:

Auf verhaltensabhängigen Variablen basierende Konzepte reichen zwar als Grundlage für die Kariesprophylaxe bei Patienten mit geringem und durchschnittlichem Kariesrisiko aus, zeigen aber gerade bei Risikopatienten allenfalls einen geringfügigen Effekt!

Dabei ist letztlich irrelevant, ob im Einzelfall Wollens- oder Fähigkeitsdefizite (der Patient bemüht sich, kann die von ihm erwartete Qualität der Mitarbeit – aus welchen Gründen auch immer – nicht realisieren) für die mangelnde Umsetzung des gewünschten Verhaltens verantwortlich gemacht werden können. Tatsache ist:

Das gewünschte Maß an Zahngesundheit kann durch die Anstrengungen des Patienten allein nicht erreicht werden. Professionelle Hilfe, abgestützt auf eine effiziente individuelle Risikodiagnostik, ist erforderlich.

7.2.2 Identifizierung von Patienten mit erhöhtem Kariesrisiko

Grundsätzliche Möglichkeiten

Zur **Identifizierung von Personen mit erhöhtem Kariesrisiko** werden verschiedene Möglichkeiten vorgeschlagen und praktiziert [u.a. 3, 4, 6, 19, 37, 45, 65, 72]:
- eine intensive Anamnese (z.B. bezüglich des Ernährungsverhaltens, der individuellen Fluoridanwendung etc.) (siehe Abb. 7-22)
- Evaluierung der individuellen Mundhygiene anhand spezieller Indices (Plaque- und Entzündungsindices) (siehe Abb. 7-21)
- Kariesbefall in der Vergangenheit sowie die Erfassung so genannter aktiver Kariesstellen (Schmelzkaries in der Bissflügelaufnahme, „white spots“) (Tab. 7-9 und 7-10)
- Erfassung der individuellen Plaquebildungsgeschwindigkeit (PFRI: Plaque Formation Rate Index)
- Auswertung spezifischer Speichelparameter
- mikrobiologische Testverfahren (siehe Abb. 7-15).

Als **übergeordnete Parameter** sollten in die individuelle Beurteilung außerdem noch einbezogen werden:
- Alter
- Geschlecht
- Compliance des Patienten
- soziale Faktoren (z.B. soziale Schichtzugehörigkeit, Schulbildung)

Patient: ______ Name ______ Vorname ______ Geburtsdatum ______ Nr.

Behandler/in:
Datum:

Test/Observation	Klassen	Diagnose 1	2	3	4	5	Präventionsempfehlung
DMF	0–2	☐	☐	☐	☐	☐	Wert = 1 Fluorlack 2 x, Wert = 2 Fluorlack 3 x + Zucker-Check
Aktive initiale Karies	0–2	☐	☐	☐	☐	☐	Wert = 1 Instr. + PZR, Wert = 2, Instr. + PZR x 2
Oralhygiene (oder PFRJ)	0–2	☐	☐	☐	☐	☐	Wert ≥ 2, Check Sekretionsrate
Speichelpufferkapazität	0–2	☐	☐	☐	☐	☐	Wert ≥ 2 Diät-Check — Zucker — Restriktion, Wechselgebiss LB ≥ 2 versiegeln
Lactobazillenzahl	0–3	☐	☐	☐	☐	☐	Wert ≥ 2 und initiale Karies = 0, Chlorhexidin/Fluorid, PZR, Interdentalpflege, Zungenrücken-Hygiene, werdende Mütter!
Streptococcus-mutans-Zahl	0–3	☐	☐	☐	☐	☐	Wert = 2 PZR + Fluorlack; = 3 Zucker-Check
Behandler/in Beurteilung	0–3	☐	☐	☐	☐	☐	
	Summe:	☐	☐	☐	☐	☐	

Recall-Empfehlung
Ist der Wert ≥ **12,** Recall 8—12/Jahr = **Risikogruppe III**

zwischen **9—11,** Recall 4—8/Jahr = **Risikogruppe II**

unter **9,** Recall 1—2/Jahr = **Risikogruppe I**

In den einzelnen Recall-Sitzungen wird gemäß obiger Auswertung therapiert.

Bei Patienten, deren Gesamtwert ≤ 9 ist, die jedoch in speziellen Kombinationen folgende Grenzwerte erreichen:

Spezielle Präventionsempfehlungen

	Grenzwert		
Akt. init. Karies + Strep. mut.	4	☐	Konzentrierung auf S. M. Zahl durch PZR, Fluorid, Chlorhexidin
Akt. init. Karies + Oralhyg. + Lactobac.	6	☐	Konzentrierung auf Ernährung/Zuckerkonsum, Instr., PZR, Fluorlack
Akt. init. Karies + Mut. + Beurteilung	7	☐	Konzentrierung auf S. M., PZR
Akt. init. Karies + Buff. + Lactobac.	7	☐	Konzentrierung auf Zuckerkonsum, Instr., PZR, Fluorlack

Risikofaktoren der Karies

— DMF-T-Rate — „Karieshistorie":	DMF-T-Zahlen der Altersgruppen: von 8 bis 9 : 1,5 von 13 bis 14 : 5,2 von 35 bis 54 : 18,5 0 = besser als Durchschnitt innerhalb der Altersgruppe 1 = normal 2 = schlechter als Durchschnitt
— Aktive initiale Karies:	0 = keine klinischen Zeichen 1 = Verdachtsmomente 2 = deutliche Zeichen (Bißflügelaufnahme!)
— Oralhygiene gemessen durch Plaque-Index	0 = gut 1 = mittel 2 = schlecht
— Pufferkapazität des Speichels: (entsprechend Packungsbeilage Dentobuff®)	0 = blau d.h. ≥ 6 1 = grün d.h. 4,5 bis 5,5 2 = gelb d.h. ≤ 4,0
— Lactobacillen-Zahl: (entsprechend Packungsbeilage Dentocult® LB)	0 = bis 1 000 1 = bis 10 000 2 = bis 100 000 3 = bis 1 000 000 und mehr
— Streptococcus-mutans-Zahl (entsprechend Packungsbeilage Dentocult® SM	0 = 0 1 = 1 2 = 2 3 = 3
— Persönliche Beurteilung des/der Behandlers/in:	hier können auch soziale Aspekte oder Reaktionen des Patienten auf Ratschläge etc. einfließen, 0, 1, 2, 3, wobei 3 das höhere Risiko darstellt. Mit ihrer Gewichtung legen Sie auch fest, ob z.B. Risikogruppe II, 4-, 6-, oder 8mal Recall bedeutet.

Legende: PZR = Professionelle Zahnreinigung
Instr. = Information, Motivation, Anleitung

Abb. 7-13 Ein für die zahnärztliche Praxis entwickelter Beurteilungsbogen zur Bestimmung des individuellen Kariesrisikos.

- Umwelteinflüsse (z.B. Fluoridgehalt im Trinkwasser)
- allgemeiner Gesundheitszustand.

Klinische Relevanz verschiedener Methoden

Allen Methoden gemeinsam ist, dass eine klinisch relevante Einschätzung der individuellen Kariesaktivität anhand nur eines der genannten Parameter nicht möglich ist [3, 56, 65, 72, 86]. Weder Sensitivität (hoher Karieszuwachs wird korrekt prognostiziert) noch Spezifität („kein Karieszuwachs" wird korrekt prognostiziert) erreichen die notwendige Trennschärfe (erwünscht sind mindestens 80%). Überwiegend – nicht übereinstimmend – wird allerdings die Ansicht vertreten: Je mehr Komponenten Berücksichtigung finden, umso größer ist die Wahrscheinlichkeit einer korrekten Einstufung – eine Erkenntnis, die bei der Erstellung entsprechender Beurteilungsbogen bereits berücksichtigt wird (Abb. 7-13).

Wie leicht nachzuvollziehen ist, erfordert eine derartig umfassende Diagnostik einen erheblichen zeitlichen und finanziellen Aufwand (Kosten für Anamnese, die klinischen und mikrobiologischen Befunde, die Testverfahren etc.), der durchaus die Kosten wie auch den Zeitaufwand für eine ungezielte Therapie übersteigen kann.

Aus Gründen der Kosteneffizienz scheint es daher sinnvoll, die Feststellung der individuellen Kariesaktivität zunächst anhand der **anamnestischen** Befunde, der relevanten **klinischen und röntgenologischen Parameter** (Initialkaries, kariöse Läsionen, DMF-Index) bzw. der **Compliance** des Patienten (Plaque- und Entzündungsindices) vorzunehmen [72].

Die Durchführung mikrobiologischer Testverfahren (z.B. S. mutans/Laktobazillen), von Speicheltests (Speichelfließrate, Pufferkapazität) sowie die Erhebung aufwändiger klinischer Parameter (PFRI) ist erst dann indiziert, wenn aufgrund der o.a. Daten allein keine Rückschlüsse auf die Ursache der Erkrankung im Einzelfall gezogen werden können.

Zum Beispiel [50]:

- Karies ist noch nicht vorhanden, aber ein hohes Kariesrisiko ist zu erwarten (beispielsweise in Verbindung mit Allgemeinerkrankungen, Medikamentenkonsum [reduzierter Speichelfluss!] oder grundlegend veränderten Lebensbedingungen).
- Das Bild der Karies ist anders als erwartet (beispielsweise im Hinblick auf Anzahl, Lokalisation und Aussehen der Kavitäten).
- Umfangreiche restaurative Maßnahmen sind notwendig, und die bisherige Kariesaktivität war hoch, oder neue Oberflächen mit einer hohen Kariesprävalenz sind zusätzlich exponiert (beispielsweise Wurzeloberflächen).

Mikrobiologische Testverfahren

Kommerziell erhältliche Testverfahren stützen sich insbesondere auf in größeren Populationen statistisch nachweisbare Zusammenhänge zwischen der Anzahl von Mutanstreptokokken bzw. Laktobazillen im Speichel und der Plaque einerseits und dem Kariesbefall andererseits.

Für den Einzelfall sind diese Zusammenhänge jedoch nur bedingt nachvollziehbar. So konnte z.B. gezeigt werden, dass bei einer Bevölkerungsgruppe mit niedrigem Kariesbefall der Speichel dennoch einen erhöhten Gehalt an Streptococcus mutans aufwies und dass auch bei Personen, deren Kost sehr wenig Saccharose enthielt, diese kariogenen Streptokokken in nicht unwesentlicher Zahl vorhanden waren. Gleichfalls konnten von verschiedenen Autoren ein nur partiell zutreffender Zusammenhang zwischen Anzahl der Mutans-/Laktobazillenkolonien im Speichel und in der Plaque, eine erhebliche Störanfälligkeit zumindest für Mutansstreptokokken sowie eine fehlende Reproduzierbarkeit bei Anwendung verschiedener Testverfahren registriert werden (Abb. 7-14 a und b).

Die Tatsache, dass nur eine eingeschränkte Korrelation zwischen der Größe des klinisch feststellbaren Karieszuwachses und der mikrobiologisch registrierten Kariesaktivität besteht, erscheint angesichts der multifaktoriellen Ätiologie der Karies eigentlich bereits als Selbstverständlichkeit. In diesem Zusammenhang ist allerdings zu differenzieren zwischen der Positiv- und Negativprognose: Die Mitteilung an den Patienten/die Patientin, er/sie werde aufgrund fehlender oder nur geringer Zahlen von Mutansstreptokokken voraussichtlich keine Karies entwickeln, ist mit erheblich größerer Sicherheit möglich als die umgekehrte Aussage, er/sie werde aufgrund vieler vorhandener Bakterien gleichsam „automatisch" eine erhebliche Anzahl an kariösen Läsionen erleiden. Der Grund: Wo keine Säure produzierenden Bakterien vorhanden sind, da kann sich Karies nicht entwickeln; wo Bakterien vorhanden sind, besteht zwar ein hohes Potenzial für eine Säurebildung, es muss sich aber keine Karies entwickeln, da bei entsprechender individueller Prophylaxe die Säureproduktion der Bakterien an der Zahnoberfläche weitgehend ausgeschaltet werden kann. Das heißt, bezüglich der Aussagekraft wäre es sinnvoller, diese Tests – wenn überhaupt – als „Kariesausschlusstests" zu bezeichnen [24]!

Auf den Punkt gebracht sind mit den vorhandenen mikrobiologischen Kariestestverfahren – sofern sie bei naturgesunden bzw. sanierten Gebissen eingesetzt werden – nur zwei fachlich relevante Aussagen möglich:

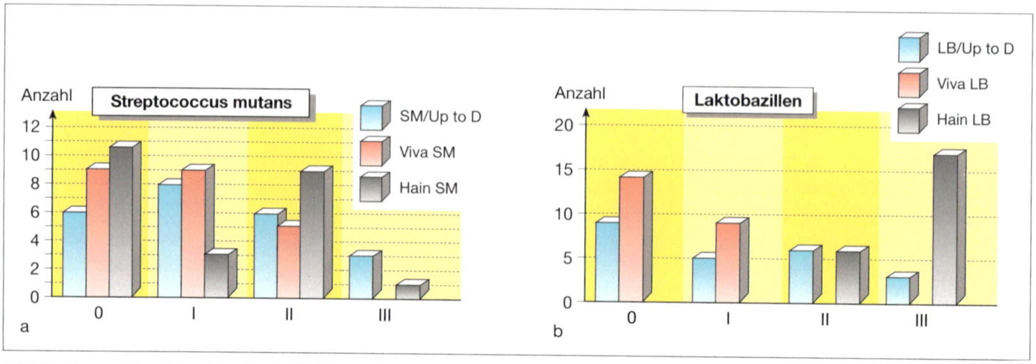

Abb. 7-14a und b Beispiele für die Problematik einer korrekten Risikoeinschätzung anhand eines Vergleichs verschiedener Testverfahren.
Speichelproben **einer** Probandin wurden mit Hilfe dreier kommerziell erhältlicher Testverfahren auf Laktobazillen (LB) und Streptococcus mutans (SM) überprüft und die Testergebnisse von jeweils 24 verschiedenen Dental Hygienists unabhängig voneinander ausgewertet. Die Ergebnisse sind eindeutig.
Zum einen können die Ergebnisse nicht eindeutig identifiziert werden (ein und dieselbe Probe wird von verschiedenen DH's den Kategorien von 0 bis III, d. h. von „keinem Risiko" bis zu „sehr hohem Risiko" zugeordnet). Zum anderen ergeben unterschiedliche Produkte bei derselben Speichelprobe offensichtlich unterschiedliche Ergebnisse (siehe b: Test Viva LB ergibt niedriges Risiko; Test Hain LB ergibt hohes Risiko; aus Test Up to D können alle Kategorien interpretiert werden.

Testart/Indikation/ Bemerkungen	**Kategorien (0–3)**	**therapeutische Konsequenzen Durchführung**	
		professionell	**häuslich**
Laktobazillen • bei umfangreichen Sanierungen (Hilfe zur Therapieplanung und Festlegung der Recall-Intervalle) • bei reduziertem Speichelfluss (z.B. durch Medikamenteneinnahme)	**Kategorie 0:** 0–1000 KBE/ml Speichel **kein bzw. geringes Kariesrisiko**	• Basisprophylaxe • routinemäßige Kontrollen (zweimal im Jahr)	• Weiterführung der gewohnten Prophylaxe
	Kategorie 1: 1000–10 000 KBE/ml Speichel **„mittleres" Kariesrisiko**	zusätzlich: • Ernährungs-anamnese • Fissuren-versiegelung	zusätzlich: • bewusste Einschränkung zuckerhaltiger Zwischen-mahlzeiten • Intensivierung der häuslichen Mund-hygiene („ID-Hygiene"!)
• erst nach Sanierung vorhandener kariöser Läsionen	**Kategorie 2:** 10 000–100 000 KBE/ml Speichel **„hohes" Kariesrisiko** **Kategorie 3:** >100 000 KBE/ml Speichel **„sehr hohes" Kariesrisiko**	zusätzlich: • Ernährungstagebuch (versteckte Zucker) • erhöhte Frequenz fluoridhaltiger Lacke (3–4/Jahr) • Politur vorhandener Restaurationen • Entfernung sonstiger Plaqueretentionsstellen (überstehende Füllungs-/Kronenränder…)	zusätzlich: • Zuckeraustausch-stoffe (optimal: xylithaltige Produkte, insbesondere Kaugummis)

Abb. 7-15 Mikrobiologische Testverfahren und therapeutische Konsequenzen. Beispiele für ein Diagnose-Therapie-Schema auf Basis der Auswertung der Menge an Laktobazillen im Speichel.

- Die Mutansstreptokokkenzahlen im Speichel ermöglichen die Angabe eines Infektionsrisikos! (wie viel Mutansstreptokokken können von der Mutter auf das Kind, vom Milchzahn auf den bleibenden Zahn, vom Zahnschmelz auf Wurzeloberflächen übertragen werden?).
- Die Laktobazillenzahlen ermöglichen eine Aussage zum Ausmaß des Konsums an versteckten Kohlenhydraten.

In diesem Sinn liefern mikrobiologische Testverfahren zusätzliche Hinweise für die Einschätzung sowohl des individuellen Kariesrisikos als auch seiner Ursachen sowie der Compliance des Patienten und dienen somit als zusätzliche Motivationshilfen oder auch als ergänzende Entscheidungshilfen für die Therapieplanung (Abb. 7-15 und 7-16).

Speichelfließrate und Pufferkapazität

Neben seiner Transport- und Reinigungsfunktion besitzt der Speichel u.a. die Fähigkeit, in der Mundhöhle auftretende Säuren (exogen wie endogen) abzupuffern.

Unbestritten ist in diesem Zusammenhang, dass:

- bei Personen mit reduziertem Speichelfluss eine deutlich erhöhte Kariesaktivität vorliegt

Testart/Indikation/ Bemerkungen	Kategorien (0–3)	therapeutische Konsequenzen Durchführung – professionell	therapeutische Konsequenzen Durchführung – häuslich
Streptococcus mutans	**Kategorie 0:** 0–1000 KBE/ml Speichel **kein bzw. geringes Kariesrisiko**	• Basisprophylaxe • routinemäßige Kontrollen (2-mal/Jahr)	• Weiterführung der gewohnten Prophylaxe
• Schwangere • Kleinkinder (Durchbruch der Milchmolaren) • (Vor)-Schulkinder (Durchbruch der 6-Jahr-Molaren/ Prämolaren) • bei umfangreichen Sanierungen (Hilfe zur Therapieplanung und Festlegung der Recall-Intervalle) • bei reduziertem Speichelfluss (z.B. durch Medikamenten-einnahme)	**Kategorie 1:** 1000–100 000 KBE/ml Speichel **moderates/ „mittleres" Kariesrisiko**	zusätzlich: • intensive Aufklärung/ Instruktion bezüglich verbesserter Mundhygiene • zusätzlicher Termin zur Kontrolle des Übungserfolges	zusätzlich: • Verbesserung der individuellen Mundhygiene (ID-Hygiene!)
	Kategorie 2: 100 000–1 000 000 KBE/ml Speichel **„hohes" Kariesrisiko**	zusätzlich: • gezielte Anamnese (Ernährung, Mundhygiene, Fluoride, Allgemeiner-krankungen/Medikamente ...) • Röntgendiagnostik (Bissflügelaufnahme) • Beratung (z. B. Übertragungs-wege der Bakterien, individuell abgestimmte, „bedarfsgerechte" Prophylaxe) • professionelle Zahnreinigung • erhöhte Frequenz professio-neller Fluoridanwendung (optimal: Fluoridlacke mit Langzeitwirkung) • Fissurenversiegelung • Entfernung Plaqueretentions-stellen/ggf. Sanierung • Recall 4-mal /Jahr (Erfolgskontrolle)	zusätzlich: • Fluorid-Gel wöchentlich • xylithaltige Kaugummis 2-3-mal /Tag • Ernährungs-umstellung
• nur bei primär Gesunden und nach Sanierung • nicht unter Antibiotika-therapie/Chlorhexidin-anwendung • 2 Stunden vorher keine Zahnreinigung, nicht essen, nicht rauchen	**Kategorie 3:** > 1 000 000 KBE/ml Speichel **„sehr hohes" Kariesrisiko**	zusätzlich: • Herstellung von Medikamententrägern (zur häuslichen Anwendung von Fluorid- bzw. Chlorhexidingel) • Chlorhexidin-Lack (z.B. Cervitec) 4mal/Jahr; ggf. alternierend Fluorid- und Chlorhexidinlack im Abstand von 3 Monaten	zusätzlich: • CHX-Gel Stoßtherapie, ggf. über Medikamenten-träger

Abb. 7-16 Mikrobiologische Testverfahren und therapeutische Konsequenzen. Beispiele für ein Diagnose-Therapie-Schema auf der Basis der Menge an Streptococcus mutans im Speichel.

- eine hohe Pufferkapazität das Kariesrisiko für Schmelz und Wurzel nachhaltig reduziert.

Die Vorhersagegenauigkeit des Parameters Pufferkapazität wie auch der Fließrate zur Bestimmung des individuellen Kariesrisikos ist jedoch nur mangelhaft. Die gleiche Einschätzung gilt bezüglich weiterer Speichelfaktoren wie z. B. der Konzentration von Proteinen, Ionen oder Enzymaktivitäten [72].

Die 24-h-Plaque-Akkumulationsrate (PFRI)

Die Nachteile mikrobiologischer Parameter waren für Axelsson entscheidender Grund und Anstoß, zuverlässigere Parameter für die Beurteilung des individuellen Kariesrisikos zu entwickeln [6]. Er ging dabei von der Tatsache aus, dass die Plaquemenge, die sich innerhalb einer gegebenen Zeitspanne auf sauberen Zahnflächen bildet, das Gesamtergebnis vieler interaktiv wirkender Risiko-, aber auch Schutzfaktoren darstellt, z. B.:
- Gesamtzahl der Bakterien im Mund
- Zusammensetzung der oralen Mikroflora
- Anatomie und Oberflächenmorphologie des Gebisses
- Feuchtigkeitsfilmbildung und Oberflächenspannung
- Speichelbildungsrate und andere Eigenschaften des Speichels
- Menge der aufgenommenen fermentierbaren Kohlenhydrate
- Mobilität von Zunge und Lippen
- Sekretbildung der Gingiva
- Verwendung fluoridhaltiger Produkte.

Deshalb wurde ein Index für die Plaquebildungsrate definiert, der PFRI (= Plaque Formation Rate Index). Er umfasst, mit Ausnahme der Okklusalflächen, alle Zahnflächen und basiert auf der Plaquemenge, die sich dort innerhalb von 24 Stunden nach einer professionellen Zahnreinigung ablagert. Sind mehr als 20% der beteiligten Flächen mit Plaque befallen, weist dies auf ein erhöhtes Kariesrisiko hin.

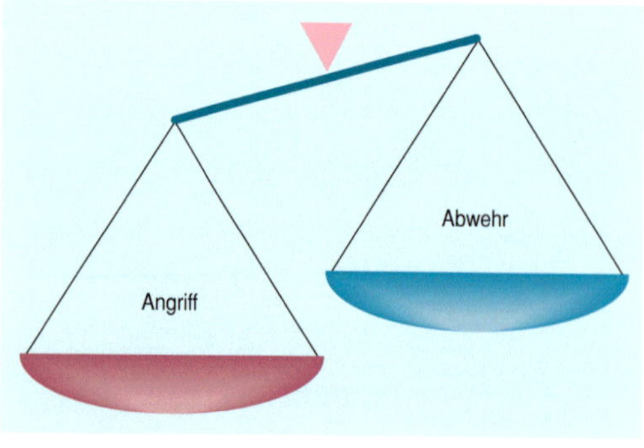

Abb. 7-17 Störung des ökologischen Gleichgewichts in der Mundhöhle: Angriffs- und Abwehrfaktoren halten sich nicht die Waage.

Die Sensitivität, d. h. die Wahrscheinlichkeit, dass ein positives Testresultat mit dem späteren tatsächlich positiven Befund/Verlauf übereinstimmt, ist bei diesem Verfahren mit über 90% besonders hoch. Praktischer Aufwand und Kosten sind allerdings erheblich.

Zusammenfassung

Nach wie vor wichtigste Parameter für die Einschätzung des individuellen Kariesrisikos bzw. der aktuellen Kariesaktivität sind die klinischen Befunde. Andere Parameter können als ergänzende Faktoren berücksichtigt werden.

Das Schema der American Dental Association (Tab. 7-10) bewertet konsequenterweise das Ausmaß des Karieszuwachses im vergangenen Jahr (bei Jugendlichen) bzw. in den vergangenen drei Jahren (bei Erwachsenen) als die entscheidenden Kriterien für die Einstufung in die verschiedenen Risikokategorien („niedrig" – „mittel" – „hoch").

Ist eine eindeutige Einschätzung des individuellen Risikos nicht möglich, sollte von einem höheren Risiko ausgegangen werden, um gesundheitlichen Schaden für den Patienten durch eine falsch negative Diagnose zu vermeiden!

7.2.3 Ätiologische Grundlagen

Die Zahnkaries wird in der modernen Literatur weniger als Folge einer fehlerhaften Ernährung oder unzureichenden Mundhygiene, sondern vielmehr globaler als das Resultat einer **Störung des ökologischen Gleichgewichts der Mundhöhle** (Abb. 7-17) angesehen [58].

Karies entsteht immer dann, wenn
- die Angriffsfaktoren bei gleichbleibender Abwehrlage die Oberhand gewinnen,
- bei gleich bleibender Stärke der Angriffsfaktoren die Abwehr nachlässt,
- beide Faktoren gemeinsam auftreten.

Ernährung, Mundhygiene oder auch Fluoridanwendung sind lediglich modifizierende Faktoren, die im Einzelfall mehr oder weniger stark zum Tragen kommen.

Zentraler Angriffsfaktor für die Entwicklung einer Zahnkaries ist die in den Zahnplaques produzierte

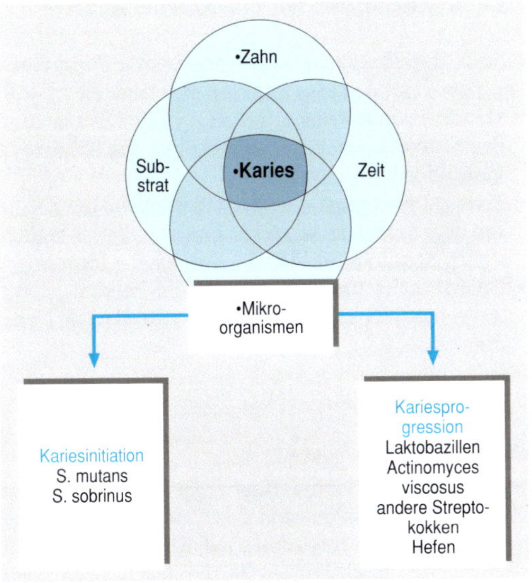

Abb. 7-18 Aktueller Wissensstand bezüglich der wesentlichen bei der Kariesinitiation und -progression beteiligten Bakterien.

Säure. Die traditionelle Prophylaxe ging – gestützt auf die **unspezifische Plaquehypothese** (d.h. die Vorstellung, dass die Plaque an sich ein kariogenes Potenzial besitzt) – davon aus, dass eine Beeinflussung der bakteriellen Komponente im Rahmen der Kariesätiologie allenfalls in Form des Zähneputzens, ggf. kurzfristig ergänzt um Spülungen mit Chlorhexidin, möglich sei und man letztlich mit der Anwesenheit kariesrelevanter Bakterien in der Mundhöhle gleichsam schicksalhaft leben müsse.

Die **spezifische Plaquehypothese** eröffnete völlig neue Möglichkeiten. Wie in Abbildung 7-18 ersichtlich, werden weltweit inzwischen Mutansstreptokokken als die Initiatoren sowohl für die Kronen- als auch für die Wurzelkaries angesehen; erst später kommen andere kariogene Mikroorganismen im Rahmen der Kariesprogression hinzu.

Bis vor wenigen Jahren hat man das Vorkommen dieser Bakterien in der Mundhöhle als selbstverständlich betrachtet. Man ging beispielsweise davon aus, dass Streptococcus mutans zur normalen Bakterienflora der Mundhöhle gehöre. Dies ist nach heutigem Kenntnisstand jedoch nicht der Fall [87].

Die Karies erfüllt vielmehr wesentliche Merkmale einer **Infektionskrankheit,** und zumindest für Streptococcus mutans und Streptococcus sobrinus gelten die folgenden, von Socransky modifizierten **Koch-Postulate** [84]:

- Vorkommen in Zusammenhang mit der Krankheit.
- Das Eliminieren des Bakteriums reduziert oder beseitigt die Erkrankung.
- Der Organismus reagiert auf das Bakterium.
- Das Bakterium verursacht die Erkrankung auch bei Versuchstieren.
- Das Bakterium hat Virulenzfaktoren.

Es hat daher auch nicht an Überlegungen gefehlt, Zahnkaries durch Entwicklung eines Impfstoffes gegen Streptococcus mutans zu bekämpfen. Diesbezüglich im Tierexperiment erfolgreiche Ansätze konnten beim Menschen trotz intensiver Forschungsarbeit bislang nicht wiederholt werden [88].

Bereits heute praktikabel ist hingegen die **Beeinflussung der Kolonisation von Mutansstreptokokken** über eine Unterbrechung der Infektionswege.

Nach heutigem Wissen können Mutansstreptokokken nur mit dem Speichel übertragen werden. Meist ist die Mutter die Infektionsquelle (Schnuller, Löffel etc.) [1, 13, 47].

Die Ansteckung ist dabei umso wahrscheinlicher, je mehr Infektionserreger in der Infektionsquelle vorhanden sind, d.h., das Risiko der Ansteckung hängt im Wesentlichen ab von der S.-mutans-Zahl im Speichel der Mutter! Je früher die Infektion stattfindet, umso eher können Mutansstreptokokken die Zähne kolonisieren [1], umso eher kann sich auch Karies entwickeln (Tab. 7-7).

Für die meisten unserer Patienten kommen derartige Überlegungen jedoch zu spät, das Vorhandensein von Mutansstreptokokken kann vorausgesetzt werden. Das Ergebnis dieser Besiedelung ist durchaus unterschiedlich und kann allein durch die Anzahl und Aktivität der Streptokokken nicht beschrieben werden: die Eigenschaften der dentalen Plaque gehen deutlich über die Summe der Fähigkeiten einzelner Bakterienarten hinaus [59]. Durchschnittliches Ernährungsverhalten unterstellt, muss täglich mit mehr oder weniger intensiven, kurz oder lang anhaltenden Säureangriffen auf die Zähne gerechnet werden. Demineralisationen der Zahnhartsubstanz – zunächst im ultrastrukturellen Bereich – sind die Folge. Ob und ggf. wie schnell sich derartige Demi-

Tabelle 7-7 Auswirkungen einer frühen Streptococcus-mutans-Kolonisation der Milchzähne (aus [21]).

	dfs mit 4 Jahren
Kolonisation vor dem 2. Lebensjahr	10,6 ± 5,3
Kolonisation zwischen 2 und 4 Jahren	3,4 ± 1,8
Keine Kolonisation festgestellt	0,3 ± 1,1

neralisationen zu klinisch sichtbarer Karies fortentwickeln, hängt nicht allein vom Ausmaß und der Häufigkeit des Säureangriffs, sondern ganz entscheidend von der Qualität der individuellen Wirtsabwehr, d.h. letztlich dem „Remineralisationsvermögen", ab.

Klinisch sichtbare Karies ist letztlich die Folge eines **lang anhaltenden Ungleichgewichtes zwischen De- und Remineralisation** (mit Übergewicht für die Demineralisation), wobei die Demineralisation durch bakteriell produzierte Säuren hervorgerufen wird. LEVINE hat dies vor Jahren in seinem Modell der **Ionen-Wippe** (Abb. 7-19) plastisch dargestellt [53]. Wenn es durch geeignete Maßnahmen gelingt, die Demineralisation zu schwächen und die Remineralisation in einem Maß zu stärken, sodass (aus der Sicht der Remineralisation) zumindest ein Gleichgewichtszustand erreicht wird, kann der Zahn dauerhaft gesund erhalten werden.

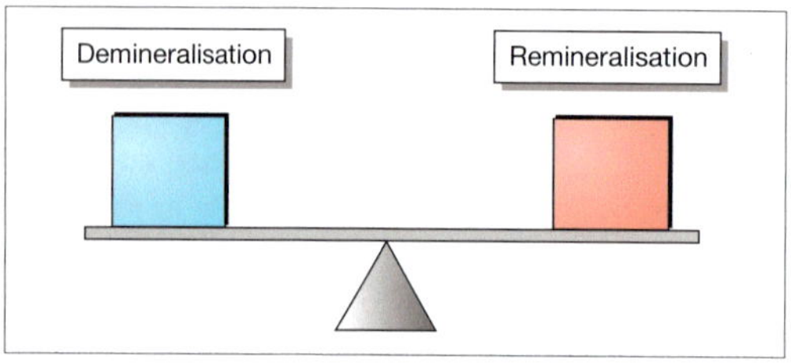

Abb. 7-19 Ionen-Wippe nach Levine: Aus kariesprophylaktischer Sicht entscheidend ist die Tatsache, dass die Summe der remineralisierenden Faktoren die demineralisierenden Einflüsse überwiegt. Das Grundprinzip der Kariesprophylaxe wird so offensichtlich: Förderung der Remineralisation und/oder Verringerung der Demineralisation.

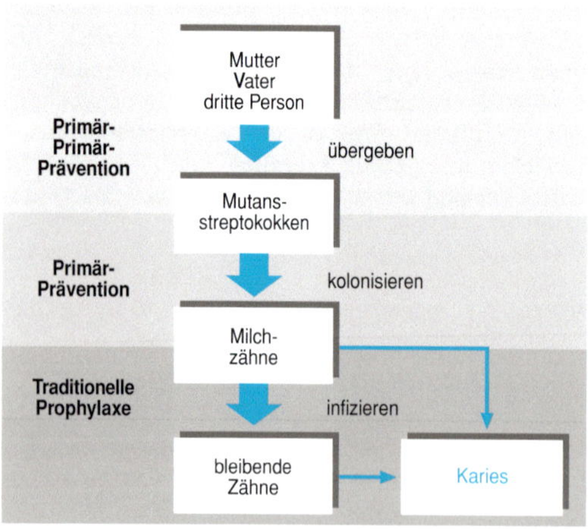

Abb. 7-20 Ansatzpunkte für eine moderne Kariesprophylaxe [87].

7.2.4 Kariesprophylaxe – ein aktuelles Konzept

Grundsätzlich kann eine wirkungsvolle Prophylaxe der Karies an folgenden Punkten ansetzen (Abb. 7-20):

- **Primär-Primär-Prävention** (d.h., die Übertragung des S. mutans von der Mutter auf das Kind wird verhindert)
- **Primär-Prävention** (d.h., die Kolonisation der Zähne mit dem bereits in der kindlichen Mundhöhle befindlichen S. mutans wird verhindert bzw. minimiert)
- **Traditionelle Prophylaxe** (d.h., der bereits auf der Zahnoberfläche befindliche S. mutans wird von dort entfernt).

Für die angewandte Prävention hat dies im Einzelfall folgende Konsequenzen (Tab. 7-8):

Primär-Primär-Prävention

Im Rahmen der Vermeidung einer Übertragung der Mutansstreptokokken von der Mutter auf das Kind ist zunächst der **Infektionsgrad der Mutter** festzustellen. Dies geschieht am besten durch Einsatz der o.a. mikrobiologischen Testverfahren. In Abhängigkeit vom Testergebnis erfolgt dann ggf. eine **Intensivprophylaxe** zur Bekämpfung der kariesätiologisch relevanten Keime (in der Regel durch Kurzzeitanwendung von chlorhexidinhaltigen Gelen oder Lacken), verbunden mit einer möglichst umfassenden **Sanierung** der Mundhöhle. Als für die Zahngesundheit des Kindes entscheidender Faktor gilt es schließlich, die Mutter über die Übertragungswege der Mutansstreptokokken aufzuklären und sie über die Möglichkeiten der Unterbrechung der Infektionskette zu informieren; d.h., der Mutter muss klargemacht werden, dass ihr persönliches Verhalten einen zentralen Stellenwert für die Zahngesundheit ihres Kindes besitzt! Die Wirkung der besten Prophylaxe durch den Zahnarzt ist zum Scheitern verurteilt, wenn z.B. eine Mutter mit nicht saniertem Gebiss und hohem Zuckerkonsum den Beruhigungsschnuller ihres Kindes mit ihrem Speichel benetzt, das Trinkfläschchen oder den Breilöffel in die eigene Mundhöhle einführt, um die Temperatur zu bestimmen usw.

Primär-Prävention

War die Übertragung der Mutansstreptokokken – aus welchen Gründen auch immer – nicht zu vermeiden, sollte der Schaden möglichst frühzeitig eingegrenzt werden. Für eine bedarfsgerechte individuelle Prophylaxe ist dann zunächst die **Bestimmung des Niveaus der Infektion** unerlässlich. Sie erfolgt durch die o.a. Testverfahren.

Die Beeinflussung der Zahl sowie der Aktivität der Bakterien kann dann, je nach Grad der Infektion, über die **Anwendung chlorhexidinhaltiger Präparate** (s.o.),

Tabelle 7-8 Wesentliche Inhalte der Primär-Primär-Prävention, der Primär-Prävention und der traditionellen Prophylaxe (aus [4]).

Primär-Primar-Prävention
Bestimmung des Infektionsgrades der Schwangeren (Übertragungsrisiko!)
Sanierung der Mundhöhle der werdenden Mutter
Aufklärung der Schwangeren über Infektionswege (Sauger, Löffel ...)
Primär-Prävention
Bestimmung des Niveaus der Mutans-Infektion des Kindes
Bekämpfung der Infektion (CHX-Präparate, Xylit)
Traditionelle Prophylaxe
Fluoride
Ernährungslenkung
Mundhygiene
Fissurenversiegelung
Chlorhexidinpräparate

ggf. kombiniert mit **Xylit,** bewirkt werden. In diesem Zusammenhang besitzt die Anwendung xylithaltiger Kaugummis und von Zahnpasten mit therapeutisch wirksamem Xylitzusatz einen hohen Stellenwert. Eine Beeinflussung der bakteriellen Aktivität erfolgt mit Sicherheit auch über die Anwendung von Fluorid; allerdings sind die Möglichkeiten höher konzentrierter Fluoridapplikationen in der betroffenen Altersgruppe durch das Risiko der Entwicklung einer Dentalfluorose stark eingeschränkt.

Traditionelle Prophylaxe

Die bereits dargelegten Bestandteile der traditionellen häuslichen Prophylaxe werden trotz aller Möglichkeiten, die sich bereits jetzt durch die neuen Erkenntnisse im Bereich der Kariesätiologie abzeichnen, mit Sicherheit auch mittelfristig noch im Zentrum der flächendeckenden kariesprophylaktischen Bemühungen stehen. **Ernährungslenkung, Mundhygiene, Fluoridprophylaxe** und **Fissurenversiegelung** sind nach wie vor unverzichtbare Säulen auf dem Weg zu einer allgemeinen Verbesserung der Mundgesundheit und reichen beim Großteil der Bevölkerung – nach angemessener Hilfestellung durch das Praxisteam – zur Sicherstellung dieses Ziels aus. Bei der präventiven Betreuung von Personen mit erhöhtem Kariesrisiko haben Methoden zur Bekämpfung des Infektionsniveaus der kariesätiologisch relevanten Keime allerdings bereits jetzt einen herausragenden Stellenwert.

7.3 Altersgruppengerechte Prophylaxe

7.3.1 Prophylaxe in der Schwangerschaft

Klinische und psychologische Ausgangssituation

Im Durchschnitt sind 71% der Schwangeren in der Bundesrepublik nicht über Prophylaxemaßnahmen aufgeklärt; ihr Wissensstand über Mundhygiene ist entsprechend mangelhaft. Obwohl sie vermehrte Blutungen, Schwellungen und Entzündungen des Zahnfleischs registrieren, konsultiert etwa die Hälfte der Schwangeren während der Schwangerschaft keinen Zahnarzt.

Probleme mit den Zähnen während der Schwangerschaft („mit jedem Kind geht ein Zahn verloren") werden offensichtlich als selbstverständlich, als normal, ja regelrecht als schicksalhaft aufgefasst. Nach wie vor besteht die Illusion, dass jegliche Beschwerden wieder von selbst verschwinden, wenn das Baby geboren ist. Zahnfleischbluten und Zahnschmerzen werden aus dieser Perspektive geduldet und der Zahnarzttermin auf die Zeit nach der Geburt verschoben.

Ziele der Betreuung in zahnmedizinischer und psychologischer Hinsicht

Die präventive Betreuung der Mutter in der Schwangerschaft verfolgt zwei Ziele:

- Erhalt/Verbesserung der Mundgesundheit der Mutter trotz der schwangerschaftsbedingt erschwerten Voraussetzungen.
- Schaffung bestmöglicher Voraussetzungen für eine dauerhafte Mundgesundheit des Kindes.

Um diese Ziele umzusetzen, ist neben professionellen Maßnahmen (Sanierung kariöser Zähne, professionelle Zahnreinigung, Bestimmung des individuellen Kariesrisikos etc.) die Mitarbeit der Schwangeren gefordert.

Die Mutter muss daher über schwangerschaftsbedingt erhöhte Risiken für ihre eigene Mundgesundheit ebenso wie über die Zusammenhänge zwischen ihrem Mundgesundheitszustand bzw. ihrem Verhalten und der Mundgesundheit ihres Kindes informiert werden. Hierbei ist zu berücksichtigen, dass die Motivierbarkeit gerade in der doch sehr sensiblen Phase der Schwangerschaft extrem unterschiedlich ausgeprägt sein kann [10].

Gut motivierbar sind in der Regel die Mütter, die ihr „Wunschkind" erwarten. Die meisten dieser Mütter lernen, mit den körperlichen Beschwerden, dem weitgehenden Verzicht auf Alkohol und Nikotin usw. umzugehen; sie ernähren sich ausgewogen, trainieren ihren Körper durch Schwangerschaftsgymnastik, üben Atemtechniken etc. Sie registrieren die Schwangerschaft mit all ihren Facetten als eine neue Erfahrung und sind sich ihrer Verantwortung für ihr Kind bewusst.

Zahnärztliche Hinweise, die werdende Mutter könne durch ihr Verhalten positiven Einfluss auf den Mundgesundheitszustand des Kindes ausüben, fallen angesichts einer derartig geprägten Grundstimmung auf fruchtbaren Boden. Die Zeit der Schwangerschaft sollte daher genutzt werden, um umfassend über die Möglichkeiten der Minimierung des Karies-/Gingivitisrisikos für Mutter und Kind zu informieren.

Weniger gut motivierbar sind häufig sehr jung (unter 18 Jahre) oder sehr spät (über 35 Jahre) Erstgebärende sowie mehrfache Mütter. Dabei ist die Ausgangssituation sehr unterschiedlich. Mütter **unter 18 Jahren** sind in der Regel noch weitgehend orientierungslos, ihre eigene Persönlichkeitsentwicklung ist häufig noch nicht abgeschlossen. Sie sind von einem Tag auf den anderen aufgefordert, ihre Lebensbasis umzustrukturieren, und mit dieser Aufgabe vollkommen ausgelastet (vielfach überlastet).

Angesichts dessen ist es für den Zahnarzt schwer, der jungen Schwangeren zusätzliche Aufgaben schmackhaft zu machen, die für sie aktuell allenfalls einen nachrangigen Stellenwert besitzen. Hinweise grundsätzlicher oder funktioneller Art („Erhalt der eigenen natürlichen Zähne", „positiver Einfluss auf die Zahngesundheit des Kindes") reichen nicht aus. Deutlich Erfolg versprechender ist eine Konzentration der Motivierung auf Bereiche wie z. B. „ansprechende Ästhetik", „angenehmer Geschmack", „gutes Gefühl". Junge Frauen (in diesem Fall noch „Teenager") stehen einer Argumentation auf dieser Basis sehr aufgeschlossen gegenüber, insbesondere dann, wenn sie ihre neue Rolle als Mutter akzeptiert haben.

Unter Umständen können auch **ältere Erstgebärende** oder Frauen, die bereits mehrfach Mutter sind, schwer motivierbar sein. Sie praktizieren gewohnheitsgemäß bestimmte Verhaltensformen und „wissen aus Erfahrung, dass mit jeder Schwangerschaft ein Zahn verloren geht oder gute bzw. schlechte Mundgesundheit vererbt ist". Ihr Verhalten ist nur noch sehr schwer formbar, eine „Umerziehung" hat nur dann Erfolg, wenn mit „sensationellen neuen Erkenntnissen" gearbeitet wird (z. B. „Infektionstheorie" der Karies) [13, 47]! Auf diese Weise können diese „Frauen/Mütter mit Lebenserfahrung" über die Argumentation „ja, damals haben wir das noch nicht gewusst" rational begründet guten Gewissens ihr Verhalten modifizieren.

Schwer motivierbar sind ebenfalls Frauen, für die die **Schwangerschaft problematisch** ist, unabhängig davon, ob diese Probleme psychisch (die Frauen wollen das Kind nicht), sozial (ihr Umfeld will es nicht) oder ökonomisch (das Kind wird als zusätzliche finanzielle Belastung angesehen) bedingt sind.

Frauen in derartigen Situationen verdrängen häufig bis zum letztmöglichen Zeitpunkt nicht nur ihr Problem (d. h. die Schwangerschaft), sondern auch die damit verbundenen Begleiterscheinungen. Im „günstigen" Fall versuchen sie, die neun Monate für ihr Umfeld so zu gestalten, als wäre die Schwangerschaft nicht existent: Sie vernachlässigen eher die eigene Pflege als die ihrer Familie. Im „ungünstigen Fall" entwickeln sie eine Schwangerschaftsdepression und vernachlässigen ihren Körper noch mehr. Das Ergebnis bezüglich der Mundgesundheit ist ähnlich: Arzt-/Zahnarzttermine werden häufig nur bei Beschwerden wahrgenommen. Die Betreuung beschränkt sich somit häufig auf die Schmerzlinderung sowie die professionelle Prävention in der zahnärztlichen Praxis.

Konzepte der Diagnostik und Betreuung

Eine effektive Umsetzung der o. a. Ziele ist nur zu gewährleisten, wenn zusätzlich zur üblichen, in der Regel restaurativ orientierten diagnostischen und therapeutischen Betreuung gezielt weitere präventiv ausgerichtete Maßnahmen ergriffen werden.

Präventive Diagnostik. Voraussetzung für eine bedarfsgerechte präventive Betreuung ist eine entsprechend intensive präventive Diagnostik. Schwerpunkte in der Schwangerschaft sind:

- eine intensive Familienanamnese (z. B. um das Umfeld der Schwangeren bezüglich der Motivierbarkeit zu eruieren)
- eine intensive allgemeine Anamnese (u. a. um allgemeinmedizinische Probleme aufzudecken, z. B. erhöhter Würgereiz, häufiges Erbrechen, Nikotin- und/oder Alkoholkonsum, Medikamentengebrauch, Drogen etc.)
- eine intensive spezielle Anamnese (Ernährungsverhalten, Art und Frequenz der Mundhygienemaßnahmen, Fluoridprophylaxe, Häufigkeit und Gründe für den Zahnarztbesuch)
- die Evaluierung des aktuellen Ernährungsverhaltens (Änderungen des Ernährungsverhaltens in der Schwangerschaft sind grundsätzlich physiologisch, das Ausmaß und die Art der Änderung, z. B. hochfrequente Zufuhr zuckerhaltiger Produkte, sind jedoch unterschiedlich)
- die Evaluierung des individuellen Mundhygieneverhaltens mittels geeigneter Plaque- und Entzündungsindizes (z. B. API und SBI) (Abb. 7-21)

Die Mundhygiene nach dem API wird wie folgt abgeschätzt:

100–70%	= unzureichende Mundhygiene
70–35%	= mäßige Mundhygiene
35–25%	= ausgezeichnete Mundhygiene, die bereits vor Karies und Parodontopathien schützt
≤ 25%	= optimale Mundhygiene

Die Bewertung des PBI erfolgt nach folgender Einteilung:

PBI 100–50%	= starke und generalisierte Entzündung des Parodontiums
PBI 50–20%	= mittlere Zahnfleischentzündung, die einer intensiven Behandlung bedarf
PBI 20–10%	= schwächere Zahnfleischentzündung – aber noch verbesserungsfähig
PBI 10% und weniger	= klinische Normalität des Parodontiums. Werte, die nach Vorbehandlung erreicht werden müssen. Werte von Patienten im Recall

Abb. 7-21 Entzündungsindizes.

- die Evaluierung des individuellen Kariesrisikos der Mutter (ggf. inklusive der Durchführung mikrobiologischer Testverfahren, sowohl, um das Übertragungsrisiko für das Kind zu ermitteln, als auch zur Motivationsverstärkung).

Generell zu berücksichtigen gilt, dass die psychische und physische Belastung der Schwangeren möglichst gering gehalten werden sollte.

Die Umsetzung dieser Forderung betrifft nicht nur die eigentliche Therapiephase, sondern auch die präventive Betreuung. Zum Beispiel ist zu beachten, dass für den kommunikativen Umgang mit einer werdenden Mutter, die häufig emotional labil ist, in der Regel mehr Zeit anzusetzen ist als unter „normalen Umständen". Auf Kritik und Ermahnungen sollte verzichtet werden; stattdessen sind die positiven Aspekte des Verhaltens zu loben und zu unterstreichen [10].

Hilfreich ist erfahrungsgemäß ebenfalls, wenn die Durchführung der regelmäßigen Prophylaxesitzungen durch eine erfahrene Prophylaxehelferin erfolgt, insbesondere wenn diese ebenfalls bereits Mutter ist.

Präventive Betreuung. Die Besonderheiten der präventiven Betreuung der Schwangeren ergeben sich aus der Tatsache, dass nicht nur die Mundgesundheit der Schwangeren erhalten, sondern auch entscheidender Einfluss auf die Mundgesundheit des Kindes genommen werden kann.

Ein umfassendes Konzept der präventiven Betreuung beinhaltet somit:

- Sanierung vorhandener kariöser Läsionen
- Neuanfertigung (ggf. Umgestaltung) bestehender Restaurationen (u.a. als wesentliche Voraussetzung für die Herstellung der Hygienefähigkeit der Mundhöhle)
- ausführliche Aufklärung über die Ursachen von Karies und Gingivitis
- Durchführung regelmäßiger professioneller Zahnreinigungen
- Reduktion der Zahl Karies verursachender Mikroorganismen (z.B. durch chlorhexidinhaltige Gele/Lacke zur Minimierung des Übertragungsrisikos der Keime auf das Kind)
- ausführliche Aufklärung über den Zusammenhang zwischen der Mundgesundheit der Mutter und derjenigen des Kindes
- Aufklärung über Möglichkeiten und Grenzen geeigneter häuslicher Prophylaxemaßnahmen zur Beeinflussung der Mundgesundheit der Mutter wie auch derjenigen des Kindes sowie ergänzende professionelle Maßnahmen.

Immer wieder sollte betont werden, dass Karies und Gingivitis keine schicksalhaften Erkrankungen sind, sondern beeinflussbare Plaquekrankheiten darstellen. Gute bzw. schlechte Mundgesundheit wird nicht vererbt im genetischen Sinn. Ein Zusammenhang besteht allerdings insofern, als die kariogenen Keime im Wesentlichen von der Mutter auf das Kind übertragen werden; somit wird – in Abhängigkeit von der Anzahl kariogener Mikroorganismen in der Mundhöhle der Mutter – ein Risikopotenzial „vererbt".

Durch geeignetes Verhalten (Mundhygiene, Ernährungslenkung, Fluoridierung), unterstützt durch professionelle Maßnahmen (z.B. Applikation chlorhexidinhaltiger Gele/Lacke), ist dieses Risiko beeinflussbar, Karies somit letztlich vermeidbar.

Unsinnig ist es in diesem Zusammenhang, Karies und Gingivitis allein als Folge fehlerhaften Verhaltens (bedingt durch Wissens- oder Wollensdefizite) darzustellen.

Vielfach ist es der Schwangeren z.B. angesichts der mangelnden Hygienefähigkeit ihrer Mundhöhle (z.B. Engstände, Gestaltung von Füllungen oder Zahnersatz, Anatomie der Interdentalräume etc.) trotz Wissens um die korrekte Zahnputztechnik und besten Willens gar nicht möglich, ihre Mundhöhle allein auf dem notwendigen Hygienelevel zu halten (Fähigkeitsdefizit). Derartige Verhaltensdefizite müssen durch eine entsprechende professionelle Betreuung kompensiert werden.

7.3.2 Prophylaxe beim Kleinkind (0–3 Jahre)

Klinische und psychologische Ausgangssituation

Trotz einer allgemeinen Verbesserung der Mundgesundheit in den vergangenen Jahren sind zwischen 20 und 30% der Dreijährigen an Karies erkrankt.

Angesichts der geringen Einflussmöglichkeiten des Kleinkindes auf kariesätiologisch relevante Faktoren liegt die Hauptlast der präventiven Betreuung in den Händen der Bezugspersonen (in der Regel die Mütter). Aus dieser Erkenntnis erwachsen gleichermaßen Chancen wie Risiken:

In den ersten vier bis sechs Monaten ist das Baby völlig auf die Mutter fixiert. Diese Monate sind u.a. entscheidend für die Entwicklung eines Urvertrauens, das sich nur durch die weitgehend kontinuierliche Präsenz der Bezugsperson aufbauen kann.

Erst mit etwa einem halben Jahr wird das Baby empfänglich für soziale Reize und etabliert ein mehr oder minder komplex ausgeprägtes Imitationsverhalten. Bewusstes Handeln vor dem zweiten Lebensjahr ist kaum zu erwarten!

Selbstvertrauen und Ich-Identität entwickeln sich erst zu Beginn des dritten Lebensjahres, wenn das Kind anfängt, eigenes Verhalten zu kommentieren und zu steuern. In diesem Zeitraum erstmals erlebte Erfahrungen wirken häufig dauerhaft prägend. Die herausragende Bedeutung von Vorbild und Erziehung durch die Bezugspersonen für das spätere soziale Verhalten des Kindes ist allgemein anerkannt.

Ziele der Betreuung in zahnmedizinischer und psychologischer Hinsicht

In keinem anderen Lebensabschnitt bestehen derartig gute Chancen, die Mundgesundheit des Kindes dauerhaft positiv zu beeinflussen [10, 52].

> Die präventive Betreuung verfolgt dabei folgende Ziele:
> - Verhinderung bzw. Minimierung der Übertragung kariogener Keime durch Bezugspersonen.
> - Aufbau von zahnfreundlichen Verhaltensweisen bei Kind und Eltern/Etablierung eines „Zahngewissens".
> - Erhaltung eines naturgesunden Milchgebisses.

Auf die besondere **Bedeutung der Mutansstreptokokken** wurde bereits mehrfach hingewiesen: Das Risiko zur Entstehung einer Karies wächst mit der Anzahl der übertragenen Mutansstreptokokken; deren Zahl wiederum hängt ab von der Anzahl der Mutansstreptokokken in der Mundhöhle der Bezugspersonen und der Häufigkeit der Speichelkontakte nach Durchbruch der Zähne. Die zahnlose kindliche Mundhöhle ist frei von Mutansstreptokokken; die meisten Kinder (etwa 75%) werden im Alter zwischen 19 und 28 Monaten „infiziert"; mit dreieinhalb bis vier Jahren liegt bereits ein relativ stabiles Mundmilieu vor.

> Kann die Kolonisation der kindlichen Mundhöhle mit S. mutans innerhalb dieses Zeitraums verhindert/minimiert werden („Primär-Primär-Prophylaxe"), sind die Voraussetzungen für einen dauerhaften Erhalt der Zahngesundheit bis ins Alter wesentlich verbessert.

Falls eine diesbezügliche Aufklärung der Mütter/Eltern oder Bezugspersonen nicht bereits im Zeitraum der Schwangerschaft erfolgte, sind entsprechende Informationen, insbesondere zum Thema Übertragungsrisiko/Übertragungswege kariogener Keime, möglichst innerhalb der ersten zwölf Lebensmonate zu vermitteln.

Gleiches gilt bezüglich der **Aufklärung über zahngesundes Verhalten.** Im Vordergrund steht dabei eine **altersgruppenspezifische Ernährungsberatung.** Neben der Vermittlung von Grundlagenwissen (Schwerpunkte: Vermeidung der Gewöhnung an Süßes; Zuckergehalt in Babynahrung; Probleme durch extensives Stillen usw.) ist insbesondere auf das **Baby-Bottle-Syndrom** hinzuweisen. Nach aktuellen Schätzungen sind ca. 3–5% der Kinder eines jeden Jahrganges in der Bundesrepublik von dieser Sonderform der Milchzahnkaries betroffen. Diese Zahl erscheint grundsätzlich gering; der besondere Handlungsbedarf ergibt sich jedoch aus der Tatsache, dass diese epidemiologisch gesehen kleine Gruppe den Großteil der Hochrisikopatienten stellt!

Regelmäßige Mundhygienemaßnahmen beginnen mit dem Durchbruch des ersten Milchzahnes. Sie verfolgen zum einen den Zweck, Belagansammlungen auf den Zähnen zu vermeiden, zum anderen soll das Kind durch die regelmäßige Manipulation in der Mundhöhle allmählich an die Selbstverständlichkeit täglicher Mundhygienemaßnahmen gewöhnt werden. Erfolgt diese erste Erfahrung (z.B. mit einer geeigneten Kinderzahnbürste) in der sog. **oralen Phase** lustbetont und spielerisch, ohne Beschränkungen oder Verbote, wird sich diese Lernerfahrung in der Regel dauerhaft etablieren.

Erfahrungsgemäß sind Kinder frühestens mit drei Jahren in der Lage, selbst mit der Pflege ihrer Zähne zu beginnen. Im Sinne eines **Imitationslernens** ahmt das Kind zwar die Handbewegungen der Eltern nach, in den seltensten Fällen ist dabei jedoch ein kontrolliertes, methodisches Vorgehen zu beobachten. Ganz abgesehen davon ist die Feinmotorik für das effektive Putzen der Innen- und Außenflächen noch nicht entwickelt. In der Regel können allenfalls Schrubbewegungen der Kauflächen durchgeführt werden. **Nachputzen durch die Eltern** ist daher (meist bis ins Grundschulalter) unbedingt erforderlich.

Ebenfalls anzustreben ist die regelmäßige **Zufuhr von Fluorid** ab dem Durchbruch des ersten Milchzahnes.

Eine Option ist die Anwendung fluoridhaltiger Zahnpasten. Hierbei ist zu berücksichtigen, dass bis zum vierten Lebensjahr nahezu die gesamte, mit der Zahnbürste in die Mundhöhle eingebrachte, Zahnpasta verschluckt wird. Um Überdosierungen und somit das Risiko einer Dentalfluorose zu minimieren, sollte ab dem Durchbruch der Milchzähne einmal täglich eine „erbsengroße" (~ 0,5 cm) Menge fluoridhaltiger Kinderzahnpasta (max. 0,05% Fluorid) in die Mundhöhle eingebracht werden.

Eine zweite Option ist die Anwendung von Fluorid in Form von Tabletten (Vorteil: exakte Dosierbarkeit). Sie erfolgt in der Regel innerhalb der ersten zwölf bis 18 Lebensmonate als vom Pädiater verordnete **Kombinationsprophylaxe** (Fluorid + Vitamin D) zum Schutz vor Karies und Rachitis. Eine ausreichende Gingivitisprophylaxe wird durch tägliches Putzen mit einer fluoridfreien Kinderzahnpasta sichergestellt.

Konzepte der Diagnostik und Betreuung

Die Umsetzung der o.a. Ziele setzt eine möglichst frühzeitige Information der Eltern (optimal bereits in der Schwangerschaft) sowie eine Vorstellung des Kindes beim Zahnarzt voraus. Letzteres geschieht am besten nach Durchbruch des ersten Milchzahnes, da zu diesem Zeitpunkt normalerweise noch keine zahnärztlichen Behandlungsmaßnahmen erforderlich sind (allenfalls Hilfestellung bei Zahnungsbeschwerden). Zahnarzt, Kind und Eltern erleben sich in entspannter, lockerer Atmosphäre und nicht in angstbesetztem (seitens des Kindes) bzw. gereiztem, angespanntem (seitens der Eltern, des Zahnarztes) Umfeld. Weitere Vorsorgetermine sind nach Durchbruch des ersten Milchmolaren bzw. aller Milchzähne anzusetzen. Die Inhalte der einzelnen Termine ergeben sich nahezu von selbst:

Präventive Diagnostik bei Mutter/Eltern/Bezugsperson:

- klinische Untersuchung
- Mundhygienestatus
- ggf. Röntgendiagnostik
- ggf. mikrobiologische Diagnostik.

Präventive Diagnostik beim Kind:

- klinische Untersuchung (Demineralisationen, Karies, Gingivitis)
- allgemeine Anamnese (Allgemeinerkrankungen, Medikamente)
- Ernährungsanamnese (Kohlenhydratkonsum, erosive Getränke, Fläschchen)
- Fluoridanamnese
- mikrobiologische Diagnostik (S. mutans).

Ziel der Untersuchungen ist die Ermittlung des individuellen Kariesrisikos. Die Übergänge zwischen niedrigem, durchschnittlichem und hohem Kariesrisiko sind dabei naturgemäß fließend.

> Generell ist in dieser Altersgruppe jedoch die Aussage möglich, dass bereits die Anwesenheit eines nicht naturgesunden Zahnes zur Einstufung als Person mit erhöhtem Kariesrisiko führt.

Auch bei der **präventiven Betreuung** gilt, dass zur Sicherstellung eines bestmöglichen Ergebnisses nicht nur das Kind, sondern auch Mutter/Eltern/Bezugsperson in die Betreuungskonzepte einbezogen werden müssen.

Präventive Betreuung der Mutter/Eltern/Bezugsperson:

- Sanierung kariöser Läsionen/Herstellung der Hygienefähigkeit der Mundhöhle (falls erforderlich)
- Aufklärung (Übertragungsrisiko, Übertragungswege kariogener Keime)
- professionelle Zahnreinigung, lokale Fluoridierung mit Fluorid-Gel/-Lack
- Reduktion der Zahl Karies verursachender Mikroorganismen mit Chlorhexidin-Gel/-Lack (falls erforderlich)
- Beratung (Ernährung, Fluoridprophylaxe)
- Instruktion (Anleitung zur kindgerechten Mundhygiene).

Präventive Betreuung des Kindes:

- Mundhygiene-Instruktion
- Oberflächenpolitur (falls erforderlich)
- Sanierung kariöser Läsionen (falls erforderlich)
- systemische Fluoridanwendung
- Reduktion der Zahl Karies verursachender Mikroorganismen mit Chlorhexidin-Lack (falls erforderlich).

Das Ergebnis der jeweiligen Maßnahmen ist durch **regelmäßige Kontrolluntersuchungen** zu überprüfen. In Abhängigkeit vom Kariesrisiko werden die Untersuchungsintervalle dabei individuell unterschiedlich gewählt.

Angesichts der besonderen Bedeutung der Gesunderhaltung der Zähne in dieser Altersgruppe (Primär-Primär-Prophylaxe bzw. Primär-Prophylaxe) für die Zahngesundheit in den folgenden Lebensabschnitten sollte im Zweifelsfall eher in kürzeren Abständen professionelle Hilfe in Anspruch genommen werden. Ein gelegentliches „zu viel an Prophylaxe" ist guten Gewissens zu verantworten.

7.3.3 Prophylaxe im Kindergartenalter (4–6 Jahre)

Klinische und psychologische Ausgangssituation

Vorherrschende Zielkrankheit im Kindergartenalter ist die Zahnkaries. Als Sekundärerkrankungen sind Gingivitis und Kariesfolgeerkrankungen, insbesondere sekundärer Engstand und Zahnverlust, anzutreffen. Auch durch „Habits" bedingte Fehlstellungen von Zähnen und/oder Zahngruppen bzw. Fehlentwicklungen der Kiefer (z.B. lutschoffener Biss) werden immer wieder beobachtet (s. S. 74ff.).

Die epidemiologische Datenbasis (Bundesrepublik Deutschland, Stand 2000) für die Vierjährigen ist dabei relativ dünn (Regionalstudien), deutlich mehr Informationen (auch aus repräsentativen Studien) liegen für die Sechs- bis Siebenjährigen vor (s. S. 17). Folgende Aussagen scheinen jedoch gesichert:

- Mehr als die Hälfte aller kariösen Milchzähne sind nicht mit einer intakten Füllung versorgt.
- In Abhängigkeit vom Ausgangsbefund (d.h. dmf-Wert bei Vierjährigen) und von der bestehenden präventiven Betreuung ist ein unterschiedlich starker Karieszuwachs zwischen dem fünften und siebten Lebensjahr zu erwarten.
- Das Ziel der Weltgesundheitsorganisation für das Jahr 2000, „naturgesunde Gebisse bei mindestens 50% der Fünf- bis Sechsjährigen", ist in der Bundesrepublik in den meisten Bundesländern erreicht.

Ob und ggf. in welchem Ausmaß die Defizite bei der Milchzahnsanierung darauf zurückzuführen sind, dass die Gruppenprophylaxe nicht flächendeckend realisiert ist, wird vielfach diskutiert. Unbestritten aber ist zumindest, dass in der Altersgruppe der Vier- bis Sechsjährigen die entscheidenden Weichenstellungen für die Erziehung zu prophylaxebewusstem Handeln und somit für die Entwicklung des individuellen „Zahnbewusstseins" erfolgen.

Ziele der Betreuung in zahnmedizinischer und psychologischer Hinsicht

Als Ziele für die präventive Betreuung der Vier- bis Sechsjährigen können definiert werden:

- Erhaltung des kariesfreien Milchgebisses bei allen Kindern mit naturgesunden Milchzähnen
- Reduzierung bzw. Vermeidung des Karieszuwachses bei Kindern mit bereits erkrankten Zähnen
- Minimierung des Kariesrisikos für die bleibenden Zähne
- Erlernen von Mundhygienemaßnahmen, insbesondere Putztechnik (Rotationstechnik und Systematik)
- Vermeidung/Abstellung von schädlichen Gewohnheiten („Habits").

Die prinzipiellen Möglichkeiten, Milchzähne gesund zu erhalten, sind den meisten Eltern heute in der Regel bekannt („zahngesunde Ernährung", „Zähneputzen", „Fluoridzahnpasta", „Fluoridtabletten"). Auch über die Auswirkungen z.B. des Daumenlutschens auf das Kieferwachstum sind sie in der Regel aus den Medien, dem Freundeskreis, möglicherweise auch vom Zahnarzt informiert.

In der Praxis ergeben sich bei der Umsetzung entsprechender Vorschläge jedoch mitunter erhebliche Probleme, da die Qualität der o.a. Maßnahmen und ihre Auswirkungen auf den individuellen Mundgesundheitszustand entscheidend von der Mitarbeit des Patienten, d.h. einer möglichst perfekten häuslichen Prophylaxe, abhängig sind.

Konkretes Problem im Vorschulalter ist hierbei – neben einem fehlenden Problembewusstsein – insbesondere die **begrenzte Feinmotorik** bei Vorschulkindern. So putzen beispielsweise Vierjährige grobmotorisch aus der Schulter heraus. Sie halten die Zahnbürste mit der Faust und können lediglich die Außenfläche hin oder her oder von oben nach unten schrubben. Erst im Alter von fünf bis sechs Jahren ist das Kind in der Lage, Rotationsbewegungen zu erlernen und die Innenflächen zu putzen. Ein **Nachputzen durch die Eltern** ist auch in dieser Altersgruppe noch erforderlich [10, 52].

Auch die weitgehende **Fremdbestimmtheit des Ernährungsangebots** (Eltern, Großeltern, Kindergarten) beeinflusst die Umsetzung erwünschten bzw. erlernten Verhaltens. Hinzu kommt eine weit verbreitete Unsicherheit der Eltern sowohl bezüglich der Art als auch der Inhalte gesundheitserzieherischer Maßnahmen (z.B. Ärzte sagen: Nahrungsaufnahme nicht auf die Hauptmahlzeiten konzentrieren, sondern über den Tag verteilen; Zahnärzte sagen: keine süßen Zwischenmahlzeiten!).

Dabei brauchen Kinder gerade in dieser Altersgruppe **Vorbilder,** Bezugspersonen, an denen sie sich orientieren können. Sie lernen durch Imitation, vor allem der Eltern, von Gleichaltrigen und „Autoritätspersonen" (z. B. Erzieherin).

Dieses **Lernen am „lebenden Modell"** ist umso intensiver,
- je stärker das Bedürfnis des Kindes ist, das erstrebte Verhalten zu erlernen („Zähneputzen wie die Großen")
- je angenehmer die Situation wahrgenommen wird (z. B. lustiges, mit Spaß verbundenes gemeinsames Putzen im Kindergarten oder in der Familie)
- je attraktiver die Belohnung ist (individuell höchst unterschiedlich; z. B. Geschichten erzählen anstelle des Versprechens, eine neue Zahnbürste oder Aufkleber zu schenken).

Es lohnt sich durchaus sowohl für Eltern als auch für Erzieher und Lehrer, Zeit und Kreativität in entsprechende erzieherische Maßnahmen zu investieren, denn:

> Verhaltensweisen, die in früher Kindheit erworben werden, sind später sehr änderungsresistent, gleichgültig, ob es sich um gesundheitsgerechtes oder gesundheitsriskantes Verhalten handelt.

Allerdings sollte diese Erfahrung nicht dazu verleiten, die Kinder zu überfordern. Bei allem Bestreben, prophylaxegerechtes Verhalten anzuerziehen, müssen folgende Faktoren berücksichtigt werden [10]:
- **Altersspezifische Denkstrukturen,** z. B.:
  - Einzelerfahrungen können noch nicht generalisiert werden (Peter putzt die Zähne und hat keine Löcher in den Zähnen → wenn ich die Zähne putze, kriege ich auch keine Löcher)
  - nur das selbst Erfahrene zählt (Egozentrismus)
  - abstrakte Begriffe wie „Karies" müssen durch Bilder veranschaulicht werden; „Begreifen" im umfassenden Sinn ist noch nicht möglich.
- **Wahrnehmungs- und Sprachfähigkeiten,** z. B. sprechen und denken Kinder:
  - dichotom (Zucker ist entweder „gesund oder ungesund")
  - in Wenn-dann-Beziehungen („wenn ich Süßes esse, dann bekomme ich Karies").
- **Persönlichkeitsentwicklung,** z. B. verhalten Kinder sich vorwiegend reaktiv:
  - Konzentration und Ausdauer sind gering
  - Kinder verfolgen kurzfristige Ziele.

Die meisten Eltern scheinen – bewusst oder unbewusst – nicht zuletzt durch regelmäßiges Zähneputzen mit fluoridhaltigen Zahnpasten erfolgreich zu sein. Aus diesem Grund konnte in den vergangenen Jahren eine deutliche Verbesserung des Mundgesundheitszustandes im Vorschulalter registriert werden. Anderes gilt für die eingangs beschriebene **Risikogruppe,** die allein durch Maßnahmen auf dem Sektor Ernährung, Mundhygiene und Fluoridierung offensichtlich nicht erreicht werden kann. Nur durch **ergänzende professionelle intensivprophylaktische Betreuung** ist eine Verbesserung der Mundgesundheit dieser Patientengruppe zu erwarten.

Maßnahmen zur Bekämpfung des Infektionsniveaus kariesrelevanter Keime, wie z. B. die Anwendung chlorhexidinhaltiger Gele und Lacke oder der Einsatz von Xylit (z. B. als Kaugummi), haben in diesem Zusammenhang bereits heute einen herausragenden Stellenwert. Das heißt:

> Neben der Durchführung basisprophylaktischer Maßnahmen im Rahmen der Gruppen- oder Individualprophylaxe ist für jeden Patienten in Abhängigkeit vom individuellen Kariesrisiko ein bedarfsgerechtes Prophylaxeprogramm auf der Basis einer individuellen Diagnose zu erstellen.
>
> Im Rahmen einer bedarfsgerechten Betreuung müssen dann, falls erforderlich, verhaltens- oder verhältnisbedingte Defizite durch eine entsprechend professionelle Betreuung kompensiert werden.

Damit sind die **entscheidenden Komponenten** einer wirksamen präventiven Betreuung genannt:
- Diagnose des individuellen Kariesrisikos
- Compliance des Patienten/der Bezugspersonen
- bedarfsgerechte professionelle Betreuung.

Konzepte der Diagnostik und Betreuung

Diagnostik. Zusätzlich zur Diagnostik des individuellen Kariesrisikos in der zahnärztlichen Praxis besteht im Vorschulalter die Möglichkeit, Kinder mit hohem Kariesrisiko im Rahmen der **Gruppenprophylaxe** im Kindergarten frühzeitig zu erfassen [9].

Die Notwendigkeit entsprechender Maßnahmen ergibt sich dabei insbesondere aus der Tatsache, dass der Risikopatient in dieser Altersgruppe häufig gar nicht in der Zahnarztpraxis erscheint. Das Spektrum der Gründe für ein derartiges Verhalten reicht dabei von der Angst vor dem Zahnarzt bis hin zu schlichtem Desinteresse an der Gesunderhaltung des Milchgebisses auf Seiten der Eltern.

In der Gruppe bietet sich die große Chance, derartige Ängste abzubauen, das Interesse an gesunden Zähnen zu wecken und altersgruppengerecht die Grundlagen zahngesunden Verhaltens zu vermitteln.

Es ist offensichtlich, dass zur Erfassung des individuellen Kariesrisikos im Rahmen der Gruppenprophylaxe nicht die gesamte Palette der möglichen diagnostischen Maßnahmen (Anamnese, klinische und mikrobiologische Testverfahren, Röntgen) herangezogen werden kann. Im Normalfall wird sich die Diagnose auf die Erhebung eines oder weniger klinischer und/oder anamnestischer Faktoren stützen. Sie hat somit eher den Charakter eines „Screenings", einer groben, orientierenden Einschätzung, deren Beurteilungskriterien in Abhängigkeit von der Ent-

Tabelle 7-9 Definition von Risikogruppen nach der DAJ (1993) (aus [19]).

Alter	
bis 3 Jahre:	nicht kariesfrei: dmf(t) > 0
bis 4 Jahre:	dmf(t) > 2
bis 5 Jahre:	dmf(t) > 4
6–7 Jahre:	dmf/DMF(t/T) > 5 oder D(T) > 0
8–9 Jahre:	dmf/DMF(t/T) > 7 oder D(T) > 2
10–12 Jahre:	DMF(S) an Approximal-/Glattflächen > 0

Tabelle 7-10 Schema der ADA zur Einschätzung des Kariesrisikos (aus [63]).

Alters- und Gruppeneinteilung für Recall-Patienten*		
Risikogruppe	**Kinder/Jugendliche**	**Erwachsene**
niedrig	– keine kariösen Läsionen im letzten Jahr – morphologisch verschmolzene oder versiegelte Grübchen und Fissuren – gute Mundhygiene – angemessene Fluoridanwendung – regelmäßiger Zahnarztbesuch	– keine kariösen Läsionen in den letzten drei Jahren – angemessen versorgte Zahnflächen – gute Mundhygiene – regelmäßiger Zahnarztbesuch
mittel	– eine kariöse Läsion im letzten Jahr – tiefe Fissuren und Grübchen – mittelmäßige Mundhygiene – inadäquate Fluoridanwendung – weiße Flecke und/oder interproximale Radioluzenzen – unregelmäßiger Zahnarztbesuch – kieferorthopädische Behandlung	– eine kariöse Läsion in den letzten drei Jahren – frei liegende Zahnhälse – mittelmäßige Mundhygiene – weiße Flecke und/oder interproximale Radioluzenzen – unregelmäßiger Zahnarztbesuch – kieferorthopädische Behandlung
hoch	– ≥ 2 kariöse Läsionen im vergangenen Jahr – frühere Glattflächenkaries – erhöhte Streptococcus-mutans-Werte – tiefe Grübchen und Fissuren – keine/kaum systemische und lokale Fluoridanwendung – schlechte Mundhygiene – häufiger Süßigkeitenverzehr – unregelmäßiger Zahnarztbesuch – zu geringer Speichelfluss – zu lange Babyflaschenernährung oder Stillen (Kleinkinder)	– ≥ 2 kariöse Läsionen in den letzten drei Jahren – frühere Wurzelkaries; oder – große Anzahl frei liegender Zahnhälse – erhöhter Streptococcus-mutans-Wert – tiefe Grübchen und Fissuren – schlechte Mundhygiene – häufiger Süßigkeitenverzehr – unzureichende lokale Fluoridanwendung – unregelmäßiger Zahnarztbesuch – zu geringer Speichelfluss

* Wenn beim ersten Untersuchungstermin bei neuen Patienten der Zeitpunkt des letzten Kariesbefalls nicht genau ermittelt werden kann, ist eine Person, die keine kariösen, fehlenden oder gefüllten Zahnflächen aufweist (DMFS = 0), in die Gruppe „Niedrigrisiko" einzuteilen. Eine Person mit früherem Kariesbefall (DMFS > 0) und/oder einer vorhandenen Läsion fällt in die Gruppe „mittleres Risiko". Eine Person mit früherer Karieserfahrung und/oder zwei kariösen Läsionen oder einer Glattflächenläsion fällt in die Gruppe „hohes Risiko".

Eltern von kleinen Kindern und werdende Mütter und Väter sollten zusätzlich über zu langes Stillen oder Babyflaschenernährung aufgeklärt werden, die zu Karies führen können. Eltern oder Betreuer sollten darauf hingewiesen werden, dass Kinder an das Trinken aus einer Tasse gewöhnt werden sollten, um die Babyflaschenernährung im Alter von einem Jahr abzustellen. Außerdem sollten Eltern und Betreuer darüber informiert werden, dass in Babyflaschen „für zwischendurch" oder für die Nacht ausschließlich klares Wasser eingefüllt werden sollte. Kinder sollten mit einem Jahr von der Babyflasche entwöhnt werden und nicht unkontrolliert solche Ernährung zu sich nehmen können.

Patienten mit Erkrankungen sind – wegen der Einnahme bestimmter Medikamente und möglicher Xerostomie – in den meisten Fällen den Hoch-Risikogruppen zuzuordnen.

wicklung des Mundgesundheitszustandes regelmäßig überprüft und ggf. angepasst werden müssen.

Präventive Diagnostik in der Gruppenprophylaxe.

- Klinische Untersuchung (kariöse Läsion),
- Erhebung von „Hintergrundvariablen" (falls möglich; Eltern: Interesse an, Wissensstand über Prophylaxe; Kinder: Ernährungsgewohnheiten, Mundhygiene, Fluoride, Medikation, Allgemeinerkrankungen etc.).

Beispielsweise gelten gegenwärtig (auf der Basis eines Konsensvorschlags für die Bundesrepublik) als Personen mit erhöhtem Kariesrisiko (Tab. 7-9):

- Vierjährige mit einem dmf-t > 2,
- Fünfjährige mit einem dmf-t > 4,
- Sechs-/Siebenjährige mit einem dmf/DMF-(t/T) > 5 bzw.
- Sechs-/Siebenjährige mit einem D-T > 0 [19].

Ein vergleichsweise einfacheres Auswahlkriterium wählte die American Dental Association [3]. Sie definierte als Kriterium für Kinder mit erhöhtem Kariesrisiko u.a.: Zuwachs von zwei oder mehr Läsionen im vergangenen Jahr (Tab. 7-10). Dies ist zwar grundsätzlich die sinnvollere Methode, sie setzt jedoch die Betreuung des Patienten über einen größeren Zeitraum voraus.

Einen gänzlich anderen Ansatz wählten Holst und Braune [45]. Sie kombinierten bei Vierjährigen die Ergebnisse einer klinischen Untersuchung mit ausgewählten Hintergrundinformationen und ordneten jedem dieser Faktoren entsprechend seiner Gewichtung Risikopunkte zu (Abb. 7-22). Mit 99% für die Spezifität wurde eine herausragendes Ergebnis erzielt. Wie bei anderen Verfahren ließ die Sensitivität allerdings deutlich zu wünschen übrig (58%), sodass letztlich auch für diese Methode gilt:

> Eine ergänzende detaillierte Befunderhebung im Rahmen der Individualprophylaxe ist unerlässlich.

Präventive Diagnostik in der Individualprophylaxe.

- Klinische Untersuchung (Demineralisationen, kariöse Läsionen, Gingivitis, Zahn-/Kieferstellungen)
- Anamnese (Eltern: Interesse an Zahngesundheit des Kindes, Wissensstand über Prophylaxe; Kinder: Allgemeinerkrankungen, Medikation, Ernährungsgewohnheiten, Mundhygiene, Fluoride etc.)
- Mundhygienestatus (in der Regel nur modifizierter Plaque-Index mit Ja/Nein-Entscheidung)
- Untersuchung mit der Kaltlichtsonde,
- Röntgendiagnostik (Bissflügel, falls erforderlich)
- mikrobiologische Diagnostik (Mutansstreptokokken/Laktobazillen bei Durchbruch der Sechsjahrmolaren).

Präventive Betreuung. Zur Sicherstellung der eingangs formulierten Ziele steht eine Palette von Maßnahmen zur Verfügung. In Abhängigkeit von individuellem Kariesrisiko und der Bereitschaft/Fähigkeit zur Mitarbeit seitens des Kindes, der Eltern und der Erzieher liegen die Schwerpunkte der Betreuung dabei entweder in der zahnärztlichen Praxis, im Kindergarten oder zu Hause. Optimal wäre eine abgestimmte Zusammenarbeit, in der die Stärken des jeweiligen Umfeldes gezielt zum Tragen kommen könnten.

> Grundsätzlich ist zu unterscheiden zwischen der **Basisprophylaxe** und der **Intensivprophylaxe.**

Basisprophylaxe. Die basisprophylaktische Betreuung für die vier- bis sechsjährigen Kinder umfasst folgende Komponenten:

- **Professionelle Betreuung** (Zahnarzt/Prophylaxepersonal/Erzieher):
  - Beratung (Kinder/Eltern) mit folgenden Schwerpunkten:
    a) Ernährungslenkung: Zwischenmahlzeiten
    b) Fluoride: fluoridhaltige Kinderzahnpasta, Fortsetzung F-Tabletten bzw. Fortsetzung/Start F-Kochsalz
    c) Habits: Daumenlutschen/Schnuller

Faktor	Kariesrisikopunkte
Krankheit während 1 Woche, mehr als viermal/Jahr	2 P
Medikation mit salivationshemmenden Medikamenten	5 P
mehr als 6 Mahlzeiten oder Trinken pro Tag	5 P
andere Flüssigkeit als Wasser am Abend/in der Nacht	5 P
zeitlich hinausgezogenes Essen oder Trinken (30 Minuten)	5 P
Oralhygiene, weniger als täglich	2 P
kein Gebrauch von Fluoriden	2 P
schlechte Kenntnis der Entwicklung von Zahnschäden (Kenntnis: Bakterien + Zucker = Säure x Häufigkeit) schlechte Kenntnis – im ersten Jahr – im zweiten Jahr – im dritten Jahr	 1 P 2 P 3 P
schwaches Interesse an gegebener bzw. erhaltener Information (keine Entwicklung der Zweiweg-Kommunikation)	2 P
sichtbare Karies	10 P
Kriterium für Kariesrisiko	10 oder mehr Punkte

Abb. 7-22 Gewichtungsgefüge von Risikofaktoren bei Holst und Braune [45].

- Instruktion (Kinder) mit dem Schwerpunkt Mundhygiene: Rotationstechnik
- professionelle Zahnreinigung
- lokale Fluoridierung: F-Lack zweimal pro Jahr (Milchmolaren, Sechsjahrmolaren)
- Sanierung kariöser Läsionen bzw. KFO-Frühbehandlung (falls erforderlich)
- regelmäßige, halbjährliche Kontrolle.

• **Häusliche Maßnahmen:**
  - seltener Konsum zuckerhaltiger und klebriger Produkte
  - regelmäßige gründliche Zahnpflege (mindestens zweimal täglich, die Eltern putzen nach)
  - regelmäßige Fluoridanwendung in optimaler Dosierung (z. B.: F-Tabletten plus F-haltige Kinderzahnpasta oder F-Salz plus F-haltige Kinderzahnpasta).

Intensivprophylaxe. Bei Kindern mit erhöhtem und hohem Kariesrisiko reicht eine basisprophylaktische Betreuung zur Sicherstellung der o. a. Ziele nicht aus. Hier sind – ergänzend zur Basisprophylaxe – zusätzliche Maßnahmen (= Intensivprophylaxe) erforderlich. Art und Intensität richten sich hierbei nach den im Rahmen der präventiven Diagnostik ermittelten individuellen Risikofaktoren.

• **Professionelle Intensivprophylaxe** (zusätzliche Maßnahmen):
  - Herstellung der Hygienefähigkeit der Mundhöhle (z. B. Entfernung von Plaqueretentionsstellen, ggf. Erneuerung von Füllungen, Umstieg auf andere Füllungsmaterialien oder Versorgungsarten z. B. Milchzahnkronen, Extraktion von Wurzelresten)
  - Fissurenversiegelung
  - lokale Fluoridierung mit F-Lack (nach Bedarf, z. B. vier- bis sechsmal pro Jahr, ggf. alternierend mit Chlorhexidin-Lack)
  - Reduktion der Zahl Karies verursachender Mikroorganismen (nach Bedarf, z. B. Chlorhexidin-Lack, zwei- bis viermal pro Jahr)
  - verkürzte Kontrollintervalle (z. B. klinische Kontrolle alle zwei bis drei Monate, mikrobiologische Tests jährlich).

• **Häusliche Intensivprophylaxe** (zusätzliche Maßnahmen):
  - gezielter Einsatz (zwei- bis dreimal täglich) xylithaltiger Kaugummis,
  - wöchentliche lokale Applikation fluoridhaltiger Gele (falls die Kontrolle über den Schluckreflex sichergestellt ist).

Erfahrungsgemäß kann nur in den seltensten Fällen damit gerechnet werden, dass die Kinder (bzw. ihr soziales Umfeld) die Intensität der Betreuung, die zur Aufrechterhaltung der Mundgesundheit bei erhöhtem Kariesrisiko erforderlich ist, dauerhaft umsetzen können. Die Hauptlast der präventiven Bemühungen liegt somit beim behandelnden Zahnarzt und seinem Team.

7.3.4 Prophylaxe bei Schulkindern (6–12 Jahre)

Klinische und psychologische Ausgangssituation

Auf der Basis des DMF-T-Wertes konnte in den vergangenen Jahren eine deutliche Verbesserung des Mundgesundheitszustandes der Sechs- bis Zwölfjährigen registriert werden (s. S. 17ff.).

Dennoch ist die vorherrschende Zielkrankheit bei Sechs- bis Zwölfjährigen nach wie vor die Karies. Gingivitiden treten zwar immer wieder auf (gehäuft zum Zeitpunkt des Zahndurchbruchs), sind aber in der Regel akut und passager. Durch präventive Maßnahmen beeinflussbare Abweichungen vom physiologischen Kieferwachstum (z. B. Mesialwanderungen infolge vorzeitigen Milchzahnverlustes) sind aufgrund der allgemeinen Verbesserung des Mundgesundheitszustandes immer seltener zu beobachten.

Charakteristisches Merkmal der vorliegenden Altersgruppe ist der **Zahnwechsel.** Die damit verbundenen Änderungen des Biotops Mundhöhle sind für die angewandte Prävention von erheblicher Bedeutung [52]:

• Die Vergrößerung der Zahnzahl sowie der Zahnoberfläche führt zu einer Ausweitung des Lebensraums und einer entsprechenden Vermehrung kariesrelevanter Bakterien. In Abhängigkeit von der bestehenden mikrobiologischen Gesamtsituation (Stichwort: „Infektionsniveau") sind Änderungen des individuellen Kariesrisikos zu erwarten. Besonders kritisch ist die Situation innerhalb der ersten beiden Jahre vom Durchbruch bis zum Einstellen in die Okklusionsebene (Retentionsnischenbildung, mangelnde Selbstreinigung).
• Der Schmelz durchbrechender Zähne reift erst in der posteruptiven Phase nach und nach aus. Eine besondere Schwachstelle sind die Fissuren, zum einen wegen des vergleichsweise niedrigen Fluoridgehalts (die Mineralisation verläuft von den Höckerspitzen in Richtung Fissuren), zum anderen wegen der häufig nur geringen Schichtdicke des Zahnschmelzes am Fissurenboden.

Das bedeutet:

Selbst wenn das Verhalten des Kindes bezüglich Qualität und Quantität der Mundhygiene, Ernährungslenkung und Fluoridanwendung konstant bliebe, resultiert allein aus der nicht abgeschlossenen Schmelzreifung der durchgebrochenen Zähne ein erhöhtes Kariesrisiko.

Erfahrungsgemäß ist konstantes Verhalten in dieser Altersphase aber nicht zu erwarten. Die Weichen für grundlegende Verhaltensmuster sind zwar schon gestellt, doch sind diese noch zu modifizieren. Der Eintritt in die Schule (zeitgleich mit der ersten Wechselgebissphase) und der Wechsel von der Grundschule in weiterführende Schulen (etwa zeitgleich mit der zweiten Wechselgebissphase) sind mit erheblichen Einschnitten in die individuellen psychosozialen Verhaltensmuster verbunden. Die Ausgangssituation ist dabei extrem unterschiedlich:

Im Zeitraum der **ersten Wechselgebissphase** sind die Kinder offen, neugierig, sie sind empfänglich für Einflüsse durch Klein- und Großgruppen, die Nachahmung von Idolen ist typisch. Kinder dieser Altersgruppe sind sehr aktiv, sie wollen überall gestaltend mitarbeiten. Informationen und Handlungsweisen von Erwachsenen werden unkritisch übernommen, wenn nur positive emotionale Beziehungen bestehen.

Im Zeitraum der **zweiten Wechselgebissphase** sind die Kinder/Jugendlichen mehr „Ich-zentriert". Mitbedingt durch die körperlichen Veränderungsprozesse während der (Prä-)Pubertät setzen sich Jugendliche mit ihrer eigenen Person (Äußeres, Fähigkeiten, Defizite, Verhalten etc.) zunehmend kritisch auseinander. Sie vergleichen sich vermehrt mit anderen (Gleichaltrigen, Vorbildern, Erwachsenen), erproben und bewerten Lebensstile. Damit verbunden ist eine Relativierung bisher geübter Regeln und Verhaltensvorschriften. Verhalten wird nicht mehr aufgrund emotionaler Zuneigung ausgeübt, sondern weil „für den Jugendlichen nachvollziehbare Argumente" vorliegen [10].

Ziele der Betreuung in zahnmedizinischer und psychologischer Hinsicht

Als Ziele für die präventive Betreuung der Sechs- bis Zwölfjährigen können definiert werden:

- ein kariesfreies Gebiss bei allen Kindern mit naturgesunden Milchzähnen
- kariesfreie bleibende Zähne bei Kindern mit bereits erkrankten/sanierten Milchzähnen
- Schaffung von Verständnis für zahngesundes Verhalten
- weitgehend selbstständige Durchführung von Mundhygienemaßnahmen
- gesunde Gingiva.

Die grundsätzlichen fachlichen Möglichkeiten zur Umsetzung dieser Zielvorgabe entsprechen denen der Altersgruppe der Vorschulkinder.

Entwicklungsbedingt müssen die verhaltensabhängigen Parameter der Prophylaxe, die Praxis der Ernährungslenkung, der Mundhygiene und der regelmäßigen Fluoridanwendung, allerdings altersgemäß mitunter erheblich modifiziert werden [10].

So wird beispielsweise die im Kleinkind- und Vorschulalter übliche Fremdbestimmtheit des **Ernährungsangebots** mit Beginn der Schulzeit – zumindest was den Freizeit- und Pausenbereich angeht – weitgehend aufgehoben. Die Kinder erhalten Taschengeld und kaufen – nicht zuletzt angeleitet durch Gruppenzwang oder verführerische Werbeaussagen – möglicherweise genau das, was sie zu Hause nicht bekommen.

Im Rahmen sowohl der gruppen- als auch der individualprophylaktischen Betreuung ist daher die Eigenverantwortung des Schulkindes zu stärken. Dies setzt eine vergleichsweise deutlich intensivere Beratung als beim Vorschulkind voraus. **Positive Motivation,** verbunden mit umsetzbaren Aussagen (z.B.: „Kauf dir Kaugummis mit dem Zahnmännchen, dann bleiben deine Zähne so schön"), ist dabei erheblich wirkungsvoller als Negativaussagen wie: „Wer viel Süßes nascht, kriegt Löcher in den Zähnen" [9].

Entsprechendes gilt auch indirekt beispielsweise bei der Motivation von Bezugspersonen im Rahmen eines Elternabends: Wer die negativen Folgen des Fehlverhaltens auf dem Gebiet der Ernährung (zerstörte Zähne) als zentrales Motivationsinstrument einsetzt, erreicht als Zielgrupppe allenfalls die Eltern der Hochrisikopatienten (die in der Regel an solchen Abenden nicht erscheinen). Bei positiver Motivation (z.B. durch Demonstration kariesfreier Gebisse) fühlen sich hingegen erfahrungsgemäß alle übrigen Eltern angesprochen.

Gleiches gilt bezüglich der **Mundhygiene.** Durch regelmäßige Remotivation im Rahmen der Gruppen- und Individualprophylaxe soll die Mundhygiene als selbstverständlicher Bestandteil des Tagesablaufs etabliert werden. Auf dieser Basis ist dann eine altersgruppen- und bedarfsgerechte individuelle Zahnputztechnik einzuüben.

In der ersten Wechselgebissphase zentrales praktisches Problem ist hierbei die nach wie vor begrenzte

Feinmotorik. Die Rotationstechnik ist jedoch in der Regel ohne größere Schwierigkeiten umzusetzen. Hier sind im Rahmen der regelmäßigen Betreuung immer wieder Kontrollen und ggf. Korrekturen vorzunehmen.

In der zweiten Wechselgebissphase zentrales praktisches Problem sind **Schwankungen der Compliance** (Pubertät!). Um negative Folgen für die Mundgesundheit aufzufangen, ist es wichtig, die Jugendlichen immer wieder vom direkten („kurzfristigen") persönlichen Nutzen regelmäßiger Mundhygiene zu überzeugen. Dies kann beispielsweise über eine Steigerung des Selbstwertgefühls oder Betonung ästhetischer Vorteile geschehen.

Die besondere Bedeutung der regelmäßigen **Fluoridzufuhr** in dieser Altersgruppe kann nicht oft genug betont werden. Angesichts einer nicht abgeschlossenen Schmelzreifung bei gleichzeitig erhöhtem bakteriellem Angriff ist die Zufuhr kariesprotektiv wirksamer Fluoridmengen zum Erhalt der Zahngesundheit unbedingt indiziert.

Art und Ausmaß der Fluoridzufuhr sind dabei grundsätzlich bedarfsgerecht zu gestalten. Als **Basisprophylaxe** ist als häusliche Maßnahme die kombinierte Zufuhr von fluoridiertem Speisesalz (alternativ Fluoridtabletten) und fluoridhaltiger Zahnpasta (0,1–0,15% Fluorid) anzustreben.

Bei Schulkindern mit geringem oder durchschnittlichem Kariesrisiko reicht dies (ggf. ergänzt um die halbjährliche Applikation fluoridhaltiger Lacke im Rahmen der Gruppen- oder Individualprophylaxe) in der Regel aus, um die Kariesfreiheit während der Wechselgebissphase zu gewährleisten.

> **Risikopatienten** bedürfen eines zusätzlichen Schutzes. In erster Linie handelt es sich hierbei um eine erhöhte Frequenz der klassischen Prophylaxemaßnahmen einschließlich der Fissurenversiegelung. Die Indikation ergänzender Maßnahmen (z.B. professionelle Zahnreinigung, Chlorhexidin und/oder Xylit zur Bekämpfung des Infektionsniveaus kariesrelevanter Keime) ergibt sich aus dem Ergebnis der individuellen Risikodiagnostik [3, 7, 52, 58, 65].

Konzepte der Diagnostik und Betreuung

Diagnostik. Schüler mit erhöhtem Kariesrisiko suchen – ähnlich wie Kinder im Vorschulalter – die zahnärztliche Praxis in der Regel nicht zur regelmäßigen Kontrolle, sondern erst im Schmerzfall auf. Da diese Schüler den Großteil der kariösen Läsionen in ihrer Altersgruppe auf sich vereinen, ist ihre rechtzeitige Erfassung im Rahmen der Gruppenprophylaxe unabdingbare Voraussetzung für eine allgemeine Verbesserung der Zahngesundheit der Sechs- bis Zwölfjährigen. Zu diesem Zweck werden aus Gründen der Praktikabilität klinische Befunde als Beurteilungskriterium herangezogen.

Neben groben Anhaltspunkten, die als eine erste Orientierung für die Einschätzung des Kariesrisikos dienen können (z.B. Initialkaries an Glatt- und/oder Approximalflächen, retentive Fissuren, trepanierte und aufgeschliffene Milchzähne etc.), gelten beispielsweise nach einem Konsensuspapier der Deutschen Arbeitsgemeinschaft für Jugendzahnpflege (s. Tab. 7-9) als Personen mit erhöhtem Kariesrisiko [19]:

- 6-/7-Jährige mit einem dmf/DMF-(t/T) > 5,
- 6-/7-Jährige mit einem D-T > 0,
- 8-/9-Jährige mit einem dmf/DMF-(t/T) > 7,
- 8-/9-Jährige mit einem D-T > 2,
- 10- bis 12-Jährige mit einem DMF-S (Glattflächen) > 0.

Der Nachteil dieser Methode ist, dass auf der Basis einer bereits eingetretenen irreversiblen Schädigung (= kariöse Läsion) geurteilt wird.

Eine prinzipielle Alternative mit hoher Zuverlässigkeit (bei allerdings deutlich höherem zeitlichem und apparativem Aufwand) bietet sich in Form der **„DentoProg"-Methode** [37]. Sie berechnet – auf der Basis einer logistischen Regressionsanalyse – aus dem Verhältnis gesunder Milchmolaren zu verfärbten Grübchen und Fissuren (d.h. reversiblen Parametern) der ersten bleibenden Molaren sowie der Initialläsionen an Glattflächen eine Maßzahl, die die Risikoeinschätzung ermöglicht. Die Übernahme dieses in der Schweiz entwickelten Vorgehens kann jedoch nur für eine Population mit gleicher epidemiologischer Ausgangssituation empfohlen werden!

Eine detailliertere Erhebung individueller Risikofaktoren über eine kurze Anamnese hinaus ist im Rahmen der Gruppenprophylaxe in der Regel nicht möglich und bleibt der zahnärztlichen Praxis vorbehalten.

Präventive Diagnostik in der Gruppenprophylaxe.

- Klinische Untersuchung (Initialkaries, kariöse Läsion)
- Erhebung von „Hintergrundvariablen" (falls möglich) (Ernährungsgewohnheiten, Mundhygiene, Fluoride, Allgemeinerkrankungen, Medikation etc.).

Präventive Diagnostik in der Individualprophylaxe.

- Eingehende klinische Untersuchung (Fissurenmorphologie, Zahnstellung, Initialkaries, kariöse Läsion, Gingivitis etc.)

- Anamnese (Ernährungsgewohnheiten, Mundhygiene, Fluoride, Allgemeinerkrankungen, Medikation, soziologischer Hintergrund etc.)
- Mundhygienestatus (Plaque-Index, Entzündungsindex)
- Untersuchung mit der Kaltlichtsonde
- Röntgendiagnostik (Bissflügel, falls erforderlich)
- mikrobiologische Diagnostik (Mutansstreptokokken/Laktobazillen bei Durchbruch der Sechsjahrmolaren sowie der Zwölfjahrmolaren)
- Speicheldiagnostik (Speichelfließrate, Pufferkapazität, bei Verdacht)
- Plaque-Formation-Rate-Index (nach Abschluss der Wechselgebissphase als Ergänzung zur mikrobiologischen Diagnostik).

Präventive Betreuung. Das Instrumentarium zur präventiven Betreuung des Schulkindes unterscheidet sich nur unwesentlich von der des Vorschulkindes. Die entscheidenden Unterschiede liegen – bedingt durch die Ausgangssituation und die unterschiedliche Zielvorgabe – in der Art und Intensität der Betreuung:

Die Hinführung des Schülers zu weitgehend selbstverantwortlicher Durchführung effektiver häuslicher Prophylaxe in einer Zeit des physischen und psychischen Umbruchs bei gleichzeitiger Gesunderhaltung eines kariesanfälligen Kauorgans kann nur im funktionierenden Zusammenspiel von Gruppen- und Individualprophylaxe, von häuslicher Prävention und professioneller Betreuung gelingen.

Basisprophylaxe. Die basisprophylaktische Betreuung der Schulkinder umfasst folgende Komponenten:

- **Professionelle Betreuung** (Zahnarzt/Prophylaxepersonal/Erzieher):
  - Beratung mit folgenden Schwerpunkten:
    a) Zahndurchbruch als Risikofaktor
    b) Fissurenversiegelung
    c) Ernährungsberatung: Zwischenmahlzeiten, Pausenbrot
    d) Fluoride: F-haltige Erwachsenenzahnpasta, Fortsetzung F-Tabletten bzw. F-Kochsalz
  - Instruktion mit dem Schwerpunkt Mundhygiene: Abstimmung der Mundhygienemaßnahmen auf das Wechselgebiss (z. B. Interdentalraumhygiene in der zweiten Wechselgebissphase)
  - professionelle Zahnreinigung
  - lokale Fluoridierung: F-Lack (zweimal pro Jahr)
  - Fissurenversiegelung: Molaren (falls erforderlich)
  - Sanierung (Karies): Füllungen, Kronen, Extraktionen (zerstörte Milchzähne)
  - KFO-(Früh-)Behandlung (falls erforderlich)
  - regelmäßige, halbjährliche Kontrolle.
- **Häusliche Maßnahmen:**
  - seltener Konsum zuckerhaltiger und/oder klebriger Produkte (Achtung: besonderer Hinweis auf Getränke!), Zuckeraustauschstoffe
  - regelmäßige gründliche Zahnpflege (mindestens zweimal täglich, die Eltern putzen in der ersten Wechselgebissphase noch nach!)
  - regelmäßige Fluoridanwendung in optimaler Dosierung (z. B.: F-Tabletten plus F-haltige Erwachsenenzahnpasta, F-Kochsalz plus F-haltige Erwachsenenzahnpasta, F-haltige Erwachsenenzahnpasta [täglich] plus F-Gel [wöchentlich]).

Intensivprophylaxe. Die Intensivprophylaxe erfolgt bedarfsgerecht in Abhängigkeit von den für das Individuum ermittelten Risikofaktoren. Die Frequenz wie auch die Art der einzelnen Maßnahmen ist nicht nur inter-, sondern auch intraindividuell unterschiedlich:

- **Professionelle Intensivprophylaxe:**
  - Herstellung der Hygienefähigkeit der Mundhöhle (z. B.: Entfernung von Plaqueretentionsstellen, ggf. Erneuerung von Füllungen, Umstieg auf andere Füllungsmaterialien oder Versorgungsarten z. B. Milchzahnkronen, Extraktion von Wurzelresten)
  - Reduktion der Zahl Karies verursachender Mikroorganismen (nach Bedarf, z. B. Chlorhexidin-Lack, zwei- bis viermal pro Jahr)
  - lokale Fluoridierung mit F-Lack (nach Bedarf, z. B. vier- bis sechsmal pro Jahr, ggf. alternierend mit Chlorhexidin-Lack)
  - Fissurenversiegelung: Molaren und ggf. Prämolaren (falls erforderlich)
  - verkürzte Kontrollintervalle (z. B. klinische Kontrolle alle zwei bis drei Monate, jährliche mikrobiologische Tests).
- **Häusliche Intensivprophylaxe** (zusätzliche Maßnahmen):
  - Zähneputzen nach jeder Mahlzeit
  - gezielter Einsatz (zwei- bis dreimal täglich) xylithaltiger Kaugummis
  - ggf. tägliche F-haltige Mundspüllösungen (z. B. bei fest sitzender KFO-Behandlung)
  - ggf. fluoridhaltige Gele (> 1% Fluorid wöchentlich, 0,1% Fluorid täglich).

Wird bei den Kontrolluntersuchungen eine Veränderung des aktuellen Kariesrisikos diagnostiziert (z. B. Überführung von der Gruppe mit erhöhtem Kariesrisiko in diejenige mit normaler Kariesgefährdung), können die professionellen wie auch die häuslichen Maßnahmen entsprechend angepasst werden. Vielfach reichen bereits die Durchführung einer Fissurenversiegelung sowie die alternierende, in dreimonatigen Abständen erfolgende Applikation fluorid- und chlorhexidinhaltiger Lacke aus, um dieses Ziel zu erreichen.

Der Schwerpunkt der Betreuung des Risikopatienten liegt somit beim Zahnarzt und seinem Team. Je intensiver der „schmerzfreie" Kontakt des Patienten mit der Zahnarztpraxis, umso leichter kann später die erforderliche dauerhafte Compliance des Patienten sichergestellt werden.

Dies ist nicht zuletzt deswegen von Bedeutung, weil spätestens mit der Pubertät der Jugendliche die zahnärztliche Praxis als Hauptansprechpartner für den Erhalt seiner Mundgesundheit ansieht [57].

Dem Praxisteam fällt dabei die zentrale Aufgabe zu, dem Jugendlichen zu vermitteln, wer das Problem hat und wer welchen Beitrag zu seiner Lösung leisten kann (Abb. 7-23). Das heißt: Dem Jugendlichen muss in einer für ihn verständlichen Sprache klar gemacht werden, dass der Zahnarzt nicht von ihm etwas will, sondern dass das Team ihm etwas anbietet! Der Zahnarzt soll Hilfestellungen zur Entscheidungsfindung geben, entscheiden muss der Jugendliche letztlich selbst!

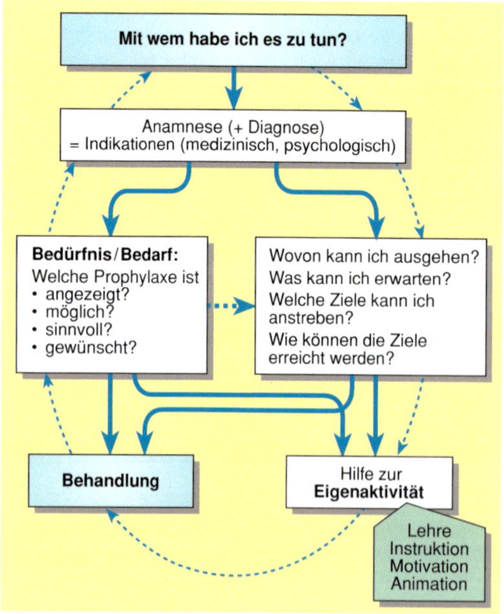

Abb. 7-23 Ausgangslage und zielorientierter Weg zur eigenaktiven Prävention (nach [57]).

7.4 Literatur

[1] Alaluusua, S., Renkonen, O. V.: Streptococcus mutans establishment and dental caries experience in children from 2–4 years old. Scand J dent Res 91, 453 (1983).
[2] Alanen, P., Hurskainen, K., Isokangas, P., Pietilä, I., Levänen, J., Saarni, U.-M., Tiekso, J.: Clinician's ability to identify caries risk subjects. Community Dent Oral Epidem 22, 86 (1994).
[3] American Dental Association: Caries diagnosis and risk assessment. A review of preventive strategies and management. J Am dent Ass 126, 7 (1995).
[4] Anderson, M. H., Bratthall, D., Einwag, J., Elderton, R. J., Ernst, C. P., Levin, R. P., Tynelius-Bratthall, G., Willershausen-Zönnchen, B.: Professionelle Prävention in der zahnärztlichen Praxis. Urban & Schwarzenberg, München – Wien – Baltimore 1994.
[5] Ashley, P. F., Attrill, D. C., Ellwood, R. P., Worthington, H. V., Davies, R. M.: Toothbrushing habits and caries experience. Caries Res 33, 401 (1999).
[6] Axelsson, P.: Methode zur Bestimmung des Kariesrisikos. Phillip Journal 7, 181 (1990).
[7] Axelsson, P., Paulander, J., Svärdström, G., Tollskog, G., Nordensten, S.: Integrated caries prevention: Effect of a needs-related preventive program on dental caries in children. Caries Res 27, 83 (1993).
[8] Barkvoll, P., Rölla, G.: Interaction between chlorhexidine digluconate and sodium lauryl sulfate in vivo. J Clin Peridontol 16, 593 (1989).
[9] Bartsch, N., Bauch, J.: Gruppen- und Individualprophylaxe in der Zahnmedizin. Deutscher Ärzte Verlag, Köln 1992.
[10] Bauch, J.: Prophylaxe ein Leben lang. Deutscher Ärzte Verlag, Köln 1995.
[11] Becker, B. C. W. A.: Xylit - der Zuckeraustauschstoff. Oralprophylaxe 19, 65 (1997).
[12] Bergmann, R. L., Bergmann, K. E.: Fluoride nutrition in infancy – is there a biological role of fluoride for growth? In: Chandra, R. K. (ed.): Trace Elements in the Nutrition of Children II, 105. Raven, New York 1991.
[13] Berkowitz, R. J., Jones, P.: Mouth to mouth transmission of the bacterium s. mutans between mother and child. Arch oral Biol 30, 30 (1985).
[14] Birkhed, D.: Xylitol - nicht nur ein Süßstoff. Dental Forum 4 (Heft 1), 6 (1994).
[15] Birner, U.: Psychologie in der Zahnmedizin. Quintessenz, Berlin 1993.
[16] Borgström, P., Krasse, M., Edwardsson, S., Sullivan, A., Svensäter, G.: Dental plaque mass and acid production activity of the microbiota on teeth. European J Oral Scie 108, 412 (2000).
[17] Ciancio, S. G.: Agents for the management of plaque and gingivitis. J dent Res 71, 1450 (1992).
[18] Clarkson, J. J., McLoughlin, J.: Role of fluoride in oral health promotion. Int Dent J 50, 119 (2000).
[19] Deutsche Arbeitsgemeinschaft für Jugendzahnpflege: Bestimmung von Risikopatienten im Rahmen der gruppenprophyktischen Reihenuntersuchungen. DAJ, Bonn 1993.
[20] Dörfer, C., Staehle, H. J. : Interdentale Plaque-Kontrolle. Aktueller Stand und künftige Entwicklungen. Oralprophylaxe 20, 13 (1998).
[21] Einwag, J.: Möglichkeiten und Grenzen häuslicher Prophylaxe. In: Professionelle Prävention in der Zahnarztpraxis. Urban & Schwarzenberg, München – Wien – Baltimore 1994.
[22] Einwag, J., Hellwege, K. D., Margraf-Sticksrud, J., Pantke, H., Rosemeier, H. P., Schneller, Th.: Curriculum Individualprophylaxe in der zahnärztlichen Versorgung. Deutscher Ärzte Verlag, Köln 1993.
[23] Einwag, J., Hellwig, E., Hotz, P., Städtler, P., Bößmann, K.: Die relative karieshemmende Wirksamkeit von Aminfluo-

rid und Natriumflorid in kompatiblen Zahnpasten – Ergebnisse einer Konsensus-Konferenz. Quintessenz 44, 1697 (1993).

[24] Einwag, J., Naujoks, R.: Prophylaxe der Karies. In: Praxis der Zahnheilkunde 3. Urban & Schwarzenberg, München – Wien – Baltimore 1993.

[25] Ekstrand, K. R., Bruun, G., Brun, M.: Plaque and gingival status as indicators for caries progression on approximal surfaces. Caries Res 32, 41 (1998).

[26] Ekstrand, J., Fejerskov, O., Silverstone, L.: Fluoride in Dentistry. Munksgaard, Kopenhagen 1988.

[27] Ellwood, R. P., Worthington, H. V., Blinkhorn, A. S. B., Volpe, A. R., Davies, R. M.: Effect of a triclosan/copolymer dentifrice on the incidence of periodontal attachment loss in adolescents. J Clin Periodontol 25, 363 (1998).

[28] Emilson, C. G., Krasse, B.: Support for and implications of the specific plaquehypothesis. Scand J dent Res 93, 96 (1985).

[29] Featherstone, J. D. B.: Prevention and reversal of dental caries: role of low level fluoride. Community Dent Oral Epidemiol 27, 31 (1999).

[30] Featherstone, J. D. B.: The science and practice of caries prevention. J Am Dent Assoc 131, 887 (2000).

[31] Fejerskov, O., Manji, F., Baelum, V., Moller, I.: Dental Fluorosis. Munksgaard, Kopenhagen 1988.

[32] Gaffar, A., Blake-Haskins, J. C., Sullivan, R., Simone, A., Schmidt, R., Saunders, F.: Cariostatic effects of a Xylitol/NaF dentifrice in vivo. Int Dent J 48, 32 (1998).

[33] Groenevald, A., van Eck, A. A. M. J., Backer-Dirks, O.: Fluoride in caries prevention: Is the effect pre- or posteruptive. J dent Res 69 (spec. issue), 751 (1990).

[34] Guggenheim, B. (Hrsg.): Cariology Today. Karger, Basel 1983.

[35] Gülzow, H. J.: Präventive Zahnheilkunde. Grundlagen der Karies- und Gingivitisprophylaxe. Hanser, München – Wien 1995.

[36] Heasman, P. A., McCraken, G. I.: Powered toothbrushes – a review of clinical trials. J Clin Periodontol 26, 407 (1999).

[37] Helfenstein, U., Steiner, M., Marthaler, T. M.: Caries prediction on the basis of past caries including precavity lesions. Caries Res 25, 372 (1991).

[38] Helfenstein, U., Steiner, M.: Fluoride varnishes (Duraphat): a meta-analysis. Community Dent Oral Epidemiol 22, 1 (1994).

[39] Hellwege, K.-D.: Die Praxis der zahnmedizinschen Prophylaxe. Hüthig, Heidelberg 1994.

[40] Hellwig, E.: Individualprophylaxe aus kariologischer Sicht. Dtsch zahnärztl Z 50, 572 (1995).

[41] Hellwig, E.: Salzfluoridierung – ein effektiver und sicherer Weg zur Kariesprophylaxe. Oralprophylaxe 20, 182 (1998).

[42] Hendriks, J., Schneller, Th.: Patientenführung, Beratung und Motivierung in der Zahnarztpraxis. Quintessenz, Berlin 1992.

[43] Hickel, R.: Wirkstoffe gegen Plaque und Bakterien. Quintessenz Bonusausgabe, A 45–57, Januar 1997.

[44] Hirsch, Ch., Blechschmidt, B., Kleeberg, L., Lautenschläger, Ch., Waurick, M.: Risikofaktoren für das Nursing-Bottle-Syndrom. Oralprophylaxe 22, 103 (2000).

[45] Holst, A., Braune, K.: Dental assistants´ ability to select caries risk-children and to prevent caries. Swed dent J 18, 243 (1984).

[46] Imfeld, T.: Efficacy of sweeteners and sugar substitutes in caries prevention. Caries Res 27 (Suppl. 1), 50 (1993).

[47] Köhler, B., Bratthall, D.: Intrafamilial levels of streptococcus mutans and some aspects of bacterial transmission. Scand J dent Res 86, 86 (1978).

[48] König, K. G.: Karies und Parodontopathien, Ätiologie und Prophylaxe. Thieme, Stuttgart 1987.

[49] König, K.: Diet and oral health. Int Dent J 50, 162 (2000).

[50] Krasse, B.: Die Quintessenz des Kariesrisikos. Quintessenz, Berlin 1987.

[51] Larsen, M. J., Jensen, A. F., Madesen, D. M., Pearce, E. I. F.: Individual variations of pH, buffer capacity, and concentrations of calcium and phosphate in unstimulated whole saliva. Archs Oral Biol 44, 111 (1999).

[52] Laurisch, L.: Individualprophylaxe. Diagnostik und Therapie des individuellen Kariesrisikos. Hanser, München – Wien 1994.

[53] Levine, R.: The aetiology of dental caries – an outline of current thought. Int Dent J 27, 341 (1977).

[54] Li, Y., Wang, W., Caufield, P. W.: The fidelity of mutans streptococci transmission and caries status correlate with breast - feeding experience among chinese families. Caries Res 34, 123 (2000).

[55] Löe, H.: Oral hygiene in the prevention of caries and periodontal disease. Int Dent J 50, 129 (2000).

[56] Löst, C., Bratthall, D., Schlagenhauf, U. (Hrsg.): Nutzenorientierte Prävention mittels Risikodiagnostik. Quintessenz, Berlin 1992.

[57] Magri, F.: Aspekte einer psychologischen Sicht präventiver Maßnahmen. In: Kariesprophylxe für alle. IME, Hamburg 1994.

[58] Marsh, P. D.: Are dental diseases examples of ecological catastrophes? Microbiology 149, 279 (2003).

[59] Marsh, P. D.: Dental plaque as a microbial biofilm. Caries Res 38, 204 (2004).

[60] Marthaler, T. M.: Age-adjusted limits of fluoride intake to minimize the prevalence of fluorosis. J Biol buccale 20, 121 (1992).

[61] Marthaler, T. M.: Heutiger Stand und Ausblicke in der Kariesprophylaxe. Dtsch zahnärztl Z 47, 724 (1992).

[62] Micheelis, W., Reich, E. (Hrsg.): Dritte Deutsche Mundgesundheitsstudie. Ergebnisse, Trends und Problemanalysen auf der Grundlage bevölkerungsrepräsentativer Studien in Deutschland 1997. Deutscher Ärzte Verlag, Köln 1999.

[63] Micheelis, W., Schroeder, E. et al.: Risikogruppenprofile bei Karies und Parodontitis. Deutscher Ärzte Verlag, Köln 1996.

[64] Moschen, I., Furtlehner, H., Kulmer, S., Hörl, R., Falk, M., Kemmler, G.: Klinischer Vergleich einer Handzahnbürste und dreier elektrischer Zahnbürsten mit verschiedenen mechanischen Bewegungsmustern. Dtsch zahnärztl Z 54, 372 (1999).

[65] Moss, M. E., Zero, D. T.: An overview of caries risk assessment and its potential utility. J Dent Education 59, 932 (1995).

[66] Netuschil, L.: Zukünftige Plaque- und Chemotherapie-Konzepte. Oralprophylaxe 13, 47 (1991).

[67] Newbrun, E.: Cariology. 3. Aufl. Quintessence, Chicago 1989.

[68] Pendrys, D. G.: Risk of enamel fluorosis in nonfluoridated and optimally fluoridated populations: considerations for the dental professional. J Am Dent Assoc 131, 746 (2000).

[69] Petit, S., Hausen, H. W.: Caries prediction by multiple salivary mutans streptococcal counts in caries-free children with different levels of fluoride exposure, oral hygiene and sucrose intake. Caries Res 34, 380 (2000).

[70] Pudel, V.: Praxis der Ernährungsberatung. Quintessenz, Berlin 1985.

[71] Pudel, V.: Was will und weiß der Verbraucher? In: Eberle, G. (Hrsg.): Prävention – Gesundheit und Marktinteressen – ein Widerspruch? WIdO, Bonn 1987.

[72] Reich, E.: Welche Faktoren führen zu einem hohen Kariesrisiko? Dtsch zahnärztl Z 50, 769 (1995).

[73] Robinson, P. G., Deacon, S. A., Deery, C., Heanue, M., Walmsley, A. D., Worthington, H. V., Glenny, A. A., Shaw, W. C.: Manual versus powered tootbrushing for oral Health. The Cochrane Database of Systematic reviews, Issue 3, 2006.

[74] Rosling, B., Wannfors, B., Volpe, A. R., Furuichi, Y., Ramberg, P., Lindhe, J.: The use of a triclosan/copolymer den-

tifrice may retard the progression of periodontitis. J Clin Periodontol 24, 873 (1997).
[76] Schiffner, U.: Mechanische und chemische Plaquereduktion. Dtsch zahnärztl Z 50, 863 (1995).
[77] Schiffner, U.: Karies – eine Infektionserkrankung? Oralprophylaxe 19, 174 (1997).
[78] Schiffner, U.: Möglichkeiten und Grenzen der Speicheldiagnostik innerhalb der Individualprophylaxe. Oralprophylaxe 19, 33 (1997).
[79] Schiffner, U.: Chemische Plaquekontrolle. Dtsch Zahnärztl Z 55, 160 (2000).
[80] Schiffner, U.: Grundlagen der Fluoridanwendung. Oralprophylaxe 23, 23 (2001).
[81] Schlagenhauf, U.: Chlorhexidinhaltige Lacke in der Therapie kariesaktiver Patienten. Zahnärztl W 104, 756 (1995).
[82] Scholz, V.: Klinische Wirksamkeit von Chlorhexidin-Mundspüllösungen in unterschiedlichen Dosierungen. ZMK 15, 838 (1999).
[83] Schraitle, R., Siebert, G.: Zahngesundheit und Ernährung. Hanser, München–Wien 1987.
[84] Sjögren, K., Birkhed, D., Ruben, J., Arends, J.: Effect of post-brushing water rinsing on caries-like lesions at approximal and buccal sites. Caries Res 29, 337 (1995).
[85] Socransky, S. S.: Criteria for the infections agents in dental caries and periodontal disease. J Clin Periodont 6, 16 (1979).
[86] Strübig, W.: Über den Abbau von Zucker und Zuckeraustauschstoffen durch die Mischflora der menschlichen Mundhöhle. Quintessenz, Berlin 1986.
[87] Stuart, P. W., Stamm, J. W.: Classification of three prediction models for dental caries from clinical, microbiological and interview data. J Dent Res 70, 1239 (1991).
[88] Suhonen, J., Tenovuo, J.: Neue Wege in der Kariesprävention. Phillip Journal 6, 279 (1989).
[89] Tenovuo, J.: The microbiology and immunology of dental caries in children. Rev med Microbiol 2, 76 (1991).
[90] Troschke, J. v.: Gibt es einen Paradigmenwechsel in der Prävention? Prävention 18, 1 (1995).
[91] Twetman, S., Petersson, L. G.: Comparison of the efficacy of three different chlorhexidine preparations in decreasing the levels of mutans streptococci in saliva and interdental plaque. Caries Res 32, 113 (1998).
[92] Van Rijkom, H. M., Truin, G. J., van't Hof, M. A.: A meta-analysis of clinical studies on the caries inhibiting effect of chlorhexidine treatment. J Dent Res 75, 790 (1996).
[93] Van Rijkom, H. M., Truin, G. J., van't Hof, M. A.: A meta-analysis of clinical studies on the caries inhibiting effect of fluoride gel treatment. Caries Res 32, 83 (1998).
[94] Weinstein, Ph., Getz, T., Milgrom, P.: Prävention durch Verhaltensänderung. Deutscher Ärzte Verlag, Köln 1989.
[95] Zahnärztliche Zentralstelle Qualitätssicherung. Leitlinien Fluoridierungsmaßnahmen. KZBV, Köln 2006.

8 Füllung oder Remineralisation

von Johannes Einwag

Inhaltsübersicht

8.1 Einleitung 126

8.2 Fachliche Grundlagen 126

8.2.1 Remineralisation 126
8.2.2 Verlangsamung der Kariesprogression 128

8.3 Konsequenzen für die Behandlungsplanung 129

8.3.1 Diagnostik 129
8.3.2 Therapie 130
Approximal- und Glattflächenkaries 130
Fissurenkaries 132

8.4 Zusammenfassung 132

8.5 Literatur 132

8.1 Einleitung

Bereits 1912 konnte Head experimentell nachweisen, dass der menschliche Speichel erweichte Gebiete extrahierter Zähne wieder erhärten kann [13]. Der Nutzen dieser Erkenntnis für die klinische Zahnheilkunde wurde seinerzeit jedoch offensichtlich nur von wenigen erkannt. So beispielsweise von Anderson, der bereits wenige Jahre später (1921/22) mit Erfolg versuchte, White-Spot-Läsionen im Rahmen zahnärztlicher Therapie rückgängig zu machen [1, 2].

Die Mehrzahl seiner Kollegen orientierte sich jedoch weiterhin an Black, der in seinen klassischen Regeln (1889) u.a. die vollständige Entfernung der erkrankten Zahnhartsubstanz forderte [4].

Die ersten umfassenden klinischen Daten legte Backer-Dirks 1966 vor. Er registrierte im Rahmen einer größeren epidemiologischen Studie u.a. den Zustand von 184 bukkalen Flächen von ersten unteren Molaren bei achtjährigen Schulkindern und wiederholte die Untersuchung sieben Jahre später. Eines der Ergebnisse: Von 72 White-Spot-Läsionen waren 37 verschwunden (Abb. 8-1) [3].

Nachdem diese klinischen Erfahrungen in der Folgezeit auch auf histologischer Ebene ihre Bestätigung fanden (z.B. Silverstone und Poole [34]), wurden Hoffnungen laut, durch Entwicklung therapeutisch wirksamer Remineralisierungsmittel Initialläsionen gezielt ausheilen oder zumindest die Progression der Karies verlangsamen bzw. stoppen zu können.

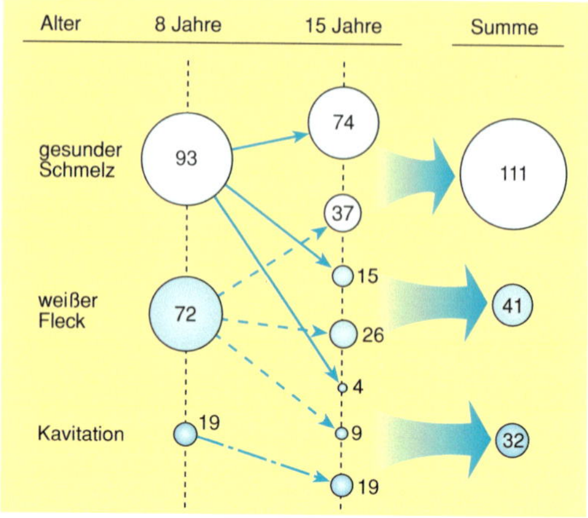

Abb. 8-1 Nachweis einer In-vivo-Remineralisation durch Backer-Dirks: 37 von 72 weißen Flecken an bukkalen Flächen von ersten Molaren remineralisierten im Laufe von sieben Jahren.

8.2 Fachliche Grundlagen

8.2.1 Remineralisation

Insgesamt führten die Aktivitäten bei der Entwicklung klinisch brauchbarer Präparate bis heute jedoch nur zu unbefriedigenden Ergebnissen. Es konnten zwar eine Vielzahl von Details im Hinblick auf eine optimale Komposition entsprechender Produkte geklärt werden. Hierzu gehört zum Beispiel die Erkenntnis, dass der Effekt von Remineralisationslösungen durch Beigabe von Fluorid erheblich verbessert werden kann [18], oder die Erfahrung, dass Remineralisationslösungen mit relativ niedrigen (1 mM) Kalziumkonzentrationen wirksamer sind als solche mit höheren (3 mM) Konzentrationen [35].

Letzteres spricht dafür, dass die Anwendung höher konzentrierter Remineralisationslösungen zur Ausbildung einer **Diffusionsbarriere** an der Schmelzoberfläche führt, die die Tiefenpenetration von Kalzium und Phosphat und somit die vollständige Remineralisation verhindert (Abb. 8-2a). Für die Praxis bedeutet dies:

> Die Wahrscheinlichkeit, eine vollständige Remineralisation zu erreichen (d.h. klinisch: Verschwinden des „white spot"), ist bei häufiger Anwendung niedrig konzentrierter Fluoridpräparate eher zu realisieren als bei seltener Anwendung höher konzentrierter Produkte. Letztere bewirken allenfalls einen Stillstand der Kariesprogression, d.h., die weiße kreidige oder bräunliche Verfärbung bleibt bestehen [33].

Gesichert scheint auch ein Zusammenhang zwischen der Größe/Tiefe der Läsion und ihrer Remineralisierbarkeit: Je kleiner und flacher die demineralisierte Zone, desto größer ist die Wahrscheinlichkeit einer vollständigen „Ausheilung" oder zumindest

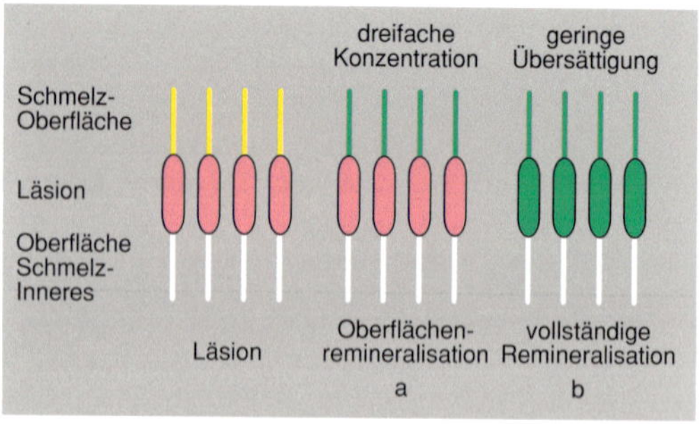

Abb. 8-2a Mechanistische Vorstellung über die Formen der Remineralisation bei initialer Karies.

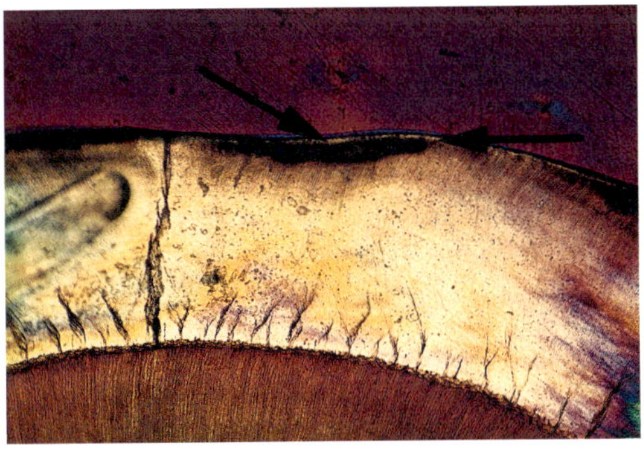

Abb. 8-2b Flache Initialläsion polarisationsoptisch gesehen (rot: Einbettmasse; gelb: Schmelz; braun mit schwarzem Rand: Subsurface-Karies; Pfeil: intakte Oberfläche).

einer „Arretierung" der Karies [17]. Nach NAUJOKS liegt die kritische Grenze bei etwa 100 µm Tiefe [25].

Weiterhin unklar ist hingegen, warum ein und dieselbe Remineralisationslösung im einen Fall zu einer Remineralisation, in anderen Fällen hingegen zu weiter gehender Demineralisation führt. So berichtete z.B. DIJKMAN [8], dass nach Induktion flacher, etwa 50 µm tiefer Initialläsionen (Abb. 8-2b) lediglich 80% der demineralisierten Präparate bei Behandlung mit einer Remineralisationslösung auch Mineral einlagerten. Die restlichen 20% reagierten hingegen mit weiter gehender Demineralisation.

Noch verwirrender ist es, wenn man berücksichtigt, dass Zähne auf eine mehrwöchige Lagerung in einer Remineralisationslösung zunächst mit Mineralzuwachs, anschließend jedoch mit Mineralverlust reagieren.

Derartige Phänomene beruhen möglicherweise auf Unterschieden in der Kristallmikrostruktur des Schmelzes. So konnte beispielsweise CEVC [6] nachweisen, dass zwischen kariesresistenten und kariesaktiven Personen tatsächlich derartige Unterschiede, insbesondere hinsichtlich der Orientierung der Schmelzkristallite innerhalb der Schmelzprismen, bestehen.

Darüber hinaus weisen Ergebnisse von KOULOURIDES [18], TEN CATE [37] sowie von IRMISCH [16] darauf hin, dass Schmelzareale, die bereits einem einmaligen Säureangriff („priming") ausgesetzt waren oder einem Demineralisations-Remineralisations-Zyklus unterworfen wurden, gegen weitere Säureangriffe unempfindlicher reagieren. Dies würde auch erklären, warum Läsionen an verschiedenen Seiten ein und desselben Zahnes verschieden kariesanfällig [15] bzw. auch verschieden gut remineralisierbar sind. Zudem bestätigt es die klinische Erfahrung, dass mit zunehmendem Alter vermehrt ein Sistieren kariöser Läsionen beobachtet werden kann. Noch nicht endgültig einzuschätzen sind zudem Studien zur Steuerung der Mineralbalance mit Produkten auf der Basis von Kaseinphosphopeptiden (CPP), einem in Milch vorkomenden Molekül, das in der Lage ist, amorphes Kalziumphosphat (ACP) zu stabilisieren. Im Mund werden bei einem pH-Abfall in der Plaque Kalzium- und Phosphationen aus CPP freigesetzt. Dadurch wird ein übersättigter Zustand an Mineralien hergestellt, der bei In-situ-Untersuchungen sowohl die Demineralisation reduziert als auch die Remineralisation

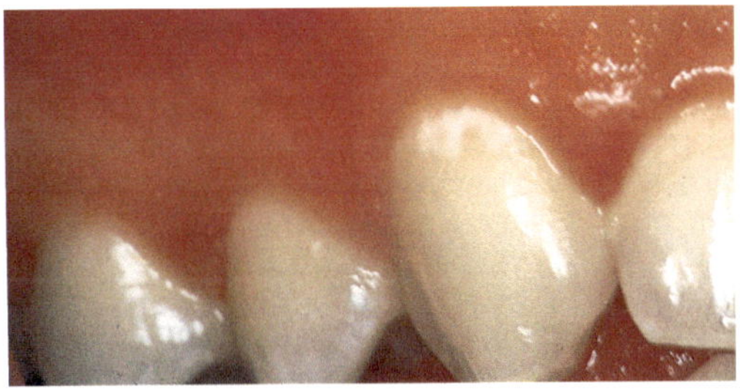

a

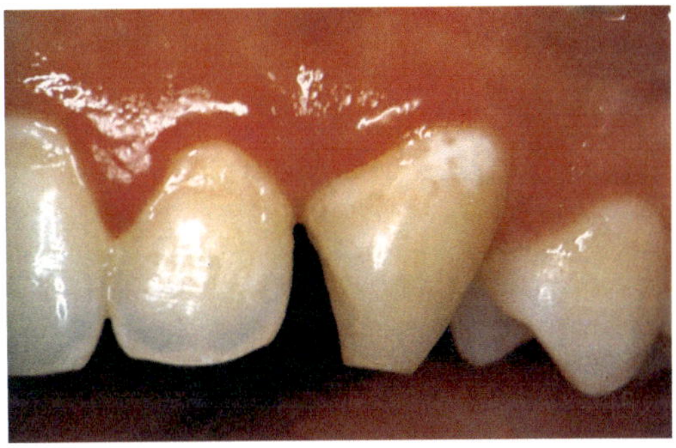

b

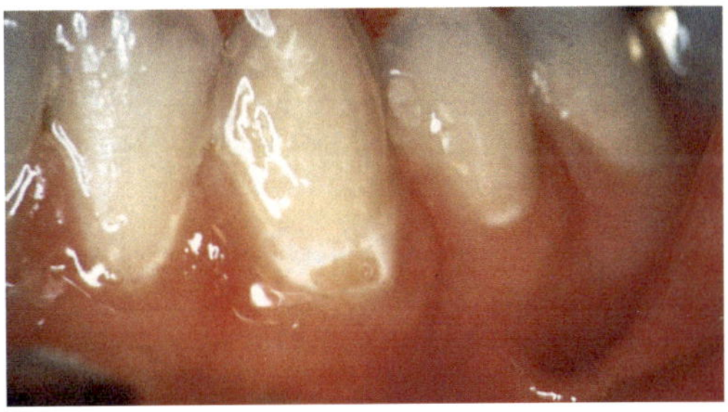

c

Abb. 8-3a bis c Die kreidigen Flecken, insbesondere im Bereich der Zahnhälse von 13 (a) und 23 (b), sind die sichtbaren Zeichen der Initialkaries. Durch Remineralisation können sie wieder verschwinden. Bei Zahn 33 (c) liegt eine Kavitation vor. Mit einer Restitutio ad integrum kann hier nicht mehr gerechnet werden, weil u.a. eine Matrixstruktur fehlt, um die Repräzipitation von Kalziumphosphatverbindungen zu ermöglichen.

sation steigert [20]. Die remineralisierende Wirkung von Fluoriden soll auf diese Weise verstärkt werden [29].

Die Frage, ob eine bestimmte Läsion nun remineralisierbar ist oder nicht, kann zum gegenwärtigen Zeitpunkt somit für den konkreten klinischen Einzelfall nicht beantwortet werden. Ganz abgesehen davon: Die In-vitro-Studien zu De- und Remineralisationsvorgängen finden an 100 bis 200 µm tiefen Initialläsionen statt. Ob und ggf. wie die dabei gewonnenen Erkenntnisse auf die klinische Realität übertragen werden können, ist noch nicht geklärt [14].

Thylstrup und Fejerskov [39] gehen sogar davon aus, dass weiße Flecken auf Glattflächen in erster Linie durch Abrasion (z.B. als Folge von Mundhygienemaßnahmen) kleiner werden oder verschwinden. Klarheit besteht lediglich insoweit, dass eine „Heilung" nur möglich ist, solange die Läsion noch nicht zu einer Kavitation geführt hat (Abb. 8-3). Unter diesen Voraussetzungen ist sogar die Remineralisation von Läsionen, die bis in das Dentin vorgedrungen sind, möglich [30, 38] .

Bei derartig lückenhaften Kenntnissen allein auf dem Gebiet der Grundlagenforschung wäre es keinem praktizierenden Zahnarzt zu verübeln, sich – ganz abgesehen von den Problemen einer korrekten Diagnostik (s. S. 53 ff.) – bei Vorliegen einer Initialkaries in der Regel für die Füllungstherapie zu entscheiden.

Hauptargument **gegen** diese Strategie sind die Ergebnisse klinischer Langzeitstudien. Die dabei gewonnenen Daten sprechen eindrucksvoll **für** ein abwartendes Therapiekonzept.

8.2.2 Verlangsamung der Kariesprogression

In Untersuchungen von Shwartz [31] zur Progression der Karies in verschiedenen Schichten der Zahnhartsubstanz stellte sich heraus, dass die Karies bei den untersuchten amerikanischen und skandinavischen Probanden nur sehr langsam fortschritt: Bei Milchmolaren dauert es beispielsweise im Durchschnitt nahezu ein Jahr, ehe die äußere Schmelzhälfte durchwandert ist. Bis zum Erreichen der Schmelz-Dentingrenze vergehen weitere zehn bis zwölf Monate. Die korrespondierenden Zahlen für frisch durchgebrochene Sechsjahrmolaren liegen etwa doppelt, bei älteren Jugendlichen etwa viermal so hoch. Das bedeutet konkret: Bei einem 15- oder 16-jährigen Jugendlichen werden im Durchschnitt acht Jahre bis zum Erreichen der Schmelz-Dentingrenze benötigt (Tab. 8-1a und b).

So wichtig derartige Durchschnittswerte für eine erste Orientierung auch sind, so wenig sagen sie über die tatsächlichen Verhältnisse im Einzelfall aus. Für den Kliniker erheblich interessanter ist die Verteilung der Einzelwerte und somit die Beantwortung der Frage, ob eine derartig langsame Kariesprogression nur auf einer geringen Anzahl „positiver Ausreißer" beruht oder ob tatsächlich ein wesentlicher Teil der Gesamtpopulation ein entsprechendes Verhalten aufweist. In diesem Zusammenhang können Untersuchungen von Pitts zitiert werden [28]: Er stellte u.a. fest, dass 50% aller in der äußeren Schmelzhälfte liegenden kariösen Läsionen auch sechs Jahre später noch als Schmelzkaries diagnostiziert werden können. Bezieht man auch die in der inneren Schmelzhälfte liegenden Läsionen in die Ausgangswerte mit ein, so sind nach dem gleichen Zeitraum immerhin noch 30% als auf den Schmelz beschränkte Demineralisationen im Röntgenbild zu erkennen (Abb. 8-4).

Für die Einzelfallentscheidung von Bedeutung ist offensichtlich auch die Anzahl vorhandener **Mutans-**

Tabelle 8-1a Durchschnittliche Kariesprogression in der äußeren Schmelzhälfte (nach [31]).

Milchzahn	1 Jahr
Sechsjahrmolar (10-Jährige)	2 Jahre
Sechsjahrmolar (17-Jährige)	3,5 Jahre

Tabelle 8-1b Durchschnittliche Kariesprogression in der inneren Schmelzhälfte (nach [31]).

Milchzahn	1 Jahr
Sechsjahrmolar (10-Jährige)	3,5 Jahre
Sechsjahrmolar (17-Jährige)	4,5 Jahre

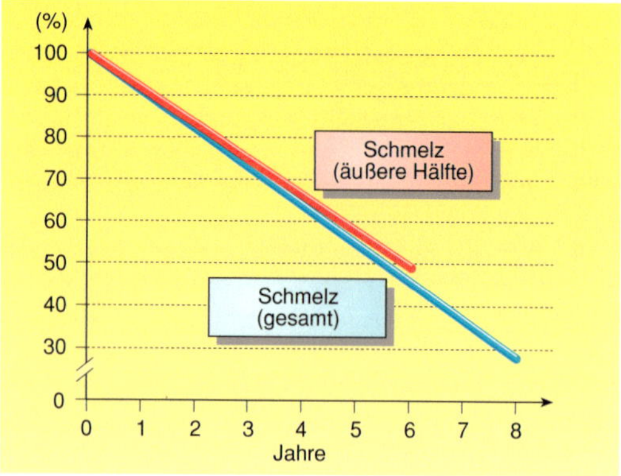

Abb. 8-4 Häufigkeit im Schmelz lokalisierter Läsionen (in Prozent) in Abhängigkeit von dem radiologisch diagnostizierten Ausgangsbefund und dem seither verstrichenen Überwachungszeitraum (nach [28]).

Tabelle 8-2 Entwicklung radiologisch registrierter Schmelzläsionen innerhalb von neun Jahren (14–23) (Grad 0: keine Karies; Grad 1: Karies in der äußeren Schmelzhälfte; Grad 2: Karies in der inneren Schmelzhälfte) (nach [11]).

	Grad 0	Grade 1 und 2
Grad 0	42%	24%
Grade 1 und 2	11%	31%

Streptokokken: Wird zusätzlich zu klinischen und röntgenologischen Befunden noch die Anzahl der in der Approximalplaque vorhandenen Mutans-Streptokokken ermittelt, können deutlich exaktere Aussagen zur Kariesprogression, -stagnation oder -regression getroffen werden als ohne mikrobiologischen Befund [16]. Eindeutige Aussagen liegen ebenfalls vor zum Zusammenhang zwischen Plaque-Index bzw. Gingiva-Blutungs-Index und der Kariesprogression: Aus der An-/Abwesenheit von Plaque kann **kein** Rückschluss auf die Aktivität einer Initialläsion gezogen werden! Anders bei Vorliegen einer Blutung: Dort, wo eine Blutung registriert wird, kann von einer aktiven, d.h. progredienten Initialläsion ausgegangen werden [10].

Eine sofortige Füllungstherapie scheint angesichts der o.a. Fristen – zumindest bei Personen mit niedrigem und mittlerem Kariesrisiko – nicht angebracht (die durchschnittliche Überlebensdauer einer Füllung wäre geringer anzusetzen als die Ausbreitungsgeschwindigkeit einer sich selbst überlassenen Läsion!).

Ähnliche Schlussfolgerungen ergeben sich auch aus dem Datenmaterial Schweizer Publikationen (Tab. 8-2): So untersuchte beispielsweise GERMANN [11] den Zustand von Approximalflächen bei Züricher Kindern über einen Zeitraum vom 14. bis 23. Lebensjahr. Er stellte hierbei fest, dass von 428 gesunden Fällen immerhin noch 42% unverändert geblieben waren, 24% wiesen eine Schmelzläsion auf. Bei 301 Flächen mit radiologischen Schmelzläsionen wurde nach Ablauf der neun Jahre zwar nur in 11% der Fälle eine Remineralisation registriert, weitere 31% der Läsionen waren jedoch nach wie vor auf den Schmelz beschränkt.

Ähnlich beeindruckend sind Informationen von RUGG-GUNN [30]: Bei 13-Jährigen röntgenologisch registrierte Karies hat in 65% der Fälle noch nicht die Schmelz-Dentingrenze erreicht! Hier werden die Auswirkungen – rein zeitlich gesehen – für die Praxis deutlich: Auf mehr als 50% der Füllungen im Approximalbereich könnte in dieser Altersgruppe verzichtet werden!

8.3 Konsequenzen für die Behandlungsplanung

8.3.1 Diagnostik

Im Rahmen der Diagnostik ist – in Abhängigkeit vom individuellen Kariesrisiko – die ganze Palette der nicht-invasiven Möglichkeiten moderner Kariesdiagnostik indiziert (s. S. 53ff.•••). Routinemäßig kommen zur Anwendung:

- Regelmäßige Anfertigung von **Bissflügelaufnahmen** zur Diagnose von approximalen Schmelzläsionen. Bitewing-Röntgenbilder sind auch heute noch für die Diagnose der Approximalkaries die Methode der Wahl, wobei je nach Untersuchung zwischen 55 und 85% der Karies der äußeren Dentinhälfte erkannt werden (u.a. [24, 26]). Das heißt: Bis zu 45% der vorhandenen Dentinläsionen würden nicht versorgt! Da das wahre Ausmaß der Karies bei der Beurteilung anhand des Röntgenbildes somit unterschätzt wird, ist die radiologische Diagnostik zu ergänzen um
- die **Fiberoptikttransillumination (FOTI)**, d.h. die Untersuchung mit einer modernen Kaltlichtsonde. Zwar wird die auf den Schmelzbereich beschränkte Karies – vor allem im Seitenzahnbereich – nur vergleichsweise schlecht erkannt. Das Ausmaß der im Grenzbereich zwischen Schmelz und Dentin liegenden Läsionen wird durch FOTI jedoch sicherer diagnostiziert [5, 27]. Die Entscheidung für oder gegen eine Füllungstherapie steht dann auf soliderer Basis.

Neuere Diagnoseverfahren, die auf der Messung des elektrischen Widerstandes bzw. der Fluoreszenz der Zahnhartsubstanz beruhen, sind insbesondere dann (als zweite Meinung) indiziert, wenn es darum geht, Dentinkaries bei Zähnen mit makroskopisch intakter Oberfläche („hidden caries") zu erkennen [22]. „Obsolet, ja nahezu ein Kunstfehler" ist es nach Angabe von CURILOVIC [7], die Interdentalkariesdiagnostik klinisch mit der Sonde vorzunehmen, da bei einem derartigen Vorgehen der noch intakte oberflächliche „Schmelzdeckel" zerstört und somit die Chance für eine Ausheilung der Karies iatrogen vertan werden kann (Abb. 8-5).

Ähnliches muss nach Untersuchungen von EKSTRAND [9] und VAN DER LAAN-VAN DORP [40] offensichtlich auch für die Diagnose der Fissurenkaries angenommen werden.

> Nach heutigem Erkenntnisstand ist die Kariesdiagnostik mit der Sonde – sofern nicht bereits eine Kavitation vorliegt – kontraindiziert!

Ganz abgesehen davon wird bei Verwendung der Sonde nur etwa jede dritte manifeste Karies (mit Kavität!) im Approximalbereich bei der klinischen Inspektion erkannt [21].

8.3.2 Therapie

Als Entscheidungshilfe für oder gegen ein noninvasives Vorgehen wird neben der Ausdehnung der Karies auch die individuelle Kariesaktivität herangezogen. Folgendes, auf den aktuellen Kenntnissen basierendes Konzept kann dabei als Richtschnur dienen (Tab. 8-3).

Approximal- und Glattflächenkaries

- Bei röntgenologischer Diagnose einer auf die äußere Schmelzhälfte beschränkten Läsion oder Vorliegen eines Kreideflecks keine Kavitätenpräpa-

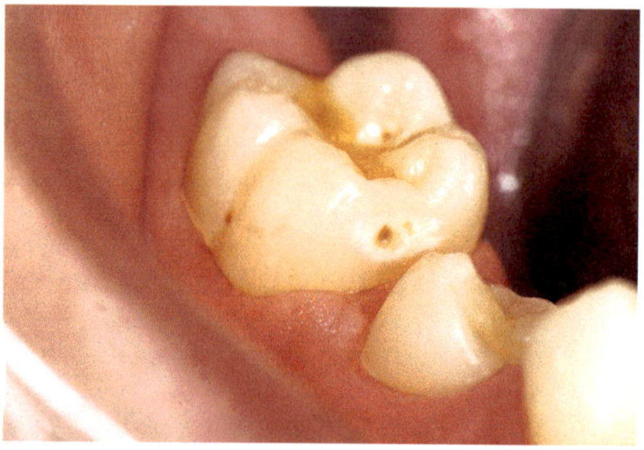

a

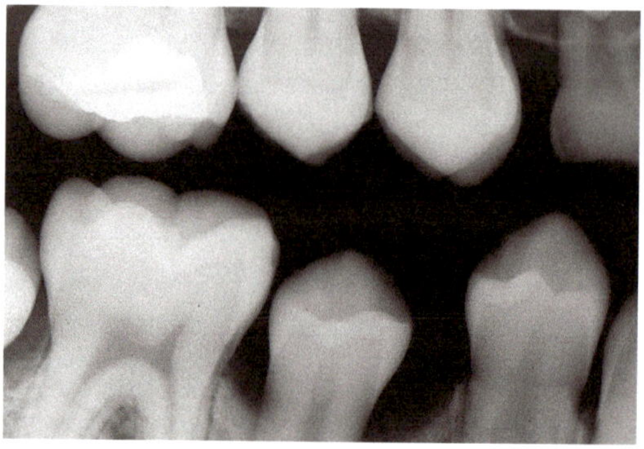

b

Abb. 8-5a und b Iatrogener Schaden durch forcierte Sondierung. Im Bereich des Kontaktpunktes (a) wurde die Schmelzoberfläche zerstört, obwohl laut radiologischer Diagnostik (b) gute Chancen für eine erfolgreiche Remineralisation bestanden hätten.

Tabelle 8-3a Empfehlungen zur Therapie der Approximalkaries bei radiologischer Lokalisation der Läsion in der äußeren und inneren Schmelzhälfte.

Befund, Diagnose	Therapie
Initialkaries, lt. Röntgenbefund in der „äußeren Schmelzhälfte“	• Information des Patienten • Prophylaxe (insbesondere: Interdentalraumhygiene, Fluoride) • engmaschiges Recall
Initialkaries, lt. Röntgenbefund in der „inneren Schmelzhälfte“	bei geringem Kariesrisiko: • Information des Patienten • Prophylaxe (s.o.) • engmaschiges Recall bei hohem Kariesrisiko: • Füllung • Verringerung des Kariesrisikos

Tabelle 8-3b Empfehlungen zur Therapie der Glattflächenkaries.

Befund, Diagnose	Therapie
Kreidefleck (evtl. verfärbt)	• Information des Patienten • Prophylaxe (insbesondere: Mundhygiene, Fluoride) • engmaschiges Recall
kleinflächig eingebrochene Oberfläche	• Füllung
großflächig eingebrochene Oberfläche	• Füllung und Verringerung des Kariesrisikos

Tabelle 8-3c Empfehlungen zur Therapie der Fissurenkaries.

Befund, Diagnose	Therapie
intakte Oberfläche mit gering ausgedehnter Verfärbung (hellbraun/dunkelbraun) oder Entkalkung	• Information des Patienten • Prophylaxe (insbesondere: Fluorid-Lack, Chlorhexidin-Lack) • Fissurenversiegelung • engmaschiges Recall
intakte Oberfläche mit deutlicher Entkalkung am Fissurengang	• erweiterte Fissurenversiegelung oder • konventionelle Füllung
defekte Oberfläche	• erweiterte Fissurenversiegelung oder • konventionelle Füllung

ration, sondern Hinweis auf die Situation und somit Motivation für verstärkte Mundhygiene (Zahnseide) und Fluoridierung. Die häufigere Anwendung **niedrig konzentrierter fluoridhaltiger Präparate** (Tabletten, Spülungen, Zahnpasten, ggf. 0,1%ige Gele) ist hierbei der Applikation höher konzentrierter (> 1% F) Lösungen, Gele oder Lacke vorzuziehen. Letztere führen zwar initial zu einer schnelleren Remineralisation der Schmelzoberfläche, verhindern auf diese Weise jedoch eine mögliche Remineralisation tiefer liegender demineralisierter Schmelzschichten [35, 37].

- Hat die Karies die innere Schmelzhälfte erreicht, wird die Wahrscheinlichkeit einer korrekten Entscheidung immer schwieriger, da eine ausschließlich radiologische Diagnostik, wie bereits angedeutet, nur begrenzte Aussagen über das tatsächliche Ausmaß der kariösen Zerstörung zulässt. Nach Mejare [23] liegt bei etwa 50% der radiologisch als in der inneren Schmelzhälfte lokalisierten Läsionen von Approximalflächen histologisch nämlich bereits eine Dentinkaries vor! Als Entscheidungshilfe bietet sich in derartigen Fällen der Einsatz der Kaltlichtsonde sowie die Berücksichtigung der individuellen Gebissgesundheit an (Abb. 8-6).

Wie aus Berechnungen von Gröndahl [12] hervorgeht, hängt die Wahrscheinlichkeit für eine Fehlentscheidung offensichtlich nicht nur von der Ausdehnung der röntgenologisch sichtbaren Demineralisation, sondern insbesondere auch von der Anzahl vorhandener Kavitäten ab: Je weniger Kavitäten im Mund vorhanden sind, desto häufiger werden Fehlentscheidungen zugunsten einer Eröffnung der Läsion getroffen!

Ein weniger radikales Vorgehen, d.h. eine abwartende Haltung, scheint in derartigen Fällen durchaus angebracht.

Dies gilt ebenfalls, wenn aufgrund anamnestischer Daten (Ernährungsverhalten, Fluoridanwendung etc.), der Erhebung klinischer Indizes (SBI, PFRI etc.) sowie ggf. ergänzender mikrobiologischer oder sons-

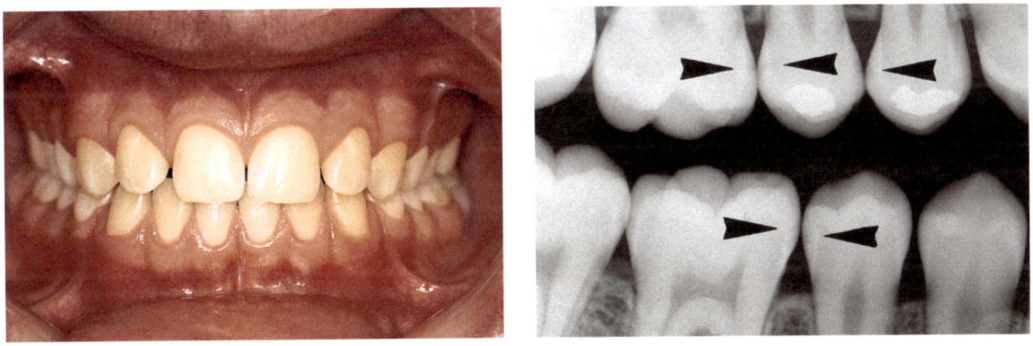

a b

Abb. 8-6a und b Patient mit guter Mundhygiene und geringer Anzahl an Füllungen (a), aber multiplen, auch in die innere Schmelzhälfte reichenden Läsionen (b). In diesem Fall ist eine abwartende Haltung indiziert, weil seit dem Durchbruch der betroffenen Zähne schon erhebliche Zeit (Prämolaren 3 Jahre; Sechsjahrmolaren 7–8 Jahre) verstrichen ist.

tiger Testverfahren von einem aktuell niedrigen individuellen Kariesrisiko ausgegangen werden kann.

Sind hingegen bereits mehrere – insbesondere erst in den letzten ein bis drei Jahren durchgebrochene – Zähne betroffen und ist eine Intensivierung der individuellen Kariesprophylaxe nicht zu erwarten, scheint die konventionelle Füllungstherapie das Mittel der Wahl.

Fissurenkaries

- Liegt lediglich eine Verfärbung (hell-/dunkelbraun) oder eine entkalkte Zone geringen Umfangs vor und erscheint die Oberfläche intakt, wird der Patient über die Situation informiert. Bei niedrigem Kariesrisiko und guter häuslicher Mitarbeit sind die Versiegelung der betroffenen Zähne und abwartendes Verhalten bei engmaschigen Kontrollen indiziert.
- Erscheint die Oberfläche intakt, sind jedoch deutliche Verfärbungen und/oder Entkalkungszonen am Fissureneingang zu erkennen, sollte möglichst zahnschonend eröffnet werden.

Die Entscheidung für eine erweiterte Fissurenversiegelung oder eine konventionelle Füllungstherapie muss dann **befundgerecht** getroffen werden. Gleiches gilt beim Vorliegen kariöser Läsionen.

8.4 Zusammenfassung

Die Auswertung einer Anzahl klinisch-epidemiologischer Studien aus den letzten Jahren zeigt, dass hinsichtlich der Therapie der Schmelzkaries ein weniger radikales Vorgehen indiziert erscheint.

Bei regelmäßiger effizienter Belagsentfernung und Anwendung geeigneter Fluoridierungsmaßnahmen, ggf. ergänzt um die Anwendung von Kaseinphosphopeptiden [29], führt Schmelzkaries nicht schicksalhaft zur Füllungstherapie, sondern kann entweder vollständig ausheilen oder zum Stillstand gebracht werden. Die korrekte Entscheidung erfordert den gezielten Einsatz moderner diagnostischer Hilfsmittel und ein auf den individuellen Mundbefund sowie die Mitarbeit des Patienten abgestimmtes Vorgehen. Insbesondere scheinen indiziert:

- Gebrauch von **Sonden** nur als Tastinstrument bzw. zum Entfernen von Plaqueresten am Fissurenfundus (keine „forcierte" Sondenanwendung, weder interdental noch im Bereich der Fissuren!).
  Stattdessen: Abstützung der Diagnostik auf visuelle Untersuchung plus Bissflügelaufnahmen, ggf. ergänzt um die Fiberoptiktransillumination (FOTI) oder Widerstands- bzw. Fluoreszenzmessungen.
- **Abwartendes Verhalten** bei Läsionen vor Erreichen der Schmelz-Dentingrenze, intakter Oberfläche und gering ausgeprägten Verfärbungen, sofern gute Compliance des Patienten, effektive Prophylaxe und ein an das individuelle Kariesrisiko angepasstes Recall sichergestellt sind.

8.5 Literatur

[1] Anderson, V.: Über Mineralisation und Remineralisation des Zahnschmelzes. Dtsch Mschr Zahnheilk 39, 97 (1921).
[2] Anderson, V.: Mineralisationszemente zur Behandlung der Caries Incipiens. Dtsch Mschr Zahnheilk 40, 707 (1922).
[3] Backer-Dirks, O.: Posteruptive changes in dental enamel. J dent Res 45, 503 (1966).
[4] Black, G.V.: Konservierende Zahnheilkunde. Meusser, Berlin 1914.
[5] Choksi, S.K., Brady, J.M., Dang, D.H., Rao, M.S.: Detecting approximal dental caries with transillumination: A clinical evaluation. J Am dent Ass 125, 1098 (1994).
[6] Cevc, G., Cevc, P., Schara, M., Skaleric, U.: The caries resistence of human teeth ist determined by the spatial arrangement of hydroxyapatite microcrystels in the enamel. Nature 286, 425 (1980).
[7] Curilovic, Z., Saxer, U.P., Marthaler, T.M.: Radiologische Kariesläsion im Schmelz – füllen oder abwarten? Schweiz Mschr Zahnheilk 93, 930 (1983).
[8] Dijkman, A.G., Schuthof, J., Arends, J.: In vivo remineralization of plaque-induced initial enamel lesions – a microradiographic investigation. Caries Res 20, 202 (1986).
[9] Ekstrand, K., Thylstrup, A.: A light microscopic study of the effect of probing in occlusal fissures. Abstr. 10, 32nd ORCA in: Caries Res 20, 151 (1986).
[10] Ekstrand, K.R., Brunn, G., Brunn, M.: Plaque and gingival status as indicators for caries progression on approximal surfaces. Caries Res 32, 41 (1998).
[11] Germann, B.: Kariesbefall und Zahnverlust in der Altersspanne 14–23 Jahre. Eine Longitudinalstudie an 59 Probanden. Med. Diss. Zürich (1977).
[12] Gröndahl, H.G.: Radiographic caries diagnosis and treatment decisions. Swed dent J 3, 109 (1979).
[13] Head, J.: A study of saliva and its action on tooth enamel in reference to its hardening and softening. J Am dent Ass 59, 2118 (1912).
[14] Hellwig, E.: Stadien der Karies. Oralprophylaxe 20, 132 (1998).
[15] Ingram, G.S., Silverstone, L.M.: A chemical and histological study of artificial caries in human dental enamel in vitro. Caries Res 15, 393 (1981).
[16] Irmisch, B.: Zur Quantifizierung des Streptococcus mutans in der Approximalplaque der Mundhöhle unter besonderer Berücksichtigung der Initialkaries. Diss. B, Dresden 1989.
[17] Kidd, E.A.M., Joyston-Bechal, S.: Relationship between the extent of the initial lesion and the inhibitory effect of APF

on the progression of caries-like lesions in vitro. Caries Res 16, 42 (1982).
[18] Koulourides, T., Keller, S. E., Manson-Hing, L., Lilley, V.: Enhancement of fluoride effectiveness by experimental cariogenic priming of human enamel. Caries Res 14, 32 (1980).
[19] Levin, R.S.: The action of fluoride in caries prevention – a review of current concepts. Br dent J 140, 9 (1976).
[20] Lijima, Y., Cai, F., Shen, P., Walker,G., Reynolds,C., Reynolds, E.C.: Acid resistance of enamel subsurface lesions remineralised by a sugar-free chewing gum containing casein phosphopeptide-amorphous calcium phosphate. Caries Res 38, 551 (2004).
[21] Lussi, A.: Methoden zur Diagnose der Karies. Oralprophylaxe 21, 68 (1999).
[22] Lussi, A., Hotz, P.: Die Approximal- und Glattflächenkaries. Dtsch zahnärztl Z 50, 782 (1995).
[23] Mejare, I., Gröndahl, H.G., Carlstedt, K., Grever, A.C., Ottosson, E.: Accuracy at radiography and probing for the diagnosis of proximal caries. Scand J dent Res 93, 178 (1985).
[24] Mileman, P.A., Van Der Weel, L.T.: Accuracy in radiographic diagnosis: Dutch practitioners and dental caries. J Dent 18, 130 (1990).
[25] Naujoks, R.: Neues aus der Kariesforschung – Nutzen für die Praxis. Dtsch zahnärztl Z 39, 257 (1984).
[26] Noar, S.J., Smith, B.G.N.: Diagnosis of caries and treatment decisions in approximal surfaces of posterior teeth in vitro. J oral Rehabil 17, 17 (1990).
[27] Pieper, K., Schurade, B.: Die Untersuchung mit der Kaltlicht-Diagnosesonde – eine Alternative zum Flügelbißstatus? Dtsch zahnärztl Z 42, 900 (1987).
[28] Pitts, N.G.: Monitoring of caries progression in permanent and primary posterior approximal enamel by bite-wing radiography. Community Dent Oral Epidem 11, 228 (1983).
[29] Reich, E. : Das kleine gewisse Etwas zur Remineralisation. Zahnärztl Mitt 95, 3044 (2005).
[30] Rugg-Gunn, A.J.: Approximal carious lesions. A comparison of the radiological and clinical appearance. Br dent J 133, 481 (1972).
[31] Shwartz, M., Gröndahl, H.G., Pliskin, J.S., Boffa, J.: A longitudinal analysis from bite-wing radiographs of the rate of progression of approximal carious lesions through human dental enamel. Arch oral Biol 29, 529 (1984).
[32] Silverstone, L.M.: Remineralization phenomena. Caries Res 11, 59 (Suppl. 1) (1977).
[33] Silverstone, L.M.: Experiment at caries models and their clinical implications. In: Guggenheim, B. (ed.): Cariology Today. Karger, Basel 1984.
[34] Silverstone, L.M., Poole, D.F.G.: Histologic and ultrastructural features of remineralized carious enamel. J dent Res 48, 766 (1969).
[35] Silverstone, L.M., Wefel, J.S., Zimmerman, B.F., Clarkson, B.H., Featherstone, M.J.: Remineralization of natural and artificial lesions in human dental enamel in vitro. Effect of calcium concentration of the calcifying fluid. Caries Res 15, 138 (1981).
[36] Ten Cate, J.M., Jongebloed, W.L., Arends, J.: Remineralization of artificial enamel in vitro. IV. Influence of fluorides and diphosphonates on short- and long-term remineralization. Caries Res 15, 60 (1981).
[37] Ten Cate, J.M., Duijsters, P.P.E.: Alternating demineralisation and remineralisation of artificial enamel lesions. Caries Res 16, 201 (1982).
[38] Ten Cate, J.M.: Remineralization of carious lesions extending into dentin. J Dent Res 80, 1407 (2001).
[39] Thylstrup, A., Fejerskov, O.: Clinical and pathological features of dental caries. In: Thylstrup, A., Fejerskov, O. (eds.): Textbook of Clinical Cariology. Munksgaard, Copenhagen 1993.
[40] Van Der Laan-Van Dorp, C.S.E., Exterkate, R.A.M., Ten Cate, J.M.: Effect of probing on progression of fissure caries. Abstr 9, 32nd ORCA in: Caries Res 20, 151 (1986).

9 Klinische Werkstoffkunde für ein modernes Behandlungskonzept in der Kinderzahnheilkunde

von Roland Frankenberger, Anselm Petschelt und Norbert Krämer

Inhaltsübersicht

9.1 Füllungsmaterialien für das Milchgebiss 136

9.1.1 Konventionelle Glasionomerzemente (GIZ) 136
9.1.2 Metallverstärkte GIZ 137
9.1.3 Hoch visköse GIZ 137
9.1.4 Kunststoffmodifizierte GIZ 138
9.1.5 Polyalkensäuremodifizierte Komposite (Kompomere) 139

9.2 Werkstoffkundliche Voraussetzungen für die minimalinvasive Restauration des Wechselgebisses mit Kompositen 141

9.2.1 Werkstoffkunde der Komposite 141
9.2.2 Einteilung der Komposite 141
Makrofüller 141
Mikrofüller 141
Hybridkomposite 142
Stopfbare Komposite („Packables") 143
Fließfähige Komposite („Flowables") 143
Ormocere 143
Nanofüller-Komposite 144

9.3 Anforderungen an Komposite im Seitenzahnbereich 144

9.3.1 Verschleißbeständigkeit 144
9.3.2 Haftung an Schmelz und Dentin 144
Schmelzhaftung 144
Dentinbonding 146
9.3.3 Ausarbeiten und Politur 154
9.3.4 Röntgenopazität 154
9.3.5 Biokompatibilität 154
9.3.6 Erneuerung und Reparabilität 155

9.4 Literatur 155

9.1 Füllungsmaterialien für das Milchgebiss

Amalgam ist aus der Kinderzahnheilkunde verdrängt. Aber nicht nur auf diesem Feld, auch in der gesamten restaurativen Zahnerhaltung hat sich die Verwendung von Amalgam in Deutschland auf einem niedrigeren Niveau eingependelt. Nachdem bereits 1992 die Indikation für Amalgam geändert worden war („Amalgame werden nur noch im Kaulast tragenden Bereich eingesetzt, wenn andere plastische Füllungswerkstoffe nicht indiziert sind und andere Restaurationstechniken nicht in Frage kommen"), war der Abschied von diesem Füllungsmaterial eingeläutet. Für die Kinderzahnheilkunde wurde zusätzlich eine Empfehlung des damaligen Bundesgesundheitsamts herausgegeben, welche vorsah, dass „bei Kleinkindern bis zum 6. Lebensjahr besonders vorsichtig abgewogen werden soll, ob Amalgamfüllungen notwendig sind" [17]. Innerhalb der darauf folgenden Jahre sind von Bundesinstituten oder wissenschaftlichen Verbänden diverse Empfehlungen veröffentlicht worden, die dazu führten, dass die Kinderzahnheilkunde in Deutschland heute amalgamfrei ist [95].

Heute sollte Amalgam im Milchgebiss nicht mehr erste Wahl sein, weil der Fortschritt auf dem Sektor der Amalgamalternativen dazu führte, dass mittlerweile bessere Materialien zur Verfügung stehen.

9.1.1 Konventionelle Glasionomerzemente (GIZ)

Die chemischen Grundlagen der GIZ (oder Polyalkenoatzemente; z. B. Ketac® Fil, Fa. 3M Espe) beinhalten die Reaktion von Kalzium-Aluminium-Fluoro-Silikatgläsern mit Polyacrylsäure, wobei diese Säure-Base-Reaktion sowohl feuchtigkeits- (Ionenausschwemmung) als auch austrocknungsempfindlich (Wasserverlust) ist [21, 39, 87, 118, 167, 171]. Die Abbindereaktion ist von zwei Härtungsphasen gekennzeichnet, wobei sich im Verlauf der ersten Phase nach ca. 10 min das instabile, sehr feuchtigkeitsempfindliche Kalziumpolykarboxylat bildet. Erst nach 24 Stunden ist die zweite Phase abgeschlossen, ein stark vernetzter und folglich stabilerer Aluminium-Polykarboxylatkomplex ist synthetisiert [87, 124, 129, 125, 167, 188].

GIZ weisen eine unter allen Füllungswerkstoffen einzigartig chemische Eigenhaftung an den Zahnhartsubstanzen auf. Bindungspartner ist das Hydroxylapatit, das durch Ionen- und Wasserstoffbrückenbindungen von der Kopolymersäure des GIZ gesteuert wird. Die Haftung ist jedoch mit ca. 5 MPa an Dentin und Schmelz im Vergleich zur Adhäsivtechnik mithilfe moderner Haftvermittlersysteme geringer [118, 125, 183]. Dafür ist das Wärmeausdehnungsverhalten von GIZ im Vergleich zu Komposit deutlich günstiger für die dauerhafte Dichtigkeit einer Restauration [129].

Die daraus abzuleitende **kariespräventive Wirkung** ist anhand zahlreicher kontrolliert-klinischer Langzeitstudien nachgewiesen worden, im Rahmen derer bei GIZ wenig Sekundärkaries diagnostiziert wurde [27, 46, 48, 49, 50, 84, 104, 108, 127, 154]. Es wird aber auch berichtet, dass die Abgabe von Fluorid im Verlauf der ersten Wochen nachlässt [2, 32, 46, 174]. Diesem Phänomen jedoch wirkt das „Akku"-Verhalten der GIZ entgegen, da eine GIZ-Füllung imstande ist, exogen zugeführte Fluoridionen aufzunehmen und sich regelrecht „wiederaufzuladen" [46, 49, 85]. Ob durch Fluoridabgabe und Akkumulationsverhalten jedoch auch positive Effekte für nicht oder initial kariöse Nachbarzähne resultieren, ist noch nicht komplett evaluiert [28, 31, 90, 103, 146].

In der Klinik sind die GIZ aber mit folgeschweren **Nachteilen** behaftet. Die mangelhafte Toleranz gegenüber Feuchtigkeitszutritt und -entzug innerhalb der beiden Härtungsphasen führt zu schlechteren Materialparametern, die wiederum die Prognose für die gesamte Restauration gefährden [21, 22, 39, 172]. Dieses Phänomen kann durch das Einstreichen des frisch applizierten GIZ mit einem Bondingmaterial oder speziellem Lack (z. B. Final Varnish® LC, Fa. Voco) weitgehend verhindert werden [21, 132]. Im Falle einer Black-I- oder -II-Restauration aber ist durch die kaum vorhandene Modellierbarkeit des Materials ein Einschleifen meist unumgänglich und wirft das Problem von neuem auf [53, 104].

Für das Verhalten von GIZ in Milchmolaren jedoch bleibt auch nach perfekt abgeschirmter Härtung die Biegefestigkeit dieser Materialgruppe unter dem benötigten Niveau, um dauerhaft frakturresistent zu sein.

Die **Biegefestigkeit** ist bei ca. 15–20 MPa angesiedelt, woraus vor allem Probleme in der Black-Klasse II entstehen, da durch die charakteristisch niedrige Biegefestigkeit gehäuft Isthmusfrakturen und marginale Aussprengungen beobachtet werden mussten [41, 104, 105].

Zu Zeiten ihrer Markteinführung Ende der 1970er Jahre waren alle GIZ ausschließlich als Handmischvariante zu bekommen. Dies barg den Nachteil, dass schon geringe Abweichungen von der idealen Zusammensetzung beim Mischen von Pulver und Flüssigkeit zu schwer voraussagbaren Veränderungen der werkstoffkundlichen Eigenschaften führten [47, 118, 161]. Seit Einführung der Darreichungsform als vordosierte Kapsel sind diese Probleme jedoch nicht mehr aufgetreten.

Neben der sich als problematisch erweisenden Biegefestigkeit wird auch die Abrasionsresistenz der GIZ deutlich kritischer als die der Komposite eingeschätzt [4, 123, 144]. Die Indikation für die permanente Klasse-II-Versorgung wird hierdurch zwar fraglich, aber da im Milchgebiss andere Vergleichsparameter gelten, kann dieser Einwand nicht absolut gesehen werden.

Die Frage der Pulpaverträglichkeit von GIZ ist zwar umstritten [87, 88, 89, 143], klinische Studien berichten aber nicht von häufigen Pulpaschädigungen. Außerdem werden auch viele Kronen im bleibenden Gebiss mit GIZ befestigt, ohne dort nennenswerte Pulpaschäden hervorzurufen.

9.1.2 Metallverstärkte GIZ

Mitte der 1980er Jahre wurde eine modifizierte GIZ-Form eingeführt, die sog. metallverstärkten GIZ (MGIZ) oder Cermet-Zemente (z.B. Ketac® Silver, Fa. Espe) [124]. Durch hohe Temperaturen wurden Metallpartikel (vornehmlich gesintertes Silber) an das Glaspulver des GIZ gebunden [191].

Als Indikation war durch die graue Farbe von jeher ausschließlich der Seitenzahnbereich vorgesehen. Die zumindest amalgamähnliche Erscheinungsform war dem kommerziellen Erfolg der MGIZ sehr zuträglich. Der Silberanteil beträgt ca. 40 Gew.-% (Ketac Silver), die graue Farbe der MGIZ jedoch wird nicht durch das Silber, sondern durch den Zusatz von Titanoxid hervorgerufen [124].

Die gerade im Milchgebiss attraktive Fluoridabgabe der MGIZ wird im Vergleich zu den GIZ als niedriger beurteilt [46, 183]. Die aus dem Zusatz von Metallen erhoffte Verbesserung der werkstoffkundlichen Performance blieb jedoch aus und konnte weder in vitro noch in vivo nachgewiesen werden [123, 124, 187].

Da für eine die klinische Situation simulierende Untersuchung der Frakturresistenz vor allem Ermüdungsphänomene interessant sind [53, 172], wurden im Rahmen von In-vitro-Tests Dauerfestigkeitsprüfungen ebenso berücksichtigt wie abrasive Prozesse.

Präklinische wie klinische Tests endeten mit dem Resultat, dass eingesinterte Metallpartikel keine Verbesserungen werkstoffkundlicher Parameter für MGIZ brachten. Daher spielen sie aufgrund der kompromittierten ästhetischen Erscheinung heute keine Rolle mehr.

Eine prospektive klinische Studie an unserer Klinik (Ketac® Silver) entspricht diesem Bild, da neben einer nicht suffizienten Abrasionsresistenz in erster Linie in Kavitäten der Black-Klasse II aufgrund der geringen Biegefestigkeit gehäuft Frakturen am Isthmus und in marginalen okklusalen Arealen zu beklagen waren [87, 89].

9.1.3 Hoch visköse GIZ

Die Entwicklung der hoch viskösen GIZ (HGIZ) war primär auf die **ART-Technik** (= **A**traumatic **R**estorative **T**reatment) abgestimmt. Die ART-Technik sieht das Exkavieren und Füllen von kariösen Läsionen ohne Strom und aufwändige Instrumentierung, z.B. für zahnärztliche Programme in der Dritten Welt, vor [44]. Die dafür konzipierten GIZ (z.B. Fuji IX, Fa. GC) sollten deswegen in erster Linie mit dem Finger stopfbar sein. Durch das Fehlen von Elektrizität wurden ausschließlich Handmischpräparate mit hoher Viskosität vermarktet, woher auch der Klassifikationsterminus herrührt [64, 117]. Die hohe Zähigkeit wird durch eine kleinere Korngröße und durch die Zugabe von Polyacrylsäure bereits in das Pulver hervorgerufen, was den GIZ-typischen Abbindemodus jedoch nicht tangierte [73, 120]. In Analogie zu den ersten beiden Generationen von GIZ sind metallfreie (Ionofil® Molar, Fa. Voco, Cuxhaven; Fuji® IX, Fa. GC; Ketac® Molar, Fa. Espe) und metallverstärkte (Hi-Dense®, Fa. Shofu) Präparate anzutreffen. Das Pulver der metallverstärkten HGIZ wird durch Zumischen von Metallspänen einer Legierung aus Silber, Zinn und Kupfer (18 Gew.-%) sowie Titandioxid (4 Gew.-%) modifiziert. Die im Vergleich zu allen anderen GIZ am ehesten „amalgamähnliche" Verarbeitung dieser GIZ macht die HGIZ für Milchmolarenfüllungen interessant, da in Anbetracht der oft begrenzten Mitarbeit der kleinen Patienten jede Arbeitserleichterung als angenehm empfunden wird.

In werkstoffkundlichen Untersuchungen konnte für die HGIZ eine im Vergleich zu den konventionellen GIZ verbesserte Abrasionsbeständigkeit festgestellt werden.

Dies ist im Wesentlichen der feineren Körnung (Ketac® Silver 14 µm, Ketac® Molar 2,7 µm) mit einer daraus resultierenden besseren Verteilung des Pulvers in der Matrix zu verdanken. Die von manchen Herstellern jedoch angegebene höhere Frakturresistenz von HGIZ im Vergleich zu den klassischen GIZ oder MGIZ war in unserem werkstoffkundlichen Labor nicht verifizierbar. Auch eine klinisch-prospektive Studie aus unserer Poliklinik mit HGIZ-

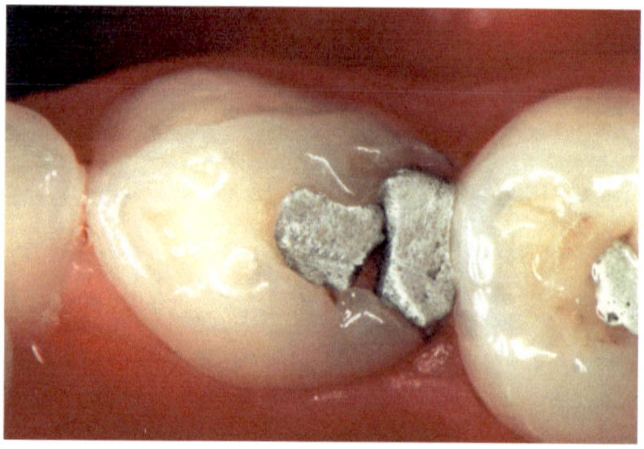

Abb. 9-1 HGIZ in einem Milchmolaren nach 2 Jahren.

Milchmolaren-Restaurationen entsprach diesem Bild: auch hier erwies sich die Biegefestigkeit als nicht zufriedenstellend, da bei Restaurationen der Black-Klasse II häufig Isthmusfrakturen zu beklagen waren [100, 105] (Abb. 9-1).

Ein **Handlingproblem** entsteht, wenn die Vorbereitung der Materialien nicht exakt gemäß den Herstellerangaben vorgenommen wird. Die von den Firmen gelieferten Hilfsmittel sind in der Regel ein Aktivator, mit dem die Polyacrylsäure aus einem Kissen gedrückt und auf das Glaspulver gegossen wird, und ein Applikator, mit dem das Material nach dem maschinellen Mischen der aktivierten Kapsel in die Kavität eingebracht wird. Einzige nicht auf den ersten Blick erkennbare Fehlerquelle ist der Aktivierungsmechanismus. Bei dem von der Fa. 3M Espe gelieferten Instrumentarium wird die Kapsel für 3 s aktiviert, d.h. der Bügel des Aktivators muss auch für diese 3 s in der Aktivierungsstellung gehalten werden, damit die visköse Säure komplett aus dem Kissen gedrückt werden kann. Ein kurzes, wiederholtes Pressen für 3 s ist nicht ausreichend. Werden wie z.B. von der Fa. Voco aktivierbare Kapseln angeboten, so ist darauf zu achten, dass diese während des drehend zu verrichtenden Aktivierungsvorgangs in senkrechter Richtung verbleibt, um die Säure durch die Schwerkraft aus dem Kissen entweichen lassen zu können. Bei der im Vergleich zu den konventionellen GIZ höheren Viskosität der HGIZ kommt es ansonsten zu einer weiteren Steigerung der Zähigkeit bis hin zur bröseligen Konsistenz, die sowohl die Applikations- als auch die Adaptationsfähigkeit der HGIZ drastisch verschlechtert.

9.1.4 Kunststoffmodifizierte GIZ

Gegen Ende der 1980er-Jahre wurden aufgrund der nicht steuerbaren und vielfach als zu kurz eingeschätzten Verarbeitungszeit der GIZ die kunststoffmodifizierten GIZ (KGIZ) eingeführt. Man band Methacrylatgruppen an die Polyacrylsäure und erreichte so eine initiale Photopolymerisation verbunden mit einer **steuerbaren Verarbeitungszeit.**

Der methacrylierten Polyacrylsäure werden ein photopolymerisierbares Monomer (meist **HEMA** [**H**ydroxy-**E**thyl-**M**eth**a**crylat]), ionisierbare Gläser und Wasser zugegeben [3]. Nach dem Mischen wird durch die Belichtung eine Polymerisation der Methacrylatgruppe mit HEMA, eine Eigenpolymerisation des HEMA oder eine Eigenpolymerisation der reaktionsfähigen Methacrylat-Seitenkette hervorgerufen. Nach der Photopolymerisation kommt es wie bei den GIZ zur Säure-Base-Reaktion. Dies hat auch den werkstoffkundlichen Vorteil der schnelleren Bildung eines stabilen Gefüges und einer konsekutiv erhöhten Biegefestigkeit [186]. Repräsentanten der KGIZ sind Photac® Fil Quick (Fa. Espe; Abb. 9-2), Vitremer® (Fa. 3M Dental Products, St. Paul, USA) und Fuji® II LC (Fa. GC, Tokio) (Tab. 9-1).

Die für GIZ wesentliche Salz-Reaktion ist durch die Substitution von Wasser durch wasserlösliche Monomere bei den KGIZ stark verlangsamt. Ist in diesem System zu wenig Wasser enthalten, kann die eigentlich für die GIZ-Charakteristik unabdingbare Säure-Base-Reaktion gar nicht mehr ablaufen, wie dies von Geristore® (Fa. Den-Mat, Santa Maria, USA) und Variglass® (Fa. Dentsply, Milford, USA) berichtet wurde [125], weshalb diese Produkte einer anderen Materialklasse zugeordnet werden müssten.

Polymerisierter KGIZ ist durch die Präsenz **zweier Matrixsysteme** charakterisiert, denn neben der durch die Säure-Base-Reaktion synthetisierten ionischen Struktur besteht auch eine Kunststoffmatrix, d.h., dass bei einem KGIZ immer beide Chemismen nebeneinander ablaufen. Daraus folgt, dass die Säure-

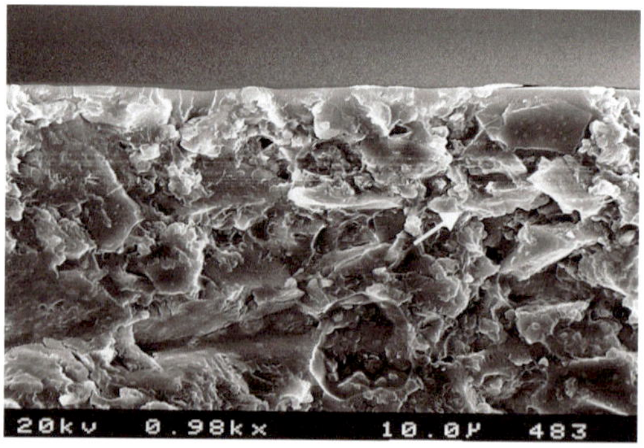

Abb. 9-2 Photac Fil® im Bruchpräparat.

Tabelle 9-1 Zusammensetzung zweier typischer Glasionomervertreter (Vitremer®, Photac® Fil Aplicap, Fa. 3M Espe). Beide Materialien enthalten anteilig etwa 20 Gew.-% Matrixbestandteile. Der Füllkörperanteil ist geringer als bei hochgefüllten Feinpartikelhybridkompositen. Neben der „Autocure"-Komponente (= autopolymerisierender Anteil der Kompositmatrix) könnte der höhere Wassergehalt von Vitremer® eine Erklärung für die bessere Dunkelhärtung gegenüber Photac® Fil Aplicap sein [15a].

Bestandteile	Vitremer®	Photac® Fil Aplicap
Polyacrylsäure oder eine modifizierte Poly(acryl)säure mit einer lichtaktivierbaren, polymerisierbaren Seitenkette	etwa 15 Gew.-% hier: Polyacrylsäure-Copolymer	etwa 9 Gew.-% hier: Copolymersäure
photopolymerisierbares Monomer	etwa 5 Gew.-% hier: HEMA	11 Gew.-% hier: (Bis)methacrylate, HEMA
ionisierbare Gläser	etwa 70 Gew.-% hier: Fluoraluminiumsilikat-Glas	73 Gew.-% hier: Natrium-Strontium-Lanthan-Fluorosilikat-Glas
Wasser	etwa 8 Gew.-%	etwa 6 Gew.-%

Base-Reaktion auch ohne separate Lichtpolymerisation zum Abbinden des KGIZ führt [120].

Der große Vorteil der KGIZ besteht im durch den Behandler zu steuernden Abbindeverhalten und der Tatsache, dass die Füllung in einer Sitzung appliziert und poliert werden kann.

Aber auch die **Toleranz gegenüber Feuchtigkeitsveränderungen** nach dem Legen zeigt sich verbessert [22], wodurch das Ausarbeiten der Restauration in einer Sitzung möglich gemacht wurde. Die Haftung der KGIZ an den Zahnhartsubstanzen wird nach individuell unterschiedlicher Vorbehandlung, z. B. mit einem Primer (3M) oder Conditioner (GC), höher eingeschätzt als bei den GIZ [42, 122, 125].

Die **Fluoridabgabe** ist mit den konventionellen GIZ vergleichbar [2, 49], auch hier wird ein Aufladeeffekt z. B. durch Fluoridgele beschrieben [168].

In werkstoffkundlicher Hinsicht wird die **Biegefestigkeit** im Vergleich zu den GIZ zwar als doppelt so hoch eingeschätzt, bleibt aber um den Faktor zwei unter dem von Kompositen bekannten Niveau [4, 118, 125].

Nicht nur in ästhetischer Hinsicht ist die **Oberflächenrauigkeit** der KGIZ problematisch (Füllkörpergröße bis 200 µm) [176]. Die Füllerdimensionierung und der schlechte Verbund innerhalb des Gefüges führen zu den innerhalb dieser Materialgruppe schlechtesten Abrasionseigenschaften [144].

Die im Vergleich zu GIZ gute Biegefestigkeit hat sich jedoch in klinischen Studien mit der Verwendung als Milchmolarenfüllungswerkstoff als positiv herausgestellt [97, 120].

Durch die Einführung der Kompomere ist der Einsatzbereich der KGIZ jedoch heute fast ausschließlich auf die Milchzahnfüllungstherapie und das Befestigen indirekter Restaurationen limitiert.

9.1.5 Polyalkensäuremodifizierte Komposite (Kompomere)

1994 wurde eine neue Materialgruppe vorgestellt. Die Kompomere waren ursprünglich als Hybridstufe zwischen **Kompo**siten und Glasiono**mer**zementen konzipiert worden, um die Hauptvorteile beider Materialien zu vereinen, die Fluoridabgabe der GIZ und die Ästhetik und Widerstandsfähigkeit der Komposite (z. B. Dyract® Xtra, DeTrey, Konstanz; Compoglass® F, Vivadent, Schaan, Liechtenstein; F2000, 3M Espe, Seefeld). In Wirklichkeit stehen diese Materialien den Kompositen viel näher, was schon daran zu erkennen ist, dass es sich immer um **Einkomponentenmaterialien** handelt. International hat sich deswegen auch der Begriff polyalkensäuremodifizierte Komposite durchgesetzt, mit dem der chemischen Komposition eher entsprochen werden kann.

Die charakteristischen **Hauptinhaltsstoffe** belegen dies:

- Füllkörper: Fluorosilikatglas (73–79 Gew.%)
- Urethandimethacrylat (UDMA) oder andere komposittypische Monomere
- amphiphiles Monomer mit Dicarbonsäure für Salzreaktion und polymerisierbaren Methacrylatgruppen
- Initiatoren (Kampferchinon) und Stabilisatoren.

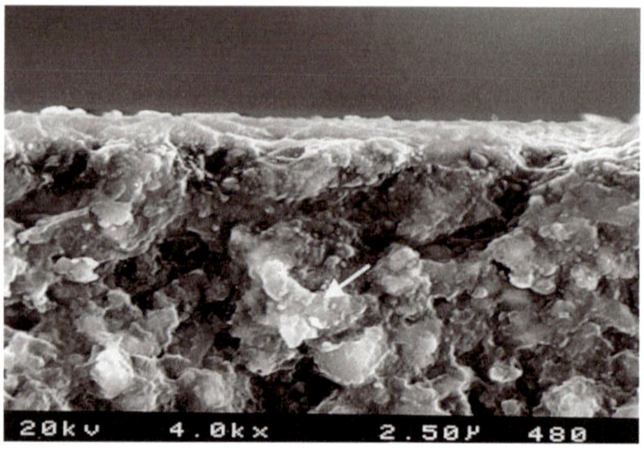

Abb. 9-3 Dyract® im Bruchpräparat.

Die durchschnittliche Größe der Füllkörper beträgt ca. 2,5 µm (Abb. 9-3), was ebenfalls die Verwandtschaft zu den Kompositen belegt, da z. B. die KGIZ bis zu 200 µm große Füller aufweisen.

Außerdem ist in Kompomeren – wie bei den GIZ unabdingbare Voraussetzung für die Zuordnung in die Materialklasse – kein Wasser enthalten.

Im Vergleich zu den GIZ kann die Säure-Base-Reaktion bei den polyalkensäuremodifizierten Kompositen nicht sofort starten, da initial kein Wasser im System enthalten ist.

Das im Vergleich zu den Kompositen entscheidende Kriterium ist die Addition neuartiger Matrixmonomere (z. B. TCB in Dyract®, DCDMA in Compoglass® F). Diese sind als Haftungsmediatoren für den Verbund mit den reaktiven Gläsern sowie durch die Dicarbonsäuregruppen an die Zahnhartsubstanzen integriert worden.

Entsprechend den chemischen Grundlagen ist der Polymerisationsmechanismus eine reine Kompositreaktion. Durch die Photoinitiierung härtet die Kunststoffmatrix infolge der Reaktion der Methacrylatgruppen (Aufbrechen der Kohlenstoffdoppelbindungen und Kettenbildung) und schrumpft in Analogie zu modernen Feinpartikelhybridkompositen. Über die Carboxylatgruppen der innovativen Monomere kommt es entsprechend der Herstellerangaben nach sekundärer Wasseraufnahme zur GIZ-typischen Säure-Base-Reaktion. Dies wird dadurch ermöglicht, dass die Fluorosilikatgläser nicht komplett silanisiert sind und durch die beschriebene Ionisierung unter Katalyse von Metalloxidpigmenten komplett in die Matrix eingebunden werden sollen [88].

Die Wasseraufnahme ist wissenschaftlich bewiesen, so wurde für Dyract® nach 28 Tagen Wasserlagerung eine deutliche Volumenzunahme registriert [3, 4]. Eine Untersuchung in unserem Labor konnte zeigen, dass bei Vollkeramikkronen aus IPS Empress bei einem Stumpfaufbau zusammen mit dem adhäsiven Befestigen mit Kompomerzement ohne mechanische Belastung nach 12 Monaten sieben von acht Kronen gesprungen waren [169]. Das legt die Vermutung nahe, dass durch die systemimmanente hygroskopische Expansion der Kompomere dünne Kavitätenwände frakturgefährdet wären. Der erhoffte Antagonismus zur initialen Polymerisationsschrumpfung konnte bislang nicht nachvollzogen werden [3].

Kompomere weisen durch ihre hydrophilen Eigenschaften eine nachgewiesene hygroskopische Expansion auf, die klinische Konsequenzen haben kann.

Eigentlich waren die polyalkensäuremodifizierten Komposite als Materialien mit Eigenhaftung an den Zahnhartsubstanzen konzipiert worden, da angenommen wurde, dass die Carboxylatguppen der Dicarbonsäure ähnlich wie bei den GIZ als Haftungsmediatoren agieren würden. Das trifft nicht zu. Ergänzung zu den Kompomeren ist daher immer ein simplifiziertes Bondingsystem als selbstkonditionierendes und selbstprimendes Adhäsiv. Dabei handelt es sich um Einflaschensysteme (z. B. Prime & Bond NT, Dentsply DeTrey) oder All-in-one-Adhäsive (Adper Prompt L-Pop, 3M Espe). Die Haftungscharakteristika werden im nächsten Kapitel beleuchtet (s. S. 165 ff.).

Die werkstoffkundliche Analyse der Kompomere zeigt in der Regel mit Kompositen vergleichbare Resultate, so sind Druck-, Zug- und Biegefestigkeit ebenso kompositähnlich wie die ästhetische Performance.

Anders jedoch präsentieren sich die Fakten bei Untersuchungen zur **Materialermüdung.** Hier zeigen die Kompomere, dass nach Dauerbelastung die Festigkeitsermüdungsgrenze („Flexural Fatigue Limit") bedenklich weit absinkt, was auch durch die Wasseraufnahme erklärt wird [53]. Für den Fall einer nicht zufriedenstellenden Schmelzhaftung kann dies beim Einsatz im Seitenzahnbereich auch Konsequenzen für die marginale Frakturanfälligkeit von Kompomerrestaurationen haben [53]. Ferner wird die Abrasionsresistenz für den Einsatz im kaulasttragenden Seitenzahnbereich als kritisch eingeschätzt [6, 109, 144], mit der Einführung modifizierter Materialien (z. B. Dyract® AP, Dentsply DeTrey) versuchen die Hersteller jedoch, dieses Manko zu beheben. Für die Black-Klasse V haben sich Kompomere mittlerweile bewährt, da über mehrere Jahre hohe Retentionsraten und zufriedenstellende äshtetische Resultate zu beobachten sind [1, 70, 153]. Die Kombination aus einfacher Handhabung und gutem ästhetischem Erscheinungsbild haben die Kompomere bis heute zu einer festen Marktgröße heranreifen lassen.

9.2 Werkstoffkundliche Voraussetzungen für die minimalinvasive Restauration des Wechselgebisses mit Kompositen

9.2.1 Werkstoffkunde der Komposite

Komposite (lat. componere = zusammenfügen) sind definitionsgemäß zusammengesetzte Werkstoffe. Einer organischen Matrix werden anorganische Füllkörper beigefügt, um die Polymerisationsschrumpfung von ca. 15% auf ca. 3% zu reduzieren und um die materialkundlichen Eigenschaften zu verbessern [158]. Der Verbund zwischen Füllern und Matrix wird durch eine Behandlung der Füller mit einem Silanhaftvermittler bewirkt.

Den Anfang der geschichtlichen Entwicklung der Komposite stellten Autopolymerisate dar. Erster Repräsentant der Kunststoffe mit Glasfüllern war Cadurit (3M Espe, Seefeld) auf Epiminbasis im Jahr 1959. 1962 inaugurierte Bowen das als „Bowen-Molekül" bekannte 2,2-bis-(4(2-hydroxy 3-methacryloxypropyloxi)-phenyl)-propan (Bis-GMA), eine Synthese aus Bisphenol A und Glycidylmethacrylat. Erstes auf Bis-GMA basierendes Zwei-Pastenkomposit war Adaptic (3M, St. Paul, MN, USA). 1974 wurde die Palette der bifunktionalen Moleküle um Urethandimethacrylat (UDMA) erweitert. Prozentual gering, für den klinischen Einsatz jedoch unabdingbare Ingredienzien sind Inhibitoren (0,1% z.B. butyliertes Hydroxytoluen, um die Verarbeitungszeit einzustellen) und Stabilisatoren.

Die Startreaktion geht durch addierte Initiatoren vonstatten. Bei den Autopolymerisaten stellen Benzoylperoxid und aromatische tertiäre Amine die notwendigen freien Radikale zur Verfügung, bei den später marktüblichen UV-Licht-aktivierten Systemen spaltet das UV-Licht (Wellenlänge 365 nm) Benzoinmethylether in freie Radikale auf. Bei den heutigen Systemen führt sichtbares Licht (468 nm) eine Spaltung von Kampferchinon herbei, das in Zusammenwirkung mit einem aliphatischen tertiären Amin die Bildung freier Radikale verursacht.

9.2.2 Einteilung der Komposite

Die für den Einsatz als Füllungsmaterial notwendigen werkstoffkundlichen Parameter Dimensionsstabilität, Abrasionsresistenz, reduzierte Polymerisationsschrumpfung, Röntgenopazität und Biegefestigkeit machen den Füllkörperzusatz unabdingbar. Sowohl der Füllertyp als auch der Füllstoffgehalt bestimmen maßgeblich das klinische Verhalten des Füllungskunststoffs.

Der mittlere Durchmesser der Füllerpartikel rangiert bei den zahnärztlichen Kompositen zwischen 0,05 und 100 µm. Charakteristische Füllstoffe sind kristallines Quartz und Gläser wie z.B. Barium-Aluminium-Silikate. Die Größe der Füllkörper bestimmt auch die Unterteilung in verschiedene Kompositklassen [105] (Tab. 9-2).

Makrofüller

Die erste Stufe der historischen Entwicklung der Komposite wurde durch die Makrofüller repräsentiert. Sie enthalten 10–100 µm große Partikel (Durchschnitt 15 µm) bei einem Füllstoffgehalt von ca. 75 Gew.-%, wodurch eine Hochglanzpolitur in der Praxis nicht möglich ist. Wurden die Makrofüller durch mechanische Beanspruchung aus der Matrix gerissen, potenzierte sich die Oberflächenrauigkeit und Abrasion des Materials, was im Seitenzahnbereich schnell zum Verlust der anatomischen Form der Restaurationen führte und ferner die Plaqueanlagerung begünstigte. Makrofüller werden heute aufgrund dieser Nachteile nicht mehr als Füllungsmaterialien vermarktet. Die Wasseraufnahme von Makrofüllern liegt bei ca. 0,5%.

Mikrofüller

Zur notwendigen Verbesserung der Polierbarkeit wurden die Mikrofüller mit einer durchschnittlichen Partikelgröße von 0,05 µm vorgestellt. Durch die bei dieser Füllergröße erschwerte Matrixbenetzung der Füllkörper beträgt der Anteil nur ca. 50 Gew.-%. Dadurch ist die Wasseraufnahme im Vergleich zu den Makrofüllern höher (1,5%). Durch die Füllungscharakteristik ergibt sich eine relativ niedrige Viskosität und schlechte Modellierbarkeit, außerdem ist die Abrasionsresistenz der bei gleicher Füllerverteilung als homogen bezeichneten Mikrofüllern aufgrund des niedrigeren Elastizitätsmoduls relativ niedrig.

Die Verschleißbeständigkeit konnte durch die Einführung der inhomogenen Mikrofüller entscheidend verbessert werden. Hierbei werden industrielle Präpolymerisate mit extrem hoher Füllkörperquote (Durchmesser ca. 200 µm) fabriziert und anschließend einem homogenen Mikrofüller beigemengt. Dadurch wächst der Fülleranteil auf bis zu 70 Gew.-%, was z.B. bei Heliomolar radiopaque zu einer guten Eignung für den Seitenzahnbereich beigetragen hat.

Tabelle 9-2 Zusammensetzung von Kompositen (mod. nach Geurtsen [55a]).

Bestandteile Kunststoffmatrix	**Abkürzung – Kurzbezeichnung**	**Chemische Bezeichnung**
Monomer	Bis-GMA	Bisphenol-A-Glycidyl-Methacrylat sog. Bowen-Kunststoff
	UDMA	Urethandimethacrylat
Komonomer	TEDMA	Triethylen-Glycol-Dimethacrylat
	EDMA	Ethylen-Glycol-Dimethacrylat
Initiator (Autopolymerisat)	Peroxide	Benzoylperoxid
Initiator (Photopolymerisat)		Kampferchinon
Akzelerator		z. B. Dihydroxyethyl-p-Toluidin
Inhibitor		z. B. Eugenol
Haftvermittler		
Haftvermittler	Silan	z. B. Methacryloxypropyl-trimethoxysilan
Füllkörper		
Makrofüller	Quarz, Glas, Keramik	Lithium-Aluminium-Silikat SiO_2, Quarze
Mikrofüller	feinstteiliges SiO_2	z. B. pyrogenes SiO_2

Hybridkomposite

Eine Weiterentwicklung sind die Hybridkomposite, welche die positiven Eigenschaften von Makro- und Mikrofüllern in sich vereinen. Die Polierbarkeit und die optimierten mechanischen Eigenschaften machen die Hybride zu ubiquitär einsetzbaren Kunststoffen [88]. Der Füllkörpergehalt beträgt ca. 80 Gew.-% (Minifüller 0,05 µm, maximale Größe 5 µm). Beträgt der Durchmesser der größeren Füller unter 1,5 µm (Abb. 9-4), so spricht man von Feinpartikelhybridkompositen (z. B. Z250, 3M Espe; Abb. 9-4).

Die werkstoffkundlichen Daten sind im Vergleich zu den Vorgängergenerationen weiter verbessert worden. Sowohl die Abrasionswerte als auch die Farbstabilität sind als zufriedenstellend einzustufen [71, 190]. Durch die reduzierte Füllkörpergröße ist die Polierbarkeit der Feinpartikelhybride mit denen der Mikrofüller vergleichbar.

In jüngster Zeit haben aber vermehrt Modifikationen der Hybride Schlagzeilen gemacht, die entweder durch höhere (stopfbare) oder niedrigere Viskosität (fließfähige) oder durch Matrixmodifikationen (Ormocere) charakterisiert sind.

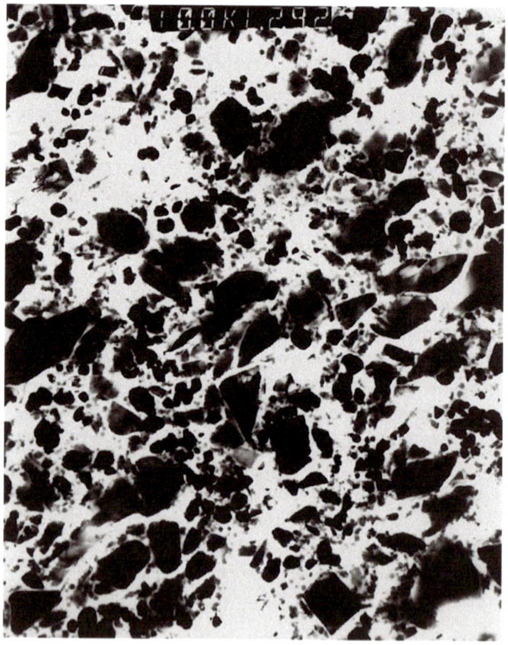

Abb. 9-4 Darstellung der Füllkörper eines typischen Feinpartikelhybridkomposits im Transmissionselektronenmikroskop (1:10000).

Stopfbare Komposite („Packables")

Da Kompositfüllungsmaterialien durch die Verdrängung des Amalgams für die zahnärztliche Praxis immer attraktiver wurden, entstanden schnell Verbesserungswünsche. Viele Behandler empfanden die Herstellung eines suffizienten Approximalkontakts und das Modellieren im Okklusalbereich als sehr mühsam. Der überwiegende Anteil deutscher Zahnärzte hatte während der universitären Ausbildung nie Komposit im Seitenzahnbereich verwendet und war daher ausschließlich auf das Stopfen von Amalgamfüllungen trainiert, wodurch auch Wunsch nach einem stopfbarem Komposit entstand. Die Hersteller versuchten diesem Trend mit der Einführung der stopfbaren („packable") Kunststoffe gerecht zu werden. Der anfangs aus den USA vorgeschlagene Begriff „condensable" setzte sich nicht durch, da bei Kompositen generell nicht wie beim Amalgam durch manuelle Krafteinwirkung eine Volumenverkleinerung erzwungen werden kann.

Das erste stopfbare Komposit auf dem deutschen Markt war Solitaire®, das neben der stopfbaren Konsistenz in der Werbung auch eine erheblich reduzierte Polymerisationsschrumpfung versprach. Diese Ankündigungen führten kurzfristig zu einem überwältigenden kommerziellen Erfolg, die niedrige Biegefestigkeit und das unbefriedigende Ermüdungsverhalten des hoch viskösen Materials führte jedoch zu hohen Verlustraten [51, 106]. Aus den USA wurden ebenfalls stopfbare Komposite eingeführt, wie z.B. A.L.E.R.T.® (Amalgam like esthetic restorative treatment, Fa. Jeneric Pentron) oder SureFil® (Dentsply DeTrey, Konstanz). Diese Materialklasse konnte sich jedoch nicht durchsetzen.

Fließfähige Komposite („Flowables")

Diese Materialklasse wurde eigentlich primär als Adaptationspromotor für stopfbare Komposite konzipiert wie z.B. Flow it!® (als Liner für A.L.E.R.T.®, Fa. Jeneric Pentron) bzw. für das adhäsive Befestigen vorgeformter Keramikinserts (SonicSys Inlay, KaVo/Vivadent). Wie schon bei der Einführung der Kompomere beobachtet, erfreuten sich die Flowables durch die einfache Handhabung schnell auch in anderen Indikationsbereichen großer Beliebtheit. Im Gegensatz zu den stopfbaren Kompositen haben sich die Flowables jedoch fest im Markt etabliert.

Die Herstellung von Flowables geht in der Regel so vonstatten, dass der Füllstoffanteil konventioneller Feinpartikelhybridkomposite herabgesetzt wird oder typische Viskositätsverdünner wie TEGDMA zur Matrix zugefügt werden [7, 63]. Trägt man jedoch alle werkstoffkundlichen Daten zusammen, so wird deutlich, dass zwischen den standfesten und den spritzbaren Kompositen wenige Unterschiede bestehen. Neben dem unterschiedlichen Elastizitätsmodul wird durch den niedrigeren Füllstoffgehalt ferner eine geringere Röntgenopazität [15, 131], Transparenz und Vickershärte [63] bedingt. Die wissenschaftliche Sachlage war jedoch lange eher auf subjektives behandlerisches Gefühl gestützt als auf wissenschaftliche Daten. Im Rahmen einer Übersichtsarbeit aus unserer Klinik wurden bekannte und neue Fakten zur Beleuchtung dieses Themas zusammengetragen. Als vorteilhaft bei der Anwendung von Flowables hat sich die **Lining-Technik** durch positive Ergebnisse in In-vitro-Untersuchungen gezeigt. Nach dem Bonding wird im approximalen Kasten eine dünne Schicht fließfähigen Komposits aufgetragen und am kompletten Kavitätenboden verteilt. So wird ein gutes Anfließen des Kompositmaterials an die Zahnhartsubstanzen gewährleistet, was positive Effekte für die interne Adaptation der Restauration zeigte [54].

Die Lining-Technik verbessert die Adaptation von visköseren Kompositen an die Kavitätenwand.

In kleinen Kavitäten ohne Okklusions- und Artikulationskontakte können diese Materialien auch alleine eingesetzt werden, z.B. als Füllungsmaterial für erweiterte Fissurenversiegelungen. Die Abrasionsbeständigkeit und das Dichtigkeitsverhalten wurden bereits präklinisch an unserer Klinik untersucht und zeigen mit herkömmlichen Versieglern (z.B. Helioseal, Vivadent) vergleichbare Resultate [29, 189].

Für größere Kavitäten sind Flowables als alleiniges Füllungsmaterial aufgrund der höheren Polymerisationsschrumpfung und der schlechteren werkstoffkundlichen Daten nicht indiziert [63].

Ormocere

Anfang der 1990er-Jahre machte eine neue Füllstoffklasse Furore, anhand derer es erstmals gelungen war, eine organisch modifizierte Keramik (**or**aganically **mo**dified **cer**amic) in plastischer Form zu synthetisieren. Der Begriff trügt jedoch ein wenig, da es sich nach wie vor um ein Komposit im eigentlichen Sinne (organische Matrix-Silan-Füllkörper) handelt. Anorganische Si-O-Si-Bindungen des Kieselglases werden über Silizium-Kohlenstoff-Bindungen in die organische Kunststoffmatrix integriert und reduzieren sowohl die Polymerisationsschrumpfung als auch die Abgabe organischer Bestandteile in die Mundhöhle [193].

Durch unrealistische Versprechen der Hersteller und die Kombination mit insuffizienten Adhäsiven

(Definite) konnten die Ormocere die hohen Erwartungen nicht erfüllen und spielen heute keine Rolle mehr.

Nanofüller-Komposite

Heute geht der Trend hin zu den so genannten Nanokompositen. Mit nanoskopisch kleinen Füllkörpern werden mehrere positive Effekte erzielt wie z. B. eine reduzierte Schrumpfung (teilweise unter 2%) durch höhere Füllerladung, aber auch die Möglichkeit, auch transparente Schneidemassen noch ausreichend abrasionsstabil zu gestalten.

Die Herangehensweise seitens der Hersteller ist sehr unterschiedlich, da Nanofüller entweder alleine oder gruppiert mit konventionellen Füllkörpern verarbeitet werden.

Filtek Supreme™ XT (3M Espe) enthält ausschließlich Nanofüller, die jedoch zur Verbesserung der Benetzbarkeit auch in so genannten Clustern zusammengeschlossen werden [43]. Die anderen Nanokomposite (z. B. CeramX mono/duo, Dentsply DeTrey; Grandio®, Voco; Tetric EvoCeram®, Ivoclar Vivadent) enthalten neben Nanofüllkörpern u. a. konventionelle Füller und Präpolymerisate).

Als klinischer Hauptvorteil wird eine **verbesserte Polierbarkeit** postuliert, eine signifikante Verbesserung der werkstoffkundlichen Parameter konnte bislang jedoch nicht nachgewiesen werden. Das bedeutet, dass das klinische Prozedere bei Nanokompositen äquivalent zu allen anderen Kompositen ist.

9.3 Anforderungen an Komposite im Seitenzahnbereich

9.3.1 Verschleißbeständigkeit

Im Vergleich zu Amalgam, Keramik oder gegossenen Restaurationen ist die Abrasionsbeständigkeit aller marktüblichen Komposite geringer.

Hier ist vor allem die Unterscheidung zwischen okklusal belasteten Arealen (occlusal contact area) und nicht belasteten Abschnitten (contact free area) wichtig. Beide Abrasionsformen können in vitro mit Hilfe geeigneter Labormethoden evaluiert werden. Der bedeutendste Mechanismus stellt hierbei die Oberflächenermüdung dar, im Rahmen derer einzelne Füller bei Belastung aus der Kunststoffmatrix herausgerissen werden, was durch den Verschleiß der weniger abrasionsbeständigen Matrix zur Abrasion des Materials führt [155]. Werkstoffkundlich relevante **Parameter** für die Verschleißbeständigkeit sind:

- die Resistenz der Matrix selbst
- Füllkörpergehalt, und -form (runde Füller z. B. werden weniger leicht aus der Matrix gezogen)
- die Dauerhaftigkeit des Verbundes zwischen Füllern und Matrix [170].

Je größer die Füllungsfläche im okklusal belasteten Seitenzahnbereich ist, desto schlechter ist die Prognose der Füllung im Hinblick auf Abrasion und Degradation. Die okklusale Ausbreitung ist daher limitierender Faktor Nr. 1 für die Indikation für Kompositfüllungen im Seitenzahnbereich.

Oberstes Gebot im Rahmen der Präparation ist es daher, die Gesamtoberfläche der späteren Füllung möglichst klein zu halten. Dies gelingt am besten, wenn nur das kariös infizierte Gewebe entfernt wird und nicht nach der Black-Regel „extension for prevention" aufgezogen wird. So kann das Ziel, die maximale Abstützung auf dem Schmelz begrenzt zu lassen, am leichtesten erreicht werden.

9.3.2 Haftung an Schmelz und Dentin

Schmelzhaftung

Grundlegender Feind einer guten Adaptation an die Zahnhartsubstanzen ist neben dem ungünstigen Wärmeausdehnungskoeffizienten vor allem die Polymerisationsschrumpfung der Komposite, die eine klebende Verankerung zwingend erfordert [88]. Da Komposite keine Eigenadhäsion zu Schmelz und Dentin besitzen wie z. B. die Glasionomerzemente, würden sich bereits im Zuge der Photopolymerisation Spalten an den Füllungsrändern bilden. Die konsekutiv auftretende Sekundärkaries wird noch heute als potentieller Hauptnachteil von Kunststofffüllungen eingeschätzt [12, 19, 24, 37, 40, 158].

So stellte die Integration adhäsiver Konzepte einen Durchbruch bei der klinischen Anwendung von Kompositen dar. Erst durch die adhäsive Verankerung gelang es, einen Antagonismus zur Polymerisationsschrumpfung zu etablieren, mit der Möglichkeit, dauerhafte Restaurationen anzufertigen.

Der Grundstein jeglicher Adhäsion in der zahnmedizinischen Füllungstherapie wurde 1955 mit der Einführung der **Schmelz-Ätz-Technik** durch Buonocore gelegt [18]. Die Haftung am Schmelz wird daher heute bezüglich ihrer klinischen Eignung durchweg positiv eingeschätzt [13, 14, 23, 26, 33, 80]. Ätzen mit 30- bis 40%-iger Phosphorsäure schafft eine ideale Oberflächenmorphologie für die mikromechanische Verankerung von Kunststoffen (Abb. 9-5). Durch die unterschiedliche Säurelöslichkeit der Schmelzprismen im Zentrum und in der Peripherie entsteht eine vergrößerte Oberfläche, die ungefüllten und gefüllten Adhäsiven das Einfließen ermöglicht und via Photopolymerisation zu einer innigen Verzahnung mit dem Zahnschmelz führt [139]. Dadurch kann auch eine Stabilisierung der im Zuge der Präparation geschwächten Zahnhartsubstanz erzielt werden [35].

Die Notwendigkeit der **Schmelzabschrägung** im Seitenzahnbereich wird immer wieder diskutiert. Obwohl In-vitro-Resultate die Überlegenheit der Anschrägung belegen [130, 138], gibt es klinisch keinen Beweis für dieses Paradigma. Auf jeden Fall sollen Dentinprimer nicht länger in die geätzte Schmelzoberfläche einmassiert werden, da sich die Haftungsprognose dadurch verschlechtert [56].

> Die durch die Schmelz-Ätz-Technik produzierte Schmelzhaftung ist ausreichend, um den durch die Polymerisationsschrumpfung des Komposits erzeugten Kräften wirksam entgegenzutreten.

Vereinfachte Ansätze zur Verwirklichung der Schmelzhaftung. Im Zuge der Vereinfachung der oft als kompliziert empfundenen Adhäsivtechnik haben sich in den letzten Jahren merkliche Entwicklungen vollzogen, um die separate Ätzung des Schmelzes mit Phosphorsäure zu umgehen, und sofort mit **einer** Adhäsivlösung Schmelz **und** Dentin vorzubehandeln.

Der Beginn dieses Trends kam 1994 mit der Einführung der Kompomere, als die Hersteller versprachen, mit den systemimmanenten One-bottle-Adhäsiven auch am Schmelz eine suffiziente Haftung aufbauen zu können. Diese Systeme zeigten zwar eine akzeptable Dentinhaftung, die an klinisch dokumentierten Retentionsraten der Klasse V bestätigt wird [135]. Die Schmelzhaftung stellte sich doch in einigen Untersuchungen als zu niedrig heraus, um den Kräften der Polymerisationsschrumpfung ohne Spaltbildung im Schmelz widerstehen zu können, klinisch beobachtete marginale Verfärbungen gerade im marginalen Schmelzanteil belegen dies eindrucksvoll [1, 72].

Die Entwicklung auf diesem Sektor zeigte sich jedoch kontinuierlich anhand weiterer Innovationen. Das System Clearfil Liner Bond (heute Clearfil Liner Bond 2V; Kuraray, Tokio, Japan) war der erste Repräsentant einer Generation selbstätzender Primer, die in der Lage waren, ohne Phosphorsäureätzung ein Schmelz-Ätz-Muster zu erzeugen. Die Tiefe und Ausprägung dieser Interaktionsform wurde jedoch bezüglich Morphologie und Effektivität als geringer beschrieben, wenn auch die Dentinhaftung in vivo als zuverlässig beschrieben wurde [137]. Eine ähnliche Vorgehensweise mit Hilfe von integrierten Phosphorsäureestern verfolgen auch die so genannten **All-in-one-Adhäsive** (z.B. Adper Prompt L-Pop™, 3M Espe; Xeno® III, Dentsply DeTrey, One Up Bond F Plus, Tokoyama; Futurabond NR, Voco). Durch die Instabilität des Systems müssen zwei Flüssigkeiten vermischt werden, um das säureaktive selbstkonditionierende und selbstprimende Adhäsiv zu erhalten.

Mittlerweile sind All-in-one-Präparate auch aus einer Flasche erhältlich (z.B. iBond™, Heraeus-Kulzer; G-Bond, GC; Clearfil™ S3-Bond, Kuraray). Klinische Simulationsdaten zeigen jedoch im Vergleich zur konventionellen Phosphorsäureätzung („Etch-and-rinse-Technik") ungünstigere Resultate (Abb. 9-6) [60, 67, 69].

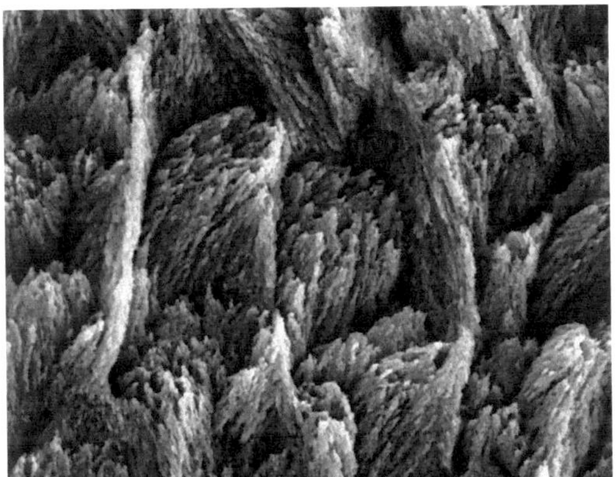

Abb. 9-5 Schmelzätzmuster nach 30 s Ätzen mit 32% Phosphorsäure.

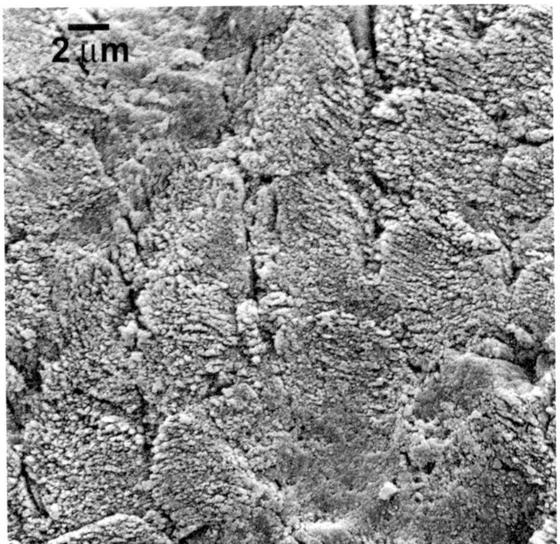

Abb. 9-6 Schmelzätzmuster, erreicht mit Adper Prompt L-Pop™ [69].

Aufgrund der belegten klinischen Zuverlässigkeit ist die Phosphorsäure für das Erreichen eines klinisch akzeptablen Schmelzverbunds die erste Wahl.

Dentinbonding

Definitionen und Voraussetzungen. Sofort nach der Inauguration der Schmelz-Ätz-Technik wurden erste Anstrengungen unternommen, auch das Dentin als Bondingsubstrat zu nutzen. Alle Versuche jedoch waren über Jahrzehnte nicht erfolgreich, da das Dentin im Vergleich zum Schmelz durch die intrinsische Feuchtigkeit (hydrophile Eigenschaft/Komposit ist hydrophob), die tubuläre Mikrostruktur und den höheren Anteil an organischen Verbindungen ein wesentlich ungünstigerer Haftungspartner ist. Außerdem ist das Dentin nach der rotierenden Präparation oder Kariesexkavation von einer charakteristischen Schmierschicht bedeckt, die den Aufbau einer möglichen Haftung weiter erschwert (Abb. 9-7). Die Schmierschicht besteht aus einem Brei aus zermahlenen Dentinresten, Bakterien und Wasser. Klinische Konsequenz aus den früheren Misserfolgen mit Kompositrestaurationen war das Abdecken der Dentinareale der Kavität mit konventionellen Unterfüllungsmaterialien wie z. B. Zinkphosphatzement, um die Dentinwunde abzudecken und postoperativen Hypersensitivitäten entgegenzuwirken, bevor die Schmelzränder der Kavität mit Phosphorsäure konditioniert wurden, um das Einfließen eines ungefüllten Haftvermittlers zum Komposit zu ermöglichen.

Um jedoch die gesamte Fläche der präparierten Kavität zur Verankerung des Komposits nutzen zu können, wurde eine zumindest ähnlich effektive Dentinhaftung immer angestrebt [30]. Erste Erfolge wurden jedoch erst Jahrzehnte später erreicht. Die Entwicklung auf diesem Sektor ist anhand unterschiedlicher Entwicklungsstufen sichtbar, die als Dentinbonding-Generationen bezeichnet werden.

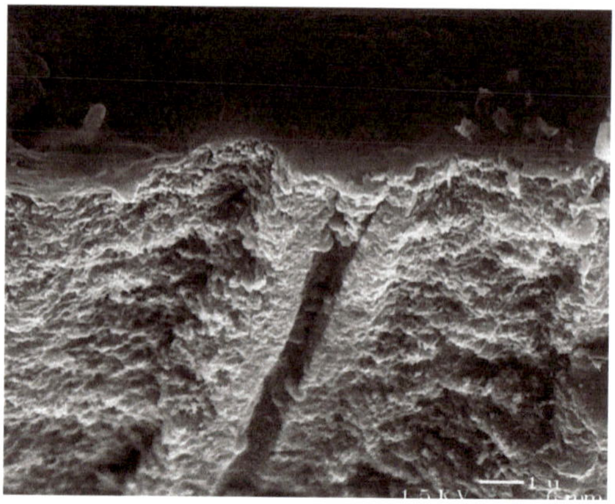

Abb. 9-7 Schmierschicht im REM (1:3000). Die Schmierschicht hat sich in den angebrochenen Dentintubulus hineingepresst.

Historische Anfänge. Die erste und zweite Generation konnten nie den Anforderungen für den klinischen Einsatz gerecht werden, da lediglich eine Bindung an die Schmierschicht erreicht wurde. Die Vertreter dieser Enwicklungsstufen erzielten zwar eine gute Infiltration der Schmierschicht, die Haftung des Komposits wurde aber wiederum durch die zu geringe Adhäsion der Schmierschicht am Dentin begrenzt. Außerdem ist die Schmierschicht hydrolytischen Degradationsprozessen ausgesetzt, was insgesamt dazu führte, dass die beiden initialen Generationen nie klinisch erfolgreich waren [76, 141].

Einteilung der Adhäsivsysteme. Während bis vor kurzem die Einteilung der Adhäsivsysteme chronologisch nach Generationen eingeteilt wurde, kam man zur Erkenntnis, dass diese Einteilung mittlerweile nicht mehr tragfähig ist, da der Wirkmechanismus und die Anzahl der Applikationsschritte wichtiger als der Zeitpunkt der Markteinführung ist (Tab. 9-3). Daher ist folgende Einteilung obligat:

Tabelle 9-3 Klassifikation der Adhäsivsysteme.

Etchant	Primer 1	Primer 2	Bond
selectiv			Syntac
selectiv			A.R.T. Bond
total			Syntac
total			A.R.T. Bond
total			OptiBond FL Scotchbond MP

Tabelle 9-3 *Fortsetzung.*

Etchant	Primer 1	Primer 2	Bond
total	OptiBond Solo, Prime & Bond NT, scotchbond 1, One Step, Solobond M		
2-Schritt Self-etch			Clearfil SE Bond AdheSE, One Coat Self-Etch Bond
All-in-one (Mischen)	Adper Prompt L-Pop, Xeno III		
All-in-one (ohne Mischen)	iBond, Brush & Bond		

- 1. Vier-Schritt-Selective-Etching:

Phosphorsäure	Primer 1	Primer 2	Bonding Agent
Nur Schmelz	Schmelz/Dentin	Schmelz/Dentin	Schmelz/Dentin
Beispiel: Syntac (Etchant, Primer, Adhesive (2. Primer), Heliobond)			

- 2. Drei-Schritt-Selective-Etching:

Phosphorsäure	Primer 1	Primer 2	Bonding Agent
Nur Schmelz	Mischen und applizieren: Schmelz/Dentin		Schmelz/Dentin
Beispiel: A.R.T. Bond (Etchant, Primer A + B, Bond)			

- 3. Vier-Schritt-Total-Etching:

Phosphorsäure	Primer 1	Primer 2	Bonding Agent
Schmelz/Dentin	Schmelz/Dentin	Schmelz/Dentin	Schmelz/Dentin
Beispiel: Syntac (Etchant, Primer, Adhesive (2. Primer), Heliobond)			

- 4. Drei-Schritt-Total-Etching:

Phosphorsäure	Primer 1	Primer 2	Bonding Agent
Schmelz/Dentin	Mischen und applizieren: Schmelz/Dentin		Schmelz/Dentin
Beispiel: A.R.T. Bond (Etchant, Primer A + B, Bond)			

Phosphorsäure	Primer 1	Primer 2	Bonding Agent
Schmelz/Dentin	Schmelz/Dentin		Schmelz/Dentin
Beispiel: Adper Scotchbond Multi-Purpose, All-Bond 2, Gluma Solid Bond, OptiBond FL			

- 5. Zwei-Schritt-Total-Etching:

Phosphorsäure	Primer + Bond	
Schmelz/Dentin	Schmelz/Dentin	
Beispiel: Prime & Bond NT, Adper Scotchbond 1, Gluma Comfort Bond, One-Step, Solobond M, Admira Bond, One Coat Bond.		

Fortsetzung siehe nächste Seite

147

Tabelle 9-3 *Fortsetzung.*

• 6. Zwei-Schritt-Self-Etching:

Phosphorsäure	Primer	Bonding Agent
—	Schmelz/Dentin	Schmelz/Dentin
Beispiel: Hydrophobes Bond: AdheSE, Clearfil SE Bond, Clearfil Protect Bond, Resulcin Aquaprime + Monobond, One Coat SE Bond. Hydrophiles Bond: OptiBond Solo Plus SE, NRC + Prime & Bond NT.		

• 7. Ein-Schritt-Self-Etching (Mischpräparate):

Phosphorsäure	Etchant + Primer + Bond
—	Schmelz/Dentin
Beispiel: Adper Prompt, Xeno III, Etch & Prime 3.0, One Up Bond F	

• 8. Ein-Schritt-Self-Etching (Einflaschenpräparate):

Phosphorsäure	Etchant + Primer + Bond
—	Schmelz/Dentin
Beispiel: iBond, Brush & Bond, G-Bond, Clearfil S3 Bond	

Adhäsive mit selektiver Schmelzätzung (3-/4-Schritt selective etch). Erste klinische Erfolge wurden Ende der 1980er-Jahre erst von der dritten Generation berichtet (z. B. Syntac® classic, Vivadent; A. R. T.® Bond, Coltene, Altstätten, Schweiz; Solobond® Plus, Voco) [54, 55, 58, 59, 111]. Hier wird der präparierte Schmelz konventionell mit 30- bis 40%iger Phosphorsäure konditioniert, das Dentin soll dabei im eigentlichen Sinne der dritten Generation aber ausgespart werden (selektive Ätzung).

Condi-Primer (selbstätzende oder selbstkonditionierende Primer mit z.B. 4%iger Maleinsäure), lösen die Schmierschicht auf und besitzen genügend Azidität, um auch das unter der Schmierschicht befindliche Dentin oberflächlich zu demineralisieren.

Hydroxylapatit und Phosphate werden aus der Dentinmatrix gelöst und nur organische Komponenten bleiben zurück. Dies führt dazu, dass ein instabiles Gefüge aus Kollagenfasern freigelegt wird. Der Primer beinhaltet immer ein amphiphiles Molekül (z. B. Hydroxyethylmethacrylat [HEMA]) oder TEGDMA, welche das Kollagen imprägnieren und für die Bindung eines hydrophoben Materials wie Methacrylate empfänglich macht [141, 150]. Condiprimer werden nach einer gewissen Einwirkperiode von in der Regel 30 s lediglich verblasen, um die enthaltenen Lösungsmittel (Aceton, Alkohol oder Wasser) zu verflüchtigen. Dadurch werden die aufgelöste Schmierschicht und die anorganischen Komponenten des dekalzifizierten Dentins wieder mit in den Verbund integriert. Das über diese Situation aufgebrachte Bonding-Agent dringt in die wie beschrieben vorbehandelte Oberfläche ein und erreicht schließlich auch die interfibrillären Bereiche des Kollagen"schwamms". So wird eine Mischzone aus demineralisiertem Dentin und ungefülltem Kunststoff etabliert, die **Hybridschicht** genannt wird und im Vergleich zu den ersten beiden Versuchsgenerationen den entscheidenden Quantensprung für das erfolgreiche Dentinbonding bewirkte.

In der Praxis ist die Konzeption der dritten Generation jedoch kaum nachzuvollziehen. Während für die ursprüngliche Indikation als Dentinversiegler bei zahnfarbenen Inlaysystemen noch große Kavitäten die Regel waren, ist ein selektives Ätzen der oft dünnen Schmelzränder bei kleinen Primärläsionen oft nicht zu bewerkstelligen. Vor allem im Hinblick auf minimal invasive Vorgehensweisen ist ein gleichzeitiges Ätzen von Schmelz **und** Dentin erstrebenswert. Dies wurde schließlich bei der Entwicklung der vierten Generation in die Tat umgesetzt.

Bleibt lediglich noch die Frage, ob Adhäsive der dritten Generation auch mit Total Etching verarbeitet werden können. Die bisher publizierten Daten bejahen dies [55, 75].

3-/4-Schritt Total Etch Adhäsive. Charakteristische Eigenschaft ist innerhalb dieser Entwicklungsstufe das simultane Ätzen beider Zahnhartsubstanzen mit Phosphorsäure („total etching"; z. B. Scotchbond®

Multi-Purpose, 3M; EBS, Espe; Gluma Solid Bond, Heraeus-Kulzer, Dormagen; OptiBond® FL, Kerr, Orange, USA). Dem Primer fällt dann im Gegensatz zur Adhäsivklasse mit selektiver Schmelzätzung „nur" die Aufgabe der Modifikation der hydrophilen Oberfläche mit Hilfe enthaltener amphiphiler Moleküle zu.

Im Vergleich zur selektiven Schmelzätzung muss das geätzte Dentin abgesprayt werden, wodurch die im Zuge der Konditionierung gelösten anorganischen Komponenten komplett aus dem System eliminiert werden.

Um den Erfolg der Schmelzätzung sichtbar zu machen, müssen zumindest die Schmelzränder getrocknet werden. Dadurch wird aber dem instabilen Kollagenfasergeflecht wichtige Feuchtigkeit entzogen, woraus ein Zusammenfallen und Verkleben des Kollagens resultiert, welches nicht oder kaum penetriert werden kann [13, 36, 38, 57, 147]. Aus dieser misslichen Lage wurde der Terminus „wet bonding" geboren, da das Belassen sichtbarer Feuchtigkeit auf der Dentinoberfläche diesen Kollagenkollaps verhindert und die Penetration in die interfibrillären Räume gewährleistet (Abb. 9-8 und 9-9) [93, 94, 133].

Die Problematik des „wet" oder treffender „moist" bonding muss jedoch vor dem Hintergrund der im Primer enthaltenen Lösungsmittel erläutert werden. Diese Lösungsmittel dienen dazu, die amphiphilen Moleküle an die geplante Wirkungsstätte zu transportieren und werden ausschließlich in Form von Aceton, Alkohol und Wasser zugefügt. Der Begriff des „wet bonding" stammt jedoch aus Untersuchungen, die mit acetonbasierten Systemen (z. B. Prime & Bond NT) durchgeführt wurden. Bei Aceton als Lösungsmittel ist es in der Tat so, dass nur feuchtes Dentin als Bindungspartner für solche Systeme funktioniert. In der Praxis ist dieses feuchte Bonding jedoch nicht durchführbar, da der Schmelz zur Visualisierung des Ätzmusters immer getrocknet werden muss. Daher ist dann ein Wiederanfeuchten des Dentins notwendig („re-wetting"), um durch ein erneutes Aufquellen des kollabierten Kollagennetzwerks die Penetration der amphiphilen Moleküle zu erreichen. Auf getrocknetem Dentin sind acetonhaltige Primer daher signifikant weniger wirksam [149, 186]. Die daraus resultierende unvollständige Penetration zieht nicht ausgefüllte Bereiche der nanoskopischen interfibrillären Räume nach sich, welche als **„Nanoleakage"** wissenschaftlich dokumentiert sind [160].

Weniger Anfälligkeit für die beschriebene Problematik zeigen die wasser- (z.B. Scotchbond® Multi-Purpose, 3M Espe) und wasser/alkoholbasierten Systeme (z.B. Optibond® FL, Kerr, Orange, USA), da durch das im Primer enthaltene Wasser auch ohne Re-wetting eine akzeptable Rehydrierung erreicht wird (Abb. 9-10 bis 9-12) [57, 65].

Vereinfacht lässt sich das Problem des Wassermanagements darstellen, wenn man sich vor Augen hält, dass alle Mehrflaschensysteme Wasser enthalten und alle Einflaschen Total-Etch-Präparate nicht oder nicht in ausreichendem Maße. Das heißt, bei Mehrflaschensystemen kann das Rewetting entfallen.

Unter Einhaltung dieser Gesichtspunkte werden in der relevanten Literatur für die vierte Generation unter Anwendung von Total etching die höchsten Haftwerte dokumentiert [150]. Der flüchtige Primer

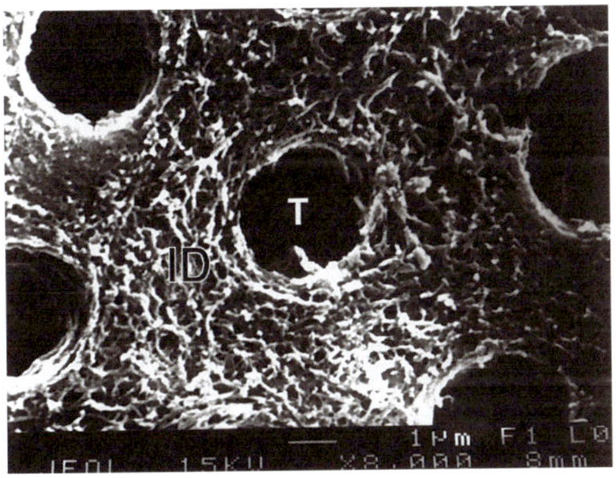

Abb. 9-8 Geätzte und abgesprayte Dentinoberfläche im REM (1:5000). T: Tubulus, ID: Intertubuläres Dentin mit freigelegtem Kollagenfasergeflecht.

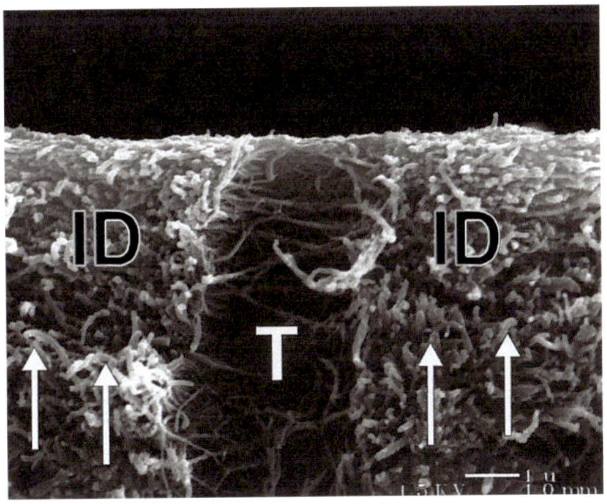

Abb. 9-9 Geätztes Dentin als Bruchpräparat im REM (1:5000). Das intertubuläre Dentin (ID) ist bis auf 4 µm demineralisiert (Pfeile). An der Wand des Tubulus (T) sind demaskierte Kollagenfasern des peritubulären Dentins erkennbar.

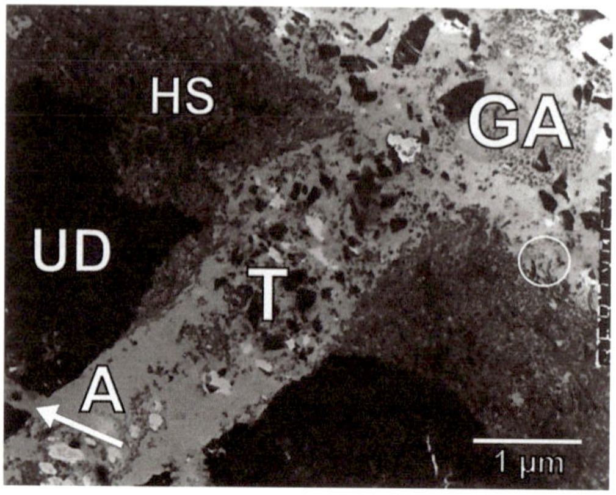

Abb. 9-10 Interface für OptiBond FL im TEM (1 : 10 000). HS: Hybrischicht, UD: unverändertes Dentin, T: Tubulus; GA: gefülltes Adhäsiv. Kreis: Die Kollagenfasern zeigen die charakteristische „Teppichfransenform" durch das Einmassieren des Primers. A: Die Füller des Adhäsivs dringen bis in die lateralen Anastomosen ein.

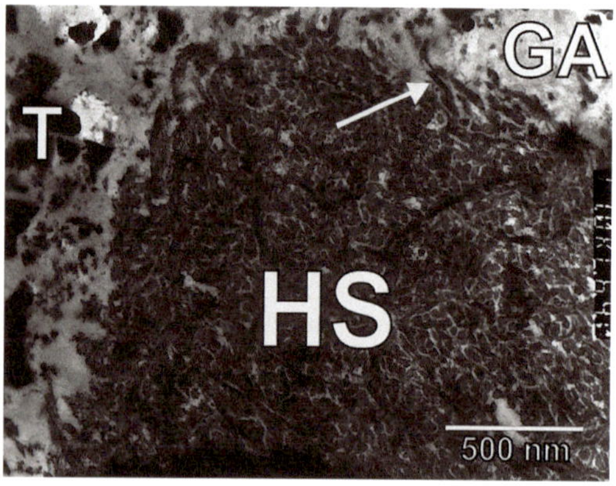

Abb. 9-11 Darstellung der Hybridschicht aus Abb. 9-10 im TEM (1 : 20 000). Zeiger: „Teppichfransenform", HS: Hybridschicht; GA: gefülltes Adhäsiv; T: Tubulus.

ist im Hinblick auf seine Aufgabe der Pentration amphiphil, das Bonding Agent dient nur als Haftvermittler mit guten mechanischen Eigenschaften und ist hydrophob [34]. Diese Darreichungsform erscheint für viele Behandler aber kompliziert und manchmal verwirrend [25]. Die Forderung an die Dentalfirmen lautete daher bald, Adhäsive aus einer Flasche zu vermarkten.

Zwei-Schritt-Total-Etch. Dies führte rasch zur Vorstellung der früher „fünfte Generation" („one bottle bonds") genannten Adhäsivklasse. Erste Erscheinungsform dieser neuesten Gruppe von Adhäsiven

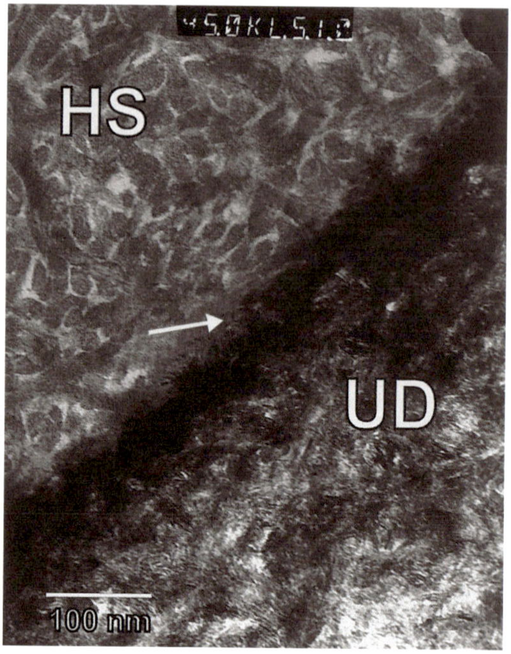

Abb. 9-12 Übergangszone zwischen mineralisiertem Dentin und Hybridschicht (1 : 45 000). Nicht dekalzifizierte Hydroxylapatitkristalle (Pfeile) sind erkennbar. HS: Hybridschicht; UD: unverändertes Dentin.

war das Kompomerbonding Dyract® PSA, das aufgrund der gewaltigen Akzeptanz in nur leicht modifizierter Form (Prime & Bond® 2.0) auch für Komposite vorgestellt wurde. Bei den Einflaschenhaftvermittlern finden sich alle Eigenheiten der beiden Vorgängergenerationen wieder. Es werden sowohl selbstkonditionierende (Prime & Bond® NT,) als auch reine Total-etch-Bondings (Scotchbond® 1 XT, 3M Espe; One-Step Plus, Bisco, Itasca, USA, Solobond® M, Voco; XP BOND®, Dentsply DeTrey) dieser Klasse zugeordnet.

Charakteristikum dieser Produkte ist, dass das eigentliche Bondingsystem (unabhängig von der zu applizierenden Säure) immer in **einer** Flasche enthalten ist.

Obwohl in der Literatur wiederholt von im Vergleich zu den aufwändigeren Systemen schlechteren Resultaten berichtet wird [55, 57, 58, 59, 77, 78, 79], sind diese Adhäsive aufgrund der zumindest suggerierten einfacheren Anwendung zwischenzeitlich klare Marktführer geworden. Am Anfang der Entwicklung wurden von den Herstellern meist mehrere Lagen

Adhäsiv empfohlen, was die Anwendung meist nicht schneller gestaltete als bei Systemen aus mehreren Flaschen, die nicht vorhandene Gefahr der Verwechslung jedoch stellte den kommerziellen Erfolg sicher. Aus werkstoffkundlicher Sicht ist es aber plausibel, dass die Koinzidenz der Eigenschaften Penetrationsfähigkeit und mechanische Stabilität im Vergleich zu Generation drei und vier einen Kompromiss darstellt, da nicht beide Punkte voll entwickelt sein können [55]. Entsprechend fallen auch die in vitro gewonnenen Daten unter Anwendung dieser Generation von Adhäsivsystemen meist ungünstiger aus [101].

Da die Problematik des „wet bonding" bei dieser Adhäsivklasse wesentlich ausgeprägter ist als bei den Mehrflaschenprodukten, wurden durch falsche Anwendung auch vermehrt Hypersensitivitäten beklagt. Das lag aber nicht an der Aggressivität der Phosphorsäure, sondern an suboptimalem Wassermanagement bei der Hybridisierung nach Total Etching.

All-in-one-Adhäsive. Aus dem Problem mit klinisch beobachteten Hypersensitivitäten bei One-bottle-Adhäsiven heraus wurde unsinnigerweise die Phosphorsäure als Grund ausgemacht. Daher machten chronologisch später die bereits im Rahmen der Schmelzhaftung erwähnten Systeme von sich reden, mit Hilfe derer die Phosphorsäureätzung umgangen werden soll. Erste Entwicklungsstufe waren die Mischpräparate (z. B. Adper Prompt L-Pop™, Futurabond® NR, Xeno® III), heute werden aber auch bereits Einflaschenlösungen angeboten (z. B. iBond®, G-Bond®).

All-in-one-Bondingsysteme kommen ohne separate Phosphorsäureätzung aus, da der Schmelz mit demselben Adhäsivgemisch vorbehandelt wird wie das Dentin.

All-in-one-Adhäsive stellen eine Arbeitserleichterung dar, da nur eine Flüssigkeit appliziert werden muss. Es konnte aber gezeigt werden, dass das Problem der Techniksensitivität bei dieser Adhäsivklasse eher zu- als abgenommen hat. So müssen etwa die meisten Marktvertreter öfter aufgetragen werden, um wirklich Haftung zu generieren [61]. Das macht den zeitlichen Vorteil wieder zunichte.

Ein Problem, das vor allem mit All-in-one-Adhäsiven auftritt, ist die **Permeabilität gegenüber Wasser.** Es konnte in einer Reihe von Publikationen nachgewiesen werden, dass diese Adhäsive selbst nach der Photopolymerisation noch so hydrophil sind, dass Wasser oder Dentinliquor durchpenetriert und massive Nanoleakage (Abb. 9-13) dokumentiert ist, ein Phänomen das auch für Schmelzoberflächen beschrieben ist [177, 178, 179, 180, 181].

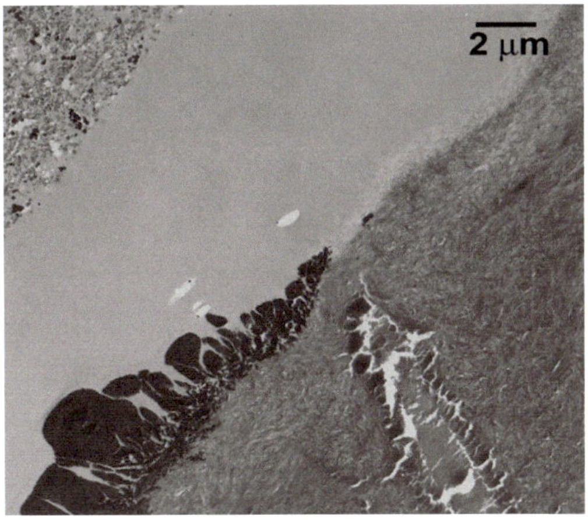

Abb. 9-13 Massive Nanoleakage (schwarzer Bereich) bei einem All-in-one-Adhäsiv im TEM (1:5000).

Das bedeutet, je hydrophiler das applizierte Adhäsiv, desto ungünstiger die Prognose für einen dauerhaften Verbund zum Dentin. Hier zeigen die konventionellen Adhäsivsysteme ihre Stärken, da sie immer über ein hydrophobes Bonding Agent (z. B. Heliobond®) verfügen.

Zwei-Schritt-Self-etch-Adhäsive. Obwohl diese Adhäsivklasse eigentlich vor den All-in-one-Systemen stehen müsste, sind die meisten Entwicklungen auf diesem Sektor jünger als die All-in-one-Adhäsive. Auch hier wird unter Anwendung eines sauren Primers komplett auf die Phosphorsäure verzichtet, das Prozedere wird jedoch durch ein **hydrophobes Adhäsiv** (Bonding-Agent) komplettiert. Diese Tatsache ist dafür verantwortlich, dass die Effektivität dieser Adhäsive bezüglich der Dentinhaftung als sehr gut einzuschätzen ist [69]. Dies spiegelt sich in der klinischen Anwendung in niedrigen Raten postoperativer Hypersensitivitäten wider.

Die Problematik des dauerhaften Schmelzverbundes ohne Phosphorsäure stellt sich aber bei diesen Adhäsiven ebenso wie bei den All-in-one-Systemen. Ein Ausweg wäre jedoch hier eine selektive Schmelzätzung mit Phosphorsäure, die jedoch klinisch nicht immer einfach durchzuführen ist. Während aber bei Syntac® oder A. R. T.® Bond eine Phosphorsäureätzung des Dentins eher förderlich war, wird die Dentinhaftung bei AdheSE® oder Clearfil® SE Bond durch Phosphorsäure kompromittiert.

Gefüllte Adhäsive. Unabhängig von der Zugehörigkeit zu den neueren Adhäsivklassen wurde eine bestimmte Modifikation der Bonding-Agents lange favorisiert. Durch Zugabe größerer Mengen von anorganischen Füllkörpern (z. B. 48 % bei OptiBond® FL und 26 % bei OptiBond® Solo, Kerr) gelang es, das adhäsive Potential noch zu steigern [159] (siehe Abb. 9-10, 9-11, 9-12).

Durch die Addition von Füllern wird eine merkliche Viskositätserhöhung des Bondingharzes bewirkt, die im Zuge des Verblasens dazu führt, dass die Schichtstärke des Bondings nicht zu dünn wird und besser polymerisierbar bleibt.

Dadurch wird eine potenziell elastischere Verbundzone geschaffen, die in diversen In-vitro-Untersuchungen zu weniger Randspalten geführt hat. Eine ähnliche Wirkung kann auch mit der o. g. Lining-Technik erreicht werden [184], da durch eine intermediäre Schicht mit geringerem Elastizitätsmodul die auf die Grenzfläche einwirkenden Polymerisationskontraktionsspannungen offensichtlich reduziert werden können, was sich positiv auf das Randverhalten auswirkt [12, 63, 96, 175]. Ersten In-vitro-Ergebnissen zufolge kann jedoch bei der Verwendung eines gefüllten Adhäsivs auf die Lining-Technik (und umgekehrt) verzichtet werden [54, 63]. Der klinische Beweis fehlt jedoch bislang.

Werden die aufgeführten Probleme bei der Anwendung moderner Dentinadhäsive berücksichtigt, bietet das Dentinbonding eine hervorragende Erweiterung des Spektrums der zahnfarbenen, adhäsiven Restauration. Es wird eine dichte Versiegelung der Dentinwunde erreicht wie mit keinem Unterfüllungsmaterial vorher. Dies wirkt sich positiv auf den Tragekomfort des Patienten aus, da die früher gefürchteten und oft bei Kompositfüllungen beklagten Hypersensitivitäten auf ein Minimum reduziert werden können. Eine klinische Studie an unserer Klinik mit den Kombinationen Syntac® classic/Tetric® und EBS®/Pertac® zeigt nach mittlerweile zehn Jahren Beobachtungsdauer 100 % Retention und 0 % Hypersensitivitäten, was den Erfolg minimal invasiver Techniken unter kompromissloser Anwendung der Adhäsivtechnik ohne Unterfüllung (Total bonding) eindrucksvoll bestätigt [102, 110].

Probleme bei der Anwendung. Die vielen zu berücksichtigenden Fakten auf dem Weg zur klinisch ausreichenden Haftung weisen darauf hin, dass das Dentinbonding anders als die Schmelzhaftung einer erheblichen Techniksensitivität unterworfen ist. Eine Studie von CIUCCHI konnte belegen, dass die Anwendung identischer Adhäsive durch unterschiedliche Operateure zu Ergebnissen geringer Prädiktabilität führten [25]. PESCHKE konnte für OptiBond® FL den Effekt von Behandlungsfehlern in vitro ebenso beweisen [152] wie eine ähnliche Studie aus unserer Klinik mit Syntac® [57]. Alle Abweichungen vom geforderten Behandlungsprotokoll verschlechterten die Resultate katastrophal. Als relevante und täglich vorkommende Behandlungsfehler zu nennen sind:

- zu langes Ätzen des Dentins
- zu langes Trocknen und
- verkürzte Einwirkzeiten vor allem der Primerlösungen.

Das **Überätzen des Dentins** führt zu tieferen Demineralisationszonen und erlaubt es dem Primer dann nicht, die länger gewordene Strecke bis zum unveränderten, nicht demineralisierten Dentin zurückzulegen. Resultat ist vor allem nach längerer Zeit eine zunehmende hydrolytische Zersetzung der nicht von Bonding-Agent umhüllten organischen Strukturen mit der Folge einer erhöhten Randundichtigkeit, klinisch durch das Auftreten von Hypersensitivitäten lange vor dem definitiven Versagen der Restauration angekündigt. Anhand der Schilderung der klinischen Situation ist dieses Dilemma jedoch leicht aufzuzeigen: Die Kavität wird komplett mit Phosphorsäure geätzt, es soll aber darauf geachtet werden, dass der Schmelz für mindestens 30 s und das Dentin für maximal 15 s konditioniert wird, um optimale Voraussetzungen für das komplette Verkleben mit beiden Zahnhartsubstanzen zu schaffen.

Das niemals alle Areale der Kavität für genau die vorgesehene Periode vorbehandelt werden können, empfiehlt sich ein Ätzen von peripher nach zentral, um die Zeiten 15 s (Dentin) und 30 s (Schmelz) annähernd einhalten zu können. Das bedeutet, dass immer 15 s nach der Benetzung des Dentins mit Phosphorsäure abgesprayt wird.

Tritt aber, wie klinisch oft beobachtet, mehr Säure aus als gewünscht, ist innerhalb weniger Augenblicke die Kavität mit Phosphorsäure vollgefüllt und das eigentliche Vorhaben ist gescheitert. Da es kaum als praxisnaher Tipp betrachtet werden kann, nun den ganzen Vorgang neu zu starten, empfiehlt es sich, die Zeitrechnung nach diesem Lapsus neu zu starten und nur auf das Dentin auszurichten. Das nach 15–20 s erreichte Schmelzätzmuster ist neueren Untersuchungen zufolge ausreichend dazu in der Lage, eine dauerhafte Verbindung zum Schmelz zu gewährleisten.

Eine längere Applikation der Säure auf das Dentin ist kaum auszugleichen und verschlechtert die Prognose für eine dichte Versiegelung der Dentinwunde.

Das **Übertrocknen** der geätzten Dentinoberfläche führt wie beschrieben zum Kollagenfaserkollaps und sollte daher vermieden werden. Jeder kritische Behandler weiß jedoch, dass dies im klinischen Alltag unmöglich ist. Um das Schmelzätzmuster darzustellen ist ein gewisses Maß an Trocknung notwendig, sodass zumindest einige Dentinareale der Kavität immer übertrocknet werden. Gerade die Abschnitte mit dem geringsten Abstand zur Pulpa, vor allem nahe der Schmelzbegrenzung im approximalen Kasten, sind davon betroffen. Die klinische Konsequenz daraus wird von der Primer- bzw. Lösungsmittelphilosophie des individuell applizierten Adhäsivsystems bestimmt.

Im Falle von azetonbasierten Systemen ist es ratsam, das Dentin nach dem Ätzen und Trocknen z.B. mit einem angefeuchteten Applikationsbürstchen erneut mit Wasser zu benetzen.

Andernfalls müssen schon im Zuge der Photopolymerisation interne Spalten zwischen Dentin und Komposit in Kauf genommen werden. Wasserbasierte Systeme können das kollabierte Fasergeflecht durch den bis zu 50%igen Wassergehalt leichter ausgleichen und sind ebenso wie wasser-alkohol-basierte Systeme in dieser Hinsicht weniger techniksensitiv [74, 148, 151].

Bei Systemen mit wasserhaltigen Primern besteht das Problem, dass das im Primer enthaltene Wasser im Zuge des Verblasens auch wieder aus dem System eliminiert werden muss, damit nicht das darauf applizierte Bonding-Agent mit dem Restwasser vermengt wird. Hier sollte der Primer also nicht verblasen, sondern getrocknet werden.

Das bedeutet, dass diese Systeme nach der charakteristischen Einwirkperiode aktiver verblasen werden müssen als acetonische Gemische, deren Lösungsmittel aufgrund der höheren Flüchtigkeit binnen weniger Augenblicke verdunsten kann.

Da beide momentan auf dem Markt erhältlichen Adhäsivsysteme der sechsten Generation auf Wasserbasis hergestellt werden, besteht eine ähnliche Problematik wie bei den wasserbasierten Systemen der vierten Generation, dass das für die Applikation notwendige Wasser vor der Applikation des Komposits wieder aus dem System entfernt wird. Da bei diesen Adhäsiven keine weitere Lösung mehr zum Einsatz kommt, besteht auch hier die Gefahr, dass sich an vereinzelten Stellen in der Kavität „dry spots" bilden, wodurch die Ausprägung des Interaktionsmusters teilweise minimal ist. Erste Resultate in vitro zeigen, dass auch hier eine multiple Applikation der Adhäsivgemische sinnvoll sein kann, so dass das Komposit erst dann appliziert wird, wenn die ganze Kavität ein glänzendes Erscheinungsbild bekommt [61].

Auch nach der Applikation des Bonding Agents ist beim Umgang mit dem Luftbläser Vorsicht geboten. Zum einen sollte auch dem Adhäsiv Zeit gegeben werden, um in das entkalzifizierte Dentin eindringen zu können, und zum anderen sollte das Bondingharz nicht zu sehr ausgedünnt werden, da durch die charakteristische Sauerstoffinhibitionsschicht eine Polymerisation dann eventuell nicht mehr möglich ist. Außerdem bietet eine dickere Adhäsivschicht ähnlich wie die CBF-Technik die Möglichkeit einer elastischen Intermediärzone zur Kompensation von Polymerisationsschrumpfungsspannungen. Nachteilig ist, dass im Falle der Verwendung eines ungefüllten Adhäsivs eine stärkere Schicht dieses Bonding-Agents aufgrund der nicht vorhandenen Röntgenopazität bei späteren Bissflügel- oder Zahnfilmen als Randversagen missinterpretiert werden könnte [136]. Ideal in diesem Zusammenhang sind die gefüllten Adhäsivsysteme, deren röntgensichtbare Füllkörper dieses Problem vermeiden helfen.

Da jeder Zahnarzt an eine gewisse Behandlungsgeschwindigkeit gewöhnt ist, werden die für das Dentinbonding erforderlichen Penetrationszeiten oft als zu lang empfunden.

Es ist fatal für das Behandlungsergebnis, wenn aus Zeitgründen die Einwirkzeiten der Adhäsivsysteme willkürlich verkürzt werden. Dies führt zu drastischer Reduktion der Dentinhaftung und muss unbedingt vermieden werden.

Die Verwendung geeigneter Primer und Bondings alleine ist noch kein Garant für den klinischen Erfolg, da diese Chemikalien ausreichend Zeit zur Erfüllung ihrer charakteristischen Aufgabe benötigen [59, 77, 141].

Gerade in der Verringerung der Techniksensitivität liegt die große Chance innovativer Konzepte im Rahmen der Erarbeitung neuer Adhäsionsstrategien. Deswegen erleben aktuell die älteren selbstkonditionierenden Systeme einen Boom, da Probleme wie Übertrocknen oder moist bonding ohne Phosphorsäureätzung des Dentins keine Rolle spielen und damit trotz scheinbar höherem Aufwand weniger Techniksensitivität aufweisen. Es ist zu erwarten, dass selbstkonditionierende Einflaschenadhäsive wie z.B. Prompt® in naher Zukunft weiter optimiert werden, was die Problematik der Techniksensitivität des Dentinbondings wahrscheinlich reduzieren wird.

Pulpaverträglichkeit von Adhäsiven. Sind Adhäsive biokompatibel oder anders gefragt: Kann man die Unterfüllung weglassen oder nicht?

Noch immer ist die Meinung weit verbreitet, dass die Phosphorsäureätzung die Permeabilität des Dentins für potenziell schädliche Kunststoffmonomere erhöht [142]. Die Erhöhung der Permeabilität ist jedoch abhängig von der Kavitätentiefe.

In **flachen und mittleren Kavitäten** mit einer verbliebenen Dentindicke von mehr als 200–300 µm spielt die Eröffnung der Dentintubuli für die Permeabilität keine Rolle [162, 163]. Daher kann in diesen Kavitäten Dentin ohne Gefahr für die Pulpa geätzt werden. In der klinischen Situation wird ein Pulpaschaden nicht durch die Penetration toxischer Substanzen aus dem Kunststoff (z.B. Monomere) verursacht, sondern durch Bakterien im Randspalt [8, 9, 10, 11]. Das bedeutet, dass Dentinadhäsive dem Schutz der Pulpa dienen, da sie die bakterielle Penetration verhindern.

In **sehr tiefen Kavitäten** (Restdentindicke < 200 µm) wird durch Ätzen eine deutliche Erhöhung der Permeabilität bewirkt [164]. Hier wird zum einen eine Diffusion von potenziell toxischen Substanzen in Richtung Pulpa diskutiert, zum anderen besteht durch die dann wahrscheinliche Mikroperforation die Gefahr der Kontamination mit Dentinliquor [81, 82, 83, 86]. Bei der beschriebenen Restdentindicke von < 200 µm schimmert die Pulpa bereits durch, daher ist in so tiefen Kavitäten die Applikation eines Kalziumhydroxidpräparats (z.B. Kerr life®) noch immer indiziert [81, 82, 83, 86].

Postoperative Hypersensitivitäten nach Anwendung der Adhäsivtechnik werden im Wesentlichen dadurch verursacht, dass es durch Flüssigkeitsverschiebung in den Dentintubuli zu einer Reizung der Nervenendigungen kommt [9]. Dies ist in erster Linie einer insuffizienten adhäsiven Versiegelung zuzuschreiben, denn postoperative Beschwerden treten auch in flachen Kavitäten auf [140].

9.3.3 Ausarbeiten und Politur

Im Vergleich zum Amalgam ist die Endbearbeitung der Kompositfüllung wesentlich schwieriger.

Unter ästhetischen Gesichtspunkten ist eine perfekte farbliche Adaptation zwar wünschenswert, im Rahmen der Politur jedoch besteht die Gefahr, entweder Überschüsse stehenzulassen oder durch zu aggressives Ausarbeiten unter Zeitdruck unnötig Zahnhartsubstanz „weg" zu polieren. Hier haben sich Systeme bewährt, die mit abnehmender Körnung arbeiten, wie z.B. SofLex®-Scheiben (3M). Für Fissurenbereiche hat sich das siliciumcarbidbelegte Bürstchen Occlubrush® (Hawe Neos, Bioggio, Schweiz) vielfach bewährt, da dadurch kaum Materialabtrag bedingt wird. Allerdings funktioniert dieses nur trocken und langsamtourig.

Vor allem im Approximalraum stellen **Überschüsse** ein Problem dar. Wo beim Legen einer Amalgamfüllung nach dem Abnehmen des Matrizenbandes noch nachkontouriert werden konnte, ist bei Kompositrestaurationen mit dem Augenblick der Photopolymerisation kein leichtes formveränderndes Arbeiten mehr möglich. Es bleibt nur die rotierende oder feilende Bearbeitung mit der Gefahr den Zahn im Approximalraum dauerhaft zu schädigen.

Nicht nur im Hinblick auf das Erzielen eines anatomisch korrekten Approximalkontakts ist das stramme Verkeilen unabdingbare Voraussetzung für die Applikation des Komposits.

Zum effektiven Erkennen und Entfernen von approximalen Überschüssen konnte der positive Effekt einer Lupenbrille (2,3-fache Vergrößerung) bereits nachgewiesen werden [54].

9.3.4 Röntgenopazität

Die Forderung nach röntgenopaken Kompositen ist vor dem Hintergrund der Kontrolle von Sekundärkaries und approximalen Überhängen (s.o.) ein wichtiges Thema. Es bestehen jedoch Unterschiede zwischen den vermarkteten Kunststoffen, wobei die Addition ytterbiumfluoridhaltiger Füller (z.B. in Tetric Ceram®, Vivadent) die höchsten Werte ergibt [15, 146]. Dies ist vor allem dann wichtig, wenn mit gefüllten Adhäsiven oder der Lining-Technik gearbeitet wird, die vor allem im kritischen marginalen Bereich röntgenologisch nachweisbar sein müssen.

9.3.5 Biokompatibilität

Betrachtet man die Ingredienzien der heutigen Füllungskunststoffe, so erscheinen Einwände gegen die Biokompatibilität von Kompositen angebracht. STANLEY jedoch weist darauf hin, dass einzelne eventuell toxische Bestandteile nicht isoliert betrachtet und gewertet werden dürfen [173].

Trotzdem ist die systemische Wirkung einzelner Stoffe, die durch den Nahrungsabrieb der Füllung in den Magen-Darm-Trakt gelangen können, auf lange Zeit nicht vorherzusehen. Vor allem die zunehmende Allergisierung der Bevölkerung darf in diesem Zusammenhang nicht außer Acht gelassen werden.

Nicht zuletzt deshalb ist eine gute Anamnese und Aufklärung der Patienten eine conditio sine qua non in der modernen adhäsiven Füllungstherapie.

9.3.6 Erneuerung und Reparabilität

Die Quote der Wiederholungsfüllung (Sekundärversorgung) im Rahmen der Füllungstherapie in Deutschland lässt darauf schließen, dass auch im Optimalfall eine Kompositfüllung irgendwann ausgetauscht werden muss. Für diese Situation konnte gezeigt werden, dass im Falle einer kompletten Erneuerung im Vergleich zum Amalgam sowohl der Zahnhartsubstanzverlust als auch die benötigte Zeit etwa doppelt so hoch ist [88]. Besonders problematisch sind in diesem Zusammenhang Füllungen, die ohne Unterfüllung gelegt wurden, da dünne Kompositschichten mit bloßem Auge kaum zu erkennen sind und sich nicht alle Kunststoffe durch Kratzen mit der Sondenspitze (Abrieb des Metalls) verfärben lassen. Hier kann nur eine **Lupenbrille** Abhilfe schaffen.

Hier stellt sich jedoch die Frage, **wann** eine Füllung komplett ausgetauscht werden muss. Gerade auf diesem Sektor muss im Rahmen adhäsiver Maßnahmen ein weiterer Pradigmenwechsel eingeläutet werden.

Sollte unter einer Kompositfüllung im **Seitenzahnbereich Sekundärkaries** diagnostiziert werden, stellt sich das Problem der guten farblichen Adaptation an die Zahnhartsubstanzen nicht mehr, da kariöses Dentin im Vergleich zur Kompositfüllung eine gute Demarkationslinie bietet.

Im Falle von **Frakturen** (am Isthmus oder in marginalen Bereichen) sollte ohne Präsenz von Karies nicht mehr empfohlen werden, die ganze Füllung auszutauschen.

Im Falle einer **Teilreparatur** der Füllung jedoch besteht das Problem, dass der Verbund zwischen dem gealterten, in der Kavität belassenen Komposit und dem als Reparaturfüllung aufgetragenen „frischen" Komposit als problematisch betrachtet wird [16, 194]. Neueren Untersuchungen aus unserer Klinik zufolge ist es obsolet, die gealterte Kompositoberfläche lediglich zu säubern und in einen neuen Verbund mit einzubeziehen. Es hat sich gezeigt, dass eine charakteristische Bearbeitung des belassenenen Kunststoffs das adhäsive Potential wesentlich verbessert. Eine einfache Methode der Vorbehandlung ist das Anrauen des Komposits mit einem grünen Siliziumkarbidsteinchen, da eine rauere, retentive Oberfläche geschaffen wird und das Steinchen zusätzlich durch die Porosität Staubteilchen aufzunehmen imstande ist. Eine aufwändigere Möglichkeit ist das intraorale Sandstrahlen des Komposits (z.B. CoJet, Espe), das ähnliche Voraussetzungen schafft. Nach erfolgter Vorbehandlung kann die komplette Kavität inklusive Komposit adhäsiv vorbehandelt werden.

Eigene klinische Simulationsuntersuchungen zeigen klar, dass Kompositfüllungen erfolgreich repariert werden können, dass es aber immer besser ist, eine „Füllung in der Füllung" anzufertigen, wenn dies klinisch durchführbar ist [62]. Es verkompliziert nur das Prozedere, wenn Schmelz oder gar Dentin freigelegt werden. Eine Extension der Reparaturpräparation bis zum ätzbaren Schmelz bringt keine Verbesserung der Prognose bei der Kompositreparatur [52].

9.4 Literatur

[1] Abdalla, A. I., Alhadainy, H. A., Garcia-Godoy, F.: Clinical evaluation of glass ionomers and compomers in Class V carious lesions. Am J Dent 10, 18 (1997).

[2] Aboush Y. E. Y., Torabzadeh H., Lee A. R.: One-year fluoride release from fluoride-containing restorative materials. J Dent Res 74, 881, Abstr. Nr. 478 (1995).

[3] Attin T., Buchalla W., Kielbassa A. M., Hellwig E.: Curing shrinkage and volumetric changes of resin-modified glass ionomer restorative materials. Dent Mater 11, 359 (1995).

[4] Attin T., Vataschki M., Hellwig E.: Properties of resin-modified glass-ionomer restorative materials and two polyacid-modified resin composite materials. Quintessence Int 27, 203 (1996).

[5] Barkmeier, W. W., Hammesfahr, P. D., Latta, M. A.: Bond strength of composite to enamel and dentin using Prime & Bond 2.1. Oper Dent 24, 51 (1999).

[6] Bauer C. M., Kunzelmann K.-H., Hickel R.: Silikophosphat- und Glasionomerzemente – eine Amalgamalternative? Dtsch Zahnärztl Z 51, 339 (1996).

[7] Bayne, S. C., Thompson, J. Y., Swift, E. J., Stamatiades, P., Wilkerson, M.: A characterization of first-generation flowable composites. J Am Dent Assoc 129, 567 (1998).

[8] Bergenholtz, G.: Inflammatory response of the dental pulp to bacterial irritation. J Endod 7, 100 (1981).

[9] Bergenholtz, G.: Evidence for bacterial causation of adverse pulpal responses in resin-based dental restorations. Crit Rev Oral Biol Med 11, 467 (2000).

[10] Bergenholtz, G., Cox, C. F., Loesche, W. J., Syed, S. A.: Bacterial leakage around dental restorations: its effect on the dental pulp. J Oral Pathol 11, 439 (1982b).

[11] Bergenholtz, G., Cox, C. F., Loesche, W. J., Syed, S. A.: Bacterial leakage around dental restorations: its effect on the dental pulp. J Oral Pathol 11, 439 (1982a).

[12] Blunck, U., Roulet, J.-F.: Einfluß der Wasserlagerung auf die

Wirksamkeit von Dentinadhäsiven. Dtsch Zahnärztl Z 52, 806 (1997).

[13] Blunck, U., Roulet, J.-F.: Effect of one-bottle adhesives on the marginal adaptation of composite resins and compomers in class V cavities in vitro. J Dent Res 77, 910, Abstr. Nr. 2231 (1998).

[14] Blunck, U., Roulet, J.-F.: Marginal adaptation of compomer class V restorations in vitro. J Adhes Dent 1, 153 (1999).

[15] Bouschlicher, M. R., Cobb, D. S., Boyer, D. B.: Radiopacity of compomers, flowable and conventional resin composites for posterior use. Oper Dent 24, 20 (1999).

[16] Bouschlicher, M. R., Reinhardt, J. W., Vargas, M. A.: Surface treatment techniques for resin composite repair. Am J Dent 10, 279 (1997).

[17] Bundesgesundheitsamt: Amalgame – Nebenwirkungen und Bewertung der Toxizität. Zahnärztl Mitt 82 (19), 36 (1992).

[18] Buonocore, M. G.: A simple method of increasing the adhesion of acrylic filling materials to enamel surfaces. J Dent Res 34, 849 (1995).

[19] Burke, F. J., Cheung, S. W., Mjör, I. A., Wilson, N. H.: Restoration longevity and analysis of reasons for the placement and replacement of restorations provided by vocational dental practitioners and their trainers in the United Kingdom. Quintessence Int 30, 234 (1999).

[20] Carvalho R. M., Chersoni S., Frankenberger R., Pashley D. H., Prati C., Tay F. R.: A challenge to the conventional wisdom that simultaneous etching and resin infiltration always occurs in self-etch adhesives. Biomaterials 26,1035 (2005).

[21] Causton B. E.: The physical-mechanical consequences of exposing glass-ionomer cements to water during setting. Biomaterials 2, 112 (1981).

[22] Cho E., Kopel H., White S. N.: Moisture susceptibility of resin-modified glass-ionomer materials. Quitessence Int 26, 351 (1995).

[23] Christensen, G. J.: Tooth sensitivity related to class I and II resin restorations. J Am Dent Assoc 127, 497 (1996).

[24] Christensen, G. J.: Amalgam vs. composite resin: 1998. J Am Dent Assoc 129, 1757 (1998).

[25] Ciucchi, B., Bouillaguet, S., Russell, C.: Dentin bonding by general practitioners. J Dent Res 76, 136, Abstract Nr. 981 (1997).

[26] Collins, D. J., Bryant, R. W., Hodge, K. L.: A clinical evaluation of posterior composite resin restorations: eight year findings. J Dent 26, 311 (1998).

[27] Cranfield M., Kuhn A. T., Winter G. B.: Factors relating to the rate of fluoride-ion release from glass-ionomer cement. J Dent 10, 333 (1982).

[28] Croll T. P., Phillips M. S.: Glass ionomer-silver cermet restorations for primary teeth. Quintessence Int 17, 607 (1986).

[29] Czerner, A., Weller, M., Lohbauer, U., Ebert, J., Frankenberger, R., Krämer, N.: Wear resistance of flowable resin composites as pit and fissure sealants. J Dent Res 79, 279, Abstr. Nr. 1087 (2000).

[30] Davidson, C. L., de Gee, A. J., Feilzer, A. J.: The competition between the composite dentin bond strength and the polymerization contraction stress. J Dent Res 63, 1396 (1984).

[31] Davidson C. L.: Glass ionomer cement, an intelligent material. Bull Group Int Rech Sci Stomatol Odontol 40, 38 (1998).

[32] Davies E. H., Pearson G. J., Anstice H. M., Moronfolu C.: Studies on release/absorption from resin modified glass-ionomers and related materials. J Dent Res 74, 833, Abstr. 90 (1995).

[33] Dietschi, D., DeSiebenthal, G., Neveu-Rosenstand, L., Holz, J.: Influence of the restorative technique and new adhesives on the dentin marginal seal and adaptation of resin composite class II restorations: an in vitro evaluation. Quintessence Int 26, 717 (1995).

[34] Douglas, W. H.: Posterior composites for modern operative dentistry. J Calif Dent Assoc 24, 44 (1996).

[35] Eakle, W. S.: Fracture resistance of teeth restored with class II bonded compsite resin. J Dent Res 65, 149 (1986).

[36] Eick, J. D., Cobb, C. M., Chappel, P., Spencer, P., Robinson, S. J.: The dentinal surface: its influence on dentinal adhesion. Part I. Quintessence Int 22, 967 (1991).

[37] Eick, J. D., Gwinnett, A. J., Pashley, D. H., Robinson, S. J.: Current concepts on adhesion to dentin. Crit Rev Oral Biol Med 8, 306 (1997).

[38] Eick, J. D., Robinson, S. J., Chappell, P., Cobb, C. M., Spencer, P.: The dentinal surface: its influence on dentinal adhesion. Part III. Quintessence Int 24, 571 (1993).

[39] Eide R., Bjorg Tveit A.: Finishing and polishing glass-ionomer cements. Acta Odontol Scand 48, 409 (1990).

[40] El Mowafy, O. M., Lewis, D. W., Benmergui, C., Levinton, C.: Meta-analysis on long-term clinical performance of posterior composite restorations. J Dent 22, 33 (1994).

[41] Engelsmann U., Kocher T. H., Albers H.-K.: Vergleichende Langzeituntersuchung über die Füllungsmaterialien Ketac Fil und Amalgam an Milchzähnen. Dtsch Zahnärztl Z 43, 291 (1988).

[42] Erickson R., Glasspoole E. A.: Bonding to tooth structure: A comparison of glassionomer and composite resin systems. In: Hunt P. R.: Glass Ionomers: The next generation. Proceedings of the 2nd International Symposium of Glass Ionomers. Philadelphia, 101 (1994).

[43] Ernst, C. P., Brandenbusch, M., Meyer, G., Canbek, K., Gottschalk, F., Willershausen, B.: Two-year clinical performance of a nanofiller vs a fine-particle hybrid resin composite. Clin Oral Investig 10, 119 (2006)

[44] Ersin, N. K., Candan, U., Aykut, A., Oncag, O., Eronat, C., Kose, T.: A clinical evaluation of resin-based composite and glass ionomer cement restorations placed in primary teeth using the ART approach: Results at 24 months. J Am Dent Assoc 137, 1529 (2006).

[45] Ferrari, M., Mannocci, F., Kugel, G., Garcia-Godoy, F.: Standardized microscopic evaluation of the bonding mechanism of NRC/Prime&Bond NT. Am J Dent 12, 77 (1999).

[46] Forss H., Seppä L.: Prevention of enamel demineralisation adjacent to glass ionomer filling materials. Scand J Dent Res 98, 173 (1990).

[47] Forss H., Seppä L., Lappalainen R.: In vitro abrasion resistance and hardness of glass-ionomer cements. Dent Mater 7, 36 (1991).

[48] Forsten L.: Short- and long-term fluoride release from glass ionomers and other fluoride-containing materials in vitro. Scand. J Dent Res 98, 179 (1990).

[49] Forsten, L.: Fluoride release and uptake by glass ionomers. Scand J Dent Res 99, 241 (1991).

[50] Forsten, L.: Fluoride release and uptake by glass-ionomers and related materials and its clinical effect. Biomaterials 19, 503 (1998).

[51] Frankenberger, R., Garcia-Godoy, F., Lohbauer, U., Petschelt, A., Krämer, N.: Evaluation of resin composite materials. Part I: in vitro investigations. Am J Dent 18, 23 (2005).

[52] Frankenberger, R., Krämer, N., Ebert, J., Lohbauer, U., Käppel, S., ten Weges, S., Petschelt, A.: Fatigue behavior of the resin-resin bond of partially replaced resin-based composite restorations. Am J Dent 16, 17 (2003).

[53] Frankenberger, R., Krämer, N., Graf, A., Petschelt, A.: Zyklische Ermüdung von Glasionomerzementen und Kompomeren. Dtsch Zahnärztl Z 54, 269 (1999).

[54] Frankenberger, R., Krämer, N., Pelka, M., Petschelt, A.: Internal adaptation and overhang formation in class II resin composite restorations. Clin Oral Investig 3, 208 (1999).

[55] Frankenberger, R., Krämer, N., Petschelt, A.: Fatigue behaviour of different dentin adhesives. Clin Oral Investig 3, 11 (1999).

[56] Frankenberger, R., Krämer, N., Petschelt, A.: Long-term effect of dentin primers on enamel bond strength and marginal adaptation. Oper Dent 25, 11 (2000).

[57] Frankenberger, R., Krämer, N., Petschelt, A.: Technique sensitivity of dentin bonding: Effect of application mistakes on bond strength and marginal adaptation. Oper Dent 25, 324 (2000).
[58] Frankenberger, R., Krämer, N., Oberschachtsiek, H., Petschelt, A.: Dentin bond strength and marginal adaptation after NaOCl pre-treatment. Oper Dent 25, 40 (2000).
[59] Frankenberger, R., Krämer, N., Sindel, J.: Haftfestigkeit und Zuverlässigkeit der Verbindung Dentin-Komposit und Dentin-Kompomer. Dtsch Zahnärztl Z 51, 556 (1996).
[60] Frankenberger, R., Pashley, D. H., Reich, S. M., Lohbauer, U., Petschelt, A., Tay, F. R.: Characterisation of resin-dentine interfaces by compressive cyclic loading. Biomaterials 26, 2043 (2005).
[61] Frankenberger, R., Perdigão, J., Rosa, B. T., Lopes, M.: „No-bottle" vs. „multi-bottle" adhesives – a microtensile and micromorphological study. Dent Mater 17, 373 (2001).
[62] Frankenberger, R., Roth, S., Krämer, N., Pelka, M., Petschelt, A.: Effect of preparation mode on Class II resin composite repair. J Oral Rehabil 30, 559 (2003).
[63] Frankenberger, R., Schmidt, G., Krämer, N., Petschelt, A.: Fließfähige Komposite („Flowables"). Quint Zahnärztl Lit 50, 1145 (1999).
[64] Frankenberger, R., Sindel, J., Krämer, N.: Viscous glass ionomer cements – an alternative to amalgam in the primary dentition? Quintessence Int 28, 667 (1997).
[65] Frankenberger, R., Sindel, J., Krämer, N., Oberschachtsiek, H., Petschelt, A.: Die Langzeitstabilität des Komposit-Dentinverbunds nach Total Etching. Dtsch Zahnärztl Z 53, 697 (1998).
[66] Frankenberger, R., Sindel, J., Krämer, N., Petschelt, A.: Dentin bond strength and marginal adaptation: Direct composite resins vs ceramic inlays. Oper Dent 24, 147 (1999).
[67] Frankenberger, R., Strobel, W. O., Krämer, N., Lohbauer, U., Winterscheidt, J., Winterscheidt, B., Petschelt, A.: Evaluation of the fatigue behavior of the resin-dentin bond with the use of different methods. J Biomed Mater Res B Appl Biomater 67, 712 (2003).
[68] Frankenberger, R., Strobel, W. O., Lohbauer, U., Krämer, N., Petschelt, A.: The effect of six years of water storage on resin composite bonding to human dentin. J Biomed Mater Res B Appl Biomater 69, 25 (2004).
[69] Frankenberger, R., Tay, F. R.: Self-etch vs etch-and-rinse adhesives: effect of thermo-mechanical fatigue loading on marginal quality of bonded resin composite restorations. Dent Mater 21, 397 (2005).
[70] Gallo, J. R., Burgess, J. O., Ripps, A. H., Walker, R. S., Ireland, E. J., Mercante, D. E., Davidson, J. M.: Three-year clinical evaluation of a compomer and a resin composite as Class V filling materials. Oper Dent 30, 275 (2005).
[71] Geurtsen, W., Schoeler, U.: A 4-year retrospective clinical study of class I and class II composite restorations. J Dent 25, 229 (1997).
[72] Gladys, S., Van Meerbeek, B., Lambrechts, P., Vanherle, G.: Evaluation of esthetic parameters of resin-modified glass-ionomer materials and a polyacid-modified resin composite in Class V cervical lesions. Quintessence Int 30, 607 (1999).
[73] Guggenberger, R., May, R., Stefan, K.-P.: New trends in glass-ionomer chemistry. Biomaterials 19, 479 (1998).
[74] Gwinnett, A. J.: Dentin bond strengths after air-drying and rewetting. Am J Dent 7, 144 (1994).
[75] Gwinnett, A. J., Dickerson, W. G., Yu, S.: Dentin bond shear strength and microleakage for Syntac/Heliomolar: a comparison between the manufacturer's and total etch technique. J Esthet Dent 4, 164 (1992).
[76] Gwinnett, A. J., Yu, S.: Effect of long-term water storage on dentin bonding. Am J Dent 8, 109 (1995).
[77] Haller, B.: Mechanismus und Wirksamkeit von Dentinhaftvermittlern. Dtsch Zahnärztl Z 49, 750 (1994).
[78] Haller, B., Hofmann, N., Klaiber, B., Pfannkuch, A.: Beständigkeit des Komposit-Dentinverbundes bei künstlicher Alterung. Dtsch Zahnärztl Z 48, 100 (1993).
[79] Haller, B., Jakob, M. O.: Durability of the composite-dentin and compomer-dentin bond – an in vitro study over six months. Acta Med Dent Helv 3, 15 (1998).
[80] Haller, B., Trojanski, A.: Effect of multi-step dentin bonding systems and resin-modified glass ionomer cement liner on marginal quality of dentin-bonded resin composite Class II restorations. Clin Oral Investig 2, 130 (1998).
[81] Hamid, A., Hume, W. R.: The effect of dentine thickness on diffusion of resin monomers in vitro. J Oral Rehabil 24, 20 (1997a).
[82] Hamid, A., Hume, W. R.: The effect of dentine thickness on diffusion of resin monomers in vitro. J Oral Rehabil 24, 20 (1997b).
[83] Hamid, A., Sutton, W., Hume, W. R.: Variation in phosphoric acid concentration and treatment time and HEMA diffusion through dentin. Am J Dent 9, 211 (1996).
[84] Hatibovic-Kofman, S., Koch, G.: Fluoride release from glass ionomer cement in vivo and in vitro. Swed Dent J 15, 253 (1991).
[85] Hatibovic-Kofman, S., Koch, G., Ekstrand, J.: Glass ionomer materials as a rechargeable fluoride-release system. Int J Paediatr Dent 7, 65 (1997).
[86] Hebling, J., Giro, E. M., Costa, C. A.: Human pulp response after an adhesive system application in deep cavities. J Dent 27, 557 (1999a).
[87] Hickel, R.: Einsatzgebiete und -verfahren von Glasionomerzement als Füllungsmaterial. Zahnärztl Mitt 79, 914 (1989).
[88] Hickel, R.: Moderne Füllungswerkstoffe. Dtsch Zahnärztl Z 52, 572 (1997).
[89] Hickel, R., Voss, A.: (Langzeit)erfahrungen mit Glasionomerzementen. Dtsch Zahnärztl Z 43, 263 (1988).
[90] Hicks, M. J., Flatz, C. M., Silverstone, L. M.: Secondary caries formation in vivo around glass ionomer restorations. Quintessence Int 17, 527 (1986).
[91] Hubel, S., Mejare, I.: Conventional versus resin-modified glass-ionomer cement for Class II restorations in primary molars. A 3-year clinical study. Int J Paediatr Dent 13, 2 (2003).
[92] Itthagarun, A., Tay, F. R., Pashley, D. H., Wefel, J. S., Garcia-Godoy, F., Wei, S. H.: Single-step, self-etch adhesives behave as permeable membranes after polymerization. Part III. Evidence from fluid conductance and artificial caries inhibition. Am J Dent 17, 394 (2004).
[93] Kanca, J.: Resin bonding to wet substrate. Bonding to dentin. Quintessence Int 23, 39 (1992).
[94] Kanca, J.: Effect of resin primer solvents and surface wetness on resin composite bond strength to dentin. Am J Dent 5, 213 (1992).
[95] Kassenzahnärztliche Bundesvereinigung: Amalgam noch weiter eingeschränkt. Zahnärztl Mitt 85, 1046 (1995).
[96] Kemp-Scholte, C. M., Davidson, C. L.: Complete marginal seal of Class V resin composite restorations effected by increased flexibility. J Dent Res 69, 1240 (1990).
[97] Kilpatrik, N. M.: Durability of restorations in primary molars. J Dent 21, 67 (1993).
[98] Kitasako, Y., Inokoshi, S., Fujitani, M., Otsuki, M., Tagami, J.: Short-term reaction of exposed monkey pulp beneath adhesive resins. Oper Dent 23, 308 (1998).
[99] Kitasako, Y., Inokoshi, S., Tagami, J.: Effects of direct resin pulp capping techniques on short-term response of mechanically exposed pulps. J Dent 27, 257 (1999).
[100] Klinge, S., Kunstmann, K., Frankenberger, R., Krämer, N.: Clinical behavior of viscous glass ionomer cement in class I and II cavities. J Dent Res 78, 391, Abstr. Nr. 2285 (1999).

[101] Klinge, S., Schmidt, G., Frankenberger, R., Pelka, M.: Clinical behavior of SolitaireR: 1-year results. J Dent Res 79, 185, Abstr. Nr. 332 (2000).
[102] Kny, K., Frankenberger, R., Krämer, N., Sindel, J., Gadsch, W., Petschelt, A.: Marginal behaviour of totally bonded posterior composite restorations in vivo. J Dent Res 77, 954, Abstr. Nr. 2577 (1998).
[103] Kotsanos, N., Dionysopoulos, P.: Lack of effect of fluoride releasing resin modified glass ionomer restorations on the contacting surface of adjacent primary molars. a clinical prospective study. Eur J Paediatr Dent 5, 136 (2004).
[104] Krämer, N.: Moderne Füllungstherapie im Milch- und Wechselgebiss. Dtsch Zahnärztl Z 52, 89 (1997).
[105] Krämer, N., Frankenberger, R.: Clinical behaviour of a condensable metal-reinforced glass ionomer cement in primary molars. Br Dent J 190, 317 (2001).
[106] Krämer, N., Garcia-Godoy, F., Frankenberger, R.: Evaluation of resin composite materials. Part II: in vivo investigations. Am J Dent 18, 75 (2005).
[107] Krämer, N., Garcia-Godoy, F., Reinelt, C., Frankenberger, R.: Clinical performance of posterior compomer restorations over 4 years. Am J Dent 19, 61 (2006).
[108] Krämer, N., Kunzelmann, K.-H., Pollety, T., Pelka, M., Hickel, R.: Langzeiterfahrungen mit Cermet-Zementfüllungen in Klasse I/II-Kavitäten. Dtsch Zahnärztl Z 49, 905 (1994).
[109] Krämer, N., Pelka, M., Kautetzky, P., Sindel, J., Petschelt, A.: Abrasionsbeständigkeit von Kompomeren und stopfbaren Glasionomerzementen. Dtsch Zahnärztl Z 52, 186 (1996).
[110] Krämer, N., Frankenberger, R., Ebert, J., Petschelt, A.: Total bonding of posterior composite restorations – two-year results. J Dent Res 78, 308, Abstr. Nr. 1621 (1999).
[111] Krejci, I., Besek, M., Lutz, F.: Clinical and SEM study of Tetric resin composite in posterior teeth: 12-month results. Am J Dent 7, 27 (1994).
[112] Krejci, I., Lieber, C. M., Lutz, F.: Time required to remove totally bonded tooth-colored posterior restorations and related tooth substance loss. Dent Mater 11, 34 (1995).
[113] Krejci, I., Sparr, D., Lutz, F.: Three-layer light hardening procedure with traditional composites for Black Class II restorations. Quintessenz Zahnärztl Lit 38, 1217 (1987).
[114] Lutz, F., Krejci, I., Luescher, B., Oldenburg, T. R.: Improved proximal margin adaptation of Class II composite resin restorations by use of light-reflecting wedges. Quintessence Int 17, 659 (1986).
[115] Lutz, F., Phillips, R. W.: A classification and evaluation of composite resin systems. J Prosthet Dent 50, 480 (1983).
[116] Mair, L. H.: Ten-year clinical assessment of three posterior resin composites and two amalgams. Quintessence Int 29, 483 (1998).
[117] Mallow, P., Durward, M., Klaipo, M.: Comparison of two glass ionomer cemnets using the ART technique. J Dent Res 74, 405, Abstr. Nr. 33 (1995).
[118] Marolf, R.: Glasionomerzemente – Materialeigenschaften und klinische Anwendung. Eine Literaturübersicht. Schweiz Monatsschr Zahnheilk 94, 117 (1984).
[119] Mazzoni, A., Pashley, D. H., Nishitani, Y., Breschi, L., Mannello, F., Tjaderhane, L., Toledano, M., Pashley, E. L., Tay, F. R.: Reactivation of inactivated endogenous proteolytic activities in phosphoric acid-etched dentine by etch-and-rinse adhesives. Biomaterials 27, 4470 (2006).
[120] McCabe, J.F.: Resin-modified glass-ionomers. Biomaterials 19, 521 (1998).
[121] McCabe, J. F., Rusby, S.: Dentine bonding – the effect of pre-curing the bonding resin. Br Dent J 176, 333 (1994).
[122] McCaghren, R. A., Retief, D. H., Bradley, E. L., Denys, F. R.: Shear bond strength of light-cured glass ionomer to enamel and dentin. J Dent Res 69, 40 (1990).
[123] McKinney, J. E., Antonucci, J. M., Rupp, N. W.: Wear and microhardness of a silver-sintered glass-ionomer cement. J Dent Res 67, 831 (1988).
[124] McLean, J. W., Gasser, O.: Glas-Cermet-Zemente. Die Quintessenz 36, 1, Ref.Nr. 6809 (1985).
[125] Mitra, S.: Curing Reactions of glass ionomer materials. In: Hunt, P. R.: Glass Ionomers: The next generation. Proceedings of the 2nd International Symposium of Glass Ionomers. Philadelphia, 13 (1994).
[126] Miyazaki, M., Mikitake, S., Onose, H., Moore, K.: Influence of thermal cycling on dentin bond strength of two-step bonding systems. Am J Dent 11, 118 (1998).
[127] Mjör, I. A.: Glass-ionomer cement restorations and secondary caries: A preliminary report. Quintessence Int 27, 171 (1996).
[128] Mjör, I. A., Jokstad, A., Qvist, V.: Longevity of posterior restorations. Int Dent J 40, 11 (1990).
[129] Mount, G. J.: Clinical performance of glass-ionomers. Biomaterials 19, 573 (1998).
[130] Munechika, T., Susuki, K., Nishiyama, M., Ohashi, M., Horie, K.: A comparison of the tensile bond strengths of composite resins to longitudinal and transverse sections of enamel prisms in human teeth. J Dent Res 63, 1079 (1984).
[131] Murchison, D. F., Charlton, D. G., Moore, W. S.: Comparative radiopacity of flowable resin composites. Quintessence Int 30, 179 (1999).
[132] Naasan, M. A., Watson, T. F.: Conventional glass ionomers as posterior restorations. Am J Dent 11, 36 (1998).
[133] Nakabayashi, N., Kojima,K., Masuhara, E.: The promotion of adhesion by the infiltration of monomers into tooth substrates. J Biomed Mater Res 16, 265 (1992).
[134] Nikolaenko, S.A., Lohbauer, U., Roggendorf, M., Petschelt, A., Dasch, W., Frankenberger, R.: Influence of c-factor and layering technique on microtensile bond strength to dentin. Dent Mater 20, 579 (2004).
[135] Oberländer, H., Friedl, K.-H., Schmalz, G., Hiller, K. A., Kopp, A.: Clinical performance of polyacid-modified resin restorations using „softstart-polymerization". Clin Oral Investig 3, 55 (1999).
[136] Opdam, N. J. M., Roeters, J. J. M., Feilzer, A. J., Smale, I.: A radiographic and scanning electron microscopic study of approximal margins of Class II resin composite restorations placed in vivo. J Dent 26, 319 (1998).
[137] Opdam, N. J. M., Roeters, J. J. M., Feilzer, A. J., Verdonschot, E. H.: Marginal integrity and postoperative sensitivity in Class II resin composite restorations in vivo. J Dent 26, 555 (1998).
[138] Opdam, N. J. M., Roeters, J. J. M., Kujis, R., Burgersdijk, R. C. W.: Necessity of bevels for box only Class II composite restorations. J Prosthet Dent 80, 274 (1998).
[139] Pahlavan, A., Dennison, J. B., Charbeneau, G. T.: Penetration of restorative resins into acid-etched human enamel. J Am Dent Assoc 93, 1170 (1976).
[140] Pashley, D. H.: Mechanisms of dentin sensitivity. Dent Clin North Am 34, 449 (1990).
[141] Pashley, D. H., Ciucci, B., Sano, H.: Dentin as a bonding substrate. Dtsch Zahnärztl Z 49, 760 (1994).
[142] Pashley, D. H., Michelich, V., Kehl, T.: Dentin permeability: effects of smear layer removal. J Prosthet Dent 46, 531 (1981).
[143] Paterson, R. C., Watts, A.: Toxicity to the pulp of a glass-ionomer cement. Br Dent J 162, 110 (1987).
[144] Pelka, M., Ebert, J., Schneider, H., Krämer, N., Petschelt, A.: Comparison of two- and three-body wear of glass-ionomers and composites. Eur J Oral Sci 104, 132 (1996).
[145] Perdigao, J., Frankenberger, R., Rosa, B. T., Breschi, L.: New trends in dentin/enamel adhesion. Am J Dent 13, 25D (2000).
[146] Pereira, P. N., Inokoshi, S., Tagami, J.: In vitro secondary

caries inhibition around fluoride releasing materials. J Dent 26, 505 (1998).
[147] Perdigao, J.: An ultramorphological study of human dentin exposed to adhesive systems. PhD thesis, Catholic University of Leuven, Leuven, Belgium (1995).
[148] Perdigao, J., Frankenberger, R.: Effect of solvent and rewetting time on dentin adhesion. Quintessence Int 32, 385 (2001).
[149] Perdigao, J., Lambrechts, P., van Meerbeek, B., Braem, M., Yildiz, E., Yucel, T., Vanherle, G.: The interaction of adhesive systems with human dentin. Am J Dent 9, 167 (1996).
[150] Perdigao, J., Lopes, M.: Dentin bonding – questions for the new millennium. J Adhes Dent 1, 191 (1999).
[151] Perdigão, J., Van Meerbeek, B., Lopes, M. M., Ambrose, W. W.: The effect of a re-wetting agent on dentin bonding. Dent Mater 15, 282 (1999).
[152] Peschke, A., Blunck, U., Roulet, J.-F.: Influence of incorrect application of Optibond FL on the marginal adaptation. J Dent Res 77, 680, Abstr. Nr. 388 (1998).
[153] Prati, C., Chersoni, S., Cretti, L., Montanari, G.: Retention and marginal adaptation of a compomer placed in non-stress-bearing areas used with the total-etch technique: a 3-year retrospective study. Clin Oral Investig 2, 168 (1998).
[154] Qvist, V., Laurberg, L., Poulsen, A., Teglers, P. T.: Longevity and cariostatic effects of everyday conventional glass-ionomer and amalgam restorations in primary teeth: three-year results. J Dent Res 76, 1387 (1997).
[155] Raskin, A., Michotte-Theall, B., Vreven, J., Wilson, N. H. F.: Clinical evaluation of a posterior composite 10-year report. J Dent 27, 13 (1999).
[156] Roberts, J.F., Attari, N., Sherriff, M.: The survival of resin modified glass ionomer and stainless steel crown restorations in primary molars, placed in a specialist paediatric dental practice. Br Dent J 198, 427 (2005).
[157] Rosin, M., Hartmann, A., Konschake, C., Greese, U., Schwahn, B., Meyer, G.: A clinical evaluation of a new ormocer restorative at six months. J Dent Res 78, 285, Abstr. Nr. 1438.
[158] Roulet, J.-F.: Benefits and disadvantages of tooth-coloured alternatives to amalgam. J Dent 25, 459 (1997).
[159] Sanders-Tavares da Cunha Mello, F., Feilzer, A. J., DeGee, A. J., Davidson, C. L.: Sealing ability of eight resin bonding systems in Class II restoration after mechanical fatigue. Dent Mater 13, 372 (1997).
[160] Sano, H., Shono, T., Takatsu, T., Hosoda, H.: Microporous dentin zone beneath resin impregnated layer. Oper Dent 19, 59 (1994).
[161] Schmalz, G.: Antimikrobielle Eigenschaften eines Zinkoxiphosphat-Zementes und eines Glasionomer-Zementes mit und ohne Silberzusatz. Dtsch Zahnärztl Z. 42, 628 (1987).
[162] Schmalz, G.: The biocompatibility of non-amalgam dental filling materials. Eur J Oral Sci 106, 696 (1998).
[163] Schmalz, G., Hiller, K. A., Nunez, L. J., Stoll J., Weis, K.: Permeability characteristics of bovine and human dentin under different pretreatment conditions. J Endod 27, 23 (2001a).
[164] Schmalz, G., Hiller, K. A., Nunez, L. J., Stoll, J., Weis, K.: Permeability characteristics of bovine and human dentin under different pretreatment conditions. J Endod 27, 23 (2001b).
[165] Schoch, M., Krämer, N., Frankenberger, R., Petschelt, A.: Direct posterior composite restorations with a new adhesive system – one year results. J Adhesive Dent 1, 167 (1999).
[166] Schriever, A., Becker, J., Heidemann, D.: Tooth-colored restorations of posterior teeth in German dental education. Clin Oral Investig 3, 30 (1999).
[167] Schuh, H.: Glasionomerzemente – Entwicklung und Tendenzen. Swiss Dent 14, 7 (1993).
[168] Sidhu, S. K., Watson, T. F.: Resin-modified glass ionomer materials. Am J Dent 8, 59 (1995).
[169] Sindel, J., Frankenberger, R., Krämer, N., Petschelt, A.: Crack formation of all-ceramic crowns dependent on different core build up and luting materials. J Dent 27, 175 (1999).
[170] Söderhom, K.-J., Richards, N. D.: Wear resistance of composites: a solved problem? Gen Dent 46, 256 (1998).
[171] Soltész, U., Leupolz, M.: Dimensionsverhalten von Glasionomerzementen in trockener und feuchter Umgebung. Dtsch Zahnärztl Z 48, 431 (1993).
[172] Soltész, U.: Ermüdungsverhalten von drei Glasionomerzementen unter zyklischer Wechselbelastung. Dtsch Zahnärtl Z 49, 929 (1994).
[173] Stanley, H. R.: Effects of dental restorative materials: local and systemic responses reviewed. J Am Dent Assoc 124, 76 (1993).
[174] Swartz, M. L., Phillips, R. W., Clark, H. E.: Long-term F release from glass-ionomer cements. J Dent Res 63, 158 (1984).
[175] Swift, E. J. jr., Triolo, P. T., Barkmeier, W. W., Bird, J. L., Bounds, S. J.: Effect of low-viscosity resins on the performance of dental adhesives. Am J Dent 9, 100 (1996).
[176] Tate, W. H., Powers, J. M.: Surface roughness of composites and hybrid ionomers. Oper Dent 21, 53 (1996).
[177] Tay, F. R., Frankenberger, R., Krejci, I., Bouillaguet, S., Pashley, D. H., Carvalho, R. M., Lai, C. N.: Single-bottle adhesives behave as permeable membranes after polymerization. I. In vivo evidence. J Dent 32, 611 (2004).
[178] Tay, F. R., Lai, C. N., Chersoni, S., Pashley, D. H., Mak, Y. F., Suppa, P., Prati, C., King, N. M.: Osmotic blistering in enamel bonded with one-step self-etch adhesives. J Dent Res 83, 290 (2004).
[179] Tay, F. R., Pashley, D. H., Garcia-Godoy, F., Yiu, C. K.: Single-step, self-etch adhesives behave as permeable membranes after polymerization. Part II. Silver tracer penetration evidence. Am J Dent 17, 315 (2004).
[180] Tay, F. R., Pashley, D. H., King, N. M., Carvalho, R. M., Tsai, J., Lai, S. C., Marquezini, L.: Aggressiveness of self-etch adhesives on unground enamel. Oper Dent 29, 309 (2004).
[181] Tay, F. R., Pashley, D. H., Suh, B., Carvalho, R., Miller, M.: Single-step, self-etch adhesives behave as permeable membranes after polymerization. Part I. Bond strength and morphologic evidence. Am J Dent 17, 271 (2004).
[182] Ten Cate, J. M., van Duinen, R. N. B.: Hypermineralization of dentinal lesions adjacent to glass-ionomer restorations. J Dent Res 74, 1266 (1995).
[183] Thornton, J. B., Retief, D. H., Bradley, E. L.: Fluoride release from and tensile bond strength of Ketac Fil and Ketac Silver to enamel and dentin. Dent Mater 2, 241 (1986).
[184] Unterbrink, G., Liebenberg, H.: Flowable resin composites as filled adhesives : Literature review and clinical recommendations. Quintessence Int 30, 249 (1999).
[185] Van Meerbeek, B., Perdigao, J., Lambrechts, P., Vanherle, G.: The clinical performance of adhesives. J Dent 26, 1 (1998).
[186] Vitrebond Light-cure Glass Ionomer Liner Base. 3M Dental Product Literature, 1988.
[187] Walls, A. W. G., Adamson, J., McCabe, J. F., Murray, J. J.: The properties of a glass polyalkeonate (ionomer) cement incorporating sintered metallic particles. Dent Mater 3, 113 (1987).
[188] Walls, A. W. G., Murray, J. J., McCabe, J. F.: The use of glass polyalkenoate (ionomer) cements in the deciduous dentition. Br Dent J 165, 13 (1988).
[189] Weller, M., Czerner, A., Schoch, M., Lohbauer, U., Frankenberger, R., Krämer, N.: Penetration of flowable resin composites as pit and fissure sealants. J Dent Res 79, 446, Abstr. Nr. 2418 (2000).

[190] Willems, G., Lambrechts, P., Braem, M., Vanherle, G.: Three-year follow-up of five posterior composites: in vivo wear. J Dent 21, 74 (1993).
[191] Williams, J. A., Billington, R. W., Pearson, G. J.: The comparative strengths of commercial glass ionomer cements with and without metal additions. Br Dent J 172, 279 (1992).
[192] Wilson, N. H. F., Wilson, M. A., Wastell, D. G., Smith, G. A.: Performance of occlusin in butt-joint and bevel-edged preparations: five-year results. Dent Mater 7, 92 (1991).
[193] Wolter, H., Storch, W., Ott, H.: New inorganic/organic copolymers (OrmocerRs) for dental application. Mat Res Soc Symp Proc 346, 143 (1994).
[194] Yap, A. U., Quek, C. E., Kau, C. H.: Repair of new-generation tooth-colored restoratives: methods of surface conditioning to achieve bonding. Oper Dent 23, 173 (1998).

10 Füllungstherapie im Milchgebiss

von NORBERT KRÄMER und ROLAND FRANKENBERGER

Inhaltsübersicht

10.1 Einleitung 162

10.2 Morphologische Merkmale der Milchzähne 162

10.3 Kariesexkavation 163

10.4 Präparationsrichtlinien im Milchgebiss 164

10.4.1 Makromechanische Retention 164
Klasse-I-Kavitäten 164
Klasse-II-Kavitäten 165
Kavitäten im Frontzahnbereich 166
Klasse-V-Kavitäten 167
10.4.2 Mikromechanische Retention 167
Klasse-I-Kavitäten 168
Klasse-II-Kavitäten 169
Kavitäten im Frontzahnbereich 170
Klasse-V-Kavitäten 171

10.5 Hilfsmittel zur Füllungstherapie 171

10.5.1 Kofferdam 171
10.5.2 Matrizentechnik 172
10.5.3 Schutz der Pulpa 174

10.6 Materialien zur Füllungstherapie 174

10.6.1 Problematik der Amalgamanwendung bei Milchzähnen 174
10.6.2 Glasionomerzemente 175
Konventionelle Glasionomerzemente (GIZ) 175
Metallverstärkte Glasionomerzemente/Cermetzemente 175
Hoch visköse Glasionomerzemente (HGIZ) 176
Kunststoffmodifizierte Glasionomerzemente (KGIZ) 177
10.6.3 Kompomere 178
10.6.4 Komposite 180

10.7 Zusammenfassende Bewertung der Füllungsmaterialien für das Milchgebiss 182

10.8 Literatur 183

10.1 Einleitung

Die Behandlung und der Erhalt von Milchzähnen erfolgen in der Bundesrepublik Deutschland immer noch nicht mit der notwendigen Intensität. Trotz des allgemeinen Kariesrückgangs bei Kindern und Jugendlichen bleibt der Sanierungsgrad im Milchgebiss nach wie vor unbefriedigend [72, 99]. Dabei liegt der Anteil der unversorgten kariösen Läsionen umso höher, je jünger die Patienten sind. Obwohl die Bedeutung einer früh einsetzenden Zahnsanierung unter Fachleuten unumstritten ist, wird diese offensichtlich meist zu spät begonnen.

Die Früherfassung und Frühbehandlung aller kariösen Läsionen an Milchzähnen spielt eine besondere Rolle: Durch eine rechtzeitig einsetzende Füllungstherapie können einerseits kieferorthopädische Folgebehandlungen vermieden werden, andererseits die Zahl kariogener Keime in der Mundhöhle reduziert werden, sodass günstigere Voraussetzungen für die Primärprophylaxe an bleibenden Zähnen entstehen. Auch für den Aufbau einer angstfreien Kind-Zahnarzt-Beziehung ist es besser, wenn die Zahnbehandlung mit vorbeugenden Maßnahmen oder der Präparation einer kleinen Kavität und nicht mit einer Trepanation oder Extraktion beginnt. Unterschätzt wird häufig auch die Bedeutung der Therapie der Frontzähne für die Sprachentwicklung (Phonetik) und die Ästhetik (psychische Komponente).

Durch Inspektion allein ist eine Früherfassung vor allem an den Approximalflächen von Milchmolaren kaum gewährleistet. Bei alleiniger klinischer Untersuchung werden 40–70 % der Läsionen an Approximalflächen der Seitenzähne übersehen. Dies trifft meist auf kleine Defekte zu. Eine rechtzeitige und vollständige Diagnose der Karies an Milchzähnen wird nur durch Anfertigen von Bissflügelaufnahmen (Abb. 10-1) oder durch eine zusätzliche Untersuchung mit der Kaltlichtsonde ermöglicht (s. S. 54 ff.). Nur so können irreversible Pulpaschädigungen vermieden werden.

10.2 Morphologische Merkmale der Milchzähne

Bei der Kariestherapie im Milchgebiss gelten im Prinzip die gleichen Grundsätze wie bei der konservierenden Versorgung der bleibenden Zähne. Schon bei der Kavitätenpräparation muss aber berücksichtigt werden, dass es einige anatomische Unterschiede zwischen Milchzähnen und bleibenden Zähnen gibt. Für die klinische Praxis sind mikro- und makromorphologische Besonderheiten von Bedeutung (Tab. 10-1 und Abb. 10-2), die im Folgenden bei den entsprechenden praktischen Empfehlungen berücksichtigt werden.

Die **Abrasion** der Milchmolaren wird wegen des geringeren Mineralgehalts und höheren Porenvolumens des Schmelzes [120] höher eingeschätzt als die

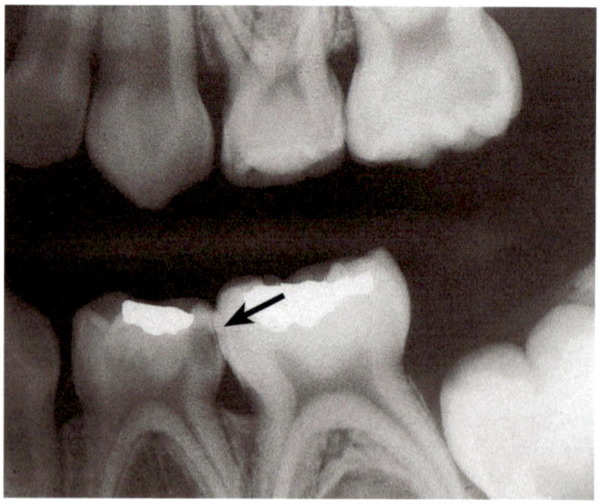

Abb. 10-1 Approximalkaries im Röntgenbild (Bissflügelaufnahme).

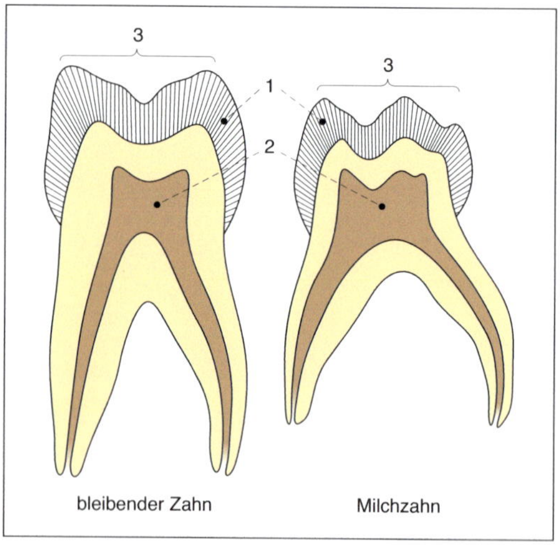

Abb. 10-2 Abweichung der Anatomie bei Milchmolaren. Die Regionen der in Tabelle 10-1 beschriebenen makromorphologischen Besonderheiten (1–3) werden an diesem Schema angezeigt.

Tabelle 10-1 **Makro- und mikromorphologische Besonderheiten im Milchgebiss.**

makromorphologische Besonderheiten	mikromorphologische Besonderheiten
1 Der Schmelzmantel der Milchzähne ist an keiner Stelle dicker als 1 mm, deshalb wird er viel schneller von der Karies durchbrochen als der massivere Hartsubstanzmantel der permanenten Zähne	1 Die Schmelzoberfläche ist durch eine weitgehend prismenlose Schmelzoberfläche gekennzeichnet (Schichtstärke: 30–100 µm)
2 Die Pulpakammern der Milchzähne sind relativ größer, und die Pulpahörner liegen wesentlich näher zur Außenfläche; insbesondere die mesialen Pulpenhörner der ersten Milchmolaren dehnen sich weit aus	2 Die Schmelzprismen im Zervikalbereich steigen von der Schmelz-Dentingrenze kauflächenwärts an
3 Die Kauflächen der Milchmolaren sind schmaler, ihre Bukkal- und Lingualflächen divergieren in Richtung auf einen deutlich ausgeprägten zervikalen bzw. basalen Schmelzwulst	3 Der Mineralgehalt des Milchzahnschmelzes ist geringer als bei der bleibenden Dentition
4 Die Milchmolaren haben einen breiteren und flacheren Approximalkontakt	4 In Milchzähnen ist der pränatal gebildete Schmelz deutlich weniger dicht mineralisiert als der postnatale Schmelzmantel

Abrasion der bleibenden Seitenzähne. Dies mag der Grund dafür sein, dass die Ansprüche an Füllungsmaterialien bezüglich ihres Verschleißverhaltens in der ersten Dentition geringer sind.

Ein für die adhäsive Füllungstherapie essentieller Faktor ist die **Mikromorphologie des Milchzahndentins.** Hier finden sich Riesentubuli mit bis zu 10 µm Durchmesser, die eine bis zu fünffach größere Eintrittspforte für Kariesbakterien darstellen (Abb. 10-3).

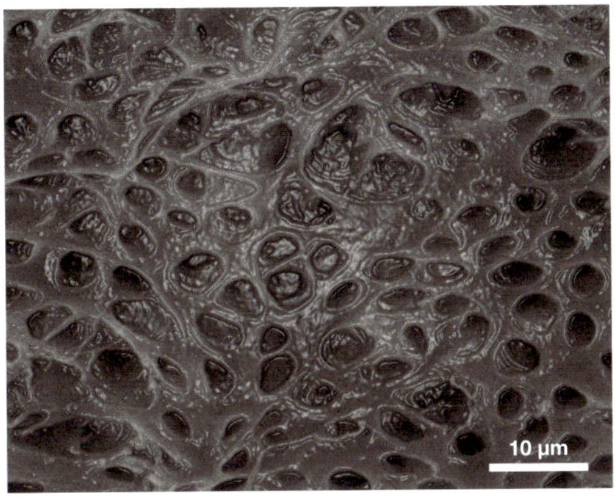

Abb. 10-3 Rasterelektronenmikroskopische Aufnahme von pulpennahem Dentin (Replika). Die Tubuli weisen einen Querschnitt von bis zu 10 µm aus.

10.3 Kariesexkavation

Eine sichtbare bzw. sondierbare kariöse Läsion oder im Röntgenbild bis zur Schmelz-Dentingrenze diagnostizierbare Karies muss exkaviert werden. Da im Milchgebiss früher als in der 2. Dentition mit der Infektion der Pulpa gerechnet werden muss, ist die vollständige und rechtzeitige Kariesexkavation von besonderer Bedeutung [33]. Grundsätzlich ist dabei ein übersichtlicher Zugang zu schaffen. Die unterminierten Schmelzanteile müssen jedoch nicht immer vollständig entfernt werden. Dies hängt hauptsächlich von der Retentionsart des Füllungsmaterials ab.

Für die Entfernung des erweichten, meist hellgelb und feucht wirkenden (proteolysierten) Dentins bieten sich insbesondere bei ängstlichen Kindern scharfe Handinstrumente (Löffelexkavator) an (Abb. 10-4). Die darunterliegende kariös veränderte und härtere Dentinschicht sollte mit einem Hartmetall-Rosenfräser in angemessener Größe bearbeitet werden.

Im Bereich der **Reizdentinbildung** ist auf eine vorsichtige Exkavation zu achten. Eine forcierte Vorgehensweise birgt die Gefahr der Pulpaeröffnung. Die Unterscheidung zwischen Reizdentin und kariös verändertem Dentin ist häufig nur schwer möglich. Einige Autoren empfehlen daher, im Zweifelsfall eher weniger umfangreich zu exkavieren, um die Gefahr einer Pulpabehandlung zu umgehen [123]. Bei weniger akuten, älteren und flachen Läsionen wird das Belassen von kariös verändertem Dentin vorgeschla-

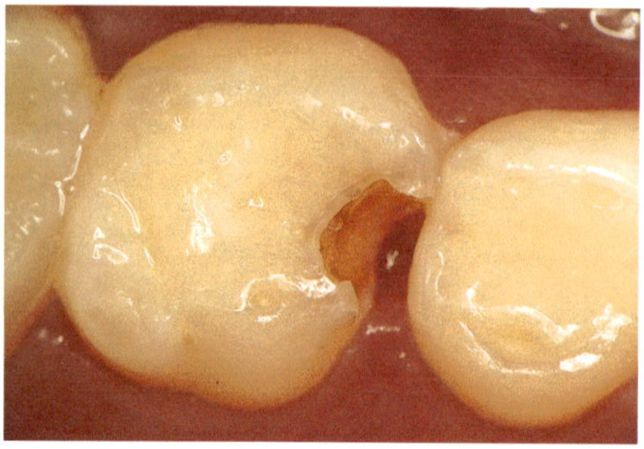

Abb. 10-4 Approximalkaries mit erweichtem, feucht wirkendem Dentin. Zur schonenden Entfernung der Karies bietet sich ein Löffelexkavator an.

gen, da hier von einer geringen Menge Mikroorganismen ausgegangen wird [47]. All diese Vorschläge bergen das Risiko, dass trotz symptomloser Zustände aufgrund der eingeschränkten diagnostischen Möglichkeiten ein chronischer Prozess übersehen wird. Insofern bedarf es einer situationsbezogenen Abwägung, ob z.B. bei einem unkooperativen Kind durch behutsames Vorgehen eine Eröffnung der Pulpa mit dem Risiko einer nachfolgenden Komplikation auch bei dichtem Kavitätenverschluss vermieden werden soll. Demgegenüber können bei guter Compliance eher „klare Verhältnisse" mit einer „rechtzeitigen" endodontischen Maßnahme riskiert werden.

Eine schmerzfreie, gering invasive Methode der Kariesexkavation wurde 1998 mit dem chemico-mechanischen Verfahren Carisolv® vorgestellt. Es besteht aus zwei Komponenten, die erst kurz vor der Behandlung vermischt werden können (Komponente 1: hoch visköses Gel, wesentliche Bestandteile sind die Aminosäuren, Glutaminsäure, Leucin und Lysin in 0,1 M Konzentration; Komponente 2: 0,5%ige Natriumhypochloritlösung). Dabei wirkt das Prinzip der Chlorierung der Kollagenmoleküle durch Natriumhypochlorit. Die beigefügten Aminosäuren zeichnen sich dadurch aus, dass nur das denaturierte Kollagen des kariös veränderten Dentins gelöst wird [26]. In-vitro-Untersuchungen konnten zeigen, dass mit diesem System Dentinkaries vollständig entfernt werden kann [49]. Mit diesem neuen Verfahren kann das unangenehme „Rumpeln" eines Rosenfräsers vermieden und unter Umständen auf die Lokalanästhesie verzichtet werden [63, 64]. Allerdings muss die Dentinkaries frei zugänglich sein. Ansonsten muss zuvor der Schmelz rotierend entfernt werden. Wie eigene Erfahrungen mit der Methode bestätigten, ist sie bis zur erfolgreichen Kariesentfernung mit einem sehr großen Zeitaufwand verbunden. Da das Aufbringen des Gels bei einer $d_{3/4}$-Karies etwa dreimal wiederholt und die Einwirkzeit einkalkuliert werden muss und die Anwendung des Exkavators zeitlich zu Buche schlägt, ist bei unkooperativen Kindern womöglich schnell die „Compliance-Grenze" erreicht. Genau hier ist der Grund dafür zu sehen, dass Carisolv® heute keine Rolle mehr spielt.

10.4 Präparationsrichtlinien im Milchgebiss

Bei der Gestaltung von Milchzahnkavitäten ist zu berücksichtigen, dass der Abstand zwischen Zahnoberfläche und Pulpa im Durchschnitt nur 2–3 mm beträgt. Angesichts dieser makromorphologischen Besonderheit stellt sich einerseits die Frage, ob es noch zeitgemäß ist, bei der Präparation von Milchzahnkavitäten nach den wenig Substanz schonenden Black-Regeln vorzugehen. Andererseits weist die in Tabelle 10-1 beschriebene Mikrostruktur des Schmelzes der ersten Dentition auf das Problem bei einer alternativen, mikromechanischen Verankerung von Füllungen hin. Zur Klärung dieser Fragestellung sollen im Folgenden die Präparationsrichtlinien für die makro- und mikromechanische Retention gegenübergestellt werden.

10.4.1 Makromechanische Retention

Die makromechanische Verankerung der Füllungen wird durch eine unterminierende Präparation erreicht. Wie bei der bleibenden Dentition werden zur Reduktion der Spannungen in Füllung und Zahn alle Winkel und Kanten abgerundet [116]. Besondere Beachtung finden in der ersten Dentition die teilweise sehr engen Platzverhältnisse mit der Gefahr der Pulpaeröffnung.

Klasse-I-Kavitäten

Bei der Gestaltung von konventionellen Klasse-I-Kavitäten an Milchmolaren sollten alle kariesanfälligen Bereiche der Kaufläche eingeschlossen, die Präparation dabei allerdings so schmal wie möglich gehalten werden (Abb. 10-5). Die Cristae, welche die Kauflächen des ersten unteren und zweiten oberen Molaren queren, sind möglichst zu schonen.

Der okklusale Kasten sollte je nach Verschleißbeständigkeit des Füllungsmaterials 1,5–2 mm tief sein. Bei den ersten Oberkiefermolaren muss vor allem im Bereich des häufig sehr ausladenden mesiobukkalen Pulpenhorns auf die Gefahr einer iatrogenen Eröffnung der Pulpa geachtet werden. Die Kavitätenwände sollten leicht nach okklusal konver-

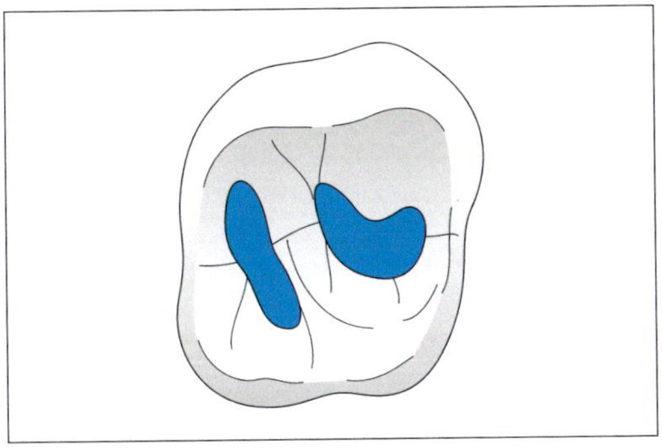

Abb. 10-5 Klasse-I-Kavität an Zahn 55. Die Umrissform zeigt die Ausdehnung der Kavität bei makromechanischer Retentionsform an. Der Transversalwulst kann ggf. belassen werden.

gieren. Als günstig haben sich hierfür birnenförmige Diamantschleifinstrumente mit einem kurz belegten Arbeitsende erwiesen (z.B. Birne Nr.: 365.4 C, F; Fa. Premier). Die Größe des Präparationsinstruments sollte sich an der Ausdehnung der kariösen Läsion orientieren. Auch der Einsatz aufeinander abgestimmter Diamant-Körnungen (Präparation der Kavität bei etwa 100 µm Körnung; Finieren bei etwa 40000 U/min und 20 µm Körnung) beschleunigt die Präparation der Kavität und verbessert die Randqualität der Füllung.

Klasse-II-Kavitäten

Der Spielraum für die Gestaltung einer konventionellen Klasse-II-Kavität im Milchgebiss ist extrem eng. Einerseits sollen Pulpa und Zahnmaterial geschont werden, andererseits kann – gerade auch bei den neueren Werkstoffen – nur durch eine genügende Dicke des Füllungsmaterials von 1,5–2 mm ein vorzeitiger Füllungsverlust durch Fraktur vermieden werden.

Die sorgfältige Beachtung biomechanischer Grundsätze und werkstoffkundlicher Aspekte ist oberstes Gebot.

Bereits in den 50er-Jahren gaben Laboruntersuchungen erste Hinweise darauf, welche Gesichtspunkte bei der Präparation von Kavitäten an Milchmolaren zu beachten sind. So zeigten Belastungsmessungen an Milchzahnmodellen, dass die beste Vorbeugung gegen Füllungsfrakturen durch Präparationen mit einem weiten Isthmus, einem abgerundeten Kavitätenboden, einem abgerundeten approximal-pulpalen Winkel und Retentionsrillen im approximalen Kasten erreicht wird [76]. Auf der Basis dieser und später durchgeführter spannungsoptischer Untersuchungen können folgende Schlüsse gezogen werden [61, 116]:

- Durch das Abrunden von Winkeln und Kanten werden die Spannungen in Füllung und Zahn deutlich vermindert.
- Wird der Isthmus verbreitert oder der Kavitätenboden tiefer gelegt, d.h. das Volumen der Füllung vergrößert, nehmen die Spannungen in der Füllung ab.
- Mit zunehmender Breite oder Dicke der Füllung steigen allerdings die Spannungen im Zahn, sein Widerstand gegen Verformung und Fraktur nimmt ab.
- Löcher und Rauigkeiten auf der Oberfläche einer Klasse-II-Füllung führen zu einer Erhöhung der Spannungen in der Füllung.
- Konvergieren die Kavitätenwände leicht kauflächenwärts, so treten geringere Spannungskräfte bei Belastung des Füllungsrandes auf, und Füllungsrandbrüche kommen seltener vor.

Umstritten war lange Zeit, ob bei Milchzähnen zur Vermeidung von Brüchen am Isthmus unbedingt interne Verankerungsrillen im approximalen Kasten nötig sind, wie es Markley [85] nach entsprechenden Untersuchungen für bleibende Zähne gefordert hatte. Andere Studien zufolge sind diese Verankerungsrillen bei Milchmolaren nicht unbedingt erforderlich [89, 92].

Wie sieht nun die **ideale Klasse-II-Kavität** für Milchzähne aus? Der okklusale Kasten wird ähnlich wie bei der Klasse-I-Kavität präpariert, dabei ist auf gute Ausrundung der Winkel zu achten. Die Isthmusbreite sollte etwa ein Drittel des Höckerabstandes betragen, mindestens aber 1,5 mm. Die bukkale und die orale Wand des approximalen Teils der Kavität sollen in zervikaler Richtung divergieren (Abb. 10-6a und b).

Praktisch wird diese Form erreicht, indem der approximale Kasten mit der kleinsten Diamantbirne (z.B. Nr. 830/314/010, Fa. Komet; Nr. 362.25 C, F; Fa. Premier) oder dem kleinsten Hartmetallbohrer (z.B. Komet Nr. H 7/314/010) präpariert wird – unter leichter Pendelbewegung von bukkal nach lingual. Die kleine Instrumentenform vermindert dabei das Risiko einer Verletzung des Nachbarzahnes. Die Stufe sollte etwa 1,5 mm tief sein und möglichst direkt unter der Kontaktfläche zum Nachbarzahn enden, sofern die Karies eine solch geringe Ausdehnung zulässt. Durch Abrunden des Winkels zwischen dem Kavitätenboden und der pulpalen Wand des approximalen Kastens wird dem Füllungsbruch am Isthmus vorgebeugt. An jeder Stelle dieser Abrundung sollte die Materialstärke des Füllungsmaterials (ohne Unterfüllung) mindestens 1,5 mm betragen.

Klinische Untersuchungen zeigen, dass auch bewährte Füllungsmaterialien wie Amalgam gerade am

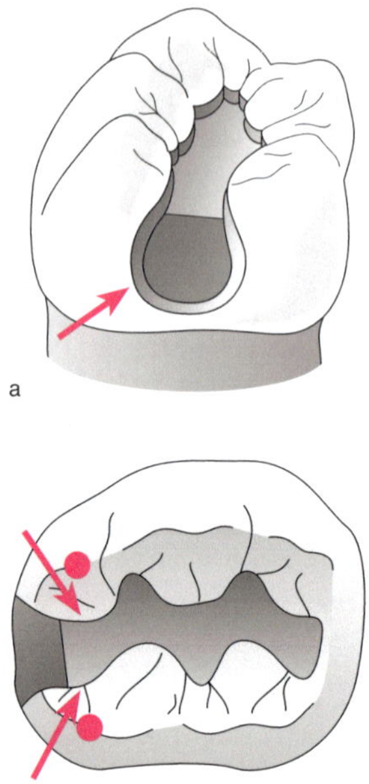

Abb. 10-6 Klasse-II-Kavität an Zahn 75 (makromechanische Retentionsform). Es sollte auf eine gute Ausrundung sämtlicher Winkel geachtet werden (a; Pfeil). Die zervikale Stufe darf nicht abfallend präpariert sein (a). Zur Reduktion der Frakturgefahr muss der Isthmus ausreichend dimensioniert sein (b; Pfeil). Die markierten Punkte kennzeichnen die Höckerspitzen.

a) Ansicht von approximal.

b) Ansicht von okklusal.

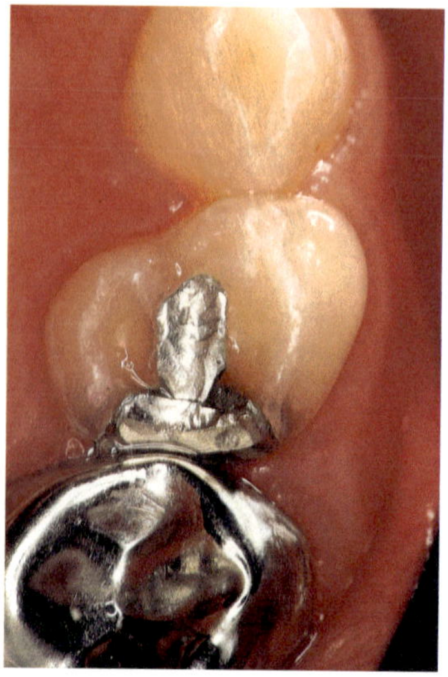

Abb. 10-7 Amalgamfüllung nach etwa einjähriger Liegedauer. Aufgrund Unterdimensionierung ist die Füllung im Bereich des Isthmus frakturiert.

Übergang zum approximalen Kasten leicht frakturieren (Abb. 10-7) [9, 80, 102, 135]. Zur Abstützung des Kaudrucks auf der Randleiste der Restauration sollte die Breite der approximalen Stufe eher mehr als 1 mm betragen. Gerade in dieser Region ist die Gefahr der iatrogenen Pulpaeröffnung aufgrund des geringen Abstandes zwischen Schmelzoberfläche und Pulpa (ohne Reizdentinbildung etwa 1,6 mm) besonders hoch (siehe Abb. 10-18a).

Die hier genannten metrischen Angaben beziehen sich zum großen Teil auf Erfahrungen mit dem Werkstoff Amalgam. Daher sind bei der makromechanischen Kavitätenpräparation grundsätzlich die werkstoffkundlichen Eigenschaften des jeweiligen Füllungsmaterials zu berücksichtigen. Bei Füllungsmaterialien, für die nur begrenzt klinische Erfahrungen vorliegen, bieten Parameter wie Biege-, Druck- und Zugfestigkeit oder die Abrasionsbeständigkeit in unterschiedlichen In-vitro-Simulationen einen wichtigen Vorhersagewert.

Für den möglichst langfristigen Erfolg der Füllung ist bei Klasse-II-Kavitäten das **Glätten der Kavitätenränder** von besonderer Bedeutung. Unterminierende Schmelzanteile sollten dabei aufgrund der Frakturgefahr entfernt werden. Bei der Verwendung von rotierenden Systemen zur Randglättung sollten genau wie schon bei der Klasse-I-Kavität zur Präparation und zum Finieren der Kavität die gleichen Formen benutzt werden. Neben Feinkorndiamantfinierern oder gewendelten birnenförmigen Hartmetallfinierern können im approximalen Kasten Gingivalrandschräger zum Brechen der losen Schmelzprismen am Kavitätenrand und zur Schonung des Nachbarzahnes eingesetzt werden.

Kavitäten im Frontzahnbereich

Makromechanische Präparationsformen wie Schwalbenschwanzretentionen sind bereits seit den 1970er-Jahren auch im Milchgebiss veraltet [23]. Die ungünstigen Platzverhältnisse und die meist großflächigen kariösen Hartsubstanzverluste gerade bei der sog. Fläschchenkaries lassen keine unterminierende Präparation zu. Die typische Ausdehnung einer Approximalkaries im Milchgebiss zeigt das klinische Bild bei einem fünfjährigen Jungen (Abb. 10-8). Es handelt sich also meist um gemischte Klasse-III- und -IV-Ka-

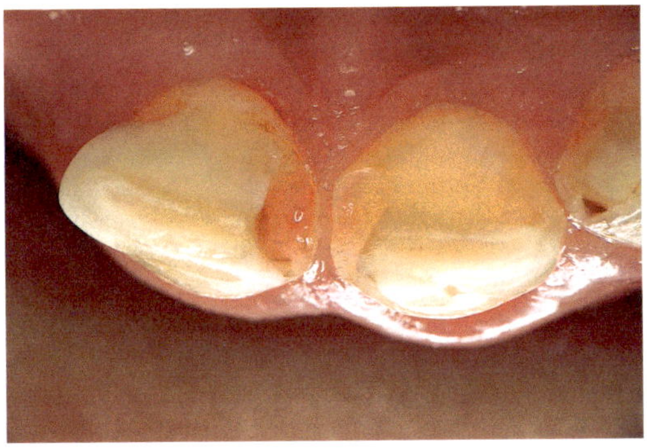

Abb. 10-8 Typische Ausbreitung der Karies im Frontzahnbereich eines fünfjährigen Patienten. Die Inzisalkante ist meist von der Läsion betroffen.

vitäten. Meist ist der Defekt klinisch aufgrund der geringen Höhe der Frontzahnkrone und der raschen Ausbreitung der Karies nicht nur auf den Approximalkontaktbereich beschränkt. In der Regel ist ebenso die Versorgung der Inzisalkante notwendig. Platz für eine makromechanische Retention der Füllung bleibt nicht.

Klasse-V-Kavitäten

Zervikale kariöse Läsionen mit Begrenzung der Kavitätenränder im Dentin sind im Milchgebiss eher selten. In der Regel liegt die Schmelz-Zementgrenze etwa 1 mm subgingival. Daher ist meist eine schmelzbegrenzte Kavität zur Versorgung vorhanden. Die Ausdehnung der Kavität hängt ausschließlich von der Kariesausbreitung ab. Bei der Restaurierung eines Zahnes im nicht kaubelasteten Bereich kann die Kavitätentiefe auf etwa 1 mm begrenzt werden.

10.4.2 Mikromechanische Retention

Schon seit den 70er-Jahren des letzten Jahrhunderts wird die Anwendung der substanzschonenden mikromechanischen, adhäsiven Versorgung auch für Milchzähne empfohlen [84, 114, 117]. Dabei stellt sich allerdings die Frage, ob die **Schmelzätztechnik bei Milchzähnen** generell anwendbar ist. Bekanntlich kommt die Haftung von Kunststoff auf der geätzten Schmelzoberfläche in erster Linie durch Einfließen in ein retentives Ätzmuster zustande. Dieses Muster entsteht nach Säurekonditionierung (32- bis 37 %ige Phosphorsäure) durch die unterschiedliche Säurelöslichkeit der Schmelzprismen im Zentrum und in der Peripherie.

Als strukturelle Eigenart der Milchzähne wird aber angegeben, dass der Oberflächenschmelz prismenfrei sei, sodass bei der Behandlung mit Säure kein retentives Ätzmuster entstehen könne [109, 119]. Allerdings ist diese prismenfreie Schicht nur 30–100 µm dick (Abb. 10-9). Ihre Dicke nimmt von den Schneidezähnen über die Eckzähne zu den Molaren zu. Mikromorphologische Untersuchungen haben ergeben, dass in dieser oberflächlichen Schicht durchaus Schmelzprismen zu finden sind, allerdings nur unregelmäßig angeordnet [34, 68, 109, 144].

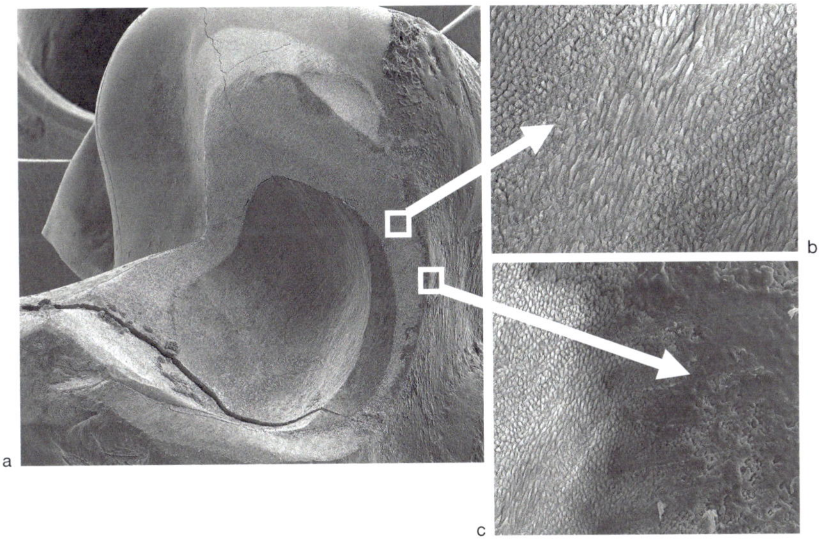

Abb. 10-9 Anschrägung an einer Klasse-II-Kavität (Molaren 1. Dentition; a: 1:30). Im Bereich der Anschrägung kann nach 30 s Anätzen mit Phosphorsäure ein suffizientes Ätzmuster generiert werden (b: 1:1000). Im angrenzenden Bereich ist die prismenlose Oberfläche sichtbar (c: 1:1000).

Der aprismatische Schmelz wird beim Präparieren entfernt, wenn die Ränder der Kavität im Sinne der Schmelzätztechnik abgeschrägt werden. Ohne Anschrägung entsteht jedoch durch die an den Kavitätenrändern liegende prismenlose Oberfläche keine retentive Verankerungsmöglichkeit (Abb. 10-9c). Danach kann auch am Milchzahn ebenso wie in der bleibenden Dentition durch Anätzen mit Phosphorsäure immer ein retentives Ätzmuster erzeugt werden (Abb. 10-10).

Die **Ätzzeit** auf der präparierten Schmelzoberfläche sollte 30 s betragen [46, 56, 107]. Längere Ätzzeiten bedeuten ein erhebliches Abflachen des Ätzmusters. Die mikromechanische Retention ist mit der bleibenden Dentition durchaus vergleichbar [48]. Die Schmelzoberfläche und damit das Ätzmuster variieren jedoch individuell sehr stark [122]. Sollte z.B. im Rahmen einer Intubationsnarkose entschieden werden, an Milchmolaren prophylaktische Fissurenversiegelungen durchzuführen, ist hier eine Phosphorsäureätzung für 120 s angezeigt [121, 125]. Versiegelungen ohne Phosphorsäureapplikation sind ungünstiger bewertet [106].

Während die Adhäsion am Schmelz der ersten Dentition weitestgehend geklärt ist, liegen zur **Haftung** von Komposit **am Milchzahndentin** sehr unterschiedliche Ergebnisse vor. Mikromorphologische Studien weisen generell darauf hin, dass Adhäsiv-Dentin-Interaktionsstrukturen bei Milchzahndentin deutlich dicker als beim Dentin der bleibenden Zähne sind. Einflaschensysteme vor allem in Kombination mit Kompomeren zeigten keine Unterschiede zu aufwändigeren Mehrflaschensystemen. Für Einflaschensysteme in Kombination mit Kompomeren unterscheidet sich die Verbundfestigkeit mit dem Dentin der ersten und zweiten Dentitionen nicht [42]. Dies wird mittlerweile auch durch einige klinische Studien bestätigt [4, 7]. Interessant ist, dass Ätzzeiten und Applikationsdauer von Self-Etch-Primern am Milchzahndentin verkürzt werden können [115]. Für Milchzahndentin ist somit eine 7-sekündige Phosphorsäureätzung ausreichend. Dies steht jedoch im Kontrast zur empfohlenen 30-s-Ätzung des Schmelzes und birgt daher Risiken. Die Autoren empfehlen deshalb, bei geringer Compliance auf die Phosphorsäureätzung komplett zu verzichten und stattdessen dann mit Self-Etch-Systemen (z.B. Prime & Bond® NT; AdheSE®; Clearfil® SE Bond) zu arbeiten.

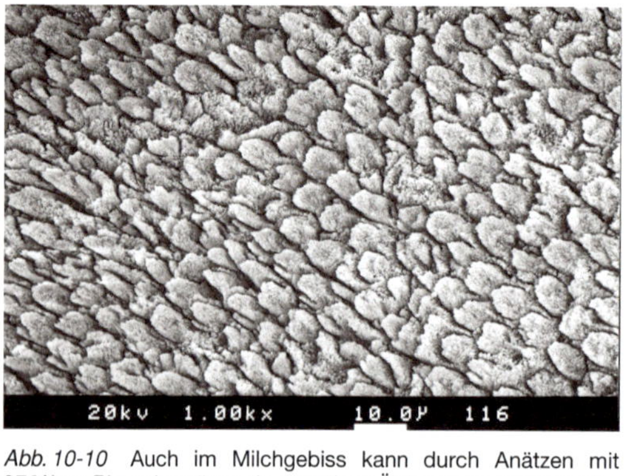

Abb. 10-10 Auch im Milchgebiss kann durch Anätzen mit 37%iger Phosphorsäure ein retentives Ätzmuster erzielt werden (rasterelektronenmikroskopische Darstellung bei 1000facher Vergrößerung des angeätzten Milchzahnschmelzes). Dabei hat es sich bewährt, die oberflächliche, prismenfreie Schmelzschicht zu entfernen und anschließend die Kavitätenränder 30 s mit der Säure zu konditionieren.

Klasse-I-Kavitäten

Das Design der Kavität bei der mikromechanischen Präparationstechnik orientiert sich ausschließlich an der Kariesausbreitung.

Die Kavität sollte so zierlich wie möglich gestaltet werden.

Im Gegensatz zur makromechanischen Präparationstechnik werden dabei mehrere kleine Füllungen auf der Okklusalfläche bzw. angrenzend nach palatinal oder bukkal toleriert. Damit ist die gleichzeitige Abstützung sowohl auf dem Füllungswerkstoff als auch auf dem Zahnschmelz gewährleistet. Es sollten je nach Größe der kariösen Läsion möglichst kleine Präparationsinstrumente verwendet werden.

Bereits Hotz [57] schlug vor, beginnende kariöse Läsionen in den Fissuren von Milchmolaren im Sinne einer **erweiterten Fissurenversiegelung** zu versorgen. Dabei werden unter Schonung von gesundem Schmelz nur die kariösen Fissurenanteile mit einem feinen Diamanten (z.B. Fa. Komet Nr. 806-314-466514-031 oder 500-204-0011001-006) eröffnet [20].

Die Entscheidung, ob das Fissurenrelief aufgezogen wird, sollte wie bei der bleibenden Dentition visuell anhand des klinischen Bildes vorgenommen werden. Die Erweiterung ist indiziert, wenn weißlich opake Veränderungen auf eine kariöse Veränderung hindeuten („Kavitation").

Verfärbungen in der Fissur liegen in der Regel bereits vor (Abb. 10-11). Falls die Läsion auf den Schmelz beschränkt ist, kann auf eine weitergehende Präparation verzichtet werden. Sollte die Läsion bereits leicht ins Dentin vorgedrungen sein, muss das

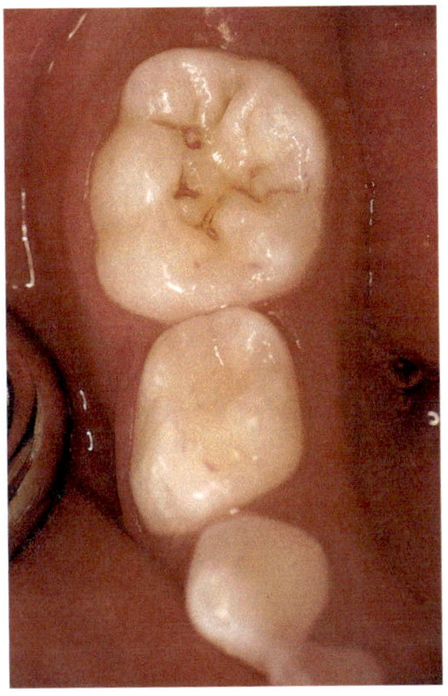

Abb. 10-11 Eine ältere Fissurenkaries muss im Milchgebiss nicht unbedingt entfernt werden. Eine Füllungstherapie bzw. erweiterte Fissurenversiegelung ist nur dann indiziert, wenn sich mit der Sonde erweichtes Dentin tasten lässt.

kariöse Dentin selbstverständlich vollständig entsprechend den o.g. Kriterien exkaviert werden.

Die **Tiefe** der Kavität hängt von der Kaubelastung ab. Bei Okklusionskontakten auf der Füllung ist (wie bei makromechanischer Präparationsform) eine Materialstärke von etwa 1,5 mm anzustreben. Nach der Kariesentfernung müssen die Kavitätenränder lediglich geglättet werden. Im Rahmen der Adhäsivtechnik haben sich dazu Feinkorndiamanten (Korngröße 15–25 µm) bewährt. Unterminierende Schmelzanteile können im Gegensatz zu makromechanischen Kavitätenformen belassen werden.

Zur Frage der **Anschrägung** von Klasse-I-Kavitäten im Milchgebiss gibt es unterschiedliche Empfehlungen. Während eine leichte Anschrägung der Kavitätenränder eine Verbesserung der marginalen Adaptation bedeutet [96], wird dabei aber auch eine Vergrößerung der Füllungsoberfläche in Kauf genommen. Aufgrund der geringeren Abrasionsbeständigkeit der Milchmolaren führen dünne Füllungsränder bei der Anwendung von spröden Werkstoffen leichter zu Aussprengungen am Füllungsrand [52]. Daher erscheint bei Ausbildung von eher flächenhaften Okklusionskontakten im Milchgebiss die Anschrägung von Klasse-I-Füllungen nicht empfehlenswert. Außerdem sollte bei der Präparation solch zierlicher Anschrägungen die Fähigkeit des Kindes zur Mitarbeit berücksichtigt werden. Ohne Entfernung der prismenlosen Schmelzoberfläche kann der Randschluss der Füllungen ggf. durch eine Verlängerung der Ätzzeit auf 120 s optimiert werden [121]. Diese muss aber selektiv am Schmelz erfolgen.

Klasse-II-Kavitäten

Für approximale Seitenzahnkavitäten bieten sich ähnlich wie in der bleibenden Dentition verschiedene Möglichkeiten zur defektorientierten, minimalinvasiven Versorgung an. Die Lokalisation und die Möglichkeiten des Zugangs bestimmen die Kavitätenform und -größe.

Bei **regulären Approximalkontakten** ist die Präparation okklusal zu beginnen, d.h., die Randleiste muss zur übersichtlichen Exkavation der Approximalkaries geopfert werden. Die Zugangskavität ist dabei aber lediglich so weit zu öffnen, dass die Karies vollständig entfernt werden kann. Für die Präparation empfehlen wir ebenfalls, wie oben genannt, kleine birnenförmige Diamanten, um den Nachbarzahn möglichst zu schonen. Ein zusätzliches Verkeilen mittels Holzkeil kann für einen ausreichenden Abstand zwischen den Zähnen und ein übersichtliches Arbeitsfeld sorgen. Die endgültige Kavitätenform entspricht der eines approximalen Kastens, ähnlich einer Amalgamkavität. Ein „Aufziehen" der Fissur aus Retentionsgründen ist nicht erforderlich.

Aufgrund der besonderen mikromorphologischen Gegebenheiten der Milchzähne sollten die Kavitätenwände approximal mit einem flammenförmigen Diamanten (z.B. Nr. 260.8 F, VF; Fa. Premier) geweitet werden. Dadurch wird gewährleistet, dass das Ätzgel die Kavitätenwand vollständig benetzt und aufgrund der Entfernung der aprismatischen Schmelzoberfläche die Retention gerade im sensiblen approximalen Anteil der Kavität entscheidend verbessert wird.

In der **Zervikalregion** der Kavität ist eine Anschrägung problematisch. Dünn auslaufende Kavitätenränder in diesem Bereich bergen die Gefahr der Überschussbildung, vor allem wenn das Anlegen des Matrizenbandes nicht ideal möglich ist. Zusätzlich muss einkalkuliert werden, dass bei eng stehenden ersten Molaren die Approximalkaries oft erst spät erkannt wird. In der Folge muss mit einer weit unterminierenden Dentinkaries gerechnet werden. Inwieweit und in welcher Qualität zervikal nach der Exkavation und Präparation überhaupt noch Schmelz zur Anwendung der SÄT vorhanden ist, sollte individuell abgewogen werden.

Abschließend sollten die Kavitätenränder mit einem birnen- bzw. flammenförmigen Feinkorndiamanten finiert und lose Schmelzprismen entfernt werden. Im Gegensatz zu den Richtlinien bei der makromechanischen Präparation soll unterminierter Schmelz belassen werden.

Zur Schonung des Nachbarzahnes bietet sich im Milchgebiss wie bei der bleibenden Dentition die nieder- oder hochfrequente **oszillierende Kavitätenpräparation** an [59]. Aufgrund des vergleichsweise geringeren Mineralgehalts des Milchzahnschmelzes ist die Effizienz dieser Systeme günstiger zu beurteilen als in der permanenten Dentition. Während niedertourige Antriebssysteme z. B. „Eva®-Gerät" (Fa. KaVo, Biberach; Hubauslenkung 0,4 mm; Drehzahlbereich ca. 25 000 pro Minute) zum Ausarbeiten von Füllungen oder Finieren und Anschrägen der Kavitätenränder geeignet sind, werden sog. „sonoabrasive" Verfahren zur Kavitätenpräparation und -gestaltung angeboten. Der Ansatz („Airscaler"; Sonicflex® 2000 L, Fa. KaVo, Biberach) ist pneumatisch angetrieben und arbeitet im Schallbereich ab 6,5 kHz (Amplitude zwischen 60 und 1000 µm). Einseitig belegte, diamantierte Ansätze garantieren die minimal-invasive und den Nachbarzahn schonende Vorgehensweise. In der bleibenden Dentition ist die Effizienz des Substanzabtrags im Vergleich zur rotierenden Vorgehensweise eher umstritten. Demgegenüber funktioniert das oszillierende Präparationssystem am Milchzahndentin relativ gut. Mit Hilfe der speziellen Ansätze („Tropfenform") lassen sich im Milchgebiss unter maximaler Hartsubstanzschonung minimal-invasive Kavitäten präparieren (siehe Abb. 10-28b). Die weiterentwickelten Instrumente zur okklusalen Erweiterung der Fissur (Sonic Seal®, Fa. KaVo, Biberach) konnten sich im Milchgebiss aufgrund der geringen Standzeit der Diamanten nicht bewähren.

Ist der **Approximalraum direkt zugänglich** (bei fehlendem Nachbarzahn oder einer offenen Nachbarkavität), kann versucht werden, die Randleiste zu belassen. Allerdings ist dies wegen der geringen Höhe der klinischen Milchzahnkrone oft ein schwieriges Unterfangen (Abb. 10-12). Es besteht daher die Gefahr, dass die Randleiste bei der Präparation doch verletzt wird. Die Slot-Präparation verspricht dann den längerfristigen Erfolg.

Kavitäten im Frontzahnbereich

An den Frontzähnen ist die Anwendung der SÄT das Mittel der Wahl vor allem da sie hier relativ leicht nur auf den Schmelz begrenzt werden kann [6]. Nach der Kariesentfernung sind die Anschrägung des Kavitätenrandes und die Entfernung der prismenlosen Schmelzoberfläche ausreichend. Dabei sollte ein Schmelzsaum von etwa 2 mm mit einem feinkörnigen Diamanten (z. B. „American Football" Nr. 243/015 F, Fa. Premier) angeschrägt werden. Je nach Größe der Kavität kann es teilweise notwendig sein, den Zahn zirkulär mit Komposit wieder aufzubauen. Im zervikalen Anteil sollte eine Stufe angelegt sein. Dies erleichtert das Anlegen von Kofferdam, der Matrize bzw. der konfektionierten Krone bei der Restauration des Zahnes und verhindert das Verbleiben unnötiger Überschüsse. Aufgrund der Erfahrungen mit Komposit im Seitenzahnbereich sollte eine Kavitätentiefe von etwa 1 mm angestrebt werden (Abb. 10-13).

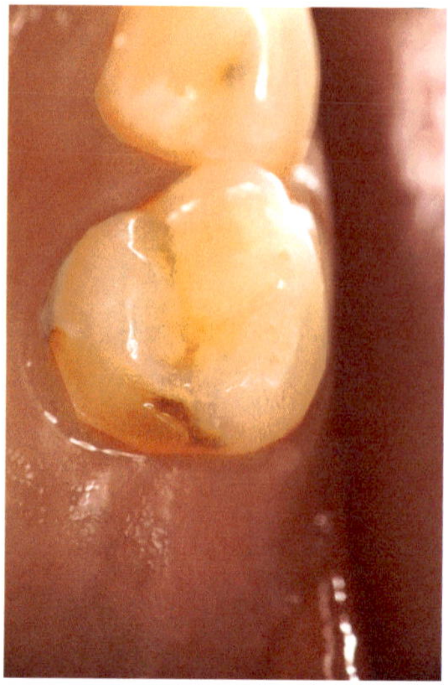

Abb. 10-12 In diesem Fall kam es zum vorzeitigen Verlust des Zahnes 55. Die Randleiste ließ sich bei der Versorgung der Approximalkaries an 54 distal nicht erhalten.

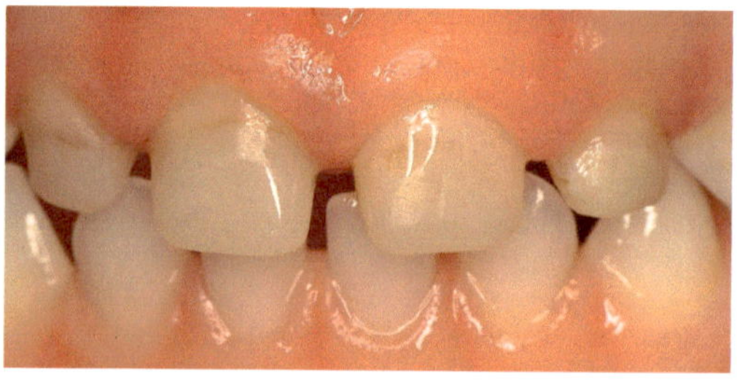

Abb. 10-13 Bei einem dreijährigen Jungen mussten die Frontzähne aufgrund einer „Fläschchenkaries" wieder vollständig aufgebaut werden. Zervikal im Bereich des nicht angeschrägten Schmelzes zeigen sich nach einjähriger Beobachtungszeit Randverfärbungen.

Klasse-V-Kavitäten

Zahnhalskavitäten an Milchzähnen sind in der Regel vollständig schmelzbegrenzt. Die mikromechanische Präparation gestaltet sich daher analog den Richtlinien im Frontzahnbereich. Nach Entfernung der Karies wird die Kavität zirkulär angeschrägt. Wegen des geringen Abstandes zur Pulpa sollte auf ein unnötiges zusätzliches Tieferlegen (nur für die Unterfüllung) verzichtet werden.

10.5 Hilfsmittel zur Füllungstherapie

Je nach Füllungstherapie und -technik sind einige Hilfsmittel unabdingbar; auf die wichtigsten soll hier – unabhängig von der Art und Weise der angewendeten Füllungstherapie – eingegangen werden.

10.5.1 Kofferdam

Die Anwendung von Kofferdam wird für die Füllungstherapie im Milchgebiss von einigen Autoren grundsätzlich gefordert [134]. Warum diese Forderung für die Behandlung in der ersten Dentition eher erfüllt werden sollte als für die Behandlung der bleibenden Zähne, ist auf den ersten Blick nicht einsehbar. Bei bestimmten, in der Kinderzahnheilkunde verwendeten Füllungsmaterialien (Glasionomerzemente) wird gar auf die Problematik einer zu starken Austrocknung hingewiesen [62]. Da sich an unseren Kliniken hauptsächlich junge Patienten mit geringer Compliance vorstellen, ist die grundsätzliche Behandlung unter Kofferdam oft nur schwer möglich [51].

Andererseits sind die **Vorteile** des absoluten Trockenlegens unverkennbar bzw. bei Anwendung der SÄT empfohlen (Abb. 10-14):

- übersichtliches und trockenes Arbeitsfeld
- Abhalten der Weichteile
- Verringerung der Verletzungsgefahr der Weichteile
- Aspirationsprophylaxe.

Für das Legen des Kofferdams werden **unterschiedliche Techniken** diskutiert.

Bei Fissurenversiegelungen oder Klasse-I-Defekten bietet es sich an, nur den **einzelnen Zahn** unter Einsatz einer Klammer zu isolieren. Damit die richtige Stelle für die Stanzung markiert werden kann, wird der Kofferdam zunächst auf dem Spannrahmen befestigt. Anschließend kann er im Mund einprobiert und die Lokalisation des Zahnes entsprechend auf dem Spanngummi gekennzeichnet werden. Schablonen, mit denen die Löcher für die Zähne markiert werden können, geben die individuellen Gegebenheiten oft nur schlecht wieder. Fehlstellen bei der Isolation der Zähne sind die Folge.

Im **Molarenbereich** haben sich gezackte Flügelklammern (Nr. 12A, 13A, Fa. HuFriedy, Abb. 10-15) bewährt. Beim Platzieren der Klammer im Mund ist darauf zu achten, dass die Gingiva bzw. die angrenzenden Weichgewebe nicht verletzt werden. Bei unvorsichtigem Vorgehen rutscht die Klammer leicht über den ausgeprägten zervikalen Schmelzwulst und führt zu unangenehmen Beschwerden, meist im nicht anästhesierten oralen Bereich. Gegebenenfalls ist eine vorherige Einprobe der mit Zahnseide gesicherten Klammer sinnvoll und führt zu einer besseren Akzeptanz beim kleinen Patienten. Teilweise ist es notwendig, die Klammerbacken etwas zu entschärfen, dabei werden die Enden der Backen (bei Milchmolarenklammern vorwiegend auf der oralen

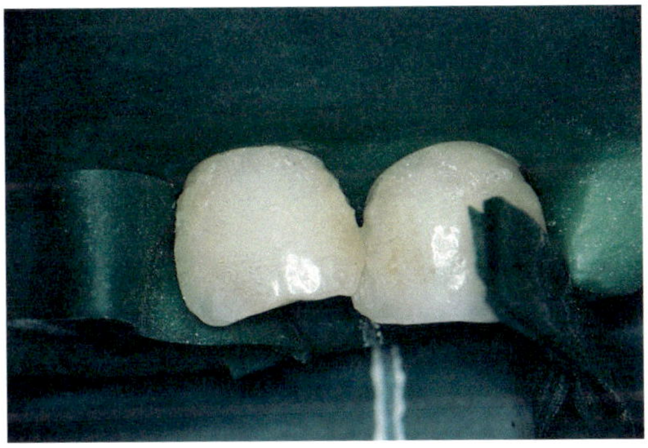

Abb. 10-14 Vor allem bei Anwendung der SÄT ist eine absolute Trockenlegung erforderlich. In diesem Fall war die Versorgung der Zähne 51 und 61 nötig. Zum Fixieren wurden Gummilaschen verwendet.

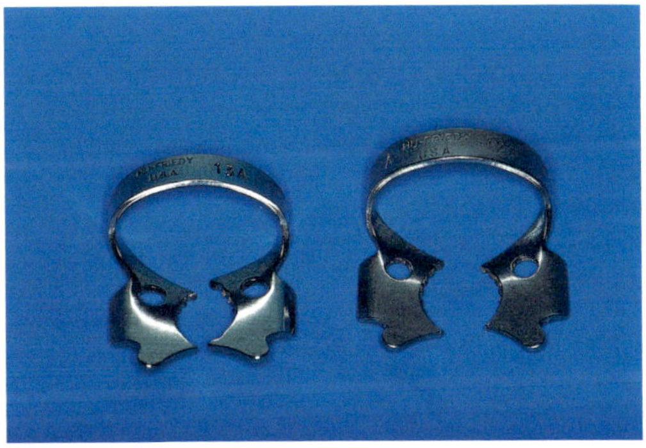

Abb. 10-15 Die gezackten Milchmolarenklammern (12A, 13A) passen sich in der Regel der Zahnform gut an, um einen stabilen und schmerzarmen Halt des Kofferdams zu gewährleisten.

Seite) mit einem Steinchen abgerundet. Dadurch kann die Klammer gleichmäßiger und mit besserem Halt, ohne Beschwerden zu verursachen, dem Zahn anliegen.

Müssen **mehrere Zähne** in einem Quadranten behandelt oder Approximalkontakte restauriert werden, bietet sich die Isolation einer gesamten Zahngruppe an. Der Kofferdam wird am distal gelegenen Zahn mit einer Flügelklammer fixiert. Mesial können Klammern, Wedjets oder Gummilaschen angewendet werden. Nachdem der Spanngummi fixiert wurde, kann er mit Zahnseide in den Approximalräumen eingeklemmt werden.

Einige Autoren empfehlen die Verwendung eines Gleitmittels zum Überstreifen des Kofferdams [62, 123]. Die zu diesem Zweck befürwortete Anwendung eines hydrophilen Lokalanästhetikums hilft sicherlich, die Schmerzen beim approximalen Fixieren der Folie mittels Zahnseide zu reduzieren. Die großzügige Anwendung einiger Oberflächenanästhetika birgt aber auch die Gefahr der Überdosierung. Andere Gleitmittel lassen sich allerdings manchmal nach dem Platzieren des Kofferdams nur schwer entfernen und können die Anwendung der Schmelzätztechnik beeinträchtigen. Im Milchgebiss passt sich der Kofferdam nach dem Umschlagen der Ränder der Zahnform sehr gut an. Zur sicheren Isolation des Zahnes bei der Anwendung von adhäsiven Techniken sollte gerade bei tiefen approximalen Kästen der Zahn mit Zahnseide zusätzlich eingebunden werden.

Beim Herausnehmen müssen zunächst die Klammern bzw. die Gummilaschen entfernt werden. Nach Dehnen des Kofferdams können die approximalen Stege mit einer vorne abgerundeten Schere (Kindernagelschere) durchtrennt werden. Auf diese Weise lässt sich der Spanngummi ohne unangenehmes „Schnalzen" ausgliedern.

Als weitere Möglichkeit wird vorgeschlagen, bereits zur Präparation den Kofferdam anzulegen [10]. Bei dieser Technik wird eine Perforation für den **gesamten Quadranten** gestanzt **(„Langlochtechnik")**. Der Spanngummi wird anschließend über die bereits platzierte flügellose Klammer gestülpt. Aufgrund der engen Verhältnisse im Kindermund wird dem Patienten gerade an dieser Stelle besondere Mitarbeit abverlangt. Mesial reicht eine Fixierung mittels Gummilasche aus. Das den ganzen Quadranten betreffende Schlitzen des Kofferdams führt jedoch zu einer schlechteren Isolation im kritischen Approximalbereich. Über die weite Öffnung können Speichel, Sulkusfluid oder Blut ins Arbeitsfeld vordringen. Diese Technik ist daher bei Anwendung der adhäsiven Füllungstherapie eher ungeeignet.

10.5.2 Matrizentechnik

Bei approximalen Kavitäten ist die Anwendung von Matrizen entscheidend für eine **optimale Approximalkontaktgestaltung** und **marginale Adaptation** der Füllung. Matrizen müssen daher approximal die Kavitätengrenzen vollständig umfassen. Sie sollten sich so konturieren lassen, dass der Approximalkontakt wieder hergestellt wird und die Matrize sicher und stabil dem Zahn (auch bei etwaigen Kopfbewegungen des Kindes) anliegen kann.

Metallmatrizen haben dabei grundsätzlich den Vorteil, dass sie auch über enge Kontaktpunkte platziert werden können. In der adhäsiven Zahnheilkunde wird heute keine Notwendigkeit mehr gesehen, mit transparenten Matrizen zu arbeiten. Eine ausreichende Lichtpolymerisation von zahnfarbenen, rein lichthärtenden, plastischen Füllungsmaterialien kann auch mit metallischen Bänden erreicht werden [27].

Bei der Auswahl des Matrizensystems ist zu berücksichtigen, dass die kindliche Mundhöhle keinen Platz für sperrige Matrizenhalter bietet. Ein überdimensionierter Halter wird leicht durch die Lippe oder Zunge abgehebelt.

Bei der Wahl der richtigen Matrize muss außerdem die anatomische Form der Milchmolaren beachtet werden. Die Milchmolarenkronen sind kürzer als die der bleibenden Zähne und im Zervikalbereich abgerundet. Die Vorwölbung der Lingualfläche liegt mehr in Richtung des Zahnfleischrandes. Lingual- und Bukkalfläche konvergieren insgesamt wesentlich stärker in Richtung auf die Kaufläche als beim bleibenden Zahn. Um ein Abgleiten des Bandes nach okklusal zu verhindern, muss die Matrize unter der zervikalen Vorwölbung halten.

Am besten geeignet für die Kinderbehandlung ist deshalb die Tofflemire®-Ringbandmatrize mit einem kleinen Konturband (Tofflemire® Nr. 13, Stärke: 0,04 mm, 0,025 mm; Fa. Henry Schein, Abb. 10-16a) oder die kleinste Automatrix®-Matrize (Automatrix® mittel-dünn; Fa. DeTrey/Dentsply, Abb. 10-16b). Durch ihre geringe Höhe können diese Matrizenbänder vor allem oral relativ schmerzfrei platziert werden. Hohe Bänder haben den Nachteil, dass sie weit in den Sulkus geschoben werden müssen. Alternativ können auch einfache T-Matrizen verwendet werden, die sich sehr gut konturieren lassen (Abb. 10-16c).

In Ausnahmefällen wird für sehr empfindliche Kinder auch die Cervix-Matrize (Cervix-Matrize nach Fust®, Fa. Apex Dental Fust AG) verwendet. Diese kann schmerzfrei positioniert werden, hat aber den Nachteil, dass sie an Milchmolaren schlecht verkeilt werden kann. Der Halt ist ausschließlich über die Flü-

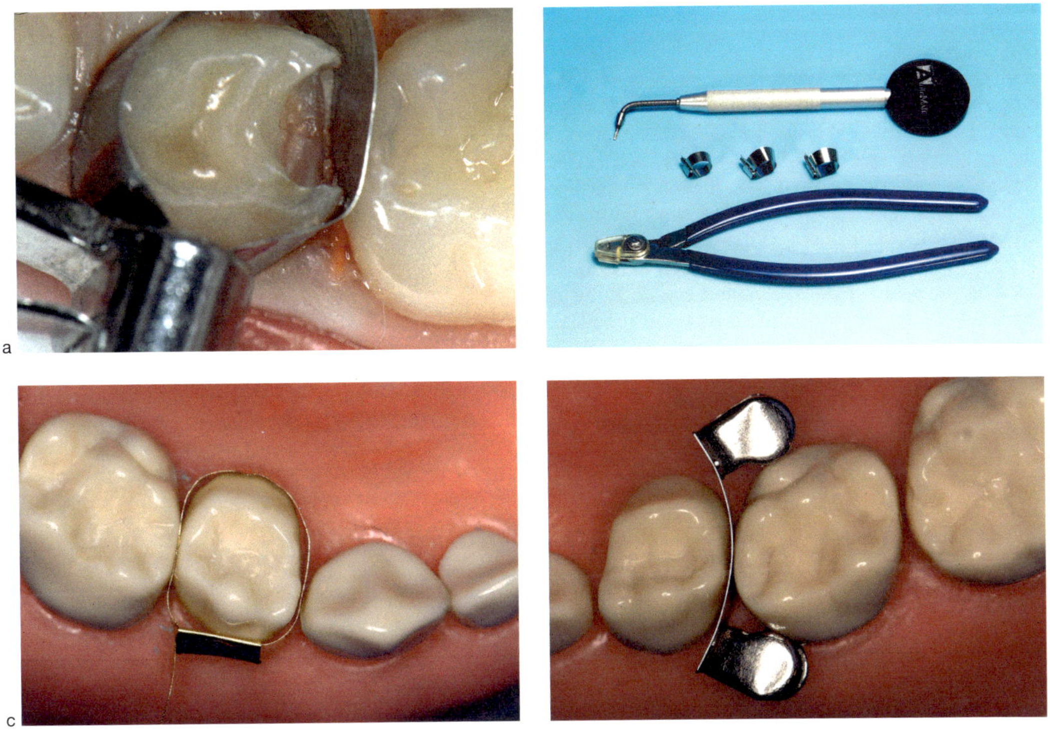

Abb. 10-16
a) Tofflemire®-Matrizen zeigen im Milchgebiss insbesondere an den ersten Unterkiefermolaren eine ungünstige Adaptation.
b) Automatrix®-Matrize mit Bändern unterschiedlicher Größe.
c) T-Matrize adaptiert am Modell.
d) Cervix-Matrize nach Fust® adaptiert am Modell. Die Stahlmatrize hält durch die „Füßchen" am Unterschnitt des Nachbarzahnes. Eine schnelle und schmerzfreie Adaptation der Matrize ist gerade bei Kindern mit geringer Compliance von Bedeutung.

gel gewährleistet, die am Nachbarzahn im Bereich der Schmelzwülste fixiert werden (Abb. 10-16d).

Für die **Adhäsivtechnik** werden durchsichtige Matrizenfolien angeboten (z. B. Lucifix® Matrix System, Posterior® Matrix System; Fa. Hawe Neos Dental). Diese Bänder sind relativ dick und lassen sich nur schwer über enge Approximalkontakte schieben. Zudem passen sie sich der Anatomie der Milchzähne sehr schlecht an. Der Halt über den zervikalen Schmelzwulst ist kaum gewährleistet. Für eine ausreichende Lichtpolymerisation des Komposits werden heute jedoch transparente Matrizen nicht mehr zwingend vorgeschrieben. Aufgrund der leichteren Adaptation werden deshalb Metallmatrizen auch in der ersten Dentition favorisiert.

Da die Gestaltung des Approximalkontakts von zahnfarbenen Materialien im Vergleich zu Amalgam aufgrund des fehlenden Stopfdrucks schwierig ist, empfahlen einige Autoren zur adäquaten Kontaktpunktgestaltung ein „Auseinander-Pressen" der Zähne mit geeigneten Instrumentarien [28]. Mittlerweile sind zahlreiche solcher Sektionssysteme auf dem Markt erschienen, die eine Lösung für diese Problematik anbieten. Dabei wird beispielsweise mittels eines offenen Ringes eine flexible einseitige Matrize im Approximalraum verkeilt. Heute haben sich diese Teilmatrizensysteme auch in der Kinderzahnheilkunde etabliert. Sie wirken nur im betroffenen Approximalraum und verhindern so auch eine Separation an der falschen Stelle. Diese Matrizen (z. B. ComposiTight; GDS; Palodent, Dentsply DeTrey) sind in der Regel bleitot und werden neben der Applikation eines Ahornkeils noch mit Metallspannringen fixiert, welche helfen sollen, den Approximalkontakt zu verbessern (siehe Abb. 10-21a und b). Der Druck auf den Zahnzwischenraum reicht in der Regel aus, um ausreichend Platz für eine anatomische Rekonstruktion des Approximalraumes zu erzielen.

10.5.3 Schutz der Pulpa

Die Forderung, unter jede Milchzahnrestauration eine Unterfüllung zu legen [134], ist aufgrund der jüngsten Entwicklung auf dem Sektor der Füllungsmaterialien obsolet. Wie anhand der Wirkungsweise der modernen Dentinadhäsive in der bleibenden Dentition beschrieben wird (s. S. 203ff.), ist der Verzicht auf eine feste Unterfüllung bei Anwendung der SÄT in Verbindung mit einem Dentinbonding durchaus möglich. Im Milchgebiss ergibt sich daher auch die Chance, sehr substanzschonend eine Füllung zu legen [12, 39, 40, 55]. So kann eine nur aufgrund der Unterfüllung tiefere Kavität mit iatrogener Eröffnung der Pulpa vermieden werden.

Cp-Behandlungen bei nach Exkavation durchschimmernder Pulpa haben sich nicht bewährt, da durch die Mikromorphologie des Milchzahndentins mit den beschriebenen Riesentubuli eine irreversible Schädigung insbesondere bei approximalen Kavitäten oft bereits bei geringen Restdentinschichtstärken vorliegt [33].

10.6 Materialien zur Füllungstherapie

In den letzten Jahren hat nicht nur wegen der anhaltenden Amalgamdiskussion, sondern auch wegen des Wunsches nach einer zahnfarbenen Versorgung eine rasante Entwicklung von neuen Materialien eingesetzt. Dabei fällt auf, dass gerade für den Bereich der Milchzahnrestauration Materialien angeboten werden, die in der bleibenden Dentition allenfalls als Langzeitprovisorium gelten. Leider geben die Hersteller häufig den Indikationsbereich „Füllungsmaterial für Klasse-I- und -II-Kavitäten in der ersten Dentition" an, ohne dass ausreichende Untersuchungen zur Eignung dieser Materialien vorliegen. Zur Klärung der Frage, ob ein neuer Werkstoff für das Milchgebiss geeignet ist, müssen sowohl zahlreiche werkstoffkundliche als auch klinische Parameter berücksichtigt werden.

Ebenso wie in der bleibenden Dentition sollten Füllungsmaterialien im Milchgebiss eine gewisse **Verschleißbeständigkeit** aufweisen. In der Nutzungsphase vor der ersten physiologischen Bisshebung muss mit einem erhöhten Verschleiß des Zahnes und auch des Füllungsmaterials gerechnet werden. Empfehlungen bezüglich der Abrasionsresistenz von Füllungsmaterialien auf der Grundlage klinischer Erfahrungen wurden bis dato noch nicht gegeben. Hinsichtlich dieses Parameters werden von einigen Autoren deutlich geringere Anforderungen als in der bleibenden Dentition gestellt [93, 98].

Der von der American Dental Association (ADA) für Milchmolarenfüllungen vorgegebene Richtwert von 50 µm Abrasion pro Jahr [132] lehnt sich unmittelbar an eine Empfehlung der ADA für Seitenzahnfüllungen in der bleibenden Dentition (250 µm in fünf Jahren) an [1]. Wird die In-vivo-Abrasion in Relation zur Zahnhartsubstanz gemessen, erscheint diese Vorgabe durchaus sinnvoll [79, 81]. In der Regel liegen zu neuen Materialien noch keine ausreichenden Daten vor. Insofern sind die Beurteilung in Kausimulatoren sowie die Bewertung der Biege-, Druck- oder Zugfestigkeit von besonderer Bedeutung.

Da die Sekundärkariesrate bei Milchzahnfüllungen häufig erhöht ist, muss die Frage der **marginalen Adaptation** und der **Adhäsion** an die Zahnhartsubstanz besonders beachtet werden. Vor dem Hintergrund der Kooperationsfähigkeit der Kinder kommt zusätzlich der Handhabung und der Verarbeitung von Füllungsmaterialien besondere Bedeutung zu.

10.6.1 Problematik der Amalgamanwendung bei Milchzähnen

Nach der Empfehlung des Bundesgesundheitsamtes (BGA) vom Herbst 1992, Amalgam bei Kindern unter sechs Jahren nicht mehr einzusetzen, stellt sich die Frage, ob dieser Werkstoff überhaupt noch bei Milchzähnen verwendet werden kann [14].

Prinzipiell lassen sich mit Amalgam auch an Milchzähnen gute Sanierungsergebnisse erzielen. Dazu liegen zahlreiche retro- und prospektive Untersuchungen vor [54, 65, 80, 82, 139]. Interessant sind Studien, die im Split-Mouth-Vergleich Amalgam mit neueren Werkstoffen verglichen und einen längeren Beobachtungszeitraum aufwiesen. So ermittelten Pieper et al. im Rahmen einer Nachuntersuchung für mehrflächige Amalgamfüllungen an Milchmolaren eine Vier-Jahres-Überlebensrate von 55 % [100]. Die mittlere Überlebenszeit für Klasse-II-Amalgamfüllungen wurde von Welbury auf 3,5 Jahre geschätzt [141]. Grundsätzlich hängt die Überlebenszeit von Milchzahnfüllungen sehr stark vom Alter der Patienten zum Zeitpunkt der Behandlung ab. Die Verlustrate von Amalgamfüllungen, die im Vorschulalter gelegt wurden, ist wesentlich größer als bei Schulkindern [51]. Zusätzlich beeinflusst die Größe der Restauration die Verlustrate und den Zeitpunkt. So beschrieb Braff eine Verlustquote von 89 % für mehrflächige Amalgamfüllungen (Beobachtungszeitraum: 3 Jahre; Alter der Patienten: 4 Jahre) und empfahl, bei großen Kavitäten eher konfektionierte Milchzahnkronen einzusetzen [13].

Anhand der klinischen Daten wird deutlich, dass der Füllungstherapie mittels Amalgam im Milchgebiss Grenzen gesetzt sind. In Abhängigkeit vom Patientenalter (ab Schulalter) und von der Größe der Füllung (maximal dreiflächig) war es möglich, den Milchzahn mit Amalgam bis zur natürlichen Exfoliation zu restaurieren.

Da heute auch für die Versorgung okklusionstragender Restaurationen an Milchmolaren Alternativen (s. u.) zur Verfügung stehen und die Rechtslage problematisch ist, sollte der Werkstoff Amalgam nicht mehr für die Versorgung von Milchzahnkavitäten eingesetzt werden.

Andere Materialien müssen sich allerdings an den mit Amalgam erzielten Ergebnissen messen lassen. Die Kinderzahnheilkunde verliert ein einfach zu verarbeitendes Material, das aufgrund der Korrosion Fehler in Grenzen verzeiht, aber nicht unbedingt den Erfolg bis zur natürlichen Exfoliation der Milchzähne verspricht.

10.6.2 Glasionomerzemente

Konventionelle Glasionomerzemente (GIZ)

Konventionelle Glasionomerzemente werden sowohl in Front- als auch in Seitenzahnkavitäten des Milchgebisses eingesetzt [101]. Sie werden vor allem wegen der leichten Handhabung oft verwendet.

Bei der Präparation muss aufgrund der werkstoffkundlichen Schwächen in jedem Bereich der Füllung auf eine **makromechanische Retentionsform mit ausreichender Materialstärke** (1,5–2 mm) geachtet werden [3, 36]. Dünn auslaufende Ränder sind wegen der Frakturgefahr und der unzureichenden Haftung des Materials an den Zahnhartsubstanzen zu vermeiden. Aus Kapselpräparaten lässt sich das Material leicht applizieren. Daher werden GIZ häufig bei der Behandlung von wenig kooperativen Kindern eingesetzt [71].

Aufgrund der im Vergleich zu Amalgam niedrigen Viskosität und klebrigen Konsistenz ist das Material **nur bedingt stopfbar.** Zur Kondensation von GIZ bieten sich daher der Kavitätengröße angepasste Kugelstopfer oder Heidemann-Spatel an, die, mit GIZ-Pulver bestäubt, ein Herausziehen des Materials aus der Kavität verhindern sollen.

Nach der Modellation muss das Material mit einem Lack oder Bonding Agent abgedeckt werden. Ein vorzeitiger Kontakt des Polyalkenoatzements mit Speichel führt zu einem oberflächlichen Schmierfilm. Das Material härtet erheblich langsamer aus, und die Druckfestigkeit ist reduziert [87]. Nach etwa 15 min sollten zunächst nur die groben Überschüsse mit Konturierdiamanten unter Spraykühlung entfernt werden. Bei forciertem Trockenblasen oder trockener Ausarbeitung besteht die Gefahr der oberflächlichen Rissbildung (Craquelierung) durch wärmebedingten Wasserentzug.

Bei der **Gestaltung von Klasse-II-Kavitäten** sollte auf Okklusionskontakte im Bereich der Randleiste verzichtet werden, da sich hier häufig klinisch eine erhöhte Frakturgefahr der Füllungen zeigte [3]. Zur Konturierung und Glättung der Oberfläche bieten sich feinstkörnige Diamanten (Körnung 10–20 µm) und Silikonpolierer an. Der approximale Anteil kann mit flexiblen Aluminiumoxid-Schleifscheiben oder Polierstreifen bearbeitet werden.

Bis heute liegen bezüglich der Glasionomerzemente vor allem in Klasse-I- und -II-Kavitäten umfangreiche klinische Erfahrungen vor [23, 43]. Als **Schwachpunkte** konnten dabei mangelnde Verschleißfestigkeit, das Auftreten von Randspalten sowie Füllungsfrakturen (meist aufgrund geringer Schichtstärke) erkannt werden. Der Anteil an Sekundärkaries wird als eher gering beschrieben [126, 131].

Die **Überlebenswahrscheinlichkeit** von kleinen, nicht okklusionstragenden Restaurationen ist wesentlich höher als von großen Klasse-II-Füllungen [36, 41, 44, 50, 103, 104, 140, 141]. Im Vergleich zu Amalgam wird die Haltbarkeit von Glasionomerzementen im Milchgebiss geringer eingeschätzt [36, 65, 94, 141].

Exemplarisch konnte QVIST in der ersten Dentition im direkten Vergleich eine signifikant höhere **Überlebensrate** für Amalgam (Dispersalloy®, Überlebensrate nach drei Jahren: 82 %) im Vergleich zu einem Glasionomerzement (Ketac Fil®, Fa. 3M Espe, Überlebensrate nach drei Jahren: 63 %) berechnen. Als Hauptursache für den Verlust wurden beim Amalgam Karies in Nachbarschaft zur Füllung und beim GIZ Füllungsfrakturen genannt [105].

Metallverstärkte Glasionomerzemente/ Cermetzemente

Seit der Markteinführung werden Cermetzemente gerne als Amalgamalternative eingesetzt [32, 51, 67, 124]. Der Anwendungsbereich beschränkt sich auf den **Seitenzahnbereich.** Aufgrund der weiten Verbreitung des Materials liegen bis heute zahlreiche klinische Studien vor [32, 51, 67, 70, 124].

Als **Hauptprobleme** werden die raue Oberfläche (teilweise auch mit Luftblasen) sowie die geringe Abrasions- (Unterschuss, Formverlust) und Frakturresistenz (Füllungsrandfrakturen, Verlust des approximalen Füllungsanteils) genannt (Abb. 10-17) [60, 67, 69]. Darüber hinaus kam es gehäuft zum vollständigen Füllungsverlust, wenn die oben beschrie-

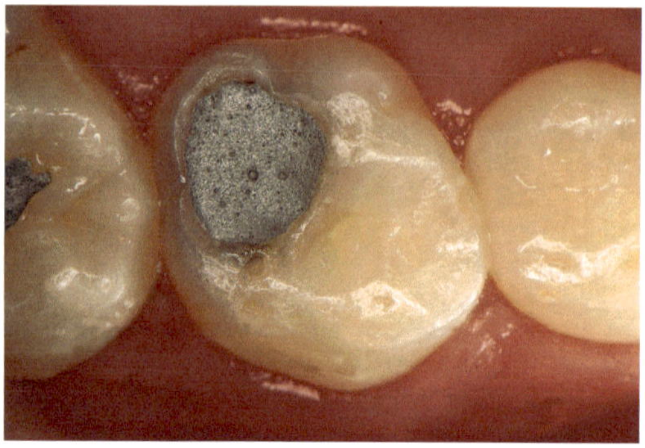

Abb. 10-17 Cermetzementfüllung nach fünf Jahren. Die marginale Stufenbildung weist auf die Abrasion des Füllungsmaterials hin. Die Oberfläche ist blasig und rau.

bene makromechanische Retention nicht vorhanden war [66]. Die Materialschwächen sind letztlich auch für das deutlich schlechtere Abschneiden in Klasse-II-Kavitäten verantwortlich [51, 69].

Beim Vergleich mit Amalgam oder Komposit schneidet der Cermetzement vor allem in großen Kavitäten deutlich schlechter ab [36, 51, 60].

In vergleichenden Studien mit Kontrollgruppe werden die konventionellen [66] oder lichthärtenden GIZ [19, 38] den Cermetzementen vorgezogen. Sie spielen daher heute keine Rolle mehr.

Hoch visköse Glasionomerzemente (HGIZ)

Die HGIZ sind wegen der amalgamähnlichen Verarbeitung und kurzen Abbindezeit auch für das Milchgebiss interessant.

Die hoch visköse Konsistenz, die letztlich für die Namensgebung verantwortlich war, sorgt für ein einfaches „Handling" des Materials. Aufgrund der Eigenschaften (geringe Biegefestigkeit) liegt die Hauptindikation in der Restauration **einflächiger Kavitäten** bzw. der **semipermanenten Versorgung** bei unkooperativen Kindern. Auch hier müssen dieselben Richtlinien wie bei der Verarbeitung konventioneller GIZ eingehalten werden (siehe Abb. 10-4, Abb. 10-18).

Eine **makromechanische, retentive Präparation** sollte angestrebt und dünn auslaufende Ränder sollten vermieden werden, auch wenn einzelne Hersteller für diese GIZ erhöhte Haftwerte nachwiesen.

Um einen vorzeitigen Feuchtigkeitszutritt zu vermeiden, sollte die Füllung nach dem Legen unbedingt mit einem **Bond Agent** abgedeckt werden. Andernfalls muss mit einem deutlichen vorzeitigen Verschleiß gerechnet werden. Trotz der feineren Körnung sind die Materialien dieser Werkstoffgruppe nur mäßig polierbar. Favorisiert werden heute die so ge-

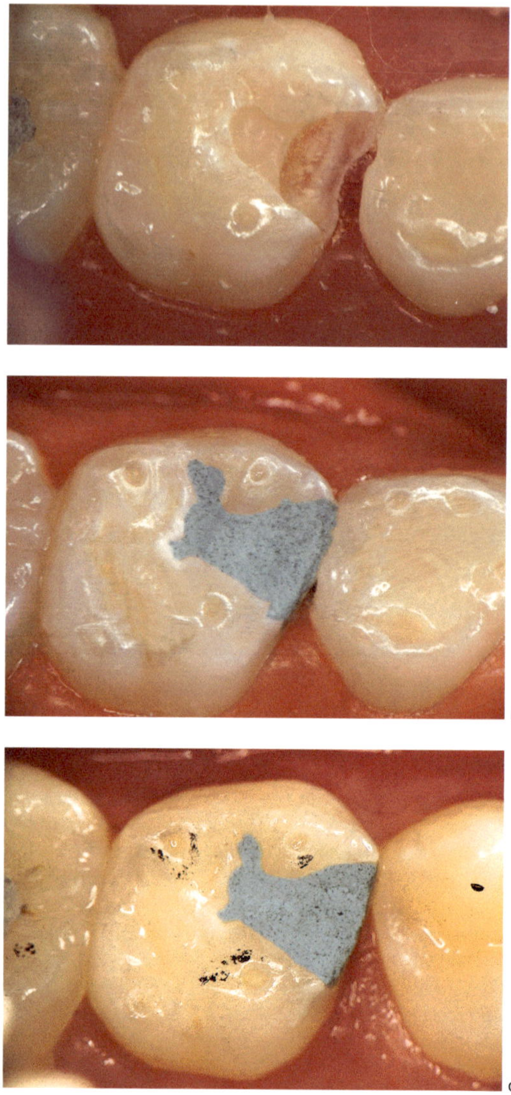

Abb. 10-18
a) Am Zahn 65 wurde eine mo-Kavität zur Aufnahme einer stopfbaren Hi-Dense®-Füllung präpariert (makromechanische Retention).

b) Als Füllungsmaterial wurde Hi-Dense® verwendet. Man erkennt die GIZ-typische raue Oberfläche.

c) Zwei Jahre nach dem Legen ist die Restauration noch in situ. Aufgrund der relativ geringen Größe der Füllung sind kaum Verschleißerscheinungen zu erkennen.

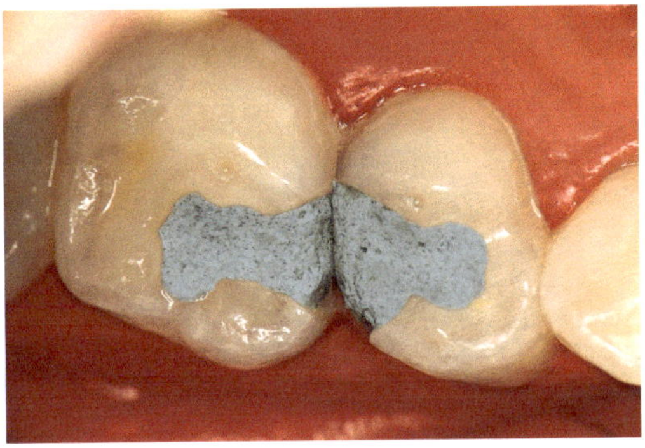

Abb. 10-19 Ein Problem der stopfbaren GIZ ist die geringe Biegefestigkeit. Dies zeigt sich deutlich anhand der Fraktur im Bereich des approximalen Kastens.

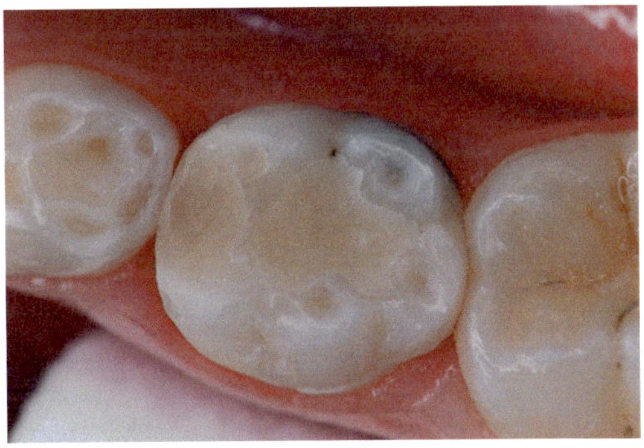

Abb. 10-20 KGIZ-Füllung am Zahn 75 nach dem Legen und Ausarbeiten. Erkennbar sind die raue Oberfläche (schlechte Polierbarkeit) und die ungünstige farbliche Adaptation.

nannten schnell abbindenenden HGIZ mit einer Abbindezeit unter drei Minuten.

Klinische Studien zeigen nur nach kurzer Beobachtungszeit Erfolg versprechende Daten [83, 90, 145]. Kein Unterschied konnte beispielsweise im Rahmen einer prospektiven Studie zwischen einem HGIZ (Ketac Molar®) und einem Kompomer nach einem Jahr gefunden werden [86].

Nach längerer Beobachtungszeit (eigene, inzwischen mehr als zweijährige Erfahrungen mit dem metallhaltigen HGIZ [Hi-Dense®, Fa. Shofu, Ratingen]) ließen sich die In-vitro-Ergebnisse bestätigen [71] (s. S. 137 f.). Es zeigte sich, dass bei sehr großen Füllungen die Gefahr der teilweisen Fraktur vor allem im Approximalbereich groß ist (Abb. 10-19).

Entsprechend konnte eine Überlebensrate von lediglich 66 % für Klasse-II-Füllungen nach zwei Jahren berechnet werden. Die Materialien bewährten sich wegen ihrer einfachen und schnellen Handhabung vor allem in Klasse-I-Kavitäten (Überlebensrate: 92 %) und bei unkooperativen Kindern [71]. Entsprechend konnte u. a. im Rahmen einer ART-(Atraumatic Restorative Treatment)-Studie kein signifikanter Unterschied bezüglich der Überlebensrate zwischen einem HGIZ und Amalgam berechnet werden. In beiden Gruppen lag die Überlebensrate für mehrflächige Füllungen bei lediglich etwa 50 % [127].

Kunststoffmodifizierte Glasionomerzemente (KGIZ)

KGIZ wurden zur Verwendung im **Front- und Seitenzahnbereich** des Milchgebisses vermarktet [21, 103]. Diese weitreichende Empfehlung erfolgte primär aufgrund des behandlungstechnischen Vorteils der **steuerbaren Erhärtungsreaktion.**

Auch bei Anwendung dieser Glasionomervariante unterscheiden sich die Präparationsrichtlinien nicht von der traditionellen Form. Aufgrund der beschriebenen Probleme bei der Haftung an den Zahnhartsubstanzen sollten diese Materialien unbedingt makromechanisch verankert werden.

Beim Legen der Füllung ist darauf zu achten, dass Materialien, die ohne Lichtzutritt nicht ausreichend härten [16, 18], in kleinen **Schichten** (Schichtstärke maximal 2 mm) polymerisiert werden. Nach der Härtung ist ein Adhäsiv nicht notwendig. Die Füllung kann direkt ausgearbeitet und poliert werden. Die groben Gläser im Material bestimmen die hohe Oberflächenrauigkeit und die Farbe der Restauration (Abb. 10-20).

Bis heute liegen einige klinische Erfahrungen vor [20, 22, 29, 38, 103]. Die etwas günstigeren werkstoffkundlichen Parameter (Biege-, Druck- und Zugfestigkeit, Haftung an der Zahnhartsubstanz nach Konditionierung) scheinen dafür verantwortlich zu sein, dass bereits im Kurzzeitvergleich gegenüber Cermetzement bzw. traditionellen GIZ weniger marginale Defekte bzw. Füllungsfrakturen beobachtet wurden [38, 103]. Sogar im Vergleich zu Amalgam schneiden KGIZ günstiger ab [53]. Als wichtiger Vorteil bei klinischen Untersuchungen werden die hohe Fluoridabgabe und der damit verbundene geringe Anteil an Sekundärkaries hervorgehoben. Donly at al. beschreiben darüber hinaus eine im Vergleich zu Amalgam histologisch nachgewiesene bessere Inhibition von Schmelzdemineralisationen am Rand von KGIZ-Restaurationen [30].

Abschließend bleibt festzustellen, dass vor dem Hintergrund der Kompomerentwicklung die Anwendung dieser Materialien eher zurückgegangen ist.

10.6.3 Kompomere

Kompomere werden seit der Markteinführung 1994 von den Herstellern für das Milchgebiss empfohlen. Dadurch wird die Versorgung der Kavitäten sowohl im Seiten- als auch im Frontzahnbereich abgedeckt [37, 73, 111]. Aufgrund des dargestellten Haftungsprinzips (s. S. 139 ff.) kann grundsätzlich ein **mikromechanisches Kavitätendesign** angestrebt werden, wobei die gute Haftung am Dentin möglichst vollständig ausgenutzt werden sollte.

Die Anwendung von Kofferdam ist keine Conditio sine qua non. Allerdings sollte während der kompletten Applikationsdauer von Dentinadhäsiv und Füllungsmaterial darauf geachtet werden, dass die Kavität frei von Speichel, Blut oder Sulkusfluid bleibt. Wie wichtig ein trockenes Arbeitsfeld ist, zeigen die Ergebnisse bei Behandlung unterschiedlich kooperativer Kinder [108]. Bei schlechter Mitarbeit trat anschließend eine hohe Sekundärkariesrate auf. Nach Erhärten des Füllungsmaterials kann die Restauration in derselben Sitzung, wie schon bei den KGIZ beschrieben, ausgearbeitet werden (Abb. 10-21).

Aktuelle Erhebungen belegen, dass heute etwa zwei Drittel der Milchzahnrestaurationen zahnfarben sind [130]. Klinische Erfahrungen mit diesen Materialien liegen heute in großem Umfang vor. So konnte Roeters in einer prospektiven klinischen Studie mit dem Kompomer Dyract (Fa. Dentsply DeTrey, Konstanz) in Klasse-I- und Klasse-II-Milchmolarenkavitäten belegen, dass ein langfristiger Erfolg möglich ist [112]. Die im Vergleich zu den GIZ verbesserten mechanischen Eigenschaften schlagen sich in einer verminderten Frakturhäufigkeit nieder. Auch die Abrasionsneigung ist nach drei Jahren im Milchgebiss noch kein Grund für eine Erneuerung (Abb. 10-22). Nach Angaben der Autoren ist die durchschnittliche Compliance der kleinen Patienten für einen Erfolg dieses Materials ausreichend, im Rahmen ihrer Studie spielt Sekundärkariesbildung keine Rolle. Im Milchgebiss scheint die Vorbehandlung des Schmelzes mit dem Einflaschenhaftvermittler Prime & Bond für den klinischen Erfolg auszureichen. Der Verzicht auf eine Unterfüllung zugunsten einer totaladhäsiven Verankerung verursachte im Untersuchungszeitraum keine Hypersensitivitäten oder pulpitische Beschwerden [112].

Mehrere Studien bestätigen heute, dass Kompomere auch ohne Anwendung von Phopshorsäure im Milchgebiss gute bis sehr gute Erfolge zeigen [74, 88, 97, 112, 142]. Querschnittsstudien ergänzen das positive Bild von Kompomeren im Milchgebiss [143]. So konnte Wendt bei einer Nachkontrolle in elf Kliniken des öffentlichen Gesundheitssystems eine Erfolgsrate von 91 % hervorheben. Im Split-mouth-Vergleich zwischen einem Kompomer (Compoglass, Fa. Ivoclar Vivadent, Schaan, Liechtenstein) und einem

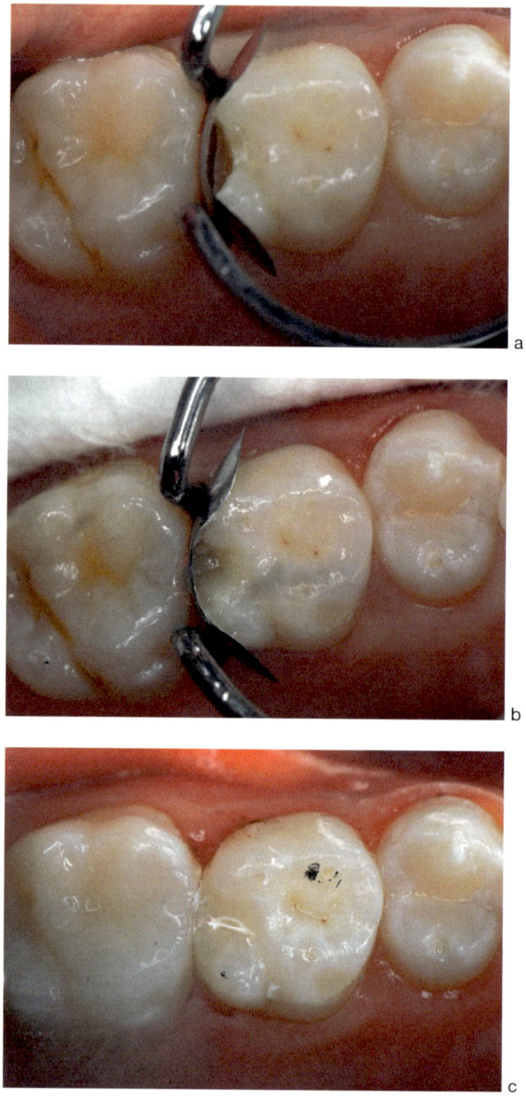

a b c

Abb. 10-21 Füllungstherapie mit einem Kompomer.

a) Nach der Kariesexkavation konnte mit Hilfe des Sektionssystems (z. B. Fa. GDS), die minimal-invasiv präparierte Kavität gegenüber der Mundhöhle gut isoliert werden. Die Matrize umschließt die Kavität vollständig.

b) Das Kompomer wurde schichtweise (hier insgesamt mit drei Inkrementen) eingebracht. Jede Schicht wurde für 40 s polymerisiert.

c) Nach dem Abnehmen der Matrize kann die Okklussion überprüft werden.

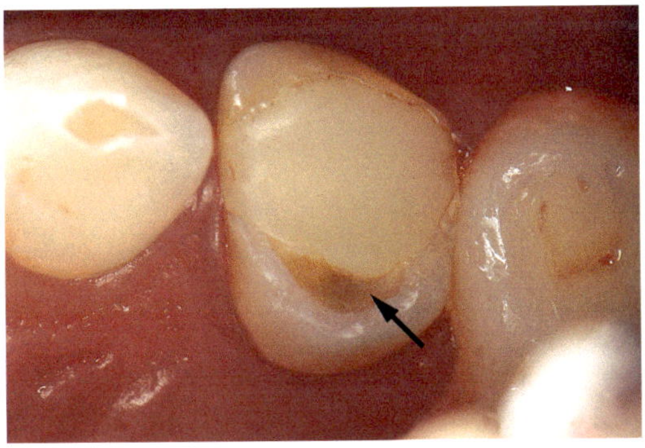

Abb. 10-22 Großflächige Dyract®-Füllung zwei Jahre in situ. Die klinisch beschriebene Tendenz zur Abrasion wird anhand der planen Oberfläche deutlich. Es zeigen sich jedoch keine Randverfärbungen oder marginalen Diskontinuitäten. An der mit Pfeil gekennzeichneten Stelle liegt Dentin frei.

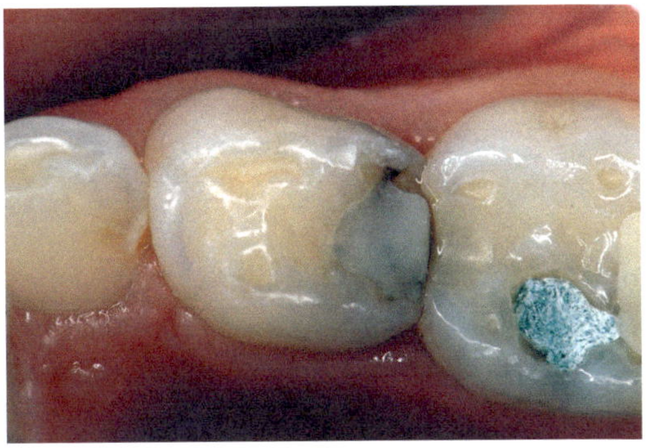

Abb. 10-23 Randverfärbungen an Kompomerfüllungen beruhen meistens auf mangelhafter Verarbeitung des Adhäsivs.

Komposit (TPH-Spectrum, Dentsply-DeTrey, Konstanz) konnte klinisch kein Unterschied beobachtet und bezüglich der Überlebensrate berechnet werden [8].

Ob künftig die Anwendung von „All-in-one"-Adhäsiven eine vereinfachte Applikation von Kompomeren in der ersten Dentition ermöglicht, müssen weitere klinische Untersuchungen zeigen [2]. Bis dato wurden zu dieser Thematik lediglich Labordaten publiziert. Dabei findet sich nur eine Studie, die die Kombination von Kompomer (Hytac) und All-in-one-Adhäsiv (z.B. Adper Prompt L-Pop) untersuchte [25]. Für die Haftung am Dentin der ersten Dentition werden in der Regel signifikant geringere Adhäsionswerte berichtet [5, 129].

Heute sind Kompomere im Milchgebiss aufgrund der vielfach dokumentierten klinischen Resultate keine Amalgamalternative, sondern empfehlenswerter als Amalgam, da die Verlustraten niedriger sind. Jedoch ist ein Mindestmaß an Compliance des Patienten notwendig. Fehler beim Füllen werden allerdings nicht wie beim Amalgam durch sekundären Kavitätenrandschluss, verziehen (Abb. 10-23). Die Neigung der Materialien zur Abrasion hat die Überlebensdauer im Milchgebiss nicht beeinflusst.

Im Frontzahnbereich hat der Einsatz von Kompomeren wegen der relativ einfachen Handhabung und der guten Dentinhaftung eine akzeptable klinische Prognose (Abb. 10-24). In der aktuellen Literatur findet sich eine Arbeit zur Restauration endodontisch behandelter Zähne mit Kompomeraufbauten. Nach 18 Monaten betrug die Erfolgsquote etwa 80% [91].

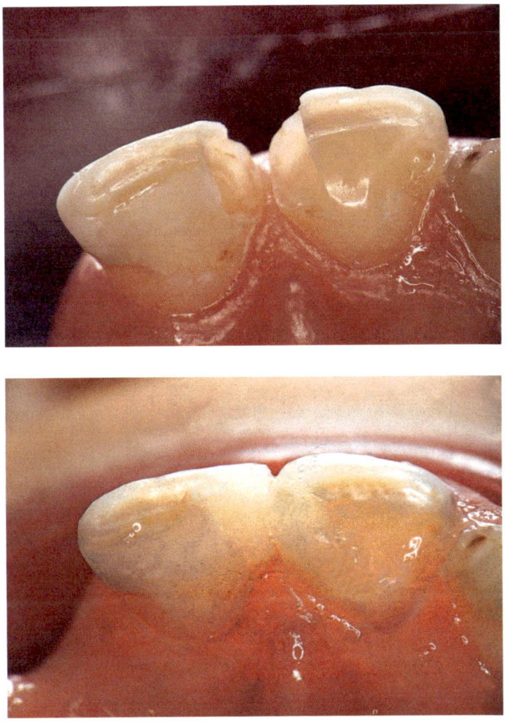

b

c

Abb. 10-24 Kompomere eignen sich auch zur Anwendung im Frontzahnbereich (hier: Zahn 51 und 61). Die Präparation wird grundsätzlich nach den mikromechanischen Kriterien durchgeführt. Eine Unterfüllung ist nicht notwendig. Die Kavitätenränder werden im Gegensatz zur SÄT nicht angeschrägt (a). Die gelegten Kompomerfüllungen sind bezüglich der Ästhetik mit Kompositfüllungen vergleichbar (b).

10.6.4 Komposite

Nachdem die bereits 1955 von Buonocore [15] vorgestellte Schmelzätztechnik Anfang der 1970er-Jahre mit den Kompositsystemen kombiniert und erstmalig am Patienten eingesetzt wurde, setzte man verständlicherweise große Hoffnungen in diese Materialgruppe [11]. Deshalb wurden bis heute zahlreiche klinische Studien zum Einsatz dieser Materialgruppe im Milchgebiss durchgeführt [9, 35, 45, 77, 93, 94, 95, 110, 128, 133, 136, 137]. Der ersten Begeisterung folgte bald Ernüchterung. Kilpatrik schätzt aufgrund der vorliegenden Langzeiterfahrungen die Überlebenszeit einer Kompositfüllung an Milchmolaren auf maximal drei Jahre (Abb. 10-25) [65].

In der Kinderzahnheilkunde machte sich die Anfälligkeit der Komposite gegenüber kooperations- und anwendungsbedingten Fehlern stark bemerkbar. Die im Vergleich zu den GIZ guten mechanischen Eigenschaften werden durch den **ungünstigen thermischen Ausdehnungskoeffizienten** und die **Polymerisationsschrumpfung** relativiert [78]. Auch „Handling"-Probleme waren zu einem beträchtlichen Anteil für Füllungsimperfektionen verantwortlich [136]. Milchmolaren, die nach der natürlichen Exfoliation untersucht wurden, wiesen vor allem approximal-zervikal bis zu 42 % Randspalten und bis zu 58 % Sekundärkaries auf. 95 % der Restaurationen zeigten Fehlkonturierungen oder Oberflächenimperfektionen [137].

Bezüglich der Abrasionsstabilität der Komposite liegen Langzeiterfahrungen ausschließlich mit den älteren, mit Makrofüllern versehenen Hybridkompositen vor. Dabei wurde, wie schon in der bleibenden Dentition, eine fortschreitende Abrasion des Kompositmaterials beschrieben [133].

Um den Erfolg von Kompositen im Milchgebiss nicht von vornherein zu gefährden, sind ein übersichtliches trockenes Arbeitsfeld, das Anlegen von Kofferdam, ausreichende Kooperation des Kindes und konsequentes Einhalten der Herstellervorschriften (für Komposite und entsprechende Haftvermittler) strikt zu berücksichtigen.

Komposite eignen sich für die Versorgung von **Klasse-I- und -IV-Kavitäten** im Milchgebiss gut [113], bei zirkulärer Schmelzbegrenzung auch für Klasse-V-Füllungen. Wegen der bereits erwähnten Probleme beim Anätzen des Milchzahnschmelzes ist beim Präparieren der Kavität der Schmelzrand möglichst breit anzuschrägen. Zusätzliche makromechanische Retentionshilfen sind nicht erforderlich. Zirkuläre Karies an Schneidezähnen kann nach entsprechendem Beschleifen der Zähne unter Zuhilfenahme vorgefertig-

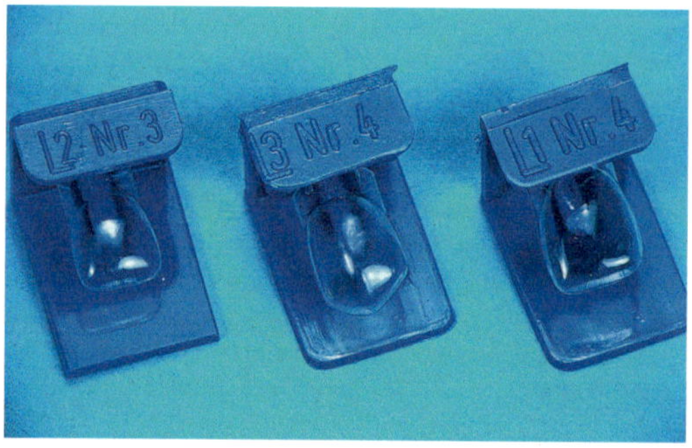

Abb. 10-26 „Frasaco Strip"-Kronen der kleinsten Größe eignen sich auch zum Aufbau von Milchfrontzähnen. Hauptproblem ist die zervikale Anpassung der Kronen.

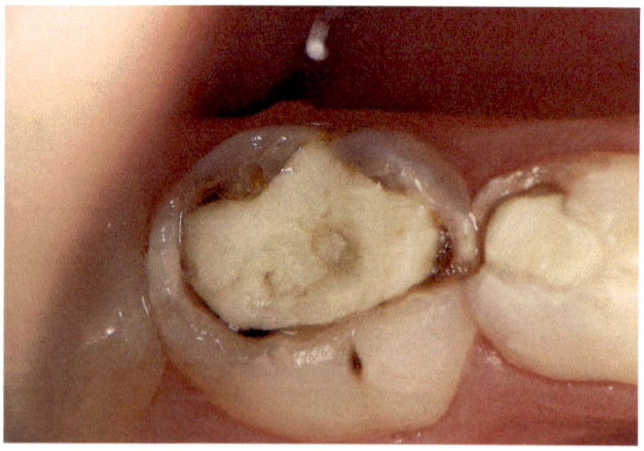

Abb. 10-25 Misserfolge bei Kompositfüllungen hängen meist mit anwenderbedingten Fehlern zusammen. Die Folge ist der Verlust der Füllung oder, wie hier zu sehen, Sekundärkaries.

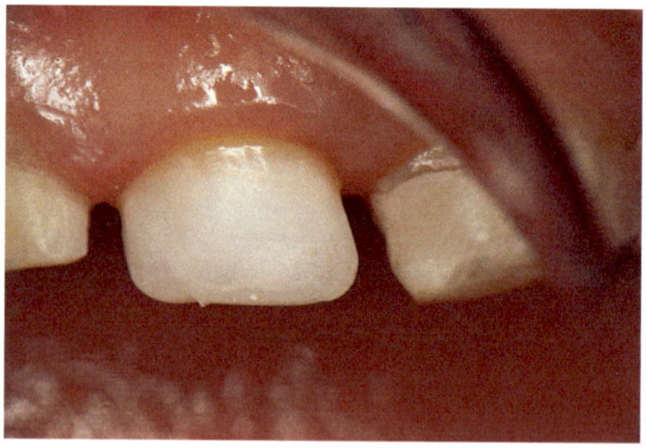

Abb. 10-27 Kompositaufbau des Zahnes 51. Die klinische Krone wurde mittels SÄT und „Frasaco Strip"-Krone wieder vollständig aufgebaut.

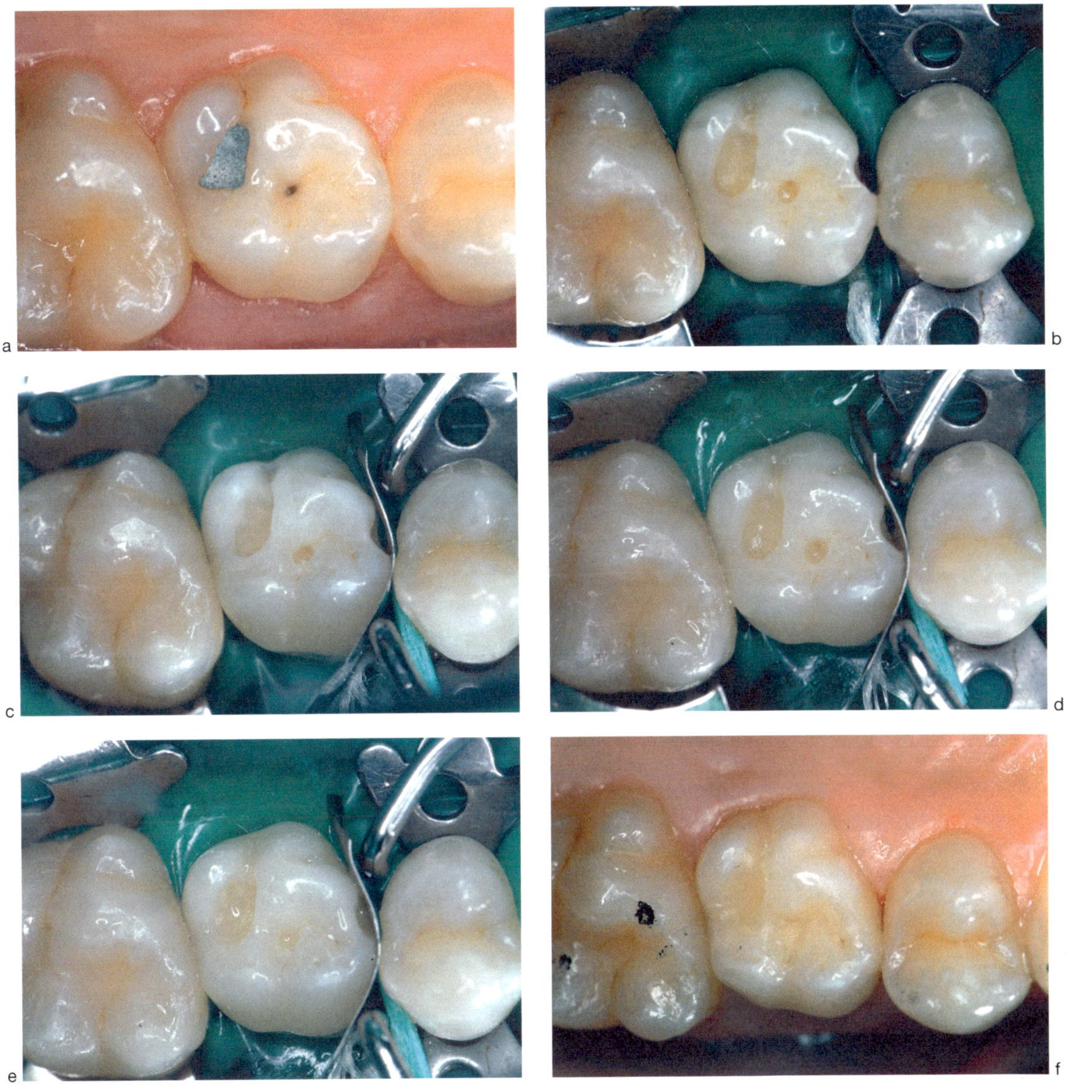

Abb. 10-28

a) Persistierender Milchzahn bei einem 13-jährigen Patienten. Aufgrund der guten Mitarbeit konnte die Versorgung der defekten Füllung und der Approximalkaries adhäsiv mit Komposit durchgeführt werden.

b) Zur maximalen Substanzschonung wurde jede Kavität separat angelegt. Die mesiale „Slot"-Präparation erfolgte ausschließlich mit oszillierenden Instrumenten (Sonic Sys®).

c) Nach dem Anätzen und schonenden Trocknen ist das opake Ätzmuster des Milchzahnschmelzes zu erkennen. Zur Gestaltung der Approximalfläche wurde hier das 3M-Sektionssystem eingesetzt. Um zervikal einen möglichst dichten Verschluss der Kavität zu gewährleisten, wurde die Matrize zusätzlich verkeilt.

d) Die Zahnhartsubstanzen wurden mit dem Mehrflaschenadhäsiv der dritten Generation (Syntac Classic®, Fa. Ivoclar Vivadent) vorbehandelt.

e) Um eine vollständige Benetzung der Kavitätenwände zu garantieren, wurde im ersten Schritt Tetric Flow® eingebracht.

f) Die Okklusionskontrolle schließt die Füllungstherapie am Zahn 65 ab.

ter Hülsenkronen (z. B. Frasaco Strip Crown Nr. ST-K 5K, Abb. 10-26 und 10-27) mit Kompositen versorgt werden.

Bei der Versorgung von **Klasse-II-Kavitäten** mit Kunststoffen kann, wie für die bleibende Dentition beschrieben, ebenfalls „minimal-invasiv" vorgegangen werden. Jedoch ist die Adhäsivtechnik bei approximaler Beteiligung nur möglich, wenn keine Kompromisse beim Behandeln eingegangen werden müssen (Abb. 10-28). Ansonsten ist die Versorgung von Klasse-II-Kavitäten nicht indiziert [34, 45].

Ferner sollten bei der Verwendung von Kompositen im Milchgebiss immer Dentinadhäsive zum Einsatz kommen, um die zur Verfügung stehenden Oberflächen vollständig für die Verankerung der Restauration zu nutzen („total bonding") [40], auch wenn dadurch Randundichtigkeiten nicht vollständig vermieden werden können [45]. Auf das Legen einer Unterfüllung kann wie bei den Kompomeren verzichtet werden.

Trotz vieler Negativberichte aus früherer Zeit muss festgehalten werden, dass die Anwendung von Kompositen im Milchgebiss erfolgreich durchführbar ist. KUPIETZKY berichtete über die Restauration stark zerstörter Milchfrontzähne mittels adhäsiver Kompositaufbauten und Stripkronen. Aufgrund des geringen Alters der therapierten Kinder muss die Verlustrate von 20 % nach 31 Monaten als Erfolg angesehen werden [75]. Auch im Seitenzahnbereich sind die Ergebnisse heute durch moderne Komposite (Feinpartikelhybridkomposite), die Verwendung von effektiven Adhäsivsystemen und die Anwendung von in der bleibenden Dentition bereits bewährten Techniken (Inkrementtechnik, Berücksichtigung der Kavitätengeometrie) wesentlich besser als früher [34, 45]. So wurden in klinischen Studien Erfolgsraten zwischen 98 % (nach einem Jahr) und 89 % (nach drei Jahren) berechnet [8, 58]. Gegen Komposite sprechen vornehmlich der große zeitliche Aufwand beim Legen und die dafür erforderliche Mitarbeit des Kindes sowie die Tatsache, dass trotz des größeren Aufwands die klinischen Ergebnisse nicht zwingend besser ausfallen als bei den Kompomeren.

10.7 Zusammenfassende Bewertung der Füllungsmaterialien für das Milchgebiss

Das aus der Sicht des Praktikers bedauerliche Ausscheiden des Amalgams aus der Kinderzahnheilkunde verlangt schnell nach praktikablen Lösungen für die Praxis, da oft allein schon die Behandlungsumstände ganzen Einsatz erfordern. Die Indikationsstellung will wohl überlegt sein, um nicht schon a priori einen Misserfolg vorzuprogrammieren.

Die in dieser Übersicht vorgeschlagenen Präparationsrichtlinien sollen Hilfestellung und Denkanstoß zugleich sein, um mit der Füllungstherapie den bestmöglichen Erfolg zu erzielen. Wichtig ist dabei die Unterscheidung zwischen makro- und mikroretentiver Präparation.

Obwohl die GIZ durch die rasante Entwicklung auf dem Materialsektor etwas ins Hintertreffen geraten sind, möchten wir ausdrücklich darauf hinweisen, dass die hohe Fluoridabgabe und die Daten der klinischen Studien Beachtung verdienen, besonders da durch die Entwicklung der HGIZ und KGIZ ein großer Fortschritt auf dem GIZ-Sektor erreicht wurde [24]. Dank des guten Abrasionsverhaltens der stopfbaren Glasionomerzemente können diese für Klasse-

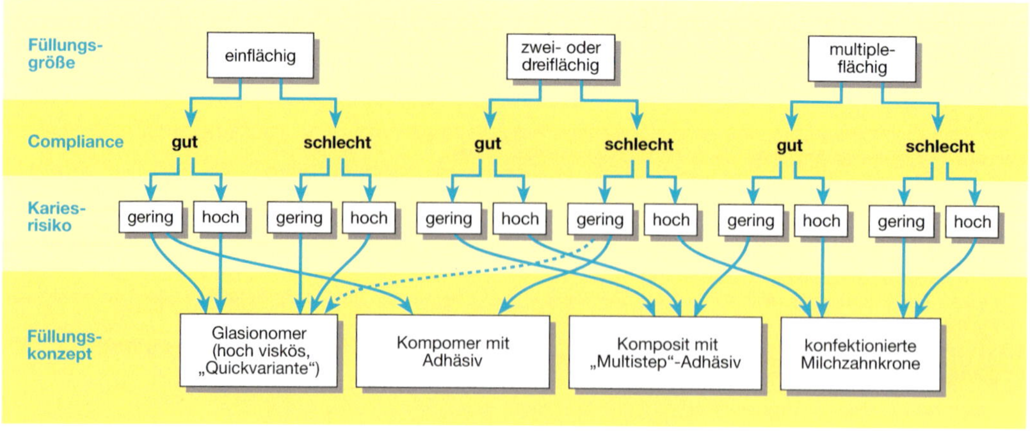

Organogramm 10-1 Seitenzahnversorgung – Auswahl eines geeigneten Füllungskonzepts.

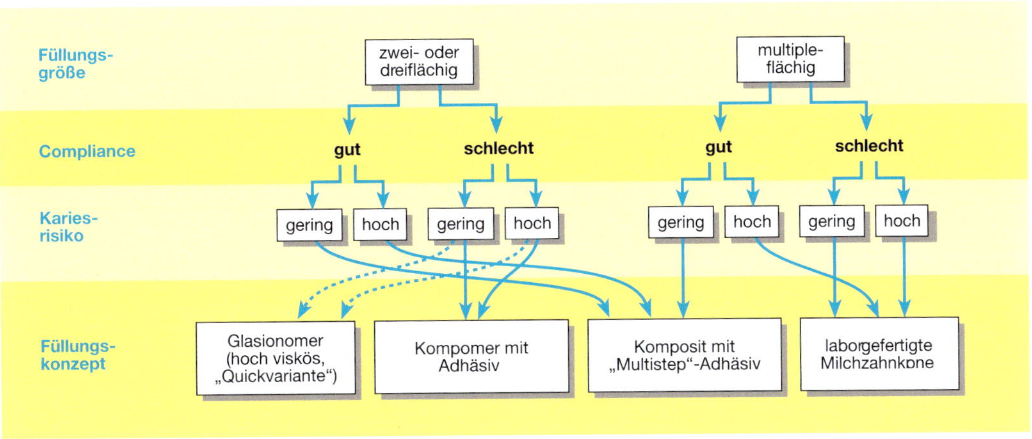

Organogramm 10-2 Frontzahnversorgung – Auswahl eines geeigneten Füllungskonzepts.

I-Füllungen im Milchgebiss empfohlen werden. Die guten Eigenschaften bei der Handhabung lassen das Material auch zur Anwendung unter schwierigen Bedingungen bei unkooperativen Kindern temporär Erfolg versprechend erscheinen.

Die Kompomere sind zur idealen Amalgamalternative im Milchgebiss herangereift [53]. Allerdings sollte die Mitarbeit zur Applikation von Adhäsiv und Füllungsmaterial vorhanden sein [17]. Für Restaurationen im Frontzahnbereich wird ebenfalls die adhäsive Füllungstherapie vorgeschlagen. Jedoch kann wegen der geringen Zahl klinischer Daten kein Verfahren favorisiert werden [138].

Der Aufwand für die konsequente, korrekte Anwendung von Kompositen ist von den vorgestellten Füllungsmaterialien am größten [31]. Aufgrund der Erfahrungen in der bleibenden Dentition lassen sich jedoch dabei durchaus längerfristige Erfolge erzielen. Ob das jedem Kind ohne weiteres zugemutet werden kann, sollte individuell entschieden werden.

Zuletzt darf jedoch nicht vergessen werden, dass vor allem nach endodontischen Behandlungen im Milchgebiss und bei zu großflächigen Läsionen die konfektionierte Milchzahnkrone eine effektive, dauerhafte und praktikable Amalgamalternative darstellt (s. S. 222 ff.) [118].

10.8 Literatur

[1] ADA Council on Dental Materials, Instruments and Equipment: Posterior composite resins. J Am dent Ass 112, 707 (1986).
[2] Agostini, F. G., Kaaden, C., Powers, J. M.: Bond strength of self-etching primers to enamel and dentin of primary teeth. Pediatr Dent 23, 481 (2001).
[3] Andersson-Wenckert, I. E., van Dijken, J. W. V., Stenberg, R.: Effect of cavity form on the durability of glass ionomer cement restorations in primary teeth: A three-year clinical evaluation. J Dent Child 62, 197 (1995).
[4] Andersson-Wenckert, I. E., Folkesson, U. H., van Dijken, J. W: Durability of a polyacid-modified composite resin (compomer) in primary molars. A multicenter study. Acta odont scand 55, 255 (1997).
[5] Atash, R., van den Abbeele, A.: Bond strengths of eight contemporary adhesives to enamel and to dentine: an in vitro study on bovine primary teeth. Int J Paediatr Dent 15, 264 (2005).
[6] Atkins, C. O., Rubenstein, L., Avent, M.: Preliminary clinical evaluation of dentinal and enamel bonding in primary anterior teeth. J Pedod 10, 239 (1986).
[7] Attin, T., Opatowski, A., Meyer, C., Zingg-Meyer, B., Schulte Mönting, J.: Class II restorations with a polyacid-modified composite resin in primary molars placed in a dental practice: results of a two-year clinical evaluation. Oper Dent 25, 259 (2000).
[8] Attin, T., Opatowski, A., Meyer, C., Zingg-Meyer, B., Buchalla, W., Schulte Mönting, J.: Three-year follow up assessment of class II restorations in primary molars with a polyacid-modified composite resin and a hybrid composite. Am J Dent 14, 148 (2001).
[9] Barr-Agholme, M., Odén, A., Dahlöf, G., Modeér, T.: A two-year clinical study of light-cured composite and amalgam restorations in primary molars. Dent Mater 7, 230 (1991).
[10] Ben-Zur, E.: Konservierende Versorgung im Milchgebiß. In Hotz, R. P.: Zahnmedizin bei Kindern und Jugendlichen. Thieme, Stuttgart 1976.
[11] Bevan, F. L., Braham, R. L.: Clinical evaluation of the handling properties of Herculite in posterior primary teeth. Am J Dent 2, 17 (1989).
[12] Bordin-Aykroyd, S., Sefton, J., Davies, E. H.: In vitro bond strengths of three current dentin adhesives to primary and permanent teeth. Dent Mater 8, 74 (1992).
[13] Braff, M. H.: A comparison between stainless steel crowns and multisurface amalgams in primary molars. J Dent Child 42, 474 (1975).
[14] Bundesgesundheitsamt: Amalgame – Nebenwirkungen und Bewertung der Toxizität. Zahnärztl Mitt 82 (19), 36 (1992).
[15] Buonocore, M. G.: A simple method of increasing the adhesion od acrylic filling materials to enamel surfaces. J dent Res 34, 849 (1955).

[16] Burgess, J., Norling, B., Summitt, J.: Resin ionomer restorative materials – the new generation. In: Hunt, P. R.: Glass Ionomers: The next generation. Proceedings of the 2nd International Symposium of Glass Ionomers. Philadelphia 1994.
[17] Burgess, J. O., Walker, R., Davidson, J. M.: Posterior resin-based composite: review of the literature. Pediatr Dent 24, 465 (2002).
[18] Burke, F. M., Hamlin, P. D., Lynch, E. J.: Depth of cure of light-cured glass-ionomer cements. Quintessence Int 21, 977 (1990).
[19] Cho, S. Y., Cheng, A. C.: A review of glass ionomer restorations in the primary dentition. J Canad dent Ass 65, 491 (1999).
[20] Croll, T. P.: Light-hardened class I glass-ionomer-resin cement restoration of a permanent molar. Quintessence Int 24, 109 (1993).
[21] Croll, T. P., Killian, C. M., Helpin, M. L.: A restorative dentistry renaissance for children: Light-hardened glass ionomer/resin cement. J Dent Child 60, 89 (1993).
[22] Croll, T. P., Helpin, M. L.: Class II vitremer restoration of primary molars. J Dent Child 62, 17 (1995).
[23] Croll, T. P.: Alternatives to silver amalgam and resin composite in pediatric dentistry. Quintessence Int 29, 697 (1998).
[24] Croll, T. P., Nicholson, J. W.: Glass ionomer cements in pediatric dentistry: review of the literature. Pediatr Dent 24, 423 (2002).
[25] Da Silva Telles, P. D., Aparecida, M., Machado, M., Nor, J. E.: SEM study of a self-etching primer adhesive system used for dentin bonding in primary and permanent teeth. Pediatr Dent 23, 315 (2001).
[26] Dammaschke, T., Dähne, L., Kaup, M., Stratmann, U., Ott, K.: Effektivität von Carisolv im Vergleich zu konventionellen Methoden zur Entfernung kariösen Dentins. Dtsch zahnärztl Z 56, 472 (2001).
[27] Dietrich, T., Lösche, A. C., Lösche, G. M., Roulet, J. F: Marginal adaptation of direct composite and sandwich restorations in class II cavities with cervical margins in dentine. J Dent 27, 119 (1999).
[28] Dörfer, C.: Der Approximalraum. Dtsch zahnärztl Z 52, 137 (2001).
[29] Donly, K. J., Kanellis, M.: Glass ionomer restorations in primary molars: Two-year clinical results. J dent Res 75, 285, IADR Abstr. Nr. 2144 (1996).
[30] Donly, K. J., Segura, A., Kanellis, M., Erickson, R. L.: Clinical performance and caries inhibition of resin-modified glass ionomer cement and amalgam restorations. J Am Dent Assoc 130, 1459 (1999).
[31] Donly, K. J., Garcia-Godoy, F.: The use of resin-based composite in children. Pediatr Dent 24, 480 (2002).
[32] Donovan, T. E., Daftary, F.: Clinical uses of glass ionomer as restorative materials. Compend Contin Educ Dent 8, 180 (1987).
[33] Duggal, M. S., Nooh, A., High, A.: Response of the primary pulp to inflammation: a review of the Leeds studies and challenges for the future. Eur J Paediatr Dent 3, 111 (2002).
[34] Eidelmann, E., Fuks, A., Sharipa, I., Chosack, A.: Structure of the enamel in primary teeth: Practical applications in restorative techniques. J Dent Child 43, 172 (1976).
[35] Eidelmann, E., Fuks, A., Chosak, A.: A clinical, radiographic and SEM evaluation of class II composite restorations in primary teeth. Oper Dent 14, 58 (1989).
[36] Engelsmann, U., Kocher, T. H., Albers, H-K: Vergleichende Langzeituntersuchung über die Füllungsmaterialien Ketac Fil und Amalgam an Milchzähnen. Dtsch zahnärztl Z 43, 291 (1988).
[37] Ernst, C.-P., Weckmüller, C., Willershausen, B.: Milchzahnaufbauten mit Kompomeren. Schweiz Monatsschr Zahnmed 105, 665 (1995).
[38] Espelid, I., Tveit, A. B.: Clinical behavior of glass ionomer restorations in primary teeth. J dent Res 74, 433, IADR Abstr. Nr. 264 (1995).
[39] Fagan, T. R., Crall, T. R., Jensen, M. E., Chalkley Y., Clarkson, B.: A comparison of two dentin bonding agents in primary and permanent teeth. Pediatr Dent 8, 144 (1986).
[40] Fisbein, S., Holan, G., Grajower, R., Fuks, A.: The effect of VLC Scotchbond and an incremental filling technique on leakage around class II composite restorations. J Dent Child 55, 29 (1988).
[41] Forsten, L., Karjalainen, S.: Glass ionomers in proximal cavities of primary molars. Scand J dent Res 98, 70 (1990).
[42] Frankenberger, R., Sindel, J., Krämer, N., Petschelt, A.: Die Verbindung von Adhäsivsystemen unterschiedlicher Generationen mit Schmelz und Dentin der ersten und zweiten Dentition. Dtsch zahnärztl Z 52, 795 (1997).
[43] Frankenberger, R., Sindel, J., Krämer, N.: Viscous glass-ionomer cements: a new alternative to amalgam in the primary dentition? Quintessence Int 28, 667 (1997).
[44] Fuks, A. B., Shapira, J., Bielak, S.: Clinical evaluation of glass-ionomer cement used as a class II restorative material in primary molars. J Pedod 8, 393 (1984).
[45] Fuks, A. B., Chosack, A., Eidelmann, E.: Assessment of marginal leakage around class II composite restorations in retrieved primary molars. Pediatr Dent 12, 24 (1990).
[46] Garcia-Godoy, F., Gwinnett, A. J.: Effect of etching times and mechanical pretreatment on the enamel of primary teeth: An SEM study. Am J Dent 4, 115 (1991).
[47] Granath, L., Màjare, I., Raadal, M.: Karies: Behandlung. In: Koch, G., Modéer, T., Poulsen, S., Rasmussen, P.: Kinderzahnheilkunde – ein klinisches Konzept. Quintessenz, Berlin 1994.
[48] Gwinnett, A. J., Garcia-Godoy, F.: Effect of etching time and acid concentration on resin shear bond strength to primary enamel. Am J Dent 5, 237 (1992).
[49] Hahn, P., Vongerichten, M., Hellwig, E.: Vergleich der Effektivität der Kariesentfernung mit Carisolv™ und mit dem Rosenbohrer. Dtsch zahnärztl Z 56, 184 (2001).
[50] Hassan, F., Nathanson, D.: Preliminary evaluation of glass ionomer as a class I restoration in pediatric patients. J dent Res 67, 197, Abstr. Nr. 675 (1988).
[51] Hickel, R., Voss, A.: A comparison of glass cermet cement and amalgam restorations in primary molars. J Dent Child 57, 184 (1990).
[52] Hickel, R., Kunzelmann, K.-H., Schreyger, D.: Die Kompositfüllung im Seitenzahnbereich – Teil II. Zahnärztl Welt 103, 690 (1994).
[53] Hickel, R., Kaaden, C., Paschos, E., Buerkle, V., Garcia-Godoy, F., Manhart, J.: Longevity of occlusally-stressed restorations in posterior primary teeth. Am J Dent 18, 198 (2005).
[54] Hill, C. J.: Approximating class II amalgam restorations for primary molars. Dent Clin N Am 17, 77 (1973).
[55] Holan, G., Chosak, A., Casamassimo, P. S., Eidelmann, E.: Marginal leakage of impregnated class II composits in primary molars: an in vitro study. Oper Dent 17, 122 (1992).
[56] Hosoya, Y.: The effect of acid etching times on ground primary enamel. J Clin Ped Dent 15, 188 (1991).
[57] Hotz, P.: Erhaltung der Milchmolaren. Schweiz Monatsschr Zahnheilk 90, 803 (1980).
[58] Hse, K. M., Wei, S. H.: Clinical evaluation of compomer in primary teeth: 1-year results. J Am dent Ass 128, 1088 (1997).
[59] Hugo, B.: Oszillierende Verfahren in der Präparationstechnik (Teil I). Schweiz Monatsschr Zahnmed 109, 140 (1999).
[60] Hung, T. W., Richardson, A. S.: Clinical evaluation of glass ionomer-silver cermet restorations in primary molars: One year results. J Canad dent Ass 56, 239 (1990).
[61] Ireland, R, L.: Operative procedures for children. J Am dent Ass 67, 340 (1963).

[62] Kamann, W.: Kofferdam – Bewährtes und Neues. Zahnärztl Welt 104, 640 (1995).
[63] Kakaboura, A., Masouras, C., Staikou, O., Vougiouklakis, G.: A comparative clinical study on the Carisolv caries removal method. Quintessence Int 34, 269 (2003).
[64] Kavvadia, K., Karagianni, V., Polychronopoulou, A., Papagiannouli, L.: Primary teeth caries removal using the Carisolv chemomechanical method: a clinical trial. Pediatr Dent 26, 23 (2004).
[65] Kilpatrik, N. M.: Durability of restorations in primary molars. J Dent 21, 67 (1993).
[66] Kilpatrik, N. M., Murray, J. J., McCabe, J. F.: The use of a reinforced glass-ionomer cermet for the restoration of primary molars: a clinical trial. Br dent J 179, 175 (1995).
[67] Kocher, T., Engelsmann, U., Albers, K.-H.: Die Restauration von Milchmolaren mit Glasionomerzement. Dtsch zahnärztl Z 48, 475 (1993).
[68] Kodaka, T.: Structure of the so-called „prismenless" enamel in human decidious teeth. Caries Res 23, 290 (1989).
[69] Krämer, N., Kunzelmann, K.-H., Pollety, T., Pelka, M., Hickel, R.: Langzeiterfahrungen mit Cermet-Zementfüllungen in Klasse-I/-II-Kavitäten. Dtsch zahnärztl Z 49, 905 (1994).
[70] Krämer, N., Kunzelmann, K.-H., Hickel, R., Pelka, M.: Long-term clinical behavior of glass cerment restorations in the primary dentition. Posterdemonstration, 2nd Congress of the European Academy of Paediatric Dentistry, Athens 1994.
[71] Krämer, N., Frankenberger, R.: Clinical performance of a condensable metal-reinforced glass ionomer cement in primary molars. Br dent J 190, 317 (2001).
[72] Krämer, N., Frankenberger, R.: Mundgesundheit bei bayerischen Schulkindern 2004. München, Landesarbeitsgemeinschaft für Zahngesundheit Bayern e. V. (2005).
[73] Krejci, I., Gebauer, L., Häusler, T., Lutz F.: Kompomere – Amalgamersatz für Milchzahnkavitäten? Schweiz Monatsschr Zahnheilk 104, 724 (1994).
[74] Krejci, I., Wiedmer, C. S., Lutz, F.: Klinische, röntgenologische und rasterelektronenmikroskopische Untersuchung von Milchzahn-Kompomer-Füllungen nach zweijähriger Funktionszeit. Acta Med Dent Helv 3, 48 (1998).
[75] Kupietzky, A., Waggoner,W. E., Galea, J. Long-term photographic and radiographic assessment of bonded resin composite strip crowns for primary incisors: results after 3 years. Pediatr Dent 27, 221 (2005).
[76] Lampshire, E. L.: An evaluation of cavity preparations in primary molars. J Dent Child 22, 3 (1955).
[77] Leifler, E., Varpio, M.: Proximal composite restorations in primary molars: A two-year follow-up. J Dent Child 48, 411 (1981).
[78] Leinfelder, K. F., Vann, W. F.: The use of composite resins in primary molars. Pediatr Dent 4, 27 (1982).
[79] Leinfelder, K. F., Taylor, D. F., Barkmeier, W. W., Goldberg, A. J.: Quantitative wear measurement of posterior composite resins. Dent Mater 2, 198 (1986).
[80] Levering, N. J., Messer, L. B.: The durability of primary molar restorations: I. Oberservations and predictions of succes of amalgam. Pediatr Dent 10, 74 (1988).
[81] Lugassy, A., Moffa, J.: Laboratory model for quantification of clinical occlusal wear. J dent Res 64, 181, Abstr. Nr. 63 (1985).
[82] Luke, I. S., Reisbrink, M. H.: Amalgam restorations. In: Stuart, R. E., Barber, T. K., Troutman, K. C., Wei, S. H. Y.: Pediatric Dentistry. Mosby, St. Louis 1982.
[83] Louw, A. J., Sarvan, I., Chikte, U. M., Honkala, E.: One-year evaluation of atraumatic restorative treatment and minimum intervention techniques on primary teeth. J dent Ass South Africa 57, 366 (2002).
[84] Lutz, F., Lüscher, B., Mühlemann, H. R.: Adhäsive Zahnheilkunde. Juris, Zürich 1976.
[85] Markley, M. R: Restorations of silver amalgam. J Am dent Ass 43, 133 (1951).
[86] Marks, L. A., van Amerongen, W. E., Borgmeijer, P. J., Groen, H. J., Martens, L. C.: Ketac Molar versus Dyract class II restorations in primary molars: twelve-month clinical results. J Dent Child 67, 37 (2000).
[87] Marolf, R.: Glasionomerzemente – Materialeigenschaften und klinische Anwendung. Eine Literaturübersicht. Schweiz Monatsschr Zahnheilk 94, 117 (1984).
[88] Mass, E., Gordon, M., Fuks, A. B.: Assessment of compomer proximal restorations in primary molars: a retrospective study in children. J Dent Child 66, 93 (1999).
[89] Mathewson, R. J., Retzlaff, A. E., Porter, D. R: Marginal failure of amalgam restorations in primary teeth related to material selection and proximal retention. J prosth Dent 29, 288 (1973).
[90] Menezes, J. P., Rosenblatt, A., Medeiros, E.: Clinical evaluation of atraumatic restorations in primary molars: a comparison between 2 glass ionomer cements. J Dent Child 73, 91 (1999).
[91] Mortada, A., King, N. M.: A simplified technique for the restoration of severely mutilated primary anterior teeth. J Clin Pediatr Dent 28, 187 (2004).
[92] Myers, D. R.: Factors producing failure of class ll silver amalgam restorations in primary molars. J Dent Child 44, 58 (1977).
[93] Nelson, G. V., Osborne, J. W., Gale, E. N., Norman, R. D., Phillips, R. W.: A three-year clinical evaluation of composite resin and high copper amalgam in posterior primary teeth. J Dent Child 47, 414 (1980).
[94] Östlund, J., Möller, K., Koch, G.: Amalgam, composite resin and glass ionomer cement in class II restorations in primary molars – a three-year clinical evaluation. Swed Dent J 16, 81 (1992).
[95] Oldenburg, T. R., Vann, W. F., Dilley, D. C.: Composite restorations for primary molars: Two-year results. Pediatr Dent 7, 96 (1985).
[96] Oldenburg, T. R., Vann, W. F., Dilley, D. C.: Composite restorations for primary molars: results after four years. Pediatr Dent 9, 136 (1987).
[97] Papagiannoulis, L., Kakaboura, A., Pantaleon, F., Kavvadia, K.: Clinical evaluation of a polyacid-modified resin composite (compomer) in Class II restorations of primary teeth: a two-year follow-up study. Pediatr Dent 21, 231 (1999).
[98] Paquette, D. E., Vann, W. F., Oldenburg, T. R., Leinfelder, K. F.: Modified cavity preparations for composite resins in primary molars. Pediatr Dent 5, 246 (1983).
[99] Pieper, K.: Epidemiologische Begleituntersuchung zur Gruppenprophylaxe 2004. Bonn, Deutsche Arbeitsgemeinschaft für Jugendzahnpflege e. V (2005).
[100] Pieper, K., Beinhauer, A., Redeker, M.: Amalgam-Füllungen im Milch- und Wechselgebiß – eine Nachuntersuchung zur Lebensdauer und Qualität. Dtsch zahnärztl Z 46, 606 (1991).
[101] Plant, C. G., Shovelton, D. S., Vliestra, J. R., Wartnaby, J. M.: The use of glass-ionomer cement in decidious teeth. Br dent J 143, 271 (1977).
[102] Qvist, V., Thylstrup, A., Mjör, I. A.: Restorative treatment pattern and longevity of resin restorations in Denmark. Acta odont scand 44, 351 (1986).
[103] Qvist, V., Teglers, P. T., Manscher, E.: Conventional and resin-stabilized glass ionomer restorations in primary teeth. J dent Res 74, 440, IADR Abstr. Nr. 318 (1995).
[104] Qvist, V., Laurberg, L., Poulsen, A., Teglers, P. T.: Glass ionomer and amalgam restorations in primary teeth. Posterdemonstration, 15th Congress of the International Association of Paediatric Dentistry, Göteborg 1995.
[105] Qvist, V., Laurberg, L., Poulsen, A., Teglers, P. T.: Longevity and cariostatic effects of everyday conventional glass-

ionomer and amalgam restorations in primary teeth: three-year results. J dent Res 76, 1387 (1997).
[106] Ram, D., Mamber, E., Fuks, A. B.: Clinical performance of a non-rinse conditioning sealant in three paediatric dental practices: a retrospective study. Int J Paediatr Dent 15, 61 (2005).
[107] Redford, D. A., Clarkson, B. H., Jensen, M.: The effect of different etching times on the sealant bond strength, etch depth, and pattern in primary teeth. Pediatr Dent 8, 11 (1992).
[108] Reeka, A., Benz, C., Loher, C., Hickel, R.: Klinische Studie zur Versorgung von Klasse-I/-II-Kavitäten im Milchgebiß mit dem Kompomer Dyract®. Vortrag bei der Jahrestagung der Gesellschaft für Kinderzahnheilkunde und Primärprophylaxe in der DGZMK, Leipzig 1995.
[109] Ripa, L. W.: The history of the early carious lesion in primary teeth with special reference to a „prismless" outer layer of primary enamel. J dent Res 45, 5 (1966).
[110] Roberts, M. W., Moffa, J. P., Broring, C. L.: Two-year clinical evaluation of a proprietary composite resin for the restoration of primary posterior teeth. Pediatr Dent 7, 14 (1985).
[111] Roeters, F. J. M., Frankenmolen, F. W. A.: Two-year clinical evaluation of class I and II compomer restorations in deciduous molars. Vortrag, 15th Congress of the International Association of Paediatric Dentistry, Abstr. S. 8, Göteborg 1995.
[112] Roeters, J. J., Frankenmolen, F., Burgersdijk, R. C., Peters, T. C.: Clinical evaluation of Dyract in primary molars: 3 year results. Am J Dent 11, 143 (1998).
[113] Rosen, M., Melman, G. E., Cohen, J.: Changes in a light-cured composite resin material used to restore primary anterior teeth: an eighteen-month in vivo study. J dent Ass South Africa 45, 251 (1990).
[114] Roulet, J. F.: Ein klinischer Vergleich dreier Komposits mit Amalgam im Seitenzahnbereich. Schweiz Monatsschr Zahnheilk 86, 1055 (1977).
[115] Sardella, T. N., de Castro, F. L., Sanabe, M. E., Hebling, J.: Shortening of primary dentin etching time and its implication on bond strength. J Dent 33, 355 (2005).
[116] Schreiber, S., Motsch, A.: Kritische Untersuchungen der klassischen Kavitätenregeln mit Hilfe spannungsoptischer Verfahren. Dtsch zahnärztl Z 23, 171 (1968).
[117] Schröder, A.: Stand der Erfahrungen auf dem Gebiet der neuen Kunststoff-Kompositionsmaterialien auf Basis der Bowen-Formel. Schweiz Monatsschr Zahnheilk 81, 999 (1971).
[118] Seale, N. S.: The use of stainless steel crowns. Pediatr Dent 24, 501 (2002).
[119] Sheykholeslam, Z., Buonocore, M. G.: Bonding of resins to phosphoric acid-etched enamel surfaces of permanent and deciduous teeth. J dent Res 51, 1572 (1972).
[120] Silverstone, L. M.: The histopathology of early approximal caries in the enamel of primary teeth. J Dent Child 37, 201 (1970).
[121] Simonsen, R. J.: The clinical effectiveness of colored pit and fissure sealant at 36 months. J Am dent Ass 102, 323 (1981).
[122] Smutka, S., Jedrychowski, J., Caputo, A.: An evaluation of primary enamel pretreatments and their effects on resin retention. J dent Res 57, 796 (1978).
[123] Staehle, H. J., Kramb, A., Gehlen, I.: Restaurative Zahnheilkunde bei Kindern und Jugendlichen. In: Staehle, H. J., Koch, M. J.: Kinder- und Jugendzahnheilkunde. Deutscher Ärzte-Verlag Köln, 1996.
[124] Stratman, R. G., Berg, J. H., Donley, K. J.: Class II glass ionomer-silver restorations in primary molars. Quintessence Int 20, 43 (1989).
[125] Stößer, L., Heinrich-Weltzien, R., Hickel, R., Kühnisch, J., Bürkle, V., Reich, E.: Fissurenversiegelung. Oralprophlaxe Kinderzahnheilkd 28, 141(2006).
[126] Swift, E.: Effects of glass ionomers on recurrent caries. Oper Dent 14, 40 (1989).
[127] Taifour, D., Frencken, J. E., Beiruti, N., van 't Hof, M. A., Truin, G. J.: Effectiveness of glass-ionomer (ART) and amalgam restorations in the deciduous dentition: results after 3 years. Caries Res 36, 437 (2002).
[128] Tonn, E. M., Ryge, G., Chambers, D. W.: A two-year clinical study of a carvable composite resin used as class II restorations in primary molars. J Dent Child 47, 405 (1980).
[129] Torres, C. P., Corona, S. A., Ramos, R. P., Palma-Dibb, R. G., Borsatto, M. C.: Bond strength of self-etching primer and total-etch adhesive systems to primary dentin. J Dent Child 71, 131 (2004).
[130] Tran, L. A., Messer, L. B.: Clinicians' choices of restorative materials for children. Aust Dent J 48, 221 (2003).
[131] Tyas, M.: Cariostatic effect of glass ionomer cement: A five-year clinical study. Australian Dent J 36, 236 (1991).
[132] Vann, W. F., Barkmeier, W. W., Oldenburg, T. R., Leinfelder, K. F.: Quantitative wear assessments for composite restorations in primary molars. Pediatr Dent 8, 7 (1986).
[133] Vann, W. F., Barkmeier, W. W., Mahler, D. B.: Assessing composite resin wear in primary molars: Four-year findings. J dent Res 67, 876 (1988).
[134] Van Waes, H.: Füllungstherapie kariöser Milchmolaren: Materialien und Methoden. Schweiz Monatsschr Zahnmed 103, 947 (1993).
[135] Varpio, M.: Caries prevalence and therapie in the decidious dentition from 3 to 8 years. Acta odont scand 39, 307 (1981).
[136] Varpio, M.: Proximoocclusal composite restorations in primary molars: a six year follow-up. J Dent Child 52, 435 (1985).
[137] Varpio, M., Warfvinge, J., Norén, J. G.: Proximoocclusal composite restorations in primary molars: Marginal adaptation, bacterial penetration, and pulpal reactions. Acta odont scand 48, 161 (1990).
[138] Waggoner W. F.: Restoring primary anterior teeth. Pediatr Dent 24, 511 (2002).
[139] Walls, A. W. G., Wallwork, M. A., Holland, I. S., Murray, J. J.: The longevity of occlusal amalgam restorations in first permanent molars of child patients. Br dent J 158, 133 (1985).
[140] Walls, A. W. G., Murray, J. J., McCabe, J. F.: The use of glass polyalkenoate (ionomer) cements in the deciduous dentition. Br dent J 165, 13 (1988).
[141] Welbury, R. R., Walls, A. W. G., Murray, J. J.: The management of caries in decidious molars. 5-year results of a clinical trial comparing a glass polyalkenoate (ionomer) cement restoration with an amalgam restoration. Br dent J 170, 177 (1991).
[142] Welbury, R. R., Shaw, A. J., Murray, J. J., Gordon, P. H., McCabe, J. F.: Clinical evaluation of paired compomer and glass ionomer restorations in primary molars: final results after 42 months. Br dent J 189, 93 (2000).
[143] Wendt, L. K., Koch, G., Birkhed, D.: Replacements of restorations in the primary and young permanent dentition. Swed dent J 22, 149 (1998).
[144] Whittaker, D. K.: Variations in the structure of the surface layer of human dental enamel. ICRS Medical Science 9, 247 (1981).
[145] Yilmaz, Y., Eyuboglu, O., Kocogullari, M. E., Belduz, N.: A one-year clinical evaluation of a high-viscosity glass ionomer cement in primary molars. J Contemp Dent Pract 7, 71 (2006).

11 Füllungstherapie im Wechselgebiss

von Anselm Petschelt, Norbert Krämer und Roland Frankenberger

Inhaltsübersicht

11.1 Fissurenversiegelung 188

11.1.1 Einleitung, Definition 188
11.1.2 Indikationen 189
Prophylaktische Fissurenversiegelung 189
Erweiterte Fissurenversiegelung 189
11.1.3 Materialien 190
Komposite 191
Adhäsive 192
Kompomere 192
Glasionomerzemente 192
11.1.4 Praktisches Vorgehen 192
Prophylaktische Fissurenversiegelung 192
Erweiterte Fissurenversiegelung 194
11.1.5 Kontrolle und Reparatur der Fissurenversiegelung 197
11.1.6 Bewertung, Ausblick 198

11.2 Kompositfüllungen im Seiten- und Frontzahnbereich 199

11.2.1 Präparationsrichtlinien 199
Schmelz-Ätz-Technik (SÄT) im Seitenzahnbereich 199
Präparation im Dentin 199
Kavitätenpräparation/Präparationsrichtlinien 199
Okklusale Kavität (F1) 200
Approximale Kavitäten 201
11.2.2 Farbauswahl 202
11.2.3 Kofferdam und Zahnreinigung 202
11.2.4 Vorbereiten der Kavität 203
11.2.5 Weitere Schritte beim Legen der Füllung 205
11.2.6 Erfahrungen, Ausblick 206
11.2.7 Frontzahnfüllungen 207
Komposit-Typ 207
Farbauswahl 209
Formgebung 209
Präparation 209
Matritzentechnik 210
Schichtung 210
Indikationsstellung 211
Bonding 211
Politur 211
11.2.8 Checkliste für die Adhäsivtechnik 211

11.3 Semipermanente Versorgungsmöglichkeiten 215

11.3.1 Indikationen zur semipermanenten Versorgung in der bleibenden Dentition 215

11.3.2 Füllungsmaterial 216
Glasionomerzemente 216
Kompomere 218
11.3.3 Bewertung der semipermanenten Versorgung 219

11.4 Literatur 219

11.1 Fissurenversiegelung

11.1.1 Einleitung, Definition

Im jugendlichen Alter stellen die okklusalen Fissuren und Grübchen die Prädilektionsstellen für Karies dar. In den Fissuren als Retentionsstellen sammelt sich leicht Plaque und in der Folge entsteht Karies (Abb. 11-1). Während Fluoride an den Approximalflächen und Glattflächen zu einem deutlichen Kariesrückgang von 60–80% beitragen, ist die Wirkung in der Tiefe der Fissuren geringer. Der Grund hierfür liegt in der komplexen Anatomie und der damit verbundenen erschwerten Zugänglichkeit für präventive Maßnahmen. Die Kariesprävalenz in den Fissurensystemen der Molaren liegt bei 15-jährigen Schülern bei mehr als 50% (siehe auch Kap. 2 „Epidemiologie der Gebisserkrankungen") [26]. Zusätzliche Brisanz erhält die Thematik dadurch, dass die Karies häufig sehr unterminierend voranschreitet und spät erkannt wird. Gerade bei Kindern und Jugendlichen ist deshalb eine frühzeitige Diagnostik der Fissurenkaries und korrekte Einschätzung des Behandlungsbedarfs zur Vermeidung größerer Defekte essenziell (s. S. 15 und 56f.) [20].

Deshalb liegt es nahe, die Karies auslösende Plaque und das Substrat (Zucker) von den Fissuren mechanisch fern zu halten. Zwar wird seit über 100 Jahren über die Versiegelung der Fissuren als Mittel der Kariesprophylaxe nachgedacht, jedoch steht der präventiven Zahnmedizin erst seit der Entwicklung der Schmelz-Ätz-Technik eine Methode zur Verfügung, mit der es gelingt, Zahnoberflächen bakteriendicht zu verschließen.

Zwei **Formen** der Fissurenversiegelung müssen heute unterschieden werden:

- die präventive Fissurenversiegelung und
- die erweiterte Fissurenversiegelung.

Die **präventive Fissurenversiegelung** ist definiert als der Verschluss der kariesfreien oder auch verfärbten Fissur oder Grübchen, ohne sie aufzuschleifen. Die präventive Fissurenversiegelung wird auch als prophylaktische oder einfache Versiegelung bezeichnet.

Bei der **erweiterten Fissurenversiegelung** wird die Fissur in der Regel mit einem rotierenden Instrument

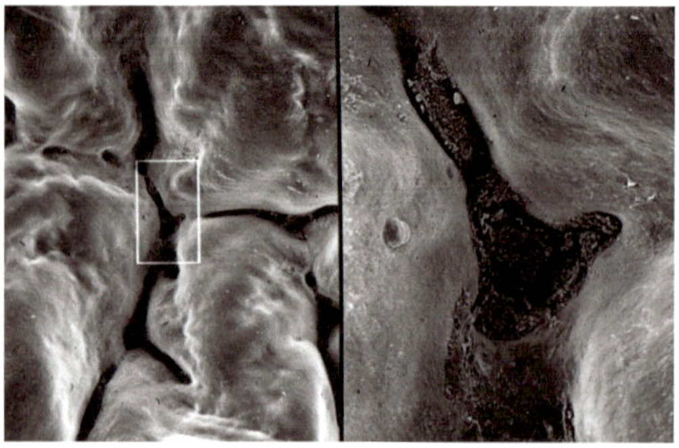

Abb. 11-1 Die rasterelektronenmikroskopische (REM) Aufnahme zeigt den Fissurenausschnitt eines unteren Molaren (13fache Vergrößerung). Deutlich ist im Bereich der Zentralfissur Plaque am Fissurenfundus zu erkennen (Detailaufnahme rechts).

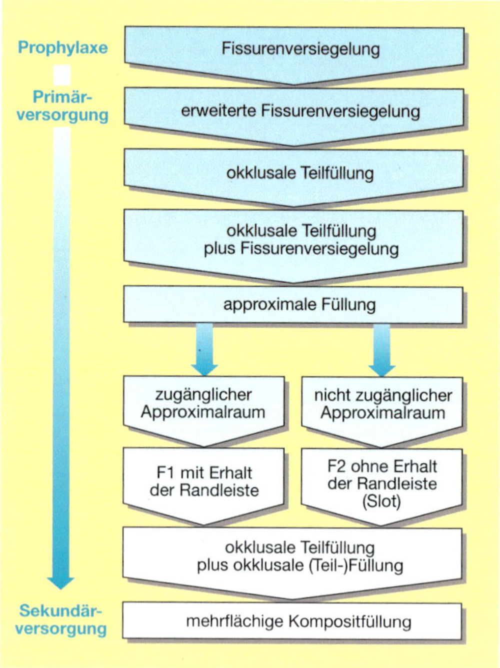

Abb. 11-2 Versorgungskonzept (Flowchart).

leicht ausgeschliffen. Leiten lässt man sich dabei von der meist schon verfärbten Fissur. Wird beim Eröffnen Dentinkaries entdeckt, wird die Karies exkaviert. Die erweiterte Fissurenversiegelung wird deshalb auch als prophylaktische adhäsive Füllung (preventive resin restoration) bezeichnet. Sie stellt die primäre Versorgung von kleinen kariösen Defekten dar und steht zu Beginn eines minimalinvasiven Restaurationskonzeptes (Abb. 11-2). Es kann damit ein großflächiges Aufziehen der okklusalen Fissuren vermieden werden. Dies stellt eine Abkehr vom BLACKschen Prinzip der „Extension for Prevention" dar.

11.1.2 Indikationen

Prophylaktische Fissurenversiegelung

Aufgrund der besonderen Kariesgefährdung der Fissuren besteht bei den meisten Kindern eine Indikation für die prophylaktische Versiegelung. Diese Ansicht hat sich erst in den letzten Jahren herauskristallisiert und wurde früher abgelehnt.

Besteht ein generelles Kariesrisiko, sollten alle Fissuren und Grübchen versiegelt werden (s. S. 105). Eine lokale Indikation für die Versiegelung ist besonders bei stark zerklüfteten Fissuren gegeben.

Auf eine Versiegelung kann dann eventuell verzichtet werden, wenn nicht verfärbte, gesund aussehende Fissuren bei sehr flachem Kauflächenrelief vorhanden sind und das generelle Kariesrisiko des Patienten als gering einzustufen ist. Durch die visuelle Inspektion der Fissuren von okklusal allein kann allerdings nicht auf die Form der Fissur geschlossen werden (Trichter-, Ampullen-, Furchenform usw.), die maßgeblich das lokale Kariesrisiko bestimmt (Abb. 11-3a bis e). Ist man bezüglich der lokalen wie generellen Einschätzung des Kariesrisikos im Zweifel, sollte heute immer die Entscheidung zu Gunsten einer prophylaktischen Fissurenversiegelung fallen.

Der beste **Zeitpunkt** für die prophylaktische Versiegelung ist kurz nach dem Abschluss des Zahndurchbruchs. Für die ersten Molaren liegt das in der Regel zwischen dem sechsten und achten Lebensjahr, für die Prämolaren und zweiten Molaren analog zwischen dem elften und 13. Lebensjahr. Wichtige Voraussetzung ist jedoch, dass der durchbrechende Zahn ausreichend (zumindest relativ) trocken gelegt werden kann.

Erweiterte Fissurenversiegelung

Ab wann die Indikation zum Einsatz von rotierenden oder oszillierenden Instrumenten zur Erweiterung

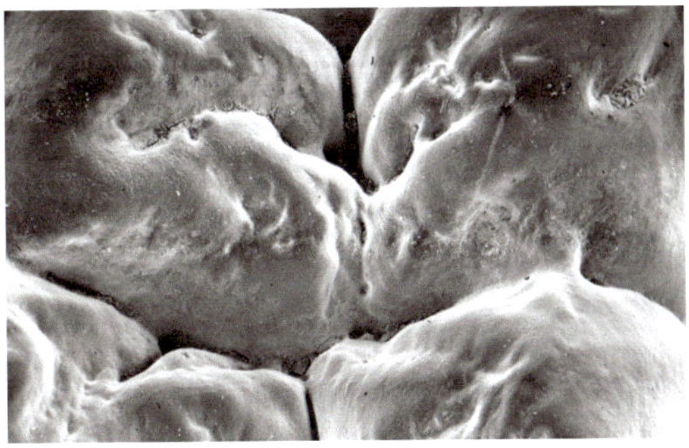

Abb. 11-3a Stark zerklüftetes Fissurenrelief eines Unterkiefermolaren (REM, 13fach). Es wird deutlich, dass in einem Zahn durchaus unterschiedliche Fissurenformen vorliegen.

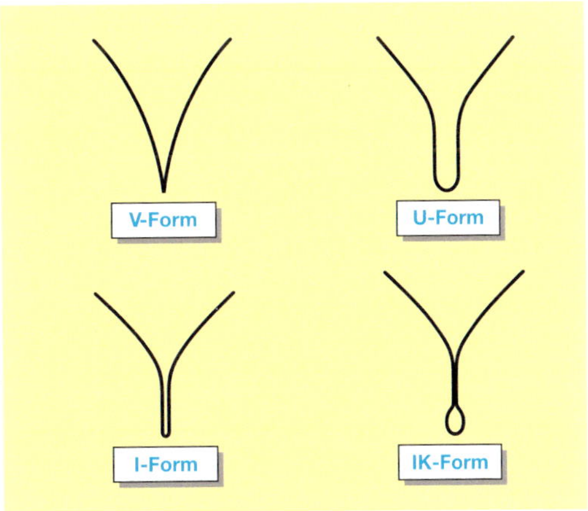

Abb. 11-3b Mögliche Fissurenformen. Die I- und die IK-Form (Ampullenform) sind der Zahnreinigung am wenigsten zugänglich. Da an einem Zahn durchaus unterschiedliche Fissurentypen vorkommen können, ist jeder Bereich für sich einer genauen Diagnostik zu unterziehen.

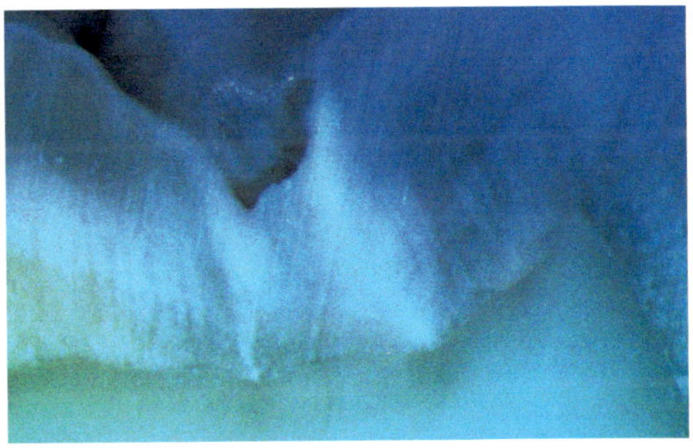

Abb. 11-3c Flaches Fissurenrelief (Auflichtmikroskop, 40fache Vergrößerung). Das Risiko, in diesem Bereich Karies zu bekommen, ist relativ gering, da die Vertiefung der Zahnreinigung zugänglich ist.

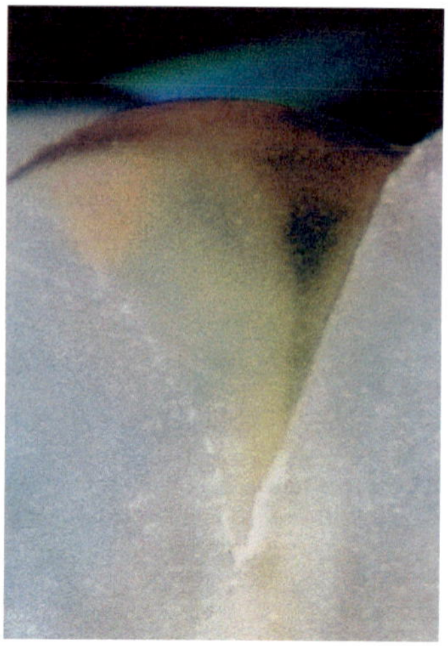

Abb. 11-3d V-förmige Fissur, die sich einfach versiegeln ließ (Auflichtmikroskop, 40fache Vergrößerung).

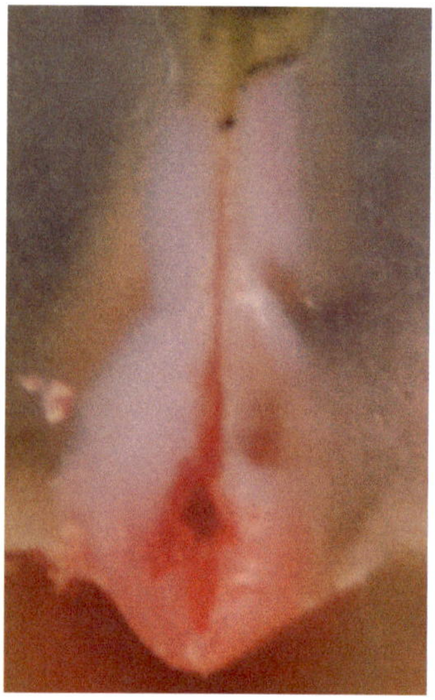

Abb. 11-3e Ampullenförmige Fissur, die am Fissurenfundus bereits kariös verändert ist (Auflichtmikroskop, 40fache Vergrößerung). Dieser Fall verdeutlicht, dass eine Erweiterung der Fissur im Zweifelsfall (unklarer kariöser Prozess) das günstigere Vorgehen wäre.

der Fissur gegeben ist, hängt sehr stark vom Alter des Patienten (wie lange ist der Zahn bereits in der Mundhöhle?) und vom klinischen Erscheinungsbild der Fissur ab. Ergänzend wird auch die Verwendung zusätzlicher Hilfsmittel zur Diagnostik empfohlen.

Visuelle Kriterien, wie weiße und braune Opazität der Fissur innerhalb der ersten vier Jahre nach dem Durchbruch des Zahnes, sprechen für einen Interventionsbedarf (Abb. 11-4).

Die Unsicherheit dieser rein visuellen Kontrolle nach Lufttrocknung und ohne Sondierung der Fissur soll im Zweifelsfall durch weitere diagnostische Methoden (Bissflügelröntgenaufnahmen, laserinduzierte Fluoreszenz, elektrische Widerstandsmessung) korrigiert werden [36, 40].

11.1.3 Materialien

Seit Beginn der 1970er-Jahre haben sich Photopolymerisate auf Bis-GMA-Basis zur Fissurenversiegelung durchgesetzt. Da diese Materialien im Aufbau weitgehend den Füllungskompositen entsprechen, ergänzen diese heute das komplexe adhäsive Füllungskonzept im Front- und Seitenzahnbereich. Insofern sollte bei der Materialauswahl grundsätzlich berücksichtigt werden, inwieweit es sich hier um einen isolierten Eingriff oder um eine kombinierte Intervention mit angrenzender Füllungstherapie handelt. Nachdem jeder Kompositherstelller bemüht ist, eine geschlossene Produktpalette anzubieten, sind in der Regel auch alle aufeinander abgestimmten Materialien (Adhäsiv, Fissurenversiegler, Komposite unterschiedlicher Viskosität) für die ggf. komplexe Therapie verfügbar.

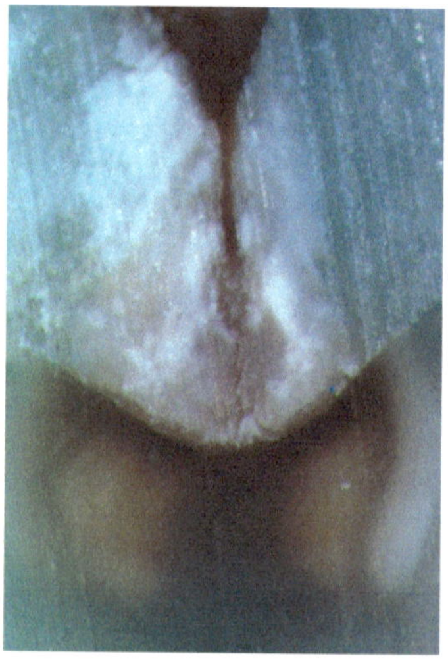

Abb. 11-4 Wie unterminierend und versteckt Dentinkaries voranschreiten kann, verdeutlicht das Schnittbild eines anderen Molaren. Die Oberfläche schien intakt und wurde im Rahmen einer In-vitro-Untersuchung versiegelt.

Komposite

Versiegelungsmaterialien auf Kompositbasis stellen heute den Standard für die prophylaktische und erweiterte Fissurenversiegelung dar. Je nach okklusaler Belastung, Fissurentiefe und -weite können Komposite mit einem **Füllkörpergehalt** von 1 bis ca. 70 Gew.-% verwendet werden. Vollständig ungefüllte Kompositversiegler können sich aufgrund der hohen Polymerisationsschrumpfung (und der damit verbundenen Zugbelastung auf die Verbundzone) leicht vom Schmelz ablösen [2]. Dies wurde u. a. als eine Ursache für vorzeitige Versieglerverluste gesehen. Durch das Zufügen geringer Füllkörperanteile sollen nicht nur die Spannungen am marginalen Areal der Versiegelung reduziert werden, man erwartet auch eine erhöhte mechanische Widerstandsfähigkeit (Abrasionsbeständigkeit).

Kompositversiegler werden nach der **Farbe** (klar, eingetrübt transparent, weiß-opak, zahnfarben) oder nach dem **Aushärtemodus** (Fotopolymerisation oder chemisch härtend) unterschieden. Klare oder transparente, gering gefüllte Komposite haben den Vorteil einer guten Penetrierbarkeit in das komplexe Fissurenrelief und einer guten Kontrollmöglichkeit bezüglich Blasen im Versiegler. Eingetrübte oder opak-weiße Versiegler zeichnen sich durch einen guten Kontrast gegenüber der Zahnhartsubstanz aus (visuell kontrollierbar). Aufgrund der geringen Abrasionsresistenz dieser Materialien besteht jedoch die Gefahr, dass bereits nach kurzer Zeit nicht einsehbare Blasen, vor allem nach dem empfohlenen Aufschütteln, übersehen und eröffnet werden oder Teile der Versiegelung vollständig abradiert werden. Zahnfarbene Versiegelungsmaterialien liegen als sog. „Flowables" vor, weisen aber auch für die prophylaktische Fissurenversiegelung ein gutes Fließverhalten auf (Abb. 11-5) [47]. Vorteil dieser bis zu 72 Gew.-% gefüllten Materialien ist eine relativ hohe Abrasionsbeständigkeit [48]. Die klinische Erfolgsrate ist von der Farbe des Versieglers unabhängig [52].

Für **chemisch härtende Systeme** wurden bis zu Beginn der 1990er-Jahre günstigere Ergebnisse als Fissurenversiegler beschrieben [35]. Nachteil dieser Zwei-Komponenten-Materialien ist allerdings, dass beim Anmischen Luftblasen eingebracht werden können und der Polymerisationsvorgang vom Zahnarzt nicht selbst gesteuert werden kann. Im Zusammenhang mit dem häufig kombinierten Vorgehen bei der Füllungstherapie (einschließlich der Versiegelung der angrenzenden Strukturen) haben sich in den letzten Jahren lichthärtende Materialien auf Dimethacrylatbasis durchgesetzt. Bezüglich der Haftfestigkeit oder Retentionsrate konnte jedoch zwischen den beiden Polymerisationssystemen kein Unterschied gefunden werden [52].

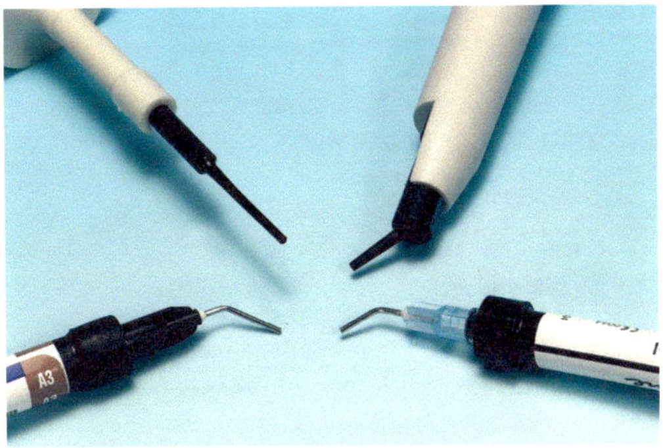

Abb. 11-5a Flowable Komposite werden mit relativ dünnen Kanülen angeboten. Dünne Metallkanülen eignen sich am besten zur Applikation des Materials in die Fissur.

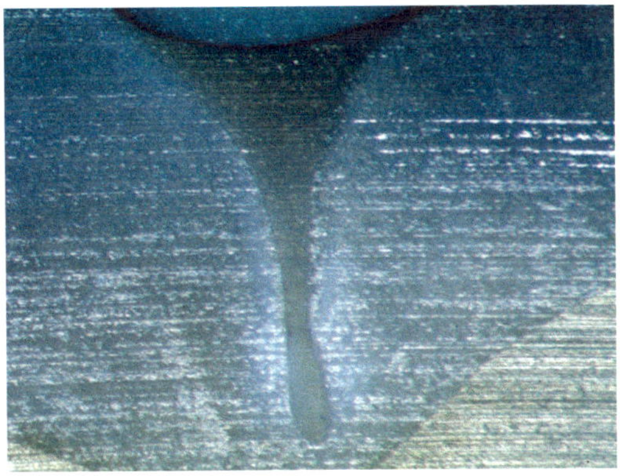

Abb. 11-5b Nahezu vollständig ausgeflossene ampullenförmige Fissur mit dem Material Tetric Flow® (Auflichtmikroskop, 40fache Vergrößerung, Fa. Ivoclar Vivadent).

Bezüglich der Anwendung von **niedrig viskösen, methacrylathaltigen Versiegelungsmaterialien** wurden jedoch grundsätzlich Bedenken geäußert. Olea wies 1996 auf den östrogenen Einfluss von unpolymerisiertem Bisphenol-A in Zellkulturen hin [41]. Bisphenol-A wird Versieglern zugesetzt, um eine rasche und ausreichende Oberflächenhärte der Materialien zu erzielen. In jüngeren Untersuchungen konnte jedoch gezeigt werden, dass der Anteil der Absonderung von unpolymerisierten, zytotoxischen Bestandteilen aus Versieglern beispielsweise durch Entfernung der Schmierschicht vor Abnahme des Kofferdams erheblich minimiert werden kann [46].

Adhäsive

Eine der am häufigsten diskutierten Fragen ist, inwieweit im Rahmen der Fissurenversieglung zusätzlich zum Versieglungsmaterial ein Bonding auf die konditionierte Zahnoberfläche aufgebracht werden sollte. Während der Einsatz der „Flowables" oder hoch visköser Versiegler bei der erweiterten Fissurenversieglung mit in der Regel eröffnetem Dentin den Einsatz eines Dentinadhäsivs notwendig macht (s. Kap. 9 „Werkstoffkundliche Aspekte"), wird bei der prophylaktischen Versiegelung und der Konditionierung von ausschließlich Schmelzarealen der Einsatz eines ungefüllten Bondings vor der Applikation noch diskutiert. IRINODA konnte zeigen, dass gefüllte Versiegler den angeätzten Schmelz nur unzureichend penetrieren können [24]. Die klinische Erfolgsrate von Fissurenversiegelungen wurde jedoch durch die Verwendung von ungefüllten Adhäsiven nicht signifikant verbessert [4]. Allerdings könnte der Einsatz eines Adhäsivs unter erschwerten Bedingungen **positive Auswirkungen** haben:

- Der Einsatz eines gefüllten Adhäsivs verringerte die Empfindlichkeit gegenüber dem Zutritt von Feuchtigkeit bei der Versiegelung [18].
- All-in-one-Adhäsive ermöglichen einen Schmelzverbund bei der Versiegelung auch ohne separate Phosphorsäureätzung [6].

Kompomere

Mittlerweile werden auch Kompomermaterialien als Versiegler angeboten. Diese hydrophil modifizierten Komposite sollen vor allem unter schwierigen Bedingungen eine erfolgreiche Versiegelung gewährleisten. Wie bei den Kompositen ist diese Materialgruppe gegenüber den Füllungsmaterialien in ihrem Füllkörpergehalt reduziert. Bei der werkstoffkundlichen Analyse zeigten Kompomerversiegler eine geringe Abrasionsbeständigkeit, aber eine gute Penetrationsfähigkeit und Dichtigkeit des Versieglers [47, 48]. Klinische Langzeitbeobachtungen zu diesen Materialien liegen jedoch noch nicht vor.

Glasionomerzemente

Konventionelle Glasionomerzemente als Fissurenversiegler spielen für die Kinderzahnheilkunde heute keine Rolle mehr. Wegen der geringen Haftung an der Zahnhartsubstanz treten schon nach kurzer Liegedauer hohe Verlustraten auf (Abb. 11-6). So bezeichnete WILLIAMS schon 1996 Glasionomerzemente lediglich als Fluoriddepot für Fissuren oder Grübchen [55].

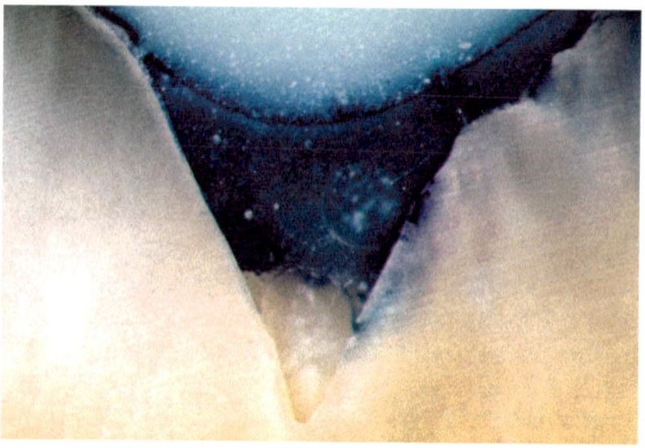

Abb. 11-6 Die Fissur eines Molaren wurde mit einem lichthärtenden Glasionomerzement nur unvollständig versiegelt (Auflichtmikroskop, 40fache Vergrößerung). Nach der Farbstoffpenetration zeigte sich die Undichtigkeit der Fissur, Blasen im und unter dem Material.

11.1.4 Praktisches Vorgehen

Prophylaktische Fissurenversiegelung

Die Fissurenversiegelung sollte, wie jede adhäsive Füllung, nach Möglichkeit nur unter adäquater Trockenheit **(Kofferdam)** durchgeführt werden (Abb. 11-7). Da aber gerade die Hauptindikation der Fissurenversiegelung im Wechselgebiss liegt und die Zähne im Seitenzahnbereich bei unseren jungen Patienten teilweise nicht ganz durchgebrochen sind, kann sich das Anlegen von Kofferdam schwierig gestalten (Abb. 11-8). Untersuchungen zeigten, dass mit korrektem relativen Trockenlegen (Watterollen) und geschicktem Assistieren der Helferinnen ähnlich gute Ergebnisse wie unter Kofferdam erreichbar sind [52]. Dennoch sollte es immer Ziel sein, Kofferdam zu legen. Speichelkontamination des konditionierten

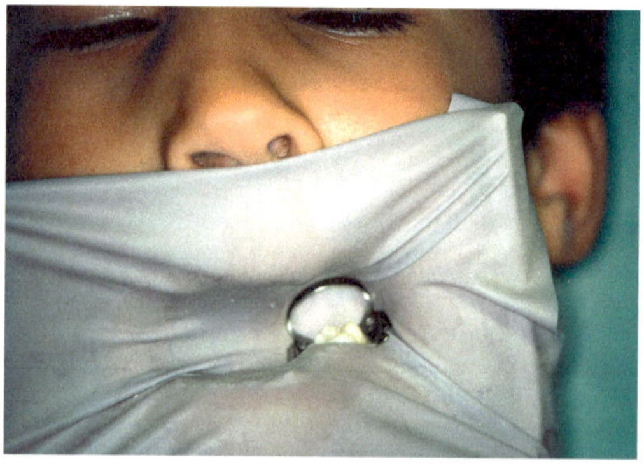

Abb. 11-7 Fissurenversiegelungen sollten möglichst unter Kofferdam erfolgen. In der Regel reicht die Isolation des einzelnen Zahnes dazu aus.

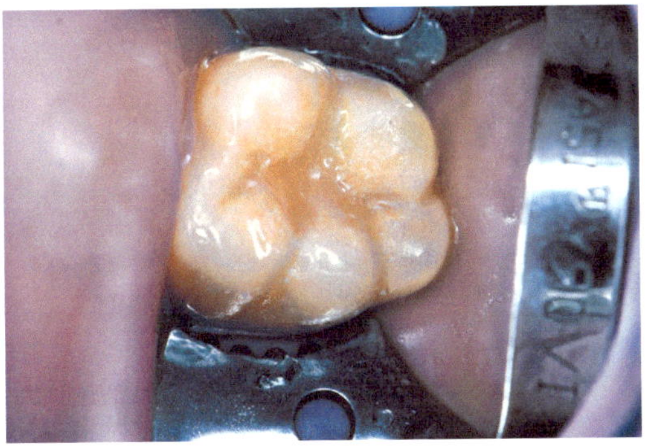

Abb. 11-8 Zur Einzelzahnisolation bieten sich auch unter schwierigen Bedingungen Klammern des Typs A12 oder A13 an.

Schmelzes bedeutet eine deutliche Verschlechterung der Retentionsrate [10].

Im nächsten Schritt werden die Fissuren **gereinigt.** Die beste Möglichkeit stellt das Pulverstrahlgerät dar. Die feinen Partikel dringen tief in die Fissur ein und reinigen sie wirkungsvoll (Abb. 11-9) [17]. Alternativ zu diesem Verfahren bietet sich das Reinigen der Fissuren mit rotierendem Bürstchen oder Kelch und einer wässrigen Aufschlämmung von Bimsmehl an.

Anschließend wird die Fissur mit Wasserspray gründlich abgesprayt. Mit 30–40 %igem Ortho-Phosphorsäuregel wird das Fissurenrelief 60 s lang **angeätzt.** Die Darreichungsform „Gel" hat dabei den Vorteil, dass es gezielt auf das Fissurenrelief aufgebracht werden kann. Ein Unterstützen der Ätzung durch Ultraschall wird als positiv beschrieben [26].

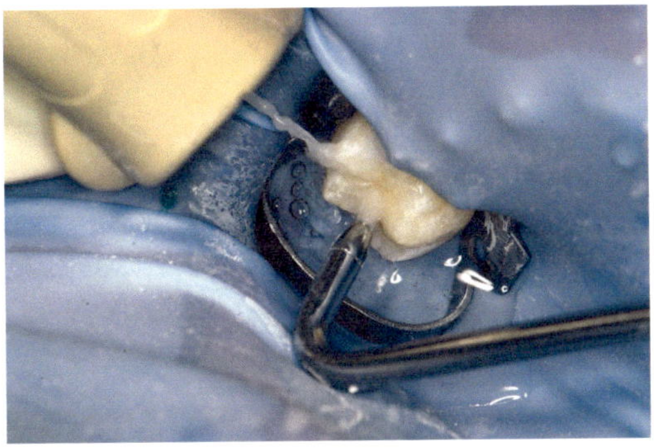

Abb. 11-9 Zur Reinigung bietet sich der Einsatz eines Pulverstrahlgerätes an. Das Anlegen von Kofferdam vor dem Abstrahlen der Fissur erleichtert das Absaugen und ist somit für den Patienten angenehmer. Darüber hinaus ermöglichen die so erreichten trockenen und sauberen Verhältnisse in der Mundhöhle eine bessere visuelle Kariesdiagnostik. Im vorliegenden Fall war die Erweiterung der Fissur indiziert (s. Abb. 11-13).

Durch längere Ätzzeiten konnte keine Verbesserung der Verbundwerte des Komposits an die Zahnhartsubstanz erzielt werden [52]. Durch 30 s langes Absprayen mit dem Luft-Wasser-Spray werden Säure und gelöster Zahnschmelz entfernt. Die exakte Beachtung der Absprühzeit ist dabei nicht so bedeutend wie das vollständige Erfassen der Oberfläche mit dem Luft-Wasser-Spray. Vor dem **Trockenblasen** der Zahnoberfläche sollte am Latexhandschuh überprüft werden, ob keine Feuchtigkeit aus dem Luftbläser mehr entweicht. Wenn die Fissuren jetzt mit Luft trocken geblasen werden, kann man die Wirkung der Säure durch die weiße Verfärbung des Zahnschmelzes überprüfen. Der angeätzte Zahnschmelz ist sehr verletzlich. Schon das Berühren mit einem Wattepellet zerstört das fragile Ätzrelief. Der angeätzte Zahnschmelz darf auch nicht mit Speichel kontaminiert werden. Sollte es dennoch einmal unter relativer Trockenheit vorkommen, dass Speichel auf den angeätzten Zahnschmelz gelangt, muss die Fissur erneut gespült, getrocknet und ein zweites Mal mit Säure für 15 bis 20 s angeätzt werden [52], denn Speichel würde den bakteriendichten Verschluss verhindern.

Zur Unterstützung des Trocknens kann bei der prophylaktischen Versiegelung **Azeton** verwendet werden. Es ist allerdings beim Aufbringen, z. B. mit einem Wattepellet, darauf zu achten, dabei das Ätzrelief nicht zu zerstören. Bei der erweiterten Fissurenversiegelung mit Eröffnung des Dentins sollte auf ein zu starkes Austrocknen des Dentins mit Azeton verzichtet werden.

Im nächsten Schritt wird der **Versiegler** aufgetragen. Die zusätzliche Verwendung eines Bondings ist in der Regel nicht notwendig. Alternativ zu einem Sealer kann auch ein niedrig visköses Komposit („Flowable") eingesetzt werden. Untersuchungen, auch im eigenen Haus, konnten zeigen, dass diese geringer gefüllten, fließfähigen Komposite die Fissuren komplett ausfüllen können [54]. Viele Hersteller bieten für das Auftragen/Einbringen des Versieglers Applikationshilfen an. Als nicht besonders geschickt erwiesen sich dünne Kanülen, die einfach auf die Versieglerkartusche aufgesteckt werden. Ein genaues Dosieren ist damit kaum möglich. Da Überstände die Qualität und den Erfolg der Versiegelung beeinflussen können [16], ist es besser, das Fissurenversiegler-Komposit mit einer stumpfen zahnärztlichen Sonde, Parodontalsonde oder einem dünnen Zementstopfer aufzutragen. Man nimmt mit der Sonde einen Tropfen auf und lässt das Komposit vom Rand in die Fissuren hineinfließen. Alternativ bietet sich auch die Verwendung der Kapillare aus dem Delton®-System an. Diese gewährleisten das dosierte, aber berührungsfreie Auftragen des Versieglers. Wenn zu viel Komposit auf den Zahn aufgetragen wurde, kann der Überschuss mit einem Wattepellet entfernt werden. Dazu sollte das Pellet jedoch von der Randleiste aus das überschüssige Material aufsaugen. Kleine, sichtbare Luftblasen im Komposit können mit der zahnärztlichen Sonde entfernt werden.

Eine Penetrationszeit für das Komposit von mindestens 20 s ist Grundvoraussetzung für eine gute Qualität der Versiegelung und sollte in jedem Fall eingehalten werden.

Hat man sich von der kompletten Versiegelung der Fissur überzeugt und die Penetrationszeit abgewartet, kann im nächsten Schritt das Komposit für 40 s **polymerisiert** werden. Sollte an einer Stelle nach dem Polymerisieren noch ein Unterschuss vorhanden sein, kann jetzt jederzeit noch einmal Versiegler aufgetragen werden. Manche Autoren empfehlen aufgrund der beschriebenen Problematik vor dem Entfernen des Kofferdams die oberflächlich nicht polymerisierte Schicht (Sauerstoffinhibitionsschicht) zu entfernen. Mit einem Bürstchen und Wasser lässt sich die glänzende Inhibitionsschicht einfach entfernen.

Die Kontrolle der **Okklusion** stellt den nächsten Behandlungsschritt dar. Vorkontakte können mit einem Diamantschleifer eingeschliffen und anschließend poliert werden. Zum Abschluss der Behandlung soll die Fissur/der Zahn mit einem Fluoridpräparat touchiert werden (Abb. 11-10).

Erweiterte Fissurenversiegelung

Die invasive oder erweiterte Fissurenversiegelung erfolgt im Prinzip analog zur Vorgehensweise bei der prophylaktischen Versiegelung.

Zusätzlich wird nach der Reinigung und der Entscheidung für die Erweiterung aufgrund der Kontrolle des Fissurenreliefs (z. B. visuell oder mit Laserfluores-

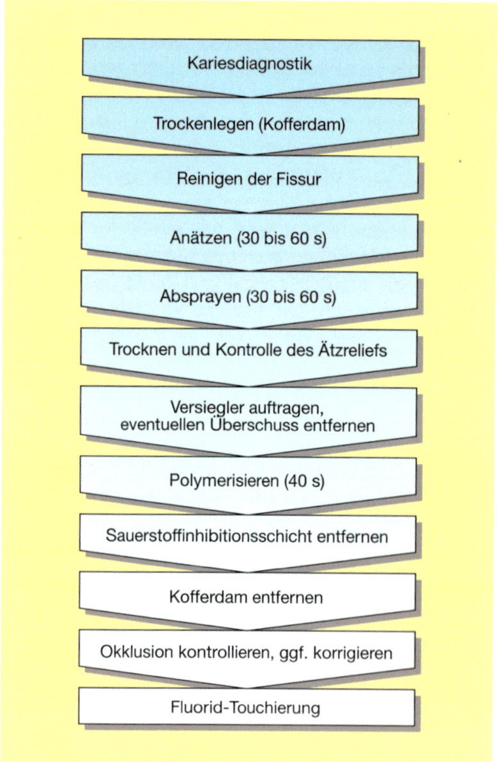

Abb. 11-10a Arbeitsablauf Fissurenversiegelung.

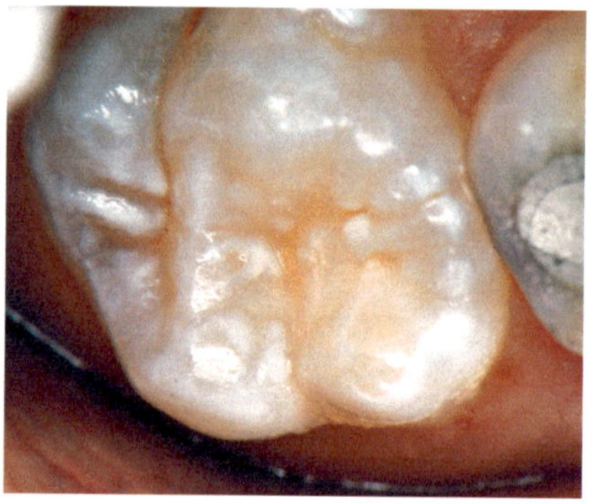

Abb. 11-10b Aufgrund des Kariesrisikos (der achtjährige Patient benötigte bereits mehrere Milchzahnfüllungen, wie anhand des Zahnes 55 zu sehen ist) war die prophylaktische Versiegelung des Zahnes 26 indiziert.

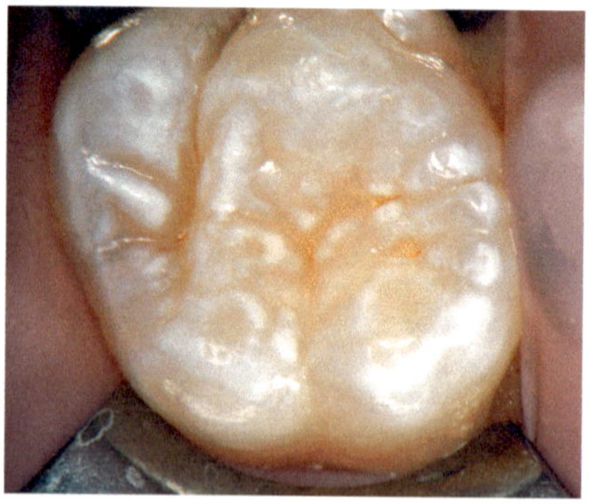

Abb. 11-10c Nach Reinigung der Fissur sind noch keine weißlich-opaken Veränderungen des Schmelzes zu beobachten. Auf eine Erweiterung der Fissur wurde daher verzichtet. Eine zusätzliche Desinfektion der Fissur, wie noch Anfang der 90er-Jahre empfohlen, wurde aufgrund der fehlenden Evidenz nicht durchgeführt [52].

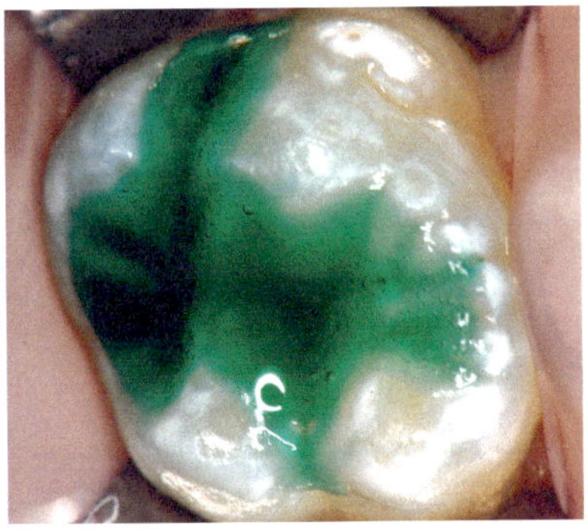

Abb. 11-10d Beim Anätzen des Schmelzes sollte darauf geachtet werden, dass die Nebenfissuren und die palatinale Fissur (im Unterkiefer das bukkale Grübchen) mit erfasst werden.

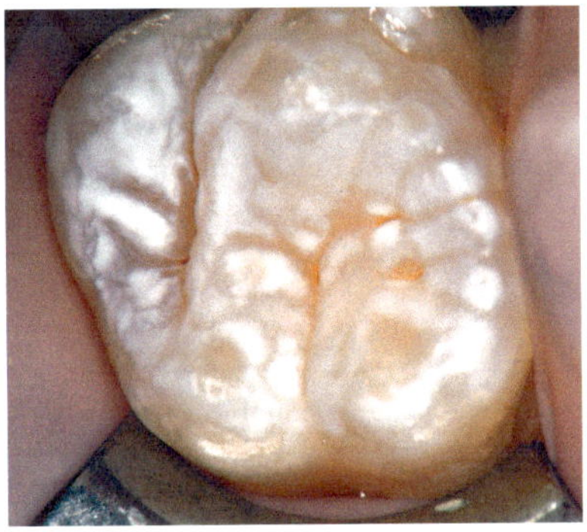

Abb. 11-10e Nach dem Absprühen des Ätzgels und dem Trocknen ist die weißlich opake Veränderung des Schmelzes deutlich zu erkennen.

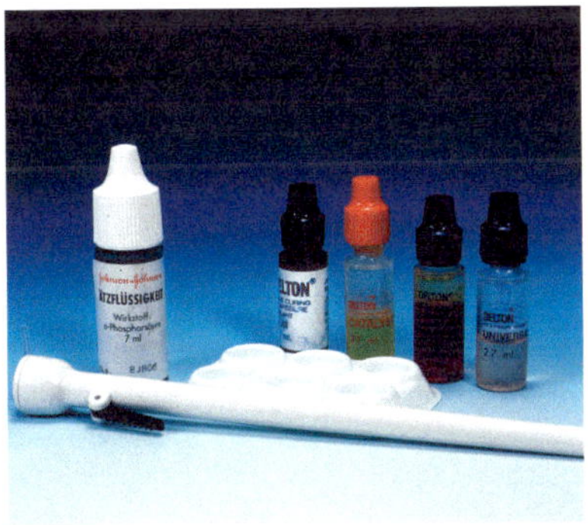

Abb. 11-10f Im vorliegenden Fall wurde die Fissur mit dem Autopolymerisat Delton® tinted versiegelt. Die Kapillare erleichtert die berührungsfreie Applikation des dünn fließenden Versieglers.

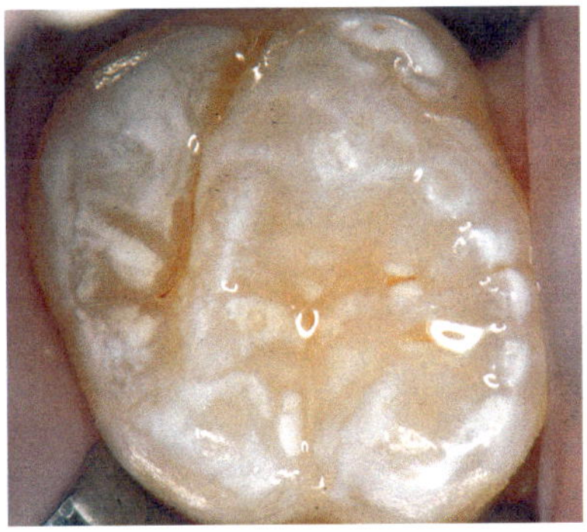

Abb. 11-10g Nach dem dosierten Einbringen des Versieglers und der Polymerisation (am Farbumschlag zu erkennen) kann bei dem fast durchsichtigen Material die Blasenfreiheit erkannt werden. Vor der Abnahme des Kofferdams sollte jedoch die glänzende Inhibitionsschicht entfernt werden.

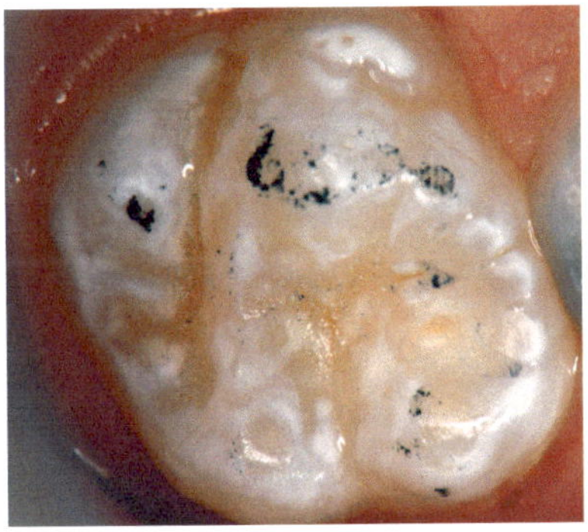

Abb. 11-10h Nach Entfernung des Kofferdams schließt die Okklusionskontrolle und Politur die Behandlung ab. Der jetzt matte Versiegler ist deutlich gegenüber der Zahnhartsubstanz zu erkennen.

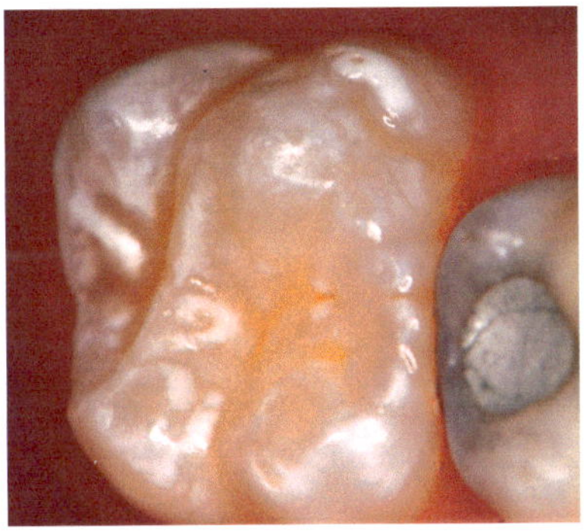

Abb. 11-10i 18 Monate nach dem Legen zeigt sich die Versiegelung intakt.

zenz) die **Fissur mechanisch** eröffnet (Abb. 11-11). Anschließend können die kariösen Anteile des Schmelzes rotierend mit einem Feinkorndiamanten (DeCraene-Instrument) [7] oder oszillierend mit dem Sonic®-Seal-Ansatz entfernt werden (Abb. 11-12). Flammenförmige Ansätze haben den Nachteil, dass sie die Fissur aufgrund der bauchigen Form unnötig stark erweitern. Erst nach der Eröffnung des Dentins kann dann beurteilt werden, ob eine Füllungstherapie notwendig ist oder die Fissur noch versiegelt werden kann. Daher ist es wichtig, möglichst **minimalinvasiv** vorzugehen. Die oszillierende Bearbeitung hat dabei den Vorteil, dass sie besonders effektiv in kariös verändertem Schmelz arbeitet. Allerdings nutzt sich die diamantierte Beschichtung der Sonic®-

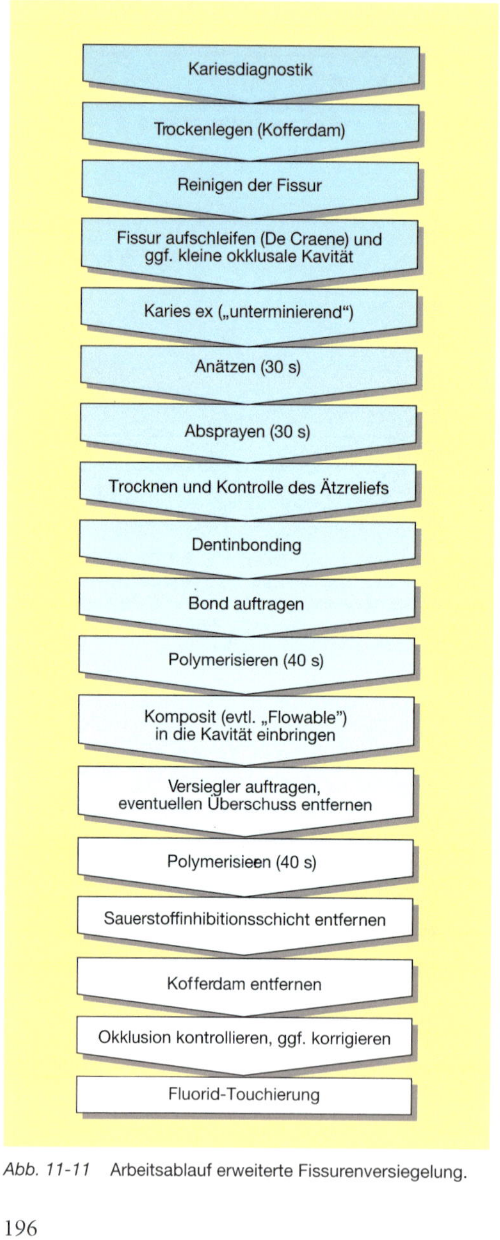

Abb. 11-11 Arbeitsablauf erweiterte Fissurenversiegelung.

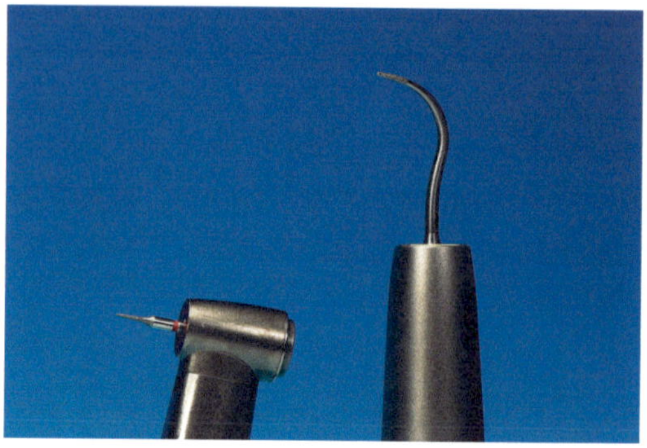

Abb. 11-12 Das DeCraene-Instrument (z. B. Fa. Gebr. Brasseler, links) oder der Sonic® Seal (Fa. KaVo, rechts) eignen sich zur Erweiterung der Fissur.

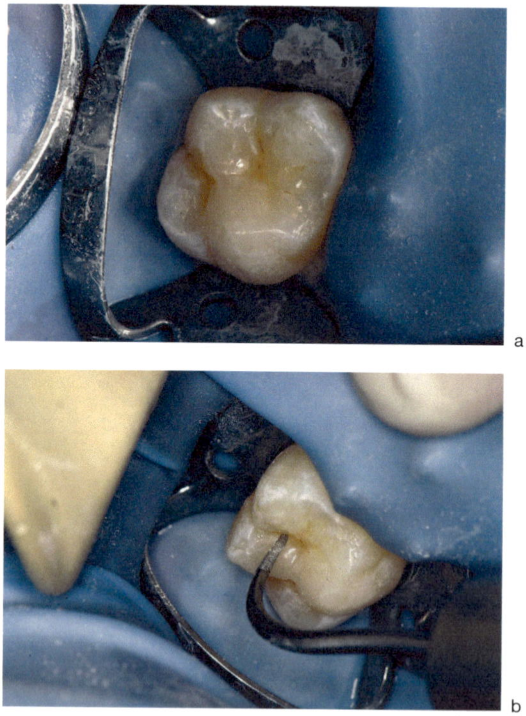

Abb. 11-13a und b Verfärbte Fissur eines oberen Molaren (a). Erst nach der Erweiterung mit Sonic® seal (b) wird deutlich, dass die weißlich-opake Veränderung bereits das Dentin erreicht hat.

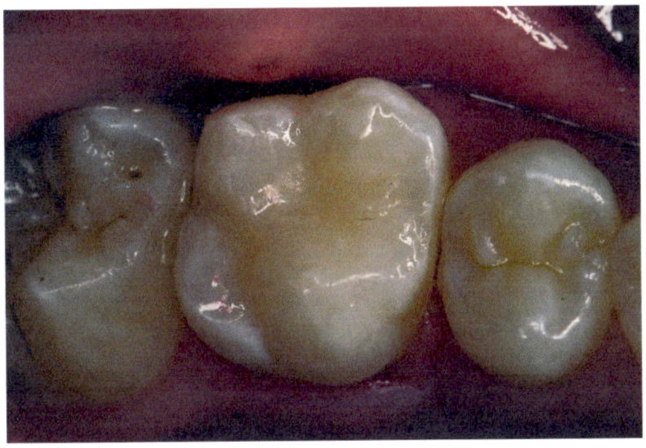

Abb. 11-13c Abgeschlossene Versiegelung mit einem „Flowable".

Seal-Ansätze sehr schnell ab. Die Konditionierung und das Füllen der Fissur erfolgt analog zur dargestellten Vorgehensweise bei der Füllungstherapie. „Flowables" in Kombination mit dem jeweiligen Dentinadhäsivsystem sind für die in der Regel okklusal belasteten Fissurenareale zu bevorzugen (Abb. 11-13). Bei schwierigen Verhältnissen (Unmöglichkeit des Anlegens von Kofferdam) und der Notwendigkeit der Behandlung (Zahn im Durchbruch, aber bereits kariös) bietet sich auch die Anwendung von „All-in-one"-Adhäsiven an (Abb. 11-14). Gegenüber der konventionellen Schmelzätzung kann so ein schwieriger Wechsel der Watterollen, der nach dem Absprühen der Phosphorsäure notwendig ist, vermieden werden.

11.1.5 Kontrolle und Reparatur der Fissurenversiegelung

> Jede Versiegelung soll alle sechs Monate auf eröffnete Blasen, Vollständigkeit und Unversehrtheit kontrolliert werden (Abb. 11-15).

Natürlich kann sich eine Inspektion in der Mundhöhle nur auf die klinische Kontrolle beschränken. Zeigen sich jedoch am Rand einer Fissurenversiegelung deutliche Verfärbungen, ist davon auszugehen, dass sich der adhäsive Verbund mit dem Zahnschmelz gelöst hat. Die losen Anteile der Fissurenversiegelung können eventuell mit einem Handinstrument „weggesprengt" werden. Gelingt dies nicht, werden nur die gelockerten Anteile mit einem Diamantschleifer entfernt. Die intakten Bereiche der Fissurenversiegelung werden belassen.

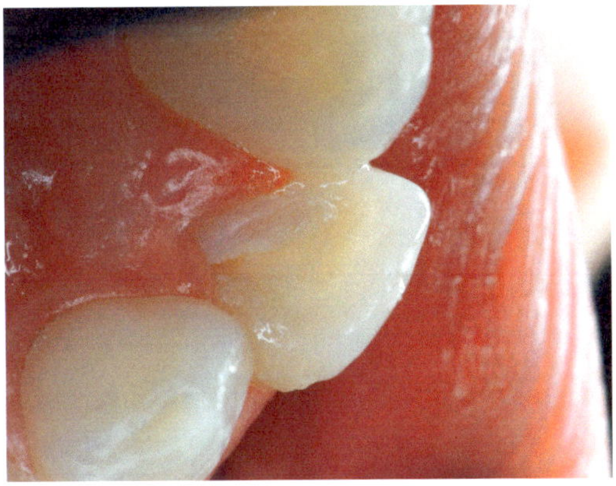

Abb. 11-14a Foramen-caecum-Karies am im Durchbruch befindlichen Zahn 12. Das Anlegen von Kofferdam bei dem achtjährigen Jungen war auch aufgrund der mangelnden Mitarbeit nicht möglich, die Behandlung aber bereits dringend indiziert.

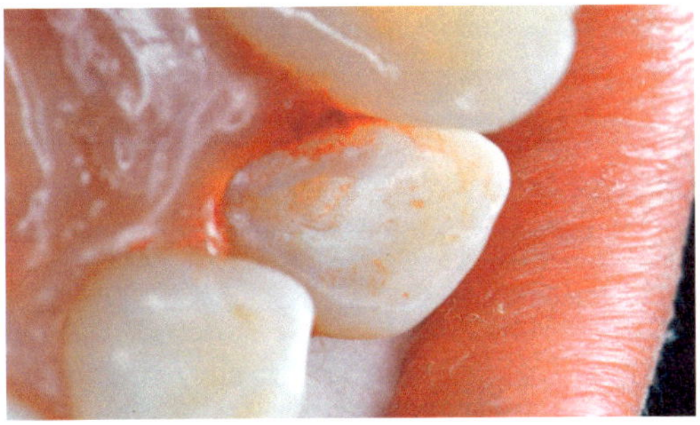

Abb. 11-14b Ein zufrieden stellendes Ergebnis konnte hier nur durch Isolation der Kavität mit Hilfe eines Retraktionsfadens gelingen. Deshalb zeigen sich an der Versiegelung mit einem „All-in-One"-Adhäsiv und einem „Flowable" Kompomer nach dem Legen Blutungsreste.

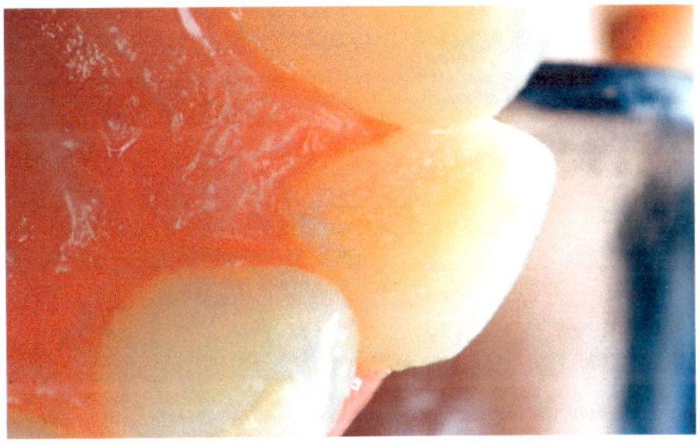

Abb. 11-14c Eine Woche nach dem Legen bestätigt die dichte Plaquebesiedlung die Notwendigkeit der Intervention.

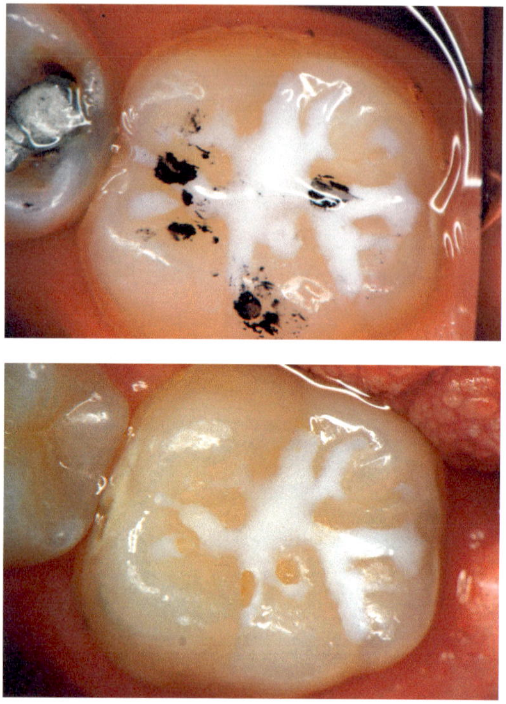

a b

Abb. 11-15a und b Zwei Jahre nach der Applikation des weißlich-opaken Versieglers (a) zeigten sich Blasen im Material (b). Die Reparatur des Areals wurde entsprechend durchgeführt.

Die nun wieder sichtbare Fissur wird kontrolliert, ggf. im Sinne einer erweiterten Fissurenversiegelung rotierend aufgeschliffen. Die weiteren Behandlungsschritte erfolgen wie oben (im Kapitel „Praktisches Vorgehen") beschrieben. In gleicher Art und Weise wird vorgegangen, wenn ein Teil der Fissurenversiegelung verloren gegangen ist. Es wird auch in diesem Fall der Rest der Versiegelung kontrolliert und belassen. Erneuert wird nur der verloren gegangene Bereich (Abb. 11-16).

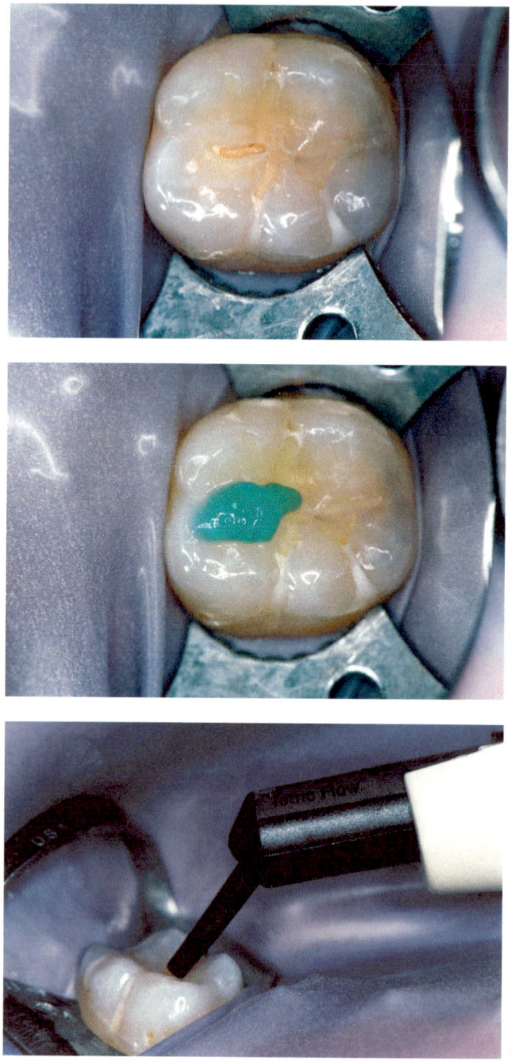

a b c

Abb. 11-16a bis c In diesem Fall musste der mesiale Anteil der Versiegelung erneuert werden (a). Nach der isolierten Erweiterung und Konditionierung (b) wurde die Versiegelung mit einem „Flowable" Komposit durchgeführt (c).

11.1.6 Bewertung, Ausblick

Adhäsive Versiegelungen können an den Molaren die Entstehung von Karies verhindern sowie das Fortschreiten der Demineralisation unterbinden. Entsprechend ist die Fissurenversiegelung als wirkungsvoller Pfeiler der Prophylaxe aus der Praxis der Kinderzahnheilkunde nicht mehr wegzudenken [53]. Damit kann ein weiterer Rückgang der Kariesprävalenz an Okklusalflächen von Molaren erzielt werden [34, 51]. Epidemiologische Studien zeigen, dass sich Fissurenversiegelungen besonders positiv auf die Kariesrate sog. Risikokinder auswirken [9]. Trotz des zeitlichen Aufwandes wird daher der Kosten-Nutzen-Effekt der Fissurenversiegelung positiv gesehen [12].

Es darf aber nicht übersehen werden, dass fehlerhafte Versiegelungen ein Voranschreiten der Karies begünstigen. Deshalb ist die regelmäßige Kontrolle der Versiegelungen alle sechs Monate angezeigt. Besonders innerhalb der ersten sechs Monate zeigte sich der höchste Bedarf an Nachversiegelungen [8]. Eine Versiegelung muss immer dann als insuffizient angesehen werden, wenn sich der adhäsive Verbund zwischen Versiegelungsmaterial und Zahnschmelz löst oder wenn sich Blasen mit Eröffnung des Fissurenfundus zeigen. Dies kann zum vollständigen oder teilweisen Retentionsverlust des Versiegelungsmaterials führen. Mehrere klinische Studien berichten über eine jährliche Verlustrate von 5–10% bei Versiegelungen in permanenten Molaren [1]. Für den langfristigen Erfolg einer Fissurenversiegelung scheinen die Penetration des Komposits in die Fissuren und die Abdichtung der Fissuren zur Mundhöhle (und damit zu den Karies auslösenden Faktoren) entscheidend zu sein. Die prophylaktische Fissurenversiegelung stellt somit eine präventive Maßnahme dar, die die Entstehung von Karies in Fissuren und Grübchen wirkungsvoll verhindert.

11.2 Kompositfüllungen im Seiten- und Frontzahnbereich

11.2.1 Präparationsrichtlinien

Schmelz-Ätz-Technik (SÄT) im Seitenzahnbereich

Im Frontzahnbereich wird bei adhäsiven Füllungen für die Schmelz-Ätz-Technik der Kavitätenrand im Schmelz angeschrägt. Dies kann im Seitenzahnbereich nur bedingt empfohlen werden. Da alle Komposite, vor allem die weniger hoch gefüllten, nach wie vor abradieren, soll eine Präparations- und Füllungstechnik darauf abzielen, den Gegenzahn weitgehend auf Zahnhartsubstanz und nicht auf Füllungsmaterial abzustützen. Auf der Okklusalfläche führt aber ein Anschrägen zu einer ungleich größeren Füllungsoberfläche, und damit steigt die Wahrscheinlichkeit, dass die Gegenzahnabstützung nicht mehr auf dem Zahnschmelz liegt. Dies bedeutet wiederum, dass unter okklusaler Belastung die Kompositfüllung stärker abradieren kann. Meist wird behauptet, durch den Verzicht auf das Anschrägen entstünde ein Ätzrelief, das weniger retentiv sei, da die Schmelzprismen nicht von ihrer Stirnseite angeätzt würden, sondern von der ungünstigeren Längsseite. Neuere strukturelle Untersuchungen an Zahnschmelz im Seitenzahnbereich deuten jedoch darauf hin, dass die Schmelzprismen überhaupt nicht senkrecht zur Zahnoberfläche verlaufen. Somit werden bei der klassischen Kastenpräparation ohne Anschrägen die Schmelzprismen nicht ausschließlich längs angeschnitten.

Im Bereich des approximalen Kastens sind dem Behandler bei der Bearbeitung und dem Anschrägen Grenzen durch den Nachbarzahn gesetzt, auch wenn hierfür spezielle Präparationsinstrumente (z.B. Sonicsys®, Fa. KaVo, Biberach; Cavishape®, Fa. Intensiv, Grancia, Schweiz) entwickelt wurden. Des Weiteren führt im approximal-zervikalen Bereich des Kastens ein Anschrägen zusätzlich zum Verlust von Zahnschmelz. In dieser Region ist aufgrund der Lokalisation der Karies nahe an der Schmelz-Zement-Grenze kaum Schmelz für ein retentives Ätzmuster vorhanden. Sehr unkonventionelle Präparationsmethoden wurden entwickelt, um die herkömmlichen Techniken mit Diamantschleifern sowie Rosenbohrern zu ersetzen. Die Tunnelpräparation ist ein solcher Versuch, unter Erhalt der Randleiste eine Approximalkaries anzugehen. Die Karies lässt sich allerdings nur unvollkommen exkavieren. Es entsteht zum Nachbarzahn hin eine undefinierte Kavität.

Präparation im Dentin

Bei der Primärversorgung approximaler kariöser Läsionen im Wechselgebiss kommt es nicht so häufig vor, dass man beim Exkavieren der Karies unterhalb der Schmelz-Zement-Grenze gelangt. Wenn dies dennoch der Fall sein sollte, dann ist ein 90°-Kavitätenrand zu präparieren. Für die Versorgung mit einem Dentinadhäsiv hat sich das als günstig herausgestellt. Dennoch ist die Haftung von Komposit an Dentin schlechter als an angeätztem Zahnschmelz. An künstlich gealterten Füllungen im Labor werden im Bereich des Dentins praktisch immer schlechtere Randqualitäten als an schmelzbegrenzten Kavitäten beobachtet. Ferner lassen sich mit Farbstoffpenetrationsversuchen immer Undichtigkeiten feststellen. Trotz dieser Befunde gibt es viel versprechende klinische Studien an dentinbegrenzten Kavitäten, die auch nach Jahren noch klinisch akzeptable Randqualitäten für die Füllungen zeigen. Der Versorgung mit Kompositfüllungen werden allerdings weniger durch die Tiefe des approximalen Defekts Grenzen gesetzt, sondern eher dadurch, dass es nicht mehr möglich ist, die Kavitäten absolut trocken zu legen (weil die Verwendung von Kofferdam nicht mehr möglich ist!).

Kavitätenpräparation/Präparationsrichtlinien

Bei der Primärversorgung von Zähnen haben sich die Präparationsrichtlinien in den letzten Jahren grundlegend gewandelt. Sie lassen sich im Wesentlichen in fünf Punkte fassen:

- streng schadensgerecht
- gering extendieren
- möglichst Erhalt der Kaufläche und der Randleiste
- möglichst Erhalt des Approximalkontaktes
- mehrere kleine Kavitäten sind besser als eine große Kavität.

Mit einem kleinen, birnenförmigen Diamantschleifer wird durch Abtragen von Zahnschmelz der Defekt dargestellt. Die Karies wird anschließend niedertourig mit einem Rosenbohrer exkaviert. Dabei soll man unterminierend vorgehen, um Zahnschmelz zu schonen. Dies hat allerdings Grenzen, die in der Geometrie des Bohrers und der Kavität liegen. Wenn nötig, muss daher mit einem Schleifer die Zugangskavität weiter aufgezogen werden, um die Karies auch unter überhängenden Schmelzarealen vollständig ausräumen zu können. Lose Schmelzprismen am Kavitätenrand werden nach dem Exkavieren mit einem feinen Diamantfinierer entfernt (Grobpräparation, Karies exkavieren, Feinpräparation).

Okklusale Kavität (F1)

Die von Black inaugurierte Präparationstechnik („Extension for prevention") ist für die Primärversorgung mit Kompositen heute nicht mehr zeitgemäß. Gemäß den adhäsiven Präparationsrichtlinien (s. o.) wird eine **defektorientierte, minimalinvasive Kavität** aufgezogen, gerade so groß, dass die Karies sicher entfernt werden kann (Abb. 11-17). Finden sich auf einer Okklusalfläche mehrere Defekte, wird auch in diesem Fall nicht die ganze Kaufläche aufgezogen, sondern es sind mehrere kleinere Präparationen vorzunehmen. Dünne Zahnhartsubstanzbrücken zwischen den kleinen Kavitäten belässt man. Für die adhäsive Restaurationstechnik im Seitenzahnbereich gilt: Lieber mehrere kleinere Kavitäten als eine große (Abb. 11-18a bis e). Verdächtige Fissuren können im Sinne der erweiterten Fissurenversiegelung aufgezogen werden.

Aufgrund der im Rahmen der Verschleißbeständigkeit beschriebenen Besonderheiten für Kompositfüllungen (vor allem der weniger hoch gefüllten Kompositmaterialien, z. B. „Flowable", Fissurenversiegler; s. S. 137) verzichten wir auf die Abschrägung der

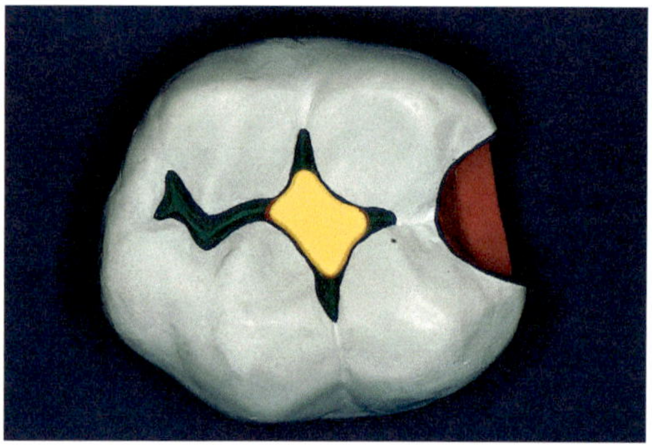

Abb. 11-17 Minimalinvasive Präparationsform für eine F1-Kavität am Modell. Der kariöse Bereich ist exkaviert worden. Das Fissurensystem wird bei Bedarf erweitert.

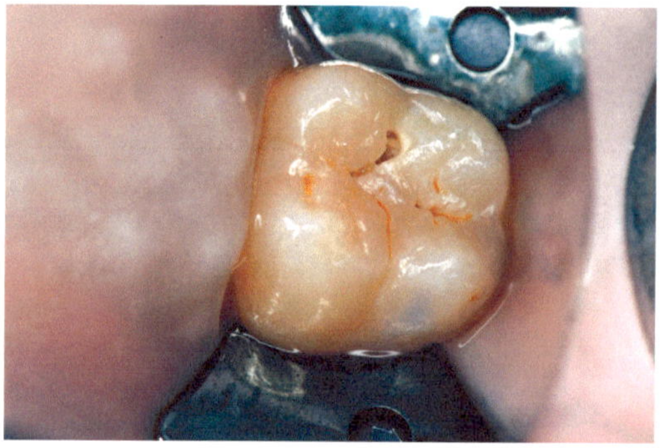

Abb. 11-18b Nach der schonenden Eröffnung der verfärbten, aber nicht eingebrochenen Fissur zeigt sich die Dentinkaries.

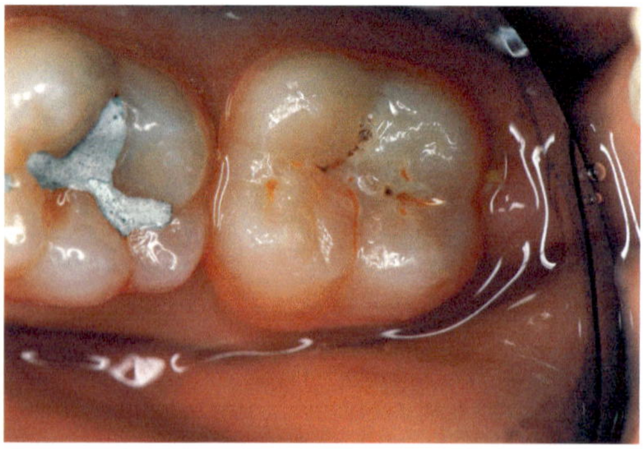

Abb. 11-18a Gerade durchgebrochener 12-Jahr-Molar bei einem 14-jährigen Jungen. Die Diagnostik der Karies erwies sich nicht nur aufgrund der Lokalisation als schwierig. Röntgenologisch konnten keine Auffälligkeiten festgestellt werden. Zusätzliche Hilfsmittel zur Diagnostik wären hilfreich.

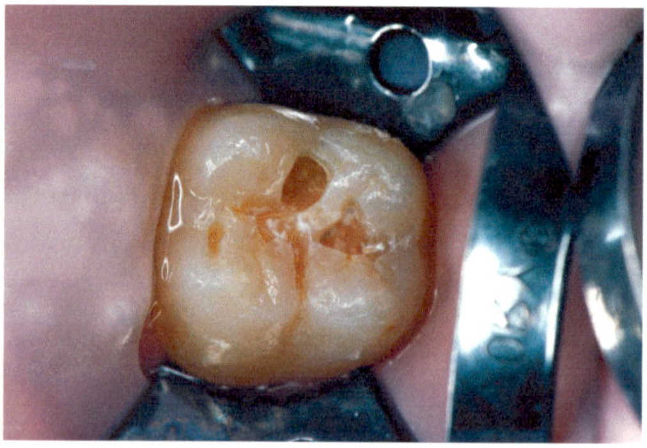

Abb. 11-18c Anschließend musste das gesamte Fissurenrelief aufgezogen werden.

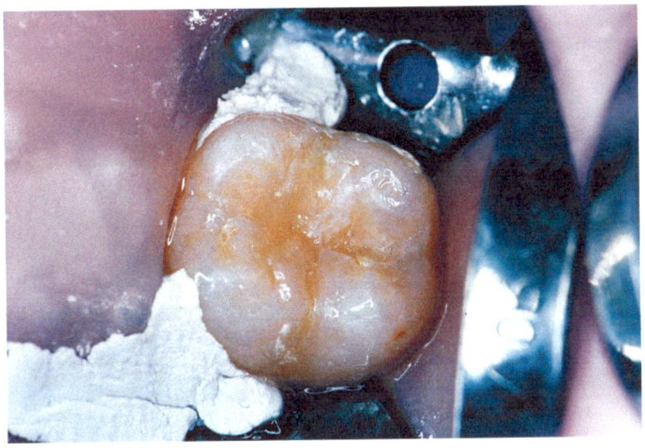

Abb. 11-18d Die Füllungstherapie erfolgte mit einem Mehrflaschenadhäsiv, einem „Flowable" und dem dazu gehörigen Feinpartikelhybridkomposit. Zur Abdichtung des Kofferdams diente Cavit® (Fa. 3M Espe).

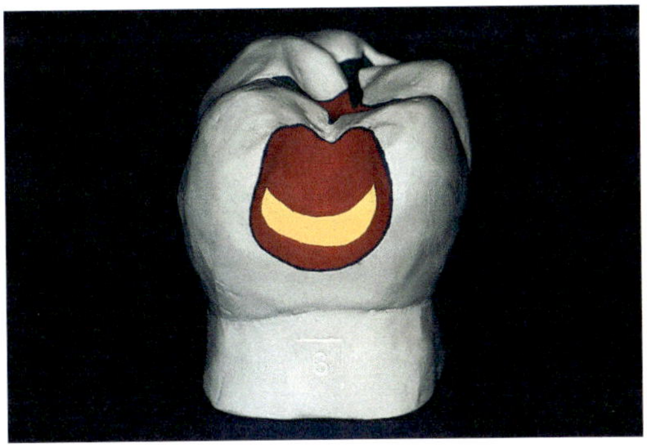

Abb. 11-19 Minimalinvasive Präparationsform im Seitenzahnbereich am Modell. Die Approximalkaries wird exkaviert und die Kavitätenränder werden geglättet. Weitere makromechanische Retentionen im Fissurenrelief sind nicht notwendig. Die Slotpräparation ist ausreichend.

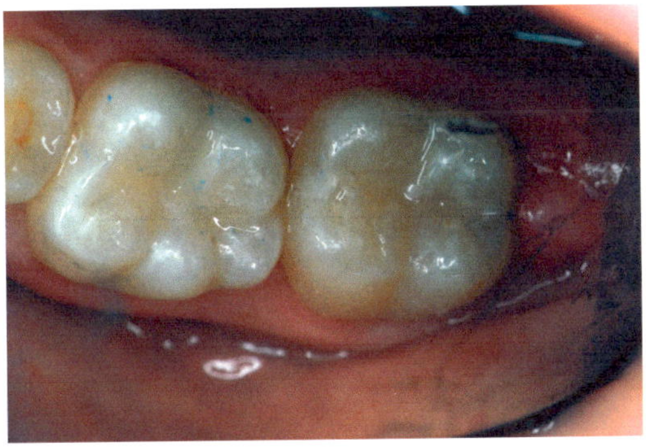

Abb. 11-18e Situation nach Abnahme des Kofferdams und Okklusionskontrolle. Die zahnfarbene Versorgung ist kaum sichtbar. Die defekte Glasionomerzementfüllung am Zahn 36 wurde ebenfalls erneuert.

Ränder im okklusalen Bereich, um Randfrakturen und Verschleiß der Füllung zu vermeiden.

Approximale Kavitäten

Für eine Amalgamfüllung wie für ein Inlay musste man eine makromechanisch gestaltete, retentive Kavität präparieren, um den Halt der Füllung zu gewährleisten. Heute eröffnet die Adhäsivtechnik auch für die Versorgung approximaler Seitenzahnkavitäten neue Möglichkeiten der defektorientierten, minimalinvasiven Restauration. Normalerweise wird der Nachbarzahn in Kontakt mit dem zu restaurierenden Zahn stehen, d. h. der Approximalraum ist nicht direkt zugänglich. In diesem Fall kann man nur durch Entfernen der Randleiste Zugang zum kariösen Defekt erlangen. Fast wie bei der Präparation eines approximalen Kastens für eine Amalgamfüllung wird eine leicht **unter sich gehende birnenförmige Kavität** angelegt, die nur durch die Ausdehnung der Karies definiert ist (Abb. 11-19). Dabei muss sehr vorsichtig vorgegangen werden, um den Nachbarzahn nicht zu verletzen. Untersuchungen konnten zeigen, dass dies mit rotierenden Instrumenten und Gingivalrandschrägern sehr wohl möglich ist, dass es aber bei der rotierenden Präparation approximaler Kavitäten auch bei noch so vorsichtiger Vorgehensweise immer zur Verletzung des Nachbarzahnes kommt.

Neuere Präparationstechniken mit schall-/ultraschallbetriebenen Instrumenten haben hier große Vorteile. Mit Hilfe dieser neuen Techniken können saubere Kavitäten ohne größere Schmelzausbrüche und vor allem ohne die Gefahr der Verletzung des Nachbarzahnes sicher geschaffen werden. Leider sind diese neuen Instrumente im Augenblick noch wenig verbreitet.

Auf eine weitere Anschrägung über die Glättung der Kavitätenränder hinaus wird verzichtet. Für die aufsteigenden approximalen Kavitäten werden dadurch die Schmelzprismen meist ausreichend senkrecht angeschliffen. Im zervikalen Bereich bedeutet eine Anschrägung die Gefahr der Überschussbildung. Zusätzlich wird die Haftung an der aprismatischen, zervikalen Restschmelzschicht mit Hilfe der SÄT eher kritisch beurteilt.

Ist der Approximalraum **direkt zugänglich** (z. B. bei einer großen Kavität mesial, distal oder fehlendem Nachbarzahn), kann approximal unter Erhalt der Randleiste eine kleine, einflächige Kavität angelegt werden (Abb. 11-20 und 11-21). Limitierende Faktoren für dieses Vorgehen sind die Größe der Kavität am Nachbarzahn und vor allem die Zugänglichkeit mit rotierenden Instrumenten. Manchmal ist es unmög-

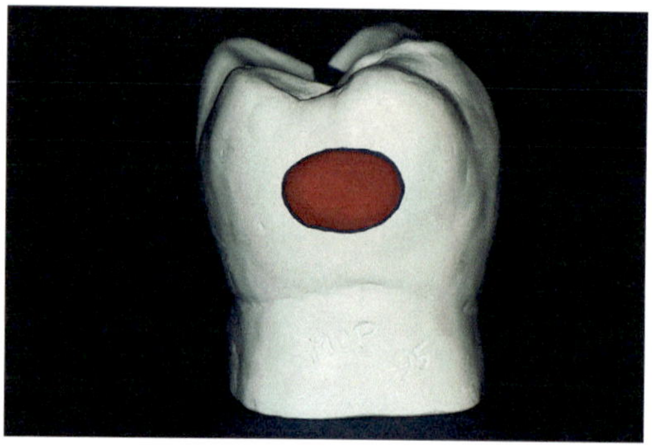

Abb. 11-20 Bei direktem Zugang kann die Approximalkaries ohne Verlust der Randleiste versorgt werden. Gerade im Wechselgebiss ist diese Möglichkeit beim Zahnwechsel öfter vorhanden.

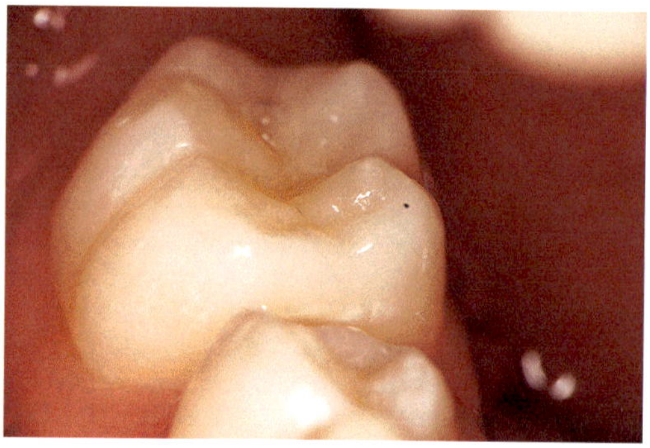

Abb. 11-21 Klinische Situation einer Approximalkaries im Wechselgebiss. In diesem Fall ist die Versorgung der Schmelzkaries noch nicht indiziert, zeigt aber die Möglichkeit des direkten Zugangs und einer Substanz schonenden Versorgung auf.

lich, den Defekt mit einem Winkelstück zu eröffnen. Ein gerades Handstück ist dann gelegentlich besser geeignet. Auch für das Exkavieren der Karies bietet sich, vor allem für kariöse Defekte an Mesialflächen, das Handstück an. Distal lokalisierte kariöse Läsionen können nur mit dem Winkelstück, wenn überhaupt, unter Erhalt der Randleiste angegangen werden. Oszillierende Instrumente können hier ebenfalls hilfreich sein und die Indikation für ein solches Zahnsubstanz schonendes Vorgehen an den Mesial- und Distalflächen erweitern [23].

11.2.2 Farbauswahl

Die korrekte Farbe spielt zwar im Seitenzahnbereich eine untergeordnete Rolle, aber dennoch soll, um die richtige Farbe der Füllung zu erzielen, die Farbauswahl grundsätzlich **vor** dem Anlegen des Kofferdams erfolgen. Schon wenige Minuten nach dem absoluten Trockenlegen eines Zahnes führt nämlich der Feuchtigkeitsverlust zu einer sichtbaren Aufhellung des Zahnes, sodass eine zu helle Farbe ausgewählt werden würde. In der Praxis spielt dies allerdings kaum eine Rolle, da moderne Komposite in den erstrebten kleinen Kavitäten einen Chamäleoneffekt zeigen. Sie nehmen anscheinend die Farbe der umgebenden Zahnhartsubstanzen an. Deshalb kommt man bis auf ganz wenige Fälle bei der Restauration im Seitenzahnbereich mit einer Universalfarbe (A 2) gut aus.

11.2.3 Kofferdam und Zahnreinigung

Für die adhäsiven Techniken einschließlich Dentinbonding ist ein sauberer und trockener Zahn eine Conditio sine qua non. Deshalb muss Kofferdam mindestens um den zu restaurierenden Zahn gelegt werden, bzw. wenn ein approximaler Defekt zur Versorgung ansteht, müssen zusätzlich die Nachbar-

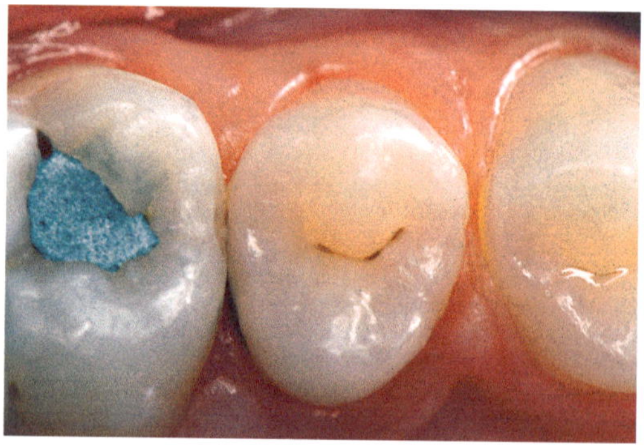

Abb. 11-22a Approximalkaries bei einer 13-jährigen Patientin. Bereits kurz nach dem Durchbruch ist der Zahn 25 kariös. Das Fissurenrelief ist leicht verfärbt.

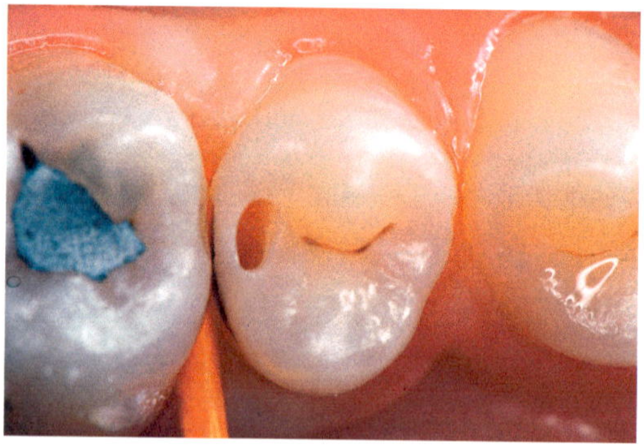

Abb. 11-22b Es wurde rotierend ein kleiner Zugang zur Eröffnung der Approximalkaries angelegt.

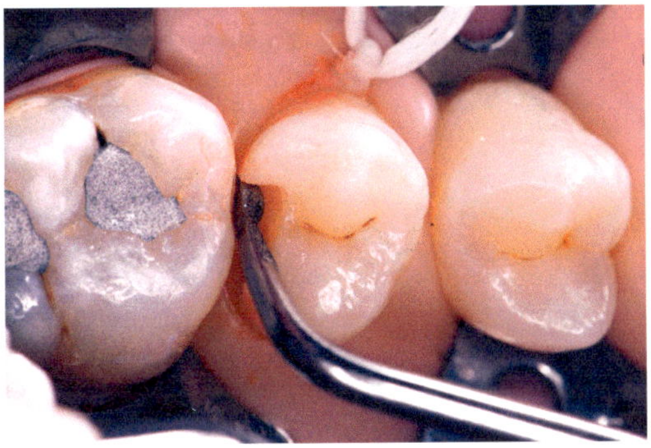

Abb. 11-22c Zur Präparation des Kastens wurde oszillierend mit Sonic® Sys gearbeitet (hier bereits mit angelegtem Kofferdam).

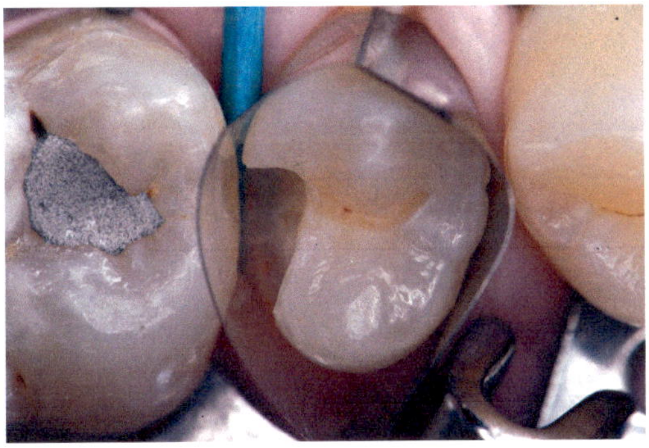

Abb. 11-22d Nach der Kariesexkavation ist die Kavitätenausdehnung dargestellt. Das Fissurenrelief wurde aufgrund der Kariesanfälligkeit des Kindes aufgezogen. Auf eine Unterfüllung wurde in diesem Fall verzichtet („Total Bonding"). Bei größeren Kästen hat es sich bewährt, alle möglichen Haftmechanismen in der Kavität (am Schmelz und am Dentin) auszunutzen. Die teilweise Matrize wurde mit einem dünnen Holzkeil zervikal fest fixiert.

zähne mit einbezogen werden. Die Zähne werden anschließend instrumentell gereinigt. Eine wässrige Aufschlämmung von Bimsmehl oder die Verwendung eines Pulverstrahlgerätes (z.B. Cavi-Jet®, Fa. Dentsply, Milford, USA) haben sich bewährt. Auch fluoridhaltige Reinigungspasten sind verwendbar, da die Schmelz-Ätz-Technik hierdurch kaum beeinträchtigt wird. Mit dem Spray werden alle Pastenreste gründlich entfernt, anschließend wird die Kavität trocken geblasen (Abb. 11-22a bis d).

11.2.4 Vorbereiten der Kavität

Prinzipiell stehen für die **Versorgung der Dentinwunde** mehrere Möglichkeiten zur Verfügung. Beim konventionellen Vorgehen wird eine Unterfüllung aus Zement gelegt. Glasionomerzemente haben sich bewährt, da sie am Dentin haften und eine zweite Barriere in der Tiefe der Kavität darstellen. Dieses Vorgehen wird heute immer mehr zu Gunsten des total adhäsiven Vorgehens verlassen. Auch bei sehr tiefen kariösen Läsionen verzichten wir auf einen prophylaktischen Schutz der Pulpa mit einem Kalziumhydroxid-Präparat (sog. Cp-Behandlung). Der bakteriendichte Verschluss der Dentinwunde scheint für dieses Verfahren entscheidend zu sein (Abb. 11-23).

Als nächster Schritt muss bei approximalen Kavitäten eine **Matrize** angelegt werden. Dies gestaltet sich meist nicht einfach, da die lichtdurchlässigen Matrizen deutlich dicker (ca. 50 µm) als Stahlmatrizen (ca. 20 µm) und darüber hinaus nicht so stabil sind. Ohne strammes Vorverkeilen lässt sich dieses Hilfsmittel in den wenigsten Fällen über den Kontaktpunkt schieben. Hat man die Matrize über den Approximalkontakt geschoben, werden die Holzkeile des so genannten „Prewedgeings" entfernt, die lichtdurchlässige Folie vollends in Position gebracht und – falls notwendig – gegen Lichtkeile ausgetauscht. Ein sorgfältiger Sitz der Matrize im approximal-zervikalen Bereich ist unbedingt anzustreben, da hier später beim Ausarbeiten von überhängenden Füllungsanteilen Grenzen gesetzt sind. Gut angebrachte Matrizen, wie auch der optimal eingebundene Kofferdam, haben zusätzlich einen wichtigen **parodontalprophylaktischen Effekt.** Dünne Kunststofffahnen oder überpresste schwer erkennbare Komposite können nicht in den Sulkus gelangen. Die Matrize schützt ferner den Nachbarzahn vor einem versehentlichen Ätzen mit Phosphorsäure (Abb. 11-24a).

Stahlmatrizen haben heute das sehr komplizierte Vorgehen mit lichtdurchlässigen Matrizen abgelöst. In Untersuchungen hat sich herausgestellt, dass Komposite, die in der Kavität haften, nicht zur Lichtquelle hin schrumpfen. Ferner kann durch das Verwenden von sog. bleitoten Matrizen in Kombination mit einer Klammer der Approximalkontakt sehr gut rekonstruiert werden. Nach Abnahme der nicht lichtdurchlässigen Metallmatrize muss allerdings nochmals von beiden Seiten das Komposit fotopolymerisiert werden. Dieses Vorgehen hat das Legen einer Kompositfüllung im Seitenzahnbereich erheblich vereinfacht.

Mit Phosphorsäuregel (32–37%) wird der Zahnschmelz 30 s lang angeätzt und anschließend für die gleiche Zeitdauer mit Wasserspray abgespült (s. Abb. 11-24a). Dabei hat es sich bei approximalen Kavitäten als vorteilhaft erwiesen, wenn zunächst die okklusalen Anteile und als letztes die approximal-apikalen Bereiche mit Säuregel beschickt werden.

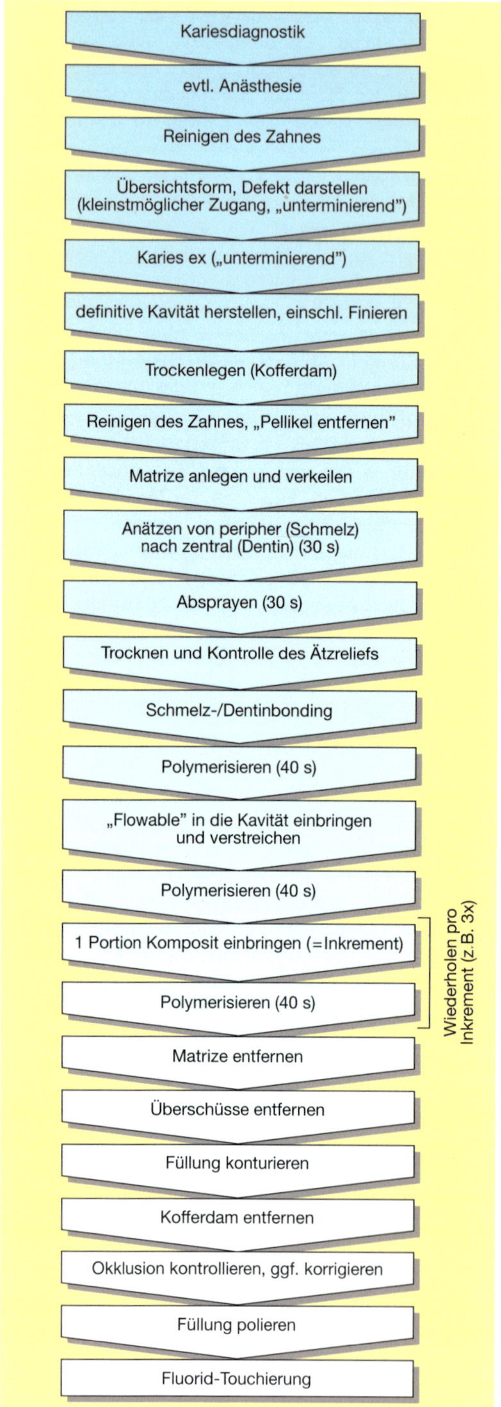

Abb. 11-23 Arbeitsablauf beim Legen der Kompositfüllung.

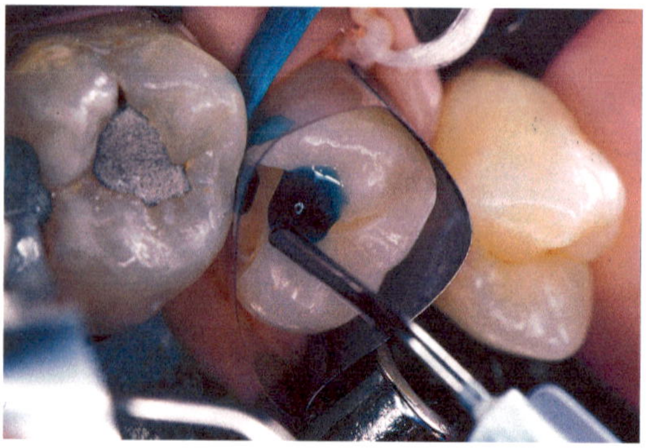

Abb. 11-24a Das Ätzgel sollte zunächst beginnend am Schmelz (Ätzzeit 30 s) und dann auf das Dentin (max. Ätzzeit 15 s) aufgetragen werden, um ein Überätzen zu vermeiden.

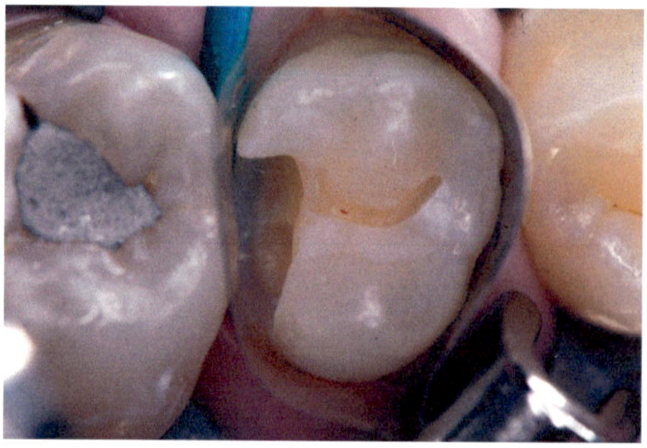

Abb. 11-24b Nach dem dosierten Trocknen kann das Ätzmuster kontrolliert werden.

Der kreidig-weiß erscheinende Zahnschmelz zeigt nach dem Abspülen das korrekte Ätzmuster (Mikroretentionen) an (Abb. 11-24b).

Nach dem Absprayen ist der nächste Schritt die Vorbehandlung der Kavität (Dentin und Schmelz) mit einem geeigneten Schmelz-Dentin-Adhäsiv, z. B. Primer und Adhäsiv [14]. Postoperative Sensibilitäten werden so nachhaltig vermieden (Abb. 11-24c).

Bei den erwünschten kleinen Kavitäten ist das selektive Anätzen nur des Zahnschmelzes Illusion. Deshalb sind die Konzepte des „Total Etching" und „Total Bonding" für kleine Kavitäten sehr praktikabel, da Platz für eine auch kleine Unterfüllung meist nicht vorhanden ist. Deshalb wird mit der gleichen Säure, mit der der Zahnschmelz angeätzt wird, auch die komplette Dentinwunde benetzt. Nach 30 s wird das Säuregel wiederum für 30 s abgesprayt. Alkohol zum Trocknen der Kavität sowie extensives Trockenblasen sollten nicht angewendet werden, um ein übermäßiges Austrocknen des Dentins (Kollabieren

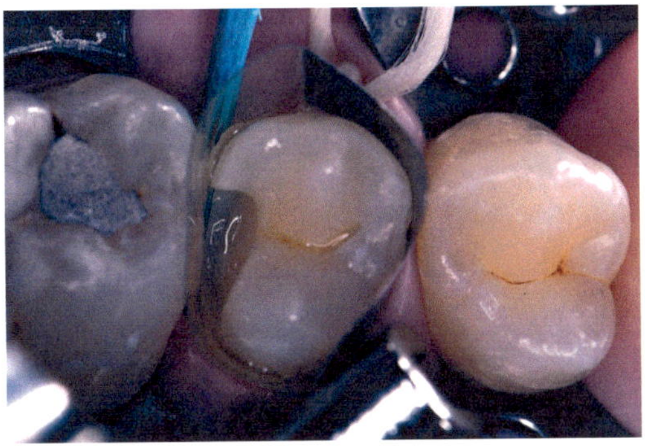

Abb. 11-24c Die Kavität nach der Applikation des Dentinbondings (hier Syntac®, Fa. Ivoclar Vivadent). Vor dem Einbringen des Komposits (Tetric® Ceram, Fa. Ivoclar Vivadent) muss der Kunststoff dünn ausgeblasen und mind. 20 s polymerisiert werden.

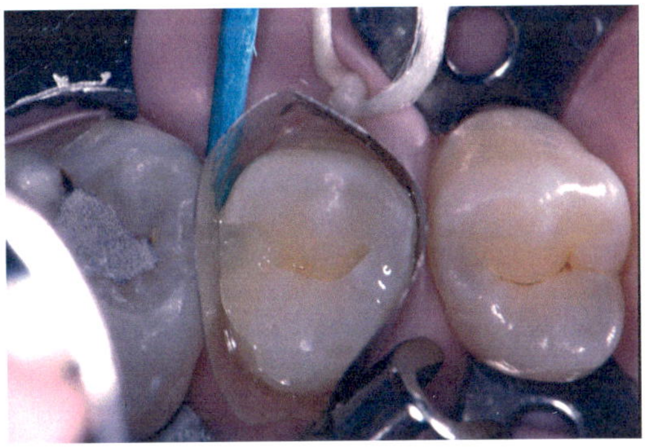

Abb. 11-24d Einbringen des ersten Inkrements in die Kavität. Die Polymerisation (40 s) muss von palatinal durchgeführt werden.

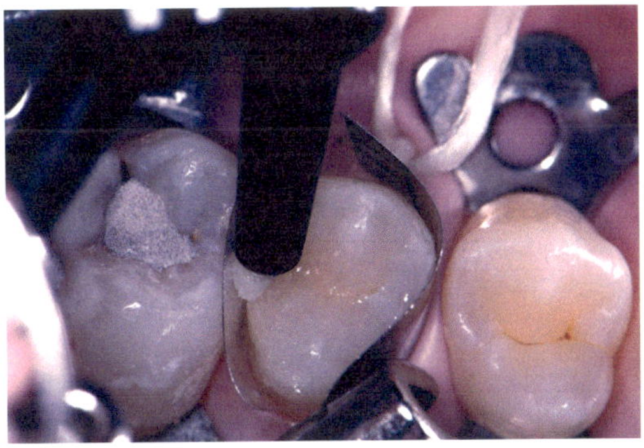

Abb. 11-24e Einbringen der zweiten und anschließend der dritten Portion Komposit. Die Polymerisation sollte anschließend wieder zum Kavitätenrand, also von bukkal, erfolgen.

des Kollagenfasergeflechtes) zu vermeiden. Wiederum wird nun das Dentinadhäsiv, z. B. Syntac®, aufgetragen.

11.2.5 Weitere Schritte beim Legen der Füllung

Nachdem die Dentinversorgung mit einem Dentinadhäsiv erfolgte, wird – in Abhängigkeit von dem verwendeten System – der gemeinsame Haftvermittler (Bond) aufgetragen. Mittels Luftspray wird der Film ausgedünnt und anschließend mit der Lampe für 40 s ausgehärtet. Manche Autoren empfehlen Härtungszeiten von bis zu 60 s. Der so genannte Versieglervorstrich (= Bond = ungefülltes Komposit) erscheint oberflächlich feucht und glasig. Dies ist eine nicht polymerisierte Schicht, die durch Sauerstoffinhibition entsteht. Sie darf in keinem Fall entfernt bzw. zerstört werden. Sie gewährleistet, dass im nächsten Schritt eingebrachtes Komposit sich mit dem Bond verbindet. Diese Schicht härtet mit dem eingebrachten Komposit, das den weiteren Zutritt von Sauerstoff unterbindet, aus. Jede Portion wird für 40 s polymerisiert (Abb. 11-24d und e). Dabei wird mit der Lampe nach Möglichkeit eine zum Kavitätenrand (Zahnschmelz) hin gerichtete Polymerisation angestrebt. In diesem Zusammenhang wird die Weiterleitung der Lichtenergie durch Lichtkeile als eher unzureichend beurteilt. Die Anwendung spezieller Aufsätze für die Lichtquelle (z. B. Proxistab®, Fa. 3M Espe) speziell für den Approximalbereich, um möglichst gezielt und direkt die Härtung zu initiieren, scheint vorteilhaft zu sein. Für das Füllen eines approximalen Kastens haben sich drei Portionen als ausreichend erwiesen. Die ursprünglich von Krejci angegebene rechtwinklige Inkrementtechnik ist wenig praktikabel. Je kleiner die Kavitäten werden, desto weniger lässt sich diese Art des Schichtens durchführen. Die dritte und letzte Portion sollte so eingebracht werden, dass der approximale Kasten ohne viel Überschuss aufgefüllt ist (Abb. 11-24e). Bei der Versorgung von reinen Approximalraumfüllungen, so genannten Slots, haben sich Total Etching und Total Bonding als Technik bewährt. Die Haftung, vor allem auch unter der okklusalen Belastung, ist auf Dauer bei total verankerten Füllungen besser gewährleistet [33].

Die sog. **„Lining-Technik"** stellt eine Modifikation der oben beschriebenen Füllungstechnik dar. Vor den einzelnen Inkrementen (z. B. eines Feinpartikelhybrid-Komposits) wird eine zusätzliche Schicht mit einem fließfähigen Komposit („Flowable") in die Kavitäten eingebracht. Auch wenn klinische Studien eine Überlegenheit dieser Technik noch nicht gezeigt haben, gibt es Hinweise, dass dadurch die interne Adaptation verbessert wird. Dies ist insofern wichtig, als heute häufig hoch visköse Komposite (sog. „Packable"-Komposite) verwendet werden, die den Kavitätenboden nur unvollständig benetzen. Auf die Verwendung eines Bonds kann allerdings auch bei dieser Technik nicht verzichtet werden.

Nachdem die Füllung auf Vollständigkeit kontrolliert wurde, wird die Matrize entfernt. Wie bereits oben erwähnt, muss bei der Verwendung von Stahlmatrizen nochmals von beiden Seiten (oral und vestibulär) mit Licht polymerisiert werden.

Das Bearbeiten der ausgehärteten Kompositfüllung wird eingeteilt in Überschussbeseitigung, Konturieren und okklusales Adjustieren, Finieren und Polieren. Durch das korrekte Ausarbeiten und Polieren werden folgende Eigenschaften der Kompositmaterialen positiv beeinflusst:

- Plaqueakkumulation
- Biegefestigkeit und Ermüdungsverhalten
- Verfärbung und optische Eigenschaften
- Verschleißfestigkeit und Abrasivität.

Es empfiehlt sich, den Kofferdam erst sehr spät zu entfernen, da ein Ausarbeiten der Füllung unter Kofferdam sehr vorteilhaft ist. Okklusale Überschüsse lassen sich mit fein- und feinstbelegten Diamantschleifern entfernen. Dabei ist wieder darauf zu achten, dass eine Bearbeitung von Schmelz auf ein Minimum beschränkt wird. Approximal können Überschüsse mit diamantbelegten Streifen bzw. mit oszillierenden Instrumenten wie Prepcontrol® (Fa. KaVo, Biberach) im EVA®-Kopf (Fa. KaVo, Biberach) mit dem Cavishape®-Instrumentarium (Fa. Intensiv, Lugano, Schweiz) entfernt werden. Bei allen Instrumenten kann man die Bearbeitung nur zum Teil auf überstehende Füllungsanteile beschränken. Zwangsläufig wird immer mehr oder weniger Zahnschmelz tangiert.

Ein besonderes Problem wird in der **Ausarbeitung** der Kompositfüllung gesehen. Der geringe farbliche Kontrast zum Schmelz und die Notwendigkeit der feuchten Bearbeitung bergen die Gefahr des unkontrollierten Zahnhartsubstanzverlustes in sich. Bei der Politur haben sich Systeme bewährt, die abgestuft auf einer immer feineren Körnung aufbauen. Für die Beständigkeit der Ästhetik wird vor allem die Güte der Politur verantwortlich gemacht. Auch in diesem Kriterium zeigen die Feinpartikelhybridkomposite sehr günstige Eigenschaften [25]. Die Forderung nach Röntgenopazität ist vor dem Hintergrund der Kontrolle von Überschüssen im Approximalbereich (z.B. mittels Bissflügelaufnahmen) notwendig und teilweise sehr gut erfüllt. Für die Politur im axialen Approximalbereich haben sich Scheibensysteme bestens bewährt (z.B. Super Snap®, Fa. Shofu, Ratingen; Sof-lex/XT®, Fa. 3M Espe).

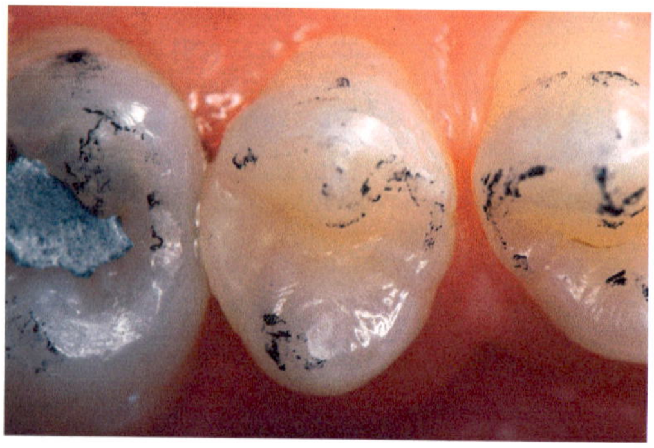

Abb. 11-25a Nach dem Entfernen des Kofferdams und dem Ausarbeiten ist die polierte Kompositfüllung kaum zu erkennen. Die schwarzen Markierungen kennzeichnen die Okklusionskontrolle.

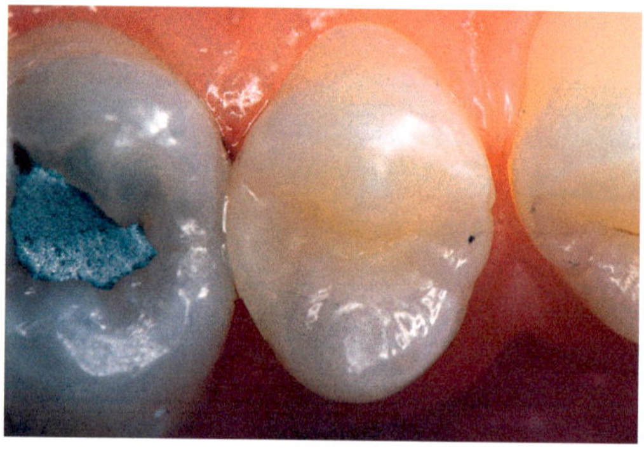

Abb. 11-25b Kompositfüllung an Zahn 25 nach zwei Monaten.

Nach der Okklusions- und Artikulationskontrolle und gegebenenfalls der Korrektur zu hoher Füllungsanteile wird nochmals poliert und die Füllung letztmals kontrolliert. Die Fluoridierung schließt die Sitzung ab (Abb. 11-25a und b).

11.2.6 Erfahrungen, Ausblick

Die Amalgamdiskussion hat Komposite als Alternativmaterialen der Wahl ins Gespräch gebracht. Sie erfüllen in hervorragender Art und Weise die Anforderungen eines Füllungsmaterials für ein minimalinvasives Füllungskonzept. Ferner kommen sie dem Wunsch der Patienten nach zahnfarbenen Restaurationen nach. Obwohl die Abrasionseigenschaften der modernen Feinpartikelhybridkomposite erheblich verbessert werden konnten, war bei Kompositen im Seitenzahnbereich vor allem aufgrund der sehr sensitiven Füllungstechnik eine höhere Verlustquote als bei Amalgamrestaurationen zu registrieren. Die

Misserfolge ließen sich klinisch meist auf eine zu geringe Schichtstärke, mit der Folge von Frakturen, sowie auf Sekundärkaries bei Randspalten zurückführen.

Die Prognose für Seitenzahnkompositfüllungen ist nicht nur infolge der schwierigen Verarbeitung, sondern auch wegen der Materialeigenschaften nur sehr indikationsbezogen zu sehen. Kunststoffe und die konsequente Anwendung der Adhäsivtechnik bieten heute jedoch im Seitenzahnbereich die Chance, im Rahmen der Primärversorgung der Karies eine Kavität **defektorientiert** und **zahnsubstanzschonend** zu gestalten (Abb. 11-26). Das früher beschriebene Verschleißverhalten schränkt die Anwendung auch bei größeren Defekten kaum mehr ein. Falls Kofferdam z. B. bei tiefen approximalen Kästen nicht mehr gelegt werden kann, sind Komposite als Füllungsmaterial jedoch kontraindiziert. Einschränkungen ergeben sich auch, wenn bei approximalen Kavitäten approximal-zervikale Einziehungen ein sicheres dichtes Anlegen von Matrizen verhindern und die Gefahr der Schädigung des Parodonts durch Füllungsüberschüsse besteht. Bei Amalgamfüllungen konnten solche approximal-zervikalen Überschüsse nach dem Abnehmen der Matrize mit geeigneten Schnitzinstrumenten (z. B. Frahm 5 CVFR 2/3 [Fa. Hu-Friedy, Leimen] relativ leicht entfernt werden. Bei Kompositfüllungen ist das praktisch kaum möglich.

Mit dem Verzicht auf eine Unterfüllung und dem **totalen Verkleben** der Kompositfüllungen ergeben sich jedoch neue Probleme. Moderne Komposite können mit dem Auge kaum mehr von Zahnhartsubstanz unterschieden werden. Muss eine adhäsive Kompositfüllung erneuert werden, bereitet dies dem Behandler große Schwierigkeiten. Bei Amalgamfüllungen, wie auch bei Kompositfüllungen mit einer Unterfüllung aus Zement, lässt sich eine neue Füllung ohne größere Verluste an gesunder, nicht kariöser Zahnhartsubstanz erneuern. Untersuchungen von adhäsiven Kompositfüllungen haben ergeben, dass eine Erneuerung zu einem deutlich höheren Verlust an Zahnhartsubstanz führt, d. h., dass die Wiederholungsfüllung wesentlich größer ist als die Primärversorgung. In diesem Zusammenhang muss bei einer Erneuerung darüber nachgedacht werden, nicht mehr die ganze Füllung zu entfernen, umso dem Verlust von Zahnhartsubstanz durch zahnärztliche Bearbeitung vorzubeugen.

Die Suche nach einem Komposit, das bei der Polymerisation nicht schrumpft, muss intensiviert werden, damit der Praktiker eine einfachere und weniger sensitive Füllungstechnik anwenden kann. Erste Ansätze gibt es mit der Entwicklung neuer ringöffnender Monomere (z. B. Oxirane, Silorane [noch nicht auf

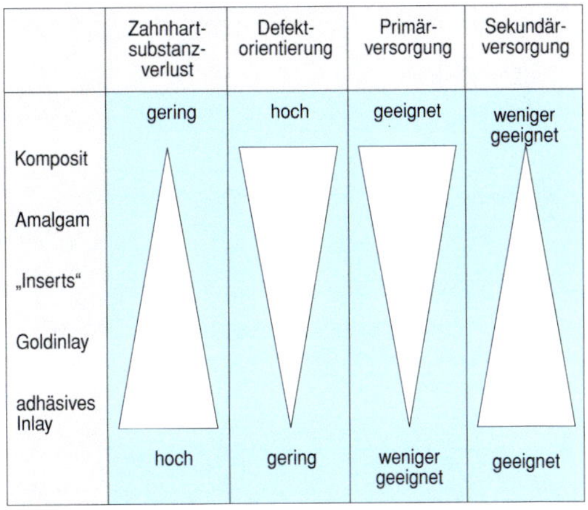

Abb. 11-26 Indikationsbereich von Füllungsmaterialien/-techniken.

dem Markt erhältlich], Fa. 3M Espe). Beide Systeme zeigen jedoch noch einige Schwächen, sodass eine Markteinführung noch nicht absehbar ist. Nicht schrumpfende Komposite, die die komplizierte Füllungstechnik für den Zahnarzt vereinfachen, werden wohl noch auf Jahre Wunschtraum bleiben, obwohl alle Komposithersteller seit langem fieberhaft daran arbeiten.

11.2.7 Frontzahnfüllungen

Kompositfüllungen im Frontzahnbereich sind aus ästhetischen Gründen meist eine große Herausforderung, besonders nach durch Trauma verlorengegangener Zahnhartsubstanz. Dieses Kapitel stellt dazu einige Überlegungen an und erörtert:

- Komposit-Typ
- Farbauswahl
- Formgebung
- Präparation
- Matrizentechnik
- Schichtung
- Indikationsstellung
- Bonding
- Politur.

Komposit-Typ

Frontzahnrestaurationen, die erhebliche Anteile des Dentins rekonstruieren, werden nur dann ästhetisch ansprechend, wenn das individuell verwendete Komposit ähnlich wie bei der Keramik in Dentin- und Schmelzfarben unterteilt ist.

Bei Universalkompositen für den Einsatz im Front- und Seitenzahnbereich besteht immer die Gefahr,

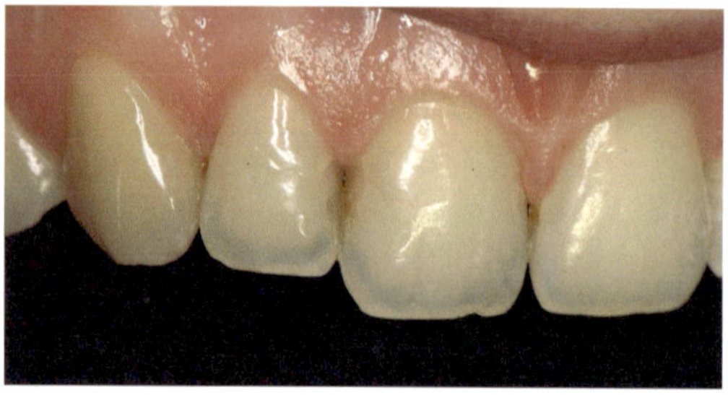

Abb. 11-27 Grau wirkende approximale Füllungen aus Universalkomposit mesial 12 und distal 11.

dass die Opazität des Komposits nicht ausreicht, um Dentin ästhetisch zu simulieren. Die Folge ist immer gleich: Der dunkle Schlund des Patienten scheint durch die Restauration hindurch und lässt die Füllung grau wirken, obwohl sie nicht grau ist, wenn man weißes Papier palatinal an den Zahn hält (Abb. 11-27).

Dasselbe gilt für wiederbefestigte Fragmente nach Trauma: Es erscheint zwar leicht, diese Stücke mit fließfähigem Komposit zu kleben, ebendieses stellt aber im Vergleich zum Originaldentin zu wenig Opazität zur Verfügung.

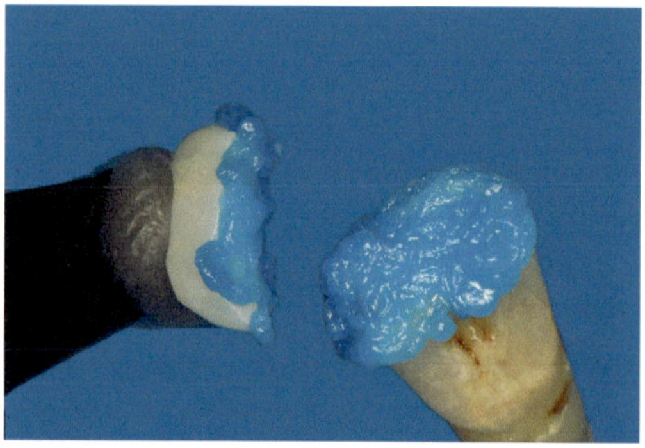

a

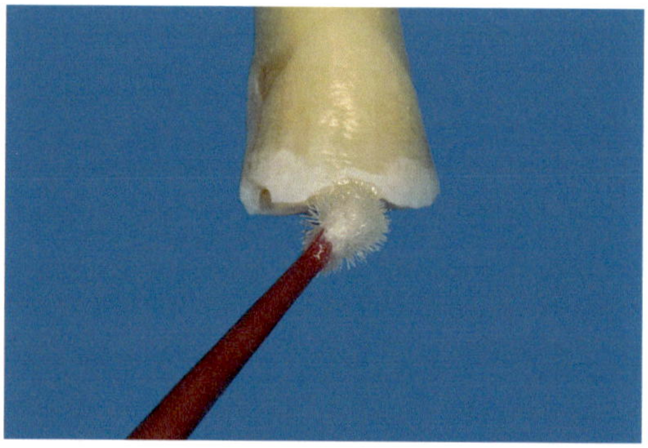

b

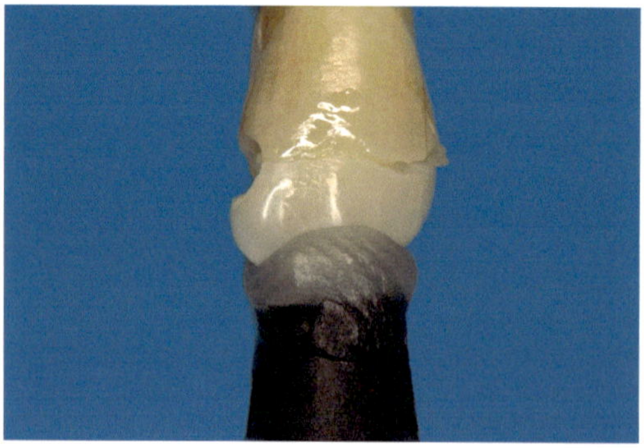

c

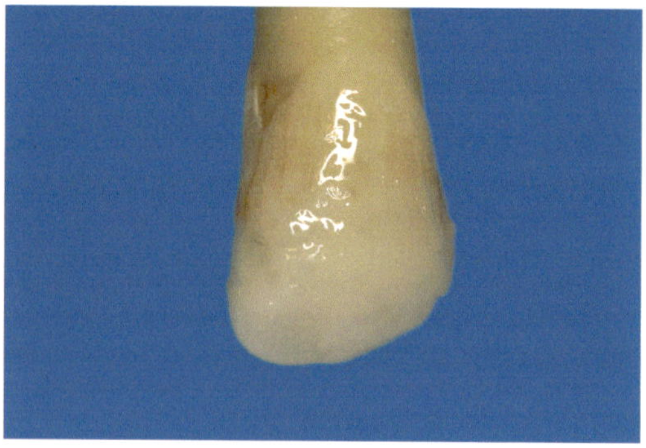

c

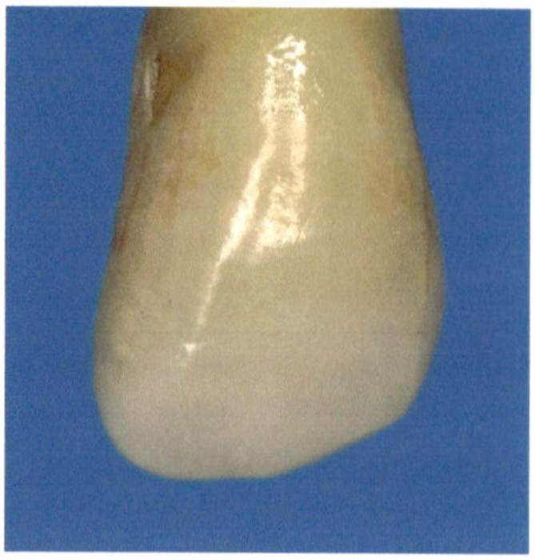

e

Abb. 11-28 Fragment-Wiederbefestigung.
a) Ätzung mit Phosphorsäure.
b) Adhäsivapplikation.
c) Rezementierung mit Dentinmasse.
d) Zusätzliche Verblendung mit Schmelzmasse.
e) Ausgearbeitete Situation.

Für eine ästhetisch ansprechende Frontzahnfüllung bei umfangreicher Dentinrekonstruktion oder Wiederbefestigung sind somit nur spezielle Komposite geeignet, die diesen Anforderungen genügen, z. B. Artemis (Ivoclar Vivadent), BioStyle (Greve), CeramX duo (Dentsply), Enamel Plus HFO (Micerium), Filtek Supreme XT (3M Espe), Miris 2 (Coltene/Whaledent), Premise (Kerr Hawe), Venus (Heraeus Kulzer).

Bei wiederbefestigten **Fragmenten** zeigt Abbildung 11-28a bis e das klinische Vorgehen: Primär erfolgt keine Präparation; nach der adhäsiven Vorbehandlung wird das Fragment mit Dentinmasse reponiert, die vorher in der Hand erwärmt werden kann. Ist das Resultat dann nicht optimal, kann zusätzlich mit Schmelzmasse verblendet werden (Abb. 11-31 und 11-32).

Farbauswahl

Im Fall der empfohlenen Anwendung ästhetischer Komposite sollten Dentin und Schmelz separat betrachtet werden. Die Auswahl der Farbe erfolgt ohne OP-Leuchte und ohne Kofferdam. Für die Bestimmung der Dentinfarbe der Frontzähne eignet sich am besten der obere Caninus zervikal, da hier die Dentinfarbe korrekt erahnt werden kann (Abb. 11-29: Der Eckzahn ist viel dunkler, da zervikal die Schmelzschicht stets dünner und das Dentin dicker ist).

Die Schmelzfarbe hingegen sollte immer zügig bestimmt werden, da die Augen schnell ermüden. Nach mehr als 10 Sekunden sollte man die Augen auf ein blaues Löschblatt richten, das als Komplementärfarbe das geblendete Auge wieder entspannt. Außerdem ist die Dentinfarbe für das Farberlebnis wichtiger, die Schmelzfarbe beeinflusst primär die Farbtiefe.

Formgebung

Lichtreflexion: Gerade bei der Rekonstruktion labialer Bereiche ist eine korrekte Formgebung wichtig, da das Ausmaß der Lichtreflexionen über die Natürlichkeit der Füllung entscheidet.

Werden Zähne verbreitert, sollte sich an der Verbreiterung wenig Licht brechen (Abb. 11-30: Negativ [Lichtbrechung schwarz]: An den Verbreiterungen [rote Pfeile] keine Lichtbrechung, also keine optische Verbreiterung)

Morphologie: Bei der Schaffung neuer Schneidekanten ist es unerlässlich, sich an der Morphologie der Nachbarzähne zu orientieren (Abb. 11-31). Es kann nützlich sein, vor dem Endergebnis mit dem Patienten gemeinsam in den Spiegel zu sehen, statt ihn permanent frontal zu betrachten, da sich primär der Patient selbst gefallen sollte.

Bei umfangreicheren Eingriffen sollte sowohl die labiale Rillenmorphologie als auch die Perikymatienstruktur gerade jüngerer Patienten berücksichtigt werden (Abb. 11-31).

Präparation

Es kommt vor, dass im Lauf der klinischen Trageperiode durch Zahnbürstenabrasion Präparationsgrenzen sichtbar werden. Da der überwiegende Anteil aller (für das Auge des Betrachters im Wesentlichen unsichtbaren) Schmelzrisse natürlicherweise verti-

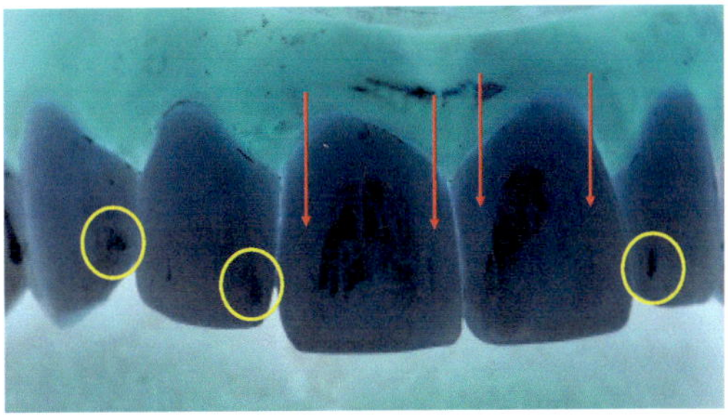

Abb. 11-30 Lichtreflexion und Lichtbrechungspunkte.

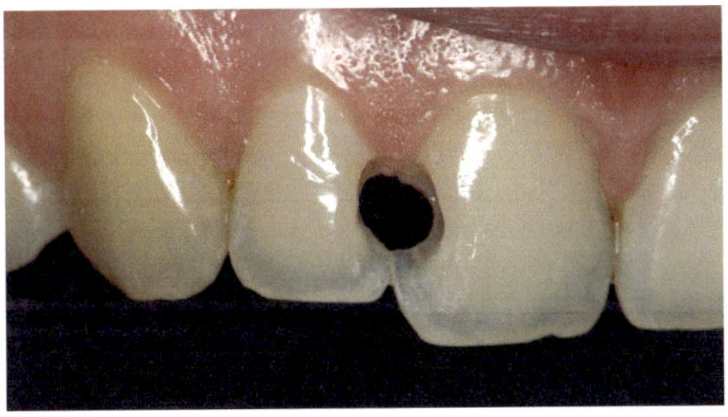

Abb. 11-29 Die Bestimmung der Dentinfarbe zervikal an Zahn 13 ist günstiger als an den behandelten Zähnen (Situation aus Abb. 11-27 nach Exkavation).

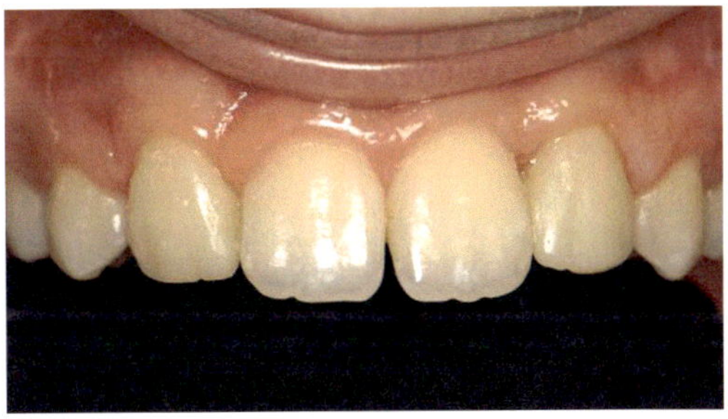

Abb. 11-31 Orientierung an Oberfläche und Schneidekantenverlauf.

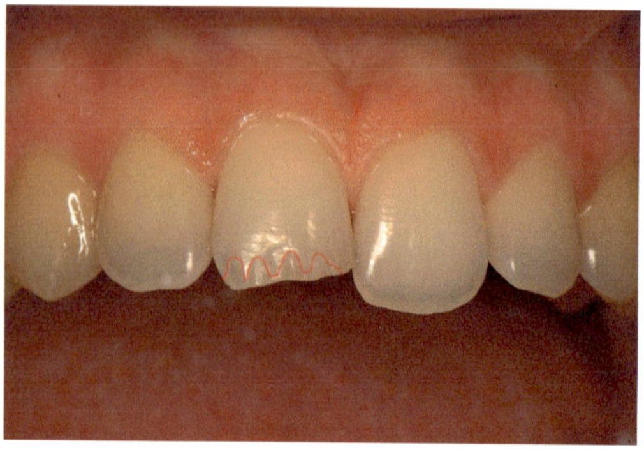

Abb. 11-32 Wellenschliff.

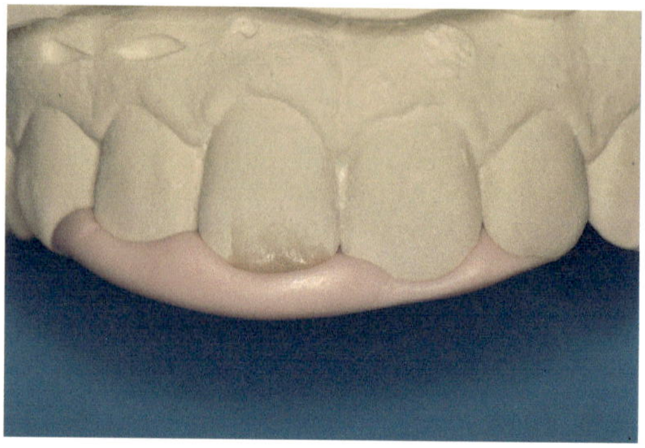

a

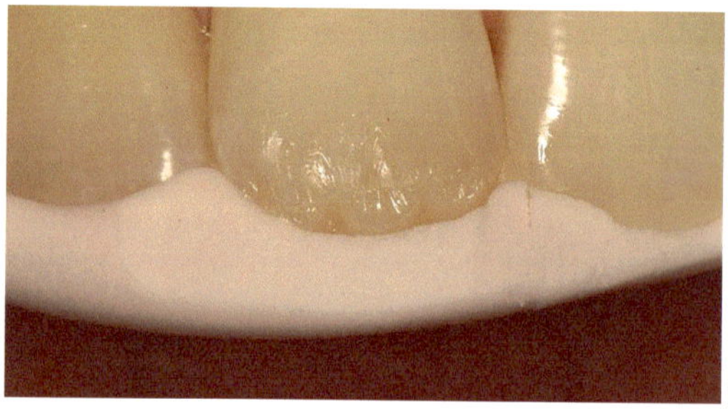

b

Abb. 11-34
a) Herstellung des Silikonschlüssels auf einem Gipsmodell mit Wax-up.
b) Übertragung in den Mund und Schichtung der Mammelons.

kal verläuft, sollten auch möglichst viele Anteile der Präparation im Sinne einer zweiten Anschrägung vertikal verlaufen (Abb. 11-32).

Bei Schneidekantenverlusten ist es ratsam, den meist eckigen Defektkantenverlauf ähnlich wie bei einer Kronenpräparation abzurunden, um die Lichtbrechung am Übergang Komposit-Dentin günstig zu beeinflussen (Abb. 11-32).

Matrizentechnik

Zur Vermeidung dunkler interdentaler Dreiecke und für bessere Approximalkontakte ist es bei der Zahnverbreiterung oft ratsam, die von Hugo und Klaiber inaugurierte **Fermit-Technik** anzuwenden: Hier wird ein individueller Keil aus Fermit (Ivoclar-Vivadent) herangezogen, um eine runde Gestaltung des Approximalkontakts zu bewerkstelligen (Abb. 11-33).

Eine erhebliche Erleichterung bringt es, sich bei umfangreicheren Rekonstruktionen einen **Silikonschlüssel** herzustellen (Abb. 11-34). Dies ist zwar auf den ersten Blick mit einem gewissen Mehraufwand und einer zweiten Sitzung verbunden, birgt aber den Vorteil, dass man in der zweiten Sitzung doppelt so schnell arbeiten kann, da der Schlüssel als Negativ genau zeigt, wo die Füllung zu Ende ist. Dies lohnt sich umso mehr bei der Schneidekantenrekonstruktion, da es ärgerlich sein kann, wenn man eine transparente Schneide nach der Okklusions- und Artikulationskontrolle wieder wegschleifen muss.

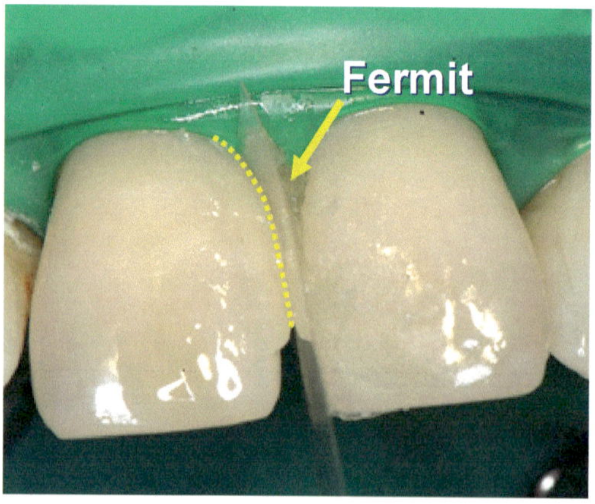

Abb. 11-33 Fermit statt Holzkeil.

Schichtung

Mit der getrennten Applikation von Schmelz- und Dentinmassen ist es in den meisten Fällen möglich, den Dentinkern frei Hand in kleinen Inkrementen zu schichten. Dies erlaubt eine exakte Kontrolle der Polymerisationsschrumpfung durch kleine Inkremente und eine Kontrolle der applizierten Opazität. Die Schichtstärke des approximal eingebrachten Schmelzkomposits sollte 0,5 mm nicht überschreiten, um unerwünschte Transluzenzen (siehe auch Abschnitt „Komposit-Typ") zu vermeiden (Abb. 11-35). Der Dentinkern wird dabei sinnvollerweise frei Hand geschichtet (Abb. 11-35).

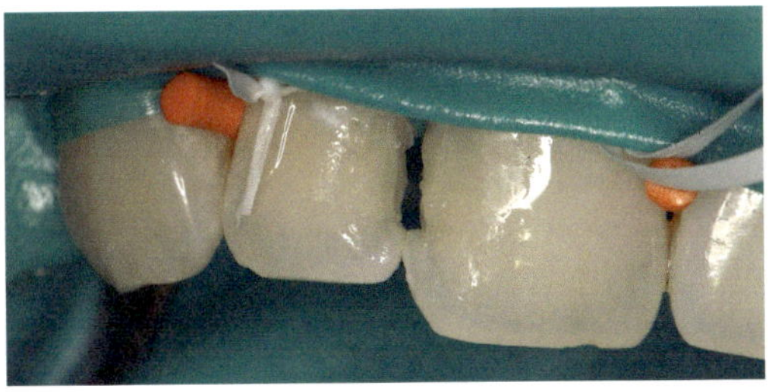

Abb. 11-35 Schichtung des Dentinkerns ohne Matrize. Für den Schmelzanteil sollen approximal max. 0,5 mm übrig bleiben.

Indikationsstellung

Für jede Therapievariante in der Zahnerhaltungskunde gibt es eine Kontraindikation.

Gerade in der adhäsiven Zahnheilkunde gilt dasselbe wie beim Überholen im Straßenverkehr: Im Zweifelsfalle nie! Es bleibt eine ärztliche Entscheidung, keine kosmetische.

Es kann für jeden Behandler äußerst befriedigend sein, plastische Frontzahnfüllungen für seine Patienten anzufertigen. Trotzdem gilt noch immer: Die Kompositfüllung ersetzt keine Krone.

Bonding

Das ästhetische Erscheinungsbild ist auch vom Erscheinungsbild des Füllungsrandes geprägt. Generell gilt: Für eine gute adhäsive Performance braucht man ein Adhäsiv, das eine hervorragende Schmelzhaftung bietet und die Dentinwunde dicht versiegelt, um postoperative Hypersensitivitäten zu unterdrücken. Das Wesentliche hierbei ist:

- Die Phosphorsäureätzung (15–30 s) garantiert noch immer die beste Schmelzhaftung (siehe Kap. 9 „Werkstoffkunde"). Self-Etch-Adhäsive sind z. T. viel versprechend, klinische Langzeitdaten zu Frontzahnfüllungen fehlen aber.
- Alle Total-Etch-Adhäsive (egal wie viele Flaschen) sind aufgrund ihrer exzellenten Schmelzhaftung hier zu empfehlen. Mehrflaschenadhäsive (A. R. T. Bond, Gluma Solid Bond, OptiBond FL, Scotchbond MP, Syntac) sind jedoch einfacher und zuverlässiger in der Anwendung (siehe Kap. 9 „Werkstoffkunde").
- Kein Bonding kann eine falsche Schichttechnik (zu dicke Kompositschichten) kompensieren.

Politur

Für die approximale Politur sind Polierstreifen unerlässlich, für das ästhetische Gesamtergebnis ist jedoch die Politur der labialen Anteile entscheidend. Hier empfiehlt es sich, die Konturierung und lebendige Gestaltung mit einem **Feinstkorndiamanten** vorzunehmen. Gerade bei direkten Restaurationen wird dabei oft manche Blase im Komposit aufgeschliffen. Daher sollte danach ausgiebig getrocknet werden, um diese kleinen Blasen mit Bonding verschließen zu können. Der Rest der Politur findet mit kaum abrasiven Siliciumcarbid belegten Bürstchen (Occlubrush, Astrobrush) statt, um die mühsam hergestellte vitale Oberflächenmorphologie nicht wieder zu zerstören (Abb. 11-36). Für die labialen Anteile sollten keine Polierscheibchen herangezogen werden. Diese erzeugen zwar einen akzeptablen Hochglanz, aber gerade der spiegelnde Hochglanz lässt jede labiale Facette optisch „tot" erscheinen.

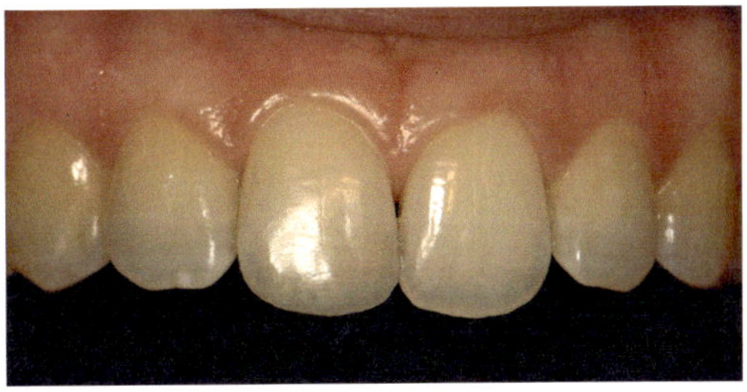

Abb. 11-36 Fertige Restauration.

11.2.8 Checkliste für die Adhäsivtechnik

1. Trayvorbereitung für adhäsive Füllungen — **Assistentin**

Generell:
- Farbring
- Füllinstrumente für Kunststofffüllungen (Spatel/Stopfer/Modellierinstrumente)
- Matrizenbänder und Keile
- Kofferdam mit Zubehör
- Ausarbeitungs- und Polierinstrumente (Diamantfinierer, Polierscheibchen, Gummipolierer), abrasive Bürstchen
- Stoppuhr

In Abhängigkeit vom verwendeten Dentinadhäsivsystem:
- Ätzgel mit Applikationssystem (entfällt bei selbstätzenden Adhäsiven)
- Dentinadhäsiv mit entsprechender Anzahl Pinsel bzw. Bürstchen und Flüssigkeitsträger

2. Behandlungsvorbereitung — **Team**

Voraussetzung für die korrekte Vorbereitung und Anwendung eines Adhäsivsystems ist die Kenntnis, um welche Generation und Lösungsmittelphilosophie es sich handelt.
Tipp: Der Klassifikation bzw. der Gebrauchsanweisung ist zu entnehmen, ob ein Adhäsiv mit separatem Ätzgel (Phosphorsäure) verwendet wird und aus wie vielen Komponenten das Dentinadhäsiv besteht.
Ein weiteres Unterscheidungskriterium stellt das Lösungsmittel des Dentinadhäsivs dar (Alkohol, Azeton oder Wasser).
Tipp: Vor allem Azeton, aber auch Alkohol sind flüchtige Lösungsmittel. Dadurch kann bei offener Aufbewahrung die Zusammensetzung und somit die Wirksamkeit des Dentinadhäsivs beeinträchtigt werden.
Das Dentinadhäsiv darf deshalb nicht zu lange vor der Anwendung aus der Flasche entnommen werden.

3. Farbauswahl — **Zahnarzt oder Assistentin**

Die Farbauswahl erfolgt nach Entfernung von alter Restauration und Karies **vor der Trockenlegung.**
Warum? Trockene Zähne verändern die Farbe und werden heller. Erfolgt die Farbauswahl am trockenen Zahn, wird die Füllung immer zu hell. Dies bedeutet ferner, dass eigentlich korrekte Farben am Sitzungsende zu dunkel erscheinen.

4. Trockenlegung — **Zahnarzt oder Assistentin**

Möglichst Kofferdam legen.
Warum? Schützt Patienten vor aggressiven Säuren bzw. **potenziell allergisierenden Monomeren** und Kavität vor Verunreinigung (Kontamination durch Blut oder Speichel).

5. Matrize legen — **Zahnarzt oder Assistentin**

- Es können Matrizen aus Stahl oder Folie verwendet werden.
- Matrize vor dem Aufbringen ätzender Lösungen bzw. Gele anlegen und verkeilen.

Vorteil: Schützt den Nachbarzahn vor Anätzung.
Nachteil: Beim Auftrag von Bonding Agents können sich an der Grenze zwischen Matrize und Zahn unkontrollierte Materialüberschüsse bilden („Pooling Effekt"), die als Sekundärkaries missinterpretiert werden könnten.

6. Vorgehen je nach verwendetem Adhäsivsystem — **Team**

6.1. Applikation von Adhäsiven mit separatem Ätzschritt (3-Schritt- und 2-Schritt-„Total -Etch"-Adhäsive) — **Team**

1. **Schmelzränder** mit Ätzgel beschicken — **Zahnarzt**

Danach:

2. **Dentinflächen** der Kavität mit Ätzgel beschicken
   Zeit ab Beginn des Säureauftrags auf dem Dentin stoppen!
   Warum? Schmelz kann zwischen 30–60 s geätzt werden,
   Dentin darf **maximal** 15 s geätzt werden, deshalb bereits zu Beginn des Säureauftrags die Uhr starten, nicht erst danach.

   Assistentin

3. 15 s nach Beginn des Dentinkontakts: Ätzgel mit Wasserstrahl entfernen und Kavität absprühen (mindestens 15 s):
   Tipp: Erst mit kleinem Sauger maximal nah an Kavität annähern und die groben Säureanteile absaugen (verhindert das Verteilen des Ätzgels in der Mundhöhle, wenn ohne Kofferdam gearbeitet wird, und das Verspritzen auf Assistenz und Behandler).
   Erst dann kräftig absprühen.

4. Vorsichtiges Trocknen der Kavität, bis Schmelzränder kreidig-weiß aussehen (Dentin nur 2–3 s stoßartig trocknen). Dazu Luftbläser im Umfeld bewegen bzw. sanft stoßweise Luft zuführen, nicht länger in die Kavität blasen.

   Team

   Warum? Verhindert Übertrocknen des Dentins. Falls Dentin doch zu trocken: Dentin mit feuchtem (nicht nassem) Wattepellet wieder anfeuchten („Moist Bonding"). Besonders bei Verwendung von **azetonhaltigen Primern** muss das Dentin gut feucht bleiben („Wet Bonding"). Es dürfen allerdings keine Wassertropfen auf dem Dentin verblieben sein.
   Tipp: Überschüssiges Wasser eventuell vorher mit kleinem Sauger und Wattepellet entfernen.

   Team

   Moist Bonding: Entweder gar nicht bis zur Visualisierung des Schmelzätzmusters trocknen (direktes Moist Bonding) oder nach der Visualisierung des Ätzmusters Re-wetting betreiben (indirektes Moist Bonding). Denn: Wenn bis zur kreidigen Erscheinung gepustet wird (wie auch immer), ist das Dentin schon übertrocknet.
   Speichel oder Blut müssen nach dem Ätzen sorgfältig von der Kavität ferngehalten werden (am einfachsten mit Kofferdam).

5. Auftragen des Haftvermittlers nach **Gebrauchsanweisung** (Zeitangaben!):

   Zahnarzt

   - Bei **Zwei-Flaschen-Systemen:** Auftragen des Primers, vorsichtig verblasen, Auftragen des Adhäsivs/Bonds, vorsichtig verblasen, Lichthärtung (hier sind zwei verschiedene Materialien aufzutragen).
   - Bei **älteren Systemen** (z.B. Syntac® Classic) ist der Auftrag des Adhäsivs bzw. Bonds in zwei separate Schritte mit unterschiedlichen Materialien (Adhäsive = zweiter Primer und Bond getrennt) unterteilt (hier sind drei verschiedene Materialien aufzutragen!). Bond immer lichthärten.
   - Bei **Ein-Flaschen-Systemen:** Auftragen des Adhäsivs, Verblasen, ggf. erneute Schicht Adhäsiv auftragen, Lichthärtung.

6.2. Applikation von selbstätzenden Primern (Zwei-Schritt-Systeme ohne separates Ätzgel)

Bei der Anwendung von selbstätzenden Primern entfällt das separate Anätzen von Schmelz und Dentin mit Phosphorsäure:

1. Reinigen der Kavität mit Luft/Wasser-Spray.
2. Trocknen der Kavität: Dazu Luftbläser im Umfeld bewegen bzw. stoßweise pusten, nicht länger in die Kavität blasen.
   Warum? Die Eigenfeuchtigkeit des Dentins sollte erhalten bleiben.
   Tipp: Überschüssiges Wasser mit Wattepellet entfernen

   Zahnarzt oder Assistentin

3. Auftragen des Haftvermittlers **nach Herstellerangaben** (Einwirkzeiten und Zeitpunkt/Dauer der Lichthärtung genau beachten)
   Schritt: Selbstätzender Primer
   - Auftragen
   - Verblasen

Schritt: Bond-Material
- Auftragen
- Verblasen

Schritt: Lichthärtung nach Herstellerangaben.
Tipp: Die vom Hersteller angegebenen Einwirkzeiten müssen für jede einzelne Fläche eingehalten werden!
Achtung: Alle selbstätzenden Materialien enthalten Säurebestandteile: Kontakt mit Haut oder Schleimhäuten kann daher zu (meist reversiblen) Verätzungen führen.
Beim Auftragen und Verblasen vorsichtig vorgehen, damit keine Chemikalien in Augen oder andere nicht zu behandelnde Bereiche gelangen. — **Assistentin**

6.3. Applikation von selbstätzenden Adhäsiven (1-Schritt-Systeme „All-in-One") — **Team**

Bei der Anwendung von selbstätzenden Adhäsiven entfällt das separate Anätzen von Schmelz und Dentin mit Phosphorsäure. — **Team**
„All-in-One"-Produkte enthalten den selbstätzenden Primer und das Adhäsiv in zwei Kissen (Prompt®) oder zwei Fläschchen (Etch & Prime® 3.0). Durch Mischung werden beide Komponenten vor der Anwendung aktiviert. — **Team**

1. Reinigen der Kavität mit Luft/Wasser-Spray. — **Zahnarzt**
2. Trocknen der Kavität (Dentin nur 2–3 s): Dazu Luftbläser im Umfeld bewegen bzw. stoßweise pusten, nicht länger in die Kavität blasen.
   Warum? Die Eigenfeuchtigkeit des Dentins muss erhalten bleiben.
   Tipp: Überschüssiges Wasser mit Wattepellet entfernen.
3. Auftrag des Adhäsivs **nach Herstellerangaben (hier Prompt®)**:
   1. Aktivieren
   2. Adhäsiv auftragen: Flüssigkeitsmenge auf Schmelz und Dentin **15 s** einmassieren, auf ständige Zufuhr neuer Flüssigkeit achten (z.B. nach jeweils 5 s nachtragen)
   3. Vorsichtig verblasen: überschüssiges Lösungsmittel (Wasser) wird dabei verdampft, bis eine trockene **Glanzschicht** vorliegt — **Assistentin**
4. Lichthärtung.
   Tipp: Prompt® kann schon vor der Behandlung aktiviert werden. Die maximale Aufbewahrungszeit im aktivierten Zustand beträgt 2 h. Der aktivierte Blister muss in dieser Zeit vor Lichteinfall geschützt werden, da sonst die Aushärtung beginnt.
   Tipp: Bei großen mehrflächigen Kavitäten müssen die vom Hersteller angegebenen Einwirkzeiten für jede einzelne Fläche eingehalten werden!
   Achtung: Alle selbstätzenden Primer enthalten Säurebestandteile: der Kontakt mit Haut oder Schleimhäuten kann zu (meist reversiblen) Verätzungen führen.
   Beim Auftragen und Verblasen **vorsichtig** vorgehen.

7. Einbringen des Komposits

Einbringen des Komposits in mehreren Portionen (max. 2 mm) mit schrittweiser Aushärtung. — **Team**
Tipp: Lichtquelle so nah wie möglich an Füllung heranbringen. — **Assistentin**
Warum? Das Licht kann nur eine begrenzte Materialschichtstärke vollständig aushärten.
Die polymerisierbare Schichtstärke ist vom Material und von der Farbe abhängig → Herstellerangaben beachten. — **Team**
Mit vergrößertem Abstand (approximaler Kasten und Stahlmatrize!) verliert das Licht schnell an Kraft → wird der Abstand verdoppelt, sinkt die Lichtintensität auf ein Viertel.

8. Ausarbeiten und Polieren der Füllung — **Team**

11.3 Semipermanente Versorgungsmöglichkeiten

11.3.1 Indikationen zur semipermanenten Versorgung in der bleibenden Dentition

Die Füllungstherapie mit Kompositen und Dentinadhäsiven ist durch eine komplizierte Verarbeitung und eine sehr sensitive Füllungstechnik gekennzeichnet. Einerseits bietet die Versorgung mit Seitenzahnkompositen die Möglichkeit zur defektorientierten und Zahnsubstanz schonenden Versorgung der bleibenden Zähne in der Kinderzahnheilkunde. Andererseits können durch Fehler in der anfälligen Technik durchaus Nachteile mit weit reichenden Folgen verursacht werden. Sind die Bedingungen bei der adhäsiven Therapie nicht optimal, entstehen Randspalten und Sekundärkaries [5, 15]. Meist werden diese kariösen Prozesse recht spät erkannt, was im Wechselgebiss aufgrund des koronal typischen, weit ausladenden Pulpenkavums häufig zu endodontischen Maßnahmen führt. Komposite als Füllungsmaterial sollten daher bei „suboptimalen" Bedingungen nicht eingesetzt werden.

In der Kinderzahnheilkunde müssen dem Praktiker zusätzlich Möglichkeiten vorgestellt werden, um den kritischen Zeitraum (von einem bis zu mehreren Jahren) überbrücken zu helfen, bis eine komplizierte und haltbare plastische Füllung möglich ist. Qvist [44] konnte z. B. zeigen, dass bei Kindern und Jugendlichen unter 16 Jahren Füllungen eine wesentlich geringere mittlere Lebenserwartung aufweisen als bei Personen über 16 Jahren. Dies kann mit mangelnder Mitarbeit sowohl bei der Behandlung als auch bei der Mundhygiene in dieser Altersgruppe erklärt werden. Bereits kurz nach dem Durchbruch der Molaren ist ein Behandlungsbedarf gegeben, wenn die Fissur der Zähne kariös verfärbt ist und der klinische Befund ein schnelles Fortschreiten der Karies vermuten lässt. In diesen Fällen ist ein Anlegen von Kofferdam aufgrund des fehlenden Unterschnittes kaum möglich. Die Zahnfleischkappe, die von distal in das Fissurenrelief hineinragt, erschwert das absolute Trockenlegen zusätzlich (Abb. 11-37). Zur chirurgischen Optimierung der Verhältnisse ist jedoch häufig die Compliance der kleinen Patienten nicht ausreichend bzw. die operativ-invasive Maßnahme an sich ist nicht angemessen.

Die zunehmende Polarisierung der Karies [45] dokumentiert, dass eine geringe Anzahl an Kindern bereits im frühen Alter viele und zudem sehr große kariöse Defekte aufweisen (Abb. 11-38). In diesen Fällen wäre oftmals bereits eine prothetische Versorgung der Zähne indiziert. In einigen Fällen wird die Therapie darüber hinaus durch eine geringe Mitarbeit der Patienten erschwert. Da diese Kinder aufgrund von Notfallbehandlungen (Abszesseröffnung) oder Schmerzbehandlungen (Fall von „akuter Karies") oftmals negative Erfahrungen mit dem Zahnarzt machen mussten, kann die Compliance für aufwändige adhäsive Techniken unzureichend sein. Der Behandler benötigt Zeit, um den Patienten an die Praxissituation zu gewöhnen.

Einige Autoren berichteten in den letzten Jahren über eine zunehmende Anzahl von Fällen fehlstrukturierter oder hypoplastischer Sechsjahrmolaren (Abb. 11-39) [50]. Auch hier ist die frühzeitige Therapie indiziert, wenn Defekte der Zahnhartsubstanz ein Fortschreiten der Karies befürchten lassen.

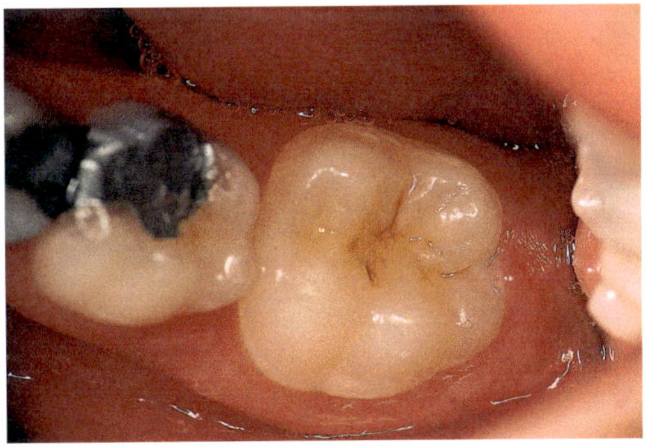

Abb. 11-37 Bereits kurz nach dem Durchbruch weist der Sechsjahrmolar eine behandlungsbedürftige Fissurenkaries auf. Das Anlegen von Kofferdam ist zu diesem Zeitpunkt noch schwierig und ggf. schmerzhaft.

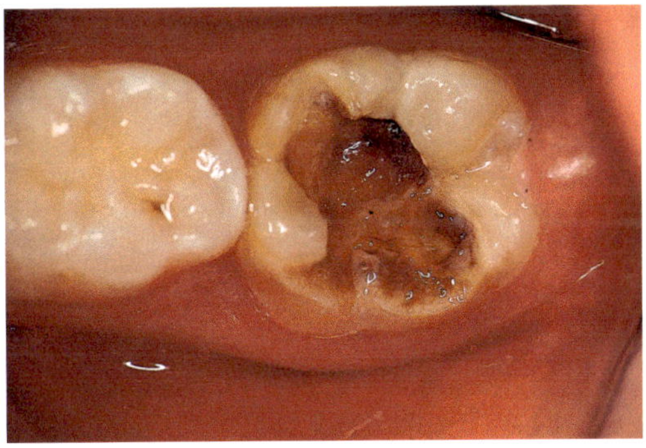

Abb. 11-38 Bei diesem siebenjährigen Mädchen ist die Karies weit fortgeschritten. Mesio-bukkal reicht die Zerstörung schon auf Gingivaniveau. In diesem Fall musste der bleibende Molar endodontisch versorgt werden. Der Erhalt des Zahnes ist noch fragwürdig. Eine rechtzeitige Versorgung auch mit einem nicht längerfristig haltbaren Material wäre Erfolg versprechender gewesen.

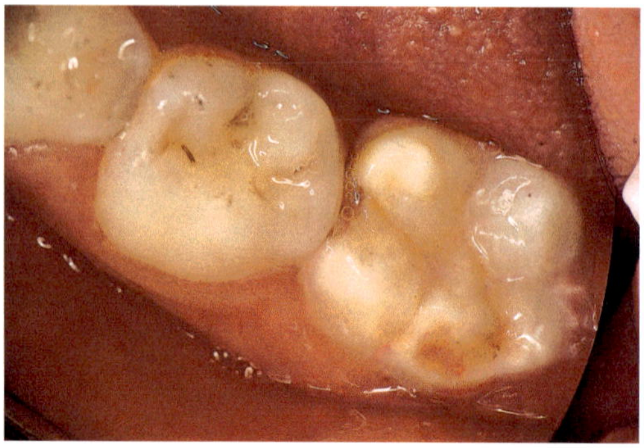

Abb. 11-39 Der Zahn 46 weist disto-bukkal eine hypoplastische Veränderung auf. Da zusätzlich das Fissurenrelief bereits verfärbt ist, sollte die Füllungstherapie schon in dieser frühen Phase des Zahndurchbruchs erfolgen.

11.3.2 Füllungsmaterial

Die beschriebenen Situationen stellen in der Kinderzahnheilkunde durchaus keine Einzelfälle dar. Daher werden Materialien benötigt, die zumindest für einen überschaubaren Zeitraum eine zufriedenstellende Versorgung ermöglichen. Die Ansprüche an das Verschleißverhalten haben insofern nicht die Bedeutung wie bei definitiven Füllungsmaterialien. Der Randschluss und eine ausreichend geringe Frakturanfälligkeit sollten während der Liegedauer allerdings gewährleistet sein. Bei flächenhaften Defekten sollten die Materialien einen ausreichenden adhäsiven Verbund zur Zahnhartsubstanz gewährleisten. Vorteilhaft sind Werkstoffe mit antikariogenen Eigenschaften. Der Fluoridfreisetzung aus Füllungsmaterialien wird in diesem Zusammenhang Bedeutung beigemessen [30, 38]. Wie bei der Therapie im Milchgebiss haben aufgrund der engen Platzverhältnisse, der Schwierigkeit des Trockenlegens und der teils geringen Mitarbeit der Kinder Werkstoffe Vorteile, die einfach und schnell zu applizieren sind.

Glasionomerzemente

Glas-Polyalkenoat-Zemente und vor allem die Cermetzemente wurden teilweise auch zur Versorgung von Klasse-I- und -II-Kavitäten der bleibenden Dentition vorgeschlagen. Interessant ist die Verwendung von Glasionomerzementen im Wechselgebiss aufgrund der schnellen und einfachen Handhabung (Kapselpräparate) und der Fluoridabgabe. Trotz der anhaltenden Amalgamdiskussion und der Suche nach geeigneten alternativen Werkstoffen ist die Zahl der verfügbaren klinischen Langzeituntersuchungen von Cermetzementen zum Einsatz bei bleibenden Zähnen begrenzt [30, 39, 43]. Die dabei gewonnenen Erkenntnisse bestätigen jedoch die in In-vitro-Tests beschriebenen mechanischen Eigenschaften. Es zeigte sich ein deutlicher Unterschied bei der Beurteilung des Werkstoffs in Klasse-I- und -II-Kavitäten.

Ähnlich wie andere Studien [21, 22, 28, 39] stellten wir in einer prospektiven klinischen Langzeitstudie eine deutlich kürzere Überlebenszeit der Klasse-II-Füllungen fest (Abb. 11-40) [30]. Die Verluste ließen sich mit der geringen Biegefestigkeit der Cermetzemente erklären. Bei zwei- bzw. dreiflächigen Kavitäten sind die approximalen Extensionen stärkeren Bruchspannungen durch Scherkräfte ausgesetzt, was zu häufigeren Füllungsfrakturen führt. In unserer Studie gingen die Frakturen, klinisch bewertet, überwiegend von Fissuren, schmalen okkluso-approximalen Übergängen oder großen Poren aus. Außerdem hatten alle gebrochenen Füllungen im Bereich der Fraktur okklusalen Kontakt. Dies führte zu der Annahme, dass der Werkstoff Cermetzement, ähnlich wie bereits bei Kompositinlays [29] beschrieben, einer Materialermüdung unterliegt. Offenbar sind die dem Glasionomerzement zugeschriebenen Selbstheilungsmöglichkeiten von Sprüngen durch Neubildung von Ionenbindungen nicht ausreichend [11]. Die Hypothese, dass Materialermüdung zum Verlust der Füllung durch Fraktur führt, ließ sich durch die vielen Füllungsfrakturen ca. zwei Jahre nach dem Legen erhärten. Gegen Ende des Beobachtungszeitraumes gingen Füllungen kaum mehr durch Fraktur verloren,

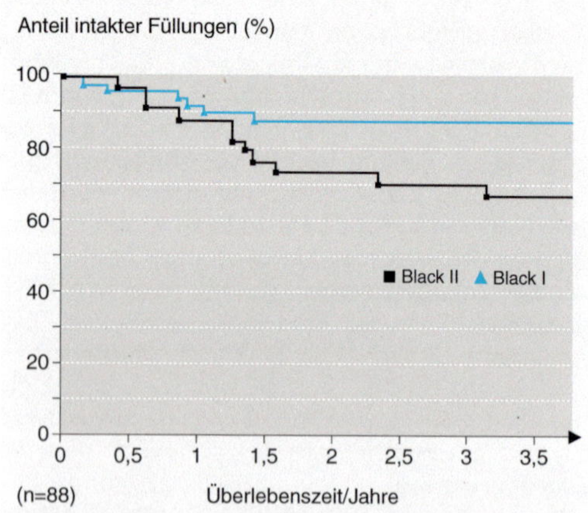

Abb. 11-40 Überlebenskurve nach KAPLAN-MEIER. Die Untersuchungszeit schließt die letzte Nachuntersuchung nicht ein, da als Zensor ausschließlich das Kriterium „Füllungsfraktur" gewählt wurde. Es zeigte sich ein signifikanter Unterschied zwischen der Überlebenswahrscheinlichkeit von Klasse-I- (n = 49) und -II-Füllungen (n = 39).

da die okklusale Belastung mit zunehmendem Abrieb geringer wurde. Diese Befunde führten zu der Empfehlung, auch bei Cermetzementfüllungen, die okklusal belastet sind, Mindestmaterialstärken einzuhalten. Besondere Sorgfalt muss darauf verwandt werden, zu starke Okklusionskontakte zu reduzieren. Trotz einer geringen Abriebfestigkeit war in unserer Studie die marginale Adaptation nach fünf Jahren nur bei etwa 20% aller Füllungen die Ursache für den Erneuerungsbedarf der Füllung (Abb. 11-41). Trotz ausgeprägter Stufenbildung am Übergang zur Zahnhartsubstanz konnte nur in zwei Fällen eine Sekundärkaries beobachtet werden. Dies dürfte sich mit der guten Wandständigkeit (Abb. 11-42) und der Fluoridabgabe [13, 19, 49] der Cermetzemente erklären lassen.

Cermetzemente können Amalgam zwar nicht ersetzen [39], doch zeigte sich, dass sie teilweise (in Klasse-I- und vorübergehend, d. h. für etwa zwei Jahre, auch in Klasse-II-Kavitäten) eine sinnvolle Alternative sein können.

Die Auswertung unserer Daten zeigte außerdem deutlich, dass bei den klinisch bereits lange etablierten Cermetzementfüllungen bezüglich der Biegefestigkeit und Abrasionsbeständigkeit Verbesserungsbedarf besteht. Mit der Einführung der beschriebenen, hoch viskösen Glasionomerzemente konnte bereits eine abrasionsstabilere Variante bei zum Teil Amalgam ähnlicher Verarbeitbarkeit vorgestellt werden (s. S. 137 f.). Allerdings zeigen die klinischen Daten, dass die ausführlich beschriebenen Erfahrungen mit Cermetzementen als exemplarisch für die konventionellen Glasionomerzemente gesehen werden müssen. Ein „dauerhafterer" Erfolg kann nur für Klasse-I-Restaurationen erwartet werden (Abb. 11-43 und 11-44). In Klasse-II-Kavitäten erwies sich das

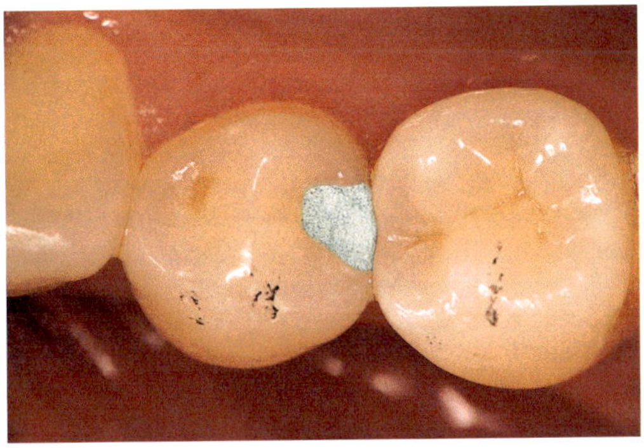

Abb. 11-41 Primärversorgung einer kariösen Läsion sechs Jahre nach dem Legen. Als Versorgung von Defekten bei jugendlichen Patienten bis zur Eingliederung einer hochwertigen Amalgamalternative sind Cermetzemente geeignet.

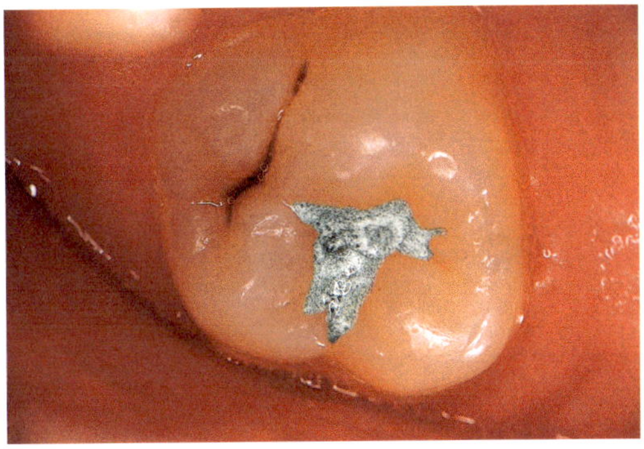

Abb. 11-43a Die Fissurenkaries am Zahn 16 ist sondierbar. Bei dem etwas ängstlichen sechsjährigen Mädchen ist keine ausreichende Kooperation für eine Kompositfüllung vorhanden.

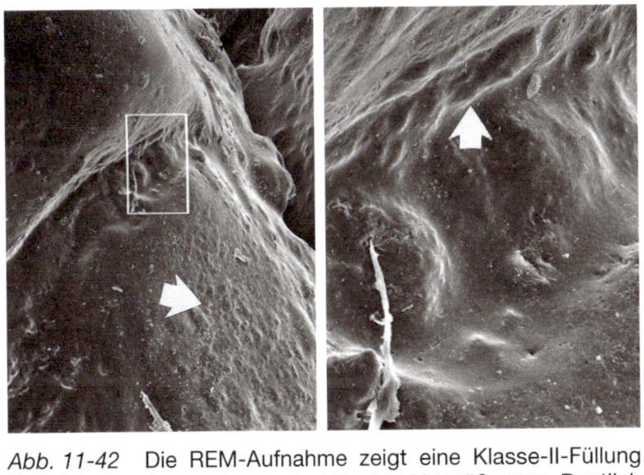

Abb. 11-42 Die REM-Aufnahme zeigt eine Klasse-II-Füllung fünf Jahre nach dem Legen in 40facher Vergrößerung. Deutlich sind in der Übersicht (links) die raue Oberfläche (Pfeil) und in der Ausschnittvergrößerung (rechts) die negative Stufe ohne Spaltbildung am Kavitätenrand (Pfeil) zu erkennen.

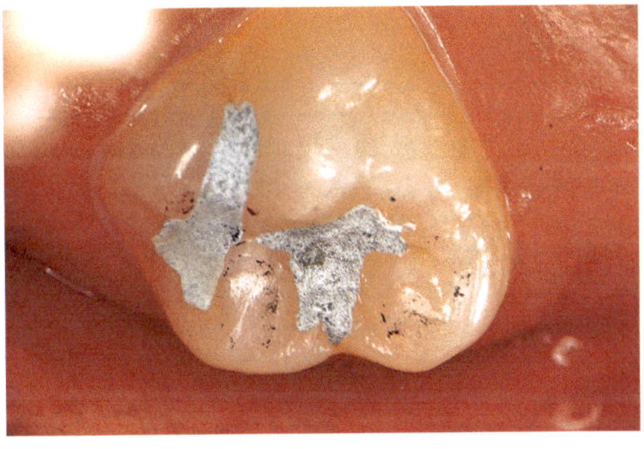

Abb. 11-43b Nach Entfernung der Karies wurde daher eine Hi-Dense®-Füllung gelegt.

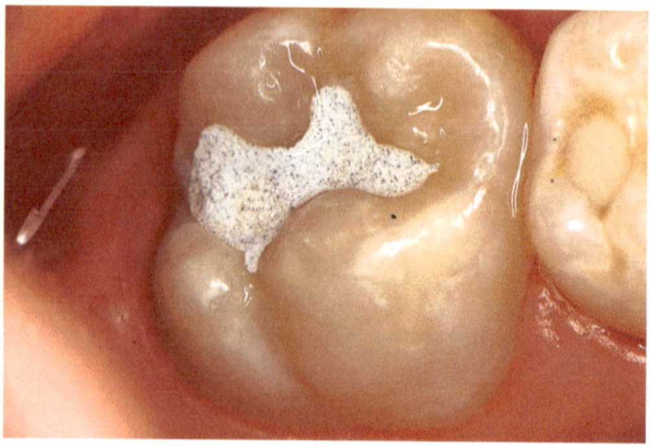

Abb. 11-44 Auch bei größeren einflächigen Füllungen versprechen stopfbare Glasionomerzemente einen längerfristigen Erfolg.

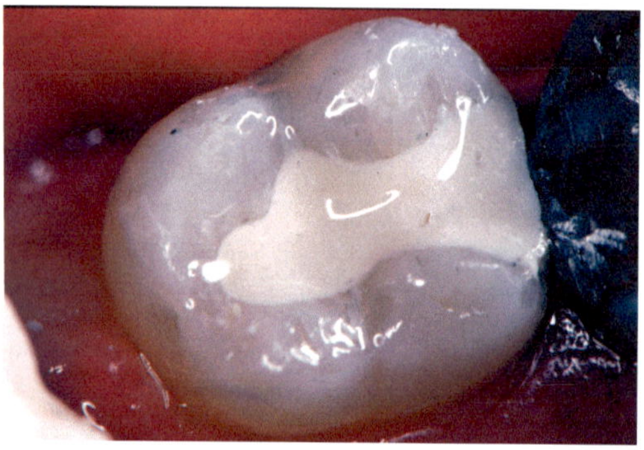

Abb. 11-45 Ketac-Molar®-Restauration. Eine lange Überlebenszeit konnte für diese Versorgung nicht erwartet werden.

nach wie vor schlechte Ermüdungsverhalten der Materialien als limitierend (Abb. 11-45) [27].

Kompomere

Kompomere werden von den Herstellern mittlerweile als permanente, meist jedoch als intermediäre Füllung von Klasse-I- und -II-Kavitäten im permanenten Gebiss empfohlen. In Bezug auf die Kinderzahnheilkunde ist diese Materialgruppe interessant, da die Verwendung von Kofferdam nicht unbedingt erforderlich ist. Dadurch lassen sich im Wechselgebiss offensichtlich auch unter sog. „suboptimalen Bedingungen" Zähne restaurieren. Wegen der guten Dentinhaftung und der relativ hohen Biegefestigkeit verspricht der Werkstoff in größeren Kavitäten eine höhere Erfolgswahrscheinlichkeit als Glasionomerzemente. Inwieweit sich die beschriebene geringere Schmelzhaftung und Fluoridabgabe auch bei der intermediären Versorgung bemerkbar machen, wird heute eher skeptisch gesehen. Klinisch zeigt sich kurz nach dem Legen bei ausschließlichem Gebrauch der empfohlenen „One-bottle"-Adhäsive ein meist unauffälliger Randschluss (Abb. 11-46). Es wird jedoch für diese eher Komposit ähnlichen Materialien bereits heute teilweise zur Anwendung der Schmelz-Ätz-Technik in Kombination mit Kofferdam geraten (Abb. 11-47) [3]. Allerdings fehlen dazu in der internationalen Literatur klinische Langzeiterfahrungen. Kurzzeituntersuchungen nach zwei bis drei Jahren zeigen jedoch deutliche Vorteile, wenn der Schmelz mit Phosphorsäure konditioniert wurde. Die ungünstiger eingeschätzte Abrasionsresistenz spielt beim semipermanenten Einsatz eine untergeordnete Rolle [32]. Eine mögliche weitere Vereinfachung könnte künftig der Einsatz von „All-in-One"-Adhäsiven bei der Füllungstherapie mit Kompo-

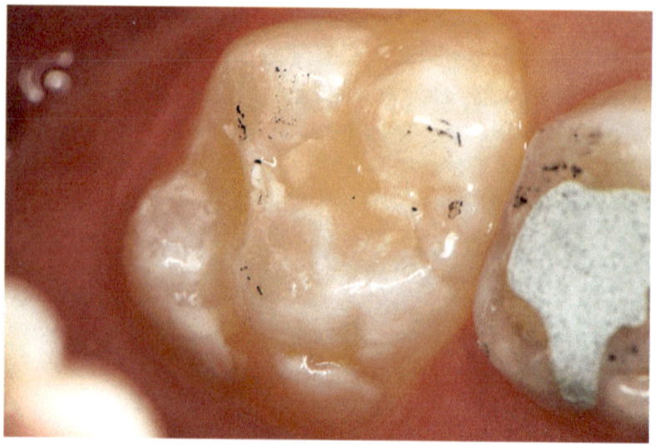

Abb. 11-46 Kompomere werden für den semipermanenten Einsatz in der bleibenden Dentition empfohlen. Ob die Schmelzhaftung auch für den Zeitraum von mehreren Jahren ausreichend ist, kann wie hier kurz nach dem Legen der Füllung noch nicht abgeschätzt werden.

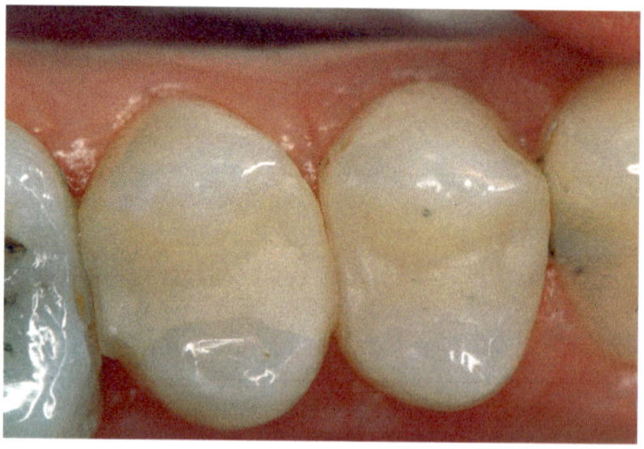

Abb. 11-47 Die mehrflächigen Versorgungen an den Zähnen 24 und 25 mit Kompomeren bleiben vornehmlich aufgrund der verwendeten Phosphorsäurekonditionierung nur am Schmelz auch über längere Zeit intakt.

meren sein. In-vitro-Daten beispielsweise für das Produkt Prompt® (3M Espe, Adhäsiv der sechsten Generation) zeigten durchaus einen gleichwertigen Verbund zwischen Füllungsmaterial und den Zahnhartsubstanzen. Allerdings war eine ausreichende „Hybridisierung" am Dentin nur nach mehrmaligem Auftragen und vorsichtigem Ausblasen zu beobachten [42]. Ob sich daher diese scheinbare „Vereinfachung" auch in der Kinderzahnheilkunde bewährt, muss erst abgewartet werden, denn klinische Langzeitbeobachtungen liegen dazu heute noch nicht vor.

In den letzten Jahren wurde ein Komposit als „ionenaktives" Material (Ariston pHc® [Schaan, Liechtenstein]) zur nicht-adhäsiven Verarbeitung für die Seitenzahnversorgung vorgestellt. Allerdings hat sich dieses zunächst werkstoffkundlich interessante Material in der Klinik nicht bewährt [37]. Erst nach längerer klinischer Beobachtungsdauer zeigte das Kalzium und Hydroxylionen abgebende System ein sehr expansives und daher Hartsubstanz frakturierendes Verhalten [31]. Das Beispiel verdeutlicht, dass gerade bei Materialien für die Füllungstherapie in der Kinderzahnheilkunde ausreichende klinische Erfahrungen vorhanden sein sollten.

11.3.3 Bewertung der semipermanenten Versorgung

Im frühen Wechselgebiss muss mit zahlreichen Situationen gerechnet werden, die den Einsatz komplizierter, fehleranfälliger Verfahren zur Füllung der bleibenden Zähne unmöglich machen. Es werden daher einige Materialien vorgeschlagen, die diesen kritischen Zeitraum überbrücken helfen bzw. ein Fortschreiten der Karies verhindern sollen.

Cermetzementfüllungen und hoch visköse Glasionomerzemente können als semipermanente Versorgungen von Klasse-II-Kavitäten für die Dauer von etwa zwei Jahren betrachtet werden. Besser geeignet sind beide Glasionomerzemente in Klasse-I-Kavitäten. Hier scheint die Indikation überwiegend durch die Abriebfestigkeit limitiert zu sein. Bei Klasse-II-Kavitäten sollte man bei Okklusionskontakt der Füllung auf ausreichende Materialstärken achten. Zusätzlich wäre eine Abstützung auf natürlicher Zahnhartsubstanz wünschenswert.

Der Einsatz der Kompomere in den Klasse-I- und -II-Kavitäten der bleibenden Dentition muss aufgrund der beschriebenen geringen Schmelzhaftung kritisch betrachtet werden. Erfolgreicher sind die Materialien bei adäquater Konditionierung des Schmelzes. Inwieweit hier der Einsatz von Adhäsiven der sechsten Generation klinisch von Vorteil ist, kann heute nur vermutet werden.

11.4 Literatur

[1] American Dental Association: Dental Sealants. J Am Dent Assoc 128, 485 (1997).

[2] Becker, J.: Fissurenversiegelung. In: Heidemann D. (Hrsg.): Kariologie und Füllungstherapie. S. 69–80, Urban & Schwarzenberg, München 1999.

[3] Blunck, U.: Dentinhaftmittel und Kompomere. Quintessenz 47, 19 (1996).

[4] Boksman, L., Mc Connell, R. J., Carson, B., Mc Cutcheon-Jones, E. F.: A 2-year clinical evaluation of two pit and fissure sealants placed with and without the use of a bonding agent. Quintessence Int 24, 131 (1993).

[5] Bryant, R., Hodge, K.-L. V.: A clinical evaluation of posterior composite resin restorations. Aust Dent J 39, 77 (1994).

[6] Croll, T. P.: Simplified resin-based composite sealant. ASDC J Dent Child 67, 182 (2000).

[7] DeCraene, G. P., Martens, C., Dermaut, R.: The invasive pit-and-fissure sealing technique in pediatric dentistry: an SEM study of a preventive restoration. ASDC J Dent Child 55, 34 (1988).

[8] Dennison, J. B., Straffon, L. H., More, F. G.: Evaluating tooth eruption on sealant efficacy. J Am Dent Assoc 121, 610 (1990).

[9] Dennison, J. B., Straffon, L. H., Smith, R. C.: Effectiveness of sealant treatment over five years in an insured population. J Am Dent Assoc 131, 597 (2000).

[10] Feigal, R. J., Hitt, J., Splieth, C.: Retaining sealant on salivary contaminated enamel. J Am Dent Assoc 124, 88 (1993).

[11] Feilzer, A. J., Kakaboura, A. I., De Gee, A. J., Davidson, C. L.: The influence of setting shrinkage and water sorption on the development of stresses in traditional and light curing glass ionomer cements. J Dent Res 73, 183 IADR Abstr. No 655 (1994).

[12] Ferrazzini, G.: Systematische Fissurenversiegelung der ersten bleibenden Molaren. Acta Med Dent Helv 1, 13 (1996).

[13] Forsten, L.: Short- and long-term fluoride release from glass ionomers and other fluoride-containing filling materials in vitro. Scand J Dent Res 98, 179 (1990).

[14] Frankenberger, R.: Zur direkten Kompositfüllung im Seitenzahnbereich unter besonderer Berücksichtigung der Dentinhaftung. Habilitationsschrift, Friedrich-Alexander-Universität, Erlangen (2000).

[15] Friedl, K.-H., Hiller, K.-A., Schmalz, G.: Placement and replacement of composite restorations in Germany. Oper Dent 20, 34 (1995).

[16] Geiger, S. B., Gulayev, S., Weiss, E. I.: Improving fissure sealant quality: mechanical preparation and filling level. J Dent 28, 407 (2000).

[17] Goldstein, R. E., Parkins, F. K.: Using air-abrasive technology to diagnose and restore pit and fissure caries. J Am Dent Assoc 126, 761 (1995).

[18] Grande, R. H. M., Ballester, R. Y., Singer, J. M., Santos, J. F. F.: Microleakage of a universal adhesive used as a fissure sealant. Am J Dent 11, 109 (1998).

[19] Hatibovic-Kofman, S., Koch, G.: Fluoride release from glass ionomer cement in vivo and in vitro. Swed Dent J 15, 253 (1991).

[20] Heinrich-Weltzien, R., Kühnisch, J., Senkel, H.: Zahngesundheit 14-Jähriger in Beziehung zu ihrer Schulbildung. Stomatologie 98, 1 (2001).

[21] Hickel, R., Petschelt, A., Maier, J., Voß, A., Sauter, M.: Nachuntersuchung von Füllungen mit Cermet-Zement (Ketac®-Silver). Dtsch Zahnärztl Z 43, 851 (1988).

[22] Hickel, R., Voß, A.: A comparison of glass cermet cement and amalgam restorations in primary molars. J Dent Child 57, 184 (1990).

[23] Hugo, B.: Entwicklung und Anwendungsmöglichkeiten eines neuen oszillierenden Verfahrens zur Präparation ap-

proximaler Kavitäten. Habilitationsschrift, Julius-Maximilians-Universität, Würzburg 1999.

[24] Irinoda, Y., Matsumura,Y., Kito, H., Nakano, T., Toyama, T., Nakagaki, H., Tsuchiya, T.: Effect of sealant viscosity on the penetration of resin into etched human enamel. Oper Dent 25, 274 (2000).

[25] Jung, M.: Ausarbeitung und Politur von laborgefertigten Keramik und Kompositinlays in vitro und in vivo. Habilitationsschrift, Justus-Liebig-Universität, Giessen 1998.

[26] Kersten, S., Lutz, F., Schüpbach, P.: Optimierung der Fissurenversiegelung. Schweiz Monatsschr Zahnmed 110, 1178 (2000).

[27] Klinge, S., Kunstmann, K., Frankenberger, R., Krämer, N.: Clinical behavior of viscous glass ionomer cement in class I and II cavities. J Dent Res 78, 391, Abstr. Nr. 2285 (1999).

[28] Kocher, T., Engelsmann, U., Albers, K.-H.: Die Restauration von Milchmolaren mit Glasionomerzement. Dtsch Zahnärztl Z 48, 475 (1993).

[29] Krämer, N., Kunzelmann, K.-H.: Klinische Studie zur Eignung eines Kronenverblendmaterials als Kompositinlay. Dtsch Zahnärztl Z 48, 427 (1993).

[30] Krämer, N., Kunzelmann, K.-H., Pollety, T., Pelka, M., Hickel, R.: Langzeiterfahrungen mit Cermet-Zementfüllungen in Klasse-I/-II-Kavitäten. Dtsch Zahnärztl Z 49, 905 (1994).

[31] Krämer, N., Petschelt, A., Frankenberger, R.: 2 Jahre klinische Erfahrungen mit einem „ionenaktiven" Komposit. In Kielbassa, A., Hellwig, E.: Autoreferate-Band, wissenschaftliches Programm der 15. Jahrestagung der DGZ, Köln 2001. Quintessenz, Berlin (2001).

[32] Krämer, N., Rügheimer, S., Kontou, E., Reinelt, C., Frankenberger, R.: Posterior performance of two compomers after two years. J Dent Res 80, 2000, Abstr. Nr. 1315 (2001).

[33] Krejci, I.: Zahnfarbene Restaurationen. Qualität, Potential und Indikation. Hanser, München 1992.

[34] Kühnisch, J., Heinrich-Weltzien, R., Senkel, H.: Epidemiologische und klinische Aspekte zur Indikation der Fissurenversiegelung. Acta Med Dent Helv 5, 81 (2000).

[35] Lodra, J. C., Delgado-Rodriguez, M., Baca, P., Galvez, R.: Factors influencing the effectiveness of sealants – a meta-analysis. Community Dent Oral Epidemiol 21, 261 (1993).

[36] Lussi, A.: Laserinduzierte Fluoreszenz zur Erkennung der Okklusalkaries. Acta Med Dent Helv 5, 15 (2000).

[37] Manhart, J., Kunzelmann, K.-H., Chen, H. Y., Hickel, R.: Mechanical properties and wear behavior of light-cured packable composite resins. Dent Mater 16, 33 (2000).

[38] Mjör I. A.: Glass-ionomer cement restorations and secondary caries: A preliminary report. Quintessence Int 27, 171 (1996).

[39] Mjör, I. A., Jokstad, A.: Five-year study of class II restorations in permanent teeth using amalgam, glass polyalkenoate (ionomer) cement and resin-based composite materials. J Dent 21, 338 (1993).

[40] Oehme, T., Kühnisch, J., Heinrich-Weltzien, R.: Verfärbte Fissur = Pigmentation = Schmelzkaries = Dentinkaries? Quintessenz Zahnärztl Lit 52, 581 (2001).

[41] Olea, N., Pulgar, R., Perez, P., Olea-Serrano, F., Rivas, A., Novillo-Fertrell, A., Pedraza, V., Soto, A. M., Sonnenschein, C.: Estrogenicity of resin-based composites and sealants used in dentistry. Environ Health Perspect 104, 298 (1996).

[42] Perdigao, J., Frankenberger, R., Rosa, B. T., Breschi, L.: New trends in dentin/enamel adhesion. Am J Dent 13, 25D (2000).

[43] Pilz, M. E. W., Hetzer, G., Viergutz, G.: Vergleichende klinische Bewertung von Klasse-I-Füllungen mit Glasionomerzement, Seitenzahnkomposit und Amalgam – Ergebnisse einer 6-Jahres-Studie. Quintessenz 45, 21 (1994).

[44] Qvist J., Qvist, V., Mjör I. A.: Placemant and longevity of amalgam restorations in Denmark (B). Acta Odontol Scand 48, 305 (1990).

[45] Reich, E.: Paradigmenwechsel in der Zahnheilkunde aus oralepidemiologischer Sicht. In Micheelis, W.: Die zahnärztliche Versorgung im Umbruch, Ausgangsbedingungen und Gestaltungsperspektiven. Deutscher Zahnärzte Verlag DÄV-Hanser, Köln-München 2001.

[46] Rueggeberg, F. A., Dlugokinski, M., Ergle, J. W.: Minimizing patients' exposure to uncured components in a dental sealant. J Am Dent Assoc 130, 1751 (1999).

[47] Schoch, M., Petschelt, A., Frankenberger, R., Krämer, N.: Fissurenversiegelung mit einem fließfähigen Komposit. Oralprophylaxe 22, 160 (2000).

[48] Sindel, J., Frankenberger, R., Krämer, N.: The wear of new light-curing GIC and compomer pit/fissure sealants was studied in the ACTA-machine using standardized fissures. Ital J Pediat Dent 1, Abstr. No. P 03, 56 (1998).

[49] Swartz, M. L., Phillips, R. W., Clark, H. E.: Long-term F release from glass ionomer cements. J Dent Res 63, 158 (1984).

[50] Tjorzi, E., Kockapan, C., Wetzel, W.-E.: Besonderheiten der Schmelzstruktur bei fehlgebildeten Sechsjahrmolaren und strahlungsbedingter Zahnkeimschädigung. Vortrag bei der Jahrestagung der Gesellschaft für Kinderzahnheilkunde und Primärprophylaxe in der DGZMK und der Deutschen Gesellschaft für Kinderzahnheilkunde e.V., Göttingen 1994.

[51] Vrbic, V.: Retention of a fluoride-containing sealant on primary and permanent teeth 3 years after placement. Quintessence Int 30, 825 (1999).

[52] Waggoner, W. F., Siegal, M.: Pit and Fissure sealant application: updating the technique. J Am Dent Assoc 127, 351 (1996).

[53] Wagner, M., Lutz, F., Menghini, G. D., Helfenstein, U.: Erfahrungsbericht über Fissurenversiegelungen in der Privatpraxis mit einer Liegedauer bis zu zehn Jahren. Schweiz Monatsschr Zahnmed 104, 156 (1994).

[54] Weller, M., Czerner, A., Schoch, M., Lohbauer, U., Frankenberger, R., Krämer, N.: Penetration of flowable resin composites as pit and fissure sealants. J Dent Res 79, Abstr. No. 2418, 446 (2000).

[55] Williams, B., Laxton, L., Holt, R. D., Winter, G. B: Fissure sealants: a 4-year clinical trial comparing an experimental glass polyalkenoate cement with a bis glycidyl methacrylate resin used as fissure sealants. Br Dent J 180, 104 (1996).

12 Zahnersatz – Kinderkronen und -prothesen

von Johannes Einwag

Inhaltsübersicht

12.1 Einleitung 222

12.2 Konfektionierte Kronen 222

12.2.1 Konfektionskronen im Seitenzahnbereich 222

Indikationen 222

Materialien 222

Präparation 223

Adaptation der Krone 226

Einsetzen der Krone 226

Überlebensdauer 226

12.2.2 Konfektionskronen im Frontzahnbereich 227

12.3 Kinderprothesen 229

12.3.1 Indikationen 229

12.3.2 Herstellung und Eingliederung (Besonderheiten) 229

12.3.3 Einflüsse durch das Kieferwachstum 231

12.4 Zusammenfassung 232

12.5 Literatur 232

12.1 Einleitung

Wie inzwischen vielfach beschrieben und dokumentiert, ist parallel zum allgemeinen Rückgang des Kariesbefalls in den meisten westlichen Industrieländern eine Polarisierung des Kariesbefalls zu beobachten: Einer großen Anzahl von Personen mit keinen, wenigen oder gering ausgeprägten kariösen Läsionen steht eine kleine Gruppe von Patienten mit extrem hohem Kariesbefall gegenüber.

Für die zahnärztliche Praxis ergibt sich aus dieser Entwicklung eine deutliche **Verlagerung der Betreuungsschwerpunkte:**

- Bei ca. 70–80% der Kinder und Jugendlichen wird sich die zahnärztliche Tätigkeit – neben der Prophylaxe – auf die Fissurenversiegelung und erweiterte Fissurenversiegelung konzentrieren.
- Die klassische plastische Füllung verliert zahlenmäßig erheblich an Bedeutung und wird regelrecht ins „therapeutische Abseits" gedrängt.
- Der Großteil des Sanierungsbedarfs entfällt auf ca. 15–20% der Patienten, die eine umfassende und aufwendige Versorgung, z.B. durch endodontische Maßnahmen, Kinderkronen und Kinderprothesen, benötigen.

Auf diese Entwicklung sind die wenigsten Praxen vorbereitet. In der Regel werden lediglich die initialen kariösen Läsionen versorgt. Ist einmal ein Grad der Zerstörung erreicht, der die Wiederherstellung der Milchzahnkrone durch plastische Füllungsmaterialien erschwert oder gar unmöglich macht, wird offensichtlich in den meisten Fällen abgewartet, bis die betroffenen Zähne total zerstört und damit zur Extraktion reif sind [7].

Folgen derartiger „Problemlösungen" sind erhebliche ästhetische und funktionelle Beeinträchtigungen der Patienten. Zusätzlich treten bei 40–50% aller Kinder in der Bundesrepublik Störungen der Kieferentwicklung im Sinne eines sekundären Engstands auf [16], eine Tatsache, die die kieferorthopädische Behandlungsnotwendigkeit erheblich verstärkt.

Ein Großteil der genannten Komplikationen lässt sich jedoch durch Einsatz geeigneter, moderner Behandlungstechniken verhindern. Insbesondere neue Entwicklungen auf dem Gebiet der Konfektionskronen für den Front- und Seitenzahnbereich sowie der Einsatz von Kinderprothesen machen „orale Rehabilitation" auch im Milchgebiss möglich.

12.2 Konfektionierte Kronen

12.2.1 Konfektionskronen im Seitenzahnbereich

Stahlkronen (z.B. der Fa. Unitek) sind schon seit Jahren auf dem Dentalmarkt erhältlich; im angloamerikanischen Sprachraum gehören sie seit Jahrzehnten zur Standardausrüstung der Pädodonten. Ihrem routinemäßigen Einsatz in der Zahnarztpraxis stand jedoch von jeher die umständliche und zeitraubende Bearbeitung bis zur endgültigen Anpassung an den Zahn entgegen, da lediglich die Okklusalfläche vorgeformt war. Ein exakter Randschluss war in den wenigsten Fällen gewährleistet (Abb. 12-1) [4, 9].

Eine echte Neuerung stellen die Stahlkronen der Firma 3M dar. Es handelt sich hierbei um hundertprozentig vorgefertigte Kronen (Material: Nickel-Chrom-Legierung) mit einem elastischen Federrand, der einen exakten Randschluss sicherstellen soll.

Indikationen

Haupteinsatzgebiet ist das Milchgebiss, insbesondere:

- bei Zerstörung der klinischen Krone ohne die Möglichkeit der Restaurierung unter Beibehaltung der Funktion (Abb. 12-2)
- bei mehrflächigem Kariesbefall oder floridem Karies
- nach endodontischen Maßnahmen (Abb. 12-3)
- bei Anomalien der Zahnform und -struktur
- bei Verankerungs- oder Retentionsproblemen im Rahmen einer kieferorthopädischen oder prothetischen Behandlung im Kindesalter (Abb. 12-4).

Materialien

Die Grundausstattung bildet ein Sortiment für die acht Milchmolaren mit je sechs Größen. Erfahrungsgemäß werden im Oberkiefer in ca. 80% der Fälle die Größen 3 bzw. 4, im Unterkiefer die Größen 2 bzw. 3 benötigt. Für die einzelnen Konfektionsgrößen sind Nachfüllpackungen à fünf Stück erhältlich. Eine Ausführung für Sechsjahrmolaren ist ebenfalls im Handel.

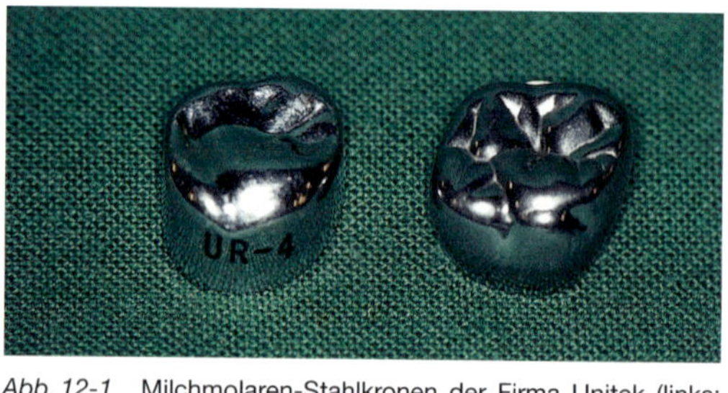

Abb. 12-1 Milchmolaren-Stahlkronen der Firma Unitek (links; lediglich die Okklusalfläche ist vorgeformt) und der Firma 3M (rechts, anatomisch vorgeformt).

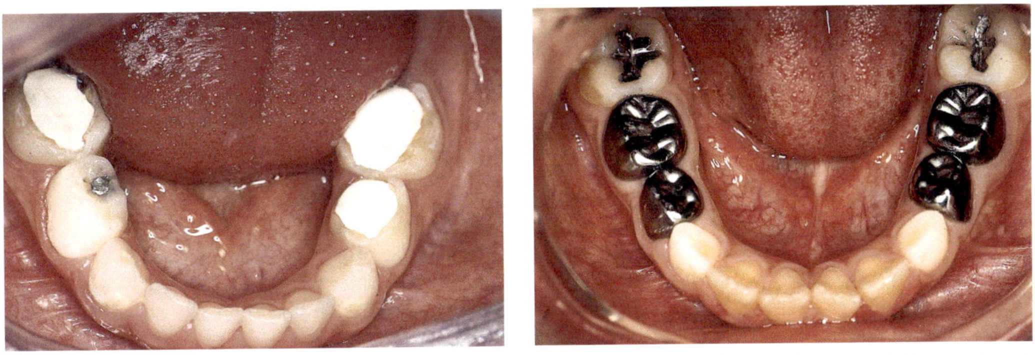

a b

Abb. 12-2 Zustand vor (a) und nach (b) Versorgung der Milchmolaren im Unterkiefer. Eine funktionell einwandfreie Restauration mit plastischen Füllungsmaterialien war nicht möglich.

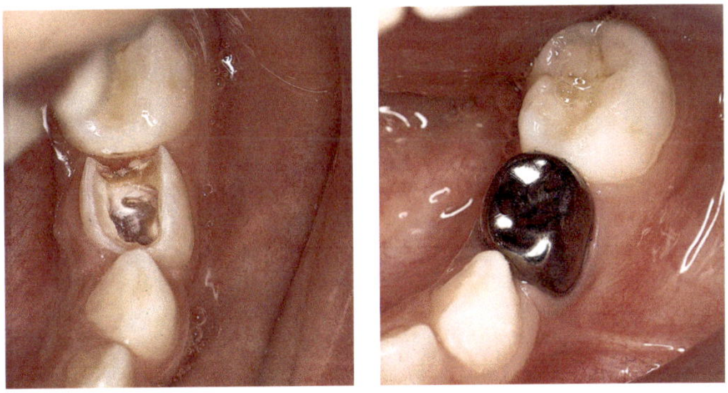

a b

Abb. 12-3 Zustand nach Trepanation, Entfernung des Kavumdaches, Darstellung der Kanaleingänge sowie Säuberung des Pulpakavums und der Wurzelkanäle bei einem fistelnden Milchmolaren. Bei einer Versorgung mit plastischen Füllungsmaterialien muss angesichts der geringen Überreste an Zahnhartsubstanz (a) mit einer Fraktur des Zahnes gerechnet werden. Die anschließend an die endodontische Behandlung erfolgende Restauration mit einer konfektionierten Krone (b) ist die dauerhaftere Alternative.

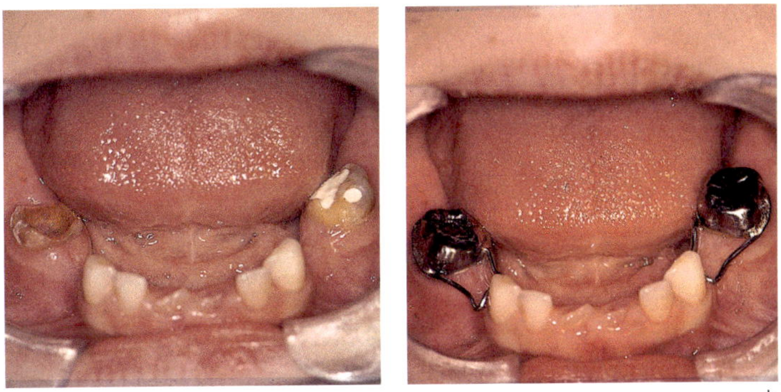

a b

Abb. 12-4 Ausgangssituation nach abgeschlossener konservierender endodontischer und chirurgischer Sanierung bei einem 5,7 Jahre alten Patienten.

a) Ein funktionell befriedigendes Ergebnis konnte nicht erzielt werden: Der Patient kann nicht korrekt kauen, eine fehlerhafte Entwicklung der Kaumuskulatur ist die Folge. Mit einer Reduktion der Bisshöhe und einer Mesialwanderung der zweiten Milchmolaren muss gerechnet werden: Eine Verkleinerung der Stützzone und Störungen des Zahnwechsels wären die Folge. Zusätzlich kommt es an Zahn 85 immer wieder zu schmerzhaften akuten Exazerbationen (Speisereste blockieren die Wurzelkanaleingänge).

b) Die Problemlösung: konfektionierte Kronen mit angelöteten Lückenhaltern.

An Instrumentarium zur individuellen Anpassung an den Zahn werden ein mittelgroßer konischer Diamant (z.B. ISO 016), ein mittelgroßer birnenförmiger Diamant (ISO 012), eine Schere, eine Börtelzange, Schleifsteine und Poliergummis benötigt (Abb. 12-5).

Präparation

Zeitaufwand. Der Zeitaufwand für die Präparation des Milchzahnes ist relativ gering, da im Normalfall lediglich die Okklusalfläche reduziert, approximal separiert und der Übergang zwischen den einzelnen Zahnflächen abgerundet werden muss.

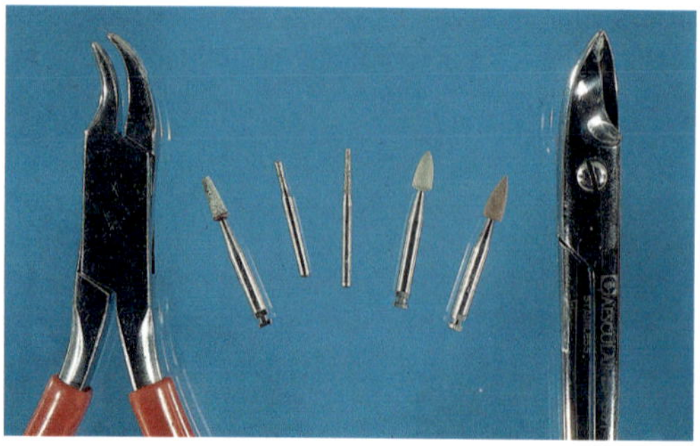

Abb. 12-5 Instrumentarium für die Präparation und korrekte Anpassung der konfektionierten Milchzahnkrone.

Präparationsschritte. Nach Anästhesie, Kariesentfernung, ggf. endodontischer Vorbehandlung und Aufbaufüllung sind im Einzelnen folgende Präparationsschritte zu beachten:

- **Approximalflächen** stufenlos separieren! (Abb. 12-6) Sowohl der Begriff „stufenlos" als auch das „Separieren" sind auf die „Goldwaage" zu legen. Eine stufenlose Präparation ist deswegen erforderlich, weil die vollständig vorgeformte Krone nach zervikal konvergiert! Bei einer stufigen oder hohlkehlförmigen Präparation würde die Krone nicht über die Präparationsgrenze in den zervikalen Bereich des basalen Schmelzwulstes rutschen können, eine Voraussetzung, die für die Retention von entscheidender Bedeutung ist.
  „Separieren" wiederum soll in diesem Zusammenhang zum Ausdruck bringen, dass nur ein geringer Präparationsaufwand erforderlich ist. Wird zuviel Substanz entfernt, ist keine marginale Adaptation im zervikalen Bereich möglich und somit kein akzeptabler Randschluss vorhanden. In der Praxis wird die korrekte Durchführung dieser Regeln durch approximale Präparation mit einem konischen Diamanten – ca. 1 mm subgingival angesetzt – sichergestellt.
- **Okklusalflächen** gleichmäßig um ca. 1–1,5 mm kürzen, dabei das Fissurenrelief erhalten (Abb. 12-7). Mindestens ebenso wichtig wie die Forderung nach einer Reduktion der Okklusalfläche (Platzbedarf für Krone und Zement) ist die Notwendigkeit, das Fissurenrelief zu erhalten. Der Grund hierfür liegt in der Herstellung der konfektionierten Kronen: Es handelt sich hierbei nicht um gegossene, sondern um gestanzte Kronen. Das heißt: Eine Fissur stellt – vom präparierten Zahnstumpf aus gesehen – einen Grat dar. Wird also beispielsweise die Zentralfissur bei der Präparation zu weit nach lingual oder bukkal verlegt, kann die konfektionierte Krone nicht adaptiert werden.
- **Vestibuläre** und **linguale Flächen** – wenn überhaupt – nur äußerst gering beschleifen; in jedem Fall den basalen Schmelzwulst belassen!
  Grund für diese einschneidende Abweichung von den üblichen Regeln der Kronenpräparation ist die bereits o.a. besondere Retention der konfektionierten Krone: Der Halt der Krone am präparierten Milchzahnstumpf wird dadurch sichergestellt, dass der zervikale Federrand der Krone um den zervikalen Teil des basalen Schmelzwulstes „ein-

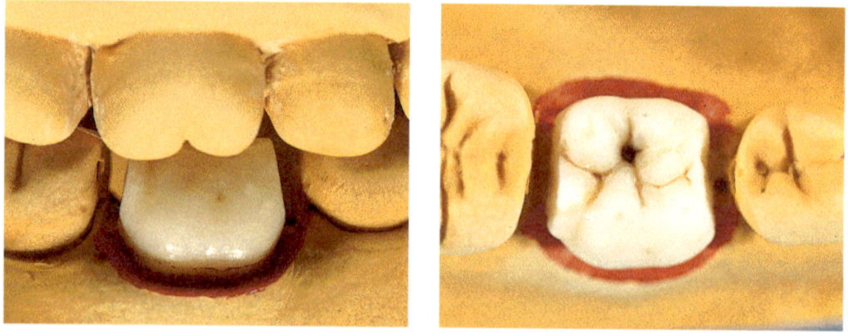

a b

Abb. 12-6 Modellpräparation. Zustand nach approximaler Separation.
a) Ansicht von bukkal.
b) Ansicht von okklusal.

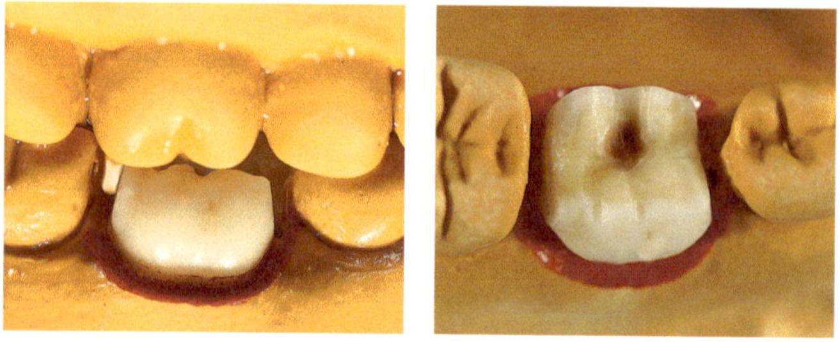

a b

Abb. 12-7 Modellpräparation. Zustand nach okklusaler Reduktion.
a) Ansicht von bukkal.
b) Ansicht von okklusal.

schnappt". Ist der basale Schmelzwulst durch Karies zerstört oder durch übertriebene Präparation entfernt, kann in diesem Teil des Zahnes keine Retention der Krone gewährleistet werden.

- Abrunden der **Übergänge zwischen den Zahnflächen** (Abb. 12-8).
  Bedingt durch die Herstellung ist die innere Kontur der konfektionierten Krone abgerundet. Werden die korrespondierenden Flächen des präparierten Stumpfes nicht abgerundet, schaukelt die Krone. Das Abrunden der Übergänge zwischen den Zahnflächen ist daher eine wesentliche Voraussetzung für die korrekte Adaptation der Krone an den Zahnstumpf.

Auswahl der Konfektionsgröße. Entscheidend für die korrekte Anpassung der Konfektionskrone an den Zahn ist die Auswahl der richtigen Konfektionsgröße. In der Regel ist der Anfänger versucht, eine zu große Krone einzusetzen. Der „zervikale Schnappeffekt", der das Umgreifen des basalen Schmelzwulstes durch einen eng anliegenden elastischen Federrand signalisiert, tritt dann nicht mehr auf; der Kronenrand steht ab, meist wird interdental ein Stück der Papille zwischen Kronenrand und Zahnstumpf eingeklemmt. Um derartige Komplikationen zu vermeiden, empfiehlt es sich, zumindest in der Anfangsphase der Erprobung, die mesio-distale Größe des Zahnes genau abzumessen (z.B. mit einer Schieblehre). Auf diese Weise erhält man einen sicheren Anhaltspunkt für die tatsächlich benötigte Konfektionsgröße (Abb. 12-9).

Modifikationen der o.g. Präparationsregeln sind erforderlich, wenn der Nachbarzahn als Folge einer Approximalkaries oder großflächiger kariöser Zerstörung aufwandert, d.h. die mesio-distale Dimension der Zähne verringert wird. In solchen Fällen ist die vorgefertigte Krone nach Beschleifen allein der Approximalflächen oder okklusaler Reduktion nie auf Anhieb zu platzieren. Im Vergleich zum „normalen" mesio-distalen Durchmesser ist dann die Milchzahnkrone in bukko-lingualer (bzw. palatinaler) Richtung zu groß! Sie muss daher durch zusätzliches Beschleifen der bukkalen oder oralen Glattflächen an die vorgegebenen Größenverhältnisse der Konfektionskrone angepasst werden (Abb. 12-10).

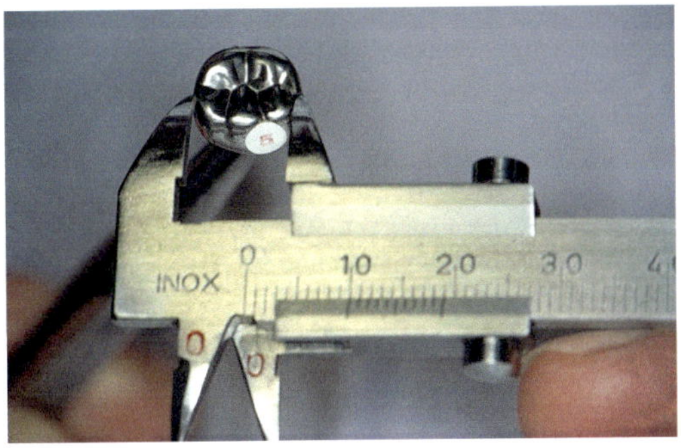

Abb. 12-9 Schieblehre zur Kronenauswahl.

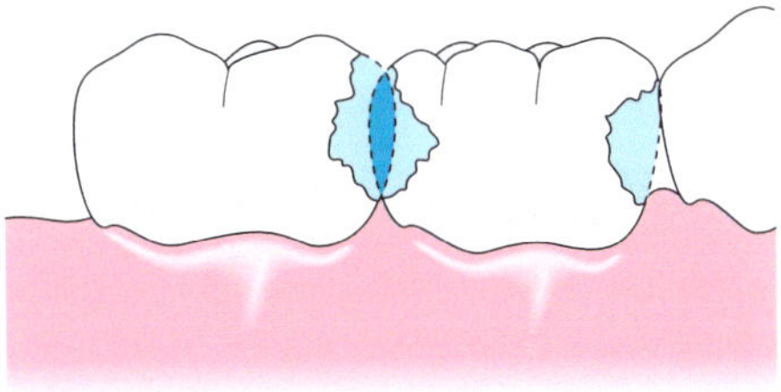

a

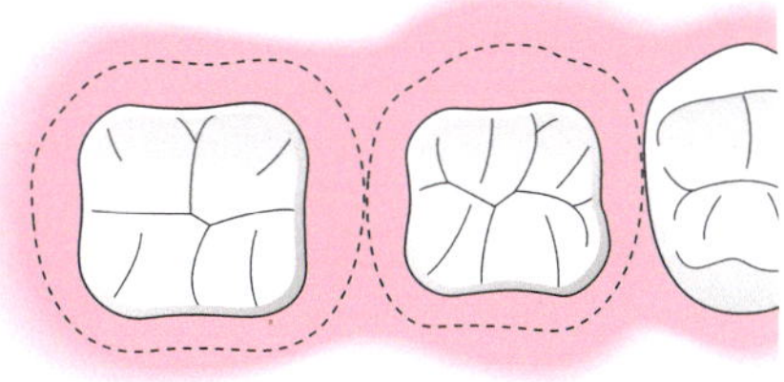

b

Abb. 12-10 Modifizierte Präparationstechnik. Bei Verringerung der mesio-distalen Dimension z.B. durch Approximalkaries (a) müssen auch die lingualen/palatinalen und bukkalen Zahnflächen beschliffen werden (b).

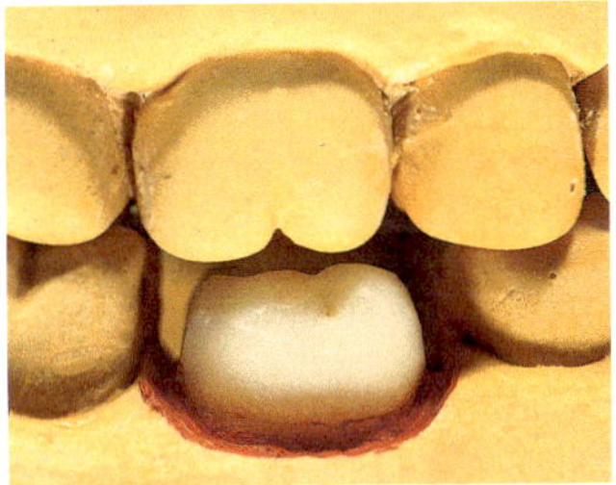

a

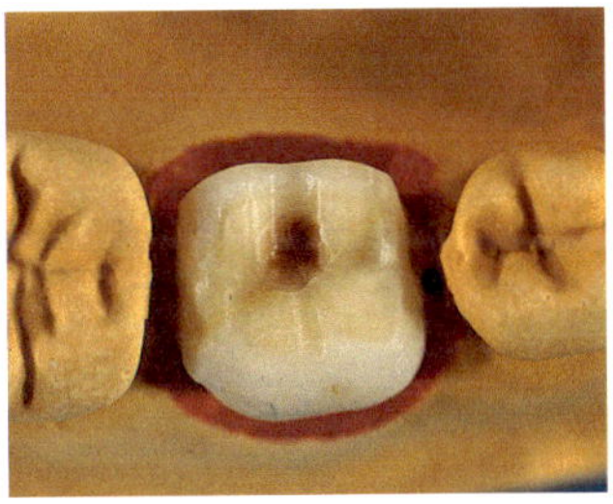

b

Abb. 12-8 Modellpräparation. Zustand nach abschließender Abrundung.

a) Ansicht von bukkal.
b) Ansicht von okklusal.

Variationen beim Eingliedern sind erforderlich beim Vorliegen eines **abradierten Milchgebisses.** Hier muss der Rand der konfektionierten Krone beschnitten werden, um den Sulcus gingivae nicht zu verletzen und die Passform in der Höhe sicherzustellen. Durch das Beschneiden wird allerdings der Randschluss im Bereich des zervikalen Schmelzwulstes aufgelöst. Die Verwendung einer kleineren konfektionierten Krone löst dieses Problem (Abb. 12-11).

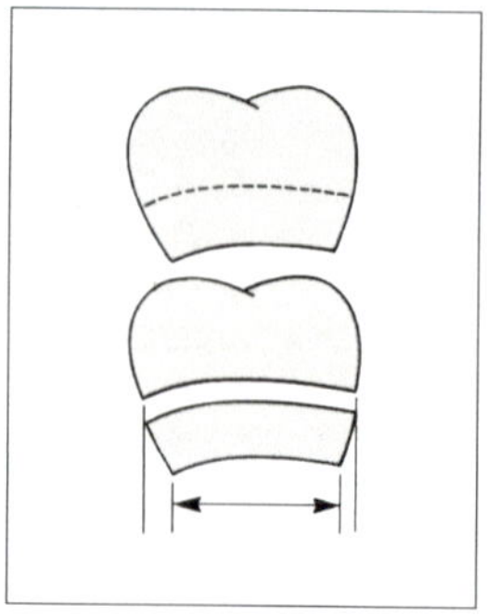

Abb. 12-11 Bei abradierten Milchzähnen muss die konfektionierte Krone vor der Eingliederung gekürzt werden. Bei diesem Vorgang wird der Randschluss aufgelöst, da die Krone nach zervikal konvergiert.

Probleme besonderer Art ergeben sich mitunter bei der Präparation der **ersten Milchmolaren im Unterkiefer.** Werden diese teilweise sehr kleinen Zähne beschliffen, ist häufig die kleinste vorhandene Konfektionskrone noch zu groß. In den genannten Fällen behilft man sich am besten mit einer Konturbandfüllung oder provisorischen Prämolarenkronen.

Adaptation der Krone

Die Krone ist dann richtig ausgewählt, wenn sie beim Einsetzen von lingual bzw. palatinal mit **leichtem Druck** über die Präparationsgrenze in den Sulkus rutscht („Schnapp"-Effekt, s.o.). Ist die Krone zu lang – erkennbar an einer fehlerhaften Okklusion bzw. der Anämie der Gingiva –, muss sie gekürzt werden. Das Kürzen erfolgt mit der Schere; nachgearbeitet wird mit Karborundsteinchen und Gummipolierern. Nach dem Kürzen muss – in Abhängigkeit vom Ausmaß der Kürzung – mehr oder weniger intensiv mittels einer Börtelzange oder Konturierzange der Kronenrand an die individuelle Form des Stumpfes angepasst werden.

Einsetzen der Krone

Nach Reinigung und Entfettung der Krone sowie Trocknen des präparierten Zahnstumpfes wird die Stahlkrone zu ca. drei Vierteln mit sahnig angerührtem Karboxylatzement gefüllt und von lingual/palatinal auf den Zahnstumpf aufgesetzt (im Prinzip ist jeder Zement verwendbar, Karboxylatzement hat jedoch den Vorteil, dass im Rahmen der Abbindephase eine kaugummiartige Konsistenz auftritt, die die Reinigung des Sulcus gingivae und der Interdentalräume erheblich erleichtert).

Im Anschluss an eine Okklusionskontrolle werden die Zementüberschüsse entfernt und die Krone sowie ggf. die Nachbarzähne inkl. der angrenzenden Weichgewebe gesäubert.

Überlebensdauer

Im paarweisen Vergleich erwies sich die Versorgung zwei- und mehrflächig kariöser Milchmolaren mit konfektionierten Kronen der Restauration mit Amalgamfüllungen als deutlich überlegen [1, 3, 8]. Dies gilt sowohl hinsichtlich der Lebensdauer als auch der Erneuerungshäufigkeit (Abb. 12-12). Vergleichende Studien zur Überlebensrate konfektionierter Kronen und adhäsiv befestigter Füllungsmaterialien stehen derzeit noch aus [14].

Als Grund für die unterschiedliche Spannweite der Überlebensraten zwischen Amalgamfüllungen [1, 3, 8, 10, 13, 17] und konfektionierten Kronen [1, 3, 8, 10, 12] muss neben Abweichungen der Stichprobenzusammensetzung auch die unterschiedliche Qualität der eingesetzten Werkstoffe zum Zeitpunkt der jeweiligen Untersuchung (1975, 1981, 1990) in Betracht gezogen werden. Der mit 30,3% überraschend hohe Anteil an erneuerungsbedürftigen Stahlkronen bei Braff ist vermutlich auf die Anwendung der seinerzeit üblichen „teilkonfektionierten" Kronen (d.h., nur die Kaufläche ist vorgeformt) zurückzuführen [1, 3, 8]. Die Eingliederung der sowohl von Dawson [3] als auch von Einwag und Dünninger [8] benutzten vollkonfektionierten Kronen (Ion-Ni-Chro-Kronen®) zeigt deutlich bessere Ergebnisse (Dawson: 12,8%; Einwag: 6,2% Erneuerungsbedarf). Auf die daraus resultierenden Vorteile bezüglich der Wirtschaftlichkeit hat bereits Braff [2] hingewiesen.

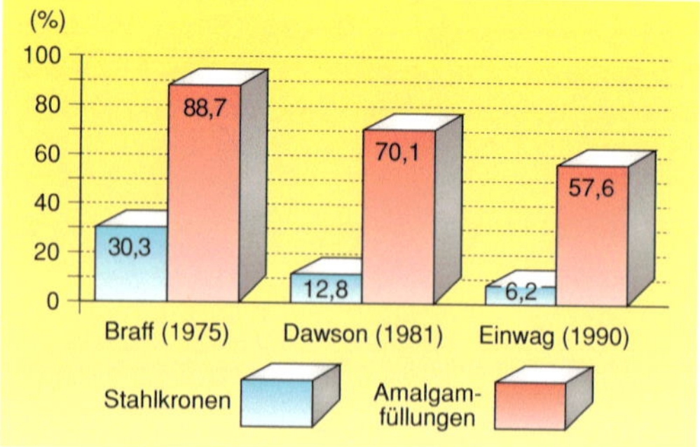

Abb. 12-12 Erneuerungshäufigkeit von Stahlkronen und mehrflächigen Amalgamfüllungen im Milchgebiss.

Materialbedingte Nebenwirkungen, wie z.B. theoretisch denkbare Sensibilisierungen gegen Nickel, wurden bislang nicht beschrieben. Vergleicht man zusätzlich das vergleichsweise einfache Vorgehen bei der Eingliederung konfektionierter Kronen mit den möglichen Schwierigkeiten bei der korrekten Gestaltung mehrflächiger plastischer Füllungen an Milchmolaren, so stellen konfektionierte Kronen die erheblich patienten- wie zahnarztfreundlichere Alternative dar [7].

Eine Besonderheit sind **konfektionierte Kronen für bleibende Zähne** z.B. für Sechsjahrmolaren (Abb. 12-13). Sie haben eine größere anatomische Variationsbreite als Milchmolaren; entsprechend schwierig ist es, geeignete Konfektionskronen zu produzieren. In der Regel ist die Präparation erheblich zeitraubender und der Substanzverlust weitaus größer als bei den Milchmolaren. Zusätzlich entstehen fast immer Schwierigkeiten bei der Anpassung der Krone an den Zahnstumpf. Bedingt durch das Fehlen eines basalen Schmelzwulstes lässt sich die Konfektionskrone trotz eines elastischen Federrandes auf dem konisch beschliffenen Zahn nur schwer fixieren. Störungen der Okklusion sind die Norm, ein exakter Randschluss ist praktisch nicht zu erzielen.

Bleibende Zähne sollten nur in Ausnahmefällen mit Konfektionskronen versorgt werden.

Ihr Einsatz ist lediglich indiziert:

- bei Unsicherheit über das weitere Schicksal des Zahnes, z.B.:
  - nach Wurzelbehandlungen im frühen Wechselgebiss,
  - bei Vorliegen mehrerer kariös zerstörter Sechsjahrmolaren im frühen Wechselgebiss,

  also immer dann, wenn noch nicht geklärt ist, ob einer rein konservativen oder einer chirurgisch-kieferorthopädischen Therapie der Vorzug zu geben ist;
- bei frühzeitigem Verlust der Milchmolaren und gleichzeitiger erheblicher Zerstörung eines oder mehrerer Sechsjahrmolaren,
  - um die Bisshöhe zu sichern
  - um der Entwicklung von Bisslageanomalien entgegenzuwirken und
  - bei Strukturanomalien [6].

In jedem Fall sind die Konfektionskronen auf permanenten Zähnen nur als eine zeitlich befristete Übergangslösung anzusehen. Diese Schlussfolgerung muss aus den Arbeiten von Henderson [9], Lubick [11] und Einwag [5] gezogen werden, die feststellen, dass die „Passgenauigkeit von Konfektionskronen (auch mit einem elastischen Federrand) deutlich

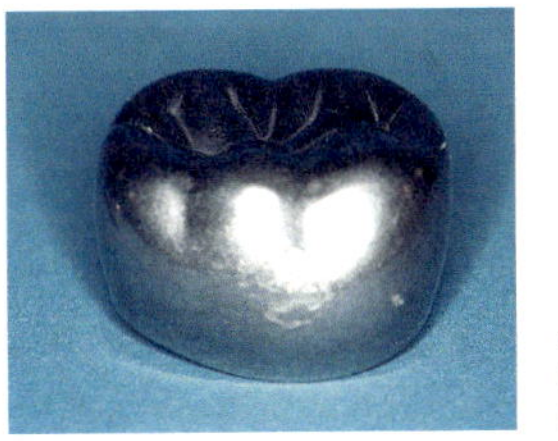

Abb. 12-13 Konfektionierte Ion-Ni-Chro-Krone® (3M) für Sechsjahrmolaren.

schlechter ist als die von gegossenen Kronen. Insbesondere interdental, am Übergang zwischen Krone und Zahnhartsubstanz, sind in jedem Fall Retentionsnischen vorhanden, die die Ansammlung von Plaques begünstigen."

Sekundärkaries in diesem Bereich ist nur eine Frage der Zeit [5, 9, 11, 14]. Eine dauerhafte Irritation des marginalen Parodontiums ist die Regel.

Klinisch wird dieser chronische Reiz erst dann interessant, wenn als Folge pathologische Veränderungen im Bereich des Parodontiums auftreten, d.h. Knochenabbau diagnostiziert werden kann. Dies ist bei keinem mit einer Konfektionskrone versehenen Milch- oder Sechsjahrmolaren vor Vollendung des 15. Lebensjahres der Fall.

Verbleiben die Kronen über das 15. Lebensjahr hinaus im Mund, muss mit zum Teil erheblichem Knochenabbau gerechnet werden [5].

12.2.2 Konfektionskronen im Frontzahnbereich

Die Wiederherstellung zerstörter Milchfrontzähne kann aus den verschiedensten Gründen zu einem für den Patienten und den behandelnden Zahnarzt gleichermaßen frustrierenden Erlebnis werden. Hintergrund dieser Feststellung ist die Beobachtung, dass keine der gebräuchlichen Behandlungstechniken die Erwartungshaltung des kindlichen Patienten sowie seiner Eltern nach einer funktionell wie ästhetisch befriedigenden Restauration in dem genannten Indikationsbereich in vollem Umfang erfüllen konnte. Diesem Wunsch standen im Wesentlichen folgende **Hindernisse** entgegen:

- Die Frontzähne der ersten Dentition sind sehr klein, die Milchzahnpulpa ist in der Regel weit ausladend; Unterschnitte zur Retention von Füllungen sind ohne Verletzungen der Pulpa kaum anzubringen.
- Es ist kein Platz für Füllung und Unterfüllung vorhanden.
- Die Anwendung der Säureätztechnik ist wegen der Techniksensitivität (Probleme beim Trockenlegen,

insbesondere bei kleineren Kindern) nur bedingt erfolgreich!

Die Bemühungen der Zahnärzte waren daher in der Regel von dem Bestreben gekennzeichnet, einen im jeweiligen Fall akzeptablen Kompromiss zu finden. Bevorzugte „Lösungen" waren:

- Keine Therapie, in der Hoffnung, dass bis zur physiologischen Exfoliation keine Komplikationen auftreten würden; andernfalls: Extraktion.
- Die Versorgung von Frontzahndefekten allein mit Zement.

Eine ästhetisch und funktionell befriedigende Alternative bietet der Einsatz so genannter **Pedo-Form-Stripkronen®** (Abb. 12-14). Es handelt sich hierbei um der Morphologie der Milchfrontzähne angepasste, vorgefertigte Kunststoffkronen, die als Matrize für Kompositfüllungen dienen. Sie gewährleisten bei

- Traumata im Milchgebiss
- großen kariösen Läsionen (Abb. 12-15)
- Mineralisationsstörungen

eine dauerhafte Wiederherstellung der betroffenen Zähne, vorausgesetzt, eine korrekte Präparation des Zahnstumpfes ist erfolgt.

Im Einzelnen sind folgende **Besonderheiten** zu berücksichtigen:

- Lediglich die Approximalflächen und die Inzisalkanten sollten beschliffen werden (ungefähr 1 mm). Faustregel: Es genügt, so viel Zahnsubstanz zu entfernen, dass die Krone gerade über den Stumpf gezogen werden kann.
- Zur Verbesserung der mechanischen Haftung sollte labial in Höhe des Gingivalrandes ein Unterschnitt in Form eines keilförmigen Defekts im Schmelz angelegt werden (häufig ist eine entsprechende makromechanische Retention bereits durch die bestehende Karies vorgegeben).
- Nach Entfernung der Karies und Abdecken aller frei liegenden Dentinschichten wird der gesamte oberflächliche Schmelz für 30–40 s angeätzt! (Die unstrukturierten Schmelzschichten werden bei der Präparation entfernt!) Es resultiert das gewünschte retentive Ätzmuster (Abb. 12-16).

Das weitere Vorgehen entspricht dem bei der Verwendung von Frasaco-Kronen® im bleibenden Gebiss.

In Einzelfällen ist auch die Versorgung mit „Stiftzähnen" angezeigt. Sie besitzen – da mit der Resorption der Milchzahnwurzeln gerechnet werden muss – einen vergleichsweise kurzen Stift. Die dadurch verringerte Haftung kann durch entsprechende, den Zahnstumpf umfassende Präparation des Zahnes zumindest teilweise ausgeglichen werden (Abb. 12-17).

Für den Frontzahnbereich des Wechselgebisses hat sich bei den oben angeführten Indikationen der Einsatz von **Polykarbonatkronen** (Abb. 12-18) bewährt. Es handelt sich hierbei um zahnfarbene, konfektionierte Kunststoffkronen, die durch den Einbau von Mikroglasfibern einige erstaunliche Eigenschaften besitzen, z.B.:

- Sie sind mit der Zange kalt verformbar. Die neu gebildete Kontur bleibt dabei bestehen.
- Sie können mit der Schere beschnitten sowie mit Diamanten, Fräsen oder Steinchen gleichermaßen gut bearbeitet werden.
- Der Rand ist extrem dünn auszuziehen.

Die Präparation des Zahnes erfolgt stufenlos und möglichst substanzschonend. Anschließend wird mittels eines Formenstabes eine passende Krone ausgesucht, individuell angepasst und schließlich mit Zement eingesetzt. Aufgrund der mechanischen Ei-

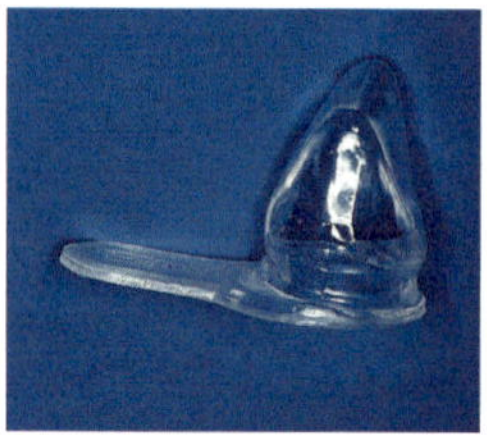

Abb. 12-14 Pedo-Form-Stripkrone® für einen oberen mittleren Schneidezahn im Milchgebiss.

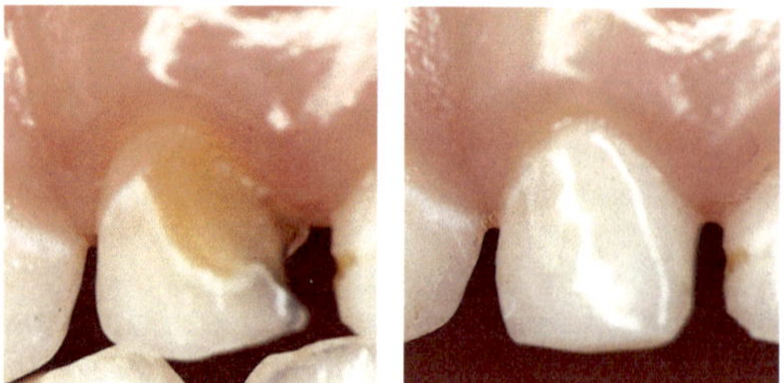

Abb. 12-15 Frontzahnrestauration im Milchgebiss. Zustand vor (a) und nach (b) der Versorgung. Die Rekonstruktion von Zahn 52 erfolgte mittels Stripkrone®.

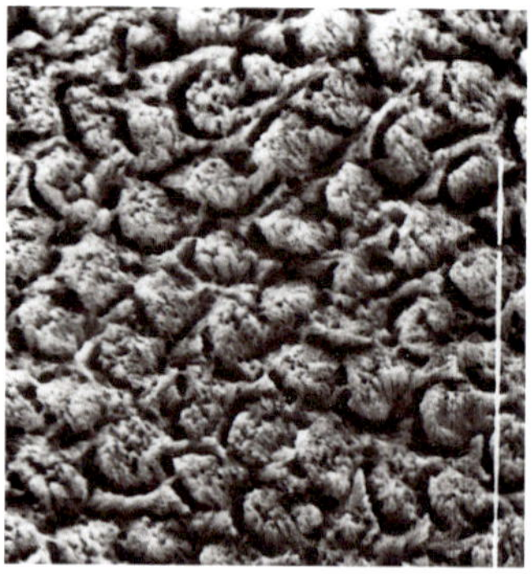

Abb. 12-16 Rasterelektronenmikroskopische Darstellung angeätzter Schmelzprismen eines Milchzahnes. Das gewünschte retentive Ätzmuster ist sichtbar.

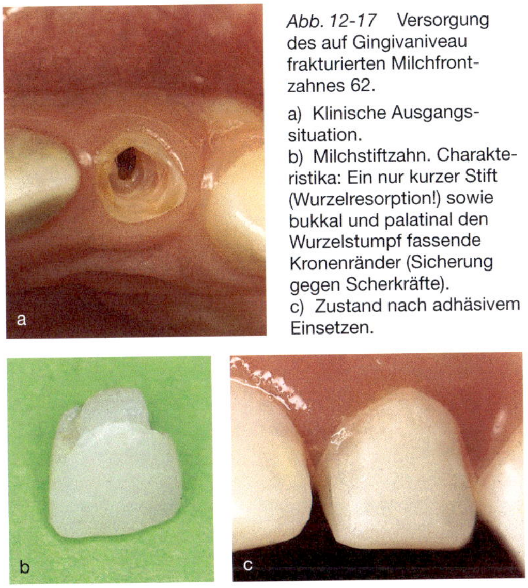

Abb. 12-17 Versorgung des auf Gingivaniveau frakturierten Milchfrontzahnes 62.

a) Klinische Ausgangssituation.
b) Milchstiftzahn. Charakteristika: Ein nur kurzer Stift (Wurzelresorption!) sowie bukkal und palatinal den Wurzelstumpf fassende Kronenränder (Sicherung gegen Scherkräfte).
c) Zustand nach adhäsivem Einsetzen.

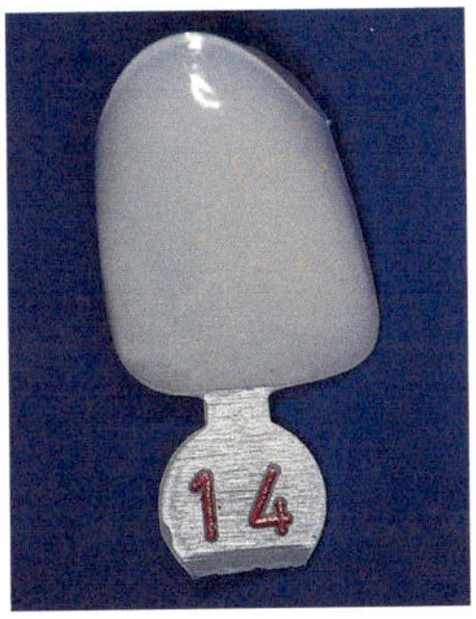

Abb. 12-18 Polykarbonatkrone für einen oberen seitlichen Schneidezahn.

genschaften und ästhetischen Qualitäten muss der Einsatz dieser Kronen im Wechselgebiss als echte Alternative zu der Versorgung mit Kunststoffmantelkronen oder Jacketkronen bezeichnet werden. Insbesondere bei der Wiederherstellung frakturierter Zähne oder der oralen Rehabilitation von Patienten mit Strukturanomalien vor Abschluss der Gebissentwicklung sind sie eine attraktive, kostensparende Lösung [6].

12.3 Kinderprothesen

Trotz Einsatzes aller Möglichkeiten der Prophylaxe und der Zahnerhaltung ist die Extraktion schon von Milchzähnen vielfach nicht zu vermeiden. Insbesondere bei Patienten mit dem so genannten „Baby-Bottle-Syndrom" sind bereits im Alter von zwei Jahren umfangreiche Sanierungsmaßnahmen unter Einbeziehung **multipler Extraktionen** (die vielfach nur in endotrachealer Intubationsnarkose durchgeführt werden können) notwendig, um weitere Schäden für die allgemeine körperliche und seelische Entwicklung wie auch die Gebissentwicklung des Kindes abzuwenden.

12.3.1 Indikationen

Mit der Extraktion wiederum werden jedoch iatrogen Änderungen ausgelöst, denen – insbesondere im wachsenden Organismus – therapeutisch entgegengewirkt werden muss. In Abhängigkeit vom Ausmaß und Zeitpunkt der Extraktionen können auftreten:

- Störungen der Sprachentwicklung
- Störungen der Beiß- und Kaufunktion
- Entwicklung muskulärer Dysfunktionen
- Störungen des Kieferwachstums in allen Dimensionen
- ästhetische Probleme.

In Einzelfällen kann durch abnehmbare oder festsitzende Lückenhalter (s. Abb. 12-4) Abhilfe geschaffen werden. Meist ist jedoch nur durch die Eingliederung von Kinderprothesen eine ästhetisch wie funktionell befriedigende orale Rehabilitation zu erreichen (Abb. 12-19 und 12-20).

12.3.2 Herstellung und Eingliederung (Besonderheiten)

Rein zahlenmäßig handelt es sich bei Kinderprothesen zumeist um Teilprothesen für den Oberkiefer, mit denen zwei bis vier Frontzähne sowie ggf. die ersten Milchmolaren ersetzt werden. Die Verankerung erfolgt mit gebogenen Klammern, vorzugsweise C- oder Adams-Klammern.

Handelt es sich beim Ankerzahn um einen Milchmolaren, so sollte dieser (aus Gründen der Kariesprophylaxe wie auch der Retention) in jedem Fall mit einer konfektionierten Krone versorgt sein.

Bei Restauration zweier nebeneinander stehender Milchmolaren durch konfektionierte Kronen kann der Halt der Prothese auch durch einen Knopfanker gewährleistet werden [7].

Die Prothesenbasis wird – aus ästhetischen Gründen – in der Regel so gestaltet, dass der Kunststoff im Frontzahnbereich nicht nach labial übergreift. Die Frontzähne werden direkt auf den Kieferkamm aufgestellt.

In Einzelfällen kann auch die Anfertigung einer Totalprothese angezeigt sein. Nach Herstellung eines individuellen Löffels werden über eine Alginatabformung Modelle erstellt, Bisshöhe und Bisslage werden

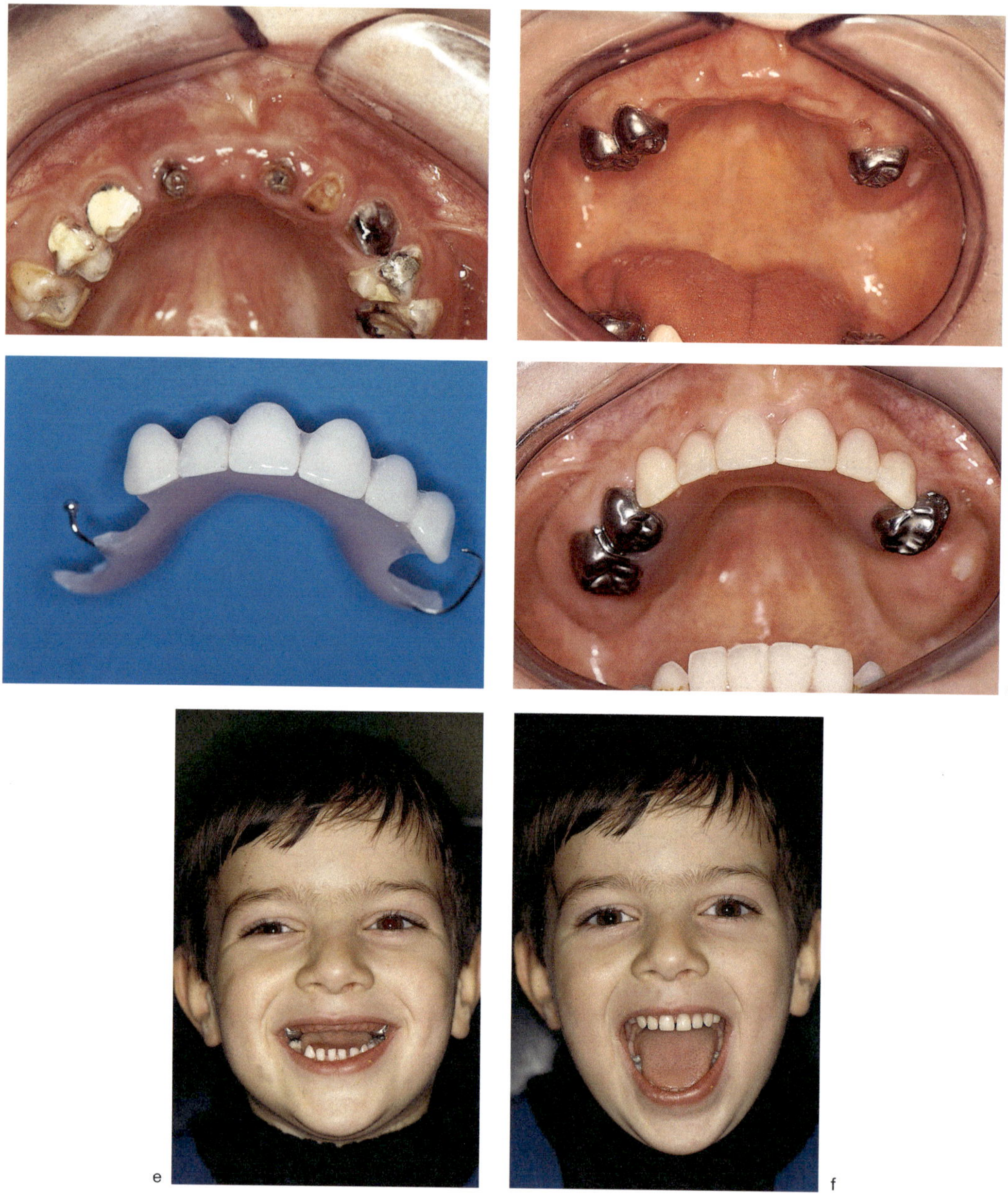

Abb. 12-19 Beispiel für eine orale Rehabilitation im Milchgebiss durch Einsatz von Kronen und Kinderprothesen (Teilprothesen).

a) Ausgangssituation im Oberkiefer.
b) Zustand nach Extraktion der nicht erhaltungswürdigen Zähne sowie der Versorgung von 54, 55 und 64 mittels Endodontie und konfektionierter Kronen.
c) Kinderprothese.
d) Kinderprothese eingesetzt.
e) En-Face-Aufnahme ohne Kinderprothese.
f) En-Face-Aufnahme mit Kinderprothese.

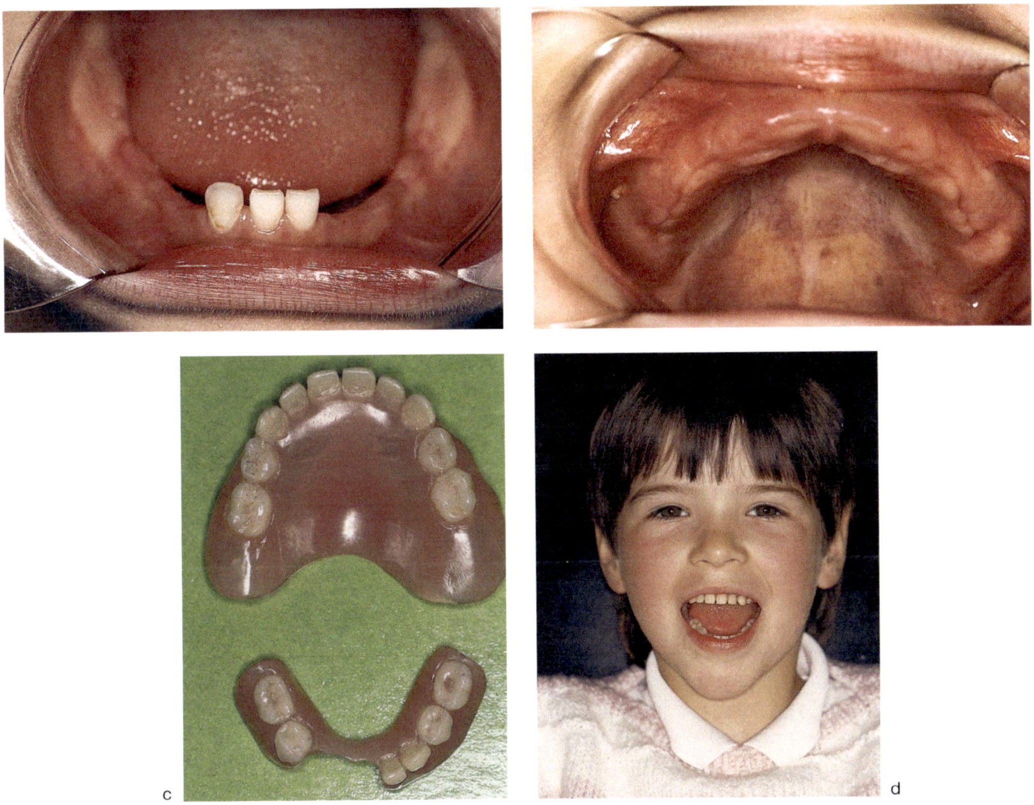

Abb. 12-20 Beispiel für eine orale Rehabilitation im Milchgebiss durch Einsatz von Kinderprothesen (Totalprothese Oberkiefer, Teilprothese Unterkiefer).

a) Klinische Situation im Unterkiefer.
b) Klinische Situation im Oberkiefer.
c) Kinderprothesen für Ober- und Unterkiefer.
d) En-Face-Aufnahme mit eingesetzten Kinderprothesen.

über Wachswälle und Wachseinproben ermittelt. Aufgrund der exzellenten muskulären Adaptation sind bei korrekter Ausführung keine Probleme mit dem Halt der Prothese zu erwarten (Abb. 12-20).

12.3.3 Einflüsse durch das Kieferwachstum

Bedingt durch das Kieferwachstum muss damit gerechnet werden, dass die Kinderprothesen in Abhängigkeit vom Alter des Patienten bei der Eingliederung nach mehr oder weniger kurzer Zeit „umgebaut" werden müssen. Die Häufigkeit entsprechender Änderungen hält sich erfahrungsgemäß jedoch in engen Grenzen.

In der Regel ist im vierten und fünften Lebensjahr keine Umgestaltung der Prothesenbasis notwendig.

Erst im **sechsten Lebensjahr** werden – bedingt durch das Wachstum der Alveolarfortsätze im Zuge der ersten Wechselgebissphase – erste umfassendere Maßnahmen, wie z.B. Ausschleifen der Basis und ggf. Unterfütterung, durchgeführt. Stehen die bleibenden Zähne vor dem Durchbruch, wird das korrespondierende Prothesensegment entfernt.

Geringfügige Variationen des Durchbruchverhaltens im Vergleich zur Norm (verstärkte Distalkippung der oberen mittleren Schneidezähne) werden immer dann beobachtet, wenn das gesamte Frontzahnsegment (d.h. Regio 52 bis 62) der Kinderprothese unmittelbar vor dem Durchbruch von 21 und 11 entfernt wird. Dieser Zustand reguliert sich in der Regel weitgehend selbstständig, spätestens mit der Einstellung der oberen Eckzähne.

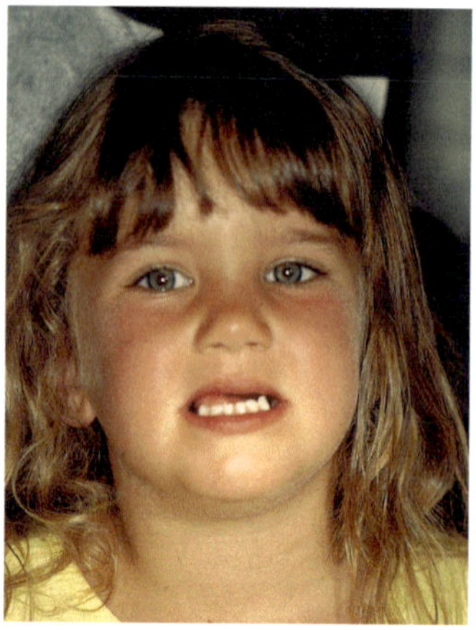
a

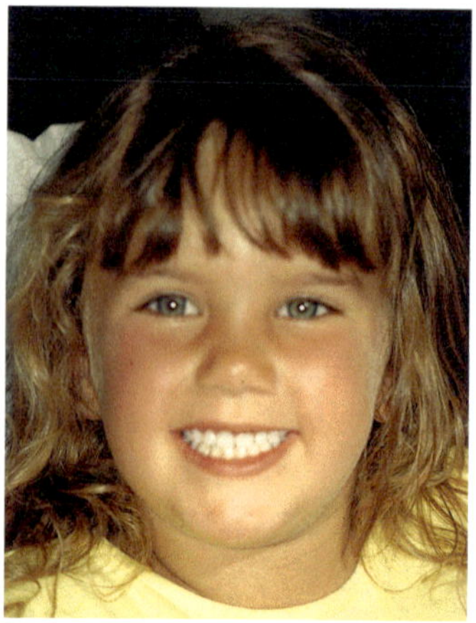
b

Abb. 12-21 Ästhetische Konsequenzen der prothetischen Versorgung. Vierjährige Patientin vor (a) und nach (b) Versorgung mit einer Totalprothese im Oberkiefer und einer Teilprothese im Unterkiefer.

12.4 Zusammenfassung

Bedingt durch die zunehmende Polarisierung des Kariesbefalls kommt es zu einer Schwerpunktverlagerung der zahnärztlichen Betreuung im Kindesalter. Ein Großteil der vorhandenen Schäden kann nur durch den Einsatz konfektionierter Kronen funktionell und ästhetisch ansprechend restauriert werden. Als praxisnahe Methoden für die Wiederherstellung zerstörter Milchzähne besonders bewährt haben sich hierbei vollständig vorgefertigte Kronen mit einem elastischen Federrand im Seitenzahnbereich sowie die Pedo-Form-Stripkronen® oder verblendete konfektionierte Kronen für die Frontzähne.

Auf Lückenhalter und Kinderprothesen sollte immer dann zurückgegriffen werden, wenn die normale Entwicklung der Sprache, der Beiß- und Kaufunktion, der Muskulatur sowie des Kieferwachstums gefährdet ist. Nicht zuletzt besitzen sie – aufgrund der ästhetischen Wirkung – auch einen nicht zu unterschätzenden psychosozialen Effekt durch Wiederherstellung der „Gesellschaftsfähigkeit" (Abb. 12-21).

12.5 Literatur

[1] Braff, M. H.: A comparison between stainless steel crowns and multisurface amalgams in primary molars. J. Dent. Child. 42, 474 (1975).

[2] Braff, M. H.: Cost-effectiveness of stainless steel crowns vs multisurface amalgam restorations in the posterior primary dentition. J. Pedod. 6, 244 (1982).

[3] Dawson, L. R., Simon, J. F., Taylor, P. P.: Use of amalgam and stainless steel restorations for primary molars. J. Dent. Child. 48, 420 (1981).

[4] Einwag, J.: Konfektionierte Kronen im Milch- und Wechselgebiß. Zahnärztl. Prax. 35, 50 (1984).

[5] Einwag, J.: Die Auswirkungen konfektionierter Stahlkronen auf die Gesundheit des Parodontiums im Milch- und Wechselgebiß. Dtsch. zahnärztl. Z. 38, 67 (1983).

[6] Einwag, J.: Konfektionierte Kronen bei Hartsubstanzanomalien im jugendlichen Gebiß. Quintess. Referat 6550 (1983).

[7] Einwag, J.: Kinderkronen und -prothesen. In: Kinderzahnheilkunde – eine interdisziplinäre Aufgabe, 83. Hanser, München 1995.

[8] Einwag, J., Dünninger, P.: Stahlkrone vs. mehrflächige Amalgamfüllung – ein klinischer Langzeitvergleich über 8 Jahre. Dtsch. zahnärztl. Z. 50, 504 (1995).

[9] Henderson, H. Z.: Evaluation of the preformed stainless steel crown. J. Dent. Child. 40, 353 (1973).

[10] Holland, I. S., Walls, A. W. G., Wallwork, M. A., Murray, J. J.: The longevity of amalgam restorations in deciduous molars. Brit. dent. J. 161, 255 (1986).

[11] Lubick, H. A. et.al.: In vitro adherence of streptococcus mutans to stainless steel crowns. J. Dent. Child. 48, 25 (1981).

[12] Messer, L. B., Levering, N. J.: Stainless steel crowns: Durability and prediction of success. J. dent. Res. 66, Abstr. 850, 213 (1987).

[13] Myers, D. R.: Factors producing failure of class II silver amalgam restorations in primary molars. J. Dent. Child. 44, 226 (1977).

[14] Myers, D. R.: A Clinical study of the response of the Gingival Tissue surrounding stainless steel crowns. J. Dent. Child 42, 281 (1975).

[15] Schulte, A., Hetzer, G.: Konfektionierte Kronen zur Versorgung stark zerstörter Milchzähne. Dtsch. zahnärztl. Z. 54, 595 (1999).

[16] Witt, E.: Fehler in der Zeitplanung bei frühzeitiger Zerstörung des Sechsjahrmolaren oder von Milchzähnen. Hauptvortrag 68, FDI-Kongreß, Hamburg 1980.

[17] Wong, F. S. L., Day, S. J.: Life-span of amalgam restorations in primary molars: some results and comments on statistical analysis. Community Dent. Oral Epidem. 17, 248 (1989).

13 Schmerzausschaltung und Sedierung

von Monika Daubländer

Inhaltsübersicht

13.1 Einleitung 234

13.2 Biopsychosoziale Aspekte der Schmerzwahrnehmung 234

13.3 Lokalanästhesie 235

- 13.3.1 Anatomische und physiologische Besonderheiten 235
- 13.3.2 Substanzen 237
- 13.3.3 Vasokonstriktoren 238
- 13.3.4 Zusatzstoffe 238
- 13.3.5 Technik 238
- 13.3.6 Instrumentarium 241
- 13.3.7 Komplikationen 242
- 13.3.8 Klinische Aspekte 243

13.4 Anxiolyse und Sedierung 243

13.5 Analgetika 247

13.6 Literatur 248

13.1 Einleitung

Die konsequente Therapie bestehender Schmerzen und die Ausschaltung potentieller Schmerzen im Rahmen zahnärztlicher Manipulationen sind grundlegende Voraussetzungen bei der Behandlung von Kindern und Jugendlichen.

Nur so kann das Vertrauen der kleinen Patienten gewonnen und eine stabile Zahnarzt-Patient-Beziehung aufgebaut werden. Die bereits 1979 publizierte Definition der Internationalen Gesellschaft zum Studium des Schmerzes (IASP) „Schmerz ist ein unangenehmes Sinnes- und Gefühlserlebnis, das mit aktueller oder potentieller Gewebsschädigung verknüpft ist oder mit Begriffen einer solchen Schädigung beschrieben wird", hat heute noch Gültigkeit und macht deutlich, dass Schmerz eine komplexe Wahrnehmungsdimension hat, die sowohl die rein nozizeptiven Funktionen, aber auch emotionale und kognitive einschließt. Daher muss auch die Schmerzausschaltung diese Dimensionen miterfassen [17].

Damit stellt sich für den Zahnarzt die Aufgabe, neben der Notwendigkeit zur Schmerzausschaltung auch deren Umfang in Abhängigkeit von der Entwicklung, den Vorerfahrungen und der aktuellen Belastbarkeit des Kindes bzw. Jugendlichen einzuschätzen. Von elementarer Bedeutung ist in diesem Zusammenhang die adäquate Kommunikation und Kooperation mit dem kleinen Patienten.

Die Anxiolyse ist in diesem Zusammenhang häufig von zentraler Bedeutung und häufig eine notwendige Ergänzung zur Schmerzausschaltung.

Hierzu stehen medikamentöse und nichtmedikamentöse Verfahren zur Verfügung, die entsprechend dem Bedarf des Patienten, der Ausbildung des Behandlers und der Ausstattung der Behandlungseinrichtung eingesetzt werden sollten.

Der Umgang mit Schmerzen und der zahnärztlichen Behandlungssituation ist nicht angeboren, sondern muss vom Kind erst erlernt werden. Effektives Lernen kann aber nur stattfinden, wenn die gestellten Anforderungen den kognitiven, physischen und psychischen Fähigkeiten des Lernenden angemessen sind. Sowohl in akuten, als auch chronischen Stresssituationen ist Lernen nicht möglich. Dauerhaft hohe Cortisolspiegel führen sogar zu einer messbaren Degeneration von Nervenzellen, insbesondere im Bereich des Hippocampus [22].

13.2 Biopsychosoziale Aspekte der Schmerzwahrnehmung

Die früher vorherrschende Annahme, dass Kinder ein vermindertes Schmerzempfinden haben und daher weniger Anästhetika und Analgetika benötigen, ist längst überholt und durch wissenschaftliche Untersuchungen widerlegt. Bereits intrauterin (etwa ab der 25. Gestationswoche) lassen sich Schmerz- und Stressreaktionen feststellen. Vor allem die nozizeptive Reizweiterleitung von peripher nach zentral (bis zum somatosensorischen Kortex) mit Umschaltung auf spinaler Ebene wird sehr früh ausgebildet, erst verspätet reifen jedoch die absteigenden, schmerzhemmenden Bahnen aus. Dies bedeutet, dass der kindliche Organismus bereits sehr früh über alle Mechanismen der Schmerzempfindung verfügt, aber nur eine unzureichende körpereigene **Schmerzhemmung** aufweist [23].

Hinzu kommt eine hohe Plastizität des kindlichen Nervensystems **(neuronale Plastizität)**, sowohl in der Peripherie (z. B. Kiefer- Gesichtsbereich), auf Rückenmarksebene als auch im Gehirn. Im Bereich des somatosensorischen Kortex können infolge andauernder Reize Veränderungen der Größe des ohnehin schon sehr ausgedehnten rezeptiven Feldes des Mund- und Gesichtsbereichs beobachtet werden. Diese ausgeprägte Adaptationsfähigkeit und die sehr hohe sensible Innervationsdichte des gesamten Kopf-Hals-Bereichs in Kombination mit der besonderen psychischen Bedeutung dieser Region für den Patienten machen den Schmerz im Bereich der Zähne und des Gesichts zu einem speziellen Problem.

Da frühe Schmerzerfahrungen zu einer dauerhaft gesteigerten Schmerzempfindlichkeit der Kinder führen können, ist auch im Sinne „einer Prophylaxe" eine gute Schmerzausschaltung im Kindesalter notwendig [24].

Kinder reagieren stärker auf akute Schmerzereignisse als Erwachsene. Dies ist darauf zurückzuführen, dass sie das Ereignis und seine transiente Natur nicht in ursächlichem Zusammenhang mit dem Schmerz sehen und in der Regel mit noch nicht kontrollierbaren Ängsten reagieren. Das Schmerzerleben im Kindesalter ist darüber hinaus noch von einer Vielzahl von Einflussfaktoren abhängig. Diese können in situationsabhängige und situationsunabhängige unterteilt werden (Tab. 13-1) [23].

Tabelle 13-1 Einflussfaktoren auf das kindliche Schmerzerleben.

Situationsunabhängig	Situationsabhängig
Alter	Erwartung und Vorstellung von Schmerz
Geschlecht	Bedeutung des Schmerzgeschehens
kulturelle und familiäre Bedingungen	Erinnerung an Schmerzgeschehen
Schmerzvorerfahrungen	Einstellung zum Schmerz
entwicklungsabhängige Fähigkeiten • über Schmerzen zu kommunizieren • Vorstellungen über Schmerzursachen zu entwickeln • auf Schmerz verhaltensmäßig zu reagieren	aktuelle Schmerztoleranz aktuelle Gefühle (Angst, Frustration, Ärger, Wut, Hilflosigkeit usw.) Verhalten des Kindes und anwesender Personen

Zusammenfassend kann daher formuliert werden:

Jede neue Schmerzerfahrung aktualisiert die kognitiv-emotionale Repräsentation eines früheren Schmerzerlebnisses. Kinder memorieren grundsätzlich eher die affektiven als sensorischen Aspekte.

13.3 Lokalanästhesie

Die zahnärztliche Lokalanästhesie nimmt als die regelhafte Methode der Schmerzausschaltung in der Kinderzahnheilkunde eine zentrale Rolle ein und muss als Goldstandard angesehen werden.

Sie sollte bestimmte grundlegende Forderungen erfüllen, sowohl hinsichtlich der Sicherheit der verwendeten Substanzen, als auch der eingesetzten Techniken. Um unnötige Begleitverletzungen, die sich die kleinen Patienten in der Regel selbst zufügen, zu vermeiden, ist es wichtig die zeitliche und räumliche Ausdehnung der Anästhesie stets der durchgeführten Behandlung anzupassen, diese entsprechend zu planen und auf ein Minimum zu reduzieren. Die Zahl der variablen Faktoren ist groß und damit auch die Chance einer differenzierten Lokalanästhesie, die der aktuellen Situation bestmöglich angepasst ist (Tab. 13-2).

13.3.1 Anatomische und physiologische Besonderheiten

Bereits bei den **körperlichen Proportionen** sind Unterschiede zwischen Erwachsenen und Kindern zu erkennen [9]. Mit dem Alter verändert sich die Größenrelation von Kopf und Körper zugunsten des Letzteren. Im Bereich der oberen Atemwege ist allein aufgrund der großen Zunge und der engen Nasengänge sowie den fragilen Schleimhäuten mit Behinderung der Atmung durch Schwellung ggf. auch Blutung zu rechnen (Tab. 13-3). Die Kinder sollten daher bei der Behandlung infektfrei sein, insbesondere wenn eine Sedierung oder Narkose geplant sind.

Der **Flüssigkeitsgehalt** des kindlichen Körpers ist größer, damit auch das Risiko, dass es durch ein Defizit infolge längerer Nüchternheit zu Komplikationen kommen kann (Tab. 13-4).

Tabelle 13-2 Variable Faktoren für eine differenzierte Lokalanästhesie.

Patient	– allgemeine Risikofaktoren – Kooperationsfähigkeit/-bereitschaft – individuelle familiäre Faktoren
Behandlung	– Art – Dauer – Ausdehnung
Lokalanästhesielösung	– Lokalanästhetikum – Vasokonstriktor – Zusatzstoffe
Lokalanästhesietechnik	– Oberflächenanästhesie – Infiltrationsanästhesie – Leitungsanästhesie – intraligamentäre, -ossäre Anästhesie – Computerassistiert (The WandTM) – nadellose Applikation (Injex®)
Zahnarzt	– Erfahrung – Tätigkeitsschwerpunkt – Vorlieben

Tabelle 13-3 Anatomische Besonderheiten.

- großer Kopf
- kurzer Hals
- große Zunge
- leicht verletzbare Schleimhaut
- enge Nasengänge
  - zusätzlich Sekretion und/oder Ödem
- höher und anteriorer positionierter Larynx
- lange und starre Epiglottis
- kurze Trachea
- symmetrische Hauptbronchien

Tabelle 13-4 Physiologische Besonderheiten.

- Höherer Flüssigkeits- und geringerer Fettgehalt des Körpers
  - höheres Verteilungsvolumen
  - niedrigere Spitzenspiegel
  - verzögerte Elimination
- geringes Körpergewicht
- geringe Grenzmenge des Lokalanästhetikums
- reduzierte Belastbarkeit (physisch und psychisch)

Dies beeinflusst natürlich auch die Verteilung der applizierten Medikamente und muss berücksichtigt werden. Das geringere Körpergewicht macht eine Berechnung der individuellen **Grenzmenge** der Lokalanästhetika für die kleinen Patienten unerlässlich,

Tabelle 13-5 Formel zur Berechnung der individuellen Grenzmenge.

$$\text{Individuelle Grenzmenge (ml)} = \frac{\text{Grenzdosis des LA (mg/kg Kg)} \times \text{Körpergewicht (kg)}}{\text{Konzentration der LA – Lösung} \times 10}$$

um eine absolute Überdosierung zu verhindern (Tab. 13-5). Eine weitere Reduktion der Grenzdosis ist aus pharmakokinetischer Sicht nicht notwendig, da ab dem Säuglingsalter der Metabolismus der Amidlokalanästhetika dem der Erwachsenen vergleichbar ist [18].

Aufgrund der sehr guten Durchblutung im Kopf-Hals-Bereich ist die **Resorptionsrate** der applizierten Substanzen sehr hoch. Erfolgt die Injektion intraligamentär bzw. intraossär, ist sie mit einer i.v.-Gabe vergleichbar (Abb. 13-1). Nach dem Übertritt der Lokalanästhetikummoleküle in den Intravasalraum werden diese entweder sofort metabolisiert (Ester) oder an Plasmaeiweiße gebunden und zur Leber transportiert (Amide). Freie Lokalanästhetikummoleküle können zu Nebenwirkungen an ZNS, Herz und Gefäßen führen.

Wird ein instrumentelles Monitoring durchgeführt, so ist zu gewährleisten, dass auch geeignete **Messgeräte** zur Verfügung stehen (z.B. schmale, der Größe des Oberarms entsprechende Blutdruckman-

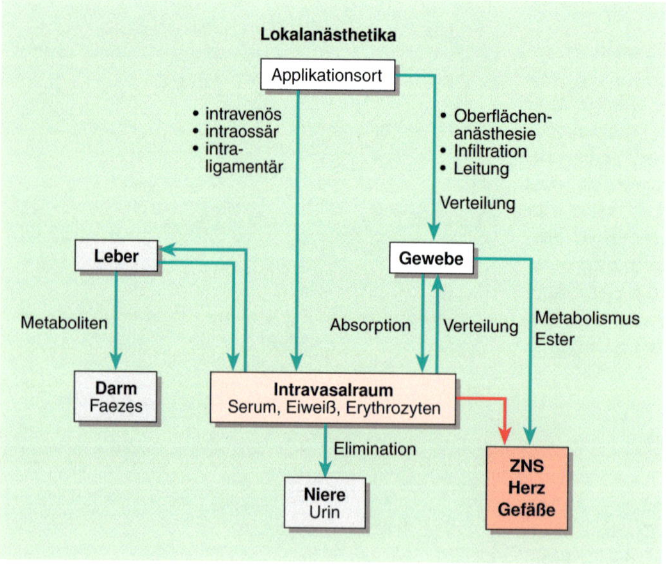

Abb. 13-1 Resorption und Metabolismus von Lokalanästhetika nach intraoraler Applikation.

Tabelle 13-6 Normwerte bei Kindern.

Alter	Herzfrequenz Schläge/Min.	Syst. BD mmHg	Diast. BD mmHg	O_2-Verbrauch ml/kg
6 Monate	120 ± 20	89 ± 29	60 ± 10	5,0 ± 0,9
1 Jahr	120 ± 20	96 ± 30	66 ± 25	5,2 ± 0,1
2 Jahre	105 ± 25	99 ± 25	64 ± 25	6,4 ± 1,2
5 Jahre	90 ± 10	94 ± 14	55 ± 9	6,0 ± 1,1
12 Jahre	70 ± 17	109 ± 16	58 ± 9	3,3 ± 0,6
Erwachsene	75 ± 5	122 ± 30	75 ± 20	3,4 ± 0,6

schetten). Ansonsten ist es nicht möglich valide Werte zu erhalten. Darüber hinaus sollten die **altersentsprechenden Normwerte** bekannt sein (Tab. 13-6). Mit dem Heranwachsen nehmen Herzfrequenz, Atemfrequenz sowie Sauerstoffverbrauch ab, während sowohl der systolische als auch diastolische Blutdruck ansteigen [9].

13.3.2 Substanzen

Lokalanästhetika sind niedermolekulare Pharmaka, die reversibel die Entstehung und Weiterleitung von Schmerzreizen unterdrücken. Dies geschieht durch die Blockade spannungsabhängiger Natriumkanäle. Voraussetzung hierfür ist die Applikation in unmittelbarer Nähe des peripheren Nervs (Leitungsanästhesie), dessen terminaler Endäste (Infiltrationsanästhesie) oder feiner Nervenendigungen (Oberflächenanästhesie). Lokalanästhetika werden entsprechend der Art der chemischen Strukturformel im Bereich der Zwischenkette in **Ester** oder **Säureamide** unterteilt. Aufgrund ihrer hohen Komplikationsrate (vor allem allergische Reaktionen) sollten Ester in der modernen Zahnheilkunde nach Möglichkeit gar nicht mehr und, wenn unverzichtbar, höchstens als Oberflächenanästhetikum (Benzocain, Tetracain) verwendet werden.

Zur Injektion werden nur noch Lokalanästhetika vom Amidtyp empfohlen, da diese ein höheres Maß an pharmakologischer Sicherheit und ein günstigeres Wirkungsprofil aufweisen [12].

Allergien auf diese Substanzen sind selten, eine Kreuzallergie besteht in der Regel nicht. Die beiden überwiegend eingesetzten Substanzen Lidocain und Articain sind als nahezu äquipotent anzusehen (Tab. 13-7).

Lidocain ist weltweit am meisten verbreitet, hat als einziges Amid einen oberflächenanästhesieren-

Tabelle 13-7 Pharmakologische Kenngrößen typischer Lokalanästhetika.

	Grenzdosis (mg/kg KG)	Maximaldosis (mg)	Wirkdauer (min)		Latenzzeit (min)	Plasma-Protein-Bindung (%)	Konzentration der Lösung (%)
			Infiltrationsanästhesie	Leitungsanästhesie			
Lidocain	3 7	300 500	5–10 60–170	 85–190	2–3	64	2–3
Articain	3 7	300 500	9–15 150–180	 180–285	2–4	95	4
Mepivacain	3 7	300 500	25–90 50–130	40–165 75–185	3	65–78	2–3
Bupivacain	2 2	150 150	375 40–395	415 240–540	4–6	95	0,25–0,5

obere Zeilen = Angaben ohne Vasokonstriktor – untere Zeilen = Angaben mit Vasokonstriktor den Effekt und wird vor allem als 2 %ige Lösung mit Adrenalinzusatz eingesetzt. Es wird in der Leber metabolisiert. Dabei entstehen aktive Metaboliten, die sedierend wirken [14].

Articain wird in Deutschland am häufigsten eingesetzt, überwiegend als 4 %ige Lösung mit einem Adrenalinzusatz von 1 : 200 000. Im Hinblick auf die Metabolisierung kann dieses Lokalanästhestikum als Zwitter angesehen werden, da der primäre Inaktivierungsschritt die Spaltung der Esterbindung durch die Plasmacholinesterase im Gewebe und Blut ist und dann erst die weitere Metabolisierung in der Leber stattfindet. Dies bedingt eine kurze Halbwertszeit (ca. 20 min) und geringe Toxizität. Somit sind Nachinjektionen im Hinblick auf erhöhte Plasmaspiegel als risikoärmer anzusehen. Darüber hinaus weist Articain eine hohe Plasmaproteinbindung (95 %) auf, so dass bei Einhaltung der empfohlenen Grenzdosen der Anteil an freiem Lokalanästhetikum im Blut minimiert wird. Ein weiterer Vorteil ist die gute Knochenpenetration, die nicht auf spezifische Eigenschaften, sondern auf die hohe Konzentration zurückzuführen ist. Hierdurch kann häufig auf die zusätzliche palatinale Injektion verzichtet oder im Unterkiefer auch im Seitenzahnbereich mit Infiltrationsanästhesie Schmerzfreiheit erzielt werden. Da bei geringem Körpergewicht relativ kleine Grenzmengen bei Beachtung der empfohlenen Grenzdosis zur Verfügung stehen, kann alternativ in der Kinderzahnheilkunde eine 2 %ige Lösung mit Adrenalinzusatz zum Einsatz kommen [7]. Bei vorhandener Kontraindikation für Adrenalin kann Articain auch ohne Vasokonstriktor Verwendung finden. Ansonsten sollte die vasokonstriktorfreie Lösung aufgrund ihrer schwachen Effekte nicht in der Kinderzahnheilkunde zum Einsatz kommen [5].

Darüber hinaus stehen noch **Mepivacain** und **Bupivacain** zur Verfügung. Ersteres kann ebenfalls ohne Vasokonstriktor zur zahnärztlichen Behandlung eingesetzt werden, letzteres als Langzeitanästhetikum postoperativ oder im Rahmen der Schmerztherapie (Wirkdauer nach Leitungsanästhesie 6–8 h).

13.3.3 Vasokonstriktoren

> Als sicherster und effektivster Vasokonstriktor ist das Adrenalin anzusehen. Aufgrund der verbesserten Anästhesie (verbesserte Erfolgsrate und Anästhesietiefe, längere therapeutische Nutzzeit) und der Verzögerung der Abdiffusion und damit geringeren systemischen Plasmaspiegeln der Lokalanästhetika sollte es wann immer möglich eingesetzt werden.

Die **Dosierung** ist wesentlich abhängig von der Anästhesietechnik, den Vorerkrankungen und der geplanten Behandlung.

Als **absolute Kontraindikation** für die Verwendung müssen folgende Erkrankungen angesehen werden:

- Phäochromozytom (adrenalinbildender Tumor der Nebenniere
- Tachyarrythmie (erhöhte und unregelmäßige Herzfrequenz)
- Hyperthyreose (aktuell erhöhte Thyroxinspiegel)
- Sulfitallergie (Stabilisator des Adrenalins) [20].

Andere Vorerkrankungen (insbesondere Diabetes mellitus, Herzinsuffizienz) werden im Wesentlichen als **relative Kontraindikation** angesehen, was in praxi eine Dosisanpassung erfordert.

Da sich **Articain** und Adrenalin teilweise in ihren kardiovaskulären Effekten verstärken, bedeutet dies konkret für diese Kombination eine Adrenalinkonzentration von 1 : 200 000 und geringer z. B. 1 : 400 000. Letztere Lösung ist mit einer therapeutischen Nutzzeit nach Infiltrationsanästhesie von ca. 36 Minuten sehr gut für Routinebehandlungen geeignet [21].

Bei der Verwendung von **Lidocain** ist eine Adrenalinkonzentration von 1 : 100 000 sehr wohl vertretbar.

13.3.4 Zusatzstoffe

> Allen Lösungen, die Adrenalin enthalten ist Natriumdisulfit als Antioxidans zugesetzt.

Dieses kann sowohl **allergische Reaktionen** als auch bei Patienten mit allergischem Asthma einen Anfall auslösen.

Die Lösungen in den Glasampullen und Zylinderampullen enthalten keine weiteren Konservierungsstoffe oder Stabilisatoren. Sie sollten deshalb bevorzugt bei Kindern eingesetzt werden.

13.3.5 Technik

Die **Oberflächenanästhesie** kann nur die Schmerzsensationen infolge der Penetration der Mundschleimhaut durch die Kanüle reduzieren, zusätzlich führt sie zu einer Desinfektion.

> Der eigentliche Injektionsschmerz entsteht durch einen zu schnellen Druckaufbau im Gewebe infolge einer forcierten Injektion.

Bei der Verwendung von Oberflächenanästhetika sollte, sofern es nicht die einzige Anästhesieform ist, die Applikation punktuell (z. B. mittels Watteträger oder Schaumstoffpellet) und nicht großflächig erfolgen. Amerikanische Produkte sind den deutschen geschmacklich überlegen und werden daher besser akzeptiert.

Die **Infiltrationsanästhesie** ist sicher, schmerzarm und in der Regel ausreichend für die Kinderzahnheilkunde (Abb. 13-2).

Sie sollte streng supraperiostal, jedoch unter Knochenkontakt erfolgen mit einer entsprechend dünnen (27 G) und kurzen (21–25 mm) Kanüle und einer Injektionsgeschwindigkeit von 1 ml/30 s.

Die **Leitungsanästhesie** ist bei umfangreichen (örtlich und zeitlich) Behandlungen indiziert. Sie bietet den Vorteil, mit geringen Mengen Lokalanästhesielösung und wenigen Injektionen große Areale für lange Zeit zu betäuben.

Die Anästhesie des **N. alveolaris** inferior ist bei Kindern technisch schwieriger und häufiger mit einer positiven Aspiration verbunden. Darüber hinaus ist zu berücksichtigen, dass sich die Position des Foramen mandibulare im Laufe des Unterkieferwachstums (vor allem durch das Längenwachstum des aufsteigenden Astes) in der Relation zur Okklusionsebene verändert (Abb. 13-3). Dennoch sollte auch bei Kindern die Kaufläche der Unterkieferzähne als anatomische Leitstruktur benutzt werden. Entsprechend dem Alter des Kindes liegt das Foramen mandibulare etwas unterhalb der Okklusionsebene, mit dem Durchbruch der bleibenden Zähne in Höhe der Okklusionsebene und beim ausgewachsenen Kiefer 1 cm darüber. Die Weichteile, insbesondere die Plica pterygomandibularis und ggf. die Vorwölbung des Planum buccale können ebenfalls als „landmarks" dienen (Abb. 13-4).

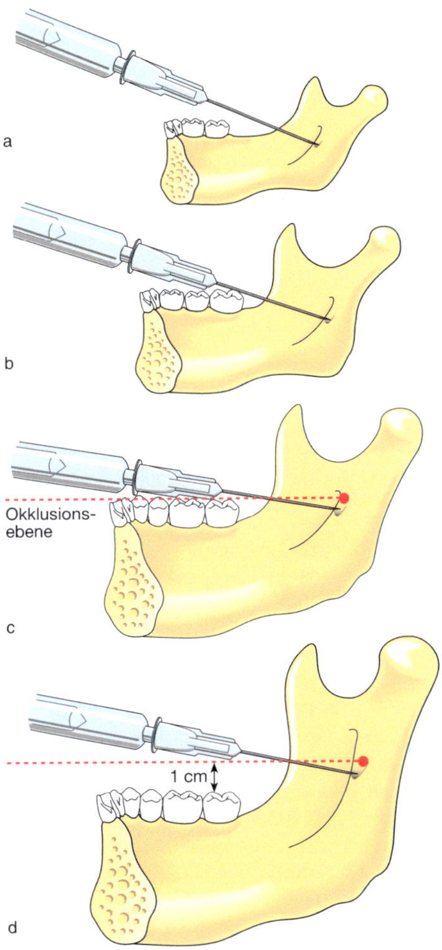

Abb. 13-3 Die Position des Foramen mandibulare verändert sich im Laufe des Wachstums. Beim Kleinkind liegt die Öffnung unterhalb der Kauebene (a), bei Kindern im Alter von fünf bis sechs Jahren ist sie auf gleicher Höhe (b), bei 12-Jährigen etwas darüber (c). Beim ausgewachsenen Kiefer beträgt der vertikale Abstand des Foramen etwa 1 cm zur Kauebene (d). In den Skizzen wird die sich ändernde vertikale Orientierung der Spritze deutlich.

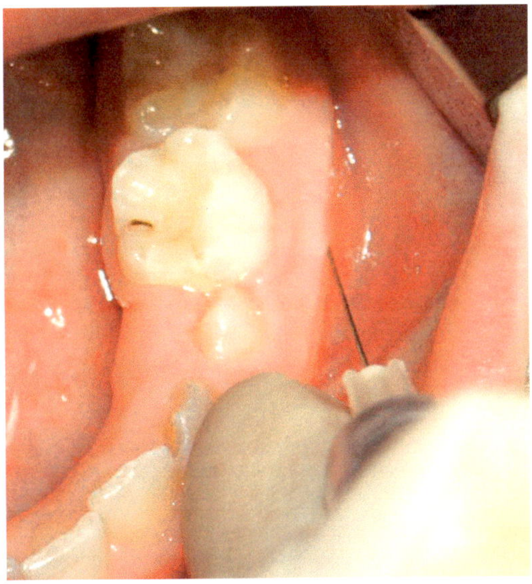

Abb. 13-2 Infiltrationsanästhesie Unterkiefervestibulum links. Der Ringfinger oder Mittelfinger stützen sich an der Zahnreihe ab.

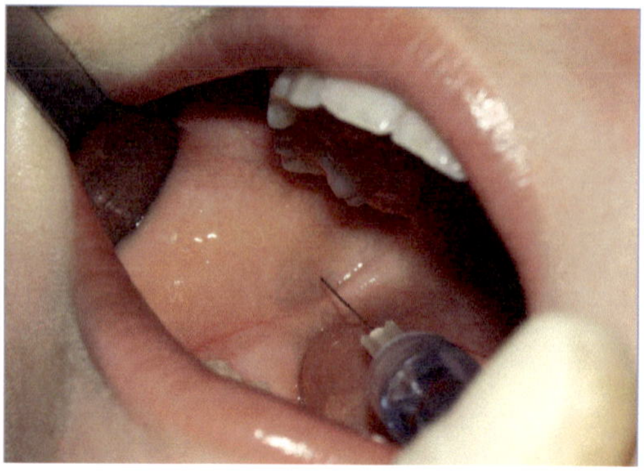

Abb. 13-4 Leitungsanästhesie N. alveolaris inferior rechts (direkte Technik). Durch Rotation des Handstücks der computerassistierten Injektionseinheit (The Wand Plus™) beim Vorschieben der Kanüle lässt sich die Deflexion der Nadel (Verbiegung der Kanüle durch den Widerstand des Gewebes) ausgleichen.

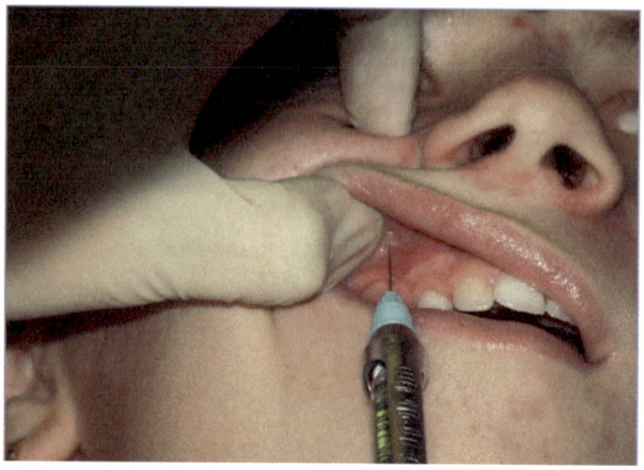

Abb. 13-5 Leitungsanästhesie N. infraorbitalis rechts von intraoral.

Die Kanüle wird horizontal von der Eckzahn- bzw. Prämolarenregion der Gegenseite kommend bis zum aufsteigenden Unterkieferast der zu anästhesierenden Seite ca. 1,5 cm vorgeschoben und nach Aspiration in zwei Ebenen ca. 1 ml Lokalanästhesielösung langsam (1 ml/30 s) appliziert. Sollte mit dieser Injektion der N. lingualis nicht gleichzeitig betäubt sein, so muss eine zusätzliche Injektion, vorzugsweise am inneren Kieferwinkel erfolgen und ein Depot von 1 ml abgesetzt werden.

Die Leitungsanästhesie des **N. infraorbitalis** unterscheidet sich nicht wesentlich vom Vorgehen beim Erwachsenen, lediglich die Eindringtiefe ist geringer. Wichtig ist die Palpation des Foramen infraorbitale von extraoral während des Vorschiebens der Kanüle, um so eine visuelle Orientierungshilfe zu haben. Als intraorale Leitstruktur dient in der Regel der Eckzahn (ggf. auch der Prämolar). Unter Straffung der Oberlippe wird vom Vestibulum aus die Kanüle in Achsrichtung des Eckzahnes ca. 10–15 mm nach kranial und lateral vorgeschoben (Augen des Behandlers fixieren den palpierenden Finger am Foramen infraorbitale) (Abb. 13-5). Dazu sollte die Oberlippe wieder entspannt sein. Da bei diesen beiden Injektionen die Eindringtiefe in das Gewebe größer ist, kommen dickere (25 G) und längere (25–42 mm) Kanülen zum Einsatz.

Die Leitungsanästhesien am N. palatinus, N. incisivus und N. mentalis differieren ebenfalls nicht vom Vorgehen beim Erwachsenen. Die Leitungsanästhesie am N. buccalis wird durch eine Infiltrationsanästhesie im Unterkiefervestibulum ersetzt.

Es sollte vermieden werden mit der Kanüle in den Knochenkanal einzudringen, da hierbei sowohl mechanische Verletzungen des Trigeminusastes aber auch Nekrosen durch zu hohen Druck oder ausgedehnte Vasokonstriktion auftreten und zu vorübergehenden oder bleibenden Nervläsionen mit An-, Hyp- oder Parästhesien führen können.

Die **intraligamentäre Anästhesie** führt zu einer schnell einsetzenden Schmerzausschaltung eines einzelnen Zahnes ohne Betäubung der umliegenden Weichteile. Aufgrund des hohen Injektionsdrucks sind spezielle Spritzensysteme notwendig.

Da sich die Lokalanästhesielösung nach Injektion in den Parodontalspalt in den spongiösen interradikulären Knochen verteilt, muss sie als intraossäre Injektion mit dem entsprechenden Resorptionsmechanismus eingestuft werden.

Die entsprechende Volumenbegrenzung wird durch die zur Verfügung stehenden Spritzensysteme erleichtert (Abgabe von 0,2 bzw. 0,3 ml pro Applikation). In der Regel wird jeweils eine Injektion mesial und distal durchgeführt, bei mehrwurzeligen Zähnen sind auch zusätzliche Injektionen vestibulär und lingual bzw. palatinal notwendig (Abb. 13-6 und 13-7). Bei langsamer Injektion ist diese schmerzarm und gut für die Kinderzahnheilkunde geeignet.

Ein Risiko ist die **erhöhte Bakteriämierate** durch die Penetration des PA-Spalts. Patienten mit erhöhtem Endokarditisrisiko sollten daher von dieser Injektionstechnik ausgenommen werden.

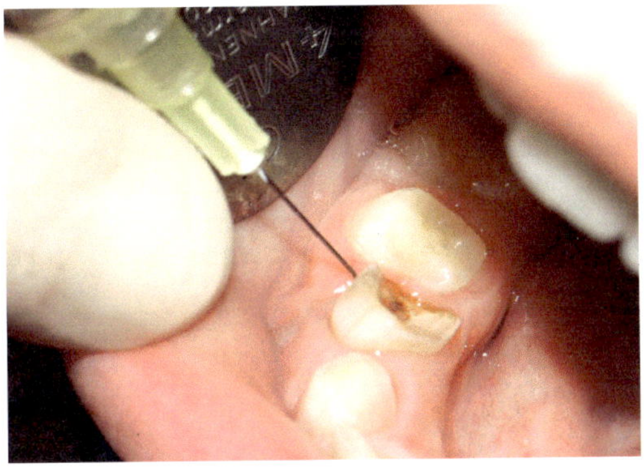

Abb. 13-6 Intraligamentäre Anästhesie (distale Injektion 84).

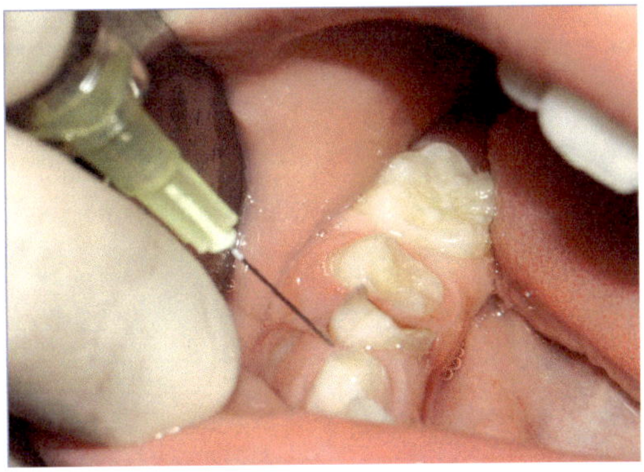

Abb. 13-7 Intraligamentäre Anästhesie (mesiale Injektion 84).

Alternativ kann nach vorheriger vestibulärer Infiltrationsanästhesie die transseptale Technik eingesetzt werden (vor allem nach palatinal).

Von der direkten intraossären Injektion ist im Milch- und Wechselgebiss abzusehen, da Zahnkeimverletzungen und Osteomyelitiden nicht sicher zu verhindern sind.

13.3.6 Instrumentarium

Die Auswahl zwischen Zylinderampullenspritze und Einmalspritze sollte jedem Behandler überlassen bleiben. Wenn auch das große Metallgestell für manche Kinder primär Furcht erregend aussieht, so ist das Handling in der Regel einfacher, die Fixierung der Kanüle sicherer und die Kanülenauswahl besser, so dass die Injektion atraumatischer wird. Auch selbstaspirierende Systeme stehen für die Infiltrations- und Leitungsanästhesie zur Verfügung.

Die Systeme zur intraligamentären Anästhesie weisen alle Schutzvorrichtungen (Metall, Kunststoff oder Glas) auf, um bei einem Bruch der Zylinderampulle Verletzungen von Behandler und Patient zu vermeiden und auch Volumen- und/oder Druckbegrenzungen (Abb. 13-8).

Einen echten Fortschritt stellen die **computerassistierten Injektionssysteme** dar, die adaptiert an den Gewebewiderstand die Lokalanästhesielösung entsprechend langsam applizieren können (Abb. 13-9). Mittels Fußpedal können zwei Geschwindigkeiten gewählt werden. Es stehen auch hierfür drei Kanülenlängen zur Verfügung, so dass alle Arten von Injektionen möglich sind (Abb. 13-10). Vor allem die Injektionen in sehr festes Gewebe (palatinal, fixierte

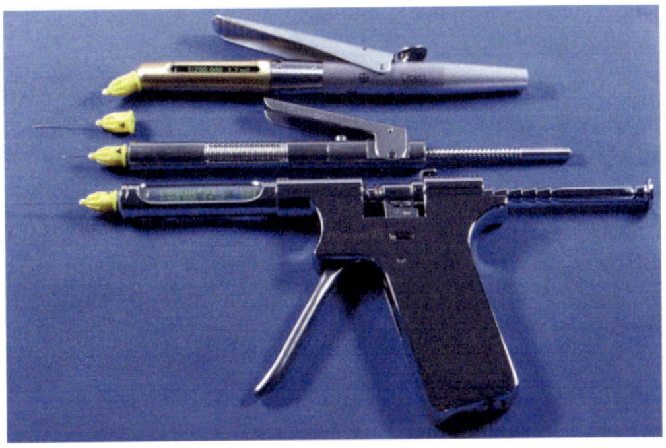

Abb. 13-8 Intraligamentäre Injektionssysteme. Von oben nach unten: Citoject®, Paroject®, Ligmaject®.

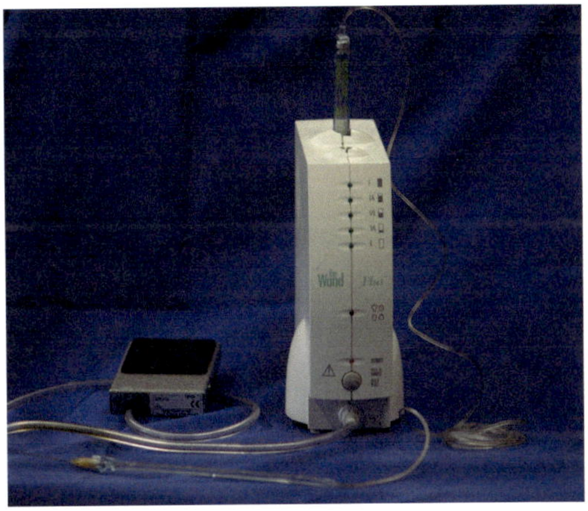

Abb. 13-9 Computerassistierte Injektionseinheit – The Wand plus™ mit Fußanlasser und „Zauberstab" (Kunststoffhandstück mit Kanüle).

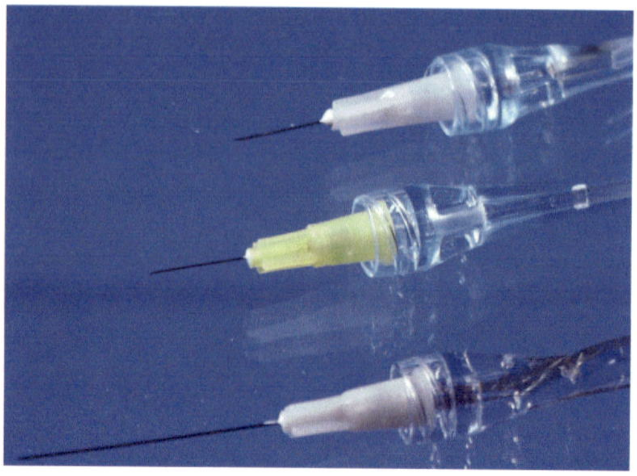

Abb. 13-10 Dentale Injektionskanülen.
Von oben nach unten: intraligamentäre Anästhesie, Infiltrationsanästhesie, intraligamentäre, Leitungsanästhesie.

Gingiva, intraligamentär) sind so schmerzärmer und effektiver möglich [19].

Nicht durchsetzen konnten sich in der Zahnheilkunde bislang die **nadellosen Injektionssysteme,** während sie bei der Applikation von Insulin und Impfstoffen in der Humanmedizin umfangreich eingesetzt werden. Probleme sind das notwendige Umfüllen der Anästhesielösung aus der Zylinderampulle in den Injektor sowie das dichte Aufsetzen des Injektors auf die fixierte Gingiva. Letzteres Problem wurde durch die Einführung eines Silikonaufsatzes zumindest teilweise gelöst. Das relativ laute Geräusch bei der Auslösung der Injektion mit dem die Lösung unter hohem Druck durch Mukosa und Periost hindurch appliziert wird, stößt gerade bei Kindern nicht immer auf große Akzeptanz.

Ebenfalls nicht bewährt hat sich die **Elektroanästhesie,** da sie nur zu einer unsicheren und minimalen Schmerausschaltung führt.

13.3.7 Komplikationen

Die **lokalen** Komplikationen sind in der Regel transienter Natur und erfordern selten umfangreiche therapeutische Maßnahmen (Tab. 13-8):

- Kanülenbruch
- Blutungen und Hämatome
- Infektionen
- Nekrosen
- Kieferklemme
- Fazialisparese
- Nervschäden
- Hyperämie und Nachblutung
- Ischämie der umgebenden Gewebe
- trockene Alveole und sekundäre Infektion
- Weichteilverletzungen (Patient).

Die **unspezifischen systemischen** Komplikationen, die in der Regel auf Angst, Stress und ggf. Schmerz zurückzuführen sind, sollten durch das zahnärztliche Team auch bei Kindern beherrscht werden können. Hierzu zählen vor allem die vasovagale und orthostatische Synkope sowie das Hyperventilationsyndrom.

In subtoxischer Dosierung von Lokalanästhetikum und Adrenalin bestimmt letzteres die Art und Häufigkeit von **Nebenwirkungen** [5]. Diese sind vor allem, entsprechend der physiologischen Effekte Tachykardie, Hypertonie, Hitzegefühl und Schwitzen. Da die Halbwertszeit des Adrenalins sehr kurz ist, sind diese Symptome bei gesunden Patienten nur von kurzer Dauer [13].

Schwerwiegender sind die Auswirkungen einer relativen oder absoluten Überdosierung einer oder beider Substanzen. Absolute Überdosierungen beruhen auf dem Überschreiten der individuellen Grenzmenge, relative auf einer forcierten Resorption oder partiellen bzw. kompletten intravasalen Injektion. In einem solchen Fall steigert das Adrenalin die Toxizität des Lokalanästhetikums.

Die **Intoxikation** durch das **Lokalanästhetikum** kann in drei Phasen unterteilt werden und verursacht vor allem zerebrale Symptome, die sich auch bei Kindern gut verbal monitoren lassen.

- Die **Prodromalphase** ist gekennzeichnet durch Schwindel, Ohrensausen, Zittern und Zucken der Gesichtsmuskulatur, sowie einen metallischen Geschmack.
- Infolge der hemmenden Wirkung des Lokalanästhetikums auf die übergeordneten inhibitorischen Zentren des ZNS kommt es im Rahmen der **Erregungsphase** zu Unruhe und Muskelkrämpfen bis hin zu einem tonisch-klonischen Krampfanfall. Reaktiv steigen Puls, Blutdruck und Atemfrequenz an.
- Erst in der **Depressionsphase** treten neben dem zerebral ausgelösten Atemstillstand auch lokalanästhetikuminduzierte kardiale Symptome auf. Diese bestehen aus Puls- und Blutdruckabfall bis zum Herz-Kreislaufstillstand.

Sobald die beschriebenen Symptome auftreten, sollte die Injektion abgebrochen werden, der Patient Sauerstoff (4–6 l) per Nasensonde erhalten und adäquat gelagert sein. Bei fortschreitender Symptomatik ist ein Notruf abzusetzen, um das externe Rettungssystem zu aktivieren. Bei Kindern kann zusätzlich versucht werden, die Krämpfe durch die rektale Gabe von Diazepam (5 bzw. 10 mg als Rektiole) zu behandeln. Letztendlich ist die Herz-Lungen-Wiederbelebung erforderlich.

Als ebenfalls substanzspezifische Nebenwirkung kann eine **anaphylaktische Reaktion** auf das Lokalanästhetikum oder Natriumdisulfit auftreten. Auch hierbei können drei Phasen unterschieden werden.

- Primär zeigen sich im Bereich der Injektionsstelle Schwellung, Rötung und Juckreiz.
- Infolge der Histaminausschüttung kommt es anschließend zu einer Weitstellung und Durchlässigkeit der Gefäße, so dass ein relativer Volumenmangel mit Blutdruckabfall und reaktivem Herzfrequenzanstieg resultiert. Zusätzlich können Übelkeit und Erbrechen sowie Atmnot auftreten.
- Im Stadium III liegt ein manifester anaphylaktischer Schock vor sowie ein Bronchospasmus mit einer Kompromittierung der Sauerstoffversorgung. Jederzeit ist der Übergang in einen Herz-Kreislaufstillstand möglich.

Das zahnärztliche Team sollte qualifizierte Erste Hilfe leisten und Sauerstoff geben (4–6 l per Nasensonde) und frühzeitig den Notruf absetzen. Für die weitergehende Therapie (Volumensubstitution, Gabe von Antihistaminika und Adrenalin) ist ein intravenöser oder alternativ ein intraossärer Zugang notwendig, was der Zahnarzt in der Regel bei Kindern ohne spezielle Ausbildung nicht leisten kann. Lediglich Adrenalin kann alternativ initial intramuskulär appliziert werden (300 µg).

13.3.8 Klinische Aspekte

Wesentlichen Einfluss auf die Auswahl von Präparat und Anästhesietechnik haben die Vorerkrankungen des Patienten. Daher ist die Anamnese eine conditio sine qua non.

Auch Kinder können bereits unter allgemeinmedizinisch relevanten Krankheiten (angeboren oder erworben) leiden, die eine zusätzliche Medikation (z. B. Endokarditisprophylaxe) erforderlich machen oder Kontraindikationen für die Behandlung darstellen. Am häufigsten ist in dieser Altersgruppe mit allergischen Diathesen zu rechnen.

Selbstverständlich gehört natürlich auch das Einverständnis von Kind und Eltern bzw. Betreuer (justiziabel) zu den vorbereitenden Maßnahmen.

Um das Risiko einer Intoxikation zu minimieren und die Compliance des Patienten zu erhalten, sollten die Injektionen, wann immer möglich, fraktioniert erfolgen, d.h. nur Betäubung des Areals, das gerade behandelt wird.

Darüber hinaus muss der jeweilige Behandlungsumfang der Leistungsfähigkeit (Konzentration und Ausdauer) des Kindes angepasst werden. Eindeutige Ablehnung der Injektion durch den kleinen Patienten oder fehlende Compliance infolge von Alter oder Behinderung sowie eine Infektion im Injektionsgebiet und Allergie auf einen der Inhaltsstoffe stellen absolute Kontraindikationen dar, die eine andere Form der Schmerzausschaltung erforderlich machen.

Die zahnärztliche Lokalanästhesie ist aber nicht nur als alleinige Form der Schmerzausschaltung von zentraler Bedeutung, sondern auch in Kombination mit anderen Verfahren. Eine zusätzliche lokale Betäubung im Rahmen der Behandlung in Allgemeinanästhesie bei schmerzhaften Behandlungen (z. B. chirurgische Maßnahmen) kann dazu beitragen, die Narkosetiefe zu reduzieren, die Aufwachphase zu verkürzen und die postoperative Analgesie zu verbessern. Analgosedierung und Sedierungsverfahren erzielen keine ausreichende Schmerzausschaltung, sodass eine zusätzliche Lokalanästhesie zwingend erforderlich ist.

13.4 Anxiolyse und Sedierung

Da die Zahnbehandlungsangst sowohl durch direkte als auch indirekte Erfahrungen entstehen kann, fällt dem Zahnarzt im Rahmen der Prophylaxe und bei der Behandlung leichterer Formen eine wesentliche Aufgabe zu [15, 16].

Darüber hinaus verstärkt Angst die Schmerzempfindung, sodass deshalb anxiolytische Maßnahmen sinnvoll sind.

Neben den verhaltenstherapeutischen Maßnahmen (tell, show, do) und dem langsamen Heranführen des Kindes an die eigentliche Behandlungssituation, ggf. unterstützt durch Entspannungstechniken, nimmt die pharmakologische Sedierung vor allem in der Kinderbehandlung einen großen Raum ein. Trotzdem haben die nichtmedikamentösen Verfahren wie Audioanalgesie, visuelle Trance (z. B. Filmbrille), Hypnose etc. ihre Berechtigung und können alternativ in der Kinderzahnheilkunde sinnvoll eingesetzt werden. Aufgrund der umfangreichen Expertisen in den angloamerikanischen Staaten insbesondere im Rahmen von zahnärztlichen Behandlungen, wurden die in USA und Großbritannien entwickelten Guidelines in die deutschen Empfehlungen weitgehend übernommen [1, 2, 3, 4, 9].

Während bei den Zielen der Sedierung primär die Behandlung selbst und die Anforderungen des Behandlers im Vordergrund standen, haben sich diese in den letzten Jahren hin zu den Vorteilen für den Patienten verschoben. Ferner ist die Angstreduktion als Therapieziel in den Vordergrund gerückt, der Tatsache Rechnung tragend, dass ein angstfreier Patient auch sediert ist und effektive Schmerzkontrollmechanismen aktivieren kann. Es handelt sich somit um die praktische Umsetzung der eingangs dargestellten physiologischen Theorien. Die Deutsche Gesellschaft für Anästhesiologie und Intensivmedizin (DGAI) formulierte 2002 die Ziele so: Die Verabreichung von Sedativa und Analgetika hat das Ziel, an Patienten diagnostische oder therapeutische Maßnahmen unter geringstmöglicher Beeinträchtigung der Funktionen von Herz, Kreislauf, und Lunge, Bewusstsein und Befindlichkeit durchführen zu können und gleichzeitig für den Durchführenden bestmögliche Arbeitsbedingungen zu schaffen. Dieses Ziel ist erreicht, wenn der angst- und stressfreie Patient in der Lage ist, mit dem Untersucher/Behandler zu kommunizieren und zu kooperieren [6].

Die aktuelle Definition unterscheidet drei verschiedene Bewusstseinszustände. Der Übergang von der oberflächlichen Sedierung, über die tiefe Sedierung bis hin zur Anästhesie ist dabei als ein Kontinuum anzusehen. Die englische Differenzierung ist dabei mit ihren vier Stadien (zusätzlich moderate bzw. conscious sedation als 2. Stufe) deutlich präziser als die deutsche.

Wichtig ist in diesem Zusammenhang, dass auch bei beabsichtigter oberflächlicher Sedierung die nächste Sedierungsstufe vom Behandler, in diesem Fall die tiefe Sedierung beherrscht werden muss. Auf die Zahnmedizin übertragen, bedeutet dies, dass nur eine oberflächliche Sedierung angestrebt werden kann, da in der Regel die Ausbildung für weiterführende Maßnahmen fehlt. Dies bedeutet aber auch, dass die notwendigen Fertigkeiten in speziellen Ausbildungsmodulen erworben werden müssen.

Entscheidend bei der Behandlung von Kindern ist die ausreichende eigene Kontrolle der Atemwege, da eine Kompromittierung dieses Faktors am häufigsten zur Notfallsituation führt.

Essentielle **Voraussetzungen** für jede Behandlung unter Sedierung, unabhängig vom Setting (Krankenhaus, Praxis, eigenverantwortlich oder mit Anästhesist) sind:

- möglichst lückenlose Informationseinholung zu Vorerkrankungen und Vorerfahrungen
- ein klares Behandlungskonzept
- die Aufklärung von Kind und Eltern
- eine umfassende Dokumentation.

Die Klassifikation des Patienten in vier Risikogruppen entsprechend der Empfehlung der American Society of Anesthesiologists (ASA) sollte bei jeder Sedierung angewandt werden [15].

- Ein normaler, gesunder Patient **(ASA-Klasse I)** ist sehr gut für Sedierungsmaßnahmen geeignet.
- Patienten mit leichten Allgemeinerkrankungen ohne Leistungseinschränkung **(ASA-Klasse II)** werden im Allgemeinen gut zu sedieren sein.
- Patienten mit schweren Allgemeinerkrankungen mit Leistungseinschränkungen **(ASA-Klasse III)** weisen eine mittlere bis schlechte Eignung für eine Sedierung auf. Hier sollte eine ganz klare Nutzen-Risikoabwägung erfolgen und ein Krankenhaus bevorzugt werden.
- Bei Patienten mit schweren Allgemeinerkrankungen, die mit oder ohne Operation das Leben des Patienten bedrohen **(ASA-Klasse IV)** ist die Eignung zur Sedierung schlecht, da die Risiken überwiegen.
- Moribunde Patienten, bei denen der Tod innerhalb von 24 h mit und ohne Operation eintreten wird **(ASA-Klasse V),** haben eine äußerst schlechte Prognose.

Das gesamte zahnärztliche Team, insbesondere aber der Behandler muss sowohl in dem angewendeten Sedierungsverfahren selbst als auch in der notfallmedizinischen Versorgung dieser Patienten speziell ausgebildet sein.

Ebenso ist eine entsprechende Ausrüstung als conditio sine qua non anzusehen. Als **Monitoring** wird allgemein die kontinuierliche Kontrolle von Puls, Blutdruck und Sauerstoffsättigung (Pulsoximetrie) als adäquat und Mindestanforderung gesehen. Ein Mitarbeiter sollte speziell für die Überwachung der sedierten Patienten ausgebildet werden.

Entsprechend einem aktuellen BGH-Urteil (Az: VI ZR 265/02) ist der Behandler für die Überwachung seiner Patienten nach einer Sedierung und bis zur definitiven Entlassung aus den Behandlungsräumen verantwortlich. Da Kinder in der Regel noch nicht selbstverantwortlich handeln können, sind die erziehungs- bzw. betreuungsberechtigten Begleitpersonen einzubeziehen.

Im Rahmen der Festlegung des individuellen Behandlungskonzepts gilt es auch, die Differentialtherapie Allgemeinanästhesie in Betracht zu ziehen. Dabei müssen sowohl allgemeinmedizinische Aspekte als auch die lokalen Gegebenheiten berücksichtigt werden. (Tab. 13-8). Besondere Bedeutung haben in diesem Zusammenhang Probleme der oberen Luftwege sowie der Atemmechanik, die durch die Sedierung noch zusätzlich kompromittiert werden können. Auch bei sehr umfangreichen Sanierungen (alle vier Quadranten) ist es sinnvoller, eine Behandlung in Intubationsnarkose durchzuführen, als multiple Sedierungen. Dies gilt auch für schwierige ope-

Tabelle 13-8 Sedierung versus Allgemeinanästhesie.

Allgemeine Risiken	• respiratorische Einschränkungen • gastroösophageale Refluxkrankheiten • sehr kleine Kinder • Muskelatrophie bzw. -dystrophie • kardiale Vorerkrankungen (Vitien, Kardiomyopathie) • Stoffwechselerkrankungen (vor allem bei muskulärer Beteiligung • akute Exazerbation des bestehenden Krankheitsbildes
Lokale Risiken	• umfangreiche Sanierung • schwierige operative Eingriffe • sehr schmerzhafte Behandlungmaßnahmen bei begrenzter Lokalanästhesiewirkung • anatomische Besonderheiten

rative Eingriffe und Behandlungen, die in Lokalanästhesie nicht sicher schmerzfrei durchgeführt werden können [11].

Eine gute Steuerbarkeit in vertikaler und horizontaler Richtung, d.h. sowohl die Sedierungstiefe als auch die -länge betreffend, sind wichtige Eigenschaften eines Sedativums. Ferner sind das Fehlen einer relevanten Kumulation und die Halbwertszeit von besonderem Interesse. Gerade für Zahnärzte spielt der Applikationsweg eine entscheidende Rolle, ob letztendlich die orale oder inhalative Route angewendet wird.

Allen aufgeführten Medikamenten ist gemeinsam, dass sie in den angegebenen Dosierungen keine analgetischen Effekte erzielen (Tab. 13-9).

Ein deutlich erhöhtes Komplikationsrisiko entsteht durch die Kombination verschiedener Medikamente.

Gerade die sehr weit verbreitete Kombination von einem Benzodiazepin und einem Opioid birgt ein deutlich höheres Risiko für Atem- und Kreislaufdepression als die alleinige Gabe. Ferner erfüllt dies bereits die Kriterien einer tiefen Sedierung und somit einen zweiten Behandler (der in der Technik erfahren ist). Vom Einsatz von Hypnotika, Neuroleptika und Barbituraten ist dem Zahnarzt ganz abzuraten. Wenn diese auch gut steuerbar sind, so haben sie doch teilweise schwer beherrschbare Nebenwirkungen und die Applikation sollte einem Facharzt für Anästhesie vorbehalten bleiben.

Zu den typischen **Komplikationen** der Sedierung, die teilweise in Kauf genommen werden müssen, zählen eine geringfügige Atemdepression (daher Pulsoximeter als Monitoring notwendig) sowie – bei Kindern gerade in Stresssituationen relativ häufig – Übelkeit und Erbrechen. Hyperaktivität als Zeichen einer paradoxen Reaktion ist typisch für Benzodiazepine. Exitationen und Alpträume können bei der Lachgasinhalation auftreten, dissoziative Zustände nach Ketamingabe. Neuroleptika lösen Beklemmung und Angstzustände aus.

Während die **Lachgassedierung** (relative analgesia) in den angloamerikanischen Ländern weit verbreitet ist und nur eine geringe Komplikationsrate seitens der Patienten aufweist, wird die Substanz in Deutschland nur vereinzelt in spezialisierten Praxen eingesetzt. Die derzeit zugelassenen Geräte, die einen minimalen Sauerstoffanteil von 50 und maximalen

Tabelle 13-9 Medikamente, die für eine Sedierung von Kindern durch den Zahnarzt in Personalunion geeignet sind.

Medikament	Applikationsart	Dosierung (mg/kg KG)	Besonderheiten
Midazolam (Dormicum®)	oral, rektal	< 5 J: 0,4–0,6 6–12 J: 0,3–04 > 12 J: 0,1	spezielle Saftzubereitung durch Apotheke
Diazepam (Valium®)	oral, rektal	0,2–0,5	geeignet > 4 J
Lorazepam (Tavor®)	oral	0,05	auch als lyophilisierte Plättchen
Chloralhydrat	oral	25–50–70	nur für sehr kleine Kinder
Promethazin (Atosil®)	oral	1	ggf. kombiniert mit Chloralhydrat
Lachgas	per inhalationem	30–50% der Einatemluft	nur in Kombination mit Sauerstoff

Anteil von 100% abgeben, stellen eine ausreichende Oxigenierung des Patienten sicher.

Problematisch bleiben bei der Verwendung von Lachgas die Nebenwirkungen bei chronischer Anwendung und damit für das Personal. Hier sind neben negativen Auswirkungen auf das blutbildende System vor allem neurologische und fortpflanzungsmedizinische Schäden beschrieben. Da nur eine Absaugung der nasalen Ausatemluft gesichert ist, aus dem offenen Patientenmund aber ebenfalls Lachgas strömt, wird dieses Restrisiko vorläufig bleiben. Die Zufuhr des Lachgas-Sauerstoffgemischs erfolgt über spezielle Nasenmasken, sodass eine Inhalation während der gesamten Behandlung möglich ist.

Mit **Midazolam** (Dormicum®) steht ein kurz wirksames Benzodiazepin zur Verfügung, dass die oben beschriebenen Anforderungen zu großen Teilen erfüllt. Es hat im klinischen Alltag für diese Indikation das deutlich länger aktive und schlechter steuerbare Diazepam verdrängt. Der Wirkmechanismus beruht auf einer Bindung an zentrale Benzodiazepinrezeptoren, was zu einer erhöhten Affinität der GABA-Rezeptoren für gamma-Aminobuttersäure führt, dem wichtigsten inhibitorischen Neurotransmitter. Die Benzodiazepinwirkung ist abhängig von der GABA-Konzentration am Rezeptor und der Empfindlichkeit. Diese weist große interindividuelle Unterschiede auf und ist altersabhängig. Entsprechend dem Ausmaß der Rezeptorbesetzung ist somit eine dosisabhängige zentrale Dämpfung zu beobachten.

Ein großer Vorteil der intravenösen Gabe ist die Möglichkeit der **Titration,** d.h. der Dosierung nach gewünschtem klinischem Effekt. Leider geht dieser Vorteil bei der oralen Gabe verloren, d.h. eine nachträglich applizierte orale Dosis führt nicht zu einer Wirkverstärkung. Dies kann erst in einem weiteren Behandlungsversuch erfolgen. Möglich ist jedoch nach oraler Prämedikation eine intravenöse oder intranasale (vergleichbare Resorption) Aufdosierung bis zum gewünschten Effekt.

Aufgrund der geringen Bioverfügbarkeit und einer kalkulierbaren enteralen Resorption sollte die Trinklösung (Ampulle zur Injektion verdünnt mit Himbeersirup) auf nüchternen Magen appliziert werden. Bei größeren Kindern, die bereits Tabletten schlucken können, sollte die 7,5-mg-Tablette portioniert werden, da trotz Geschmackskorrigenzien größere Volumina ungern getrunken werden.

Die Indikation für eine Sedierung mit Midazolam ist sehr sorgfältig zu stellen, um den bestmöglichen Benefit zu erzielen. Dazu muss das Kind ausreichend kooperativ sein, um den Saft zu trinken und sich zahnärztlich behandeln zu lassen.

> Die sehr positive anterograde Amnesie, d.h. Vergessen der Ereignisse nach Wirkungseintritt des Medikaments, darf nicht dazu verleiten ohne ausreichende Schmerzausschaltung zu behandeln oder die Belastbarkeit des Kindes zu überschreiten.

Das spezifische Antidot Flumazenil (Anexate®) sollte nur in Notfällen appliziert werden und nicht um die Überwachungszeit zu verkürzen. Da der Antagonist eine kürzere Wirkzeit als Midazolam aufweist, trübt der kleine Patient nach Abklingen der Wirkung wieder ein.

Die beiden beschriebenen Sedierungsverfahren (Midazolam vs. Lachgas) sind nur bedingt miteinander vergleichbar. Letztendlich sollten die individuellen Vorgaben durch das Setting, die persönlichen Erfahrungen und wirtschaftliche Gesichtspunkte den Ausschlag geben, zu welchem Regime sich der Einzelne entscheidet. Die klaren Vorteile der Lachgassedierung sind in der sehr guten Steuerbarkeit, den kurzen Wartezeiten und nicht zuletzt der Patientenakzeptanz zu sehen. Berücksichtigt werden müssen allerdings die Arbeitsplatzsicherheit, die Investionskosten, die hygienischen Maßnahmen, sofern nicht Einmalmasken benutzt werden, und der Wartungsaufwand. Demgegenüber bietet die Verwendung von Midazolam geringeren Aufwand bei der Vorbereitung, aber auch deutlich längere Behandlungszeiten und ist eher für geplante Therapiemaßnahmen als Additiv oder Alternative zu angst- und stressreduzierenden Techniken geeignet.

Keineswegs können pharmakologische Interventionen die psychologischen und nichtmedikamentösen Maßnahmen ersetzen.

Die **Auswahl des geeigneten Verfahrens** sollte im Wesentlichen in Abhängigkeit von der Compliance des Kindes und vom Umfang der Behandlung bestimmt werden (Abb. 13-11). Spezielle allgemeinmedizinische Risiken sind selbstverständlich in Absprache mit dem Pädiater zu berücksichtigen. In pädiatrischen Zentren ist u.U. auch die Kombination mehrerer unterschiedlicher Maßnahmen während einer Sedierung oder Narkose möglich. Entsprechend dieser Kriterien wird die Behandlung in reiner Lokalanästhesie, oberflächlicher oder tiefer Sedierung bzw. Vollnarkose durchgeführt. Dabei sollte die Intubationsnarkose den Goldstandard darstellen, nur in Ausnahmefällen ist eine Kurznarkose (inhalativ bzw. intravenös) indiziert.

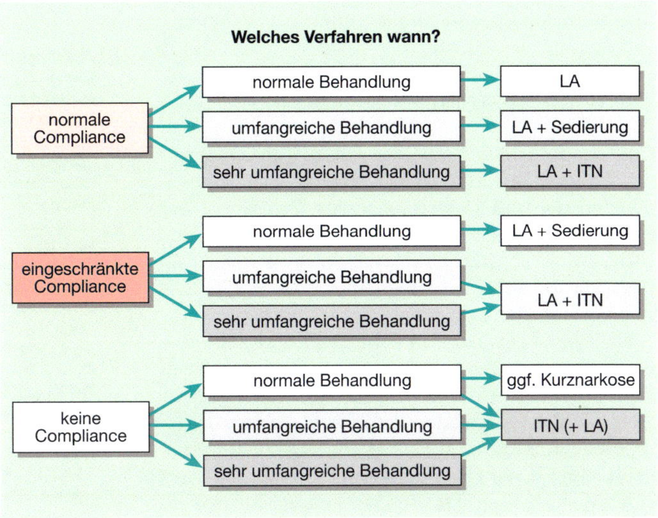

Abb. 13-11 Auswahl des geeigneten Verfahrens zur Schmerzausschaltung in Abhängigkeit von der Compliance des Kindes und dem Umfang der Behandlung.

13.5 Analgetika

Zur Behandlung akuter Schmerzen im Kindesalter werden fast ausschließlich **Nichtopiodanalgetika** eingesetzt (Tab. 13-10). Indikationsgebiete sind vor allem dentogene Infektionen und postoperative Zustände. Zur Prophylaxe einer peripheren oder zentralen Sensibilisierung sollte dies konsequent und über einen angemessenen Zeitraum erfolgen. Die nichtsterioidalen Antirheumatika (NSAIDs) sind aufgrund ihrer prostaglandinhemmenden Effekte für beide Indikationen auch bei Kindern sicher einsetzbar [8].

Bei sehr schmerzhaften Behandlungen ist auch eine unmittelbar präoperative Gabe (d.h. nach der Narkoseeinleitung) zu bedenken, da so die postoperative Analgesie verbessert und sichergestellt werden kann. In diesem Fall wäre eine rektale Gabe anzustreben (z.B. Paracetamol-Suppositorium).

Nach Eingriffen in Lokalanästhesie sollte die erste Dosis bereits vor dem vollständigen Abklingen der örtlichen Betäubung und dem Schmerzmaximum eingenommen werden.

Eine höhere primäre Dosis (loading dose) kann ebenfalls den Gesamtbedarf an Analgetika reduzieren. Das Analgetikaregime sollte schriftlich fixiert mitgegeben werden.

Da sowohl Ibuprofen als auch Diclofenac auch zu einer geringfügigen Beeinträchtigung der Blutgerinnung führen, da sie sowohl die Cyclooxigenase 1 als auch 2 hemmen, muss dieses Risiko im Einzelfall abgewogen werden.

Tabelle 13-10 Schmerztherapie bei Nichtopioiden.

Substanz	Einzeldosis (mg/kg KG)	Dosisintervall (h)	Maximaldosis (mg/kg KG)	Besonderheiten
Paracetamol	15 (oral o. rektal) Loadingdose: 20–40	6	100	verzögerte rektale Resorption, auch als Kurzinfusion (Perfalgan®)
Ibuprofen	10	8	40	cave: Nachblutung
Diclofenac	1–2 (rektal)	8	3	cave: Nachblutung
Metamizol	10	4	70	Kreislaufreaktion nach i.v.-Gabe

Intramuskuläre Injektionen sind bei Kindern prinzipiell abzulehnen.

Auf die Gabe von Acetylsalicylsäure sollte bei Kindern ganz verzichtet werden.

Paracetamol ist als Mittel der ersten Wahl einzusetzen. Es steht in zahlreichen kindgerechten Applikationsformen und Dosierungen zur Verfügung, hat eine ausreichende pharmakologische Sicherheit und wirkt sowohl analgetisch als auch antipyretisch durch einen zentralen Wirkmechanismus. Leberfunktionsstörungen stellen jedoch eine Kontraindikation dar.

Vor allem bei viszeralen Schmerzen mit kolikartigem Charakter, aber auch bei Patienten mit niedriger Thrombozytenzahl oder Gerinnungsstörungen ist **Metamizol** das Mittel der ersten Wahl. Infolge der relaxierenden Wirkung auf die glatte Muskulatur empfiehlt sich bei vor allem bei einer i.v.-Gabe die Blutdrucküberwachung. Da die Darreichungsformen inzwischen neben Tropfen und Filmtabletten auch Brausetabletten umfassen, kann es in jeder Alterstufe eingesetzt werden.

Zurückhaltung bei der Verordnung von Metamizol ist jedoch bei asiatischen Patienten (vor allem Thailänder) geboten, da aufgrund einer genetischen Prädisposition das Risiko für hämatopoetische Komplikationen deutlich höher ist.

Auch individuelle Kombinationen von zwei Analgetika sind möglich. Diese sollten sich dann allerdings sinnvoll ergänzen und unterschiedliche pharmakologische Angriffspunkte aufweisen.

Bei unzureichender Analgesie mit nichtopiodhaltigen Analgetika sollte auf Opioide zurückgegriffen werden. Dringend abzuraten ist dabei aber von der Verwendung fixer Kombinationspräparate.

Bei mittelschweren und schweren Schmerzen kann vorübergehend zusätzlich **Tramadol** eingesetzt werden. Eine Basismedikation mit einem nichtopioidhaltigen Analgetikum sollte bestehen bleiben, die dann als Monotherapie fortgeführt werden kann.

Leider werden perioperative Schmerzen im Kindesalter oft immer noch unzureichend behandelt. Kinder erhalten in der Regel weniger, seltener und schwächere Analgetika als Erwachsene. Es muss daher von einer erheblichen schmerztherapeutischen Unterversorgung ausgegangen werden. Häufig werden unzureichende Überwachungsmöglichkeiten und Angst vor ernsten Nebenwirkungen als Gründe hierfür angegeben. Aber auch mangelnde physiologische und pharmakologische Grundkenntnisse sind als Risikofaktoren anzusehen.

13.6 Literatur

[1] American Academy of Pediatric Dentistry: Clinical guideline on the elective use of minimal, moderate, and deep sedation and general anesthesia for pediatric dental patients. Pediatr Dent 26, 95 (2004).

[2] American Academy of Pediatrics – Committee of Drugs: Guidelines for monitoring and management of pediatric patients during and after sedation for diagnostic and therapeutic procedures: Addendum. Pediatrics 110, 836 (2002).

[3] Coté, C. J., Nottermann, D. A., Karl, H. W., Weinberg, J. A., McCloskey, C.: Adverse sedation events in pediatrics: a critical incident analysis of contributing factors. Pediatrics 105, 805 (2000).

[4] Coté, C. J., Karl, H. W., Weinberg, J. A., McCloskey, C.: Adverse sedation events in pediatrics: analysis of medications used for sedation. Pediatrics 106, 633 (2000).

[5] Daubländer, M.: Adrenalin als Vasokonstriktor in der zahnärztlichen Lokalanästhesie. Habilitationsschrift 1999.

[6] Deutsche Gesellschaft für Anästhesie und Intensivmedizuin: Leitlinie zur Sedierung und Analgesie (Analgosedierung) von Patienten durch Nicht-Anästhesisten. A & I 43: 639–41 (2002).

[7] Jakobs, W., Ladwig, B., Cichon, P., Ortel, R., Kirch, W.: Serum Levels of Articaine 2% and 4% in Children. Anest Prog 42, 113 (1995).

[8] Jöhr, M.: Kinderanästhesie. 4. Aufl. G. Fischer, Lübeck 1998.

[9] Hosey, M. T.: Managing anxious children: the use of conscious sedation in paediatric dentistry, UK National Clinical Guidelines in Paediatric Dentistry. International Journal of Paediatric Dentistry 12, 359 (2002).

[10] Katz, J., Steward, D. J.: Anatomy and physiology in relation to pediatric anesthesia. 2^{n}d ed. W. B. Saunders, Philadelphia.

[11] Lipp, M.: Die zahnärztliche Behandlung von Kindern in Intubationsnarkose. Wissenschaftlche Stellungnahme der DGZMK 6/1995 (www.dgzmk.de).

[12] Lipp, M., Daubländer, M., Fuder, H.: Die Lokalanästhesie in der Zahn-, Mund- und Kieferheilkunde. Quintessenz, Berlin 1993.

[13] Lipp, M., Dick, W., Daubländer, M., Fuder, H., Stanton Hicks, M.: Exogenous and endogenous plasma levels of epinephrine during dental treatment under local anesthesia. Reg Anesth 18, 6 (1993).

[14] Malamed, S. F.: Handbook of Local Anaesthesia. 5th ed. Mosby, St. Louis–Toronto–London 2004.

[15] Malamed, S. F.: Sedation – A Guide to Patient Management. 4th ed. Mosby, St. Louis–Toronto–London 2003.

[16] Margraf-Stiksrud, J: Angst und Angstabbau. In: Sergl, H. G. (Hrsg.): Psychologie, Psychosomatik in der Zahnheilkunde. PdZ spezial. Urban & Schwarzenberg, München–Wien–Baltmore 1996.

[17] Merskey, H., Albe-Fessard, D., Bonica, J. J., Carmon, A., Dubner, R., Kerr, F. W. L., Lindblom, U., Mumford, J. M., Nathan, P. W., Noordenbos, W., Pagni, C. A., Renaer, M. J., Sternbach, R. A., Sunderland, S.: Pain terms: a list with definitions and notes on usage. Recommended by the IASP subcommittee on taxonomy. Pain 6, 249 (1979).

[18] Niesel, H., van Aken, H. (Hrsg.): Lokalanästhesie, Regionalanästhesie, Regionale Schmerztherapie. Thieme, Stuttgart 2003.

[19] Nusstein, J., Lee, S., Reader, A., Beck, M., Weaver, J.: Injection pain and postinjection pain of the anterior middle superior alveolar injection administered with the Wand® or conventiional syringe. Oral Surg Oral Med Oral Pathol Oral Radiol Endod 98, 124 (2004).

[20] Perusse, R., Goulet, J. P., Turcotte, J. Y.: Contraindications to vasoconstrictors in dentistry: Part II. Hyperthyroidism, diabetes, sulfite sensitivity, cortico-dependent asthma, and pheochromocytoma. Oral Surg Oral Med Oral Pathol 74, 687 (1992).

14 Endodontie im Milch- und Wechselgebiss

von Michael Hülsmann und Annette Wiegand

Inhaltsübersicht

14.1 Endodontische Maßnahmen im Milchgebiss 250
14.1.1 Besonderheiten des Milchzahnes 250
14.1.2 Diagnostik 250
14.1.3 Behandlungsplanung 251
14.1.4 Indirekte Überkappung 251
14.1.5 Direkte Überkappung 252
14.1.6 Pulpotomie 252
Kalziumhydroxid-Pulpotomie 252
Eisen-III-Sulfat 254
Formokresol-Technik 254
Glutaraldehyd 256
Mineral Trioxid Aggregat (MTA) 256
Weitere Pulpawundverbände 256
14.1.7 Pulpektomie 257
14.1.8 Koronale Restauration 257
14.1.9 Pulpanekrose 257
14.1.10 Kompromissmaßnahmen (Aufschleifen) 258
14.1.11 Grenzen endodontischer Maßnahmen im Milchgebiss 258

14.2 Endodontische Maßnahmen im Wechselgebiss 259
14.2.1 Einleitung 259
14.2.2 Indirekte Überkappung 259
14.2.3 Direkte Überkappung 259
14.2.4 Devitalisation und Mortalamputation 259
14.2.5 Pulpotomie 259
14.2.6 Pulpektomie 260
14.2.7 Apexifikation 261
14.2.8 Wurzelkanalaufbereitung 261
14.2.9 Fülltechniken 261
14.2.10 Chirurgische Maßnahmen 261
14.2.11 Temporäre Zahnerhaltung im Gesamtkonzept der Sanierung 262
14.2.12 Alternativen zur Wurzelkanalbehandlung im Wechselgebiss 263

14.3 Zusammenfassung 263

14.4 Literatur 264

14.1 Endodontische Maßnahmen im Milchgebiss

Pulpaerkrankungen im Milchgebiss sind keine Seltenheit. Die nur wenigen, älteren und unzureichenden Daten aus epidemiologischen Untersuchungen deuten darauf hin, dass im Mittel 0,1% der Milchzähne, 0,02 Zähne/Kind und 1–5% der Kinder betroffen sind [9, 92, 103, 159]. Endodontische Maßnahmen haben zwar im Milchgebiss lediglich temporären Charakter, das Wohl der jungen Patienten verlangt dennoch äußerste Sorgfalt in der Durchführung (Tab. 14-1). Neben psychologischen Gesichtspunkten in der Führung der jungen Patienten sind anatomische und biologische Faktoren zu berücksichtigen.

14.1.1 Besonderheiten des Milchzahnes

Aufgrund der geringen Distanz zwischen Kaufläche und Pulpahörnern führen kariöse Läsionen am Milchzahn schnell zur Pulpaentzündung bzw. wird die Pulpa bei der Exkavation der Karies und der Kavitätenpräparation häufig eröffnet. Milchmolaren weisen in 20–30% der Fälle durchgängige Furkationskanäle auf, über die sich eine Infektion der Pulpa in den interradikulären Raum ausbreiten kann [94, 109, 162]. Die Milchzahnwurzeln sind grazil, häufig stark gekrümmt und stehen in enger Lagebeziehung zu den Keimen der Permanentes. Mit Beginn der physiologischen Wurzelresorption lässt die Abwehrkraft der Milchzahnpulpa nach, reparative Prozesse (Bildung von Sekundärdentin) verlaufen langsamer oder finden nicht mehr statt. Die Wurzelresorption verbietet den Einsatz nichtresorbierbarer Füllmaterialien. Nach Beginn der unregelmäßig verlaufenden Resorption (Abb. 14-1), wird eine instrumentelle Aufbereitung der Milchzahnwurzeln sehr problematisch und ist mit großen Risiken für den nachfolgenden Zahnkeim behaftet. Vom Milchzahn ausgehende pathologische Prozesse können ebenso zu einer Schädigung des bleibenden Zahnes führen wie unsachgemäß eingesetzte oder stark zytotoxische Medikamente oder Füllmaterialien.

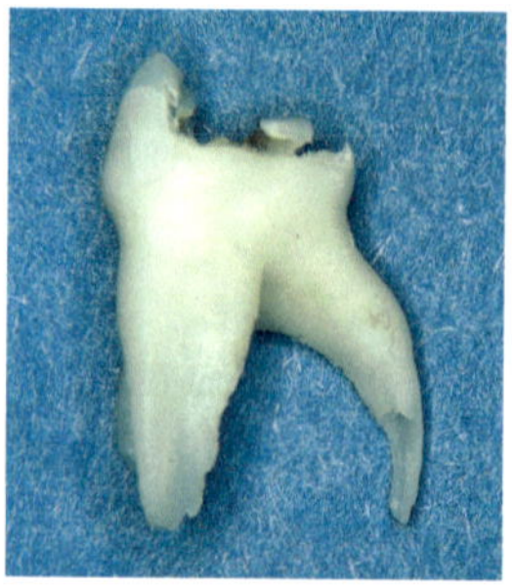

Abb. 14-1 Die Wurzelresorption am Milchzahn verläuft an den einzelnen Wurzeln ungleichmäßig. Die furkationsseitigen Wurzelwände sind bereits weiter resorbiert als die Wurzelaußenseiten. Dies macht eine korrekte Wurzelkanalaufbereitung unmöglich und verbietet den Einsatz nichtresorbierbarer Materialien.

Tabelle 14-1 Ziele der endodontischen Behandlung im Milchgebiss.

- Schmerzfreiheit
- Zahnerhaltung bis zur natürlichen Exfoliation
- Erhaltung der Milchzähne als funktionsfähige Kaueinheiten
- Gewährleistung des regulären Durchbruchs der nachfolgenden bleibenden Zähne
- Vermeidung der präeruptiven Schädigung bleibender Zähne durch vom Milchzahn ausgehende pathologische Prozesse
- Sicherung der Platzverhältnisse und Vermeidung kieferorthopädischer Korrekturen
- Keimreduzierung in Endodont und Mundhöhle

14.1.2 Diagnostik

Eine gründliche präoperative Untersuchung ist Voraussetzung für eine exakte Diagnose und adäquate Therapieentscheidung (Tab. 14-2). Einige der im bleibenden Gebiss üblichen Diagnoseverfahren haben jedoch im Milchgebiss nur eine begrenzte Aussagekraft. Auch die anamnestischen Angaben der jungen Patienten sind häufig ungenau: in der Hoffnung, eine

Tabelle 14-2 Diagnostik im Milchgebiss.

Anamnese	Schmerzdauer, Schmerzqualität, Fieber
Inspektion	Aufbissempfindlichkeit, Ausdehnung der Karies, Ausdehnung der Füllung, Fistel, Abszedierung, Schwellung und Druckdolenz, Zahnlockerung, offene oder sondierbare Furkation, Pulpapolyp
Röntgenbild	Ausdehnung der Karies, Ausdehnung der Pulpakammer, Lage und Form der Wurzeln, Stand der Wurzelresorption, pathologische Veränderungen der periapikalen Region und des interradikulären Raumes, Lagebeziehung zum Keim des bleibenden Nachfolgers, interne Resorptionen
Intraoperativer Befund	Zustand des Kavitätenbodens, Ausmaß und Farbe der Blutung bei Pulpaeröffnung, Pusentleerung, Pulpanekrose

Behandlung umgehen zu können, werden Schmerzen schnell verniedlicht oder verschwiegen [127].

An erster Stelle der Diagnostik stehen die Anamnese, die klinische Inspektion und der Röntgenbefund. Schwellungen, Abszedierungen und Fistelgänge in der Umschlagfalte sind keine Seltenheit (Abb. 14-2a). Der Sensibilitätstest ist an Milchzähnen unzuverlässig [127]. An Milchmolaren sind pathologische Veränderungen röntgenologisch meist im Bereich der Furkation, seltener an den Wurzelspitzen zu erkennen (Abb. 14-2b).

Bei vorsichtiger Interpretation kann auch die Art der Blutung bei Pulpaeröffnung wichtige Hinweise geben: eine dunkelrote, sehr heftige Blutung deutet auf eine massive Entzündung hin, nur leichte, hellrote Blutungen lassen einen Pulpastatus erwarten, der noch eine Erfolg versprechende Pulpotomie zulässt. Eine absolut verlässliche Korrelation zwischen Röntgenbefund, Blutungsart, Schmerzanamnese und histologischen Befund ist nicht gegeben, die Übereinstimmung liegt bei etwa 80% [74, 85, 135].

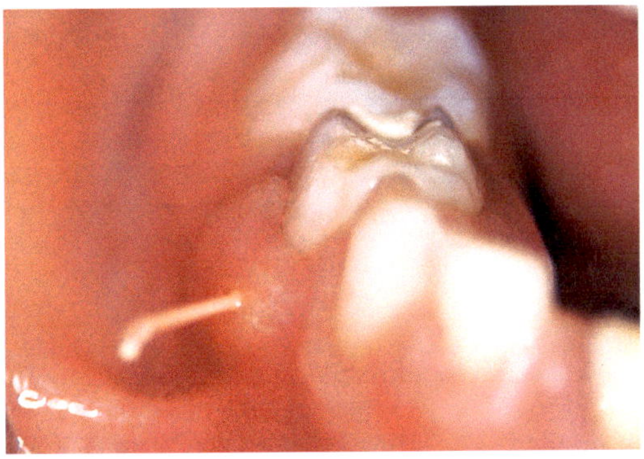

Abb. 14-2a Intraorale Ansicht: Schwellung und Fistelgang (mit Guttaperchastift) bukkal des Zahnes 84.

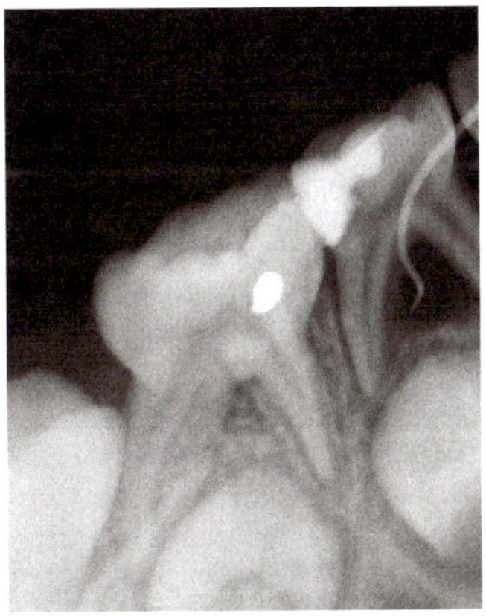

Abb. 14-2b Interradikuläre Ostitis mit Fistelbildung bei Pulpanekrose an Zahn 84. In den Fistelgang wurde zu diagnostischen Zwecken ein Guttaperchastift eingeführt.

Auch im Milchgebiss ist eine präoperative Röntgenaufnahme zu diagnostischen Zwecken in den meisten Fällen unverzichtbar. Diese Aufnahme gibt Auskunft über die Ursachen der Beschwerden (Ausdehnung der Karies), den Stand der Wurzelresorption, den Zustand der periapikalen Region und die Lagebeziehung zwischen Milchzahn und bleibendem Nachfolger.

14.1.3 Behandlungsplanung

Die Behandlungsplanung muss die folgenden Parameter berücksichtigen:

- Allgemeinanamnese des Patienten
- Bedeutung des zu behandelnden Zahnes unter Berücksichtigung des Entwicklungsstandes des Kindes
- Alternativen zur Pulpabehandlung
- Restaurierbarkeit des Zahnes [3].

14.1.4 Indirekte Überkappung

Ziele der indirekten Überkappung sind die Vermeidung einer Pulpaexposition und die Vitalerhaltung der gesamten Milchzahnpulpa durch Arrettierung des kariösen Prozesses und die Bildung von Tertiärdentin (Übersicht bei Fuks [43]). Aufgrund des voluminösen Pulpakavums erreicht die Karies am Milchzahn häufig bereits nach kurzer Zeit pulpanahe Bereiche. Erste Entzündungszeichen können jedoch schon beobachtet werden, nachdem die Karies das Dentin erreicht hat. Das rigorose, restlose Exkavieren kariös veränderten Dentins führt entsprechend schnell zur Pulpaexposition. Bei pulpanahen kariösen Läsionen wurden daher die zweizeitige Kariesentfernung und die indirekte Überkappung empfohlen. Die Häufigkeit einer Pulpaexposition während der Exkavation konnte von 53–40% auf 15–17% reduziert werden [77, 84]. Klinisch, mikrobiologisch und histologisch basierten Studien zufolge ist die einzeitige Technik jedoch vorzuziehen, auch wenn hierbei die Eröffnung der Pulpa und eine nachfolgende Pulpotomie nicht zu vermeiden sind [56].

Für den Erfolg der indirekten Überkappung ist entscheidend, dass die Indikation sehr eng gezogen wird: ist der Zahn perkussionsempfindlich und/oder weist er bereits pulpitische Symptome auf, sollte die Pulpotomie bevorzugt werden [75]. Entscheidend ist weiterhin, dass das erweichte Dentin vollständig entfernt wird und nur ein kleiner Bezirk noch verfärbten, aber harten Dentins belassen werden darf [7, 31, 56]. Mit der Bildung von nennenswerten Mengen an

Sekundär- und Tertiärdentin ist nach Beginn der physiologischen Wurzelresorption nicht mehr zu rechnen, zuvor wird die Menge der Dentinneubildung mit 1,4 µm/Tag angegeben.

Die **Erfolgsquote** der indirekten Überkappung wird bei strenger Indikationsstellung mit maximal 80 % [71] bis 97 % [23, 24, 148] angegeben (Übersicht bei Camps et al. [13]).

14.1.5 Direkte Überkappung

Die direkte Überkappung nach Pulpaeröffnung während der Kariesentfernung ist im Milchgebiss **nicht indiziert** [7, 30, 32, 149]. Physiologische (Entzündung der koronalen Pulpa, Wurzelresorption und verminderte Regenerationskraft der Pulpa) und technische (Trockenlegung, sachgemäße Versorgung der Pulpawunde, koronaler Verschluss) Probleme bedingen eine hohe Misserfolgsrate dieser Therapievariante.

Bei **kleinflächiger artifizieller Pulpaeröffnung im gesunden Dentin** wird vor Beginn der Wurzelresorption der Versuch einer direkten Überkappung befürwortet [40, 58]. Bei nicht infizierter und nicht entzündeter Pulpa kann sich auch an Milchzähnen neue Hartsubstanz bilden [155]. In vielen Fällen findet sich aber im histologischen Bild auch bei klinischer Symptomlosigkeit chronisch entzündetes Pulpagewebe. Nach Beginn der Wurzelresorption ist mit einem Erfolg der direkten Überkappung nicht mehr zu rechnen. Die (klinische) Erfolgsquote der direkten Überkappung im Milchgebiss wird mit 78–96 % angegeben [75]. Wie bei vielen Milchzahnstudien müssen hier allerdings überwiegend kleine Fallzahlen und kurze Beobachtungszeiträume berücksichtigt werden, nicht selten handelt es sich eher um Überlebensstudien (survival studies) als um Erfolgsstudien (outcome studies).

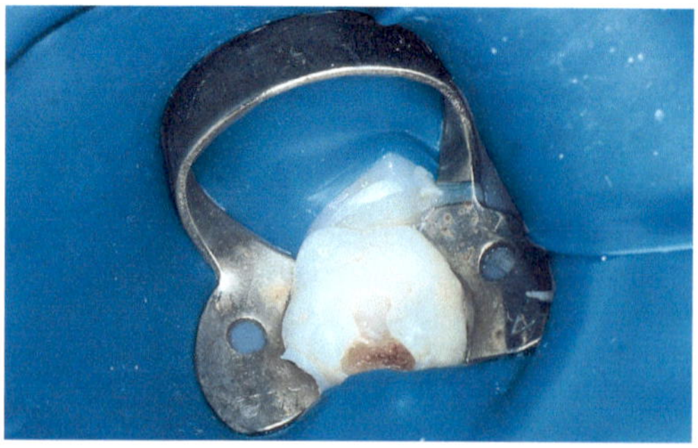

Abb. 14-3 Auch die Milchzahnbehandlung sollte, wenn möglich, unter absoluter Trockenlegung erfolgen. Bei zu erwartender Pulpaeröffnung kann so eventuell noch der Versuch einer Pulpotomie unternommen werden, der bei Speichelexposition wenig Erfolg versprechend wäre.

Auch im Milchgebiss sollten alle endodontischen Maßnahmen nach Möglichkeit unter absoluter Trockenlegung (Kofferdam) durchgeführt werden. Dies dient dem Schutz des Kindes und verhindert die Infektion möglicherweise noch gesunden pulpalen Weichgewebes (Abb. 14.3) [3].

14.1.6 Pulpotomie

Kommt es während der Entfernung der Karies zur Pulpafreilegung, ist die Pulpotomie die Therapie der Wahl. Die Pulpotomie beinhaltet die partielle oder totale Entfernung der infizierten und entzündeten Kronenpulpa mit dem Ziel, die radikuläre Pulpa vital zu erhalten. Die zur Pulpaabdeckung verwendeten Materialien müssen nicht nur über eine hohe Biokompatibilität verfügen und einen bakteriendichten Verschluss der Amputationsstelle ermöglichen, sondern sollten auch das Regenerationspotenzial der erkrankten Pulpa fördern.

Während der klinische Erfolg von Pulpotomien häufig an dem Vorliegen klinischer und röntgenologischer Symptomlosigkeit bemessen wird, werden histologisch verschiedene Variablen als Indikatoren für eine erfolgreiche Pulpawundheilung diskutiert. Hierzu gehören die Elimination von Bakterien und die Differenzierung von Ersatzodontoblasten sowie die Formation einer Dentinbrücke mit Entzündungsfreiheit des Gewebes [152]. Idealerweise sollten zur Therapie der exponierten Pulpa daher Medikamente zum Einsatz kommen, die die Zelldifferenzierung und reparative Dentinbildung fördern

Für die Pulpotomie vitaler Milchzähne existieren nach wie vor mehrere **unterschiedliche Behandlungskonzepte.** Als Wundverband für den verbleibenden Pulpastumpf wurden zahlreiche unterschiedliche Materialien empfohlen, u.a. Kalziumhydroxid, Formokresol in unterschiedlichen Konzentrationen, Zinkoxid-Eugenol, Jodoform, N2, Triopaste, Ledermix, Glutaraldehyd, KRI-Paste, Cresatin, MTA, Dentinadhäsive [3, 6, 31, 149]. Auch die Devitalisation der vitalen, aber pulpitischen Milchzahnpulpa mit hoch dosierten (para)formaldehydhaltigen Präparaten (Mortalamputation) wurde vorgeschlagen.

Kalziumhydroxid-Pulpotomie

Die Indikation dieser Methode ist beschränkt auf die Behandlung der **vitalen Milchzahnpulpa,** die während des Exkavierens der Karies freigelegt wird und über das Stadium der partiellen Pulpitis (Pulpitis coronalis) nicht hinausgeht. Da Kalziumhydroxid auf bereits entzündetes Gewebe keine heilende Wirkung hat [153], ist bei Vorliegen einer Entzündung der Wurzelpulpa der Misserfolg vorprogrammiert.

Forderungen für eine Kalziumhydroxid-Pulpotomie sind:

- Es darf keine Anamnese mit lang andauernden Beschwerden vorgelegen haben.
- Der Zahn darf nicht perkussions- oder aufbissempfindlich sein und muss positiv auf den Sensibilitätstest reagieren.
- Nach Pulpaeröffnung findet sich nur eine leichte, hellrote Blutung, die in kurzer Zeit gestillt werden kann.
- Das Röntgenbild zeigt keine pathologischen Veränderungen (Ostitis interradicularis) und die Wurzeln sind zu nicht mehr als einem Drittel resorbiert [30].

Technik der Kalziumhydroxid-Pulpotomie (Abb. 14-4): Nach Eröffnung der Pulpa erfolgt die sorgfältige Trockenlegung des Operationsgebietes, optimal durch Anlegen von Kofferdam. Unter Lokalanästhesie und unter möglichst aseptischen Bedingungen wird das Pulpakammerdach vollständig abgetragen und die gesamte koronale Pulpa entfernt. Um die Traumatisierung der Wundfläche zu minimieren, sollte das Pulpagewebe durch schnell rotierende Diamantschleifkörper und unter Kühlung mit Kochsalzlösung abgetrennt werden [51].

Die Blutstillung einer Pulpawunde kann durch mechanische Kompression, durch Hämostyptika (Eisen-III-Sulfat, Formokresol, Glutaraldeyd, Adrenalin) oder durch Elektrokoagulation bzw. Laseranwendung erzielt werden. Bei der klassischen Kalziumhydroxid-Pulpotomie soll die Hämostase der Amputationsstelle durch mechanische Kompression mit einem sterilen und mit Kochsalzlösung benetzten Wattepellet erreicht werden. Da eine Pulpotomie nur bei Vorliegen einer partiellen Pulpitis indiziert ist, kann eine nicht kontrollierbare Blutung als Kriterium zur Ab-

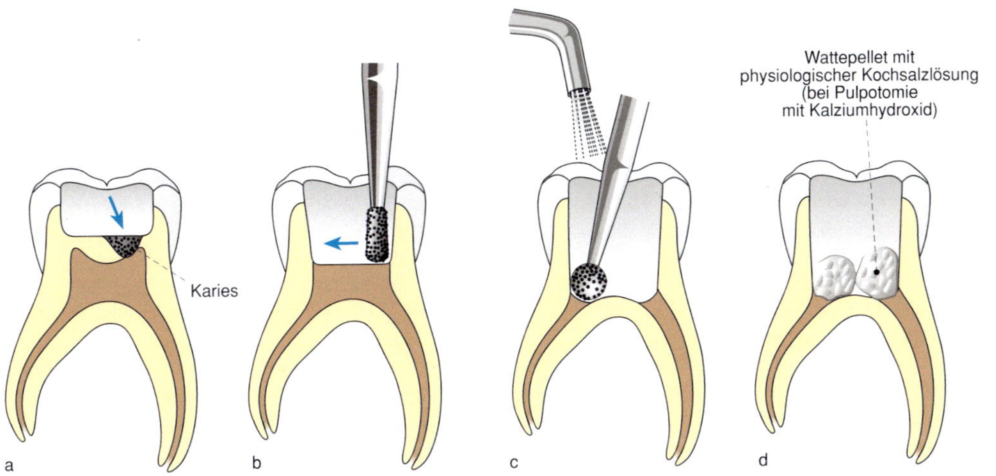

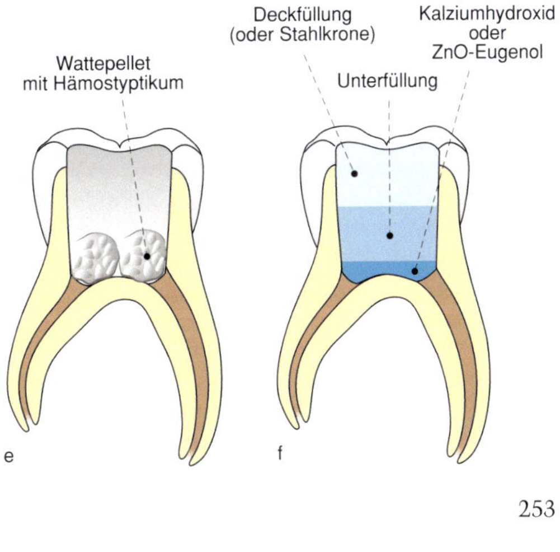

Abb. 14-4 Schematische Darstellung der Pulpotomie mit Kalziumhydroxid oder Formokresol.

a) Eröffnen der Pulpa beim Exkavieren.

b) Abtragen des gesamten Pulpadaches mit birnenförmigem Diamantschleifer.

c) Amputation der Kronenpulpa mit kugelförmigem Diamantschleifer unter Kochsalzberieselung in Höhe der Kanaleingänge.

d) Blutstillung durch mit physiologischer Kochsalzlösung getränkte Wattepellets.

e) Ist die Anwendung von Kalziumhydroxid nicht indiziert, erfolgt eine Blutstillung durch Hämostyptika wie z. B. Eisen-III-Sulfat, Formokresol, Glutaraldehyd, meist in Form getränkter/imprägnierter Wattepellets.

f) Druckloses Aufbringen des Wundverbandes: ZnO-Eugenol oder Kalziumhydroxid. Unterfüllung mit druckfestem Zement. Verschluss mit kaufester Deckfüllung oder konfektionierter Stahlkrone.

grenzung zwischen einer partiellen und einer totalen Pulpitis herangezogen werden.

Entscheidend für den Erfolg der Amputation und die Vitalerhaltung des radikulären Pulpagewebes ist die Vermeidung eines Blutkoagulums an der Amputationsstelle [136]: Das im Blutkoagulum enthaltene Fibrin kann die Mobilisation von Osteoklasten induzieren, die für die Entstehung interner Resorptionen verantwortlich sind [131].

Nicht zuletzt aufgrund der problematischen Diagnostik, unzureichender Asepsis des Operationsgebietes und der Ausbildung eines – häufig infizierten – Blutkoagulums an der Amputationsstelle ist diese Technik der Vitalamputation mit **häufigen Misserfolgen** behaftet: neben Pulpanekrose, Fistelbildung und Abszedierung ist hier vor allem das Auftreten interner Resorptionen der Milchzahnwurzel zu nennen. Bei enger Indikationsstellung zur Anwendung der Kalziumhydroxidtechnik kann mit einer Erfolgsquote von 50–60% gerechnet werden [27, 87, 134].

Eisen-III-Sulfat

Die Wirkung von Eisen-III-Sulfat beruht auf einer Komplexbildung zwischen Eisen und Proteinen, die zu einer Proteinagglutination und zu einem mechanischen Verschluss der Gefäße führt. Zur Pulpotomie im Milchgebiss wird Eisen-III-Sulfat überwiegend in Verbindung mit einem ZnO-Eugenol-Wundverband verwendet [12, 14, 15, 16, 67, 68]. Das Hämostyptikum wird dabei in einer Konzentration von 15,5% für 15 s mit einem Watte- oder Schaumstoffpellet auf die Amputationsstelle appliziert.

Pulpotomien mit Eisen-III-Sulfat- oder Formokresol-Blutstillung und Zinkoxid-Eugenol-Wundverband schnitten in Bezug auf den klinischen und radiologischen Befund nicht signifikant unterschiedlich ab [45, 67, 68]. Vier Jahre nach der Pulpotomie waren 96,4% der mit Eisen-III-Sulfat und 97,5% der mit Formokresol behandelten Milchmolaren klinisch unauffällig. Radiologisch wurde die Pulpotomie bei 92,0% der mit Eisen-III-Sulfat und bei 94,6% der mit Formokresol therapierten Zähne als erfolgreich bewertet [67, 68]. Pulpotomien, die erst nach 4 Jahren erneut röntgenologisch kontrolliert wurden, zeigten Erfolgsraten von 30% (Kombination Eisen-III-Sulfat und Formokresol), 50% (Eisen-III-Sulfat) und 75% (Formokresol) [12]. Im Gegensatz dazu wiesen Fei et al. [38] in der 1-Jahreskontrolle pulpotomierter Milchmolaren bessere klinische Ergebnisse für die Blutstillung mit Eisen-III-Sulfat (96,5%) als mit Formokresol (77,8%) nach.

Eine systematische Übersicht zu Pulpotomien im Milchgebiss konnte in der Auswertung von klinischen und radiologischen Befunden keine statistisch signifikanten Unterschiede zwischen der Blutstillung mit Eisen-III-Sulfat oder Formokresol feststellen, wenn die Abdeckung der radikulären Pulpa mit ZnO-Eugenol-Zement vorgenommen wurde [82]. Histologisch konnten keine Unterschiede zwischen diesen beiden Verfahren festgestellt werden [17, 18, 42], während Landau und Johnson [76] nach Anwendung von Eisen-III-Sulfat häufiger Sekundärdentin und partielles Dentinbridging nachweisen konnten als nach Blutstillung mit Formokresol.

Die Anwendung **elektrochirurgischer Maßnahmen** zählt ebenso wie die Laserapplikation zu den nichtmedikamentösen Pulpotomie-Verfahren und weist in klinischen Untersuchungen Erfolgsraten von 92,5–96% auf [4, 20, 33, 39, 107, 116, 125]. Hinsichtlich der Dauer und Häufigkeit der Elektrodenapplikation sowie der angewendeten Intensität und Stromeinwirkungszeit zeigt sich zwischen den Studien eine große Variabilität.

Die Anwendung von **Lasern** bei der Pulpotomie im Milchgebiss wurde bislang nur in wenigen Studien untersucht, eine abschließende Bewertung des Verfahrens ist nicht möglich [34, 70, 79].

Formokresol-Technik (Abb. 14-4 und 14-5)

Die Anwendung Formaldehyd-freisetzender Materialien bei der Milchzahnendodontie wird nach wie vor kontrovers diskutiert [3, 21, 22, 65, 73]. Das Spektrum der Einschätzung durch die Fachgesellschaften reicht hierbei von uneingeschränkter Befürwortung und Empfehlung als Standardmaßnahme (Guidelines der American Academy of Pedodontics, 2004) bis hin zur Beschränkung lediglich auf Ausnahmefälle (Stellungnahme der Deutschen Gesellschaft für Kinderzahnheilkunde und Primärprophylaxe, 2002).

Gründe für diese unterschiedliche Beurteilung sind weniger Differenzen bezüglich der klinischen Erfolgsquoten als vielmehr die unterschiedliche Beurteilung des zytotoxischen, mutagenen, allergenen und kanzerogenen Potenzials von Formokresol [78, 157]

Bei der Formokresol-Pulpotomie wird ein mit dieser Flüssigkeit getränktes Wattepellet für 3 bis 5 Minuten auf den Pulpastumpf gelegt. Die Abdeckung der Wurzelkanäle erfolgt mit einem ZnO-Eugenol-Präparat (Abb. 14-5). Die von Buckley [11] angegebene Formel lautet:

Formokresol:	Formaldehyd 35%	19 ml
	Trikresol	35 ml
	Glycerin	15 ml
	Aqua dest.	31 ml
	Gesamt	100 ml

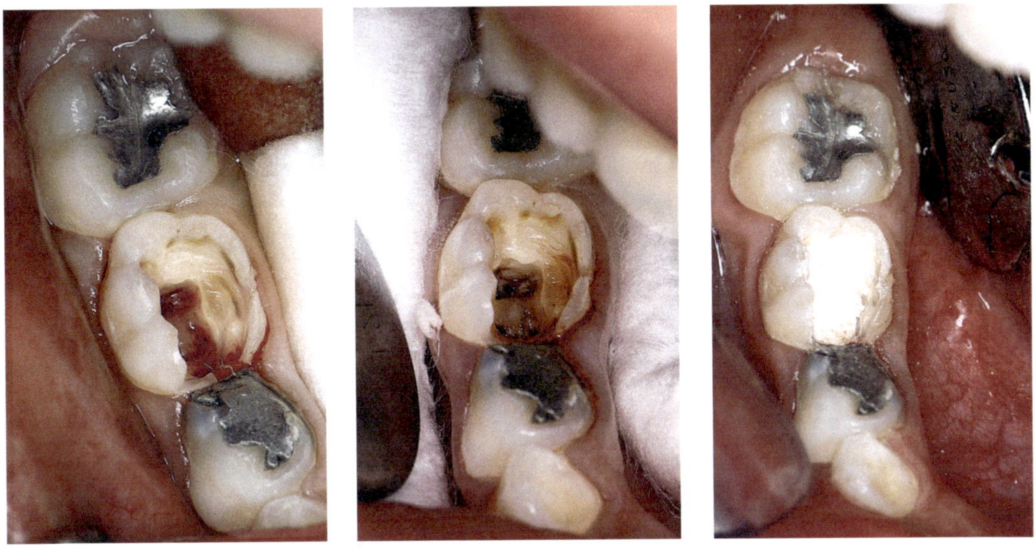

a b c

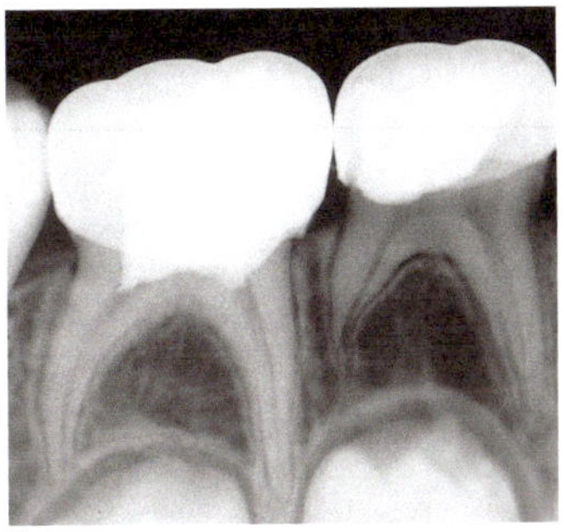

d

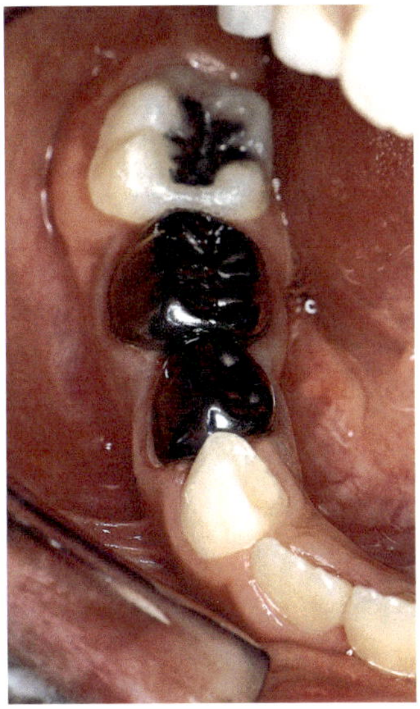

e

Abb. 14-5 Vorgehen bei der einzeitigen Formokresol-Technik.

a) Zustand des Zahnes 85 nach Amputation der Kronenpulpa.

b) Klinisches Bild nach Blutstillung.

c) Zustand nach Zementaufbau.

d) Röntgenkontrolle nach Zementaufbau und Versorgung mit einer Stahlkrone.

e) Definitive Versorgung mit einer konfektionierten Krone (Fall Prof. Dr. Einwag).

Um das Verhältnis von Effektivität und Toxizität zu optimieren, wird die Anwendung einer 1:5-Verdünnung dieser Lösung mit Aqua dest. vorgeschlagen [48, 93].

Dieses Verfahren kann nur begrenzt als „Vital"amputation bezeichnet werden. Das Formaldehyd bewirkt zunächst eine Fixierung der oberflächlichen Gewebeschichten, auch wenn diese bereits entzündet und infiziert sind. In der Pulpa kommt es unter Kontakt mit Formokresol zu einer Koagulation der Zellwandproteine und somit zum Absterben der Zellen, was die Bildung von Mikrothromben und damit die Entstehung von Mikrozirkulationsstörungen zur Folge hat und letztlich zur Fixation und Nekrose des angrenzenden Gewebes führt.

Im Tierversuch sind zytotoxische, mutagene, allergene, kanzerogene und genotoxische Veränderungen nach Formaldehyd-Exposition dokumentiert, eine systemische Verteilung nach intradentaler Applikation ist nachgewiesen (Übersichten bei [78, 158]). Die nachgewiesenen hohen klinischen Erfolgs- und Überlebensquoten werden – bei auf die koronale Pulpa beschränkter Entzündung und Pulpotomie vor Beginn der Wurzelresorption – auch durch andere Verfahren wie z. B. Kalziumhydroxid-Pulpotomie, Anwendung von Eisen-III-Sulfat oder Elektrokoagulation erreicht [68, 116, 157], sodass zumindest für diesen Indikationsbereich gleichwertige Therapiealternativen zur Verfügung stehen. Nach Beginn der Wurzelresorption und bei Vorliegen von Entzündungen im Bereich der Wurzelpulpa ist die Anwendung von Kalziumhydroxid nicht mehr indiziert (s. S. 252 f.).

Im Mittelpunkt der Diskussionen um die adäquate Therapie der Milchzahnpulpitis bzw. Pulpanekrose steht seit langem die Frage der Biokompatibilität bzw. **Toxizität** der verwendeten Materialien. Auch nach nur 5-minütiger Einlage lässt sich eine systemische Wirkung des Formokresols mit Absorption in inneren Organen nachweisen [8, 97, 106, 113, 114, 115]. Neben einem hohen zytotoxischen Potential liegen Nachweise für eine neurotoxische [10], allergene [69], mutagene und karzinogene [78, 106, 115] Wirkung von Formaldehyd vor.

In einer randomisierten, kontrollierten klinischen Studie an 200 Milchmolaren zum Vergleich unterschiedlicher Pulpotomie-Techniken (ER:Yag-Laser, Kalziumhydroxid, Eisen-III-Sulfat, verdünntes Formokresol) ergaben sich in der 2-Jahreskontrolle die folgenden Erfolgsquoten: Eisen-III-sulfat 100 %, Formokresol 95 %, Laser 93 %, Kalziumhydroxid 87 %, wobei der Unterschied zwischen Formokresol und Kalziumhydroxid signifikant ausfiel [66].

Glutaraldehyd

Als Alternative zu Formaldehyd wird die Anwendung 2–5 %igen gepufferten Glutaraldehyds vorgeschlagen, dessen zytotoxische Wirkung deutlich geringer eingeschätzt wird. Die wenigen vorliegenden Studien [46, 47] zeigen ähnlich hohe Erfolgsquoten wie die Formokresoltechnik. Die systemischen Auswirkungen sowie das mutagene und karzinogene Potential von Glutaraldehyd sind jedoch noch nicht ausreichend untersucht.

Mineral Trioxid Aggregat (MTA)

MTA wird seit einigen Jahren in verschiedenen Bereichen der endodontischen Behandlung der permanenten Dentition eingesetzt, aber auch zur Pulpotomie im Milchgebiss.

MTA ist ein Derivat von Portlandzement und verfügt über ähnliche chemische Eigenschaften. Seine Hauptbestandteile sind Trikalziumsilikat, Trikalziumaluminat, Kalziumoxid und Siliziumoxid. Es wird mit destilliertem Wasser im Verhältnis von 3 : 1 angemischt, liegt danach als kolloidartiges Gel mit einem pH von 11 vor und härtet innerhalb von 2,5 bis 3 Stunden aus. MTA weist ein sehr gutes Abdichtungsverhalten gegenüber Bakterien auf, fördert die Anheftung und das Wachstum von Bindegewebszellen wie z. B. Fibroblasten, Osteoblasten und Zementoblasten und induziert aktiv die Bildung von Hartgewebe [19, 128, 129, 140].

In tierexperimentellen Studien konnte gezeigt werden, dass in der Pulpa unter dem Einfluss von MTA eine Hartgewebebrücke gebildet wird, die an gesundes und normal strukturiertes Pulpagewebe mit einem intakten Odontoblastensaum grenzt. Salako et al. [123] konnten nachweisen, dass es sich um reguläres Dentin bzw. Tertiärdentin handelt, das bereits nach 4 Wochen zu einem vollständigen „Bridging" führt. Das mit MTA abgedeckte Pulpagewebe unterschied sich im histologischen Befund nach 150 Tagen nicht von der gesunden entzündungsfreien Pulpa unbehandelter Zähne.

In klinischen Untersuchungen zeigen MTA-Pulpotomien und Formokresol-Pulpotomien vergleichbare Erfolgsraten von bis zu 100 % [1, 28]. Eidelman et al. [28] versorgten die Amputationsstellen von Milchmolaren entweder mit MTA oder mit Formokresol und ZnO-Eugenol-Zement. Im mittleren Untersuchungszeitraum von 13 Monaten waren alle untersuchten Zähne klinisch symptomfrei. Der radiologische Befund zeigte bei 41 % der MTA-Pulpotomien und bei nur 13 % der Formokresol-Pulpotomien ein Dentinbridging im Bereich der Kanaleingänge. Bei 7 % der mit Formokresol therapierten Zähne waren hingegen interne Resorptionen feststellbar. Ebenso konnten Agamy et al. [1] nach 12 Monaten eine 100 %ige klinische Erfolgsrate für graues und eine 80 %ige Erfolgsrate für weißes MTA feststellen.

Weitere Pulpawundverbände

In tierexperimentellen Studien wurden eine Reihe weiterer Präparate auf ihr Potenzial zur Induktion von Hartgewebe und Förderung der pulpalen Wundheilung untersucht.

Aufgrund fehlender klinischer (Langzeit-)untersuchungen im Milchgebiss können Dentinadhäsive zum jetzigen Zeitpunkt nicht zur Versorgung von Amputationswunden pulpotomierter Milchzähne empfohlen werden [54, 26].

Die Pulpotomiewunden von Hundezähnen wurden mit **Bone Morphogenetic Proteins** (BMP-2 und BMP-4) oder **Transforming Growth Factor** (TGF-β1) therapiert. Nach 4 Wochen war für BMP-2 und BMP-4 eine Proliferation von Mesenchymzellen in Osteodentinoblasten und Osteodentinozyten nachweisbar, die nach 8 bis 10 Wochen zur Bildung von Osteodentin und tubulären Dentinstrukturen führte [101, 102].

Nakamura et al. behandelten die Pulpa adulter Miniatur-Schweine mit **Schmelz-Matrix-Proteinen** (**Emdogain®**, BIORA AB, Malmö, Schweden) oder einem Kalziumhydroxid-Präparat. Im Vergleich zu Kalziumhydroxid-Pulpotomien wiesen die mit Emdogain® behandelten Zähne initial geringere Entzündungszeichen auf und zeigten im weiteren Verlauf nach 6 bis 8 Wochen mehr reparative Hartsubstanzbildung. Auch die Konditionierung der Pulpotomiestelle mit **Hyaluronsäure** [126] oder **α-Trikalziumphosphat** [163] führte zu weniger pathologischen Veränderungen der Pulpa als die Applikation von Kalziumhydroxid. Nach Anwendung von Hyaluronsäure konnte bereits nach 1 Woche die Differenzierung von Fibroblasten und Odontoblasten sowie die Bildung globulärer Kalzifizierungen nachgewiesen werden. Im Vergleich zu Kalziumhydroxid war die Dentinbildung nach 30 bis 60 Tagen ebenfalls stärker ausgeprägt [126]. Auch mit 1% Kalziumhydroxid versetztes α-Trikalziumphosphat führte zu einem vollständigeren Bridging und war nur mit geringen entzündlichen Veränderungen der Pulpa assoziiert [163].

Schließlich wurde in einer klinischen Untersuchung bei 28 Kindern die radikuläre Pulpa entweder mit Kalziumhydroxid abgedeckt oder mit einer **lyophilisierten Thrombozyten-Suspension** behandelt. Die Pulpotomien unter Einsatz der Thrombozyten-Suspension wiesen nach 1 bis 6 Monaten bessere klinische Erfolgsraten als die Kalziumhydroxid-Pulpotomie auf [43, 71].

Die geringe Datenlage für alle genannten Präparate macht eine weitere klinische Überprüfung notwendig, sodass eine abschließende Bewertung dieser Verfahren derzeit nicht möglich ist.

14.1.7 Pulpektomie

Von verschiedenen Autoren wird die Pulpektomie mit anschließender Aufbereitung und Füllung der Wurzelkanäle auch für Milchzähne propagiert [49, 112, 146, 150]. Diese Behandlungstechnik ist an Milchzähnen allerdings nicht unproblematisch durchzuführen und stellt höchste Anforderungen an Diagnostik und Behandlungstechnik sowie die Kooperation der jungen Patienten. Nach Isolation unter Kofferdam erfolgen die Entfernung der Kronenpulpa und die Anfertigung einer Röntgenmessaufnahme. Die elektrische Längenmessung ist auch im Milchzahn relativ genau, tendenziell fallen die Messungen geringfügig zu kurz aus [72, 96].

Die grazilen Wurzelkanäle werden vorsichtig unter intensiver Spülung mit NaOCl aufbereitet. Es werden ein Sicherheitsabstand (2–3 mm) zur Wurzelspitze bzw. die Begrenzung von Präparation und Füllung auf die koronalen zwei Drittel der Wurzel vorgeschlagen. Als Aufbereitungsgröße wird ISO 30–35 genannt. Abschließend erfolgt die Füllung mit einer resorbierbaren Paste. Zur Anwendung werden u.a. Kalziumhydroxid, Zinkoxid-Eugenol [150], Zn-O-Eugenol mit Formokresol [146], Jodoform [49, 112] oder Maisto's Paste (Zinkoxid, Jodoform, Thymol und Chlorphenol-Kampfer) [150] empfohlen. Die Anwendung von Guttapercha scheidet ebenso aus wie die Verwendung herkömmlicher nichtresorbierbarer Füllpasten [3].

14.1.8 Koronale Restauration

Ebenso wie in der permanenten Dentition müssen endodontisch behandelte Milchzähne mit einer definitiven koronalen Restauration versorgt werden. Diese dient dem bakteriendichten Verschluss der Pulpotomiewunde, einer verbesserten Stabilität des Zahnes und der Aufrechterhaltung der Platzhalterfunktion.

In der Vergangenheit wurden endodontisch behandelte Milchmolaren in der Regel mit konfektionierten Milchzahnkronen [1, 15, 16, 20] oder mit Amalgamfüllungen [53, 91, 116] versorgt.

In der retrospektiven Auswertung von Milchmolaren nach 6 bis 103 Monaten konnten Holan et al. [59] zeigen, dass die Misserfolgsrate zwischen mit Amalgamrestaurationen (20%) oder Stahlkronen (13%) versorgten Pulpotomien nicht signifikant unterschiedlich war. Ebenso konnten Farooq et al. [37] in einer Nachuntersuchung von Formokresol-Pulpotomien nach 2 bis 7 Jahren keine Unterschiede hinsichtlich des klinischen Erfolgs zwischen Amalgamrestaurationen (75%) und Stahlkronen (82%) feststellen. Im Gegensatz dazu wiesen die Zähne, die nur mit einer temporären Versorgung in Form eines ZnO-Eugenol-Zements restauriert wurden, eine signifikant niedrigere Erfolgsrate von nur 39% auf.

Die Frakturstabilität pulpotomierter Milchmolaren ist nach Restauration mit Kompositen, Kompomeren oder Amalgamfüllungen mit zusätzlicher Verwendung der entsprechenden Adhäsivsysteme signifikant größer als nach isolierter Versorgung mit Amalgam [32].

14.1.9 Pulpanekrose

Zur Behandlung einer Pulpanekrose am Milchzahn werden unterschiedliche Meinungen vertreten. Da die anatomischen und physiologischen Besonderheiten des Milchzahnes und die Belastbarkeit der Kinder eine reguläre Wurzelkanalbehandlung kaum zulassen, wird in diesem Fall vielfach der **Extraktion** der Vorzug gegeben, vereinzelt wird eine Aufbereitung, Spülung und Füllung propagiert. Als medikamentöse Einlage werden CHX-Gel (2 %) oder eine Kombination aus Chlorhexidin-Gel und $Ca(OH)_2$ empfohlen [105].

Wird eine Pulpanekrose im Milchgebiss nicht behandelt, können Schmelzhypoplasien an den nachfolgenden bleibenden Zähnen auftreten [160, 161].

„Aus biologischer Sicht gibt es für nekrotische Milchzähne keine wirklich vernünftige endodontische Behandlung. Einen Milchzahn mit einer nekrotischen Pulpa unbehandelt zu lassen, vielleicht aus dem vagen Wunsch der Platzerhaltung heraus, ist ein Kunstfehler." [133].

Der Versuch einer Erhaltung nekrotischer Milchzähne muss daher als temporärer Kompromiss mit enger Indikationsstellung angesehen werden. Indiziert kann dieser Kompromiss vor allem dann sein, wenn das Kind erst an die zahnärztliche Behandlung herangeführt werden muss. In diesem Stadium kann eine Extraktion das langsam entstehende Vertrauensverhältnis zum Zahnarzt nachhaltig beeinträchtigen.

Erweist die klinische Kontrolle, dass der Zahn dauerhaft eine erhöhte Mobilität, klinische Symptome, einen persistierenden Fistelgang oder rezidivierende Abszedierungen aufweist, ist die Grenze der Zahnerhaltung in jedem Fall überschritten. Dies gilt gleichermaßen für alle endodontischen Maßnahmen an Milchzähnen.

14.1.10 Kompromissmaßnahmen (Aufschleifen)

Das Aufschleifen und Offenlassen devitaler Milchzähne sollte nur als temporäre Kompromissmaßnahme betrachtet werden, wenn bei Kontraindikation zur Pulpotomie oder Scheitern einer Wurzelkanalbehandlung eine sofortige Extraktion nicht möglich erscheint [149] (Abb. 14-6). Die Mundhygienemaßnahmen nicht vollständig zugängigen Kavitäten stellen ein nicht vertretbares Keimreservoir dar. In einigen Fällen entwickelt sich ein Pulpapolyp, der das aufgeschliffene Pulpakavum ausfüllt (Abb. 14-7). Klinisch ist jedoch häufig zu beobachten, dass diese Pulpapolypen die jugendlichen Patienten von einer ausreichenden Zahnpflege der betroffenen Zahnregion abhalten. Sobald die Mitarbeit der jungen Patienten dies zulässt, sollten diese Zähne extrahiert und bei Bedarf durch mundhygienefähige Lückenhalter ersetzt werden.

14.1.11 Grenzen endodontischer Maßnahmen im Milchgebiss

Auch wenn zur endodontischen Behandlung von Milchzähnen ein ganzes Spektrum unterschiedlicher Maßnahmen zur Verfügung steht, so ist doch im Vergleich zur endodontischen Therapie an bleibenden Zähnen viel eher die Grenze des Sinnvollen und Möglichen erreicht.

Das Primat der Therapie muss im kindlichen Gebiss im ungestörten Allgemeinbefinden des jungen Patienten liegen.

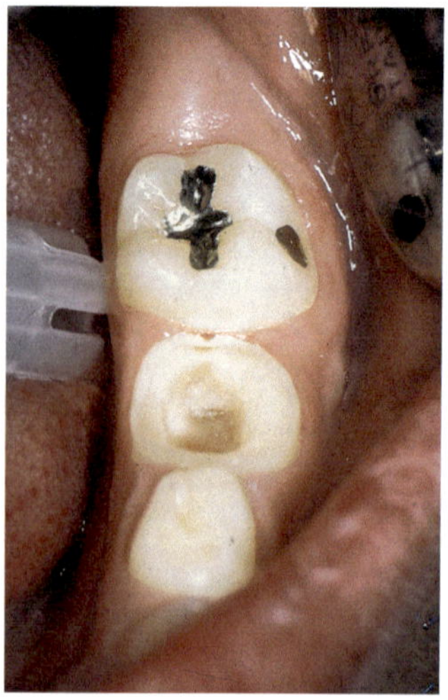

Abb. 14-6
Das Aufschleifen avitaler Milchzähne ist nur als Kompromissmaßnahme anzusehen. Diese Zähne stellen ein Hygienemaßnahmen nicht ausreichend zugängliches Keimreservoir dar. Das Verstopfen der Kanaleingänge mit Speiseresten kann akute Schmerzen, Schwellungen und Abszedierungen provozieren.

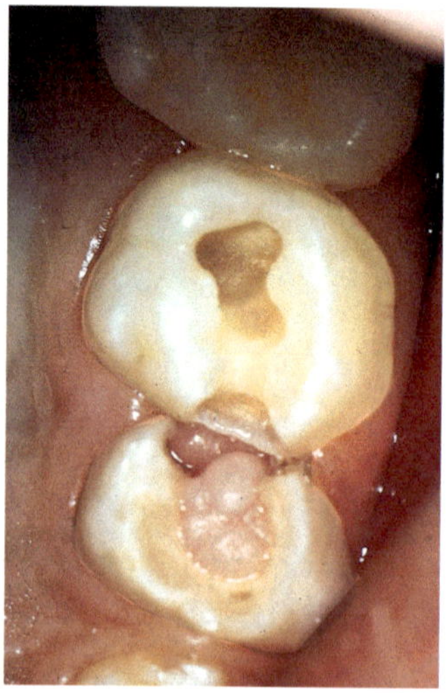

Abb. 14-7
Pulpapolyp am aufgeschliffenen Zahn 64. Zwischen Zahn 64 und 65 verbleibt eine ausgedehnte Retentionsnische für Plaque. Berührungsempfindliche Pulpapolypen verhindern eine ausreichende Zahnreinigung.

Vor allem purulent verlaufende Erkrankungen der Milchzahnpulpa sind nicht selten mit akuten Fieberschüben und Lymphadenopathien, starker Müdigkeit, Schlafstörungen und Erschöpfungssymptomen, Schwellungen, Abszedierungen und heftigen Schmerzen verbunden. Vielfach ist daher die Extraktion des Milchzahnes einer problematischen und prognostisch fraglichen endodontischen Behandlung vorzuziehen. Bei Milchzähnen mit Pulpanekrose oder Abszedierung sollte darüber hinaus der Versuch der Keimreduzierung in der Mundhöhle in den Vordergrund gerückt werden, um ein optimales Milieu für die bleibenden Zähne zu schaffen: belassene, unbehandelte kariöse oder nekrotische Milchzähne stehen diesem Ziel ebenso entgegen wie weit aufgeschliffene, aber nur unzureichend zu reinigende Zahnreste, die funktionell nicht nutzbar sind und deren Wert als Platzhalter fraglich ist.

14.2 Endodontische Maßnahmen im Wechselgebiss

14.2.1 Einleitung

Trotz des diskutierten Rückganges der Kariesprävalenz in den jüngeren Altersgruppen stellt sich bereits im Wechselgebiss das Problem der endodontischen Versorgung bleibender Zähne [88].

14.2.2 Indirekte Überkappung

Bei korrekter Indikationsstellung und fachgerechter Durchführung weist die indirekte Überkappung der jugendlichen Pulpa mit 96–100% hohe Erfolgsquoten auf [50]. Sie ist indiziert, wenn nach Exkavieren der Karies über der Pulpa nur noch eine dünne Schicht kariös veränderten, aber harten Dentins verbleibt. Die jugendliche Pulpa verfügt über ein hohes Potenzial zur Sekundär- und Tertiärdentinbildung. Als Überkappungsmaterial hat sich Kalziumhydroxid bewährt. Die indirekte Überkappung muss in jedem Fall nach einiger Zeit, die Angaben reichen von 4 Wochen bis 6 Monaten, revidiert werden, um das kariös veränderte Dentin vollständig zu entfernen und das Kalziumhydroxid, das resorbiert wird, durch eine dauerhafte und druckfeste Unterfüllung zu ersetzen.

14.2.3 Direkte Überkappung

Die direkte Überkappung der Pulpa ist indiziert nach einer **traumatischen** oder **iatrogenen Pulpafreilegung.** An Zähnen mit pulpitischen Symptomen oder bei Freilegung der Pulpa im kariös veränderten Dentin ist die direkte Überkappung nicht mehr angebracht. Als Wundverband für das freigelegte Pulpagewebe dient wiederum Kalziumhydroxid. Liegen Anhaltspunkte für eine tiefer reichende Entzündung der Pulpa vor oder liegt die Pulpaexposition in einem Bereich mit erhöhtem Risiko einer erneuten Freilegung, so ist der partiellen oder zervikalen Pulpotomie der Vorzug zu geben.

In der permanenten Dentition werden **Adhäsivsysteme** inzwischen auch zur direkten Überkappung der vitalen Pulpa verwendet [139]. Hörsted-Bindslev et al. [61] konnten allerdings nachweisen, dass das angestrebte Dentinbridging nach Überkappungen mit Kalziumhydroxid stärker ausgeprägt ist als nach Verwendung eines Dentinadhäsivs. Ähnliche Resultate zeigt auch die histologische Auswertung von Pulpotomien an Affenzähnen [54].

14.2.4 Devitalisation und Mortalamputation

Maßnahmen der intentionellen Devitalisierung (Dev) bleibender Zähne gelten heutzutage als **obsolet** [35]. Mit Hilfe moderner Anästhesietechniken (intraligamentäre, intrapulpale oder intraossäre Injektion) kann eine ausreichende Schmerzunterdrückung hergestellt werden, um eine vollständige Exstirpation der Pulpa durchzuführen. Bei jugendlichen Zähnen mit noch offenem Foramen apicale ist zudem eine Begrenzung der Wirkung der Devitalisationsmittel, zumeist Formaldehyd abspaltende Präparate, auf den Wurzelkanal bzw. das Pulpagewebe nicht zu kontrollieren. Bei Kontakt mit periradikulären Gewebestrukturen kann es zu schweren Folgeschäden (Weichgewebe- und Knochennekrosen, Sequestrierung, Abszessbildung, Parästhesien usw.) kommen, wie sie durch zahlreiche Berichte beschrieben wurden [63, 64] . Zudem lässt das hohe allergene, zytotoxische, mutagene und vermutlich auch karzinogene Potential Formaldehyd abspaltender Präparate von einer Anwendung abraten [22].

Auch der Mortalamputation (MoA), also dem Versuch einer gezielten Devitalisierung nur der koronalen Pulpaanteile bei gleichzeitiger Vitalerhaltung der radikulären Pulpa, kommt heutzutage nur noch historische Bedeutung zu. Eine Indikation zur Anwendung dieser Therapieform ist nicht gegeben.

14.2.5 Pulpotomie

Definition: Unter einer Pulpotomie versteht man die Entfernung von Teilen der freigelegten Pulpa. Die Wahl der Amputationsstelle ist abhängig von Größe und Lage der Pulpafreilegung sowie der Dauer der

Speichelexposition. Während bei der partiellen Pulpotomie nur die oberste Schicht (etwa 2 mm) des exponierten Pulpagewebes entfernt wird, erfolgt bei der zervikalen Pulpotomie die Amputation der gesamten koronalen Pulpa. Die Hauptindikation für die Pulpotomie an permanenten Zähnen stellen Pulpaeröffnungen an jugendlichen Zähnen mit nicht abgeschlossenem Wurzelwachstum dar.

Der **Erfolg** einer Pulpotomie an bleibenden Zähnen ist von mehreren Faktoren abhängig:

- Ausmaß der Entzündung und Infektion der Pulpa
- Alter des Patienten
- angewendete Technik der Pulpotomie
- Art des aufgebrachten Wundverbandes
- Stand des Wurzelwachstums.

Insbesondere bei nicht abgeschlossenem Wurzelwachstum verfügt die Pulpa aufgrund ihrer guten vaskulären Anbindung an die periapikale Region über optimale Regenerationsmöglichkeiten: mit der Bildung einer Hartgewebebrücke an der Stelle der Pulpaexposition ist ebenso zu rechnen wie mit dem regulären Abschluss des Wurzelwachstums (Apexogenese) [130, 132, 137, 138] (Abb. 14-8a und b).

Falls die Schmerzempfindung durch Infiltrations- bzw. Leitungsanästhesie nicht vollständig ausgeschaltet ist, kann zusätzlich intrapulpal anästhesiert werden. Ein Lokalanästhetikum mit Vasokonstringens-Zusatz kann die gewünschte Hämostase der Amputationsstelle fördern [25]. Eine intrapulpale Anästhesie beeinflusst den Erfolg einer Kalziumhydroxid-Pulpotomie in der permanenten Dentition nicht negativ [151].

Technik der Pulpotomie: Mit einem hochtourig betriebenen, kugelförmigen Diamanten wird unter Kofferdam unter ständiger Kochsalzberieselung nur der oberste Bereich der exponierten Pulpa (etwa 2 mm) entfernt [51]. Nach vorsichtiger Blutstillung mit destilliertem Wasser oder Kochsalzlösung unter Verzicht auf H_2O_2 wird drucklos Kalziumhydroxid oder MTA appliziert. Die Ausbildung eines Blutkoagulums an der Amputationsstelle muss vermieden und die Krone randdicht restauriert werden. Die Entwicklung einer Hartsubstanzbarriere wird röntgenologisch kontrolliert, die Sensibilität der Pulpa regelmäßig überprüft.

Bei **großflächiger Pulpafreilegung** oder langer Speichelexposition wird die Amputationsfläche in den Bereich des Wurzelkanaleingangs verlegt. Es wird kontrovers diskutiert, ob die Pulpaamputation an bleibenden Zähnen als definitive Therapie oder als nur temporäre Maßnahme anzusehen ist, die nach Abschluss des Wurzelwachstums durch eine Vitalexstirpation mit definitiver Wurzelkanalfüllung weiterzuführen ist. Die Pulpaamputation ist kontraindiziert, wenn bereits pulpitische Symptome vorliegen.

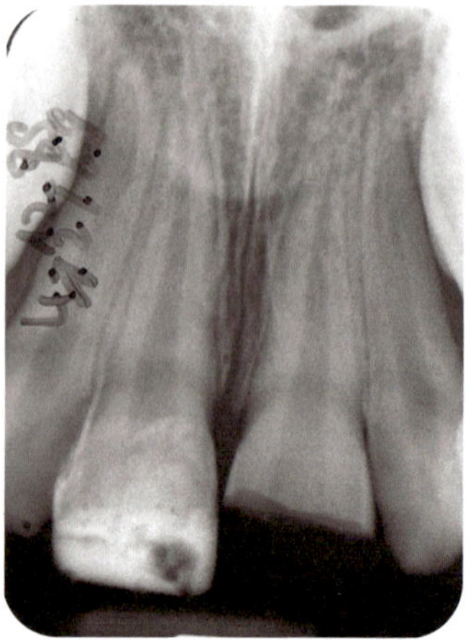

Abb. 14-8a Röntgenstatus nach traumatischer Pulpafreilegung.

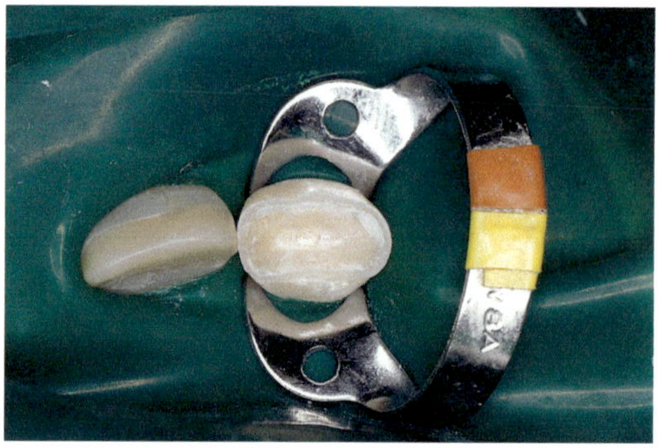

Abb. 14-8b Zustand sechs Monate nach Pulpotomie: Die Pulpaeröffnung ist durch Hartgewebe verschlossen.

14.2.6 Pulpektomie

Nach **Abschluss des Wurzelwachstums** ist der Pulpektomie der Vorzug gegenüber der Pulpaamputation zu geben. Bei nicht abgeschlossenem Wurzelwachstum ist die Pulpaexstirpation indiziert, wenn anamnestisch bereits pulpitische Symptome vorliegen, der Versuch einer Pulpaamputation gescheitert ist oder bereits eine Pulpanekrose vorliegt. In diesem Fall ist durch eine präoperative Röntgenaufnahme sicherzustellen, dass es während der Entfernung der Pulpa nicht zur Überinstrumentierung kommt. Abhängig vom Stand des Wurzelwachstums und dem röntgenologischen Befund der periapikalen Region werden eine konventionelle Wurzelkanalaufbereitung und -füllung, eine medikamentöse Einlage oder eine Apexifikationstherapie durchgeführt.

14.2.7 Apexifikation

Bei jugendlichen Zähnen mit nicht abgeschlossenem Wurzelwachstum, in denen eine vollständige oder partielle Vitalerhaltung nicht möglich scheint oder bereits eine Pulpanekrose eingetreten ist, wird versucht, durch medikamentöse Einlagen die Bildung einer apikalen Hartsubstanzbarriere zu stimulieren. Indikation und Vorgehen werden in Kapitel 17 „Das dentale Trauma" (s. S. 313 ff.) dargestellt.

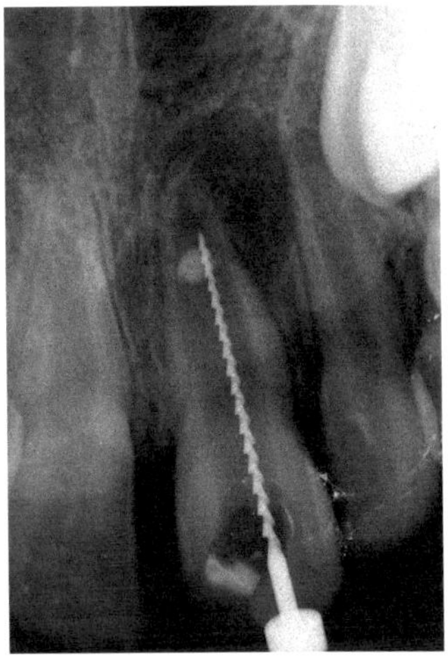

Abb. 14-9a Pulpanekrose und ausgedehnte Parodontitis apicalis nach Frontzahntrauma. Das Wurzelkanallumen ist unregelmäßig geformt und extrem weitlumig (Fixierung des Kofferdam mit Holzkeilchen und Ligaturen).

14.2.8 Wurzelkanalaufbereitung

Die Aufbereitung der Wurzelkanäle jugendlicher Zähne stellt in technischer Hinsicht meist kein Problem dar: die großvolumigen Kanäle sind gut gängig und einfach zu instrumentieren. Große Sorgfalt ist darauf zu verwenden, alle Bereiche der Wurzelkanalwand gleichmäßig zu bearbeiten, ohne gleichzeitig durch übermäßigen Materialabtrag den Zahn und die Wurzel massiv zu schwächen. Durch intensive, häufige Spülmaßnahmen – optimal ist die Anwendung einer ultraschallgestützten Spülung mit 1–3%igem NaOCl – und antibakterielle Einlagen ($Ca(OH)_2$) können Gewebereste entfernt und die Keimzahl im Wurzelkanal drastisch reduziert werden.

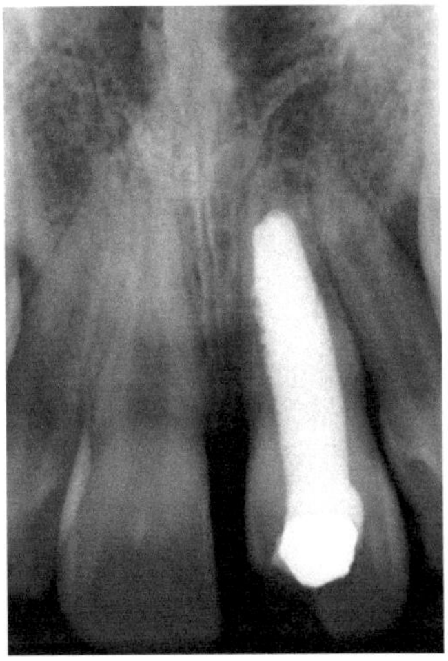

Abb. 14-9b Zustand nach Kalziumhydroxideinlagen über 6 Monate und Füllung mit vertikal kondensierter Guttapercha. Die apikale Läsion hat sich fast vollständig regeneriert (Zwei-Jahres-Kontrolle).

14.2.9 Fülltechniken

Das große Volumen und die gelegentlich irreguläre Form des Wurzelkanallumens erfordern im jugendlichen Gebiss häufig die **Anwendung modifizierter Fülltechniken.** Die laterale Kondensation ist nicht in allen Situationen indiziert. Um eine möglichst optimale Adaptation des Füllmaterials an die Kanalwand und einen vollständigen und homogenen Verschluss des Wurzelkanals zu erreichen, kann die Anwendung thermoplastischer Fülltechniken ratsam sein (Abb. 14-9a und b, Abb. 14-10).

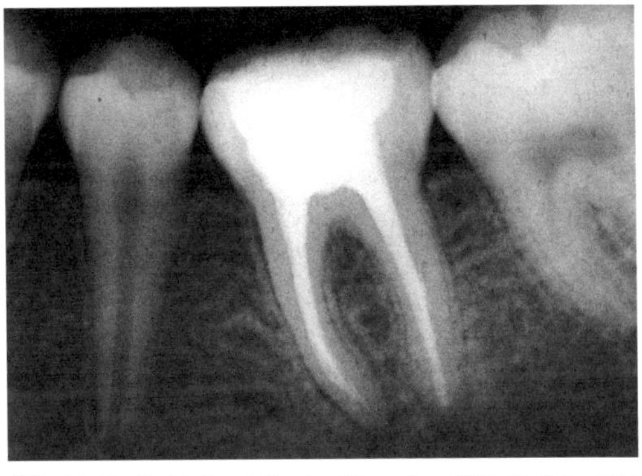

Abb. 14-10 Zufriedenstellende Wurzelkanalfüllung bei einer 12-jährigen Patientin. Da im Kronenbereich noch massiv Hartsubstanz erhalten ist, hat der Zahn eine gute Prognose.

14.2.10 Chirurgische Maßnahmen

Kombinierte endodontisch-chirurgische Maßnahmen, hier vor allem die Wurzelspitzenresektion, sind im jugendlichen Gebiss nur selten indiziert. Das Heilungspotential jugendlicher Patienten ist ausgesprochen gut, die Erfolgsquote rein endodontischer Eingriffe in diesem Alter am höchsten, sodass auch sehr ausgedehnte periradikuläre Veränderungen ausschließlich konservativ therapiert werden können. Bei noch nicht abgeschlossenem Wurzelwachstum gestalten sich die Resektion der dünn auslaufenden Wurzelwände und der Verschluss des zunächst divergent verlaufenden Wurzelkanallumens sehr problematisch. Die Erfolgsquote endodontischer Maßnahmen ist im jugendlichen Gebiss mit über 80% deutlich höher als die kombiniert endodontisch-chirurgischer Interventionen [57] (Abb. 14-11 a und b).

14.2.11 Temporäre Zahnerhaltung im Gesamtkonzept der Sanierung

Auch bei der nachgewiesenermaßen sehr hohen Erfolgsquote endodontischer Maßnahmen an bleibenden Zähnen des Wechselgebisses verbleiben in bestimmten Situationen Fälle, in denen ein langfristiger Zahnerhalt nicht zu erwarten ist. Dies betrifft vornehmlich:

- Frontzähne mit traumatisch bedingter Schädigung der verbliebenen Kronen- oder Wurzelsubstanz
- Zähne mit traumatisch bedingten Wurzelresorptionen
- Zähne mit erheblichem Verlust an koronaler Hartsubstanz, die dauerhaft nicht oder nur mit unvertretbarem Aufwand restauriert werden können.

Das jugendliche Alter der Patienten, das noch in Entwicklung befindliche Kieferwachstum, nicht ab-

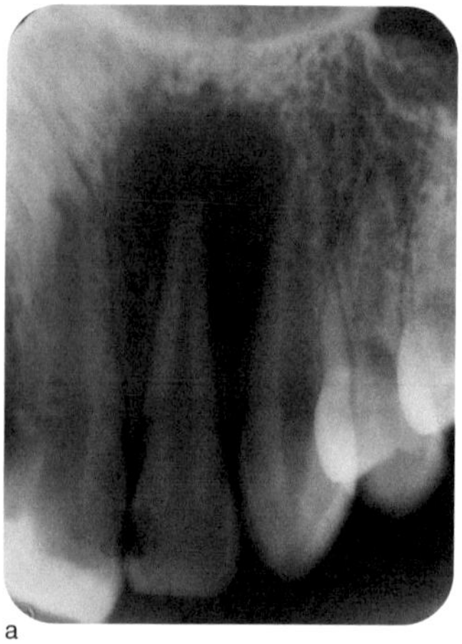
a

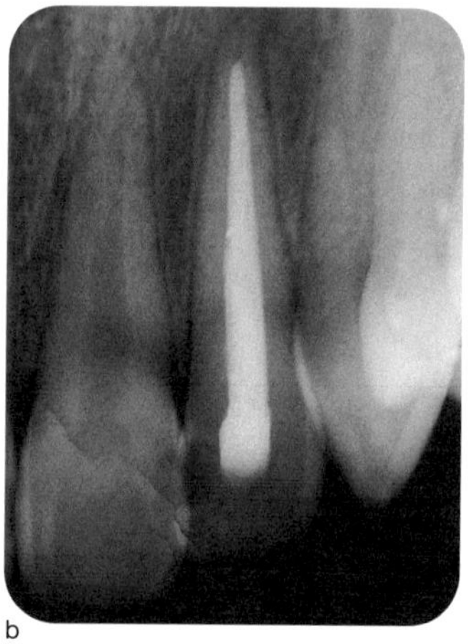
b

Abb. 14-11a Ausgedehnte Parodontitis apicalis bei einer 13-jährigen Patientin.

Abb. 14-11b Auch ohne apikal-chirurgischen Eingriff konnte nach Aufbereitung und Kalziumhydroxid-Einlage eine Ausheilung der Läsion erreicht werden.

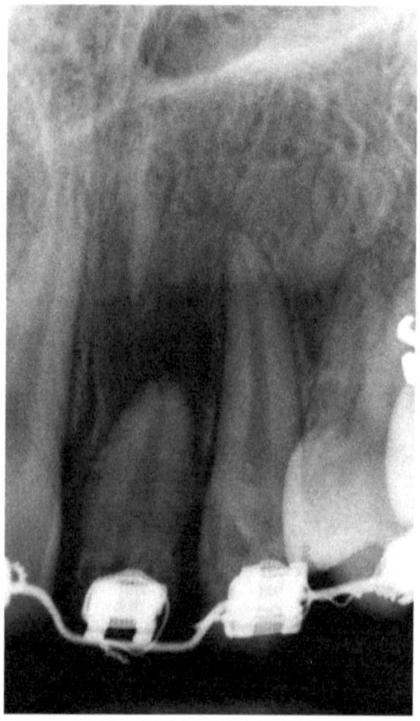
a

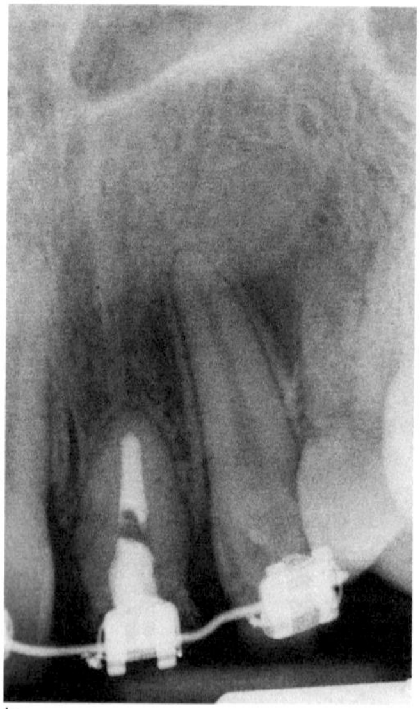
b

Abb. 14-12a Zahnfehlbildung mit ausgeprägter Schmelzhypoplasie und verkürzter Wurzellänge bei einer 14-jährigen Patientin. Die Pulpanekrose hat zur Ausbildung einer Parodontitis apicalis geführt.

Abb. 14-12b Zustand nach mehrfachen Kalziumhydroxideinlagen und definitiver Füllung mit lateral kondensierter Guttapercha (Jahres-Kontrolle). Es erschien zunächst fraglich, ob eine langfristige Zahnerhaltung möglich ist. Als temporäre Maßnahme ist die gezeigte Lösung akzeptabel.

geschlossene oder ausstehende kieferorthopädische Therapie und die eingeschränkte Belastbarkeit der Patienten und/oder mangelhafte Mundhygiene lassen in diesem Alter prothetische (Klebebrücke, Brücke) oder implantologische Maßnahmen häufig (noch) nicht zu. In solchen Grenzsituationen kann die temporäre Zahnerhaltung durch endodontische Maßnahmen einen wünschenswerten Kompromiss darstellen [62] (Abb. 14-12a und b) und eine temporäre Versorgung mit herausnehmbarem Ersatz kann u.U. umgangen oder herausgezögert werden.

14.2.12 Alternativen zur Wurzelkanalbehandlung im Wechselgebiss

Ob die Wurzelkanalbehandlung eine Erfolg versprechende langfristige Behandlungsoption darstellt, hängt nicht alleine von der Qualität der endodontischen Versorgung ab. Auch der Umfang und Zustand der verbliebenen koronalen Hartsubstanz müssen in der Planung berücksichtigt werden. Sind einer oder gar mehrere der Sechsjahrmolaren bereits im jugendlichen Alter tief zerstört, sodass die postendodontische Restauration nicht oder nur unter erheblichem Aufwand mit ungewisser Langzeitprognose durchgeführt werden kann, müssen auch alternative Behandlungsoptionen in Erwägung gezogen werden:

- **Autologe Weisheitszahntransplantation:** Bei günstiger Lage der Weisheitszahnkeime ist eine Transplantation eines autologen Weisheitszahnkeimes in die Alveole des extrahierten Molaren möglich. Bei korrekter Indikationsstellung und sachgemäßer Durchführung weist diese Therapieform gute Erfolgsquoten auf (Abb. 14-13).
- **Kieferorthopädischer Lückenschluss:** In vielen Fällen kann die durch die Extraktion eines Sechsjahrmolaren entstandene Lücke durch die kieferorthopädische Einstellung der Zwölfjahrmolaren geschlossen werden. Aus kieferorthopädischer Sicht muss beurteilt werden, ob eine Einzelzahnextraktion oder die symmetrische Entfernung zweier oder gar aller erster Molaren indiziert und sinnvoll ist (Abb. 14-14).
- **Prothetischer Lückenschluss:** Die prothetische Lückenversorgung im Wechselgebiss kann aufgrund des noch nicht abgeschlossenen Kieferwachstums häufig nur temporären Charakter haben. Da sie zudem häufig die Opferung gesunder Zahnhartsubstanz an den Nachbarzähnen voraussetzt, ist diese Therapievariante auf seltene Ausnahmefälle beschränkt.

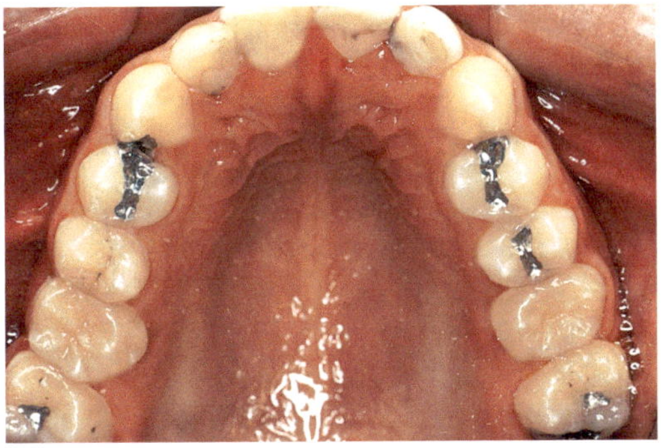

Abb. 14-13a An die Stelle der extrahierten tief zerstörten ersten Oberkiefermolaren wurden die Keime der oberen Weisheitszähne transplantiert. Beide Zähne reagieren vital und sind klinisch und röntgenologisch reizlos eingeheilt (Fall Prof. Dr. Jäger).

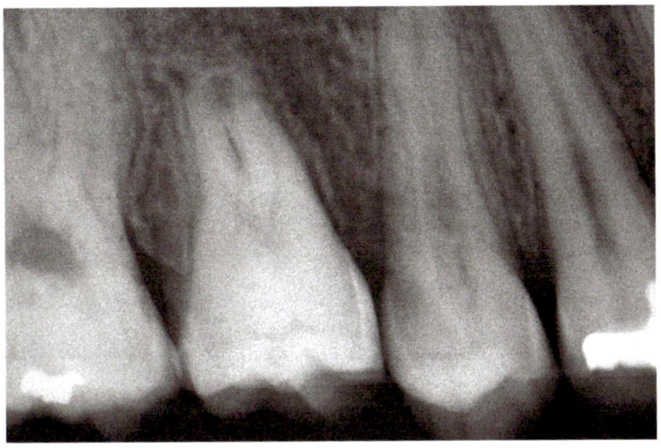

Abb. 14-13b Röntgenbefund des transplantierten Zahnes 18.

14.3 Zusammenfassung

Für die endodontische Behandlung traumatisch oder kariös geschädigter bleibender Zähne des Wechselge-

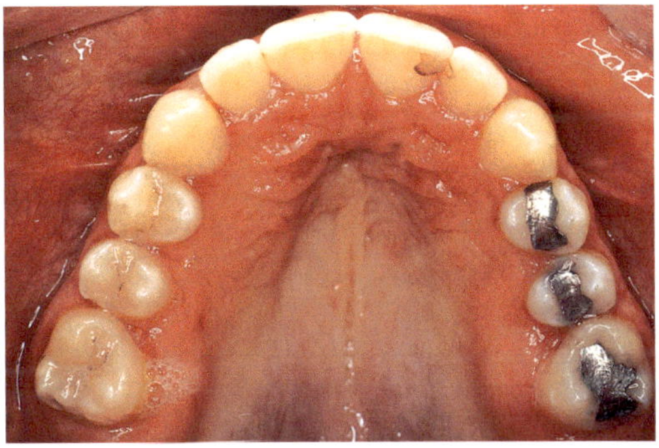

Abb. 14-14 Kieferorthopädische Einstellung der oberen zweiten Molaren nach Extraktion der nicht erhaltungswürdigen ersten Molaren.

bisses und des jugendlichen Gebisses stehen verschiedene Therapievarianten zur Verfügung, die – indikationsbezogen eingesetzt – jeweils hohe Erfolgsquoten aufweisen. In vielen Fällen sind sowohl die Vitalerhaltung der involvierten Pulpa als auch der Abschluss des Wurzelwachstums realisierbar, sodass chirurgische Maßnahmen nur in Ausnahmefällen durchgeführt werden müssen und die Extraktion im jugendlichen Gebiss weitestgehend vermieden werden kann.

14.4 Literatur

[1] Agamy, H., Bakry, N., Mounir, M., Avery, D.: Comparison of mineral trioxide aggregate and formocresol as pulp-capping agents in pulpotomized primary teeth. Pediatr Dent 26, 302 (2004).

[2] Alacam, A.: Long term effects of primary teeth pulpotomies with formocresol, glutaraldehyde-calcium hydroxide and glutaraldehyde-zinc oxide eugenol on succedaneous teeth. J Pedodont 13, 307 (1989).

[3] American Academy of Pediatric Dentistry: Guideline on pulp therapy for primary and young permanent teeth. Pediatr Dent 26, 115 (2004).

[4] Andermann, I.: Pedodontic electrosurgery. J Pedodont 14, 202 (1989).

[5] Asgary, S., Parirokh, M., Eghbal, M., Brink, F.: Chemical differences between white and grey Mineral Trioxide Aggregate. J Endod 31, 101 (2005).

[6] Avram, D., Pulver, F.: Pulpotomy medicaments for vital primary teeth. J Dent Child 56, 426 (1989).

[7] Ben-Zur, E.: Pathologie und konservierende Behandlung der Milchzähne. In: Stöckli, P., Ben-Zur, E.: Zahnmedizin bei Kindern und Jugendlichen. S. 136, Thieme, Stuttgart–New York 1994.

[8] Block, R., Lewis, R., Hirsch, J., Coffey, J., Langeland, K.: Systemic distribution of 14C-labeled paraformaldehyde incorporated within formocresol following pulpotomies in dogs. J Endodont 9, 176 (1983).

[9] Borutta, A., Künzel, W., Spangenberg, B., Heilemann, K.: Oraler Gesundheitszustand bei 8- bis 9- und 12- bis 13jährigen Kindern. Dtsch Zahnärztl Z 59, 200 (1995).

[10] Brodin, P., Roed, A., Aars, H., Orstavik, D.: Neurotoxic effects of root filling materials on rat phrenic nerve in vitro. J Dent Res 61, 1020 (1982).

[11] Buckley, J.: Rational treatment for putrescent pulps. Dent Rev 18, 1193 (1904).

[12] Burnett, S., Walker, J.: Comparison of ferric sulfate, formocresol, and a combination of ferric sulfate/formocresol in primary tooth vital pulpotomies: a retrospective radiographic survey. J Dent Child 69, 44 (2002).

[13] Camps J., Barrett, E., Pulver, F.: Pediatric endodontics. Endodontic treatment for the primary and young permanent dentition. In: Cohen, S., Burns, R. (eds.): Pathways of the Pulp. 8th ed. pp 797–844, Mosby, St. Louis 2002.

[14] Casas, M., Kenny, D., Johnston, D., Judd, P., Layug, M.: Outcomes of vital primary incisor ferric sulfate pulpotomy and root canal therapy. J Can Dent Assoc 70, 34 (2004).

[15] Casas, M., Kenny, D., Johnston, D., Judd, P.: Long-term outcomes of primary molar ferric sulfate pulpotomy and root canal therapy. Pediatr Dent 26, 44 (2004).

[16] Casas, M., Layug, M., Kenny, D., Johnston, D., Judd, P.: Two-year outcomes of primary molar ferric sulfate pulpotomy and root canal therapy. Pediatr Dent 25, 97 (2003).

[17] Cleaton-Jones, P., Duggal, M., Parak, M., William, S., Setze, S.: Ferric sulphate and formocresol pulpotomies in baboon primary molars: histological responses. Eur J Paediatr Dent 3, 121 (2002).

[18] Cotes, O., Boj, J., Canalda, C., Carreras, M.: Pulpal tissue reaction to formocresol vs. ferric sulfate in pulpotomized rat teeth. J Clin Pediatr Dent 21, 247 (1997).

[19] Cox, C., Hafez, A., Akimoto, N., Otsuki, M., Suzuki, S., Tarim, B.: Biocompatibility of primer, adhesive and resin composite systems on non-exposed and exposed pulps of non-human primate teeth. Am J Dent 11, 55 (1998).

[20] Dean ,J., Mack, R., Fulkerson, B., Sanders, B.: Comparison of electrosurgical and formocresol pulpotomy procedures in children. Int J Paediatr Dent 12, 177 (2002).

[21] DGZMK – Wissenschaftliche Stellungnahme: Endodontie im Milchgebiss. Endodontie 11, 39 (2002).

[22] DGZMK: Wissenschaftliche Stellungnahme: Anwendung aldehydfreisetzender zahnärztlicher Materialien. Dtsch Zahnärztl Z 52, 772 (1997).

[23] DiMaggio, J., Hawes, R.: Evaluation of direct and indirect pulp capping (abstr.). J Dent Res 40, 24 (1962).

[24] DiMaggio, J., Hawes, R: Continued evaluation of direct and indirect pulp capping (abstr.). J Dent Res 41, 38 (1963).

[25] Dobersch, S., Zipprich, D., Klaiber, B.: Milchzahn-Pulpotomie mit Kalziumhydroxid unter Verwendung adrenalinhaltiger Wattepellets zur Blutstillung. Vortrag Jahrestagung der Ges. f. Kinderzahnheilkunde und Primärprophylaxe in der DGZMK, Göttingen 1994 (Autoreferat).

[26] Dominguez, M., Witherspoon, D., Gutmann, J., Opperman, L.: Histological and scanning electron microscopy assessment of various vital pulp-therapy materials. J Endod 29, 324 (2003).

[27] Doyle, W., McDonald, R., Mitchell, D.: Formocresol versus calcium hydroxide in pulpotomy. J Dent Child 29, 86 (1962).

[28] Eidelman, E., Holan, G., Fuks, A.: Mineral trioxide aggregate vs. formocresol in pulpotomized primary molars: a preliminary report. Pediatr Dent 23, 15 (2001).

[29] Einwag, J.: Die endodontische Behandlung von Milchzähnen mit nekrotischer oder gangränöser Pulpa. Dtsch Zahnärztl Z 41, 29 (1986).

[30] Einwag, J.: Die konservative Behandlung der erkrankten Milchzahnpulpa – Möglichkeiten und Grenzen der bekannten Therapiekonzepte. ZWR 96, 565 (1987).

[31] Einwag, J.: Endodontie im Milchgebiss. Zahnärztl Mitteilungen 81, 878 (1991).

[32] El Kalla, I., Garcia-Godoy, F.: Fracture strength of adhesively restored pulpotomized primary molars. J Dent Child 66, 238 (1999).

[33] El Meligy, O., Abdalla, M., El Baraway, S., El Tekya, M., Dean, J.: Histological evaluation of electrosurgery and formocresol pulpotomy techniques in primary teeth in dogs. J Clin Pediatr Dent 26, 81 (2001).

[34] Elliott, R., Roberts, M., Burkes, J., Phillips, C.: Evaluation of the carbon dioxide laser on vital human primary pulp tissue. Pediatr Dent 21, 327 (1999).

[35] European Society of Endodontology (ESE): Consensus report of the European Society of Endodontology on quality guidelines for endodontic treatment. Int Endod J 39, 921 (2006).

[36] Fadavi, S., Anderson, A.: A comparison of the pulpal response to freeze-dried bone, calcium hydroxide, and zinc oxide-eugenol in primary teeth in two cynomolgus monkeys. Pediatr Dent 18, 52 (1996).

[37] Farooq, N., Coll, J., Kuwabara, A., Shelton, P.: Success rates of formocresol pulpotomy and indirect pulp therapy in the treatment of deep dentinal caries in primary teeth. Pediatr Dent 22, 278 (2000).

[38] Fei, A., Udin, R., Johnson, R.: A clinical study of ferric sulfate as a pulpotomy agent in primary teeth. Pediatr Dent 13, 327 (1991).

[39] Fishman, S., Udin, R., Good, D., Rodef, F.: Success of electrofulguration pulpotomies covered by zinc oxide and eugenol or calcium hydroxide: a clinical study. Pediatr Dent 18, 385 (1996).

[40] Frigoletto, R.: Pulp therapy in pedodontics. J Am Dent Assoc 86, 1344 (1973).

[41] Fuks, A., Bimstein, E., Guelmann, M., Klein, H.: Assessment of a 2 percent buffered glutaraldehyde solution in pulpotomized primary teeth of schoolchildren. J Dent Child 57, 371 (1990).

[42] Fuks, A., Jones, P., Michaeli, Y., Bimstein, E.: Pulp response to collagen and glutaraldehyde in pulpotomized primary teeth of baboons. Pediatr Dent 13, 142 (1991).

[43] Fuks, A.: Current concepts in vital primary pulp therapy. Eur J Ped Dent 3, 115 (2002).

[44] Fuks, A., Eidelman, E., Cleaton-Jones, P., Michaeli, Y.: Pulp response to ferric sulfate, diluted formocresol and IRM in pulpotomized primary baboon teeth. J Dent Child 64, 254 (1997).

[45] Fuks, A., Holan, G., Davis, J., Eidelmann, E.: Ferric sulfate versus dilute formocresol in pulpotomized primary molars: long-term follow up. Ped Dent 19, 327 (1997).

[46] Garcia-Godoy, F.: A 42 months clinical evaluation of glutaraldehyde pulpotomies in primary teeth. J Pedodont 10, 148 (1986).

[47] Garcia-Godoy, F.: Clinical evaluation of glutaraldehyd pulpotomies in primary teeth. Acta Odontol Pediat 4, 41 (1983).

[48] Garcia-Godoy, F.: Direct pulp capping and partial pulpotomy with diluted formocresol in primary molars. Acta Odontol Pediatr 5, 57 (1984).

[49] Garcia-Godoy, F.: Evaluation of an iodoform paste in root canal therapy for infected primary teeth. J Dent Child 54, 30 (1987).

[50] Geurtsen, W.: Kalziumhydroxidpräparate und ihre Anwendung in der konservierenden Zahnmedizin. Dt Zahnärztekalender 1989, 15.

[51] Granath, L., Hagman, G.: Experimental pulpotomy in human bicuspids with reference to cutting technique. Acta Odontol Scand 29, 155 (1971).

[52] Gruythuysen, R., Smits, M.: Polycarboxylate cement as a cavity-sealing material for the calcium hydroxide pulpotomy: a retrospective study. J Dent Child 62, 22 (1995).

[53] Gruythuysen, R., Weerheijm, K.: Calcium hydroxide pulpotomy with a light-cured cavity-sealing material after two years. J Dent Child 64, 251 (1997).

[54] Hafez, A., Kopel, H., Cox, C.: Pulpotomy reconsidered: application of an adhesive system to pulpotomized permanent primate pulps. Quintessence Int 31, 579 (2000).

[55] Hannah, D., Rowe, A.: Vital pulpotomy of deciduous molars using N2 and other materials. Brit Dent J 130, 99 (1971).

[56] Heinrich, R., Kneist, S.: Die Vitalerhaltung des Milchzahnendodontes – Eine klinisch-mikrobiologische und histologische Studie. Med. Habil.schr., Erfurt 1986.

[57] Herforth, A., Seichter, U., Steveling, I.: Vergleichende Nachuntersuchungen von konservativen und chirurgischen Wurzelkanalbehandlungen im jugendlichen Alter. Dtsch Zahnärztl Z 40, 949 (1985).

[58] Herforth, A., Seichter, U.: Endodontie im Milch- und Wechselgebiß. In: Ketterl, W. (Hrsg.): Praxis der Zahnheilkunde 3: Zahnerhaltung II. S. 83–120, Urban & Schwarzenberg, München–Wien–Baltimore 1987.

[59] Holan, G., Fuks, A., Ketlz, N.: Success rate of formocresol pulpotomy in primary molars restored with stainless steel crown vs amalgam. Pediatr Dent 24, 212 (2002).

[60] Holland, R., de Souza, V., Murata, S., Nery, M., Bernabe, P., Otoboni Filho, J., Dezan, J.: Healing process of dog dental pulp after pulpotomy and pulp covering with mineral trioxide aggregate or Portland cement. Braz Dent J 12, 109 (2001).

[61] Hörsted-Bindslev, P., Vilkinis, V., Sidlauskas, A.: Direct capping of human pulps with a dentin bonding system or with calcium hydroxide cement. Oral Surg Oral Med Oral Pathol Oral Radiol Endod 96, 591 (2003).

[62] Hülsmann, M.: Die Wurzelkanalfüllung als Interimslösung. Endodontie 4, 127 (1995).

[63] Hülsmann, M., Hornecker, E., Redeker, M.: Periodontal destruction and tooth loss following pulp devitalization with Toxavit. A case report. Endod Dent Traumatol 9, 216 (1993).

[64] Hülsmann, M.: Risiken und Nebenwirkungen bei der Devitalisation permanenter Zähne. Zahnärztl Mitt 86, 338 (1996).

[65] Hunter, M., Hunter, B.: Vital pulpotomy in the primary dentition: attitudes and practices of Specialists in Paediatric Dentistry practising in the United Kingdom. Int J Paediatr Dent 13, 246 (2003).

[66] Huth, K., Paschos, E., Hajek-Al-Khatar, N., Hollweck, R., Crispin, A., Hickel, R., Folwaczny, M.: Effectiveness of 4 pulpotomy techniques – randiomized controlled trial. J Dent Res 84, 1144 (2005).

[67] Ibricevic, H., Al Jame, Q.: Ferric sulfate as pulpotomy agent in primary teeth: twenty month clinical follow-up. J Clin Pediatr Dent 24, 269 (2000).

[68] Ibricevic ,H., Al Jame, Q.: Ferric sulphate and formocresol in pulpotomy of primary molars: long term follow-up study. Eur J Paediatr Dent 4, 28 (2003).

[69] Judd, P., Kenny, D.: Formocresol concerns. A review. J Can Dent Assoc 53, 401 (1987).

[70] Jukic, S., Anic, I., Koba, K., Najzar-Fleger, D., Matsumoto, K.: The effect of pulpotomy using CO_2 and Nd:YAG lasers on dental pulp tissue. Int Endod J 30, 175 (1997).

[71] Kalaskar, R., Damle, S.: Comparative evaluation of lyophilized freeze dried platelet derived preparation with calcium hydroxide as pulpotomy agents in primary molars. J Indian Soc Pedod Prev Dent 22, 24 (2004).

[72] Kielbassa, A., Müller, U., Munz, U., Monting, J.: Clinical evaluation of the measuring accuracy of Root ZX in primary teeth. Oral Surg Oral Med Oral Pathol Oral Radiol Endod 95, 94 (2003).

[73] King, S., McWhorter, A., Seale, N.: Concentration of formocresol used by pediatric dentists in primary tooth pulpotomy. Pediatr Dent 24, 157 (2002).

[74] Koch, G., Nyborg, H.: Correlation between clinical and histological indications for pulpotomy of deciduous teeth. J Int Ass Dent Child 1, 3 (1970).

[75] Kopel, H.: Considerations for the direct pulp capping procedure in primary teeth: a review of the literature. J Dent Child 59, 141 (1992).

[76] Landau, M., Johnson, D.: Pulpal response to ferric sulfate in monkeys. J Dent Res 67, 215 (1988).

[77] Leksell, E., Ridell, K., Cvek, M., Mejare, I.: Pulp exposure after stepwise versus direct complete excavation of deep carious lesions in young posterior permanent teeth. Endod Dent Traumatol 12, 192 (1996).

[78] Lewis, B., Chestner, S.: Formaldehyde in dentistry: a review. J Am Dent Assoc 103, 429 (1981).

[79] Liu, H., Yan, M., Zhao, E., Chen, L., Liu, H.: Preliminary report on the effect of Nd:YAG laser irradiation on canine tooth pulps. Chin J Dent Res 3, 63 (2000).

[80] Llewelyn, D.: UK National Clinical Guidelines in Paediatric Dentistry. The pulp treatment of the primary dentition. Int J Paediatr Dent 10, 248 (2000).

[81] Loevy, H., Crawford, J.: Effect of pulpotomies on eruption of succedaneous premolars. Quintessence Int 22, 795 (1991).

[82] Loh, A., O'Hoy, P., Tran, X., Charles, R., Hughes, A., Kubo,

K., Messer, L.: Evidence-based assessment: evaluation of the formocresol versus ferric sulfate primary molar pulpotomy. Pediatr Dent 26, 401 (2004).

[83] Mack, R., Dean, J.: Electrosurgical pulpotomy: A retrospective human study. J Dent Child 60, 107 (1993).

[84] Magnusson, B., Sundell, S.: Stepwise excavation of deep carious lesions in primary molars. J Int Assoc Dent Child 8, 36 (1977).

[85] Magnusson, B.: Attempts to predict prognosis of pulpotomy in primary molars. Scand J Dent Res 78, 232 (1970).

[86] Magnusson, B.: Therapeutic pulpotomies in primary molars with the formocresol technique. A clinical and histological follow-up. Acta Odontol Scand 36, 157 (1978).

[87] Magnusson, B.: Therapeutic pulpotomy in primary molars – clinical and histological follow-up. I. Calcium hydroxide paste as wound dressing. Odontol Revy 21, 415 (1970).

[88] Manogue, M., Martin, D.: Changes in patient age and tooth distribution for root canal treatment in a teaching hospital over a 15-year period. Int Endod J 27, 148 (1994).

[89] Markowitz, K., Moynihan, M., Liu, M., Kim, S.: Biologic properties of eugenol and zinc oxide-eugenol. A clinically oriented review. Oral Surg Oral Med Oral Pathol 73, 729 (1992).

[90] Mejare, I., Cvek, M.: Partial pulpotomy in young permanent teeth with deep carious lesions. Endod Dent Traumatol 9, 238 (1993).

[91] Menezes, R., Bramante, C., Letra, A., Carvalho, V., Garcia, R.: Histologic evaluation of pulpotomies in dog using two types of mineral trioxide aggregate and regular and white Portland cements as wound dressings. Oral Surg Oral Med Oral Pathol Oral Radiol Endod 98, 376 (2004) 376.

[92] Merte, K., Kloß, H.: Die endodontale Behandlungsnotwendigkeit – Stand und Entwicklungstendenz. Stomatol DDR 40, 241 (1990).

[93] Morawa, A., Straffon, L., Han, S., Corpron, R.: Clinical evaluation of pulpotomies using dilute formocresol. J Dent Child 42, 360 (1975).

[94] Moss, S., Addelson, H., Goldsmith, E.: Histologic study of pulpal floor of deciduous molars J Am Dent Assoc 70, 372 (1965).

[95] Mulder, G, Van Amerongen, W, Vingerling, P: Consequences of endodontic treatment in primary teeth. Part II: A clinical investigation into the influence of formocresol pulpotomy on the permanent successor. J Dent Child 54, 35 (1987).

[96] Müller, U. Beetz, I., Kielbassa, A., Helwig, E.: Clinical evaluation of the measuring accuracy of root ZX in primary teeth. Ped Dent 22, 137 (2000).

[97] Myers, D., Shoaf, K., Dirksen, T., Pashley, D., Whitford, G., Reynolds, K.: Distribution of 14C-formaldehyde after pulpotomy with formocresol. J Am Dent Assoc 96, 805 (1978).

[98] Nadin, G., Goel, B., Yeung, C., Glenny, A.: Pulp treatment for extensive decay in primary teeth. The Cochran Database of Systematic Reviews 2003, Issue 1, Art. No. CD003220.

[99] Nakamura, Y., Hammarstrom, L., Matsumoto, K, Lyngstadaas, S.: The induction of reparative dentine by enamel proteins. Int Endod J 35, 407 (2002).

[100] Nakamura, Y., Slaby, I., Matsumoto, K., Ritchie, H., Lyngstadaas, S.: Immunohistochemical characterization of rapid dentin formation induced by enamel matrix derivative. Calcif Tissue Int 75, 243 (2004).

[101] Nakashima, M.: Induction of dentine in amputated pulp of dogs by recombinant human bone morphogenetic proteins-2 and -4 with collagen matrix. Arch Oral Biol 39, 1085 (1994) 1085.

[102] Nakashima, M.: The induction of reparative dentine in the amputated dental pulp of the dog by bone morphogenetic protein. Arch Oral Biol 135, 493 (1990).

[103] Nippert, R.: Zahn- und Mundgesundheit bei Kindern und Jugendlichen. Lit-Verlag, Münster 1988.

[104] Nosrat, I., Nosrat, C.: Reparative hard tissue formation following calcium hydroxide application after partial pulpotomy in cariously exposed pulps of permanent teeth. Int Endod J 31, 221 (1998).

[105] Öncag, Ö., Gogulu, D., Uzel, A.: Efficacy of various intracanal medicaments against Enterococcus faecalis in primary teeth: an in vivo study. J Clin Ped Dent 30, 233 (2006).

[106] Orstavik, D., Hongslo, J.: Mutagenicity of endodontic sealers. Biomaterials 6, 129 (1985).

[107] Öztas, N., Ulusu, T., Oygur, T., Cokpekin, F.: Comparison of electrosurgery and formocresol as pulpotomy techniques in dog primary teeth. J Clin Pediatr Dent 18, 285 (1994).

[108] Papagiannoulis, L.: Clinical studies on ferric sulphate as a pulpotomy medicament in primary teeth. Eur J Paediatr Dent 3, 126 (2002).

[109] Paras, L., Rapp, R., Piesco, N., Zeichner, S., Zullo, T.: An investigation of accessory canals in furcation areas of human primary molars: Part 2. Latex perfusion studies of the internal and external furcation areas to demonstrate accessory canals. J Clin Pediatr Dent 17, 71 (1993).

[110] Pashley, E., Myers, D., Pashley, D., Whitford, G.: Systemic distribution of 14C-formaldehyde form formocresol-treated pulpotomy sites. J Dent Res 59, 602 (1980).

[111] Pruhs, R., Olen, G., Sharma, P.: Relationship between formocresol pulpotomies on primary teeth and enamel defects on their permanent successors. J Am Dent Assoc 94, 698 (1977).

[112] Ranly, D., Garcia-Godoy, F.: Reviewing pulp treatment for primary teeth. J Am Dent Assoc 122, 83 (1991).

[113] Ranly, D.: Assessment of the systemic distribution and toxicity of formaldehyde following pulpotomy treatment. Part 1. J Dent Child 52, 431 (1985),

[114] Ranly, D., Horn, D.: Assessment of the systemic distribution and toxicity of formaldehyde following pulpotomy treatment. Part 2. J Dent Child 54, 40 (1987).

[115] Ranly, D.: Formocresol toxicity. Current Knowledge. Acta Odontol Pediatr 5, 93 (1984).

[116] Rivera, N., Reyes, E., Mazzaoui, S., Moron, A.: Pulpal therapy for primary teeth: formocresol vs. electrosurgery: a clinical study. J Dent Child 70, 71 (2003).

[117] Rölling, I., Hasselgren, G., Tronstad, L.: Morphologic and enzyme histochemical observations on the pulp of human primary molars 3 to 5 years after formocresol treatment. Oral Surg 42, 518 (1976).

[118] Rölling, I., Lambjerg-Hansen, H.: Pulp condition of successfully formocresol-treated primary molars. Scand J Dent Res 86, 267 (1978).

[119] Rosendahl, R.: Endodontische Behandlung von Milchzähnen – eine Übersicht. Endodontie 9, 273 (2000).

[120] Ruemping, D. R., Morton, T. H., Anderson, M. W.: Electrosurgical pulpotomy in primates – a comparison with formocresol pulpotomy. Ped Dent 5, 14 (1983).

[121] Rusmah, M., Rahim, Z.: Diffusion of buffered glutaraldehyde and formocresol from pulpotomized primary teeth. J Dent Child 59, 108 (1992).

[122] Rusmah, M.: Pulpal tissue reaction to buffered glutaraldehyde. J Clin Pediatr Dent 16, 101 (1992).

[123] Salako, N., Joseph, B., Ritwik, P., Salonen, J., John, P., Junaid, T.: Comparison of bioactive glass, mineral trioxide aggregate, ferric sulfate, and formocresol as pulpotomy agents in rat molar. Dent Traumatol 19, 314 (2003).

[124] Sari, S., Ozalp, N., Ozer, L.: The effect of formocresol on bond strength of adhesive materials to primary dentine. J Oral Rehabil 31, 671 (2004).

[125] Sasaki, H., Ogawa, T., Koreeda, M., Ozaki, T., Sobue, S., Ooshima, T.: Electrocoagulation extends the indication of

calcium hydroxide pulpotomy in the primary dentition. J Clin Pediatr Dent 26, 275 (2002).
[126] Sasaki, T., Kawamata-Kido, H.: Providing an environment for reparative dentine induction in amputated rat molar pulp by high molecular-weight hyaluronic acid. Arch Oral Biol 40, 209 (1995).
[127] Schaffner, M., Lussi, A.: Die Behandlung akuter Beschwerden im Milchgebiss. Schweiz Mschr Zahnmed 104, 310 (1994).
[128] Schönenberger-Göhring, K., Lehnert, B., Zehnder, M.: Indications for use of MTA, a review. Part 1: Chemical, physical and biological properties of MTA. Schweiz Monatsschr Zahnmed 114, 143 (2004).
[129] Schönenberger-Göhring, K., Lehnert, B., Zehnder, M.: Uses of MTA, a review. Part 2: Clinical applications. Schweiz Monatsschr Zahnmed 114, 222 (2004).
[130] Schröder, U., Granath, L.: Early reaction of intact human teeth to calcium hydroxide following experimental pulpotomy and its significance to the development of hard tissue barrier. Odont Revy 22, 379 (1971).
[131] Schröder, U., Granath, L.: On internal dentine resorption in deciduous molars treated by pulpotomy and capped with calcium hydroxide. Odont Revy 22, 179 (1971).
[132] Schröder, U., Granath, L.: Scanning electron microscopy of hard tissue barrier following experimental pulpotomy of intact human teeth and capping with calcium hydroxide. Odont Revy 23, 211 (1972).
[133] Schröder, U., Heide, S., Höskludsson, O., Rölling, I.: Endodontie. In: Koch, G., Modeer, T., Poulsen, S., Rasmussen, P. (Hrsg.): Kinderzahnheilkunde – ein klinisches Konzept. S. 221, Quintessenz, Berlin 1994.
[134] Schröder, U.: A 2-year follow-up of primary molars, pulpotomized with a gentle technique and capped with calcium hydroxide. Scand J Dent Res 86, 273 (1978).
[135] Schröder, U.: Agreement between clinical and histologic findings in chronic coronal pulpitis in primary teeth. Scand J Dent Res 85, 583 (1977).
[136] Schröder, U.: Effect of an extra-pulpal blood clot on healing following experimental pulpotomy and capping with calcium hydroxide. Odont Revy 24, 257 (1973).
[137] Schröder, U.: Evaluation of healing following experimental pulpotomy of intact human teeth and capping with calcium hydroxide. Odont Revy 23, 329 (1972).
[138] Schröder, U.: Reaction of human dental pulp to experimental pulpotomy and capping with calcium hydroxide. Odont Revy 24, 1 (1973).
[139] Schuurs, A., Gruythuysen, R., Wesselink, P.: Pulp capping with adhesive resin-based composite vs. calcium hydroxide: a review. Endod Dent Traumatol 16, 240 (2000).
[140] Schwarze, T.: Mineral Trioxide Aggregate – eine Literatur-Übersicht. Endodontie 13, 211 (2004).
[141] Shaw, D.W., Sheller, B., Barrus, B.D.,Morton, T.H.: Electrosurgical pulpotomy – a 6-month study in primates. J Endodont 13, 500 (1987).
[142] Sheller, B., Morton, T.H.: Electrosurgical pulpotomy: a pilot study in humans. J Endodont 13, 69 (1987).
[143] Shiflett, K., White, S.: Microleakage of cements for stainless steel crowns. Pediatr Dent 19, 262 (1997).
[144] Shumayrikh, N.M., Adenubi, J.O.: Clinical evaluation of glutaraldehyde with calcium hydroxide and glutaraldehyde with zinc oxide eugenol in pulpotomy of primary molars. Endod Dent Traumatol 15, 259 (1999).
[145] Soeno, K., Taira, Y., Atsuta, M.: Influence of formaline cresol on bond strength of adhesive luting agents to dentin. J Oral Rehabil 27, 623 (2000).
[146] Spedding, R.: Root canal treatment for primary teeth. Dent Clin North Am 17, 105 (1973).
[147] Städtler, P.: Untersuchungen über die Effektivität von 116 Milchzahnbehandlungen. Österr Z Stomatol 79, 402 (1982).
[148] Staehle, H.: Endodontie im Milchgebiss. In: APW (Hrsg.): Endodontie. S. 135, Hanser, München 1993.
[149] Staehle, H.: Pulpotomie im Milchgebiss. Endodontie 3, 161 (1993).
[150] Tagger, E., Sarnat, H.: Root canal therapy of infected primary teeth. Acta Odontol Pediatr 5, 63 (1984).
[151] Teixeira, L., Demarco, F., Coppola, M., Bonow, M.: Clinical and radiographic evaluation of pulpotomies performed under intrapulpal injection of anaesthetic solution. Int Endod J 34, 440 (2001).
[152] Tjäderhane, L.: Mechanismen pulpaler Wundheilung. Endodontie 12, 245 (2003).
[153] Tronstad, L., Mjör, I.: Capping of the inflamed pulp. Oral Surg 34, 477 (1972).
[154] Tsai, T., Su, H., Tseng, L.: Glutaraldehyde preparations and pulpotomy in primary molars. Oral Surg Oral Med Oral Pathol 76, 346 (1993).
[155] Turner, C., Courts, F, Stanley, H.: A histological comparison of direct pulp capping agents in primary canines. J Dent Child 54, 423 (1987).
[156] Van Amerongen, W., Mulder, G., Vingerling, P.: Consequences of endodontic treatment in primary teeth. Part I: A clinical and radiographic study of the influence of formocresol pulpotomy on the life-span of primary molars. J Dent Child 53, 364 (1986).
[157] Waterhouse, P., Nunn, J., Whitworth, J.: An investigation of the relative efficacy of Buckley's Formocresol and calcium hydroxide in primary molar vital pulp therapy. Brit Dent J 188, 32 (2000).
[158] Waterhouse, P.: Formocresol and alternative primary molar pulpotomy medicaments: a review. Endod Dent Traumatol 11, 157 (1995).
[159] Waurick, W., Borutta, A., Künzel, W.: Oraler Gesundheitszustand ausgewählter Probandengruppen. Stomatol DDR 35, 71 (1985).
[160] Weber, C.: Auswirkungen endodontischer Behandlung an Milchmolaren auf die Mineralisation der bleibenden Nachfolger. Med. Diss, Würzburg 1994.
[161] Wetzel, W.: Folgen apikaler Milchzahnerkrankungen auf Mineralisation und Durchbruch bleibender Zähne. Dtsch Zahnärztl Z 41, 179 (1986).
[162] Wrbas, T., Kielbassa, A., Hellwig, E.: Microscopic studies of accessory canals in primary molar furcations. J dent Child 64, 118 (1997).
[163] Yoshiba, K., Yoshiba, N., Iwaku, M.: Histological observations of hard tissue barrier formation in amputated dental pulp capped with alpha-tricalcium phosphate containing calcium hydroxide. Endod Dent Traumatol 10, 113 (1994).

15 Parodontopathien

von Brita Willershausen, Christiane Gleissner und Alexander Pistorius

Inhaltsübersicht

15.1 Einleitung 270
15.1.1 Milchgebiss 272
15.1.2 Wechselgebiss 272
15.1.3 Bleibendes Gebiss 272
15.1.4 Definition und Nomenklatur 272

15.2 Ätiologie und Pathogenese 273
15.2.1 Entwicklung der Mundhöhlenflora 273
15.2.2 Rolle der dentalen Plaque 274
15.2.3 Bedeutung der Sulkusflüssigkeit und des Speichels 274
15.2.4 Immunologische Reaktionen 275
15.2.5 Ätiologische Besonderheiten der Aggressiven Parodontitis 276

15.3 Gingivale Erkrankungen im Kindes- und Jugendalter 278
15.3.1 Plaqueinduzierte Gingivitis 278
15.3.2 Durch systemische Faktoren modifizierte Gingivitis 278
Pubertätsgingivitis 280
Diabetes mellitus 280
Leukämie 280
15.3.3 Durch Arzneimittel modifizierte gingivale Erkrankungen 281
Antiepileptikum Phenytoin 281
Immunsuppressivum Cyclosporin A und Kalziumantagonisten 282
15.3.4 Gingivale Erkrankungen genetischen Ursprungs 282
15.3.5 Traumatische Läsionen 282
15.3.6 Lokalisierte fibröse Hyperplasien (Epuliden) 283
Kongenitaler Granularzelltumor (Epulis congenita) 283
Peripheres Riesenzellgranulom 283
Granuloma pyogenicum 284
Fibröse Hyperplasie 284
15.3.7 Differentialdiagnostische Erwägungen 284

15.4 Parodontale Erkrankungen im Kindes- und Jugendalter 285
15.4.1 Aggressive Parodontitis 285
Erste Dentition 285
Zweite Dentition 286
15.4.2 Chronische Parodontitis 288
15.4.3 Therapiemaßnahmen 289

15.5 Parodontitis als Manifestation einer Systemerkrankung 290
15.5.1 Hämatologische Erkrankungen 290
15.5.2 Genetische Defekte 290
Angeborene Immunerkrankungen 290
Andere kongenitale Erkrankungen 291

15.6 Nekrotisierende Parodontalerkrankungen 292
15.6.1 Nekrotisierende Gingivitis und Parodontitis 292
15.6.2 HIV-Infektion bei Kindern 292
15.7 Rezessionen der Gingiva 293
15.7.1 Ursachen 293
15.7.2 Diagnostik und Therapie 294
15.8 Literatur 294

15.1 Einleitung

Bei Kindern und Jugendlichen treten im Vergleich zu Erwachsenen Parodontalerkrankungen weitaus seltener und klinisch symptomärmer auf. Daten über Prävalenz und Schweregrad der Zahnbetterkrankungen im Kindes- und Jugendalter sind widersprüchlich, was zum großen Teil auf unterschiedlichen Definitionen der Krankheitsformen beruht. Für die Erkrankungen des Parodontiums wurden verschiedene Klassifikationen entwickelt, die auf unterschiedlichen Kriterien beruhten:

- Eine Einteilung richtete sich ausschließlich nach dem **Alter der betroffenen Patienten,** z.B. präpubertäre Parodontitis, juvenile Parodontitis und Erwachsenenparodontitis.
- Eine andere Einteilung berücksichtigte die **Geschwindigkeit der Erkrankung,** z.B. rasch fortschreitende Parodontitis.
- Eine weitere Einteilung erfolgte nach der **Verteilung der Läsionen,** z.B. lokalisiert oder generalisiert.
- Zusätzlich wurden hormonelle Ausnahmesituationen und Dispositionsfaktoren gesondert betrachtet, wie u.a. Schwangerschaft, Diabetes oder HIV-Infektionen.

Im angelsächsischen Schrifttum beinhaltet der Begriff „Periodontal Disease“ alle Parodontalerkrankungen unabhängig vom Alter der Patienten und der Lokalisation der parodontalen Zerstörung. In der deutschen Literatur erfolgte die Klassifizierung der marginalen Parodontitis anhand der 1988 von der

Tabelle 15-1 Klassifikation der Parodontalerkrankungen [1, 16].

Klassifikation parodontaler Erkrankungen und Zustände	
I. Gingivale Erkrankungen **A Plaqueinduzierte gingivale Erkrankungen** **1. Plaqueinduzierte Gingivitis** Ohne lokal modifizierende Faktoren Mit lokal modifizierende Faktoren **2. Durch systemische Faktoren modifizierte Gingivitis** Endokrine Faktoren • Pubertätsgingivitis • menstruationszyklusassoziierte Gingivitis • schwangerschaftsassoziierte Gingivitis • diabetesassoziierte Gingivitis Blutkrankheiten • Leukämie • Andere **3. Durch Arzneimittel modifizierte Gingivitis** Arzneimittelbeeinflusste Gingivawucherungen Arzneimittelbeeinflusste Gingivitis • orale Kontrazeptiva • Andere	**4. Durch Mangelernährung modifizierte Gingivitis** Vitamin-C-Mangel Andere Mangelernährungszustände **B Nicht plaqueinduzierte gingivale Erkrankungen** **1. Spezifische bakterielle Infektionen** Neisseria-gonorrhoea-assoziierte Läsionen Treponema-pallidum-assoziierte Läsionen Streptokokken-assoziierte Läsionen Andere **2. Virale Infektionen** primäre Gingivostomatitis herpetica rezidivierender oraler Herpes Varicella-Zoster-Infektionen Andere **3. Pilzbedingte gingivale Erkrankungen** Candida-Infektionen Lineares gingivales Erythem Histoplasmose Andere

Tabelle 15-1 Klassifikation der Parodontalerkrankungen [1, 16]. *Fortsetzung*

Klassifikation parodontaler Erkrankungen und Zustände

4. Gingivale Erkrankungen genetischen Ursprungs
hereditäre Gingivafibromatose
Andere

5. Systemische Erkrankungen, die sich an der Gingiva manifestieren
Schleimhautveränderungen
- Lichen planus
- Pemphigoid
- Pemphigus vulgaris
- Erythema multiforme
- Lupus erythematodes
- Arzeimittelinduziert
- Andere

Allergische Reaktionen
- Allergische Reaktionen auf Materialien der restaurativen Zahnheilkunde
- Allergische Reaktionen im Zusammenhang mit Inhaltsstoffen von
  - Zahnpasten
  - Mundspüllösungen
  - Nahrungs- und Genussmitteln
  - Kaugummi
- Andere

6. Traumatische Läsionen
Chemisch
Physikalisch
thermisch

7. Fremdkörperreaktionen

8. Nicht anderweitig spezifiziert

II. Chronische Parodontitis
A Lokalisiert
B Generalisiert

III. Aggressive Parodontitis
A Lokalisiert
B Generalisiert

IV. Parodontitis als Manifestation systemischer Erkrankungen

A Hämatologische Erkrankungen
1. erworbene Neutropenien
2. Leukämien
3. Andere

B Genetische Erkrankungen
1. hereditäre und zyklische Neutropenie
2. Down-Syndrom
3. Leukozytenadhäsionsmangel-Syndrome
4. Papillon-Lefèvre-Syndrom
5. Chediak-Higashi-Syndrom
6. Histiozytosen
7. Glykogen-Speicherkrankheit
8. infantile genetische Agranulozytose
9. Cohen-Syndrom
10. Ehlers-Danlos-Syndrom Typ IV und VIII
11. Hypophosphatasie
12. Andere

C Anderweitig nicht spezifiziert

V. Nekrotisierende parodontale Erkrankungen
A Nekrotisierende Gingivitis (NUG)
B Nekrotisierende Parodontitis (NUP)

VI. Abszesse des Parodonts
A Gingivaabszess
B Parodontalabszess
C Perikoronarabszess

VII. Parodontitis in Zusammenhang mit endodontalen Läsionen

VIII. Entwicklungsbedingte oder erworbene Deformationen und Zustände

A lokalisierte zahnbezogene Faktoren, welche die Plaqueretention begünstigen
1. Zahnanatomie
2. Rekonstruktionen/Apparaturen
3. Wurzelfrakturen
4. zervikale Wurzelresorptionen und Zementperlen

B Mukogingivale Verhältnisse
1. Rezessionen
2. Fehlen keratinisierter Gingiva
3. verkürzte angewachsene Schleimhaut
4. Lokalisation des Zungen-/Lippenbändchens
5. Gingivale Vergrößerungen
6. Abnorme Farbe

C Schleimhautveränderungen auf zahnlosen Alveolarkämmen

D Okklusales Trauma

Deutschen Gesellschaft für Parodontologie (DGP) veröffentlichten Neufassung der Nomenklatur, die entzündliche Formen von anderen Formen abgrenzte und und sie mithilfe des Ausmaßes von Attachmentverlust, ergänzt durch die Angabe der Verlaufsform, differenzierte. Um dem wissenschaftlichen Fortschritt Rechnung zu tragen, wurde auf Initiative der American Academy of Periodontology von einer internationalen Arbeitsgruppe eine neue Klassifikation erarbeitet, 1999 verabschiedet und von der DGP in deutscher Übersetzung als verbindliche Nomenklatur in Deutschland eingeführt [16]. Die wesentlichen Kategorien und Subkategorien, soweit sie im Kindes- und Jugendalter bedeutsam sind, sind in Tabelle 15-1 aufgelistet. Die **wesentlichen Änderungen** bestehen in einer genauen Differenzierung gingivaler Erkrankungen, dem Ersatz des Begriffs „Erwachsenenparodontitis" durch „Chronische Parodontitis", dem Ersatz des Begriffs „früh beginnende (Early Onset) Parodontitis" durch „Aggressive Parodontitis", dem Wegfall der Kategorien „refraktäre und rekurrierende Parodontitis", einer Differenzierung des Terminus „Parodontitis als Manifestation systemischer Erkrankungen" sowie der Ergänzung einiger neuer Kategorien. Als wesentlicher **ätiologischer Faktor** ist bei allen Entzündungsformen die bakterielle Plaque anzusehen. Hormonelle Faktoren, eine noch nicht vollständig ausgebildete Immunantwort sowie besondere Eigenschaften des Bindegewebes scheinen zu der geringen Prävalenz entzündlicher Zahnbettveränderungen bis zur Pubertät beizutragen.

Generell sollte bei der Klassifizierung parodontaler Erkrankungen im Kindesalter der Stand der Dentition berücksichtigt werden, denn alle Abschnitte der Gebissentwicklung sind durch Veränderungen und Anpassungsvorgänge geprägt, die durch Knochenwachstum, Zahnwechsel und Bildung neuer Parodontien bestimmt werden.

15.1.1 Milchgebiss

Aufgrund anatomischer Besonderheiten (wie Lückenstellung der Zähne, relativ flache Fissuren, hoher Wasser- und Matrixanteil des gingivalen Bindegewebes und eine positive Abwehrlage) sind im Vergleich zur bleibenden Dentition Zahnbetterkrankungen eher selten. Hier sind reine Zahnfleischentzündungen, die **Gingivitiden,** am häufigsten zu beobachten, die in erster Linie durch **Bakterien,** aber auch durch **Pilze und Viren** hervorgerufen werden [35]. Neben mikrobiellen Erregern können genetische Defekte, Stoffwechselerkrankungen wie Diabetes mellitus, Immunschwächen, Allgemeinerkrankungen oder auch Dauermedikation die Ausbildung von Gingivitiden und insbesondere von Parodontitiden begünstigen oder einen ursächlichen Faktor darstellen.

Eine **Parodontitis im Milchgebiss** ist sehr selten. Sie beginnt im Alter von zwei bis vier Jahren und geht mit einer schnellen Zerstörung des Zahnhalteapparates einher. Bei einem generalisierten Befall der ersten Dentition müssen in der Mehrzahl der Fälle systemische Erkrankungen, Stoffwechselerkrankungen oder genetische Defekte als ursächliche Faktoren angenommen werden.

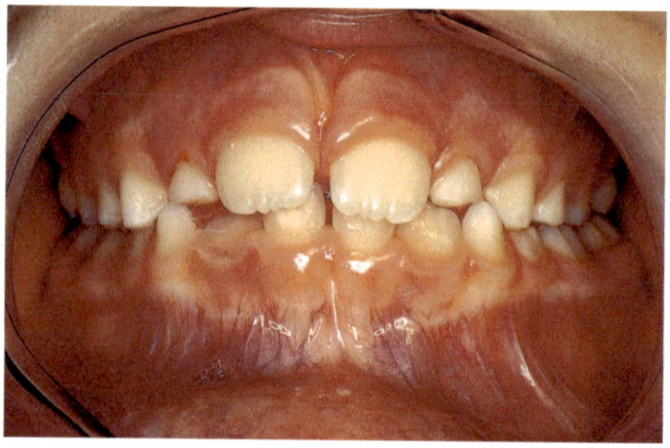

Abb. 15-1 Gesundes Wechselgebiss eines sechsjährigen Jungen. Physiologische Gingivairritation an 52 und 62 kurz vor dem Zahnwechsel.

15.1.2 Wechselgebiss

In dieser Phase (fünf bis zwölf Jahre) sind **parodontale Entzündungsreaktionen** etwas häufiger und durch besondere anatomische Gegebenheiten, die Phase des Zahnwechsels und die nicht seltene Platzmangelsituation beeinflusst (Abb. 15-1). Gingivitiden werden relativ häufig diagnostiziert, und es liegen Berichte vor, dass auch lokalisierte Parodontitiden im Vergleich zum reinen Milchgebiss etwas vermehrt auftreten können [7]. Hinsichtlich der Ätiologie herrscht Einigkeit darüber, dass die **mikrobielle Plaque** den wesentlichen Kausalfaktor darstellt. Daneben sind zahlreiche Faktoren bekannt, die die Plaquebildung fördern, wie u.a. Zahn- und Kieferfehlstellungen, kariöse Läsionen, nicht sachgemäße Füllungen, kieferorthopädische Geräte und systemische Erkrankungen.

15.1.3 Bleibendes Gebiss

Bei Jugendlichen mit vollständig durchgebrochenem bleibenden Gebiss imponieren **oberflächliche Gingivitiden** neben der vergleichsweise seltenen, rasch fortschreitenden aggressiven Parodontitis (früher: juvenile Parodontitis) in Form tiefer vertikaler Knochendestruktionen im Bereich der Sechsjahrmolaren und der Incisivi [41].

Bei allen Formen der profunden Parodontopathien im Kindes- und Jugendalter werden zunehmend **endogen-prädisponierende Faktoren** zusätzlich zu den allgemein akzeptierten Kausalzusammenhängen diskutiert.

15.1.4 Definition und Nomenklatur

Alle entzündlichen Parodontalerkrankungen sind durch Veränderungen des parodontalen Stützgewebes gekennzeichnet, die je nach Verlauf und individueller Abwehrlage eine partielle oder totale Destruktion des Zahnhalteapparates zur Folge haben können (siehe Tab. 15-1).

Der Begriff Gingivitis bezeichnet eine plaqueinduzierte akute oder chronische Entzündung der Gingiva ohne Attachmentverlust. Die Parodontitis ist eine entzündliche, durch bakterielle Beläge verursachte Erkrankung aller Anteile des marginalen Parodontiums, d. h. im Gegensatz zur Gingivitis eine Erkrankung nicht nur der Gingiva, sondern auch des Desmodontiums, des Wurzelzements und des Alveolarknochens mit fortschreitendem Attachmentverlust, Zahnlockerung, Abszessbildung und schließlich Zahnverlust. Diese Erkrankung kann einzelne, mehrere oder alle Zähne befallen.

Typisch für die **chronische Parodontitis** ist ein langsamer schubweiser Verlauf, der abwechselnd durch aktive und stabile Phasen gekennzeichnet ist. Hier werden Schweregrad und Verlauf der Krankheit durch eine Vielzahl weiterer Faktoren beeinflusst, so z. B. durch anatomische, funktionelle oder systemische Besonderheiten. Die mikrobielle Ätiologie der chronischen Parodontitis ist unumstritten (s. PdZ Bd. 4).

Im Gegensatz dazu stellen die im **Jugend- und frühen Erwachsenenalter** diagnostizierbaren Parodontalerkrankungen primär gering entzündlich erscheinende Formen dar, die sich klinisch durch einen raschen Verlauf auszeichnen und auf übliche therapeutische Maßnahmen im Allgemeinen nur ungenügend ansprechen.

Die profunden Parodontopathien im Kindes-, Jugend- und frühen Erwachsenenalter wurden bisher im englischen Schrifttum unter dem Oberbegriff der sog. **„Early Onset Periodontitis" (EOP)** zusammengefasst als:

- präpubertäre Parodontitis
- juvenile Parodontitis (lokalisiert, LJP, oder generalisiert, GJP) und
- rasch fortschreitende Parodontitis (rapidly progressive periodontitis oder RPP).

Diese Klassifizierung erfolgte in erster Linie anhand des Alters zum Zeitpunkt der Diagnose und mit Hilfe des parodontalen Destruktionsmusters, in einigen Fällen ergänzt durch mikrobiologische und immunologische Parameter.

Differentialdiagnostische Kriterien zwischen LJP and GJP sowie zwischen GJP und RPP waren nur unklar definiert [48] und insbesondere die Unterteilung generalisierter postpubertärer Parodontitiden in GJP und RPP hat sich als problematisch erwiesen, denn weder das Alter zu Beginn der Erkrankung, das Destruktionsmuster noch die Zusammensetzung der Mikroflora oder die Charakterisierung der Leukozyten ermöglichten eine eindeutige Zuordnung des klinischen Befundes [52]. Des Weiteren ließen Fallberichte von langsam verlaufenden Parodontitiden bei Kindern und jungen Erwachsenen sowie von rasch fortschreitenden Parodontitiden bei Patienten über 35 Jahren die Klassifizierung anhand des Alters zweifelhaft erscheinen. Es wurde daher vorgeschlagen, die Klassifizierung der Parodontitis nicht mehr nach der Altersabhängigkeit, sondern auf der Grundlage klinischer, radiographischer, historischer und paraklinischer Parameter vorzunehmen. Demzufolge werden die bisher gebräuchlichen Termini durch **„Aggressive Parodontitis"** ersetzt. Die „Aggressive Parodontitis" ist anhand ihrer Klinik und Paraklinik eindeutig von der **„Chronischen Parodontitis"** abzugrenzen.

15.2 Ätiologie und Pathogenese

15.2.1 Entwicklung der Mundhöhlenflora

Die Mundhöhle hat wie andere Körperregionen eine eigene Flora. Die konstant feuchten und temperierten Verhältnisse erlauben eine natürliche Mikroflora mit charakteristischer Zusammensetzung und einer harmonischen Wechselbeziehung zum Wirt. Diese Beziehung kann jedoch, im Gegensatz zu anderen Körperregionen, relativ rasch gestört werden und Erkrankungen in der Mundhöhle auslösen.

Die bakterielle Besiedelung der Mundhöhle und des gesamten Verdauungstrakts beginnt unmittelbar nach der Geburt.

Mit dem Durchbruch der ersten Zähne, der Entwicklung von Parodontien, dem Vorhandensein von harten Oberflächen und der Ausbildung von Pellikelschichten ändert sich die Zusammensetzung der Mundhöhlenflora. Zu den wichtigsten Arten der Mundhöhlenbakterien gehören:

- **grampositive Kokken,** vor allem der Gattung Streptococcus, die der Streptococcus-mutans-, der Streptococcus-salivarius-, der Streptococcus-milleri- und der Streptococcus-oralis-Gruppe angehören
- **grampositive Stäbchen** der Gattungen Actinomyces und Lactobacillus
- **gramnegative Kokken** der Gattungen Neisseria (strikt aerob) und Veillonella (strikt anaerob)
- **gramnegative Stäbchen** der Gattungen Actinobacillus, Capnocytophaga, Fusobacterium, Porphyromonas, Prevotella und Treponema.

15.2.2 Rolle der dentalen Plaque

Epidemiologische Daten und zahlreiche klinische Studien haben eindeutig nachgewiesen, dass die mikrobielle Plaque am Gingivalrand sowohl für die Entstehung kariöser Läsionen als auch für entzündliche Veränderungen des marginalen Parodontiums als ursächlicher ätiologischer Faktor zu betrachten ist.

In der menschlichen Mundhöhle findet sich eine Vielzahl von Mikroorganismen wie Viren, Bakterien, Pilze und gelegentlich Protozoen, die miteinander in einem ökologischen Verband und mit dem Wirt im Einklang leben. Es werden jedoch große Unterschiede der bakteriellen Besiedelung an den jeweiligen Parodontien innerhalb einer Mundhöhle beobachtet. Diese Unterschiede ergeben sich aus der Plaquezusammensetzung sowie der Empfindlichkeit und Abwehrlage des Wirts (Abb. 15-2 und 15-3). Als weitere Variable sind Ernährungsgewohnheiten, Geschlecht und Mundhygienemaßnahmen zu nennen.

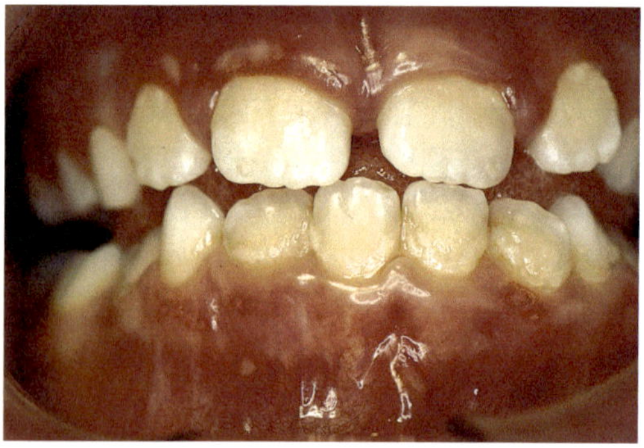

Abb. 15-2 Mundschleimhautläsionen mit Gingivabeteiligung bei Varicella-Zoster-Infektion (Windpocken) eines neunjährigen Mädchens. Plaqueansammlung mit Gingivitis aufgrund schlechter Mundhygiene wegen schmerzhafter Mundschleimhautläsionen.

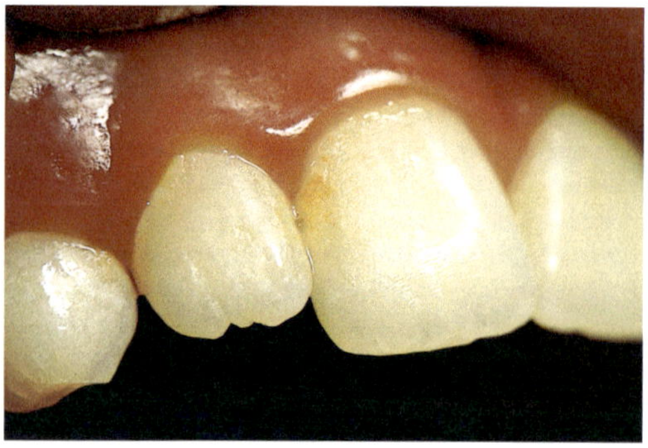

Abb. 15-3 Gingivitis im Bereich der oberen Frontzähne bei einem zwölfjährigen Mädchen aufgrund mangelnder Mundhygiene.

Besondere Faktoren wie die Lückenstellung der Milchzähne, eine hohe Speichelproduktion und ein höherer Wasseranteil des gingivalen Bindegewebes führen dazu, dass bei Kleinkindern seltener mineralisierte Zahnbeläge vorhanden sind als bei Jugendlichen und Erwachsenen.

Gelegentlich werden bei Kindern schwarze Beläge, sog. „black stains", beobachtet, in denen vorrangig grampositive Kokken und Stäbchen anzutreffen sind. Im Wechselgebiss dagegen scheinen Zahnbeläge schneller zu entstehen als bei Erwachsenen.

Zahnstein findet man bei Kindern eher selten. Zahlen schwanken zwischen etwa 9 % bei Kindern im Vorschulalter, 18 % bei Kindern zwischen sieben und neun Jahren und 33–43 % bei Kindern zwischen zehn und 15 Jahren [17]. Bei Kindern mit einer Mukoviszidose wird Zahnsteinbildung jedoch häufiger beobachtet, was vermutlich auf einen erhöhten Phosphat-, Kalzium- und Proteingehalt des Speichels zurückzuführen ist.

15.2.3 Bedeutung der Sulkusflüssigkeit und des Speichels

In der Sulkusflüssigkeit kleiner Kinder wurden, wie bei den Erwachsenen, zahlreiche Mikroorganismen einschließlich Spirochäten nachgewiesen. Über die Häufigkeit der einzelnen Arten liegen jedoch nur wenig Berichte vor. Watson et al. konnten die parodontalpathogenen Keime Porphyromonas gingivalis und Treponema denticola bei bis zu 80 % parodontalgesunder Kinder nachweisen [58]. Es bestand ein signifikanter Zusammenhang zwischen der Menge nachweisbarer Keime in der Sulkusflüssigkeit der Kinder und Parodontalerkrankungen bei den Eltern. Dies deutet darauf hin, dass **Eltern als „Bakterienspeicher"** einen wesentlichen Anteil an der Übertragung parodontalpathogener Mikroorganismen haben. In zahlreichen Berichten wird auf die Bedeutung von biologischen Komponenten in der Sulkusflüssigkeit hingewiesen [30]. Als Stoffwechselprodukte von Mikroorganismen und Leukozyten können erhöhte LDH-Werte, Enzyme mit trypsinähnlichen Eigenschaften, neutrale Proteasen, β-Glucuronidasen, Prostaglandine (E2) und Aminoaspartattransferasen auftreten, die als **Risikofaktoren für Parodontalerkrankungen** betrachtet und als diagnostische Marker herangezogen werden können [64].

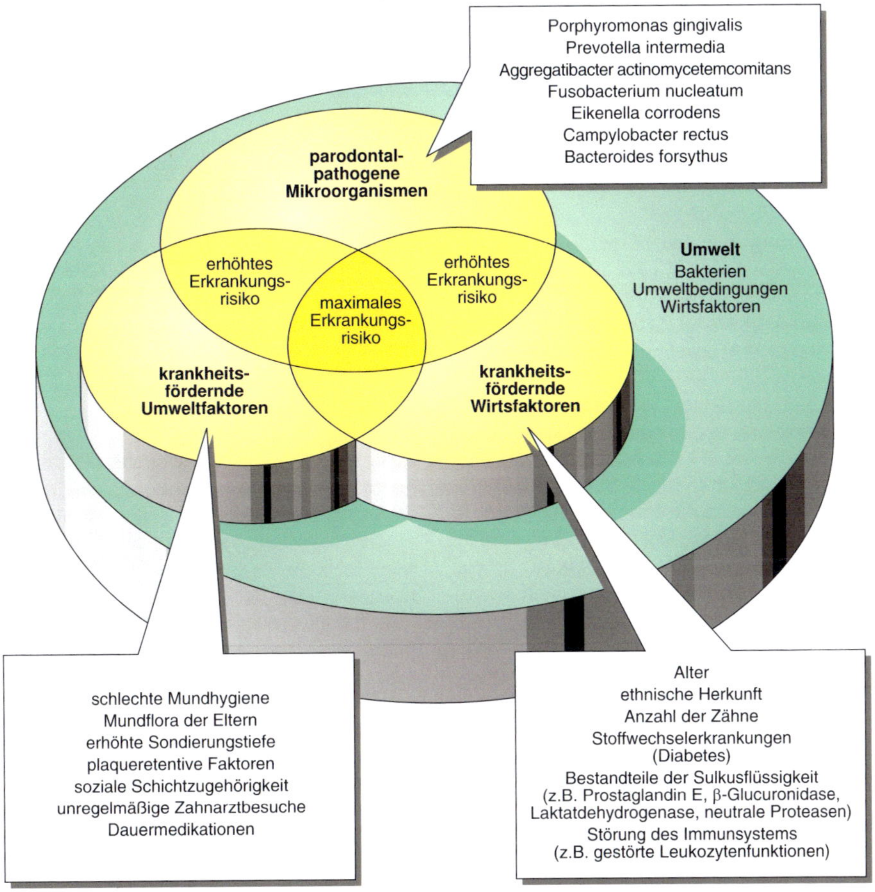

Abb. 15-4 Ätiologie progredienter Parodontalerkrankungen (modifiziert nach Wolff 1994 [64]).

Die Risikofaktoren, die zur Ausbildung einer Parodontopathie beitragen, sind in Abbildung 15-4 aufgelistet.

15.2.4 Immunologische Reaktionen

Sind Störungen oder Defekte im Immunsystem vorhanden, so muss mit einer erhöhten Anfälligkeit für Infektionen gerechnet werden, die auch zu einer Prädisposition für Parodontalerkrankungen führen kann. Erkenntnisse aus Einzelbeobachtungen kongenitaler Immundefektsyndrome haben zum Verständnis der Funktion der Abwehrsysteme in der Entstehung von Parodontalerkrankungen beigetragen. Wegen der Wechselwirkung von **zellulärer und humoraler Immunität** betrifft eine solche Störung nicht selten beide Abwehrsysteme. Sekundäre Immundefekte als Folge von Systemerkrankungen oder ärztlichen Therapiemaßnahmen spielen jedoch zahlenmäßig eine erheblich größere Rolle als kongenitale Störungen. Diese erworbenen Immunopathien zeigen in der Regel nicht isolierte Störungen einzelner Immunparameter, sondern treffen das Immunsystem oft an verschiedenen Stellen gleichzeitig. Die Ursache einer klinisch eindeutigen Infektanfälligkeit des Kindes bleibt jedoch oft unklar.

Zelluläre und humorale Immunität sind beim Menschen bereits pränatal ausgebildet. Der Beginn der Antikörperproduktion durch **B-Lymphozyten oder Plasmazellen** als Träger der humoralen Immunität kann mit der 20. Gestationswoche angesetzt werden, in der erstmals IgM- und IgG-Spuren in der Milz nachweisbar sind. Beim gesunden Neugeborenen ist die in der Fetalzeit synthetisierte Menge an IgM und IgG jedoch gering; das in der Nabelschnur nachweisbare γ-Globulin besteht fast ausschließlich aus diaplazentar übertragenem mütterlichen IgG. Bei Infektionserkrankungen, z. B. bei der Rötelnembryopathie, werden bereits pränatal Immunglobuline vom IgM-Typ gebildet. In Kolostrum und Muttermilch werden vorrangig Antikörper vom IgA-Typ vorgefunden. Die postnatale Eigensynthese der Immunglobuline ist abhängig vom Kontakt mit Antigenen in der Nahrung, in der Atemluft, in der Mundhöhlenflora, mit Speichelbakterien der Eltern und mit Krankheitserregern. Das IgM, der typische Sofortantikörper, steigt mit dem fünften Lebenstag signifikant an; die IgG-Synthese verläuft deutlich langsamer.

Die **Differenzierung und Antikörperproduktion der B-Lymphozyten** wird durch Makrophagen und T-Lymphozyten gesteuert. Dabei ist nicht die relative Anzahl immunkompetenter Zellen, sondern ihr Aktivierungszustand, der durch die Zahl ihrer Oberflächenrezeptoren (z. B. CD 4, CD 8, CD 11, CD 18, HLA-D, HLA-DR) beeinflusst und gesteuert wird, für das Gleichgewicht in der Immunregulation bedeutend. Die T-Lymphozyten kann man in verschiedene Subpopulationen unterteilen: T-Suppressor-Zellen (Ts, CD 8+) unterdrücken die Immunantwort und T-Helferzellen (Th, CD 4+) wirken stimulierend auf die Antikörperproduktion der B-Lymphozyten. In parodontalen Läsionen sind im Vergleich zu den Serumwerten deutliche Verschiebungen des Verhältnisses von CD 4 zu CD 8 erkennbar.

Bei entzündlichen Parodontopathien lässt sich in den dentogingivalen Geweben eine Infiltration von Entzündungszellen nachweisen. Die Hälfte dieser Zellen sind antikörperproduzierende B-Lymphozyten (Plasmazellen), 30 % werden den T-Lymphozyten zugeordnet und die restlichen Anteile setzen sich aus Mikro- und Makrophagen (polymorphkernigen Leukozyten und Monozyten) zusammen. Nach neueren Untersuchungen scheint ein hoher Anteil von Plasmazellen im entzündlichen Infiltrat ein Hinweis auf eine aktive Läsion bzw. eine Verschiebung des Gleichgewichts in der Läsion von protektiven zu destruktiven Prozessen zu sein [31].

Vor allem **Dysfunktionen** der polymorphkernigen neutrophilen Granulozyten (PMN) erhöhen die Anfälligkeit des Wirtsorganismus für entzündliche Parodontopathien erheblich. Neben einer verminderten Anzahl der neutrophilen Granulozyten kann ihre Funktion in den verschiedenen Stufen der Abwehr gestört sein. Hierzu gehören u. a. Chemotaxis, Adhärenz und Deformation, Lokomotion, Bindung an das Antigen, Phagozytose und Degranulierung.

Es kann zwischen **intrinsischen Defekten,** die genetisch bedingt sind und lebenslänglich bestehen, und **erworbenen Störungen,** wie einer erhöhten Empfänglichkeit für exogene Faktoren und bakterielle Toxine, unterschieden werden.

Die Bedeutung der **Zytokine** bei entzündlichen Reaktionen des Parodontiums ist Thema zahlreicher Untersuchungen. Diese löslichen Proteine oder Glykoproteine werden in erster Linie von Monozyten und Lymphozyten freigesetzt und spielen bei physiologischen und pathologischen Immunreaktionen eine entscheidende Rolle. Sie sind multifunktional und können sowohl die humorale als auch die zellvermittelte Immunantwort des Körpers beeinflussen. Einige Zytokine, die für die Regulation der Knochenresorption oder den Abbau von Gewebe verantwortlich sind (IL-1-α, -β, TNF-α, IL-6, IL-8), können im erkrankten Parodontalgewebe nachgewiesen werden, während ihre Inhibitoren (z. B. IL-4) nur in gesundem Gewebe gefunden werden. Man nimmt heute an, dass die Verschiebung des Bindegewebsstoffwechsels zu kollagen- und knochenabbauenden Prozessen vom jeweiligen Zytokinprofil der Läsion bestimmt wird (Abb. 15-5). Neue Untersuchungsergebnisse deuten darauf hin, dass Zytokine im Sulkusfluid als Marker zur Differenzierung gesunder und erkrankter Zahnflächen in der parodontalen Frühdiagnostik Einsatz finden könnten. Shapira et al. konnten zeigen, dass sich die Zytokinproduktion Lipopolysaccharid-stimulierter Monozyten von Patienten mit lokalisierter und generalisierter juveniler Parodontitis, wie auch die Produktion von Prostaglandin E2, signifikant unterschied [51]. Diese Ergebnisse könnten das unterschiedliche Destruktionsmuster der beiden Erkrankungsformen erklären. Sie geben zugleich einen deutlichen Hinweis auf die Heterogenität der aggressiven Parodontitiden.

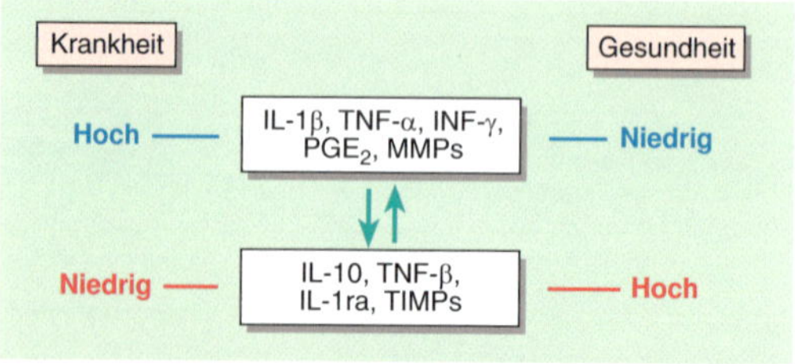

Abb. 15-5 Einfluss der Zytokine auf die Parodontitispathogenese: Bei parodontaler Stabilität sind die proinflammatorischen Zytokine niedrig und die antagonistisch wirkenden Zytokine hoch, bei parodontaler Aktivität ist dieses Verhältnis umgekehrt. (IL = Interleukin, TNF = Tumornekrosefaktor, INF = Interferon, PGE = Prostaglandin E, MMP = Matrixmetalloproteinase, TGF = Transforming Growth Factor, IL-1ra = Interleukin 1 Rezeptorantagonist, TIMP = Gewebeinhibitoren der MMPs). Modifiziert nach Page [44].

15.2.5 Ätiologische Besonderheiten der Aggressiven Parodontitis

Die ätiologischen Zusammenhänge zwischen den Parodontitiden im Kindes- und Jugendalter sind aufgrund mangelnder Übereinstimmung in Nomenklatur und klinischen Auswahlkriterien kaum differenzierbar [4]. Da viele dieser Fälle einen foudroyanten Verlauf zeigen, ist ihre Zusammenfassung unter der Bezeichnung „Aggressive Parodontitis" angemessen. Es gibt jedoch auch Berichte von Attachmentveränderungen bei Kindern und Jugendlichen, die einer chronischen Parodontitis ähneln und unter dem Begriff „Chronische Parodontitis" subsumiert werden können [8, 9, 10].

Im Allgemeinen sind gesunde Kinder und Jugendliche von den seltenen, aggressiven Krankheitsformen betroffen. Die Prävalenz beträgt zwischen 0,1 und 0,8 %. Die infektiöse Natur der aggressiven Parodontitis ist vielfach nachgewiesen und allgemein akzeptiert. Zunehmend finden sich jedoch Hinweise darauf, dass die **gesteigerte Infektionsanfälligkeit** des Wirtsorganismus eine zentrale Rolle in der Manifestation schwerer Parodontalerkrankungen bei jugendlichen Patienten spielt [63], und dass diese Wirtseigenschaften zu großen Teilen genetisch festgelegt sind. In der Literatur finden sich zahlreiche Hinweise auf ein familiär gehäuftes Vorkommen von aggressiven Parodontitiden [34]. Die derzeit gültige Theorie zur Vererbung der aggressiven Parodontitis geht davon aus, dass diese Erkrankungen autosomal mit unterschiedlicher Penetranz vererbt werden, es gibt Hinweise sowohl für einen autosomal-rezessiven wie auch für einen autosomal-dominanten Erbgang [28]. Dabei spielen Umweltfaktoren wie Nikotingenuss und Plaquekontrolle eine möglicherweise wichtige Rolle in der klinischen Ausprägung des Phänotyps.

Die Ergebnisse der bisherigen klinischen, immunologischen und bakteriologischen Untersuchungen lassen die Parodontitis im Kindes- und Jugendalter als einen gemeinsamen klinischen Phänotyp für viele genetisch heterogene Subformen erscheinen [37], die möglicherweise durch Mutationen verschiedener Gene verursacht werden.

Diese **genetische Heterogenität** der aggressiven Parodontitis wird in Untersuchungen von Allgemeinerkrankungen und Syndromen, die regelmäßig mit Parodontalerkrankungen assoziiert werden, deutlich erkennbar: Sowohl Defekte des menschlichen Immunsystems als auch Enzymdefekte, angeborene Bindegewebserkrankungen, epitheliale Defekte sowie multifaktoriell und chromosomal vererbte Erkrankungen führen zu schweren, meist rasch verlaufenden Parodontitiden, die sich bereits im Kindesalter manifestieren und sowohl die Decidui als auch die Zähne der zweiten Dentition befallen. Auch bei gesunden Individuen wurden Funktionsstörungen der neutrophilen Granulozyten, eine verminderte Produktion protektiver Antikörper, Polymorphismen der Fc-Rezeptoren, eine gesteigerte Freisetzung von Prostaglandinen und Interleukin 1 sowie ein Ungleichgewicht der Aktivitäten diverser Subpopulationen von T-Helferzellen nachgewiesen (Tab. 15-2).

Untersuchungen von Sjödin [53] zeigen, dass die Mehrzahl jugendlicher Patienten mit einer LJP bereits radiologisch erkennbare Defekte im Bereich der zweiten Milchmolaren aufweisen, die oft in einem deutlichen Zusammenhang mit lokal irritierenden Faktoren wie Plaque und Zahnstein stehen. Dies unterstützt die Auffassung, dass die Unterteilung in eine präpubertäre und eine juvenile Form eher durch den Zeitpunkt der Diagnose, als durch unterschiedliche ätiologische Faktoren beeinflusst zu sein scheint.

Lokalisierte parodontale Defekte im Milchgebiss können erstes Zeichen einer erhöhten Anfälligkeit für rasch verlaufende schwere Parodontalerkrankungen sein und müssen Anlass zu einer gründlichen Suche nach systemischen Ursachen einerseits und zu einer rasch einsetzenden Therapie und Prophylaxe andererseits geben. Des Weiteren haben Geschwister von Kindern oder

Tabelle 15-2 Mit aggressiver Parodontitis in Verbindung gebrachte Zytokin- und Rezeptorpolymorphismen (adaptiert von Schenkein und Kinane [28, 50]).

Zytokin- und Rezeptorpolymorphismen	
Polymorphismus	**Gen**
IL-1 A (+4845) und IL-1B (+3954)	IL-1-Gen
IL-4 Promotor und Intron Polymorphismen	IL-4-Gen
FcγRIIa (H/H), FcγRIIIa(158 V)	
FcγRIIb (695)	Fc-Rezeptor-Gen-Polymorphismen
FcγRIIIb-NA2-Allel, FcγRIIIa-158F)	
Gc Lokus Chromosom 4q	unbekannt
	N-formylpeptid-Rezeptor-Polymorphismus
VDR (TaqI)	
VDR (B/b) und FcgRIIIb (NA1/NA2)	Vitamin-D-Rezeptor-Polymorphismen

Jugendlichen mit aggressiver Parodontitis ein erhöhtes Risiko für die Ausbildung einer Parodontalerkrankung. Sie bedürfen regelmäßiger Screeninguntersuchungen, die eine frühzeitige Diagnose erlauben, sodass über eine adäquate Therapie die Entwicklung von Defekten verhindert werden kann.

15.3 Gingivale Erkrankungen im Kindes- und Jugendalter

15.3.1 Plaqueinduzierte Gingivitis

Die Häufigkeit des Auftretens von Gingivitiden wird in der Literatur sehr unterschiedlich angegeben. Die Ursachen sind oft methodischer Natur, aber es spielen auch kulturelle, gesellschaftliche und soziale Faktoren eine Rolle. In einem Alter von drei Jahren sind jedoch über die Hälfte der Kinder von einer Gingivitis befallen. Mit steigendem Alter nimmt das Gingivitisvorkommen zu und erreicht in der Pubertät seinen Höhepunkt. Der Gingivitisbefall der Mädchen erreicht diesen Höhepunkt etwas früher als der Gingivitisbefall der Knaben. Danach nimmt die Häufigkeit wieder etwas ab und steigt im Erwachsenenalter auf etwa 80–100% an [32].

Selten geben die kindlichen Patienten Beschwerden an. Die rechtzeitige Diagnose und Therapie dieser Erkrankungen ist von großer Bedeutung, da nur so weitreichende Schäden, auch des bleibenden Gebisses, vermieden werden können.

Folgende **Faktoren** lösen die Gingivitis aus:

- mangelnde Mundhygiene
- falsche Ernährung
- Anhäufung unspezifischer Mikroorganismen (Tab. 15-3).

In der Regel sind die Menge der lokal akkumulierenden Bakterien und deren Stoffwechselprodukte für die Entzündungsreaktionen der Gingiva entscheidend.

Die **akute Gingivitis** beginnt meist im Bereich der Papillen. Sie zeigt sich in einer plötzlichen, meist schmerzlosen Rötung und Schwellung der marginalen Gingiva, verbunden mit dem Verlust der Stippelung und einer Exsudation im Bereich des Sulkus. Gelegentlich zeigen sich ulzerierte Bereiche. Weiterhin bilden sich Pseudotaschen aufgrund der Schwellung des Gewebes aus.

Die akute Gingivitis kann in eine **chronische Gingivitis** übergehen. Das Saumepithel verlängert sich.

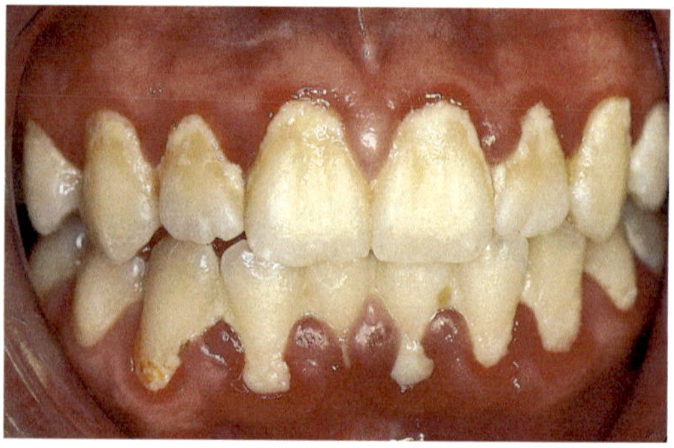

Abb. 15-6 Hochgradige Schmutzgingivitis bei einem 16-jährigen Knaben. Die Interdentalpapillen zeigen insbesondere im Unterkiefer-Frontbereich ausgeprägte Hyperplasien sowie beginnende nekrotische Bereiche.

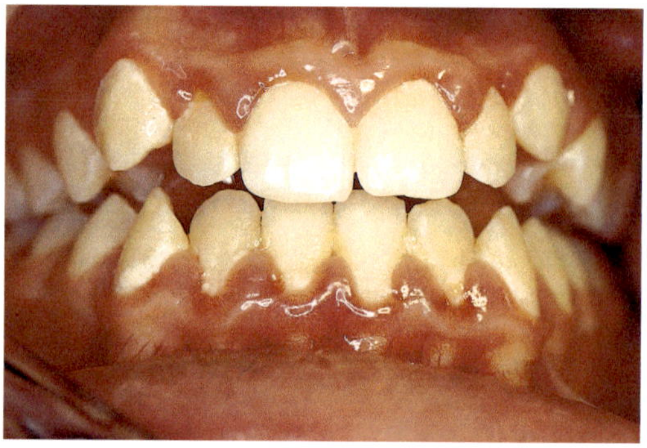

Abb. 15-7 Pubertätsgingivitis bei einem 14-jährigen Mädchen. Deutlich sind die hyperplastischen Interdentalpapillen sowie die durch mikrobielle Plaque induzierten entzündlichen Gingivaveränderungen erkennbar.

Die chronische Gingivitis ist häufig durch eine Neigung zur Gewebsvergrößerung gekennzeichnet (Abb. 15-6).

Die Gingivitis ist reversibel. Plaqueentfernung durch gute Mundhygiene bewirkt die Wiederherstellung der gesunden Gingiva innerhalb von drei bis sieben Tagen.

15.3.2 Durch systemische Faktoren modifizierte Gingivitis

Systemische Faktoren können die Ausprägung einer Gingivitis fördern. Das betrifft Hormonumstellungen in der Pubertät (Abb. 15-7), endokrine Erkrankungen wie Diabetes mellitus und Immunsystem-Schwächungen jeglicher Art (s. Tab. 15-3).

Tabelle 15-3 Übersicht: Gingivitiden bei Kindern und Jugendlichen.

Bezeichnung	Alter	Lokalisation	Ätiologie	Klinik	Therapie
Gingivitis simplex	Kindes- und Jugendalter Maximum: Pubertät	Front- und Molarenbereich, auf Papillen und Gingivarand begrenzt	supragingivale Zahnplaque, reversibel	Rötung, Schwellung, Blutung, nicht schmerzhaft	Plaqueentfernung, Aufklärung, Ernährungsberatung, Mundhygieneinstruktionen
nekrotisierende ulzeröse Gingivitis (NUG)	Jugendliche (ab 15) junge Erwachsene Kinder extrem selten	Frontzahnbereich bevorzugt, später im Molarenbereich, Interdentalpapillen	spezifische Plaqueflora, Resistenzschwäche, Stress, Stellungsanomalien	ulzeröser Zerfall der Papillen, starke Schmerzen, Krankheitsgefühl, Fieber, Lymphknotenschwellung	Entfernung der Beläge und des nekrotischen Materials unter Lokalanästhesie, keimreduzierende Spülung, mehrfach täglich kortikoid- und antibiotikahaltige Salben, 0,1–0,2%ige Chlorhexidin-Lösung oder 0,5%ige Wasserstoffsuperoxid-Lösung, bei Fieber/schwerem Verlauf Metronidazol 3 × 400 mg/d für eine Woche
Gingivitis herpetica	Kinder und Jugendliche	Prämolaren, Molaren, Milchmolaren, marginal, befestigte Gingiva, selten Interdentalpapillen	Herpesviren	erosive Gingivitis, starke Schmerzen, Fieber, Lymphknotenschwellung, Defektheilung	symptomatische Behandlung, vorsichtige und sorgfältige Mundhygiene
Pubertätsgingivitis	Jugendliche	Oberkieferfront- und Eckzähne, Interdentalpapillen, farblich abgegrenzt	mangelnde Mundhygiene, Mundatmung, Hormonumstellung, Kontrazeptiva	hyperplastische Gingivitis, nicht schmerzhaft	konsequente Entfernung lokaler Reizfaktoren einschließlich Plaque, Mundhygieneunterweisungen
Gingivitis bei Diabetes	je nach Beginn der Grunderkrankung meist im Schulalter	generalisierte Gingivitis und Parodontitis	Defekte der neutrophilen Granulozyten, mikrovaskuläre Läsionen der Gingiva	schwere Gingivitis oder Parodontitis, Ulzerationen, Taschenabszesse	optimale Mundhygiene, Abstimmung mit betreuendem Arzt
Gingivitis bei Immunschwäche	je nach Manifestation der Grunderkrankung	generalisierte Enzündung der gesamten Gingiva und des tieferen Zahnhalteapparates	Schwächung der Abwehrmechanismen gegen Plaquestoffwechselprodukte	schwere NUG-ähnliche Gingivitis oder Parodontitis mit progredientem Verlauf	optimale Mundhygiene, Abstimmung mit betreuendem Arzt
Gingivitis bei Erkrankungen des hämatopoetischen Systems	je nach Manifestation der Grunderkrankung	marginale, interdentale, befestigte Gingiva und bewegliche Schleimhaut, generalisierter Befall aller Zähne	Defekte der humoralen oder zellulären Abwehr je nach Grunderkrankung	ulzerierende oder hyperplastische Gingiva- und Parodontalveränderungen, rascher Verlauf, therapieresistent	enge Zusammenarbeit mit behandelnden Ärzten, hämatologische Abklärung, optimale Mundhygiene

Pubertätsgingivitis

Die Gingivitisprävalenz erreicht sowohl bei Jungen wie auch bei Mädchen in der Pubertät ihren Höhepunkt. Vor allem die Lingualflächen der bleibenden Molaren, die Approximalflächen und die Bukkal- und Palatinalflächen der oberen Molaren sind von den entzündlichen Veränderungen betroffen. Als Gründe für Zunahme der Gingivitisprävalenz in dieser Altersgruppe werden eine Zunahme der Risikoflächen und -zähne durch den Durchbruch der zweiten Dentition, die durch den Zahndurchbruch geförderte Plaqueakkumulation und Entzündung mit nachfolgender Veränderung des Ökosystems in der Mundhöhle, die Erhöhung der Sexualhormone sowie psychosoziale Faktoren diskutiert.

Diabetes mellitus

Eine angeborene oder erworbene Störung der endokrinen Pankreasfunktion (Insulinmangeldiabetes) führt zu einem partiellen oder totalen Insulinmangel. Die Klassifikation der WHO von 1998 unterscheidet einen **insulinpflichtigen Typ** (Typ 1, früher jugendlicher Diabetes) von einer **nicht insulinpflichtigen Form** (Typ 2, früher Erwachsenendiabetes). Die Störung betrifft den gesamten Stoffwechsel, vorrangig die Glukoseverwertung. Das Krankheitsbild ist gekennzeichnet durch eine permanente Hyperglykämie und Glukosurie. Die angeborene Form ist sehr selten. Meist tritt der Insulinmangeldiabetes als eine offensichtlich erworbene Störung erst später auf, vorzugsweise im frühen Schulalter.

Mit einer Inzidenz von 1 auf 2400 Kinder ist der Diabetes mellitus die häufigste Stoffwechselstörung des Kindesalters. Kinder mit Diabetes haben eine geringere Speichelfließrate und einen höheren Glukosegehalt in Speichel und Sulkusflüssigkeit als gesunde Kinder [46]. Dies begünstigt bei Kindern mit einem schlecht eingestellten Diabetes die Kariesentstehung. Gut eingestellte jugendliche Diabetiker zeigen, vermutlich aufgrund der diätetischen Restriktion von Mono- und Disacchariden, einen deutlich geringeren Kariesbefall als gleichaltrige Nichtdiabetiker.

Die **Prävalenz von Zahnbetterkrankungen** (Gingivitis und Parodontitis) ist bei diabetischen Kindern mit schlechter Stoffwechselkontrolle weitaus höher als bei gesunden Gleichaltrigen, obwohl hinsichtlich der Mundhygiene nur geringe Unterschiede beobachtet werden [60, 61]. Eine reduzierte Chemotaxis der neutrophilen Granulozyten, mikroangiopathische Veränderungen in Gingiva und Alveolarmukosa sowie Veränderungen des Kollagenstoffwechsels werden in der Literatur als ursächliche Faktoren beschrieben.

Vermutlich bedingen Defekte des zellulären Immunsystems eine gesteigerte Infektanfälligkeit der Mundschleimhaut. Anguläre Cheilitiden und ein Befall der Mundschleimhaut mit Candida albicans (Soor) treten bei schlecht eingestelltem Diabetes häufiger auf als bei gesunden jugendlichen Patienten.

Eine optimale Einstellung des Glukosestoffwechsels, eine spezielle Prophylaxe und regelmäßige Kontrollen der parodontalen Gesundheit sind notwendig, um Zahnschäden bei diabetischen Kindern zu vermeiden. Dies erfordert eine enge Zusammenarbeit zwischen dem Kinderarzt und dem behandelnden Zahnarzt. Zahnärztliche Behandlungen sollten dann durchgeführt werden, wenn der Blutzuckerspiegel stabil ist.

Leukämie

Die akute Leukämie ist mit fünf Erkrankungen auf 100 000 Kinder pro Jahr eine der häufigsten malignen Systemerkrankungen im Vorschulalter, die unbehandelt gewöhnlich ohne Remission in wenigen Wochen unter zunehmender Anämisierung mit Fieberschüben, Blutungen, einer Vergrößerung des Bauches durch Milz-, Leber- und Lymphknotenbefall und ulzerösen Mundschleimhautprozessen einen letalen Ausgang nimmt. Vor allem bei den akuten Formen entstehen durch Infiltrate leukämischer Zellen teils extreme Gingivahyperplasien (Abb. 15-8). Die gingivale Blutung ist gleichfalls ein häufiges Symptom aufgrund der mit dem Krankheitsbild verbundenen Thrombozytopenie. Durch moderne Therapiemaßnahmen hat sich die Prognose dieser Erkrankungen gegenüber früher jedoch entscheidend verbessert. Die Heilungschancen bei allen Formen von akuter lymphoblastischer Leukämie betragen bis zu 90 %. Eine toxische Agranulozytose durch Zytostatika und ionisierende Strahlen ist jedoch ein großes Problem in der Therapie von kindlichen Leukämien, da nicht nur durch die Grunderkrankung selbst, sondern auch durch die Therapiemaßnahmen Schädigungen der Mundschleimhaut ausgelöst werden können.

Die **Immunsuppression** erfordert daher eine umfassende Infektionsprophylaxe während der medikamentösen Therapie, die das Verbot jeder möglichen Gingivairritation, etwa durch Zähnebürsten zugunsten einer Gingivitisprophylaxe durch Chlorhexidindigluconat-Spülungen, beinhaltet. Eine gründliche zahnärztliche Untersuchung vor der Therapie sowie ausführliche spezielle Mundhygieneunterweisungen werden von manchen Autoren empfohlen [45]. Dies ist umso bedeutsamer, als durch parodontalpathogene Keime unter Zytostatikatherapie lebensbedroh-

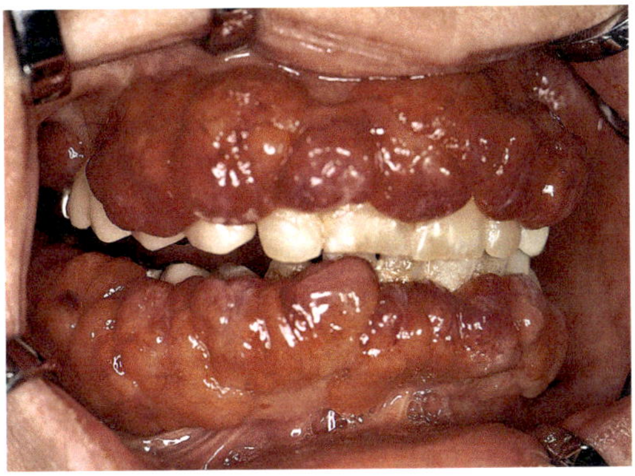

Abb. 15-8 Extreme diffuse Gingivahyperplasie mit Wucherungen bis hin zur Okklusalebene bei einer jugendlichen Patientin mit akuter myeloischer Leukämie.

liche systemische Infektionen hervorgerufen werden können. Mundschleimhautulzerationen können zusätzlich durch Natriumbikarbonat, Pyoktaninlösung und Ampho-Moronal-Pinselungen behandelt werden. Auch der Einsatz rekombinanter hämatopoetischer Wachstumsfaktoren (G-CSF) hat sich als vorteilhaft gezeigt [29].

15.3.3 Durch Arzneimittel modifizierte gingivale Erkrankungen

Antiepileptikum Phenytoin

Unter der Langzeittherapie mit dem Antiepileptikum Phenytoin kommt es bei etwa 50% der Patienten, insbesondere bei Kindern, etwa drei bis neun Monate nach Behandlungsbeginn zu hyperplastischen Veränderungen der Gingiva. Geschlechtsspezifische Unterschiede bestehen nicht. Hinsichtlich der Häufigkeit besteht keine Dosisabhängigkeit, und Ober- sowie Unterkiefer sind gleichermaßen betroffen. Die Ausprägung ist von Medikationsdauer und Dosierung abhängig [47)]. Zähne im vorderen Mundbereich sind stärker betroffen. Die Gingiva vergrößert sich ausschließlich in zahntragenden Kieferabschnitten, nach Extraktion der Zähne bilden sich die Hyperplasien zurück.

Bereits wenige Wochen nach Behandlungsbeginn werden erste klinische Zeichen einer Wucherung der Gingiva beobachtet. Die Gingiva im Bereich der interdentalen Papille schwillt unterschiedlich stark an (Abb. 15-9).

In den folgenden Monaten entsteht die vollständige Ausprägung des Bildes der hyperplastischen Gingiva: Die wuchernde Papille breitet sich lappenförmig über die angrenzenden Zahnkronen aus und vergrößert sich, bis sich die Papillenwucherungen benachbarter Interdentalräume auf den Zahnflächen berühren. Die gesamte Gingiva, auch der befestigte Teil, bekommt ein grobkörniges Aussehen. Die marginale Gingiva kann sich ebenfalls wuchernd vergrößern und lappenförmig über die Zahnkrone legen. Es kann zur vollständigen Bedeckung der Zahnkrone kommen, verbunden mit der Entstehung von 8–10 mm tiefen Pseudotaschen. Die Gingiva ist blassrosa gefärbt und von derber Konsistenz. Ohne zusätzliche Entzündungsvorgänge bluten diese Veränderungen bei Berührung meist nicht. Bei extremer Ausprägung findet man Beeinträchtigungen der Sprache, des Gesichtsprofils und Schmerzen beim Aufbeißen auf die hyperplastischen Gingivamassen.

Aufgrund der Schwierigkeit, die tiefen, primär entzündungsfreien Pseudotaschen bei der häuslichen Mundhygiene zu reinigen, kommt es sekundär meist zu Infektionen. Die betroffenen Gingivaabschnitte zeigen sich oft hochrot, leicht blutend, sind von weicher Konsistenz und weisen, bedingt durch zusätzliche entzündliche Schwellungen, eine weitere Gewebezunahme auf. Bereits einen Monat nach dem Absetzen der Hydantoin-Therapie kann man den Beginn einer Regression der Hyperplasie beobachten [14]; innerhalb eines Jahres geht sie meist vollständig zurück.

Therapie der Phenytoin-induzierten Gingivahyperplasie. Die Entwicklung der Phenytoin-induzierten Gingivahyperplasie kann durch besondere zahnärztliche Vorsichtsmaßnahmen nicht verhindert werden [13]. Geeignete Mundhygienemaßnahmen und antibakterielle Spülungen verringern jedoch die Gingivitisneigung. Daher sollten den Kindern unbedingt

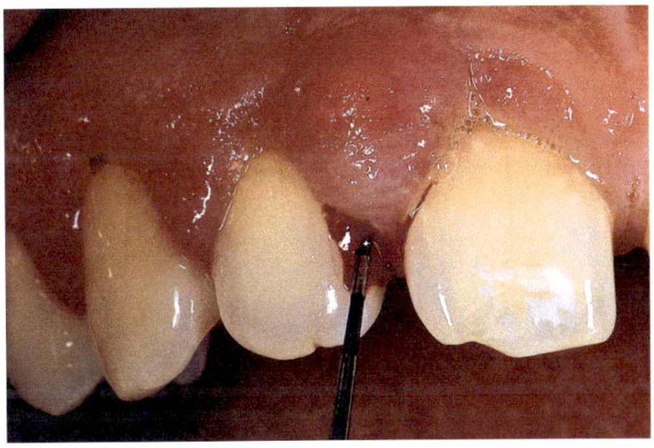

Abb. 15-9 Durch Phenytoin induzierte beginnende Gingivahyperplasie im Bereich der oberen Interdentalpapillen bei einem 18-jährigen Patienten. Spontanblutung nach vorsichtiger Sondierung.

spezielle Mundhygieneprogramme zugänglich gemacht werden. Es erscheint sinnvoll, den Folsäure-Spiegel kontrollieren und ggf. korrigieren zu lassen, da ein zu niedriger Folsäure-Spiegel die Ausbildung der Gingivahyperplasien fördern kann [5].

Zur Technik der parodontalchirurgischen Maßnahmen wird auf die entsprechende Literatur (s. PdZ Bd. 4) verwiesen.

Nach chirurgischer Intervention besteht Rezidivgefahr. Optimierte Mundhygiene, häufiges Recall und professionelle Zahnreinigungen sind für den Behandlungserfolg und die Vermeidung bzw. die Verminderung der Ausprägung eines Rezidivs von großer Bedeutung.

Immunsuppressivum Cyclosporin A und Kalziumantagonisten

Fibröse Gingivahyperplasien finden sich auch nach Medikation mit dem Immunsuppressivum Cyclosporin A und Kalziumantagonisten wie Nifedipin oder Verapamil.

Die Häufigkeit des Auftretens einer Gingivahyperplasie unter immunsuppressiver Therapie wird mit etwa 30% angegeben, unter Nifedipin mit einer Schwankungsbreite von 1–83% [15, 19, 40, 62].

Hinsichtlich des klinischen Erscheinungsbildes bestehen keine wesentlichen Unterschiede zwischen den genannten Medikamenten [23]. Nach Absetzen des Medikaments bilden sich die Verdickungen zurück.

Therapie einer Gingivahyperplasie unter Immunsuppressiva. Zur Vermeidung von sekundär entzündlichen Reaktionen kann die Bedeutung einer regelmäßigen und erfolgreichen Mundhygiene nicht genug hervorgehoben werden: Sämtliche lokale Reizfaktoren sollten ausgeschaltet werden.

Je nach Schweregrad der Gingivahyperplasie wird entweder konservativ behandelt oder chirurgisch interveniert. Bezüglich der parodontalchirurgischen Maßnahmen wird wiederum auf die entsprechende Literatur verwiesen. Während der Heilungsphase nach chirurgischer Intervention wirkt sich neben besonders sorgfältiger Mundhygiene eine Gingivamassage förderlich aus. Hier spielt die Motivierbarkeit der Patienten eine große Rolle. Jedoch muss ein Rezidiv erwartet werden, wenn eine medikamentöse Umstellung nicht möglich ist.

15.3.4 Gingivale Erkrankungen genetischen Ursprungs

Die genauen Ursachen der **idiopathischen Gingivahyperplasie (Fibromatosis gingivae)** sind unbekannt. Es werden genetisch steuernde Faktoren angenommen. Die Arbeitsgruppe um Hart konnte kürzlich einen Zusammenhang zwischen einer Mutation des SOS1-Gens, welches Zellwachstum und -differenzierung steuert, und der idiopathischen Gingivahyperplasie nachweisen [24]. Häufig entstehen die Gingivawucherungen schon im Milchgebiss und kommen während der Pubertät zu besonderer Ausprägung. Nach Abschluss des Kieferwachstums kommen die Bildungen zum Stillstand.

Die Hyperplasie betrifft nur zahntragende Kieferabschnitte. Es werden wulstförmige, harte, blasse Gewebsverdickungen von oft bedeutendem Ausmaß beobachtet. Die gesamte Gingiva oder auch nur einzelne Abschnitte können betroffen sein. Oft sind die Zähne bis zur Kaufläche nicht mehr sichtbar und können Impressionen der antagonistischen Kauflächen tragen. Im Verlauf des Bestehens der Wucherungen kommt es sekundär zur Infektion der zunächst entzündungsfreien Pseudotaschen.

Besondere Formen sind beidseitige, symmetrische oder asymmetrische Proliferationen im Tuber- und Molarenbereich des Oberkiefers (symmetrische periphere Kieferfibrome). Die Fibrome wachsen sehr langsam gaumenwärts und können zu einer starken Einengung der Mundhöhle führen. Häufig treten Fehlstellungen und Zahndurchbruchsstörungen im Wechselgebiss auf.

Eine **konservative Therapie** mit regelmäßigen professionellen Zahnreinigungen und Mundhygieneinstruktionen ist bis zum Auftreten von stärkeren Beeinträchtigungen der Patienten angezeigt. **Parodontalchirurgische** Maßnahmen sind zur Erleichterung der Mundhygiene, der Sprach- und Kaufunktion vor Einleitung einer kieferorthopädischen Therapie notwendig. Mit einem Rezidiv muss gerechnet werden.

15.3.5 Traumatische Läsionen

Mechanische Schleimhautverletzungen werden gerade im Kindes- und Jugendalter häufig beobachtet. Bei Kindern und Jugendlichen müssen Unfälle und deren Folgen im Rahmen der Zahn- und Gebissentwicklungen beurteilt werden. Daher stellen orale Traumata in dieser Altersgruppe besondere Ansprüche an Diagnostik, Therapieplanung und -durchführung. Erschwerend kommt weiterhin die oft eingeschränkte Behandlungswilligkeit der Kinder und die Sorge und Aufgeregtheit der Eltern dazu. Ursachen traumatischer Schädigungen im Bereich des Zahnhalteapparates sind in erster Linie Stürze mit oder ohne Fremdeinwirkung (Abb. 15-10). Die Zeit des Gehenlernens ist ein erster „Unfallhöhepunkt". Aber auch das Umherlaufen mit verschiedensten Gegenständen im Mund kann im Fall des Sturzes in

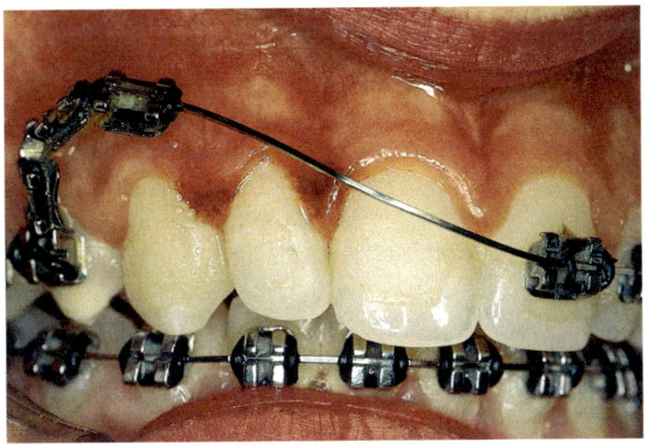

Abb. 15-10 Traumatisierung der Zähne 11, 12 und 13 mit hämorrhagischer Verletzung der Interdentalpapillen und dislozierter Bebänderung.

einem parodontalen Trauma enden. Später kommen Stürze mit dem Roller, Rollschuhen, Fahrrad etc. dazu, weiterhin Sportunfälle und Raufereien in der Schule. Bei nicht eindeutiger Genese muss an eine Misshandlung des Kindes gedacht werden. Besonders oft von einer mechanischen Schädigung betroffen ist die Gingiva der Unterkiefer- und Oberkiefer-Frontzähne.

Als **Folge einer Schleimhautverletzung** durch Fingernägel, Lineale, Bleistifte, Nägel u.v.a.m. entsteht meist eine akute Gingivitis, im Fall mehrfacher oder gar regelmäßiger Verletzungen kann es auch zu dauerhaften parodontalen Schädigungen kommen. Durch eine Superinfektion können diese Veränderungen ulzerierenden Charakter annehmen, wodurch dann differentialdiagnostische Schwierigkeiten entstehen können. Eine genaue Anamnese führt in der Regel zum ursächlichen Zusammenhang.

Auch Verletzungen durch eine **falsche oder zu intensive Putztechnik** müssen bei der Abklärung solcher Läsionen berücksichtigt werden. In der Regel ist der Zusammenhang mit dem auslösenden Trauma nach einer genauen Anamnese evident, so dass weitere diagnostische Maßnahmen entfallen können.

Okklusale Traumata zeigen sich in vielfältiger Weise. Parodontale Schädigungen wie Aufbiss- oder Perkussionsempfindlichkeiten des betreffenden Zahns, parodontale Abbaureaktionen oder okklusale Schlifffacetten können die Folge sein. Aber auch Muskelschmerzen im Bereich der Kaumuskulatur, Kopfschmerzen, die bis in den Nackenbereich ausstrahlen, oder Kiefergelenksbeschwerden können als Folge ungenügender okklusaler Verhältnisse auftreten. Für weitergehende Informationen wird auf die entsprechende Spezialliteratur verwiesen. Okklusale Traumata sollten durch eine entsprechende Okklusionskontrolle mit nachfolgender Korrektur im Allgemeinen schnell zu beheben sein.

Die **Ausschaltung der schädigenden Noxe** führt im Normalfall zu einer spontanen Abheilung. Bei Kindern ohne Allgemeinerkrankung sollte eine traumatisch bedingte Gingivaschädigung nicht länger als zwei Wochen zur Heilung benötigen. Danach muss in jedem Fall, vor allem, wenn der Zusammenhang mit einem Trauma nicht gesichert ist, eine bioptische Kontrolle zum Ausschluss eines ulzerierenden Tumors erfolgen. Die Behandlung der eventuell **begleitenden Superinfektion** kann je nach Ausprägung mit Chlorhexidin-Spülungen oder systemischer Antibiotikatherapie erfolgen.

Sind Zahnbürsttraumen der Grund einer Gingivareizung, erscheint es gelegentlich sinnvoll, dem Kind nach einer **professionellen Zahnreinigung** für ein bis zwei Wochen den Gebrauch der Zahnbürste zu verbieten und es während dieser Zeit nach dem Essen mit 0,1–0,2%igem Chlorhexidin spülen zu lassen. Zusätzlich sollte die Anleitung zu einer geeigneten Zahnputztechnik erfolgen.

15.3.6 Lokalisierte fibröse Hyperplasien (Epuliden)

Kongenitaler Granularzelltumor (Epulis congenita)

Die Epulis congenita wird in einen kausalen Zusammenhang mit den Schwann-Zellen der peripheren Nerven gebracht. Diese Veränderung kommt insbesondere bei weiblichen Neugeborenen vor. Die typische Lokalisation ist der **vordere Alveolarkamm des Oberkiefers,** in Ausnahmefällen auch des Unterkiefers. Das rundliche bis ovale Gebilde kann solitär, aber auch multipel auftreten. Der Durchmesser wird bis max. 20 mm angegeben. Es zeigt sich eine intakte Schleimhaut.

Meist wächst der kongenitale Granularzelltumor nach der Geburt nicht weiter, häufig werden Spontanremissionen beobachtet. Im Falle der Nichtremission ist eine chirurgische Entfernung mit anschließender histologischer Untersuchung angezeigt [55].

Peripheres Riesenzellgranulom

Zwischen dem fünften und dem 15. Lebensjahr tritt vornehmlich bei Knaben, aber auch bei Mädchen das auch als Epulis gigantocellularis bezeichnete periphere Riesenzellgranulom auf. Es kommt sowohl in bezahnten als auch in unbezahnten Kieferabschnitten vor. Das Granulom geht vom Desmodont, von der Gingiva oder vom Mukoperiost aus, wobei die Ursache unbekannt ist.

In der Mundhöhle sieht man eine gestielte Schwellung von weicher oder auch etwas festerer Konsistenz und tiefroter bis bläulicher Farbe. Sie kann bis zu 4 cm groß werden und befindet sich häufig im vestibulären Bereich der Alveolarfortsätze. Auch können Ulzerationen auftreten, die dann an Fibrinbelägen oder Exsudationen zu erkennen sind. Das schmerzlose Granulom blutet bei Berührung leicht.

Eine **vollständige Exzision** bis in das gesunde Gewebe ist erforderlich. Bei unvollständiger Entfernung ist die Rezidivgefahr groß. Erst bei Auftreten eines Rezidivs sollten die mit dem Granulom in Verbindung stehenden Zähne extrahiert werden [49].

Granuloma pyogenicum

Das Granuloma pyogenicum, eine schmerzlose Gingivawucherung, tritt bei Mädchen und Knaben ab dem zehnten Lebensjahr auf. Mädchen sind deutlich häufiger als Knaben betroffen. Das Granuloma pyogenicum (Epulis granulomatosa) kommt auch an den Lippen, den Wangen, der Zunge und am Gaumen vor (Abb. 15-11).

Chronische Reize wie Wurzelreste, scharfe Zahnkanten, überstehende Kronen- und Füllungsränder u.Ä. werden ursächlich mit dem Granuloma pyogenicum in Verbindung gebracht. Die unspezifische Infektion dieser oder anderer kleiner Traumata des Gewebes mit niedrig virulenten Keimen verursacht das klinische Bild, das von akuter Entzündung mit ausgeprägter Granulationsgewebsbildung bestimmt wird. Es entwickelt sich rasch und bleibt lange konstant.

Klinisch sieht man eine breit gestielte Geschwulst mit verschieden aussehender Oberfläche, die sich entweder glatt, lappig, warzig oder auch ulzeriert mit kragenförmigem Epithelwall darstellen kann. Im Fall einer Ulzeration ist der meist infizierte Ulkusgrund mit Fibrinbelägen und eitrig-blutigem Exsudat bedeckt oder nekrotisiert. Das weiche, schwammige Gewebe blutet bei geringster Berührung und ist von

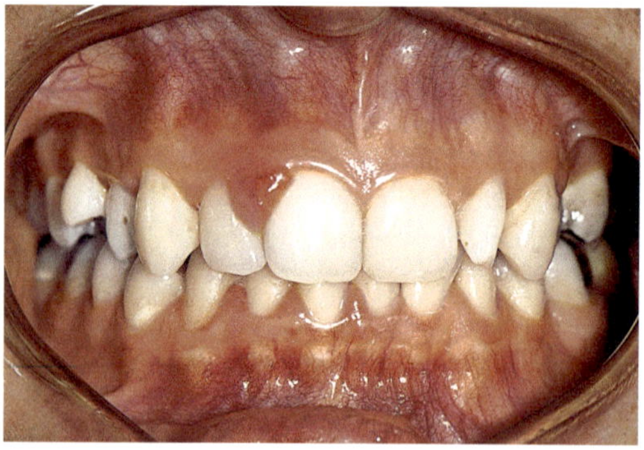

Abb. 15-11 Epulis im Bereich der Zähne 11 und 12 bei einem 14-jährigen Mädchen.

roter bis bläulicher Farbe. Das Granuloma pyogenicum kann auch Eiter aufweisen und somit fluktuieren.

Die **vollständige Entfernung** des Granuloma pyogenicum ist anzustreben, verbunden mit einer Beseitigung eventueller chronischer mechanischer Reize. Die Laserchirurgie bietet eine effektive Möglichkeit mit guten kosmetischen Resultaten [22].

Fibröse Hyperplasie

Selten trifft man im Kindesalter die auch als Epulis fibromatosa oder peripheres Fibrom bezeichnete fibröse Hyperplasie an. Sie ist vor allem im anterioren Bereich der Mundhöhle lokalisiert und tritt stets solitär auf. Sie entsteht meist an den Papillen und selten am Desmodont. Diese Überschussbildung geht wahrscheinlich vom Periost des Kiefers aus.

Im klinischen Bild zeigt sich eine schmerzlose, breitbasige, meist gestielte Geschwulst. Sie ist von derber Konsistenz und hellroter Farbe mit einer leicht granulierten Oberfläche. Die fibröse Hyperplasie ist gegen die Kortikalis des Alveolarknochens scharf abgegrenzt.

Die **vollständige Exzision** muss erfolgen. Es folgt die histologische Untersuchung des entfernten Gewebes.

15.3.7 Differentialdiagnostische Erwägungen

Bei der Beurteilung der hyperplastischen Gingiva ist auch an Gingivavergrößerungen zu denken, die als **Symptome allgemeiner Erkrankungen** auftreten können. Diese oralen Manifestationen sind jedoch sehr selten.

- **Pringle-Bourneville-Syndrom:** Die kleinpapulösen Schleimhautwucherungen dieser autosomal-dominant vererbten Erkrankung treten häufig an der Gingiva des Oberkiefers auf und können bei größerer Ausprägung von Teleangiektasien bedeckt sein. Sie sind oft auch an der perioralen Haut als gelblich-rötliche Knötchen zu finden.
- **Neurofibromatosis generalisata (v. Recklinghausen):** Die ebenfalls autosomal-dominant vererbte Krankheit zeigt die Bildung einzelner und größerer Knoten, die zur Makrulie führen können. Die häufigste Lokalisationen sind jedoch Zunge und Lippe.
- **Leukämien:** Im Kindesalter treten fast ausschließlich die gut behandelbaren akuten lymphatischen Formen auf. Bei diesen Formen werden vereinzelt Gingivawucherungen beobachtet, die ebenfalls zu einer Makrulie führen können. Sie können von bläulicher oder grünlicher bis glasig-blasser Farbe sein und sind mit oberflächlichen Blutgefäßen bedeckt.

- **Fokale epitheliale Hyperplasie (Morbus Heck):** Man geht bei dieser Erkrankung von einer viralen Genese aus. Man findet weiche bis mäßig feste Papeln mit flacher Oberfläche und blassrosa Farbe, die insbesondere an der Gingiva des Frontzahnbereiches, aber auch auf den Lippen und der Wangenschleimhaut zu finden sind. Sie können gruppiert auftreten, ohne jedoch zu konfluieren.
- **Molluscum contagiosum:** Es zeigen sich zentral gedellte Papeln, aus denen sich eine keratotische Substanz ausdrücken lässt. Diese virale Schmierinfektion tritt nach einer Inkubationszeit von zwei bis acht Wochen auf. Die Schleimhaut ist jedoch im Gegensatz zur äußeren Haut sehr selten betroffen.
- **Tuberkulöser Primäraffekt:** Bevorzugte Lokalisationen für die extrapulmonale Erstinfektion ist der Mundbereich. Zwei bis vier Wochen nach der Infektion findet man ein papulöses Infiltrat. Der Befund ist oft von geringer Ausdehnung, aber infektiös. Im weiteren Verlauf zerfällt es jedoch zentral bei peripherer Vergrößerung des Infiltrats.
- **Hyalinosis cutis et mucosae (Urbach-Wiethe-Syndrom):** Diese Hyalinose kann bereits im frühen Säuglingsalter beobachtet werden und geht u.a. mit einer gingivalen Hyperplasie einher [21]. Die Gingiva kann einen schmalen, bandförmigen, gelbrötlichen Saum aufweisen.
- **Melkersson-Rosenthal-Syndrom:** Eine wuchernde Gingiva kann im Rahmen dieser Erkrankung vorkommen. Die Gingiva zeigt eine glatte, wenig entzündliche Oberfläche.
- **Wegener-Granulomatose:** Sie kann im Mundbereich mit weichen Gingivavergrößerungen einhergehen, die im weiteren Verlauf ulzerieren. Die Gingiva ist in ausgeprägter Weise entzündlich-hyperplastisch verändert.

Weiterhin können gingivale Vergrößerungen auch bei **aplastischer Anämie,** bei **Vitamin-C-Mangel** oder bei der **Enteritis regionalis Crohn,** die jedoch eher jenseits des 20. Lebensjahres auftritt, beobachtet werden.

15.4 Parodontale Erkrankungen im Kindes- und Jugendalter

15.4.1 Aggressive Parodontitis

Erste Dentition

Die Aggressive Parodontitis der Decidui wurde früher als präpubertäre Parodontitis bezeichnet. Sie geht mit einer schnellen Zerstörung des Zahnhalteapparates einher (Abb. 15-12). Erste Symptome äu-

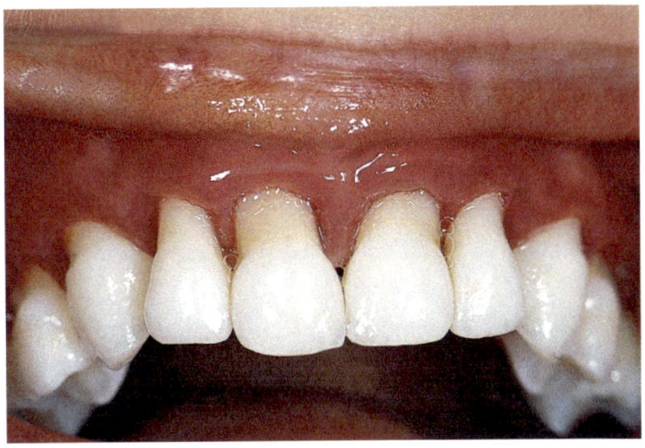

Abb. 15-12 Generalisierte präpubertäre Parodontitis bei einem siebenjährigen Knaben.

ßern sich in manchen Fällen bereits im Alter von zwei bis vier Jahren (Tab. 15-4). Sjödin und Matsson [53] diskutieren, dass bei etwa 2–4 % der Sieben- bis Neunjährigen radiologisch bereits ein lokalisierter Knochenverlust erkennbar ist.

Nach der Lokalisation kann man zwei Formen unterscheiden. Die **lokalisierte Form,** die sich häufig an den Milchmolaren manifestiert, scheint organisch gesunde Kinder zu betreffen. Der **generalisierte Befall der Milchzähne** ist oft mit einer Allgemeinerkrankung assoziiert. Außer einer speziellen Bakterienflora, die u.a. Aggregatibacter actinomycetemcomitans und Prevotella intermedia enthält, gibt es Hinweise darauf, dass eine familiäre Disposition, eine Dysfunktion der neutrophilen Granulozyten und evtl. auch der Makrophagen, eine defizitäre Immunantwort und eine Zementopathie an der Pathogenese der aggressiven, präpubertären Parodontitis beteiligt sein könnten.

Page et al. [42] definierten 1983 diagnostische, klinische, röntgenologische und histologische Kriterien der aggressiven Parodontitis im Milchgebiß (Tab. 15-5). Spätere Studien haben jedoch gezeigt, dass autosomal-rezessiv vererbte Leukozyten-Adhäsions-Defekte (Leucocyte Adhesion Deficiency, LAD, Typ I und II) die molekulare Grundlage der von Page beschriebenen generalisierten Erkrankungsform darstellten [56]. Diese Symptome können daher als orale Manifestation eines solchen Defekts gewertet werden [57]. Lopez schildert mehrere systemisch gesunde Patienten mit ähnlichen Symptomen und generalisierter aggressiver Parodontitis der zweiten Dentition, ohne dass defizitäre Leukozytenfunktionen nachzuweisen wären [33]. Manche Autoren benennen andere Störungen der Leukozytenfunktion oder weitere Defekte der Wirtsabwehr als prädisponierende Faktoren einer Parodontitis der Milchzähne [43].

Tabelle 15-4 Übersicht: Parodontale Erkrankungen im Kindes- und Jugendalter.

Bezeichnung	Alter	Lokalisation	Ätiologie	Klinik	Therapie
Aggressive Parodontitis der Decidui (früher: präpubertäre Parodontitis)	Kleinkinder, Schulkinder	lokalisiert: Milchmolaren generalisiert: alle Decidui	spezif. Mikroflora, familiär gehäuft, Dysfunktion neutrophiler Granulozyten, Zementopathie, Systemerkrankungen	rascher Verlauf, Übergang in Befall der zweiten Dentition möglich	Plaque- und Belagsentfernung, operative Verfahren (modifizierter Widmann-Lappen, GTR, Wurzelamputation, Hemisektion, Extraktion mit kieferorthopädischem Lückenschluss) in Kombination mit systemischer Antibiose (Tetrazyklin [1 g/Tag] oder Metronidazol [3 × 400 mg/Tag] + Amoxicillin [3 × 500 mg/Tag]), enges Recall-System
Lokalisierte aggressive Parodontitis (früher: juvenile Parodontitis	Pubertät, Mädchen/ Jungen 4:1 meist < 35 Jahre	Incisivi, erste Molaren mind. 2 Zähne befallen, einer davon muss ein erster Molar sein höchstens zwei weitere Zähne, die nicht Incisivi oder Molaren sind, befallen	Leitkeim: Aggregatibacter actinomycetemcomitans, Defekte der neutrophilen Granulozyten	rascher Verlauf, keine Konkremente, relativ gute Mundhygiene, Granulationsgewebe, vertikale Knochendefekte, Übergang in generalisierte Form möglich	
Generalisierte aggressive Parodontitis (früher: generalisierte juvenile Parodontitis, rasch fortschreitende Parodontitis)	Nach der Pubertät, meist vor dem 30. Lebensjahr	generalisierter Befall der zweiten Dentition Mind. 8 Zähne befallen, einer davon muss ein erste Molar sein drei Zähne sollen keine ersten Molaren oder Inzisivi sein	Mischinfektion unter Beteiligung von A. actinomycetemomitans, P. gingivalis, P. intermedia	hochgradige Entzündung, Abszessbildung, rascher zyklischer Verlauf, früher Zahnverlust, oft therapierefraktär	
Parodontitis als Manifestation einer Systemerkrankung	je nach Manifestation der Grunderkrankung	ähnlich Aggressive Parodontitis	juveniler Diabetes mellitus, Erkrankungen des hämatopoetischen Systems, HIV-Infektion, eosinophiles Granulom (HistiocytosisX)	s. Kap. 5 akute hyperplastische Gingivitis, NUG-ähnliche Gingivoparodontitis, rasche Osteolyse und Zahnlockerung, ulzeröse Gingivostomatitis	Plaquekontrolle, Mundhygiene + Chlorhexidindiglukonat-Spülungen, konventionelle Parodontaltherapie, bei chirurgischen Maßnahmen Antibiotika, Abstimmung mit betreuendem Arzt

Zweite Dentition

Die aggressive Parodontitis der zweiten Dentition ist durch einen progressiven Verlauf sowie eine ausgeprägte, klinisch oft wenig auffällige Entzündungsreaktion des Zahnhalteapparates gekennzeichnet. Sie beginnt kurz vor oder während der Pubertät, kann jedoch auch in späterem Lebensalter auftreten. Die Prävalenz dieser Erkrankungsform beträgt weniger als 1 % bei 12- bis 19-Jährigen. Mädchen sind etwa viermal häufiger betroffen als Knaben (Abb. 15-13). Die familiäre Häufung gibt Hinweise auf eine genetische Disposition. Auch hier lässt sich eine vorwiegend lokalisierte von einer selteneren generalisierten Erkrankungsform unterscheiden. In charakteristischer Weise befällt die lokalisierte Form meist symmetrisch die Incisivi und die Sechsjahrmolaren.

Typisch für eine aggressive Parodontitis sind die im Verhältnis zur Schwere der Erkrankung nur gering

Tabelle 15-5 Kriterien der aggressiven Parodontitis im Milchgebiss (früher: präpubertäre Parodontitis) [42].

- Beginn während oder direkt nach dem Durchbruch der Milchzähne
- Prävalenz nicht genau bekannt, wahrscheinlich sehr selten
- Beteiligung genetischer Faktoren möglich

Generalisierte Form	Lokalisierte Form
hoch akute Entzündungszeichen mit Gingivaproliferation	geringe oder gar keine Entzündungszeichen
schnell fortschreitende Zerstörung des Zahnhalteapparates	Progression deutlich geringer als GPP
funktionelle Defekte von Leukozyten **und** Monozyten, keine PMN in den gingivalen Geweben vorhanden	funktionelle Defekte von Leukozyten **oder** Monozyten
Differentialblutbild: deutliche Leukozytose, gehäuftes Auftreten anderer Infektionen (Otitis media, Infekte der oberen Atemwege, Hautinfektionen)	bezügl. anderer Infektionen leere Anamnese
oft therapierefraktär	durch Kürettage und Antibiose gut therapierbar
Befall aller Milchzähne; eine Erkrankung der zweiten Dentition ist möglich, aber nicht zwingend	Befall einiger Milchzähne; ein bestimmtes Destruktionsmuster ist noch nicht bekannt

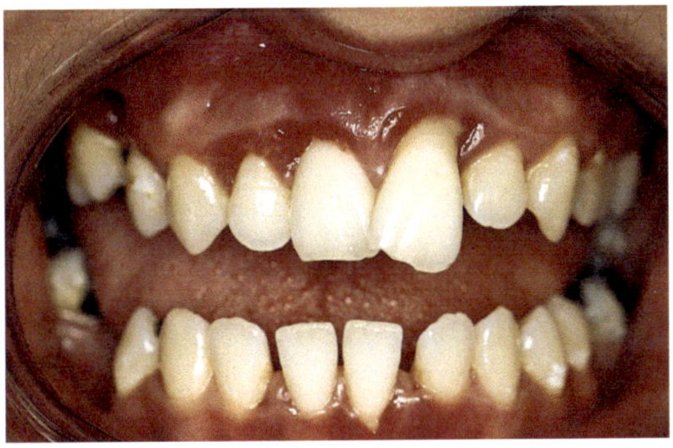

Abb. 15-13 Fortgeschrittene generalisierte aggressive Parodontitis bei einem 15-jährigen Jungen mit Zahnlockerung, Wanderung und Kippung der Oberkiefer-Frontzähne und Lückenbildung der unteren Frontzähne.

ausgeprägten Plaque- und Zahnsteinansammlungen. Der Sondierungsbefund zeigt glatte Wurzeloberflächen. Intraoperativ imponiert ein stark wucherndes, schnell blutendes Granulationsgewebe bei gleichzeitiger Abwesenheit subgingivaler Konkremente (Abb. 15-14a und b). Oft ist diese Erkrankung ein Zufallsbefund auf Bissflügel- oder Panoramaaufnahmen, die die charakteristischen tiefen, vertikalen Knocheneinbrüche im Approximalbereich gut erkennen lassen (Abb. 15-15). Die aggressive Parodontitis zeigt einen progressiven Verlauf und führt unbehandelt bereits im jungen Erwachsenenalter zum Verlust der betroffenen Zähne. Die charakteristischen klinischen, röntgenologischen und mikrobiologischen Merkmale der aggressiven Parodontitis sind bei GENCO et al. ausführlich erläutert (Tab. 15-6) [20]. Die

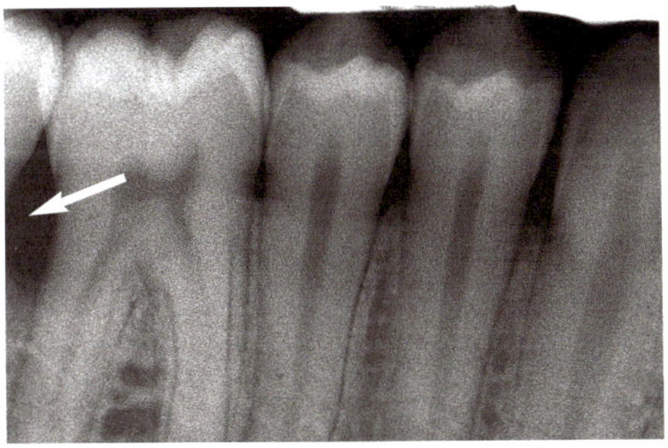

a

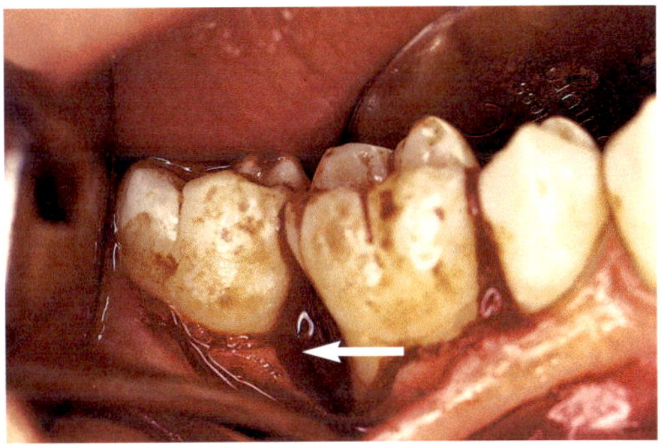

b

Abb. 15-14a und b

a) Röntgenbefund des unteren ersten Molaren bei einem 18-jährigen Patienten mit Nachweis von zum Teil tiefen vertikalen Knochendefekten bei lokalisierter aggressiver Parodontitis (Pfeil).

b) Operationssitus der im Röntgenbild (Abb. 15-14a) dargestellten Molarenregion mit distalem Alveolarknochenverlust (Pfeil).

genauen Kriterien zur Abgrenzung der lokalisierten und der generalisierten Form sind im PDZ-Band 4 ausführlich dargestellt.

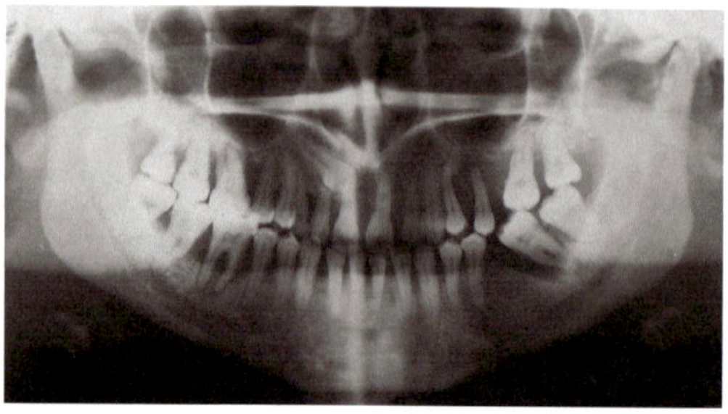

Abb. 15-15 Röntgenologischer Befund eines 24-jährigen Mannes mit generalisierter aggressiver Parodontitis. Das OPG zeigt einen weit fortgeschrittenen Knochenabbau im Ober- und Unterkiefer-Seitenzahnbereich sowie einen mäßigen Knochenabbau im Bereich der Unterkiefer-Frontzähne.

15.4.2 Chronische Parodontitis

Die chronische Parodontitis ist eine Infektionserkrankung, die zu Entzündung des Zahnhalteapparates sowie progressivem Attachment- und Knochenverlust führt. Sie ist durch die Bildung von Zahnfleischtaschen und/oder Gingivarezessionen gekennzeichnet. Das Ausmaß der Zerstörung steht mit lokalen Reizfaktoren in Zusammenhang, subgingivaler Zahnstein ist häufig vorhanden. Wie bei aggressiven Krankheitsformen sind am häufigsten Molaren und Inzisivi betroffen. Charakteristisch für die chronische Parodontitis ist ihre vorwiegend langsame Progression, wobei Aktivitätsschübe möglich sind. Sie kann in jedem Lebensalter entstehen, wobei sie am häufigsten im Erwachsenenalter auftritt. Die Erkrankungsprogression und damit die Klassifizierung wird durch wiederholte, klinische Untersuchungen festgestellt. Ein Attachmentverlust von über 1 mm und

Tabelle 15-6 Klinische und mikrobiologische Merkmale der Aggressiven Parodontitis [20].

Lokalisierte aggressive Parodontitis	Generalisierte aggressive Parodontitis
Klinische Merkmale	
familiäre Häufung	familiäres Vorkommen von lokalisierten und generalisierten Formen
Beginn mit der Pubertät	Beginn vermutlich mit der Pubertät
typischer Befall der Incisivi und Sechsjahrmolaren	betrifft auch die anderen Molaren, die Prämolaren und die Eckzähne
häufig nur geringe Entzündungszeichen und wenig Zahnstein	apparente Entzündung, Zahnstein klinisch und röntgenologisch nachweisbar
keine Korrelation zwischen dem Ausmaß der Zerstörung und der Anwesenheit von supragingivaler Plaque und Zahnstein	häufig therapierefraktär
Plaqueüberzug der betroffenen Wurzeloberflächen	Konkremente auf den Wurzeloberflächen
rascher Verlauf mit Lockerung, Wanderung und Verlust der betroffenen Zähne	rascher, zyklischer Verlauf, Übergang von lokalisierter in generalisierte Form möglich
Histologie: dichte Infiltration von Plasmazellen und Lymphozyten, variabler Anteil von neutrophilen Granulozyten und Makrophagen	Histologie: Infiltration von Plasmazellen und T-Lymphozyten
Röntgenologische Merkmale	
Befall der Approximalflächen der Molaren und Incisivi	generalisierter Befall der Dentition
Bifurkationsbefall selten	mit Bifurkationsbefall
in erster Linie vertikales Destruktionsmuster	kombiniert vertikal-horizontale Destruktion
häufig symmetrische Anordnung	häufig der ganze Zahnbogen betroffen
Mikrobiologische und immunologische Kennzeichen	
Leitkeim: Aggregatibacter actinomycetemcomitans (A. a.) zusätzlich: Capnocytophaga spp., Eikenella corrodens	Mischflora aus Porphyromonas gingivalis, Prevotella intermedia, Aggregatibacter actinomycetemcomitans, Fusobacterium nucleatum
funktionelle Defekte der polymorphkernigen Granulozyten (PMN)	möglicherweise HLA-assoziiert ein autosomaler Erbgang wird diskutiert

radiologisch erkennbarer Knochenverlust, mehrheitlich an den Mesialflächen der Oberkiefer-Sechsjahrmolaren, kommt häufig vor und kann 9–18% der Jugendlichen betreffen [26]. Dies wird als ein frühes Stadium der chronischen Parodontitis gewertet („incipient chronic periodontitis").

Manche Autoren nehmen an, dass auch die chronische Parodontitis bereits während oder kurz nach der Pubertät beginnen, aber erst in der Mitte des fünften Lebensjahrzehnts Symptome zeigen kann, weil sie bei manchen Kindern und Jugendlichen die Entwicklung von der reversiblen Gingivitis zu irreversiblen Läsionen mit für die chronische Parodontitis typischen Merkmalen gefunden haben [2, 9, 26]. Dies hat das Paradigma verändert, dass die chronische Parodontitis klinisch nicht früher als um das 35. Lebensjahr in Erscheinung tritt.

15.4.3 Therapiemaßnahmen

Aggressive Parodontitiden sind im Gegensatz zur chronischen Parodontitis konventionellen Behandlungsmaßnahmen gegenüber meist nur wenig zugänglich.

Die Ursachen können zum einen in der herabgesetzten Abwehrbereitschaft des Wirtsorganismus, zum anderen in einer spezifischen bakteriellen Besiedelung liegen.

Verschiedene Mikroorganismen können in bestimmten Erkrankungsformen immer wieder in variierender Häufigkeit nachgewiesen werden. Die Bedeutung von **Actinobacillus (Umbennung 2006 in Aggregatibacter) actinomycetemcomitans** in der Ätiologie der lokalisierten aggressiven Parodontitis haben zahlreiche Untersuchungen herausgestellt [54].

Für eine erfolgreiche Therapie ist die Elimination des Erregers von entscheidender Bedeutung.

Da Aggregatibacter actinomycetemcomitans jedoch nicht nur in den parodontalen Taschen, sondern auch im benachbarten Gewebe oder an klinisch gesunden Zahnflächen gefunden wird, kann eine rein instrumentelle Therapie in Form einer Wurzelglättung nur unzulängliche Ergebnisse erzielen [59].

Die Kombination von **operativen Methoden mit einer begleitenden systemischen Antibiose** hat sich in zahlreichen Untersuchungen als Therapie der Wahl erwiesen. Die Entscheidung über eine begleitende antibiotische Therapie erfolgt anhand der mikrobiellen Untersuchung einer subgingivalen Plaqueprobe: Ein positiver Aggregatibacter-actinomycetemcomitans-Befund erfordert die Behandlung mit Tetrazyklin (1 g/Tag) über 21 Tage oder mit einer Kombination aus Metronidazol (3 × 400 mg/Tag) und Amoxicillin (3 × 500 mg/Tag) über sieben Tage nach der gründlichen mechanischen Entfernung supragingivaler Plaque vor oder während der chirurgischen Intervention [39]. Bei Infektionen ohne A. actinomycetemcomitans wird nur Metronidazol, alternativ Clindamycin (4 × 300 mg/Tag) gegeben. Bei Kindern muss die Dosierung entsprechend dem Alter und dem Körpergewicht angepasst werden. Geeignete Schnelltestverfahren zum Nachweis von Aggregatibacter actinomycetemcomitans in der Praxis befinden sich im Handel.

Das operative Verfahren besteht in einem **modifizierten Widman-Lappen** (vgl. PdZ, Bd. 4). In schweren Fällen mit tiefen Knochendefekten der Sechsjahrmolaren kann eine Wurzelamputation oder Hemisektion, die Extraktion mit kieferorthopädischem Lückenschluss oder der Versuch einer durch Folien gesteuerten Geweberegeneration (Guided Tissue Regeneration, GTR) in Erwägung gezogen werden.

Diese Form der Behandlung führt in vielen Fällen zu einer Stabilisierung des parodontalen Zustands; auch eine Regeneration der vertikalen Knochendefekte wird beschrieben.

Die generalisierte Form der aggressiven Parodontitis im Milchgebiss ist infolge ihrer ätiologischen Besonderheiten oft nur schwer oder nicht beherrschbar.

In vielen Fällen ist die Elimination der Taschen durch eine Extraktion der betroffenen Milchzähne unumgänglich. Dies verringert in der Regel die Gefahr der Kolonisation der zweiten Dentition durch eine pathogene Mikroflora [65].

Um ein Rezidiv der Erkrankung zu vermeiden, ist bei der Therapie aller aggressiven Parodontopathien ein straffes **Recallprogramm** mit Zeitabständen von längstens drei Monaten unabdingbar. Eine zusätzliche mikrobielle Kontrolle der Plaquezusammensetzung zur Diagnose eines Rezidivs (Monitoring) ist zu empfehlen.

Die komplexe Therapie aggressiver Parodontitiden bei Kindern und Jugendlichen bedarf eines parodontologisch erfahrenen Zahnarztes. Bei allen generalisierten therapierefraktären oder differentialdiagnostisch zweifelhaften Parodontitiden, insbesondere bei generalisiertem Stützgewebsverlust im Milchgebiss, ist die Konsultation eines Pädiaters zur Klärung systemischer Ursachen dringend angeraten.

15.5 Parodontitis als Manifestation einer Systemerkrankung

Zahlreiche Untersuchungen haben sich mit Systemerkrankungen befasst, die mit progredienten Parodontalerkrankungen assoziiert sind. Dazu gehören in erster Linie angeborene und erworbene Defekte des zellulären und/oder humoralen Immunsystems sowie eine Vielzahl anderer Erkrankungen, die mit gestörten Leukozytenfunktionen einhergehen. Weitaus seltener sind frühzeitig beginnende Parodontitiden, die Folge von Defekten des parodontalen Bindegewebes sind, wie z.B. bei einer Hypophosphatasie oder dem Ehlers-Danlos-Syndrom Typ IV oder Typ VIII (Tab. 15-7).

15.5.1 Hämatologische Erkrankungen

Verschiedene Grunderkrankungen können die kindliche Abwehr so stark beeinträchtigen, dass eine gesteigerte Anfälligkeit gegenüber allen Arten von Infektionen resultiert. Defekte können bei der Antikörperbildung, den T-Lymphozyten, den Granulozyten und beim Komplementsystem auftreten. Als Ursachen für **erworbene Neutropenien** kommen Virusinfektionen (AIDS), maligne Tumoren (z.B. Leukämie), aplastische Anämien und/oder zytostatische Behandlungen in Betracht. So ist eine toxische **Agranulozytose** durch Zytostatika und ionisierende Strahlen ein Hauptproblem in der Therapie von kindlichen Leukämien und malignen Tumoren. Des Weiteren sind Neutropenien und/oder Agranulozytosen als Folge der Einwirkung von Umweltgiften und als Medikamentennebenwirkung (Analgetika, Antipyretika, Sulfonamide) sowie Autoimmunneutropenien beschrieben worden.

15.5.2 Genetische Defekte

Angeborene Immunerkrankungen

Kongenitale Erkrankungen des zellulären Immunsystems führen meist zu einer frühzeitigen parodontalen Destruktion. Sowohl quantitative als auch qualitative Defekte der polymorphkernigen neutrophilen Granulozyten (PMN), der Makrophagen- und Lymphozytenfunktion und des humoralen Immunsystems sind prädisponierende Faktoren für eine früh beginnende Parodontitis.

Die **chronische Neutropenie** umfasst eine Gruppe von Erkrankungen der myeloischen Stammzellen, die bei Kindern und Erwachsenen beobachtet werden können. Typische Infektionen im Rahmen einer Neutropenie sind Mittelohrentzündungen, oberflächliche Hautinfektionen und -abszesse, Pneumonien, Infektionen der oberen Luftwege, Stomatitiden und

Tabelle 15-7 Parodontitis als Manifestation systemischer Erkrankungen (adaptiert von Schenkein und Kinane [28, 50]).

Mit Syndromen assoziierte Parodontitis		
	Defekt/Gen	**Erbgang**
Verminderte Neutrophilen-Zahl		
zyklische Neutropenie	neutrophile Elastase	autosomal-dominant
chronische (benigne) familiäre Neutropenie	unbekannter Defekt	autosomal-dominant
infantile genetische Agranulozytose	neutrophile Granulozyten (Anzahl)	autosomal-rezessiv
Cohen-Syndrom	neutrophile Granulozyten (Anzahl)n	autosomal-rezessiv
Glykogenspeicherkrankheit Typ 1b	neutrophile Granulozyten (Funktion und Zahl)	autosomal-rezessiv
Störungen der Neutrophilen-Funktion		
Down-Syndrom	neutrophile Granulozyten (Funktion)	–
Papillon-Lefèvre-Syndrom	Cathepsin C	autosomal-rezessiv
Haim-Munk-Syndrom	Cathepsin C	autosomal-rezessiv
Chediak-Higashi-Syndrom	neutrophile Granulozyten (Funktion)	autosomal-rezessiv
Leukozytenadhäsionsmangel-Syndrom Typ 1	neutrophile Granulozyten (Oberflächenrezeptoren CD11/CD18)	autosomal-rezessiv
Leukozytenadhäsionsmangel-Syndrom (LAD) Typ 2	neutrophile Granulozyten (Oberflächenrezeptoren)	autosomal-rezessiv
Andere kongenitale Erkrankungen		
Ehlers-Danlos-Syndrom Typ IV	Kollagen	autosomal-dominant
Ehlers-Danlos-Syndrom Typ VIII	Kollagen	autosomal-dominant
Weary-Kindler-Syndrom	epidermale Keratinozyten (Funktion)	autosomal-rezessiv
Hypophosphatasie	alkalische Phosphatase	autosomal-dominant

Parodontitiden. Die reduzierte Abwehrreaktion des Wirtsorganismus erhöht seine Empfänglichkeit für parodontalpathogene Bakterien. Dies kann bereits im Kindesalter zu schweren Parodontalerkrankungen führen, und eine präpubertäre aggressive Parodontitis ist gelegentlich das erste Anzeichen dieser Art von Immunerkrankung. Die parodontalen Manifestationen reichen von einer oberflächlichen Gingivitis bis hin zu rasch verlaufenden Parodontitiden des Milchgebisses und der bleibenden Zähne mit frühem Zahnverlust.

Von besonderer Bedeutung bei der zahnärztlichen Betreuung dieser Kinder ist die subgingivale Plaquekontrolle, um die Zahl parodontalpathogener Keime möglichst gering zu halten. Eine effiziente Mundhygiene und zusätzliche Mundspülungen mit Chlorhexidindigluconat sowie eine konventionelle Parodontaltherapie führen in vielen Fällen zu einer deutlichen Besserung der Erkrankung. Die antibiotische Abschirmung bei zahnärztlichen Eingriffen sollte infolge des erhöhten Infektionsrisikos bei chirurgischen Maßnahmen in jedem Fall vorgenommen werden; andere zahnärztliche Maßnahmen können ohne eine prophylaktische Antibiose durchgeführt werden. Unter der Behandlung mit G-CSF wird, wahrscheinlich im Zusammenhang mit einer Normalisierung der Leukozytenzahlen, eine deutliche Verbesserung des parodontalen Befundes beschrieben.

Ein **angeborener Adhärenz-Protein-Defekt** führt zu einer hochgradigen Störung der Adhärenz, Chemotaxis und Phagozytose der neutrophilen Granulozyten, während die Bereitstellung von Sauerstoffradikalen normal ist. Zu Grunde liegt eine defekte Expression der gemeinsamen β-Kette (CD 18) der Adhärenzproteine DR3 und LFA-1. Der einzige kurative Ansatz in der Therapie dieses Krankheitsbildes ist eine frühzeitige Knochenmarkstransplantation.

Die **infantile septische Granulomatose** („chronic granulomatous disorder", CGD) ist die häufigste angeborene Granulozytenfunktionsstörung. Sie ist bedingt durch eine gestörte Bereitstellung mikrobizider Sauerstoffradikale während der Phagozytose und durch rezidivierende bakterielle und mykotische Infektionen gekennzeichnet. Die Erkrankung betrifft Jungen vier- bis fünfmal häufiger als Mädchen. Orale Manifestationen der CGD sind chronische Ulzerationen des harten Gaumens und der Alveolarmukosa, Gingivitiden und in einigen wenigen Fällen während der Pubertät beginnende Parodontitiden. Die Therapie besteht in einer symptomatischen Behandlung der bakteriellen und mykotischen Infekte und einer Knochenmarkstransplantation. Die Prognose ist schlecht [11].

Das **Chediak-Higashi-Syndrom (CHS)** ist gekennzeichnet durch früh einsetzende rezidivierende bakterielle Infekte, einen partiellen okulokutanen Albinismus und neurologische Symptome. Der erhöhten Infektanfälligkeit liegen abnorme lysosomale Riesengranula mit einer gestörten Degranulation zu Grunde. Das autosomal-rezessiv vererbte Krankheitsbild wird vermehrt in jüdischen Bevölkerungsgruppen beobachtet. Die meisten Kinder sterben vor Erreichen des zehnten Lebensjahres an Infekten oder malignen Tumoren.

Das **Papillon-Lefèvre-Syndrom** ist eine seltene, vermutlich autosomal-rezessiv vererbte Palmoplantarkeratose mit einer frühzeitig einsetzenden generalisierten Parodontitis, die in charakteristischer Weise meist sowohl die erste als auch die zweite Dentition befällt. Die Ursache der parodontalen Zerstörung ist unklar. Untersuchungen der neutrophilen Granulozyten haben in manchen Fällen gestörte Zellfunktionen wie eine verminderte Motilität, Chemotaxis und Phagozytose sowie eine verminderte Produktion von Sauerstoffradikalen gezeigt.

Die Therapie der parodontalen Manifestation eines Papillon-Lefèvre-Syndroms ist schwierig und häufig von Misserfolgen begleitet. Im Milchgebiss können frühzeitige Extraktionen die Infektion der zweiten Dentition verhindern und die Entwicklung eines gesunden Parodontiums begünstigen. Im Wechselgebiss scheint die Elimination von Actinobacillus actinomycetemcomitans für den Therapieerfolg von entscheidender Bedeutung zu sein.

Andere kongenitale Erkrankungen

Das **Ehlers-Danlos-Syndrom** umfasst eine Gruppe autosomal-dominant vererbter Bindegewebserkrankungen mit zehn Untertypen, deren charakteristisches Merkmal eine gestörte Kollagensynthese ist. Typ IV und Typ VIII sind mit einer erhöhten Parodontitisanfälligkeit in Verbindung gebracht worden. Besonders Typ VIII führt zu einer schweren generalisierten Parodontitis mit frühem Zahnverlust.

Die **Hypophosphatasie (Rathbun-Syndrom)** ist ein sehr seltener, autosomal-rezessiv vererbter Mangel an alkalischer Phosphatase mit schweren Vitamin-D-resistenten Mineralisationsstörungen des Skeletts. Eine vorzeitige Exfoliation der Milchzähne durch eine dem Papillon-Lefèvre-Syndrom ähnliche Parodontitis wird als ein konstantes Charakteristikum derjenigen Fälle beschrieben, die infolge milder klinischer Erscheinungen nicht bereits während der ersten zwei Lebensjahre diagnostiziert werden. Dies sollte bei der Abklärung präpubertärer Parodontitiden in Betracht gezogen werden, zumal die nichtinvasive Untersuchung der Sulkusflüssigkeit eine frühzeitige sichere Diagnose erlaubt.

Der Begriff **Histiocytosis X** beinhaltet eine Gruppe von Erkrankungen, die mit einer Proliferation von Zellen des Monozyten-Makrophagen-Systems einhergehen. Dazu gehören die Abt-Letterer-Siwe- sowie die Hand-Schüller-Christian-Krankheit und das eosinophile Granulom. Durch die gestörte Bindegewebsproliferation kann es bereits im Milchgebiss, insbesondere im Bereich des Alveolarknochens, zu frühzeitigen Resorptionserscheinungen mit massivem Attachmentverlust kommen [6], was zum Begriff der „schwimmenden Zähne" geführt hat.

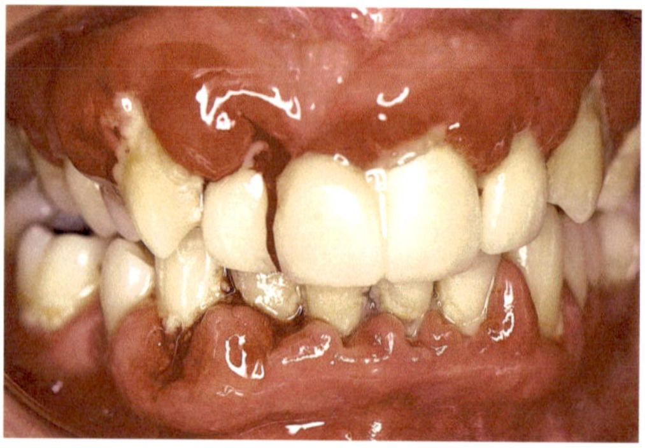

Abb. 15-16 Fortgeschrittene Gingivoparodontitis als Folge rezidivierender akuter nekrotisierender ulzeröser Gingivitiden bei einer 24-jährigen Frau.

15.6 Nekrotisierende Parodontalerkrankungen

15.6.1 Nekrotisierende Gingivitis und Parodontitis

Unter dem Begriff „Nekrotisierende Parodontalerkrankungen" werden sowohl die nekrotisierende ulzerierende Gingivitis wie auch die nekrotisierende ulzerierende Parodontitis zusammengefasst, da sie derzeit als verschiedene Stadien derselben Infektion aufgefasst werden. Sie kommen in den industrialisierten Ländern am häufigsten bei jungen Erwachsenen zwischen 18 und 30 Jahren vor. Die Prävalenz ist seit Jahren stetig abnehmend und zurzeit mit etwa 0,5 % anzusetzen [25].

Die **nekrotisierende ulzerierende Gingivitis (NUG),** eine spezielle Form der akuten Gingivitis, tritt im Kindesalter selten auf. Sie ist durch eine schlagartig beginnende, äußerst schmerzhafte Entzündung der interdentalen Gingiva mit Nekrosen und Ulzerationen der Papillen gekennzeichnet. Die Häufigkeit der Erkrankung ist abhängig von der Bevölkerungsgruppe, den Ernährungsbedingungen sowie von weiteren sozioökonomischen Faktoren. In den westlichen Industrienationen sind vorrangig junge Menschen im Alter von 15–30 Jahren mit einer Häufigkeit von etwa 0,2–3 % betroffen, während in anderen Kulturkreisen Erkrankungszahlen von bis zu 30 % vorliegen und teils auch Kinder unter zehn Jahren betroffen sind [18].

Die Ursachen dieser schweren Gingivitisform sind nicht geklärt. Systemische Disposition, schlechte Mundhygiene, Rauchen, Mangelernährung, herabgesetzte Immunreaktionen und Stress werden diskutiert. Die Mikroflora enthält große Zahlen Gram-negativer, obligat anaerober, fusiformer Bakterien und Spirochäten. Auch Herpesviren wurden bei Patienten mit nekrotisierenden Parodontalerkrankungen gefunden [12]. Die nekrotisierende ulzerierende Gingivitis neigt zu Rezidiven, in deren Folge eine Ausweitung auf das Bindegewebe und den Knochen möglich ist (Abb. 15-16). Bei der **nekrotisierenden ulzerierenden Parodontitis** kommt es zu einem raschen Attachmentverlust, häufig ohne die Ausbildung tiefer Taschen, und Sequesterbildung.

Die **Therapie** besteht in der schonungsvollen, u. U. auf mehrere Sitzungen verteilten Entfernung der Beläge und des nekrotischen Materials. Aufgrund der Schmerzhaftigkeit sollte auf eine Lokalanästhesie nicht verzichtet werden. Anschließend wird die betroffene Gingiva keimreduzierend gespült.

Starke Schmerzen erschweren meist die erforderliche mechanische Zahnreinigung, so dass sich eine anfängliche, mehrfach täglich durchgeführte medikamentöse Behandlung mit kortikoid- und antibiotikahaltigen Salben und mehrfache Spülungen mit Chlorhexidin in 0,1–0,2%iger Lösung bzw. mit 0,5%igem Wasserstoffsuperoxid empfehlen.

Eine einwöchige antibiotische Behandlung mit Metronidazol in einer Dosierung von 3 × 400 mg/d sollte in schweren, fieberhaften Fällen durchgeführt werden.

Eine Extremform nekrotisierender Parodontalerkrankungen ist **Cancrum oris** oder **Noma,** eine das Gesicht verstümmelnde, orofaziale gangränöse Krankheit, die mehrheitlich bei unterprivilegierten afrikanischen Kindern gefunden wird. Die Kinder leiden unter chronischer Unterernährung und endemischen Infektionskrankheiten. Aufgrund dessen ist die Infektion nicht lokal begrenzt, sondern breitet sich rasch über anatomische Grenzen hinweg aus, wo sie zu schweren Nekrosen und Sequestrationen führt.

15.6.2 HIV-Infektion bei Kindern

Kinder werden in den meisten Fällen (etwa 80 %) während der Schwangerschaft oder Geburt infiziert.

Die Häufigkeit der HIV-Übertragung von schwangeren Müttern auf die Kinder beträgt etwa 15%. Erkrankungen des Zahnhalteapparates sind selten und treten in Form eines NUG-ähnlichen Erscheinungsbildes auf. Frühe Symptome wie orale Candidiasis, chronische Durchfallerkrankungen oder bakterielle Infekte treten zu 30% bereits im ersten Lebensjahr auf. Das durchschnittliche Erkrankungsalter liegt bei 3,7 Jahren mit einer Überlebenszeit von etwa 28 Monaten. Zu den häufigen Symptomen, die bei HIV-infizierten Kindern beobachtet werden, zählen orale Candidiasis, orale Haarleukoplakie, Parotisschwellung, Herpes-Stomatitis sowie weitere Virus- und Pilzinfektionen. HIV-assoziierte nekrotisierende Gingivitiden sowie andere orale Manifestationen, wie sie bei Erwachsenen beobachtet werden, sind bei Kindern nicht sicher bestätigt worden [38].

Durchschnittlich treten dabei orale Candidainfektionen zu etwa 72% auf, in 47% werden Parotisschwellungen und in etwa 24% Herpesläsionen beobachtet [27]. Kinder mit oralem Candidabefall erkrankten in der Regel schwer und verstarben schneller (ca. innerhalb 3,5 Jahren), während bei dem Auftreten von Parotisschwellungen die durchschnittliche Lebenserwartung 5,4 Jahre betrug.

15.7 Rezessionen der Gingiva

Die Gingivarezession ist als eine auf die orale und/oder faziale Wurzeloberfläche eines Zahns begrenzte, klinisch entzündungsfreie Rückbildung des Parodontiums definiert.

Alle Rezessionen können stets von entzündlichen Erscheinungen überlagert werden, die dann eine Weiterentwicklung der Rezession über eine plaquebedingte, bakterielle Komponente steuern. In reinen Fällen sind weder Entzündungszeichen noch pathologische Sondierungstiefen oder eine erhöhte Zahnbeweglichkeit vorhanden. Durch den marginalen Schwund der fazialen Knochenlamellen und der befestigten Gingiva wirken Zahnkronen optisch oft länger, ein Symptom, das viele Patienten besorgt mit der Selbstdiagnose „Parodontose" die zahnärztliche Praxis aufsuchen lässt. Die marginale Weichteilmanschette ist oft durch sog. McCall-Girlanden wulstig verdickt oder, wenn auch weitaus seltener, von Stillman-Spalten durchzogen.

Rezessionen sind in der Regel fazial, seltener oral und dann oft an den palatinalen Wurzeln der Oberkiefermolaren diagnostizierbar. Die interdentalen Knochensepten sind in der Regel nicht betroffen, so dass die Zahnpapillen auf physiologischer Höhe bleiben und den Interdentalraum wie bei einem gesunden Parodontium ausfüllen.

Mukogingivale Störungen können bereits im frühen Kindesalter beginnen. Die Prävalenzangaben zu lokalisierten Gingivarezessionen im Kindesalter schwanken zwischen 10 und 70% [36]. Bei Kleinkindern sind meist die Labialflächen der Unterkieferincisivi, bei Teenagern die Bukkalflächen der oberen Eckzähne und Prämolaren betroffen. Die Gingivarezession wird häufig nicht als parodontale Erkrankung, sondern als eine aus morphologischen Gegebenheiten resultierende Veränderung angesehen. Ihre Ursachen sind jedoch nicht eindeutig geklärt.

15.7.1 Ursachen

Ein **anatomisches Missverhältnis** zwischen der Wurzelgröße und -form einerseits sowie der Form des Alveolarfortsatzes andererseits ist vermutlich die Basis mukogingivaler Störungen.

Dabei unterliegt die Zahngröße sowie Form und Umfang der Wurzel genetischen Einflüssen, während sowohl Größe und Ausformung des Alveolarfortsatzes als auch die Zahnstellung funktionell beeinflusst werden können. Oft ist eine manchmal nur papierdünne Qualität des Knochens, der die labialen Wurzelabschnitte bedeckt und dem häufig jede Spongiosaunterlage fehlt, ausschlaggebend dafür, dass es zum graduellen Verlust dieser Knochenlamelle und der bedeckenden Gingiva kommt.

Als eigentlich auslösende Ursache muss jedoch eine **chronische Traumatisierung** des fazialen Parodontiums wie u.a. durch falsches oder zu häufiges Zähneputzen betrachtet werden, deren Häufigkeit mit bis zu 70% bei 17-Jährigen angegeben wird (Abb. 15-17).

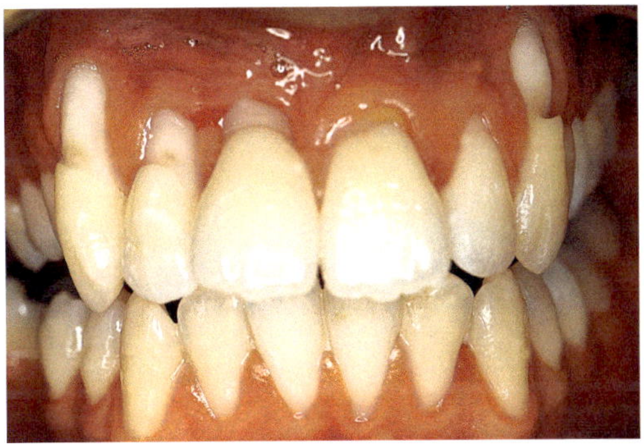

Abb. 15-17 Massive Schleimhautschädigung mit Rezessionen bis in die bewegliche Schleimhaut und keilförmigen Zahnhartsubstanzdefekten durch falsche Zahnputztechnik bei einem 18-jährigen jungen Mann.

Weiterhin werden Labialstellungen der Zähne, z. B. bei Engständen, eine kieferorthopädische Bewegung, Funktionsstörungen sowie Lippen- und Wangendruck als exogene Faktoren genannt. Gesicherte Zusammenhänge bestehen jedoch nicht.

An einzelnen Zähnen oder Zahngruppen kann die Rezession durch den Zug der beweglichen Schleimhaut gefördert werden, wenn nur eine sehr schmale befestigte Gingiva oder hoch zervikal ansetzende Lippen-, Wangen- oder Zungenbändchen vorhanden sind. Vor allem Kombinationen von schmaler angehefteter Gingiva mit multiplen Bändchen führen zu einer Behinderung der Mundhygiene und damit zur Plaque- und Zahnsteinbildung.

Relativ häufig sieht man bei Kindern die durch ein verdicktes Oberkieferlippenbändchen (Frenulum tectolabiale) erzeugte Lückenstellung (Diastema) der Oberkieferschneidezähne. In die Interdentalpapille einstrahlende, fibröse, manchmal auch narbig verdickte Bänder üben einen Dauerzug aus, der durch funktionelle Bewegungen sowie mastikatorische und muskuläre Aktivitäten zu Papillendestruktionen führen kann. Ein persistierendes Zungenbändchen bedingt die Verwachsung der Zunge mit dem Mundboden (Ankyloglossum), Papillendestruktionen und Fehlstellungen der unteren Schneidezähne, in einigen Fällen sogar Störungen der Ventilfunktion der Speicheldrüsenausführungsgänge mit aufsteigender Sialadenitis.

Auf dieser Grundlage entstandene Rezessionen bleiben selten stabil. Sie können schnell an Größe zunehmen, bei kleinen oder heranwachsenden Kindern aber auch verschwinden, solange noch ein Band befestigter Gingiva vorhanden ist.

Bei ausgeprägten Rezessionen mit Verlust der Gingiva propria kann die Mitwirkung mikrobieller Plaque zu Taschenbildungen führen, die sich bis weit über die mukogingivale Grenze hinaus in die Alveolarmukosa erstrecken.

15.7.2 Diagnostik und Therapie

Im kindlichen Gebiss ist die Indikation für plastische Eingriffe an der Gingiva sehr zurückhaltend zu stellen.

Der erste Schritt in der Behandlung **lokalisierter Rezessionen** liegt daher in der Identifizierung der verursachenden und prädisponierenden Faktoren.

Nach der Ausschaltung aller möglichen Ursachen durch eine geeignete Mundhygienetechnik oder Beseitigung der Habits ist zunächst eine abwartende Haltung zu empfehlen. Da die Breite der befestigten Gingiva während der Entwicklung der zweiten Dentition zunimmt, können Rezessionen allmählich abnehmen.

Labiale Rezessionen eng stehender Frontzähne können nach einer kieferorthopädischen Korrektur eine deutliche Verbesserung zeigen [3].

Auch **generalisierte Rezessionen** im Wechselgebiss erfordern vor dem Abschluss der zweiten Dentition nur in Ausnahmefällen ein chirurgisches Eingreifen. Diese Rezessionen schreiten häufig nur bis zu einem gewissen Grad fort und bleiben dann zeitlebens stabil. Bei Entzündungsfreiheit bedürfen solche stabilen Veränderungen ohne Taschen und ohne erhöhte Beweglichkeit nur einer prophylaktischen Therapie, die neben der Instruktion und Kontrolle einer geeigneten Mundhygienetechnik regelmäßige präventive Maßnahmen zur Verhütung einer Wurzelkaries beinhalten sollte.

Störende Bändchen müssen im Allgemeinen durch eine Frenektomie entfernt werden. In Übereinstimmung mit den Ergebnissen neuerer klinischer Studien sollte im bleibenden Gebiss eine Evaluation des Therapiebedarfs erst nach Abschluss einer Hygienephase vorgenommen werden. Eine chirurgische Intervention mit dem Ziel einer Verbreiterung der befestigten Gingiva ist erst dann indiziert, wenn ihre Ausdehnung weniger als 1 mm beträgt und trotz der Beseitigung störender lokaler Faktoren, optimaler Mundhygiene und wiederholter professioneller Zahnreinigung keine Reduktion der marginalen Entzündung erreicht werden kann.

Als **operative Verfahren zur Rezessionsdeckung** kommen ein freies Gingivatransplantat, ggf. mit koronaler Verschiebung, oder ein lateraler Verschiebelappen bei Einzelrezessionen sowie koronale Verschiebelappen und freie Gingivatransplantate bei gruppierten Rezessionen in Betracht (s. PdZ Band 4 Parodontologie).

Eine frühzeitige Diagnostik mukogingivaler Störungen durch den behandelnden Zahnarzt oder Kieferorthopäden kann progrediente Verlaufsformen parodontaler Rezessionen durch Ausschaltung exogener Noxen weitgehend verhindern. Die Prophylaxe solcher Erkrankungen, z. B. durch Einüben einer korrekten Zahnputztechnik, sollte bereits im Kindesalter einsetzen.

15.8 Literatur

[1] 1999 Workshop for a Classification of Periodontal Diseases and Conditions. Ann Periodontol 4, 1 (1999).

[2] Albandar, J. M.: Prevalence of incipient radiographic periodontal lesions in relation to ethnic background and dental care provisions in young adults. J clin Periodontol 16, 625 (1989).

[3] Andlin-Sobocki, A., Bodin, L.: Dimensional alterations of the gingiva related to changes of facial/lingual tooth position in permanent anterior teeth of children. A 2-year longitudinal study. J clin Periodontol 20, 219 (1993).
[4] Astemborski, J.A., Boughman, J.A., Myric, P.O., Goodman, S.B., Wooten, R.K., Agarwal, S., Vincent, J.W., Suzuki, J.B.: Clinical and laboratory characterization of early onset periodontitis. J Periodontol 60, 557 (1989).
[5] Backman, N., Holm, A.K., Hanstrom, L., Blomquist, H.K., Heijbel, J., Safstrom, G.: Folate treatment of diphenylhydantoin-induced gingival hyperplasia. Scand. J Dent Res 97, 222 (1989).
[6] Betz, B., Willershausen-Zönnchen, B., Haas, R.G.: Histiocytosis X bei einem vierjährigen Jungen – ein Fallbericht. Quintessenz 43, 1347 (1992).
[7] Burmeister, J.A., Best, A.M., Palcanis, K.G., Caine, F.A., Fanney, R.R.: Localized juvenile periodontitis and generalized severe periodontitis: Clinical findings. J clin Periodontol 11, 181 (1984).
[8] Clerehugh, V., Lennon, M.A.: A two-year longitudinal study of early periodontitis in 14- to 16-year-old schoolchildren. Community dent Health 3, 135 (1986).
[9] Clerehugh, V., Lennon, M.A., Worthington, H.V.: Aspects of the validity of buccal loss of attachment greater than 1 mm in studies of early periodontitis. J clin Periodontol 15, 207 (1988).
[10] Clerehugh, V., Lennon, M.A., Worthington, H.V.: 5-year results of a longitudinal study of early periodontitis in 14- to 19-year-old adolescents. J clin Periodontol 17, 702 (1990).
[11] Cohen, M.S., Leon, P.A., Simpson, D.M.: Phagocytic cells in periodontal defense. Periodontal status of patients with chronic granulomatous disease of childhood. J Periodontol 56, 611 (1985).
[12] Contreras, A., Falkler, W.A.Jr., Enwonwu, C.O., Idigbe, E.O., Savage, K.O., Afolabi, M.B., Onwujekwe, D., Rams, T.E., Slots, J.: Human herpesviridae in acute necrotizing ulcerative gingivitis in children in Nigeria. Oral Microbiol Immunol 12, 259 (1997).
[13] Dahlloff, G., Modeer, T.: The effect of a plaque control program on the development of phenytoin-induced gingival overgrowth. A 2-year longitudinal study. J clin Periodontol 13, 845 (1986).
[14] Dahlloff, G., Axio, E., Modeer, T.: Regression of phenytoin-induced gingival overgrowth after withdrawal of medication. Swed Dent J 15, 139 (1991).
[15] Daley, T.D., Wysocki, G.P., Day, C.: Clinical and pharmacologic correlations in cyclosporine-induced gingival hyperplasia. Oral Surg 62, 417 (1986).
[16] Deutsche Gesellschaft für Parodontologie (Hrsg.): Klassifikation der Parodontalerkrankungen. Quintessenz, Berlin 2002.
[17] Everett, F.G., Tuchler, H., Lu, K.H.: Occurrence of calculus in grade school children in Portland, Oregon. J Periodontol 34, 54 (1963).
[18] Falkler, W.A. jr., Martin, S.A., Vincent, J.W., Tall, B.D., Nauman, R.K., Suzuki, J.B.: A clinical, demographic and microbiologic study of ANUG patients in an urban dental school. J clin Periodontol 14, 307 (1987).
[19] Friskopp, J., Klintmalm, G.: Gingival enlargement. A comparison between cyclosporine and azathioprine treated renal allograft recipients. Swed Dent J 10, 85 (1986).
[20] Genco, R.J., Christersson, L.A., Zambon, J.J.: Juvenile periodontitis. Int. Dent. J. 36, 168 (1986).
[21] Glover, M.T., Lake, B.D., Atherton, D.J.: Clinical, histologic, and ultrastructural findings in two cases of infantile systemic hyalinosis. Pediatr Dermatol 9, 255 (1992).
[22] Goldberg, D.J., Sciales, C.W.: Pyogenic granuloma in children. Treatment with the flashlamp-pumped pulsed dye laser. J Dermatol Surg Oncol 17, 960 (1991).
[23] Hannak, V., Herrmann, D.: Histologischer Vergleich der Cyclosporin A- und der Diphenylhydantoin-Gingivahyperplasie. Dtsch zahnärztl Z 47, 377 (1992).
[24] Hart, T.C., Zhang, Y., Gorry, M.D., Hart, P.S., Copper, M., Marazita, M.L., Marks, J.M., Cortelli, J.R., Pallos, D.: A mutation in the SOS1 gene causes hereditary gingival fibromatosis type 1. Am J hum Genet 70, 943 (2002).
[25] Horning, G.M., Hatch, C.L., Lutskus, J.: The prevalence of periodontitis in a military treatment population. J Am dent. Ass 121, 616 (1990).
[26] Källestal, C., Mattson, I.: Marginal bone loss in 16-year-old Swedish adolescents in 1975 and 1988. J clin Periodontol 18, 740 (1991).
[27] Katz, M.H., Mastrucci, M.T., Leggott, P. J., Westenhose, J., Greenspan, J.S., Scott, G.B.: Prognostic significance of oral lesions in children with perinatally acquired human immunodeficiency virus infection. Am J Dis Child 147, 45 (1993).
[28] Kinane, D.F., Shiba H., Hart, T.C.: The genetic basis of periodontitis. Periodontology 2000 39, 91 (2005).
[29] Kreth, H.W.: Blut und blutbildende Organe. In: Bartels, H. (Hrsg.): Lust, Pfaundler. Pädiatrische Diagnostik und Therapie. Urban & Schwarzenberg, München – Wien – Baltimore 1995, S. 237.
[30] Lamster, I.B.: Application of new methodology to the study of gingival crevicular fluid. In: Myers, H.M. (Ed.): New biotechnology in oral research. Karger, Basel 1989.
[31] Lilijenberg, B., Lindhe, J., Berglundh, T., Dahlen, G.: Some microbiological, histopathologica, and immunohistochemical characteristics of progressive periodontal disease. J clin Periodontol 21, 710 (1994).
[32] Löe, H., Morrison, E.: Periodontal health and disease in young people: screening for priority care. Int dent J 36, 162 (1986).
[33] Lopez, N.J.: Clinical, laboratory, and immunological studies of a family with a high prevalence of generalized prepubertal and juvenile periodontitis. J Periodontol 63, 457 (1992).
[34] Marazita, M.L., Burmeister, J.A., Gunsolley, J.C., Koertge, T.E., Lake, K., Schenkein, H.A.: Evidence for autosomal dominant inheritance and race-specific heterogeneity in early-onset periodontitis. J Periodontol 65, 623 (1994).
[35] Mattson, L.: Development of gingivitis in preschool children and young adults. A comparative experimental study. J clin Periodontol 5, 334 (1978).
[36] Maynard, G.J., Wilson, R.D.: Diagnosis and management of mucogingival problems in children. Dental Clinics of North America 24, 683 (1980).
[37] Michalowicz, B.S.: Genetic and heritable risk factors in periodontal disease. J Periodontol 65, 479 (1994).
[38] Moniaci, D., Cavallari, M., Greco, D., Bruatto, M., Raiteri, R., Palomba, E., Tovo, P.A., Sinicco, A.: Oral lesions in children born to HIV positive women. J Oral Pathol Med 22, 8 (1993).
[39] Müller, H.-P.: Parodontologie. 2. Aufl. Thieme, Stuttgart – New York 2006, S. 235.
[40] Neumann, C., Willershausen-Zönnchen, B., Klug,, C., Darius, D.: Clinical assessment of periodontal conditions in patients treated with nifedipine. Eur J med Res 1, 273 (1996).
[41] Orban, B., Weinmann, J.P.: Diffuse atrophy of alveolar bone. J Periodontol 13, 31 (1943).
[42] Page, R.C., Bowen, T., Altman, L., Vandesteen, E., Ochs, H., Mackenzie, P., Osterberg, S., Engel, L.D., Williams, B.L.: Prepubertal periodontitis. I. Definition of a clinical disease entity. J clin Periodontol 54, 257 (1983).
[43] Page, R.C.,Vandesteen, E., Ebersole, J.L., Williams, B.S., Dixon, I.L., Altman, L.C.: Clinical studies of a family with a high prevalence of juvenile periodontitis. J Periodontol 56, 602 (1985).
[44] Page, R.C., Offenbacher, S., Schroeder, H., Seymour, G., Kornman, K. S.: Advances in the pathogenesis of periodonti-

tis: Summary of developments, clinical implications and future directions. Periodontology 2000 14, 216 (1997).
[45] Peterson, D.E., Minah, G.E., Reynolds, M.A., Weikel, D.S., Overholser, C.D., DePaola, L.G., Wade, J.C., Suzuki, J.B.: Effect of granulocytopenia on oral microbial relationships in patients with acute leukemia. Oral Surg 70, 720 (1990).
[46] Pommereau, de V., D'Argent-Pare, C., Robert, J.J., Brion, M.: Periodontal status in insulin-dependent diabetic adolescents. J clin Periodontol 19, 628 (1992).
[47] Pugliesi, N.S., da Silva, F.T., Saleh, E.R., Biagini, V.X., Marin de los Rios, C., Rode, S. de M.: Dilantin gingival hyperplasia: patient evaluation in relation to anticonvulsant dosage, degree of oral hygiene and extension of lesion. Rev. Faculda de Odontol. FZL 1, 97 (1989).
[48] Ranney, R.R.: Differential diagnosis in clinical trials of therapy for periodontitis. J Periodontol 63, 1052 (1992).
[49] Sauer, M., Hoffmeister, B.: Inzidenz und Prognose peripherer Riesenzellgranulome. Dtsch zahnärztl Z 48, 75 (1993).
[50] Schenkein, H.A.: Finding genetic risk factors for periodontal diseases: is the climb worth the view? Periodontology 2000 30, 79 (2002).
[51] Shapira, L., Soskolne, W.A., Sela, M.N., Offenbacher, S., Barak, V.: The secretion of PGE2, IL-1-beta, IL-6 and TNF alpha by adherent mononuclear cells from early onset periodontitis patients. J Periodontol 65, 139 (1994).
[52] Shapira, L., Smidet, A., Van Dyke, T.E., Barak, V., Soskolne, A.W., Brautbar, C., Sela, M.N., Bimstein, E.: Sequential manifestation of different forms of early-onset periodontitis. A case report. J Periodontol 65, 631 (1994).
[53] Sjödin, B., Matsson, L.: Marginal bone loss in the primary dentition. A survey of 7-year-old children in Sweden. J clin Periodontol 21, 313 (1994).
[54] Slots, J., Rams, T.E.: Microbiology of periodontal disease. In: Slots, J. and Taubman, M.A. (Eds.): Contemporary oral microbiology and immunology. Mosby Year Book, St. Louis 1992.
[55] Subramaniam, R., Shah, R., Kapur, V.: Congenital epulis. J postgrad Med 39, 36 (1993).
[56] Waldrop, T.C., Anderson, D.C., Hallmon, W.W., Schmalstieg, F.C., Jacobs, R.L.: Periodontal manifestations of the heritable Mac-, LFA deficiency syndrome. Clinical, histopathologic and molecular characteristics. J Periodontol 58, 400 (1987).
[57] Watanabe, K.: Prepubertal periodontitis: a review of diagnostic criteria, pathogenesis and differential diagnosis. J periodont Res 25, 31 (1990).
[58] Watson, M.-R., Lopatin, D.E., Bretz, W.A., Ertel, I.J., Loesche, W.J.: Detection of two anaerobic periodontopathogens in children by means of the BANA and ELISA assays. J dent Res 70, 10526 (1991).
[59] Wikström, R.S., Dahlen, G., Slots, J., Egelberg, J.: On the inability of root debridement and periodontal surgery to eliminate Actinobacillus actinomycetem comitans from periodontal pockets. J clin Periodontol 17, 351 (1990).
[60] Willershausen-Zönnchen, B. Hamm, G.: Untersuchungen über den Einfluß des Diabetes mellitus vom Typ I auf das Parodont. Dtsch zahnärztl Z 43, 600 (1988).
[61] Willershausen-Zönnchen, B., Lemmen, C., Hamm, G.: Beziehung zwischen Speichelkomponenten und Parodontitis bei insulinabhängigen Diabetikern. Dtsch zahnärztl Z 46, 281 (1991).
[62] Willershausen, B., Wöhrl, P., Schlösser, R.: Häufigkeit und Ausprägung von Gingivahyperplasien durch Immunsuppression mit Cyclosporin A sowie in Kombination mit Azathioprin und Steroiden. Quintessenz 43, 73(1992).
[63] Wilton, J.M.A., Griffiths, G.S., Curtis, M.A., Maiden, M.F.J., Gillett, I.R., Wilson, D.T., Sterne, J.A.C., Johnson, N. W.: Detection of high risk groups and individuals for periodontal diseases: Systemic predisposition and markers of general health. J clin Periodontol 15, 339 (1988).
[64] Wolff, L., Dahlèn, G., Aeppli, D.: Bacteria as risk markers for periodontitis. J Periodontol 64, 498 (1994).
[65] Yoshida-Minami, I., Kishimoto, K., Suzuki, A., Fumiwara, T., Shintani, S., Morisaki, I., Sobue, S., Miyamoto, M., Nagai, A., Kurihara, H., Murayama, Y., Ooshima, T.: Clinical, microbiological and host defense parameters associated with a case of localized prepubertal periodontitis. J clin Periodontol 22, 56 (1995).

16 Zahnanomalien und ihre Versorgung

von Klaus Pieper

Inhaltsübersicht

16.1 Einleitung 298

16.2 Variationen der Zahnzahl 298

16.2.1 Hyperodontie (Zahnüberzahl) 298
16.2.2 Hypodontie (Zahnunterzahl, Anodontie) 299

16.3 Abweichungen der Zahngröße und der Zahnform 301

16.3.1 Dens invaginatus 301
16.3.2 Taurodontismus 303

16.4 Doppelbildungen von Zähnen 303

16.4.1 Gemination 303
16.4.2 Schizodontie 303
16.4.3 Fusion 303

16.5 Strukturanomalien der Zähne 303

16.5.1 Genetisch bedingte Dysplasien 303
Amelogenesis imperfecta 303
Dentinogenesis imperfecta 305
Odontogenesis imperfecta 307
16.5.2 Schmelzhypoplasien 307
Traumatisch bedingte Hypoplasien 307
Durch Infektionen hervorgerufene Hypoplasien 308
Hypoplasien als Folge von Allgemeinerkrankungen und Ernährungsstörungen 308
Molar-Schneidezahn-Hypomineralisation 309
Hypoplasien als Folge chemischer Schädigungen 310

16.6 Literatur 311

16.1 Einleitung

Anomalien der Zahngröße, Zahnzahl und Zahnform sowie Entwicklungsstörungen der Zahnhartgewebe sind – neben der Behandlung kariöser Zahnschäden – häufige Ursachen für therapeutische Eingriffe bei Kindern.

Die Eltern betroffener Kinder fragen in der Regel sehr genau nach der Genese solcher Störungen und wollen Auskunft über potenzielle Risiken für später geborene Kinder haben. In einer solchen Situation muss der Zahnarzt – will er das Vertrauen der Eltern nicht verlieren – eine fundierte Beratung durchführen. Deshalb sollen im Folgenden mögliche Abweichungen und ihre Ursachen sowie Wege für eine angemessene Therapie dargestellt werden.

Während der normalen Zahnentwicklung, die sich über einen Zeitraum von mehr als zehn Jahren hinzieht, greifen vielfältige biologische und biochemische Mechanismen ineinander. Dieser komplexe Entwicklungsprozess kann leicht durch genetische Fehlsteuerungen, Stoffwechselstörungen, Allgemeinerkrankungen sowie traumatische, entzündliche oder chemische Irritationen beeinträchtigt werden.

16.2 Variationen der Zahnzahl

Die normale Zahl der Zähne kann sowohl im Milch- als auch im Wechselgebiss überschritten werden, viel häufiger treten allerdings Zahnunterzahlen auf.

16.2.1 Hyperodontie (Zahnüberzahl)

Zahnüberzahlen kommen im Milchgebiss bei 0,2–2%, im bleibenden Gebiss bei bis zu 5% der Kinder vor, wobei überzählige Zähne vornehmlich im Bereich der oberen Schneide- und Eckzähne anzutreffen sind [17, 18, 45]. Dabei sind Jungen etwa doppelt so häufig betroffen wie Mädchen.

Der **Mesiodens,** der bei 0,4–1,4% der Heranwachsenden gefunden wird [27], hat eine zapfenartige Form und eine relativ kurze, konische Wurzel. Er entwickelt sich meistens palatinal zwischen den oberen mittleren Schneidezähnen. Das Entstehen der Mesiodentes ist vermutlich genetisch bedingt, da familiäre Häufungen auftreten. Etwa 75% sind verlagert und brechen nicht spontan durch. In der Regel verursachen verlagerte Mesiodentes keine Schmerzen oder entzündliche Veränderungen, bei Vorliegen einer Follikularzyste können allerdings klinische Symptome auftreten. Häufig liefern erst Durchbruchsstörungen und Fehlstellungen im Bereich der Prämaxilla Hinweise für das Vorliegen eines Mesiodens. Bei axial richtiger Kronenstellung kann ein Mesiodens mitunter vollständig unter Verdrängung der Nachbarinzisiven durchbrechen (Abb. 16-1). In seltenen Fällen kann es auch zur extraossären Entwicklung eines Mesiodens in der palatinalen Mukosa oder zum Durchbruch eines Mesiodens in die Nasenhöhle kommen [7, 39].

Besteht der Verdacht auf Vorliegen eines Mesiodens, so sind ergänzend Röntgenbilder anzufertigen [3]. Mit Hilfe dieser Aufnahmen sollen Anzahl und Lage der überzähligen Zähne sowie begleitende pathologische Befunde festgestellt werden. Es empfiehlt sich, eine Oberkieferaufbissaufnahme durchzuführen (s. S. 44).

In 72% der Fälle liegen Mesiodentes palatinal, in 5% vestibulär und in 23% innerhalb der Zahnreihe [6, 30].

Zur Frage, wann der richtige Zeitpunkt für die Entfernung eines verlagerten Mesiodens gekommen

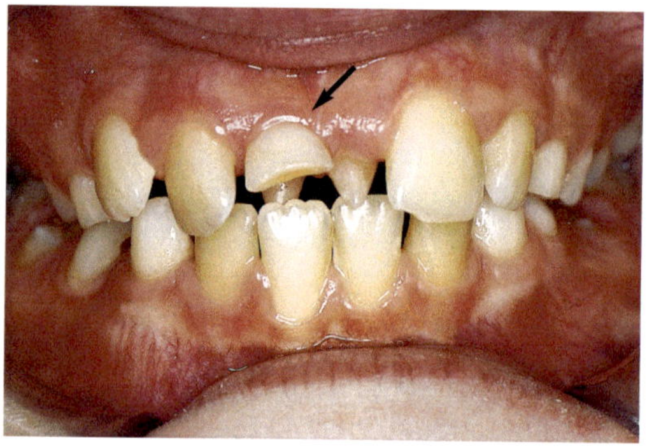

Abb. 16-1a Bei diesem elfjährigen Patienten haben sich die Mesiodentes in die Zahnreihe eingestellt und bilden ein Gleithindernis. Bei dem mit Pfeil bezeichneten Zahn handelt es sich um den Zahn 51.

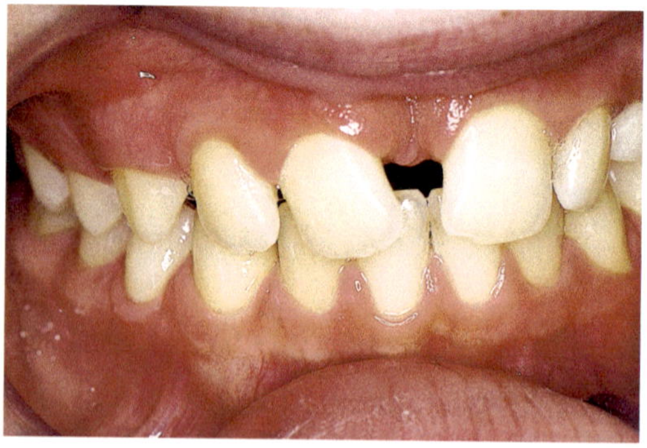

Abb. 16-1b Zwei Jahre nach der Entfernung der Mesiodentes hat sich das Diastema teilweise geschlossen. Eine kieferorthopädische Nachbehandlung ist erforderlich.

ist, merkt HOTZ an, dass eine operative Entfernung im frühen Entwicklungsstadium der bleibenden Inzisiven weder ratsam noch notwendig ist, da die Gefahr der Luxation von Zahnkeimen relativ groß sei [19].

Falls sich der Mesiodens radiologisch nicht eindeutig bestimmen lässt, sollte zunächst immer palatinal aufgeklappt werden. Nähere Angaben zum operativen Vorgehen können den chirurgischen Lehrbüchern (z.B. PdZ Bd. 10) entnommen werden.

Disto- und **Paramolaren** sind kleine Zähne mit molarenähnlicher Form, die als M4 oder M5 distal des Weisheitszahns oder bukkal der Interdentalräume der Molaren auftreten; die Häufigkeitsangaben schwanken zwischen 0,1 und 0,3%.

Relativ häufig treten Zahnüberzahlen bei Kindern mit Lippen-Kiefer-Gaumenspalten auf (Abb. 16-2). Bei ca. 20% dieser Kinder kommt es im Milchgebiss, bei ca. 10% im bleibenden Gebiss zu einer Verdoppelung seitlicher oberer Schneidezahnkeime [13]. Mehrfachanlagen mit je einer Anlage im mesialen und lateralen Segment sind dabei am häufigsten [38].

16.2.2 Hypodontie (Zahnunterzahl, Anodontie)

Zahnunterzahlen können unterschiedlich stark ausgeprägt sein. Die totale **Anodontie,** d.h. das völlige Fehlen der Zähne, kommt sehr selten vor. Die **Hypodontie** tritt am häufigsten im Bereich der Weisheitszähne, der zweiten Prämolaren und der seitlichen oberen Schneidezähne auf, wobei einer oder mehrere Zähne fehlen können; insgesamt liegt die Morbidität für Zahnunterzahlen im bleibenden Gebiss bei 2–10% [15]. Bei Patienten mit Lippen-Kiefer-Gaumenspalten treten Zahnunterzahlen – vor allem des seitlichen oberen Schneidezahns – sogar in annähernd 50% der Fälle auf [13].

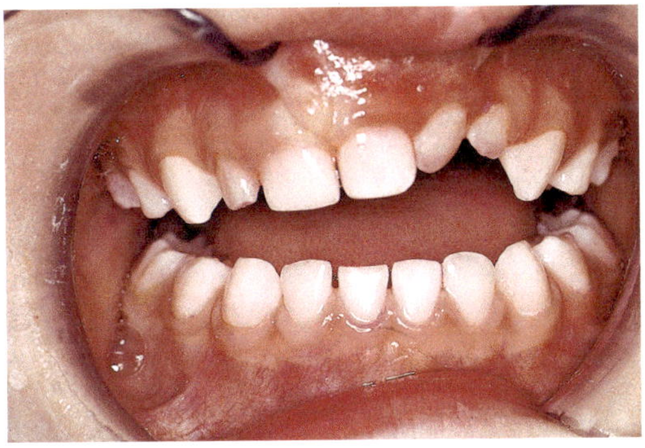

Abb. 16-2 Doppelanlage des Zahnes 62 bei einem Kind mit Lippen-Kiefer-Gaumenspalte (Zustand nach Operation).

Bei der **Oligodontie** handelt es sich um eine ausgeprägte Zahnunterzahl, wobei meistens Zähne aus Zahngruppen fehlen, die nicht der Hypodontie zugeordnet sind (Abb. 16-3).

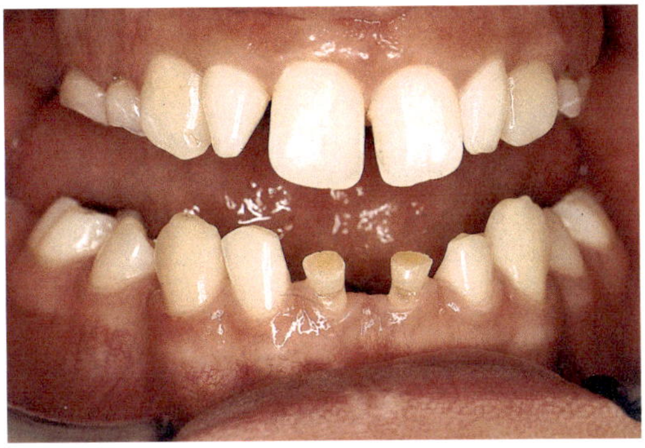

Abb. 16-3a Oligodontie bei einer 16-jährigen Patientin.

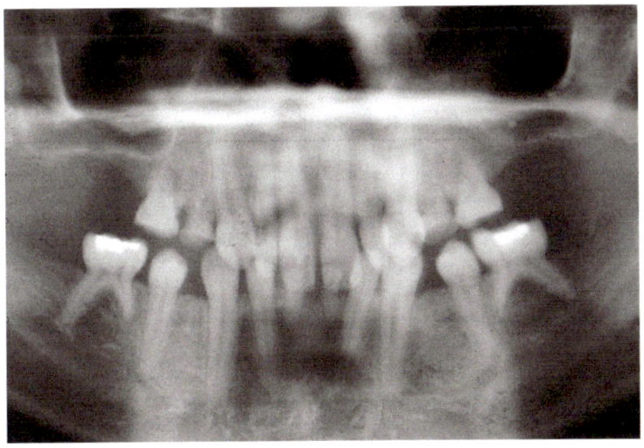

Abb. 16-3b Das Orthopantomogramm zeigt, dass die Zähne 18, 17, 16, 15, 14, 24, 25, 26, 27, 28, 38, 37, 36, 35, 31, 41, 45, 46, 47 und 48 nicht angelegt sind.

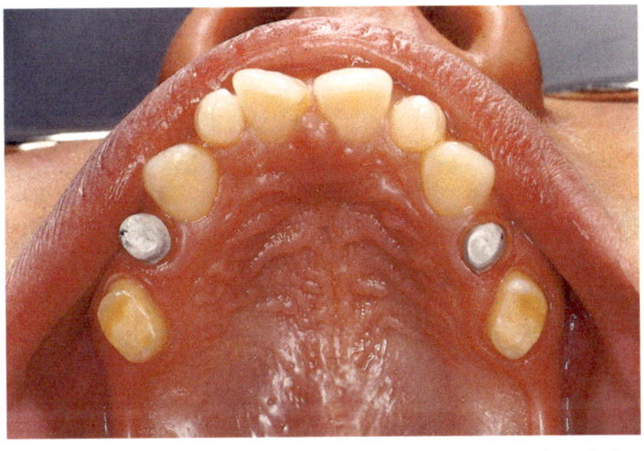

Abb. 16-3c Da die Patientin im Bereich der Seitenzähne keine okklusalen Kontakte aufwies, wurde eine therapeutische Bisshebung durchgeführt. Die Zähne 54 und 64 wurden zunächst mit Aufbauten aus Ketac-Silver versorgt, die mit parapulpären Stiften verankert wurden.

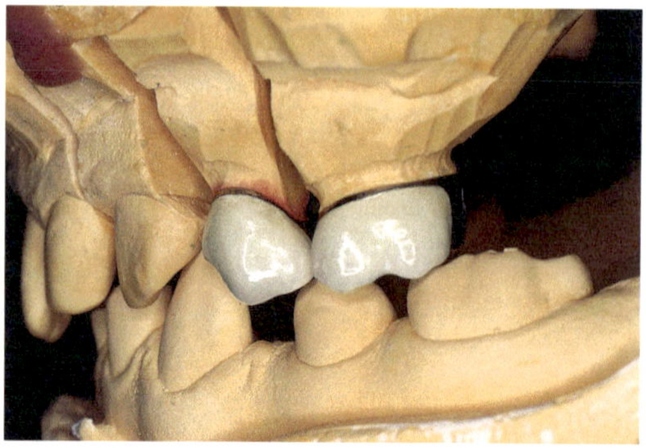

Abb. 16-3d Die fertig gestellten Kronen im Artikulator. Deutlich zeigt sich die problematische Bisslage der Patientin.

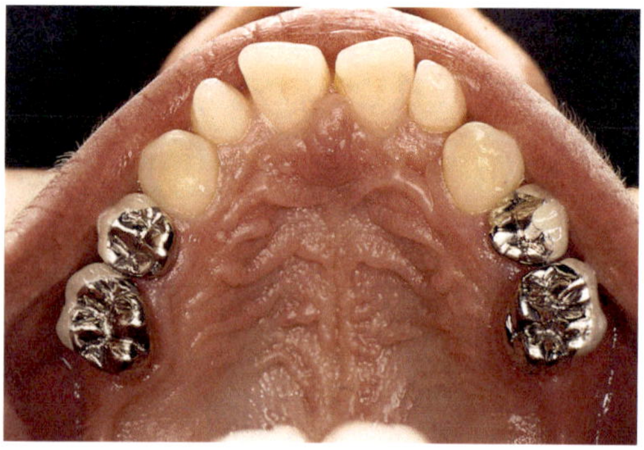

Abb. 16-3e Der Oberkiefer nach der Versorgung mit VMK-Kronen.

Im bleibenden Gebiss fehlen am häufigsten:
- der untere zweite Prämolar (1–5%),
- der obere seitliche Schneidezahn (0,5–3%),
- der obere zweite Prämolar (1–2,5%),
- der untere seitliche Schneidezahn (etwa 0,5%) [32].

Dritte Molaren werden in 10–35% der Individuen nicht angelegt, in 50% der Fälle symmetrisch [34]. Bei etwa 50% der Individuen mit Nichtanlagen fehlt mehr als ein Zahn.

Zahnunterzahlen treten häufig auch im Zusammenhang mit **Syndromen** und anderen Allgemeinerkrankungen auf. So findet sich bei Kindern mit **Down-Syndrom** (Abb. 16-4) sowie bei Patienten mit **ektodermaler Dysplasie** häufig eine Oligodontie.

Fleischer-Peters wies nach, dass bei Kindern mit **Rötelnembryopathie** sogar in 55% der Fälle Zahnunterzahlen vorkommen [12].

Ansonsten treten Nichtanlagen einzelner Zähne (z.B. des zweiten Prämolaren) familiär gehäuft auf. Bei Nichtanlagen einzelner Zähne (beispielsweise des Zahnes 35 und/oder 45) sollte man sich für das

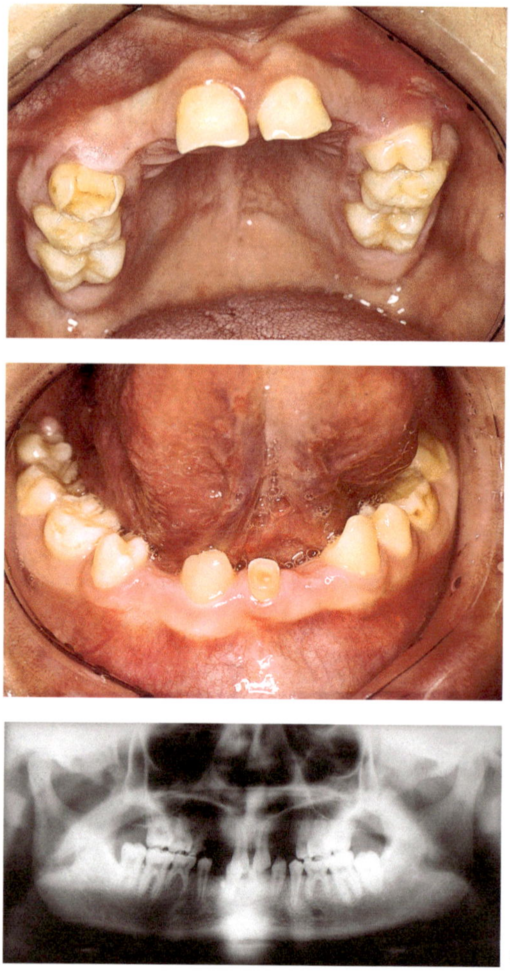

a

b

c

Abb. 16-4 Oligodontie bei einer 16-jährigen Patientin mit Trisomie 21.

a) Oberkiefer.
b) Unterkiefer.
c) Das Orthopantomogramm zeigt, dass die Zähne 18, 17, 15, 14, 13, 12, 22, 23, 25, 27, 28, 38, 35, 32, 31, 41, 43, 45, und 48 nicht angelegt sind. Bei den Zähnen 55, 65, 75, 71 und 85 handelt es sich um persistierende Milchzähne.

Belassen des Milchzahnes entscheiden, wenn keine Anzeichen für eine Wurzelresorption oder Infraokklusion erkennbar sind.

> Bevor ein persistierender intakter Milchzahn extrahiert wird, sollte zunächst immer anhand einer Röntgenkontrollaufnahme überprüft werden, ob der entsprechende bleibende Zahn angelegt ist!

Ist der betreffende Milchzahn nicht erhaltungswürdig oder nicht (mehr) vorhanden, stehen im Prinzip **vier therapeutische Wege** zur Verfügung:
- die Nichtanlage kann durch kieferorthopädischen Lückenschluss kompensiert werden
- ein bleibender Zahn kann auf den Platz des nicht angelegten Zahnes transplantiert werden
- der nicht angelegte Zahn kann prothetisch ersetzt werden
- die Lücke kann offengehalten und später mit einem Implantat versorgt werden.

Bei der Behandlung von Patienten mit Nichtanlagen sollte zunächst immer eine Versorgung ohne prothetischen Ersatz, solange dies kieferorthopädisch oder chirurgisch machbar ist, bevorzugt werden.

Bei der **Behandlungsplanung** sind folgende **Faktoren** zu berücksichtigen [34]:
- Alter des Patienten
- Anzahl der Nichtanlagen
- Lokalisation der Nichtanlagen
- Kieferrelation in der sagittalen und vertikalen Ebene
- Platzverhältnisse innerhalb der Zahnbögen und die Größe der apikalen Basen.

Bei Patienten mit einem Distalbiss und Nichtanlagen im Oberkiefer kann meistens ein Lückenschluss durch Retraktion der Frontzähne unter Beibehaltung der distalen Seitenzahnrelation erreicht werden. Liegt eine Klasse-III-Kieferrelation vor, sollten vorhandene Lücken im Oberkiefer prothetisch versorgt werden, um einen frontalen Kreuzbiss zu vermeiden.

Bestehen Nichtanlagen bei kieferorthopädischen Fehlstellungen mit Engstand, so kann die Zahnlücke zur Beseitigung des Engstands genutzt werden. In Fällen mit Weitstand und großen apikalen Basen sind die Voraussetzungen für einen Lückenschluss nicht so gut. Deshalb sollte in diesen Fällen – sofern möglich – der Milchzahn erhalten werden, oder es sollte eine Transplantation bzw. ein prothetischer Ersatz durchgeführt werden.

Bei mehreren Nichtanlagen innerhalb eines Quadranten ist die Behandlung meistens kombiniert kieferorthopädisch-prothetisch zu planen. Bei einzelnen Nichtanlagen von Prämolaren kommt in erster Linie der Lückenschluss von distal in Frage. Fehlt ein Prämolar im Oberkiefer, so lässt sich ein solcher Lückenschluss meistens erreichen. Im Unterkiefer hingegen kann der Lückenschluss – sofern ein Weitstand oder eine große apikale Basis vorliegt – schwierig sein. Deshalb müssen solche Lücken manchmal prothetisch versorgt werden.

Bestehen Nichtanlagen seitlicher (oberer) Schneidezähne, so ist bei der Entscheidung, ob die Lücke durch Mesialisierung des Eckzahnes geschlossen werden kann, die Bisslage des Patienten zu berücksichtigen: Besteht eine Tendenz zum Mesialbiss bei gleichzeitig fehlendem Behandlungsbedarf im Unterkiefer, sollte ein prothetischer Lückenschluss angestrebt werden, um einen Kreuzbiss zu vermeiden. In den Fällen, in denen die Lücke durch kieferorthopädische Maßnahmen geschlossen werden kann, sollte die Form des Eckzahnes anschließend durch Beschleifen und/oder „Verblendung" mit Komposit an die Form des seitlichen Schneidezahnes angepasst werden.

16.3 Abweichungen der Zahngröße und der Zahnform

Abweichungen der Zahnform kommen bei oberen seitlichen Schneide- und Weisheitszähnen am häufigsten vor. Diese Zähne können als **Zapfenzähne** ausgebildet sein. Patienten mit Lippen-Kiefer-Gaumenspalten beispielsweise weisen in ca. 25% der Fälle Formabweichungen der lateralen Inzisiven auf. Therapeutisch können solche Formabweichungen leicht durch einen Aufbau aus Kompositmaterialien versorgt werden, wobei Hybridwerkstoffen wegen der besseren mechanischen Eigenschaften der Vorzug zu geben ist.

Gelegentlich treten – vor allem bei den lateralen Inzisiven – auch **palatinale Höcker** auf, die die Okklusion stören können. Soll die Form der Zähne durch Beschleifen verändert werden, so sollte dies schrittweise erfolgen, damit sich die Pulpa durch Anlagerung von Sekundärdentin „zurückziehen" kann.

Bei 10–30% der ersten oberen Molaren tritt als zusätzlicher Höcker das **Tuberculum carabelli** auf. Besonders auffällige Variationen der Zahnmorphologie sind der Dens invaginatus und der Taurodontismus.

16.3.1 Dens invaginatus

Beim Dens invaginatus („Dens in dente") handelt es sich um eine Fehlbildung, die durch Einstülpung der Oberfläche (Invagination) des Zahnes zustande kommt. In der Literatur finden sich sehr unterschiedliche Angaben zur Häufigkeit dieser Fehlbildung: In den verschiedenen Studien war sie bei 0,25–10% der untersuchten Personen zu finden [19].

Mit sehr hoher Wahrscheinlichkeit kommen Invaginationen, die vom Foramen caecum ausgehen, dadurch zustande, dass sich die Einstülpung des Foramens bis weit ins Zahninnere verlängert, im Extremfall kann sich sogar ein zweites Foramen ausbilden.

Tabelle 16-1 Klassifikation des Dens invaginatus nach Oehlers [37].

Typ	Erscheinungsbild
I	Die Invagination dehnt sich in apikaler Richtung nicht weiter als bis zur Schmelz-Zement-Grenze aus
II	Die Invagination reicht über die Schmelz-Zement-Grenze hinaus und endet als blinder Sack in der Zahnwurzel
III	Die Invagination weist apikal oder lateral eine Verbindung zur Wurzel auf, es besteht aber keine direkte Verbindung zur Pulpa. Röntgenologisch kann an diesen Zähnen bei vitaler Pulpa eine Parodontitis apicalis auftreten, die via Invagination entstanden ist

Zur Klassifizierung des Dens invaginatus hat sich die Einteilung von Oehlers bewährt (Tab. 16-1) [37].

Bezogen auf Zähne tritt der Dens invaginatus am häufigsten bei **seitlichen oberen Schneidezähnen** auf, die Prävalenz liegt hier bei 0,3–7%. Bei oberen mittleren Schneidezähnen, Prämolaren, Eckzähnen oder Molaren kann ebenfalls eine Invagination auftreten, allerdings wesentlich seltener als beim seitlichen oberen Schneidezahn.

In den meisten Fällen wird ein Dens invaginatus zufällig entdeckt. Der Verdacht auf eine Invagination ist gegeben, wenn beispielsweise der laterale obere Schneidezahn eine ungewöhnliche Kronenform aufweist, was sich in einer fassförmigen Kontur, einem ausgeprägten palatinalen Foramen und/oder einem zusätzlichen Höcker äußern kann (Abb. 16-5a). Da sich der Zugang zur Invagination häufig nicht sondieren lässt, sollte der klinische Befund durch eine röntgenologische Untersuchung ergänzt werden (Abb. 16-5b). Hülsmann weist darauf hin, dass wegen der Häufigkeit des **bilateralen Befalls** bei Verdacht auf Vorliegen einer Invagination immer auch die kontralateralen Zähne in die klinische und röntgenologische Untersuchung einbezogen werden sollten [22]. Auch Eltern und Geschwister des betroffenen Patienten sollten nach Möglichkeit untersucht werden, da genetische Faktoren in der Ätiologie des Dens invaginatus eine Rolle spielen.

An den tiefen palatinalen Foramina bei Zähnen mit Invaginationen kommt es häufig zu **kariösen Prozessen**, da sich hier wegen der ungünstigen morphologischen Verhältnisse verstärkt Plaque anlagert. Als Folge können frühzeitig eine Pulpanekrose sowie Abszess- und Zystenbildung auftreten. Gelegentlich kommt es auch – sofern für längere Zeit eine chronische Entzündung bestand – zu internen Resorptionen.

Wurde die Diagnose „Dens invaginatus" röntgenologisch gesichert und liegen keine periapikalen Veränderungen vor, sollte – sofern der Sensibilitätstest positiv ausfällt – die Invagination gereinigt und anschließend präventiv versiegelt, mit einer Kompositfüllung oder einem Insert versorgt werden.

Leider wird der Dens invaginatus häufig erst entdeckt, wenn der Patient an dem betreffenden Zahn Schmerzen bekommt. Da sich die Invaginationen bis in die Nähe der Pulpa ausdehnen, kann die Pulpanekrose bereits kurz nach dem Zahndurchbruch auf-

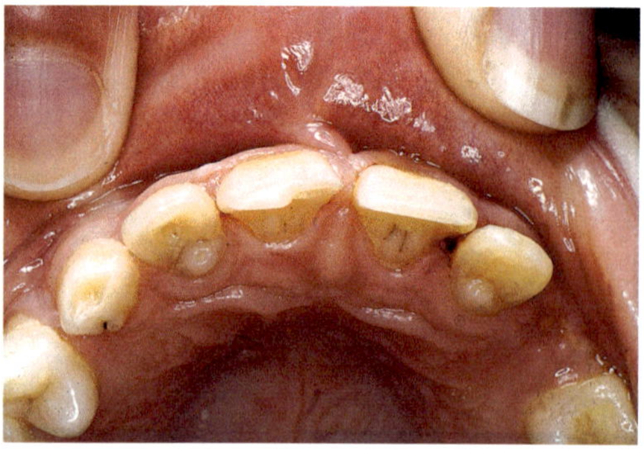

Abb. 16-5a Verdacht auf Invaginationen an den Zähnen 12 und 22 bei einem elfjährigen Patienten.

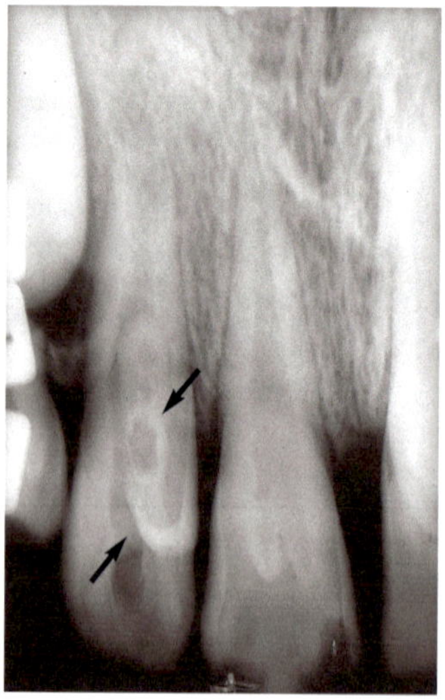

Abb. 16-5b Der Zahnfilm der Regio 11, 12 bestätigt die Diagnose. An den mit Pfeilen bezeichneten Stellen befindet sich Schmelz.

treten, sodass eine endodontische Behandlung bei nicht abgeschlossenem Wurzelwachstum durchgeführt werden muss. Entscheidend für das weitere Vorgehen ist, ob es gelingt, neben der Invagination oder durch die Invagination hindurch Zugang zum Apex zu gewinnen. Falls in der Tiefe Schmelz vorhanden ist (siehe Röntgenbild!), muss beim Trepanieren darauf geachtet werden, dass der Schleifkörper sorgfältig in Achsrichtung des Zahns geführt wird. Da das komplexe Kanalsystem für Handinstrumente unter Umständen nicht vollständig zugänglich ist, sollte nach Auffassung von HÜLSMANN zur Reinigung ein endodontisches Ultraschallsystem eingesetzt werden [22]. Außerdem wird eine temporäre Versorgung mit einer Kalziumhydroxideinlage empfohlen. Wenn das Wurzelwachstum noch nicht abgeschlossen ist, kann der Versuch einer Apexifikation mit Kalziumhydroxid unternommen werden.

Eine Wurzelspitzenresektion sollte nur dann erfolgen, wenn mit einer konservativen endodontischen Behandlung kein erfolgreicher Abschluss erreicht werden kann. Die Extraktion schließlich sollte den Fällen vorbehalten bleiben, in denen andere Therapieversuche fehlschlugen.

16.3.2 Taurodontismus

Diese Formabweichung der Zähne findet sich bei bis zu 0,3% der Europäer [11]. Sie betrifft vor allem die **Molaren**, gelegentlich auch Prämolaren. Zähne mit Taurodontismus weisen eine weite Pulpahöhle auf, d.h., das Kronenkavum ist sehr weit nach apikal verlängert, wodurch die Wurzelkanäle verkürzt erscheinen. Makroskopisch weist die Zahnkrone eine normale Form auf und wird von einem breiten, kräftigen Wurzelkörper getragen, der erst weit apikal (oder gar nicht) in mehrere stark verkürzte Wurzeln ausläuft. Die meisten Forscher gehen davon aus, dass der Taurodontismus autosomal-dominant vererbt wird.

16.4 Doppelbildungen von Zähnen

16.4.1 Gemination

Die Zahnkeimpaarung stellt den unvollständigen Versuch eines Zahnkeims dar, sich zu teilen. Die entsprechenden Zähne können bis zu doppelt so breit wie normal sein. Betroffen sind vor allem Schneidezähne, wobei diese Anomalie im Milchgebiss häufiger auftritt als im bleibenden Gebiss. Die Anzahl der Zähne ist nicht verringert oder erhöht. Bei einer unvollständigen Paarung findet man eine eingekerbte Schneidekante, die sich in einer Einfurchung des Zahnes in zervikaler Richtung fortsetzt. Fertigt man eine Röntgenaufnahme an, so weist der betreffende Zahn ein einheitliches Pulpakavum auf, das sich allerdings koronal aufzweigen kann. Wird der gepaarte Zahn als Einheit betrachtet, so ist die Zahnzahl des entsprechenden Kiefers normal.

16.4.2 Schizodontie

Die Zwillingsbildung entsteht aus einer vollständigen Teilung eines Zahnkeims. Diese Anomalie führt dazu, dass es einen überzähligen Zahn gibt, der stark seinem Zwillingspartner ähnelt. Zwillingszähne sind komplett voneinander getrennte Einzelzähne.

16.4.3 Fusion

Bei der Zahnverschmelzung sind zwei ursprünglich getrennt angelegte benachbarte Zahnkeime im Dentin und Schmelzbereich verwachsen. Abhängig vom Zeitpunkt der Vereinigung kann die Verschmelzung nur den Kronen- oder aber auch den Wurzelbereich betreffen. In jedem Fall weisen die betroffenen Zähne röntgenologisch zwei getrennte Pulpakammern auf. Betrachtet man die verschmolzenen Zähne als Einheit, so resultiert aus der Fusion eine Zahnunterzahl.

Die Prävalenz von Doppelbildungen wird mit 0,5–2,5% angegeben. Therapeutisch kann die kosmetische Situation des Patienten häufig dadurch verbessert werden, dass die entsprechenden Defekte/Spaltbildungen mit Komposit versorgt werden.

16.5 Strukturanomalien der Zähne

16.5.1 Genetisch bedingte Dysplasien

Bei diesen Strukturanomalien handelt es sich um hereditäre Erkrankungen, bei denen primär der Schmelz und/oder das Dentin betroffen sind. Sie treten meistens isoliert auf, können aber auch mit systemischen Erkrankungen oder Syndromen vergesellschaftet sein. Die hereditären Zahndysplasien werden in den meisten Fällen autosomal-dominant, gelegentlich aber auch autosomal-rezessiv oder geschlechtsgebunden vererbt und beruhen im Wesentlichen auf Einzelgendefekten [45]. Häufig treten Dysplasien auch als Nebenbefund bei genetisch bedingten systemischen Erkrankungen und Syndromen auf (Tab. 16-2).

Amelogenesis imperfecta

Genetisch bedingte Dysplasien des Schmelzes werden als Amelogenesis imperfecta bezeichnet. Durch

Tabelle 16-2 Genetisch bedingte systemische Erkrankungen und Syndrome, die mit Dysplasien des Schmelzes oder Dentins einhergehen können (nach [45]).

Dysplasien des Schmelzes bei	Dysplasien des Dentins bei
Amelo-Onchohypohidrose-Syndrom [57]	Albrights hereditärer Osteodystrophie [49]
Epidermolysis bullosa [58]	brachio-skelettal-genitalem Syndrom [8]
Mukopolysaccharidosen	Ehlers-Danlos-Syndrom [4]
okulodentoossärer Dysplasie [59]	Hypophosphatämie (Vitamin-D-resistente Rachitis) [2]
tricho-dental-osteosklerotischem Syndrom [26]	tricho-dental-osteosklerotischem Syndrom [26]
	Hypophosphatasie [5]

den genetischen Defekt wird die Differenzierung oder die Funktion der Ameloblasten gestört, sodass chemisch, quantitativ und/oder strukturell abnormaler Schmelz gebildet wird. Dabei ist die Dentinstruktur normal.

In der Literatur werden die verschiedenen Formen der Amelogenesis imperfecta auf bis zu zwölf Untergruppen aufgeteilt [45, 56], die auf Hypoplasie, Hypomaturation oder Hypokalzifikation beruhen.

Bei einigen **hypoplastischen Formen** ist der normal gebildete Dentinkern von einer in der Dicke deutlich reduzierten Schmelzschicht überzogen. Die betroffenen Zähne weisen eine hellbraune Farbe auf, röntgenologisch ist der vorhandene Schmelz unauffällig.

Bei der **grübchenartig-hypoplastischen Form** sind die Zahnkronen tonnenförmig, der Schmelz weist eine annähernd normale Dicke und Farbe auf (Abb. 16-6). Auf den freien Glattflächen der Zähne labial stärker ausgeprägt als lingual finden sich zahlreiche Grübchen im Schmelz, die teilweise säulenartig angeordnet sind. Da sich diese Grübchen exogen verfärben, wirken sie sehr auffällig.

Bei der auf **Hypomaturation** beruhenden Amelogenesis imperfecta bilden die Ameloblasten zwar in normaler Menge Schmelzmatrix, die Mineralisation erfolgt jedoch unvollständig, da die Rückresorption von Matrix und Wasser durch die Ameloblasten ausbleibt oder verringert ist. Es entsteht Schmelz, der zwar eine normale Dicke aufweist, aber eine deutlich verringerte Härte. Klinisch kommt es nach dem Durchbruch der Zähne zu rasch fortschreitenden Substanzverlusten, da Teile des Schmelzes absplittern (Abb. 16-7a).

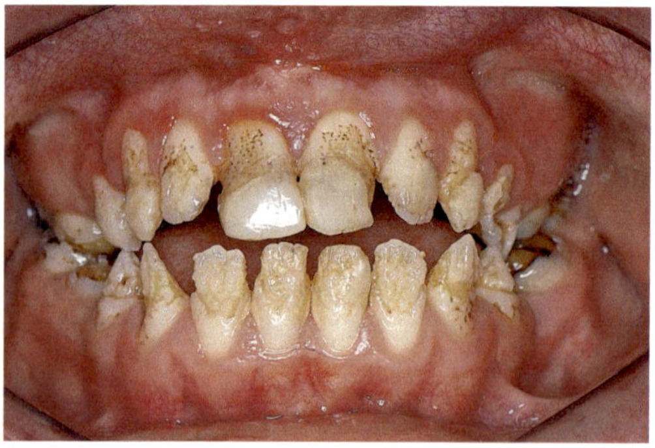

Abb. 16-6 Amelogenesis imperfecta bei einer 16-jährigen Patientin (grübchenartig-hypoplastische Form).

Bei der auf **Hypokalzifikation** beruhenden Amelogenesis imperfecta führen Defekte der Schmelzmatrix und mangelnde Kristallitentstehung dazu, dass der Schmelz sehr weich ist und eine gelblich-bräunliche Farbe hat. Infolge von Attrition geht der Schmelz innerhalb weniger Monate verloren, das freiliegende Dentin kann sehr schmerzempfindlich sein.

> Differentialdiagnostisch weist unreifer Schmelz zwar eine geringere Härte auf als normaler Schmelz, aber eine größere Härte als unterverkalkter Schmelz. Letzterer ist so weich, dass er mit zahnärztlichen Instrumenten eingedrückt und entfernt werden kann [45].

Bei der zahnärztlichen **Behandlung** von Patienten mit Amelogenesis imperfecta ist zunächst auf eine intensive präventive Betreuung mit engen Recallterminen zu achten. Regelmäßige professionelle Plaqueentfernungen sind wichtig, da es an den rauen Schmelzoberflächen zu verstärkter Plaqueanlagerung kommt und auch die Zahnsteinbildung erhöht ist.

Neben den kosmetischen Beeinträchtigungen durch Verfärbungen können speziell die Substanzverluste im Seitenzahnbereich zu Problemen im Bereich der Stützzonen führen (Abb. 16-7b). In vielen Fällen müssen deshalb bereits frühzeitig (temporäre) Kronen im Seitenzahnbereich eingegliedert werden (Abb. 16-7c). Im Frontzahnbereich können kosmeti-

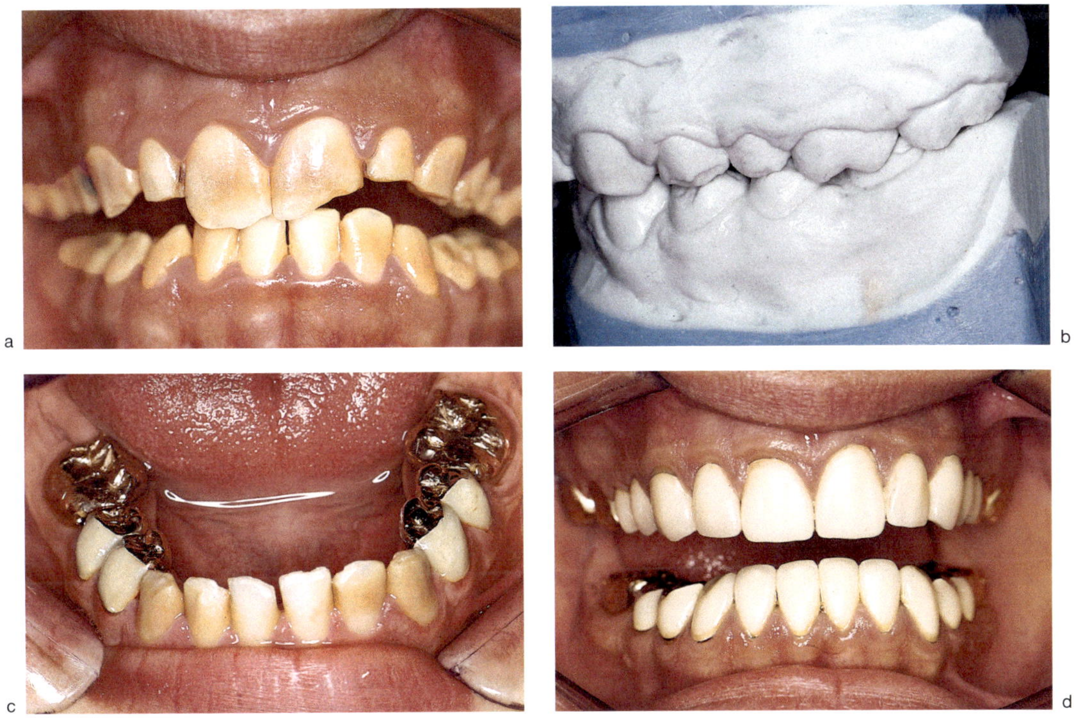

Abb. 16-7

a) Auf Hypomaturation beruhende Form der Amelogenesis imperfecta bei einem 15-jährigen Patienten.

b) Die Modellanalyse deckt einen erheblichen Verlust der vertikalen Abstützung auf.

c) Der Patient wurde zunächst mit temporären Kronen im Seitenzahnbereich versorgt.

d) Nach Abschluss des Wachstums wurde eine Totalrehabilitation mit VMK-Kronen durchgeführt. Da der Patient jahrelang unter den Verfärbungen seiner Zähne gelitten hatte, entschied er sich bei der Farbwahl für die Zahnfarbe B1.

sche Probleme teilweise mit Kompositen behoben werden. In vielen Fällen müssen aber auch hier Kronen angefertigt werden (Abb. 16-7d).

Dentinogenesis imperfecta

Die Dentinogenesis imperfecta gehört mit einer Morbidität von 1 : 8000 zu den häufigsten autosomal-dominanten Erbkrankheiten. Sie kann isoliert oder zusammen mit einer Osteogenesis imperfecta auftreten. Bei dieser Erkrankung sind sowohl alle Milchzähne als auch alle bleibenden Zähne betroffen.

Klinisch erscheinen insbesondere die betroffenen Milchzähne bernsteinfarben (Abb. 16-8a und d), bei den bleibenden Zähnen ist eher eine bläulich-graue Färbung zu beobachten (Abb. 16-8c und d). Speziell im Milchgebiss besteht eine große Tendenz, dass der Schmelz in großen Scherben entlang einer veränderten Schmelz-Dentin-Grenze absplittert. Dadurch können sich die Zähne sehr schnell abnutzen.

Bei vielen Patienten mit Dentinogenesis imperfecta imponieren **röntgenologisch** kurze, im Zervikalbereich verschmälerte Wurzeln. **Histologisch** lassen sich eine gewellte Schmelz-Dentin-Grenze sowie irreguläres zirkumpulpäres Dentin nachweisen.

Bei der **restaurativen Versorgung** der betroffenen Zähne können im Milchgebiss konfektionierte Stahlkronen eingesetzt werden. Im bleibenden Gebiss können die Veränderungen im Frontzahnbereich mit Komposit oder Keramikschalen behoben werden (Abb. 16-8e bis g). Im Seitenzahnbereich sind, sofern es zu größeren Substanzverlusten kommt, individuell gefertigte Kronen vorzuziehen. Auch bei der Dentinogenesis imperfecta können durch geeignete präventive Maßnahmen (professionelle Plaqueentfernung, Lokalfluoridierungen) im Rahmen häufiger Recalltermine zusätzliche Kariesschäden verhindert werden.

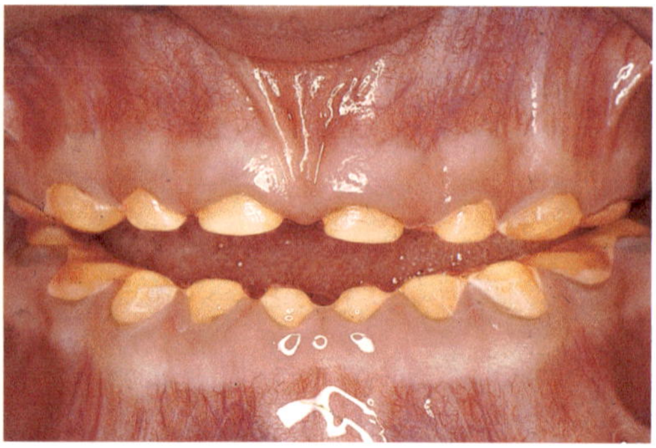
a

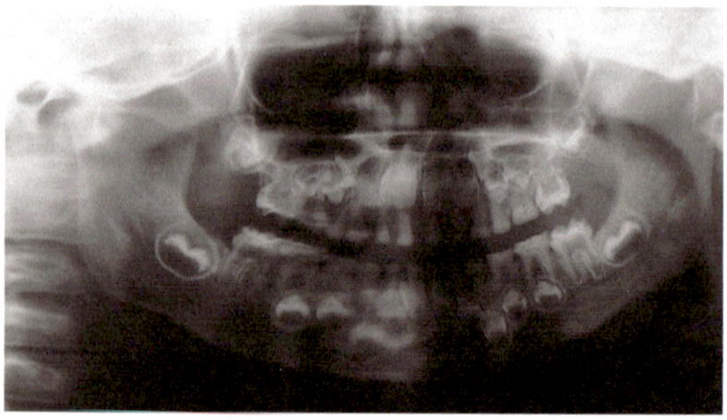
b

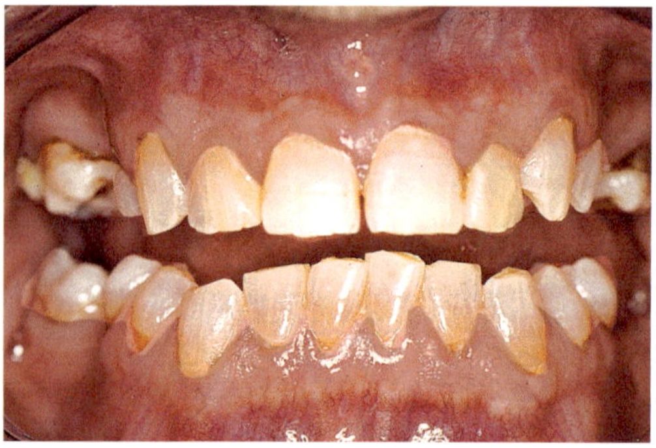
c

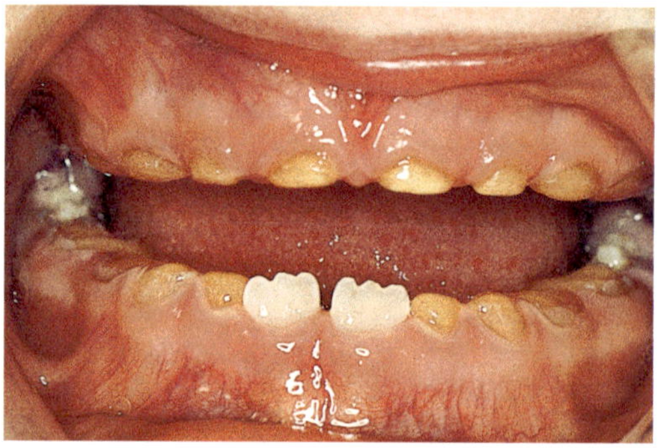
d

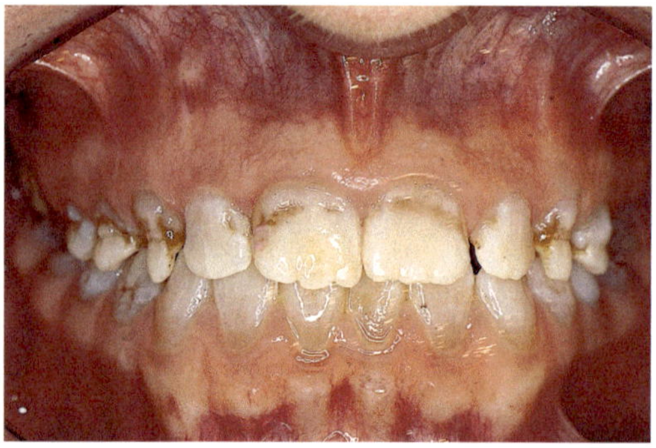
e

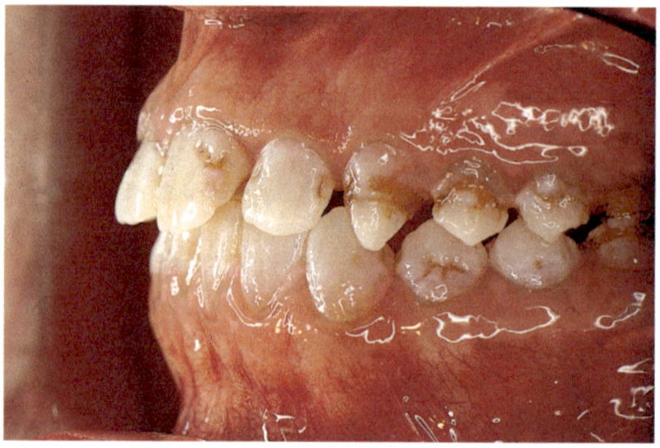
f

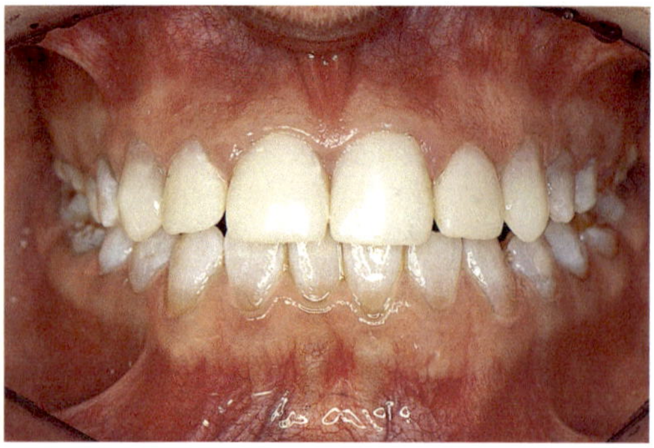
g

Abb. 16-8

a) Dentinogenesis imperfecta des Milchgebisses bei einer fünfjährigen Patientin.

b) Das Orthopantomogramm der Patientin.

c) Der Vater des Mädchens weist ebenfalls eine Dentinogenesis imperfecta auf.

d) Im Alter von sechs Jahren brechen bei der Patientin die unteren mittleren Schneidezähne durch.

e und f) Die Patientin ist jetzt 14 Jahre alt. Die Front- und Seitenzähne weisen zahlreiche Defekte auf, weil Schmelz abgebrochen ist.

g) Im Alter von 16 Jahren wurden die Schäden im Frontzahnbereich mit Komposit versorgt.

Odontogenesis imperfecta

In seltenen Fällen können Gendefekte dazu führen, dass gleichzeitig eine Dysplasie von Schmelz und Dentin auftritt.

16.5.2 Schmelzhypoplasien

Im Gegensatz zu den hereditären Schmelzbildungsstörungen werden Schmelzhypoplasien meistens **postnatal** durch Umweltbedingungen oder Krankheiten verursacht. Diese sichtbaren Mineralisationsstörungen können sich nicht posteruptiv, sondern nur während der Entwicklung der Zahnkronen ausbilden. Für die Entstehung von Hypoplasien gibt es deshalb nur ein eng begrenztes Zeitfenster, das für die Milchzähne bis zum Ende des ersten Lebensjahres, für die bleibenden Zähne bis zum Ende des siebten Lebensjahres reicht.

Schmelzhypoplasien kommen zustande, weil die Ameloblasten geschädigt oder in ihrem Stoffwechsel vorübergehend gestört werden. Die Störung kann dabei allgemeiner Art (z.B. Kalziumstoffwechselstörung) oder lokal begrenzt (Trauma, Infektion) sein. Nach lokal direkt einwirkenden Ursachen sind in der Regel nur Einzelzähne betroffen, bei generalisiert einwirkenden Ursachen sind jeweils die Schmelzareale betroffen, die in dem betreffenden Zeitraum mineralisiert wurden. Das heißt, in der Regel sind homologe Zähne in ähnlichem Ausmaß betroffen.

Schmelzhypoplasien sind **makroskopisch sichtbare** Schmelzdefekte, die in unterschiedlich starker Ausprägung auftreten können. Im einfachsten Fall handelt es sich um Opazitäten (weißliche Flecken) ohne Veränderungen der Zahnform (Abb. 16-9). Bei stärkeren Ausprägungen treten Rillen bzw. in Linien angeordnete Grübchen auf. Bei schweren Störungen während der Zahnbildung kann es auch zu flächenförmigen Hypoplasien kommen. Entscheidend für Art und Form der Hypoplasien ist im Wesentlichen, wann die Schädigung eingetreten ist.

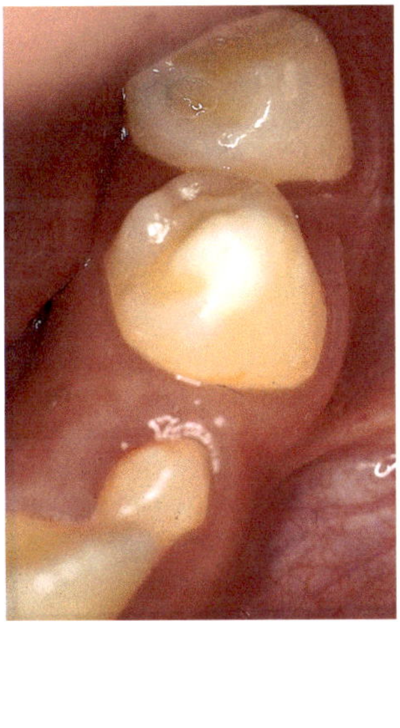

Abb. 16-9
Schmelzopazität als Folge einer Milchzahngangrän.

Schmelzopazitäten kommen vergleichsweise häufig vor: So sind nach Angaben von Murray und Shaw 50% der Kinder betroffen [36]. Nach Angaben dieser Autoren finden sich Flecken vor allem auf den bukkalen Glattflächen und sind asymmetrisch verteilt, sodass es sich überwiegend um durch ein lokales Trauma hervorgerufene Schäden handeln dürfte (s. auch [55]). Murray und Shaw stellten ebenfalls fest, dass Formdefekte, also echte Schmelzhypoplasien, bei 4–5% der Sechsjährigen und etwa 9% der 12- bis 14-jährigen Kinder vorkamen. Aus Deutschland wird über deutlich niedrigere Prävalenzraten berichtet [44]. Anläßlich einer Untersuchung in der Oberpfalz zeigten sich bei 17,9% der 3- bis 17-Jährigen entwicklungsbedingte Schmelzveränderungen, in über 90% dieser Fälle lagen milde Ausprägungsformen vor.

Die wichtigsten Ursachen für Schmelzhypoplasien sollen im Folgenden dargestellt werden.

Traumatisch bedingte Hypoplasien

Traumatische Schädigungen entstehen in der Regel direkt lokal, in seltenen Fällen auch über den Stoffwechsel. Lokale Traumata wirken sich vor allem auf dem Weg über die Milchzahnwurzel aus, da sich die Wurzelspitzen der Milchzähne in unmittelbarer Nähe der Zahnkronen der Ersatzzähne befinden. Typisch für die mechanische Traumatisierung ist, dass meist nur ein Zahn (z.B. ein oberer Schneidezahn) betroffen ist (s. S. 327).

Nach Angaben von Schroeder führt eine geringgradige Traumatisierung, die sich im zweiten bis siebten Lebensjahr ereignet, bei etwa 25% der betroffenen bleibenden Zähne zu weißlichen oder gelbbräunlichen Schmelzflecken (Abb. 16-10) [45]. Mittelschwere Milchzahnluxationen, die sich um das zweite Lebensjahr abspielen, erzeugen in 12% aller betroffenen Fälle an den bleibenden Zähnen weiß- oder gelbbraune Flecken und ringförmige Einziehungen der Schmelzoberfläche. Eine sehr starke Traumatisierung bzw. ausgeprägte Milchzahnintrusion um das zweite Lebensjahr führt nach Angaben desselben Autors in 3% aller Fälle zu einer Abknickung der Kronenachse gegen die Wurzelachse (Dilazeration).

Neben dem Milchzahntrauma infolge eines Unfalls können auch Extraktionen von Milchzähnen oder Fehlbildungen des Gesichtsschädels zu Hypoplasien der bleibenden Zähne führen.

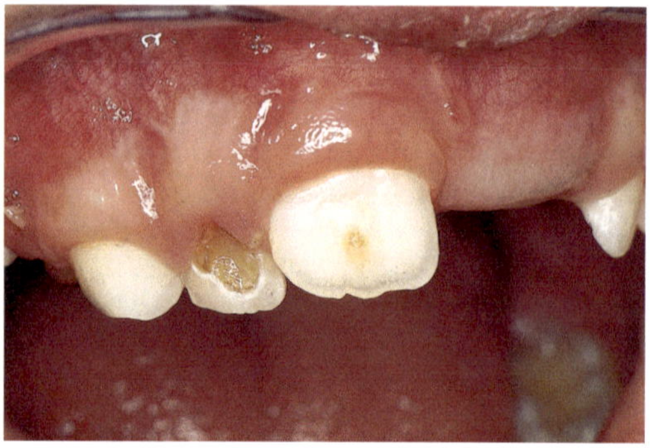

Abb. 16-10 Schmelzhypoplasie am Zahn 21 als Spätfolge eines Milchzahntraumas. Der Zahn 62 weist eine Glattflächenkaries auf.

Durch lokale Traumatisierung erzeugte Schmelzhypoplasien weisen ein weißliches bis gelbbräunliches Aussehen und zumeist labial okklusal lokalisierte Oberflächendefekte auf.

Die wichtigsten pathophysiologischen Mechanismen, die sozusagen als generalisiert-metabolische Traumata Schmelzhypoplasien verursachen können, sind Sauerstoffmangel und Hypokalzämie. Der **Sauerstoffmangel während der Geburt** verursacht die so genannten **Neonatallinien,** anhand derer histologisch zwischen prä- und postnatal gebildetem Schmelz unterschieden werden kann. Bei der Neonatallinie handelt es sich um eine makroskopisch nicht sichtbare Hypoplasie von ca. 20–30 μm Breite.

Eine **Hypokalzämie,** die im Zusammenhang mit einer neo- oder postnatalen Tetanie auftritt, kann ebenfalls zu Schmelzhypoplasien führen. Zwischen 50 und 100% der betroffenen Kinder zeigen ausgeprägte, symmetrisch verteilte Hypoplasien mit Formdefekten [41].

Durch Infektionen hervorgerufene Hypoplasien

Auch infektiöse Noxen können sich lokal oder generalisiert auswirken. Eine **lokale Infektion** im Bereich des Periapex des Milchzahnes kann den so genannten **Turner-Zahn** verursachen. Turner-Zähne weisen Schmelzhypoplasien auf, zusätzlich können Formabweichungen an den Kronen und Wurzeln auftreten. **Pathogenetisch** folgt auf eine Milchzahnkaries eine Infektion der Milchzahnpulpa, schließlich die Nekrose der Pulpa und eine periapikale Entzündung mit bakterieller Infektion. Da die knöcherne Wandung zwischen Milchzahnwurzel und Zahnsäckchen sehr dünn ist, wird diese Wandung häufig durchbrochen, und es kann indirekt (durch Ödembildung und Druck) oder direkt durch Entzündung des Zahnkeims oder Resorption des Schmelzorgans die Zahnhartsubstanzbildung gestört werden.

Generalisierte Infektionen, die sich pränatal im Organismus von Mutter und Kind oder postnatal im Kind abspielen, verursachen meistens symmetrisch verteilte Hypoplasien. Dabei handelt es sich entweder um Viren (z. B. Röteln) oder Bakterien (z.B. Treponema pallidum). Wird ein Kind während der Entwicklung in utero mit Treponema pallidum infiziert, entwickelt sich die charakteristische **Hutchinson-Trias,** zu der im zahnmedizinischen Bereich Formabweichungen an den oberen bleibenden Schneidezähnen und den Sechsjahrmolaren gehören. Zusätzliche Krankheitssymptome der Hutchinson-Trias sind Labyrinthschwerhörigkeit und Trübung der Hornhaut. Die Kinder werden auf dem Blutweg von der luetisch infizierten Mutter angesteckt, da die Plazenta nach der 16. Schwangerschaftswoche für Treponema pallidum durchlässig wird. **Hutchinson-Zähne** weisen ein charakteristisches klinisches Bild auf:

- In der Regel im Oberkiefer finden sich birnenförmige Kronen sowie zentral halbmondförmig eingebuchtete Schneidekanten. Die Ecken der Schneidekanten sind abgerundet.
- Die Kronen der Sechsjahrmolaren sind ebenfalls stark verkleinert und weisen kauflächenwärts Einziehungen auf. Die Kauflächengestaltung ist abnormal und weist ein maulbeerförmiges Aussehen auf.

Hypoplasien als Folge von Allgemeinerkrankungen und Ernährungsstörungen

Salmonelleninfektionen im Säuglingsalter, die mit Diarrhöen vergesellschaftet sind, können zu Schmelzhypoplasien an Schneidezähnen, Sechsjahrmolaren und anderen bleibenden Zähnen führen.

Bei den Allgemeinerkrankungen sind es vor allem **Stoffwechselstörungen** (Hypovitaminosen A, D, C) und **hormonelle Störungen** (Hypothyreoidismus und Hypoparathyreoidismus), die Schmelzhypoplasien nach sich ziehen.

Bei einer **chronischen Niereninsuffizienz** im Kindesalter können in der Folge Skelettveränderungen und Schmelzhypoplasien auftreten, die u.a. auf Störungen des Vitamin-D-Stoffwechsels zurückzuführen sind [43]. In entsprechenden Untersuchungen zeigte sich, dass 52% der untersuchten Kinder mit chronischer Niereninsuffizienz Schmelzhypoplasien an bleibenden Zähnen aufwiesen. Als klinisches Bild zeigten sich Opazitätsschwankungen, Rillenbildungen sowie flächenhafte Defekte, wobei die Störungen stets symmetrisch auftraten.

In den letzten Jahren wurde ein gehäuftes Auftre-

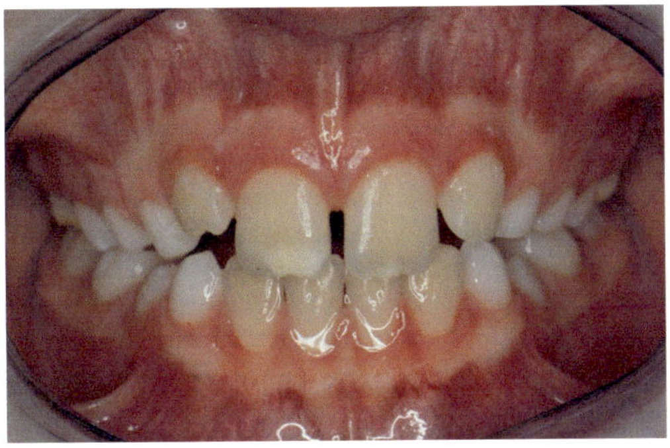

Abb. 16-11 Schmelzveränderungen an den Zähnen 11 und 21 bei einer neunjährigen Patientin mit MIH.

ten von Fehlstrukturierungen bei Sechsjahrmolaren beobachtet. Eine entsprechende Studie legte den Schluss nahe, dass dieses Phänomen möglicherweise auf veränderte **Ernährungsgewohnheiten** zurückzuführen ist [42]. Zur Prophylaxe dieser Störungen sollten im Kleinkindalter mehr kalziumhaltige Milchgetränke und weniger zuckrig-wässrige Getränke gegeben werden. Auch sollte auf eine ärztlich unkontrollierte Multimedikation und Gabe von Multivitamingetränken und -präparaten verzichtet werden.

Molar-Schneidezahn-Hypomineralisation

Bei dieser Form der Mineralisationsstörung, die im englischen Schrifttum als **Molar-Incisor-Hypomineralisation (MIH)** bezeichnet wird, treten an permanenten Inzisiven und ersten Molaren Schmelzbildungsstörungen unklarer Genese auf. Dieser Begriff schließt Hypomineralisationen aufgrund von systemischen Ursachen ein, die an ein bis vier Sechsjahrmolaren, häufig in Kombination mit den bleibenden Frontzähnen auftreten. Während die Frontzähne im Oberkiefer relativ oft beteiligt sind, sind die Unterkiefer-Frontzähne selten betroffen. Gelegentlich wird auch noch der Begriff „Cheese Molars" verwendet [52].

Die Prävalenz in Deutschland liegt zwischen 0,6–5,6 % [32; 48] und ist somit sehr niedrig. Aus anderen, überwiegend nordeuropäischen Ländern wird über Werte zwischen 3,6–25 % [54] berichtet.

Die Ätiologie ist noch nicht ganz geklärt. Eine Vielzahl an möglichen Ursachen wird in der Literatur angegeben. Sauerstoffmangel während der Geburt, verlängertes Stillen (Milchdioxin), Erkrankungen der oberen Atemwege und andere gehäuft auftretende fieberhafte Erkrankungen während der ersten drei Lebensjahre sowie umweltbedingte Schadstoffeinflüsse werden diskutiert. Auch wird Vitamin-D-Mangel als Ursache für das Auftreten von MIH in Erwägung gezogen [1, 20, 23, 24, 29, 33 51].

Die MIH findet in der Mineralisationsphase der Zahnkronen der ersten Molaren und der Inzisoren statt. Das Zeitfenster reicht vom achten Schwangerschaftsmonat (bzw. der 32. Woche in utero) bis zum fünften Lebensjahr [40]. Da eine Störung in der Schmelzreifungsphase zu klinisch sichtbaren Schmelzopazitäten führt, wird angenommen, dass die Ameloblasten in dieser Phase betroffen sind [53]. Einige Ameloblasten werden dabei irreversibel zerstört, andere können sich wieder „erholen" [23]. Das führt dazu, dass das klinische Erscheinungsbild nicht bei jedem Patienten gleich ist (Abb. 16-11). Auch innerhalb einer Mundhöhle können verschiedene Schweregrade auftreten (Abb. 16-12). Die betroffenen Schmelzareale weisen abgegrenzte Opazitäten auf. Die Farbe der Schmelzoberfläche variiert von cremeweiß über gelb bis hin zu braun. Teile des Zahnschmelzes der betroffenen Zähne können kurz nach dem Durchbruch unter der Einwirkung von Kaukräften verloren gehen. In der Folge treten Dentinfreilegungen auf.

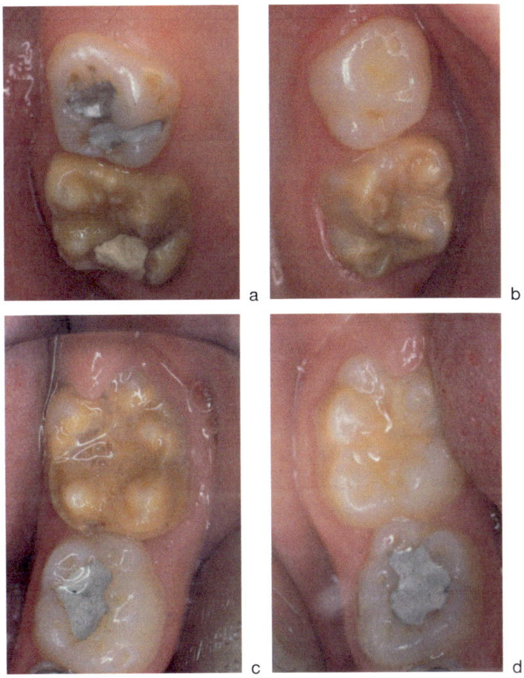

Abb. 16-12 Unterschiedliche Ausprägungen einer MIH an den 6-Jahr-Molaren eines zehnjährigen Patienten.

a) Zahn 16.
b) Zahn 26.
c) Zahn 46.
d) Zahn 36.

Betroffene Molaren können empfindlich auf thermische, chemische und mechanische Reize reagieren. Gelegentlich erweist sich schon die Zahnpflege als schmerzhaft, sodass es als Folge der vernachlässigten Mundhygiene zu einer unerwartet schnellen Kariesentwicklung kommen kann. Gelegentlich lässt sich im Rahmen der Lokalanästhesie keine adäquate Schmerzausschaltung erreichen.

Die Entscheidung, ob die betroffenen Zähne restauriert werden können oder ob sie eher zu extrahieren sind, hängt u. a. von der Größe des Defekts und der Schmelzqualität ab [9]. Auch ist das Alter des Kindes zu berücksichtigen und zu beachten, ob im Falle von Extraktionen die Möglichkeit zum kieferorthopädischen Lückenschluss gegeben ist.

Als sinnvoll gestalten sich intensivprophylaktische Maßnahmen inklusive Lokalfluoridierung mit einem Fluoridlack (oder -gel) [28]. Minimal befallene Okklusalflächen können mit Hilfe von Fissurenversiegelungen versorgt werden.

Sofern mit Kompositen als Füllungsmaterial gearbeitet wird, sollten, in Anbetracht des schwachen Ätzprofils, alle an eine Präparation grenzenden betroffenen Schmelzareale entfernt werden [25]. Werden die Zähne so versorgt, dass am Präparationsrand defekter Schmelz verbleibt, sollte bei der Restauration auf Glaspolyalkenoatzemente zurückgegriffen werden.

Als zeitlich begrenzte Übergangslösungen können die 6-Jahr-Molaren mit konfektionierten Stahlkronen versorgt werden [60]. Die Indikationsstellungen sowie Nachteile sind im Kapitel 12 „Zahnersatz – Kinderkronen und Prothesen" zusammengetragen. Als Langfristlösung können adhäsiv befestigte Onlays oder Overlays in Erwägung gezogen werden, diese sind jedoch mit erhöhtem Zeit- und finanziellem Aufwand verbunden und sind nicht zuletzt vom Alter des Kindes und dessen Kooperationsfähigkeit abhängig [16, 31].

Bei der MIH sind die Defekte der Scheidezähne im Allgemeinen milder als die der Molaren und stellen, wenn überhaupt ein kosmetisches Problem dar. Die betroffenen Schmelzareale können bei Bedarf mit Kompositen versorgt werden.

Hypoplasien als Folge chemischer Schädigungen

Neben verschiedenen Medikamenten (z.B. Tetrazyklin) kann auch das Spurenelement Fluor Schmelzhypoplasien verursachen.

Schädigung durch Tetrazyklin. Obwohl die Verordnung von Tetrazyklinen bei Kindern, Schwangeren oder stillenden Müttern kontraindiziert ist, kann man auch in der Bundesrepublik Deutschland immer wieder durch Tetrazyklin verfärbte Zähne sehen. Dies gilt vor allem für Zuwanderer aus den osteuropäischen Ländern. Tetrazyklinverfärbungen der Zähne kommen zustande, weil dieser Wirkstoff eine hohe Affinität zu den Kalziumionen im Knochen und in den Zähnen hat und dort irreversibel gebunden wird. Die Art der Verfärbung, ihre Lokalisation und Intensität hängen vom Zeitpunkt, von der Dauer und Dosierung der Tetrazyklingaben ab. Je nach Art des verabreichten Präparats variiert die Verfärbung zwischen graubraun und bräunlich. Dabei kann die Verfärbung entweder auf die Bereiche beschränkt sein, die während der Tetrazyklingabe mineralisiert wurden, oder die ganzen Zahnkronen betreffen.

Zahnfluorose. Eine Zahnfluorose entsteht, wenn während der Zahnbildung durch Nahrungsaufnahme oder Medikamentengabe zuviel Fluorid aufgenommen wird. Entsprechend der Mineralisationszeit der bleibenden Zähne sind wegen der möglichen ästhetischen Folgen die ersten acht Lebensjahre besonders wichtig. In dieser Zeit können sich Fluoridüberdosierungen am Schmelz, in schwereren Fällen auch am Dentin manifestieren [10, 55].

Je nach Schweregrad reichen die Mineralisationsstörungen am Schmelz von feinen, gleichmäßig an der Schmelzoberfläche verlaufenden Streifen über kreidige Schmelzflecken bis zu Stellen mit fehlendem Schmelz [10]. Möglicherweise sind mehrere Prozesse während der Mineralisation gestört [35]. Sie führen dazu, dass der Schmelz zunehmend poröser wird [10].

Der Zusammenhang zwischen Fluoridaufnahme und Zahnfluorose wurde zuerst in den USA beobachtet, wo nachgewiesen wurde, dass Schweregrad und Häufigkeit der Zahnfluorose mit steigender Fluoridkonzentration im Trinkwasser zunehmen. THYLSTRUP und FEJERSKOV ergänzten in neueren Untersuchungen das klinische, epidemiologische und histologische Bild der Zahnfluorose [50]. Sie stellten fest, dass die ersten Zeichen einer durch Fluorid hervorgerufenen Schmelzveränderung feine weißliche Linien sind, die die Perikymatien betonen und ziemlich gleichmäßig über die labiale Schmelzoberfläche verteilt sind (Abb. 16-13). Wurde die Schmelzbildung stärker durch Fluorid beeinträchtigt, so werden diese Linien breiter und fließen zu irregulären Bezirken zusammen. Bei einer schwereren Zahnfluorose sind die Flecken kalkweiß, schließlich kommen auch Formdefekte mit lochartigen Vertiefungen hinzu. Wesentliches Charakteristikum fluorotisch veränderten Schmelzes ist, dass die Veränderungen bilateral-symmetrisch auftreten.

Wichtig bei der Abschätzung der Fluoridbilanz ist, dass alle Quellen berücksichtigt werden. So kann

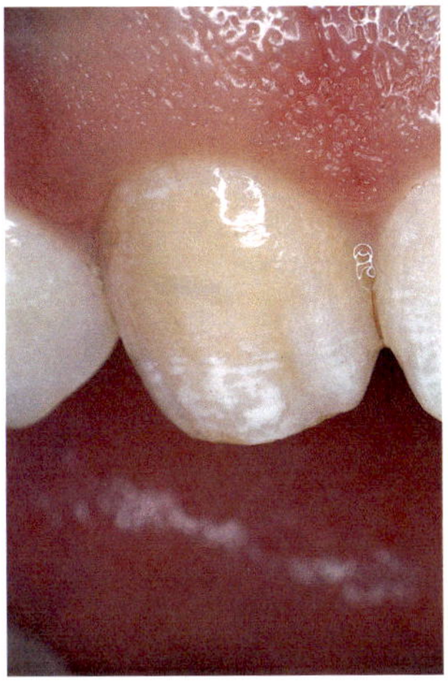

Abb. 16-13 Zahnfluorose am Zahn 12 bei einem 13-jährigen Patienten.

Säuglingsnahrung, die mit fluoridreichem Mineralwasser hergestellt wird, zu einer erhöhten Fluoridaufnahme führen. Dasselbe gilt für balancierte Säuglingsnahrung.

Fluorosezähne sind durch Porositäten (Häufung nichtmineralisierter Mikrobezirke) im Schmelz gekennzeichnet. Histologische Beobachtungen sprechen dafür, dass Kristallwachstum, Prismenentwicklung und Schmelzreifung durch zu hohe Fluoridkonzentrationen gestört werden. Mit steigendem Grad der Fluorose wird der Schmelz poröser, die poröse Zone erstreckt sich tiefer und tiefer in Richtung Schmelz-Dentin-Grenze. Je dicker die poröse Schmelzschicht wird, umso stärker weißlich, opak erscheint der Schmelz klinisch. An der Zahnoberfläche befindet sich jedoch eine dünne Schicht aus hypermineralisiertem Schmelz, die die mindermineralisierten Schmelzabschnitte bedeckt. Fejerskov [10] hebt hervor, dass diese hypermineralisierte Zone nur bei fluoridbedingten Schmelzflecken zu beobachten sei; bei Schmelzflecken mit anderer Ursache fehle diese Deckschicht.

Nach Forsman [14] können fluoridbedingte Schmelzhypoplasien auftreten, wenn die tägliche Fluoridzufuhr den Wert von 0,1 mg/kg Körpergewicht übersteigt. Segreto et al. [46] finden sichtbare Schmelzflecken, wenn der Fluoridgehalt des Trinkwassers das Optimum um den Faktor 2,3 übersteigt. Es darf allerdings nicht übersehen werden, dass die Fluoridtoleranz noch von anderen Faktoren abhängt. So vergrößert z.B. ein allgemein schlechter Ernährungszustand die Gefahr der Entstehung von Schmelzflecken [35].

In Fällen leichter Fluorose reicht es häufig aus, wenn die betroffenen Areale leicht ausgeschliffen und poliert werden. Bei ausgeprägten Fällen kann man im Frontzahnbereich Aufbauten mit Komposit eingliedern, im Seitenzahnbereich Kronen. Auch fluorotische Zähne müssen entsprechend präventiv betreut werden (Hypomineralisation).

16.6 Literatur

[1] Alaluusua, S., Lukinmaa, P.L., Koskimies, M., Pirinen, S., Hölttä, P., Kallio, M., Holttinen, T., Salmenperä, L.: Developmental dental defects associated with long breast feeding. Eur J Oral Sci 104, 493 (1996).

[2] Archad, H.O., Witkop, C.J.: Hereditary hypophosphatemia (vitamine D-resistant rickets) presenting primary dental manifestations. Oral Surg 22, 184 (1966).

[3] Arx, Th. von: Mesiodens – klinische, radiologische und chirurgisch-therapeutische Aspekte. Schweiz Monatsschr Zahnmed 100, 4 (1990).

[4] Barabas, G.: The Ehlers-Danlos syndrome: abnormalities of the enamel, dentine and cementum and the dental pulp. Br dent J 126, 509 (1969).

[5] Beumer, J., Trowbridge, H.O., Silverman, S., Eisenberg, E.: Childhood hypophosphatasia and the premature loss of teeth. A clinical and labaratory study of seven cases. Oral Surg 35, 631 (1973).

[6] Bodin, I., Julin, P., Thomsson, M.: Hyperodontia III. Supernumerary anterior teeth. Dentomaxillofac Radiol 10, 35 (1981).

[7] Diekmann S.L., Cohen, D.M., Gutz, D.P.: Ectopic soft-tissue mesiodens. Oral Surg Oral Med Oral Pathol 53, 391 (1982).

[8] Elsahy, N.I., Waters, W.R.: The brachio-skeleto-genital syndrome. Plastic Reconstr Surg 48, 542 (1971).

[9] Fayle, S.A.: Molar Incisor Hypomineralisation: restorative management. Eur J Paediatr Dent 4, 121 (2003).

[10] Fejerskov, O., Thylstrup, A., Larsen, M.J.: Clinical und structural features and possible pathogenic mechanisms of dental fluorosis. Scand J dent Res 85, 510 (1977).

[11] Fleischer-Peters, A., Quast, U.: Klinisch-röntgenologische Untersuchungen über Art und Häufigkeit von Zahnanomalien. Dt Zahnärztebl 24, 255 (1970).

[12] Fleischer-Peters, A., Ziegler, P.: Anomalien der bleibenden Zähne nach Rötelnembryopathie. Dtsch zahnärztl Z 38, 1060 (1983).

[13] Florin, R., Opitz, C., Herrmann, C.: Frequenz und Prävalenz von Form-, Zahl- und Strukturanomalien bei lokal begrenzten Störungen der Odontogenese. Stomatol DDR 39, 750 (1989).

[14] Forsman, B.: Early support of fluoride and enamel fluorosis. Scand J dent Res 85, 22 (1977).

[15] Gülzow, H.J., Peters, R.: Zur Epidemiologie der Zahnunterzahl im bleibenden Gebiß. Dtsch zahnärztl Z 32, 545 (1977).

[16] Harley, K.E., Ibbetson, R.J.: Dental anomalies: are adhesive castings the solution? Br Dent J 174, 15 (1993).

[17] Hennis, I., Lotz, G., Schienbein, H.: Die Zahnüberzahl im Oberkiefer-Frontzahngebiet unter besonderer Berücksichtigung der Odontoide (I). Quintessenz 34, 1961 (1983).

[18] Hennis, I., Lotz, G., Schienbein, H.: Die Zahnüberzahl im Oberkiefer-Frontzahngebiet unter besonderer Berücksichtigung der Odontoide (II). Quintessenz 34, 2167 (1983).

[19] Hotz, R.P: Orthodontie in der täglichen Praxis. Huber, Bern 1980.

[20] Hölttä, P., Kiviranta, H., Leppaniemi, A., Vartiainen, T., Lukinmaa, P.L., Alaluusua, S.: Developmental dental defects in children who reside by a river polluted by dioxins and furans. Arch Environ Health 56, 522 (2001).

[21] Hülsmann, M.: Der Dens invaginatus – Ätiologie, Inzidenz und klinische Besonderheiten (I). Eine Übersicht. Schweiz Monatsschr Zahnmed 105, 765 (1995).
[22] Hülsmann, M.: Therapie des Dens invaginatus. Ein klinisches Konzept zur Prävention und Therapie bei Zähnen mit einem Dens invaginatus. Schweiz Monatsschr Zahnmed 105, 1323 (1995).
[23] Jälevik, B., Norén, J.G.: Enamel hypomineralization of permanent first molars: a morphological study and survey of possible aetiological factors. Int J Paediatr Dent 10, 278 (2000).
[24] Jälevik, B., Norén, J.G., Klingberg, B., Barregard, L.: Etiologic factors influencing the prevalence of demarcated opacities in permanent first molars in a group of Swedish children. Eur J Oral Sci 109, 230 (2001).
[25] Jälevik B., Dietz, W., Norén, J. G.: Scanning electron micrograph analysis of hypomineralized enamel in permanent first molars. Int J Paediatr Dent 15, 233 (2005).
[26] Jorgenson, R.J., Warson, R.W.: Dental abnormalities in the trichodento-osseous syndrome. Oral Surg 36, 693 (1973).
[27] Keil, A. von, Speth-Eschenbrenner, J.: Über Zahnanomalien bei 3400 Patienten nach Röntgenstaten. Dtsch Zahn-Mund-Kieferheilk 40, 360 (1963).
[28] Kellerhoff, N.M., Lussi, A.: Die „Molaren-Inzisiven-Hypomineralisation". Schweiz Monatschr Zahnmed 114, 243 (2004).
[29] Koch, G., Hallonsten, A.L., Ludvigsson, N., Hansson B.O., Holst, A., Ullbro, C.: Epidemiologic study of idiopathic enamel hypomineralization in permanent teeth of Swedish children. Community Dent Oral Epidemiol 15, 279 (1987).
[30] Koch, H., Schwartz, O., Klausen, B.: Indications for surgical removal of supernumerary teeth in the premaxilla. Int J Oral Maxillofac Surg 15, 273 (1986).
[31] Koch, M.J, Garcia-Godoy, F.: The clinical performance of laboratory-fabricated crowns placed on first permanent molars with developmental defects. J Am Dent Ass 131, 1285 (2000).
[32] Künzel, W.: Caries decline in Deutschland. Eine Studie zur Entwicklung der Mundgesundheit. S. 134, Hüthig, Heidelberg 1997.
[33] Künzel, W.: Die Hypomineralisation bei Molaren und Inzisiven. Zahnärztl Mitt 93, 1626 (2003).
[34] Meng, H.-P., Ingervall, B., Hess, D., Marmy, O., Buser, D.: Kieferorthopädie: Nichtanlagen – die Behandlung von Malokklusionen mit partieller Anodontie. Schweiz Monatsschr Zahnmed 100, 2 (1990).
[35] Møller, I.J.: Fluorides and dental fluorosis. Int dent J 32, 135 (1982).
[36] Murray, J.J., Shaw, L.: Classification and prevalence of enamel opacities in the human deciduous and permanent dentition. Arch Oral Biol 24, 7 (1979).
[37] Oehlers, F.A.: Dens invaginatus. I. Variations of the invagination process and associated anterior crown forms. Oral Surg 10, 1204 (1957).
[38] Opitz, C., Richter, W., Blümke, M., Blümke, B.: Die Anlage des seitlichen Schneidezahnes bei Spaltpatienten und ihr Einfluß auf die kieferorthopädische Therapieplanung im Wechselgebißalter. Stomatol DDR 32, 373 (1982).
[39] Primosch, R.E.: Anterior supernumerary teeth – assessment and surgical intervention in children. Pediatr Dent 3, 204 (1981).
[40] Proffit, W.R.: Contemporary orthodontics. Mosby-Year Book, p. 64, Mosby, St. Louis 1993.
[41] Purvis, R.J., MacKay, G.S., Cockburn, F., Barrie, W.J., Wilkinson, E.M., Belton, N.R., Forfar, J.O.: Enamel hypoplasia of the teeth associated with neonatal tetany: a manifestation of maternal vitamin-D-deficiency. Lancet II 811 (1973).
[42] Reckel, U.: Untersuchungen zu den Ursachen des gehäuften Auftretens von Strukturanomalien an den Sechsjahrmolaren. Med. Diss., Gießen 1994.
[43] Scheutzel, P., Ritter, W.: Zahn- und Kieferveränderungen bei chronischer Niereninsuffizienz im Kindesalter. Dtsch Zahnärztl Z 44, 115 (1989).
[44] Schmalz, G., Wilfart, G., Reich, E., Hiller, K.-A.: Entwicklungsbedingte Schmelzänderungen bei niedriger Fluoridkonzentration des Trinkwassers. Dtsch zahnärztl Z 48, 629 (1993).
[45] Schroeder, H.E: Pathobiologie oraler Strukturen: Zähne, Pulpa, Parodont. Karger, Basel 1983.
[46] Segreto, V.A., Camann, D., Collins, E.M., Smith, C.T.: A current study of mottled enamel in Texas. J Am dent Ass 108, 58 (1984).
[47] Sonnabend, E.: Zur Unterzahl der Zähne, insbesondere der 3. Molaren. Dtsch Zahn-Mund-Kieferheilk 46, 34 (1966).
[48] Sperling, S., Buske, G., Hetzer, G.: Zum Vorkommen von Schmelzbildungsstörungen permanenter Zähne bei einer Gruppe 10- bis 17-jähriger Schüler. Oralprophylaxe & Kinderzahnheilkunde 26, 34 (2004).
[49] Steinbach, H.L., Young, D.A.: The roentgen appearance of pseudohypoparathyroidism (PH) and pseudo-pseudo-hypoparathyroidism (PPH). Am J Roentg 97, 49 (1966).
[50] Thylstrup, A., Fejerskov, O.: Clinical appearance of dental fluorosis in permanent teeth in relation to histologic changes. Community Dent oral Epidemiol 6, 315 (1978).
[51] Van Amerongen, W.E., Kreulen, C.M.: Cheese molar:. a pilot study of the etiology of hypocalcifications in first permanent molars. ASCD J Dent Child 62, 266 (1995).
[52] Weerheijm, K.L., Jälevik, B., Alaluusua, S.: Molar-Incisor Hypomineralisation. Caries Res 35, 390 (2001).
[53] Weerheijm, K.L.: Molar Incisor Hypomineralisation (MIH). Eur J Paediatr Dent 4, 115 (2003).
[54] Weehrheijm, K.L., Mejàre, I.: Molar incisor hypomineralization: a questionnaire inventory of its occurrence in member countries of the European Academy of Paediatric Dentistry (EAPD). Int J Paediatr Dent 13, 411 (2003).
[55] Wenzel, A., Thylstrup, A.: Dental fluorosis and localized enamel opacities in fluoride and non-fluoride Danish communities. Caries Res 16, 340 (1982).
[56] Winter, G.B., Brook, A.H.: Enamel hypoplasia and anomalies of the enamel. Dent Clin N Am 19, 3 (1975).
[57] Witkop, C.J.: Hereditary defects of dentine. Dent Clin N Am 19, 25 (1975).
[58] Wright, J.T., Gantt, D.G.: Epidermolysis bullosa. J Oral Pathol 12, 73 (1983).
[59] Zach, G.A.: Oculodentoosseus dysplasia syndrome. Oral Surg 40, 122 (1975).
[60] Zagdwon, A., Fayle, S.A., Pollard, M.A.: A prospective clinical trial comparing preformed metal crowns and cast restorations for defective first permanent molars. Eur J Paediatr Dent 4, 138 (2003).

17 Das dentale Trauma bei Kindern und Jugendlichen – Diagnostik und Therapie

von Michael Hülsmann und Anahita Momeni

Inhaltsübersicht

17.1 Einleitung 314
17.2 Epidemiologie 314
17.3 Präventive Maßnahmen 314
17.4 Anamnese und Diagnostik nach Zahntrauma 315
17.4.1 Dokumentation der Unfallgeschichte 315
17.4.2 Extraorale Untersuchung 315
17.4.3 Intraorale Untersuchung 315
17.4.4 Sensibilitätsprüfung 316
17.4.5 Röntgendiagnostik 317
17.4.6 Fotodokumentation 317
17.5 Klassifikation und Therapie der traumatischen Zahnverletzungen 317
17.5.1 Kroneninfrakturen 317
17.5.2 Kronenfrakturen 318
Unkomplizierte Kronenfrakturen 318
Komplizierte Kronenfrakturen (mit Pulpabeteiligung) 318
17.5.3 Kronen-Wurzel-Frakturen 318
17.5.4 Apexifikation 319
17.5.5 Wurzelfrakturen 320
17.5.6 Verletzungen des Zahnhalteapparates 322
17.5.7 Avulsion und Replantation 323
17.5.8 Schienung traumatisch gelockerter Zähne 323
17.6 Folgen eines dentalen Traumas 324
17.6.1 Pulpanekrose 324
17.6.2 Wurzelresorption 325
17.6.3 Wurzelkanalobliteration 325
17.7 Traumata im Milchgebiss 326
17.8 Zusammenfassung 328
17.9 Literatur 328

17.1 Einleitung

Traumatische Verletzungen der Zähne treten bei Kindern und Jugendlichen zunehmend häufiger auf, im Milch- und Wechselgebiss ebenso wie in der bleibenden Dentition. Verkehrsunfälle – mit zunehmender Tendenz Fahrradunfälle und Stürze von Inline-Skatern –, die wachsende Beliebtheit von Kampf- und Schlagstocksportarten sowie gewalttätige Auseinandersetzungen in den Schulpausen sind einige der Faktoren, die zu diesem Zuwachs beitragen.

Dentale Traumata stellen durchweg sehr komplexe Verletzungen des stomatognathen Systems dar: in jedem Fall sind mehrere Strukturen betroffen (Zahnhartsubstanz, Endodont, Parodont, Alveolarknochen und Gingiva) und eine große Anzahl hoch differenzierter Zellen dieser Strukturen involviert. Da diese Zellen sehr unterschiedlich auf Traumata reagieren, und auch ihre Regenerationsfähigkeit sehr unterschiedlich ist (qualitativ, quantitativ, zeitlich), resultiert in jedem Fall ein individueller Heilungsverlauf, der sich sehr komplex gestalten kann [11]. Von entscheidender Bedeutung für die Prognose ist die Fähigkeit des Zahnarztes zu einer schnellen, sofortigen fachgerechten Diagnostik und Therapie (Abb. 17-1).

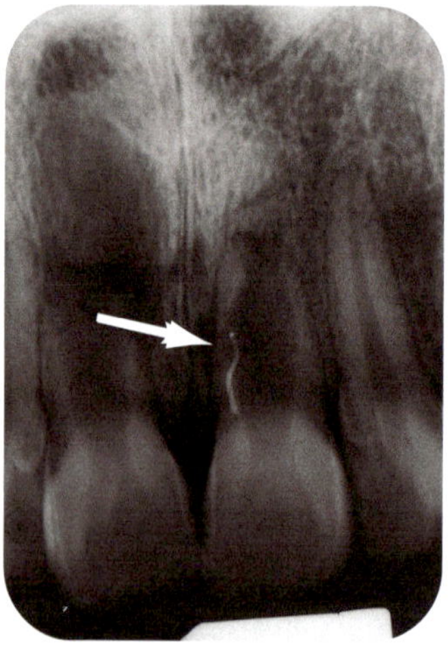

Abb. 17-1 16-jähriger Patient. Zustand acht Jahre nach nicht behandeltem Frontzahntrauma. Zahn 11: Parodontitis apicalis und ausgedehnte Resorptionserscheinung. Zahn 21: Parodontitis apicalis, entzündliche Resorptionen mit lateraler Perforation (Pfeil) und Fistelbildung (Guttaperchastift im Fistelgang). Eine langfristige Zahnerhaltung ist fraglich.

17.2 Epidemiologie

Prospektiv angelegte Longitudinalstudien zur Epidemiologie des dentalen Traumas zeigen, dass nahezu 30 % aller Kinder Traumata unterschiedlicher Schweregrade im Milchgebiss erleiden und weitere 20 % in den jungen Jahren der bleibenden Dentition [6, 8, 11]. Dies wird durch zahlreiche Querschnittsstudien in der Tendenz bestätigt [72]. Altersgipfel liegen zwischen dem zweiten und dritten sowie zwischen dem siebten und elften Lebensjahr, Jungen sind häufiger betroffen als Mädchen [11, 72]. Aufgrund ihrer exponierten Stellung sind vorwiegend die zentralen Oberkiefer-Incisivi involviert (in zwei Dritteln der Fälle), gefolgt von den mittleren Unterkiefer-Frontzähnen und den seitlichen Ober- und Unterkiefer-Schneidezähnen.

17.3 Präventive Maßnahmen

Durch adäquate präventive Maßnahmen kann ein Teil der traumatischen Zahnverletzungen verhindert oder können zumindest deren Folgen deutlich abgeschwächt werden. Hierzu gehören u. a.: Verhaltensmaßregeln, eine kieferorthopädische Korrektur bei Vorliegen ausgeprägter Protrusion der OK-Front sowie die Korrektur eines inkompetenten Lippenschlusses.

Ein Großteil der Frontzahntraumata ereignet sich bei Sportaktivitäten wie Inline-Skating, Kampfsport, Hockey, Eishockey, Rugby und Ähnlichem; das Tragen eines optimal angefertigten Mundschutzes kann das Risiko und die Häufigkeit eines Frontzahntraumas oder gar Zahnverlustes bei solchen Freizeitaktivitäten deutlich reduzieren [2, 57, 58]. Es kann zwischen konfektioniertem und individuell angefertigtem Mundschutz unterschieden werden [32, 64], wobei der individuell angefertigte (Multilayer-)Zahnschutz den besten Sitz und Tragekomfort sowie einen optimalen Schutz bei Krafteinwirkungen von anterior und kaudal bietet [61] und somit als eine wichtige Präventionsmaßnahme zur Vorbeugung von sportbedingten Zahn-, Mund- und Kieferverletzungen angesehen werden kann [55, 59].

Wo dies möglich ist, sollten Eltern oder Aufsichtspersonen über die notwendigen Sofortmaßnahmen nach traumatischer Zahnschädigung informiert werden [64].

In Schwimmbädern, Sporthallen und Schulen wäre die Bereithaltung von **Zahnrettungsboxen** (Dento-Safe®, Fa. Medice, Iserlohn) wünschenswert, die eine Zwischenlagerung avulsierter Zähne in einer adäquaten Nährlösung ermöglichen und die Prognose einer Replantation verbessern. Diese Rettungsboxen werden auch von einigen Apotheken bereitgehalten und können dort rezeptfrei erworben werden.

17.4 Anamnese und Diagnostik nach Zahntrauma

17.4.1 Dokumentation der Unfallgeschichte

In vielen Fällen führt der Weg des Patienten nach einem Trauma zuerst zum Zahnarzt, da die betroffenen Zähne größte Beschwerden bereiten, oder für die Eltern die Kronenfrakturen o. ä. die am deutlichsten sichtbaren Folgen des Unfalls darstellen. Der Zahnarzt als Erstbehandler muss daher zunächst durch sorgfältige Erhebung der Anamnese weitergehende und schwerwiegendere Unfallfolgen (Knochenfrakturen, Commotio cerebri, innere Verletzungen) ausschließen bzw. deren umgehende Behandlung veranlassen. Durch gezielte Fragen (Blutungen, Schwindel, Bewusstlosigkeit, Erbrechen, Benommenheit, Sehstörungen) werden internistische, chirurgische oder neurologische Unfallfolgen ausgeschlossen, die eine sofortige Überweisung an einen Facharzt oder eine Fachklinik erfordern würden. In jedem Fall muss nach der **Tetanusprophylaxe** gefragt und bei Bedarf eine Auffrischung in die Wege geleitet werden (Tab. 17-1).

Da Zahntraumata nicht selten ein versicherungsrechtliches oder juristisches Nachspiel haben, obliegt dem **Erstbehandler** die Erstellung einer ausführlichen Dokumentation und Anamnese, die – soweit nicht bereits polizeilich festgestellt – Unfallverlauf und -ursache und sämtliche diagnostizierbaren Unfallfolgen beinhalten sollte. Hierfür kann der Untersucher auf standardisierte Protokollbögen zurückgreifen [19a] (siehe Anhang 17-1).

17.4.2 Extraorale Untersuchung

Eine extraorale Untersuchung schließt sich an, um Verletzungen der Haut und Weichteile zu erkennen. Extraorale Verletzungen können – in Kombination mit Informationen über den Unfallhergang – bereits den Verdacht auf bestimmte intraorale Traumaschäden lenken: So sind beispielsweise sturzbedingte Kinnverletzungen nicht selten mit Kiefergelenkfrakturen assoziiert (Abb. 17-2a und b).

17.4.3 Intraorale Untersuchung

Für eine ausführliche Diagnostik sollte die Befunderhebung nach dentalem Trauma alle möglichen Verletzungen der verschiedenen dentoalveolären Gewebe systematisch erfassen. Dazu empfiehlt sich das

Tabelle 17-1 Diagnostik bei traumatischen Zahnverletzungen.

Diagnostik nach dentalem Trauma	
1. Zeitpunkt des Unfalls	Zeitspanne bis zur Erstbehandlung kann therapeutische und prognostische Konsequenzen haben
Unfallhergang	Art der Traumaeinwirkung auf den Zahn gibt Aufschluss über das Ausmaß der Verletzung (Sturz auf das Kinn → Intrusion, mögl. Kiefergelenkfrakturen; Schlag auf die Lippe → laterale Dislokation)
2. Allgemeinzustand nach dem Unfall	Bewusstlosigkeit, Erbrechen, Schwindelgefühle, Gleichgewichtsstörungen, Sehstörungen, retrograde Amnesie, Nackenschmerzen, Bewegungsschmerz und -einschränkung u. a. sind Anzeichen für innere Verletzungen, die einer sofortigen fachärztlichen Abklärung bedürfen
Tetanusprophylaxe	bei Bedarf: Auffrischung
3. Extraorale Diagnostik	Knochenfrakturen, Weichteilverletzungen, Mittelgesichtsfrakturen, Nasenfraktur usw.
4. Intraorale Diagnostik	Mundöffnung, Unterkiefermobilität, Gelenkfrakturen
Verletzungen der Weichgewebe	Zunge, Mundboden, Lippe, Gingiva, Gaumen, Schleimhäute
Knochenfrakturen	Kiefergelenk, Alveolarfortsatz, Mandibula
Zahnreihe	Mobilität der Zähne Hartsubstanzschäden Pulpaeröffnung Okklusion Stellungsveränderungen: Intrusion, Extrusion, seitl. Verlagerung, Sensibilitätsprüfung, Verfärbungen, Sulkusblutung

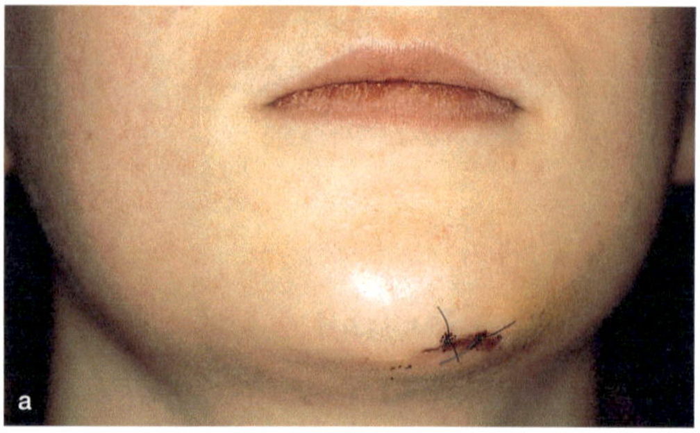

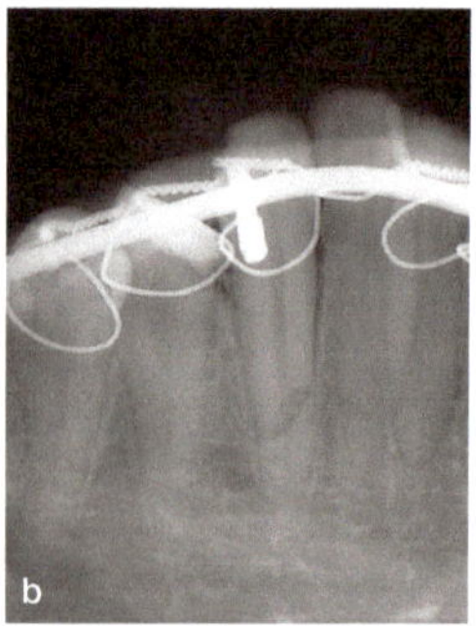

Abb. 17-2a Die (bereits versorgte) extraorale Verletzung nach Sturz auf den Fahrradlenker rechtfertigt bereits die Verdachtsdiagnose auf eine Kiefergelenkfraktur. Röntgenologisch ergab sich eine beidseitige Kondylusfraktur.

Abb. 17-2b Zusätzlich zeigten sich röntgenologisch Wurzelfrakturen in der Unterkieferfront.

ZEPAG-System (Tab. 17-2) [19a]. Dabei wird sowohl der Zustand der Weichgewebe, der knöchernen Strukturen (Mandibula, Kiefergelenke, Alveolarfortsatz usw.) als auch der Zähne und des umgebenden Parodonts untersucht. An den Zähnen erfolgt eine

Tabelle 17-2 ZEPAG-Klassifikation (in Anlehnung an [33].

	Gewebeeinheit	Verletzungen
Z	Zahnhartsubstanz	Substanzdefekte von Schmelz und Dentin (z. B. Schmelzfraktur, Dentinfraktur, Wurzelfraktur im koronalen Drittel)
E	Endodont	Erschütterung/Quetschung/Ruptur der Pulpa; reine Dentinwunde; Eröffnung von Pulpa/Dentintubuli, apikaler Abriss etc.
P	Parodont	Erschütterung/Quetschung/Ruptur der Desmodontalfasern
A	Alveolar-	Quetschung, Aussprengung, Fraktur der Alveolarwand, Blutung, Fremdkörper
G	Gingiva	Abriss, Abschürfung, Rissquetschwunde, Blutung, Fremdkörper

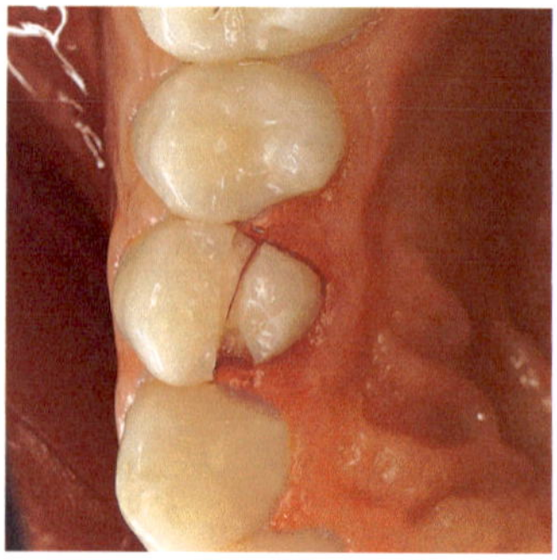

Abb. 17-3 Zusätzliche mesial-distale Vertikalfraktur eines Prämolaren nach Trauma der Frontzahnregion.

Kontrolle auf Verluste an Zahnhartsubstanz, Stellungsanomalien (Intrusion, Extrusion, laterale Dislokation) und den Lockerungsgrad [19a, 33].

Alle Untersuchungsgänge müssen immer die benachbarten Zähne mit einbeziehen und dürfen nie ausschließlich auf den traumatisierten Zahn begrenzt sein, da Unterschiede in der Reizantwort ein wichtiges diagnostisches Kriterium darstellen und auch Seitenzähne beteiligt sein können (Abb. 17-3).

17.4.4 Sensibilitätsprüfung

Der Sensibilitätsprüfung mit Kälte oder Strom kommt direkt im Anschluss an ein Trauma nur ein sehr begrenzter Wert zu: Eine noch positiv reagierende Pulpa kann durchaus bereits irreversibel geschädigt sein, eine negative Reizantwort erweist sich häufig als reversibel.

Sensibilitätskontrollen müssen in regelmäßigen Abständen nach dem Trauma (drei Tage, eine Woche, zwei bis drei Wochen, sechs Wochen, drei Monate, sechs Monate, ein Jahr) wiederholt werden.

Kommt es zusätzlich zur negativen Reizantwort einige Zeit nach dem Trauma zur (bräunlich-dunklen) Verfärbung des Zahns und/oder sind röntgenologisch pathologische Veränderungen zu erkennen (Parodontitis apicalis, externe Resorptionen), kann sicher von einer **Pulpanekrose** ausgegangen werden. Direkt posttraumatisch auftretende periapikale Veränderungen können transienter Natur sein [4]. Eine eher rötliche Verfärbung direkt im Anschluss an das Trauma kann auf eine intrapulpale Blutung nach Gefäßruptur zurückzuführen sein und ist häufig reversibel.

Die meisten posttraumatischen Pulpanekrosen können innerhalb von etwa vier Monaten diagnostiziert werden. Das sicherste Anzeichen für eine Pulpanekrose ist das gleichzeitige Vorliegen von periapikaler Läsion und koronaler Verfärbung [50].

17.4.5 Röntgendiagnostik

„Der Verzicht auf die Anfertigung von Röntgenaufnahmen bei Verdacht traumatischer Zahnschädigung ist nicht entschuldbar" [53].

Die Röntgenuntersuchung nach einem dentalen Trauma umfasst zunächst die Anfertigung einer Übersichtsaufnahme sowie gezielter Einzelzahnaufnahmen der geschädigten Region(en). Zur Diagnostik der Frontzähne (Frakturen, Beurteilung des Parodontalspalts, Stand des Wurzelwachstums, Periapikalregionen) reicht die Orthopantomogrammaufnahme alleine nicht aus (Tab. 17-3).

Zur Diagnostik von Dislokationen und Wurzelfrakturen kann zusätzlich eine Aufbissaufnahme [20] angefertigt werden. Bei Bedarf sind weitere Spezialaufnahmen (z. B. Kiefergelenkaufnahmen) anzufertigen oder der Patient ist an einen entsprechenden Facharzt zu überweisen.

17.4.6 Fotodokumentation

Aus forensischen oder versicherungstechnischen Gründen ist es sinnvoll, wenigstens den Erstbefund nach dem Frontzahntrauma fotografisch festzuhalten.

17.5 Klassifikation und Therapie der traumatischen Zahnverletzungen

Ziele der Therapie traumatischer Zahnverletzungen sind in erster Linie die Erhaltung des geschädigten Zahns und die dauerhafte Erhaltung seiner Vitalität. Ist Letzteres nicht möglich, sollte das Augenmerk auf die Erzielung eines Abschlusses des Wurzelwachstums und die Vermeidung von Folgeschäden gerichtet sein.

Bei jeder Klassifikation muss die Komplexität des Traumas berücksichtigt werden. In den meisten Fällen liegen **mehrere einzelne Befunde** vor (z. B. Kronenfraktur und Extrusion, Intrusion ohne Hartsubstanzschäden, usw.) [33]. Für die Prognose des verunfallten Zahns ist daher die Bewertung der Hartsubstanzschäden und des momentanen Pulpazustandes nicht ausreichend. Eine intakte Krone kann darauf zurückzuführen sein, dass die gesamte einwirkende Kraft auf den Zahnhalteapparat übertragen wurde (Intrusion, Lockerung) oder eine Wurzelfraktur vorliegt. Vielfach entscheiden Art und Umfang der Lockerung bzw. der Dislokation, die erheblich schwieriger zu diagnostizieren sind, über die Prognose der Pulpavitalität oder gar der Zahnerhaltung. So sind beispielsweise die Chancen der Vitalerhaltung bei einer reinen Schmelz-Dentin-Fraktur mit Pulpaeröffnung erheblich besser als bei einer reinen Intrusionsverletzung, die sehr häufig zur Pulpanekrose führt [14].

17.5.1 Kroneninfrakturen

Es handelt sich um unvollständige Schmelzfrakturen ohne Verlust an Zahnhartsubstanz, eine Therapie ist daher in den meisten Fällen nicht notwendig. Spätfolgen wie Pulpanekrosen o. Ä. treten selten auf. Zur Diagnostik ist die Anwendung einer Kaltlichtsonde

Tabelle 17-3 Röntgendiagnostik nach dentalem Trauma.

Orthopantomogramm
Kiefergelenkfrakturen, Alveolarfortsatzfrakturen, Mandibulafrakturen
Zahnfilm
– Alveolarfortsatzfrakturen, Wurzelfrakturen, Dentinrisse, Kronenfrakturen, Größe und Ausdehnung der Pulpa, Dicke der Dentinschicht zwischen Pulpa und koronaler Frakturlinie
– Stand des Wurzelwachstums
– Verlagerung des Zahns (Intrusion, laterale Dislokation)
– Lagebeziehung von Milchzahn und bleibendem Zahn

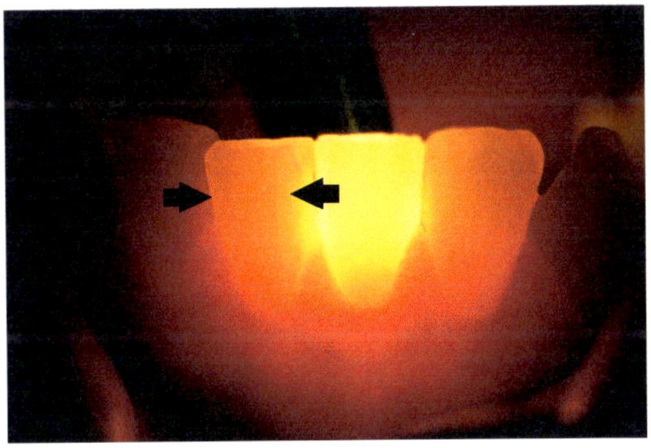

Abb. 17-4 Mit Hilfe einer Kaltlichtsonde können Schmelzrisse demaskiert werden (Pfeile).

hilfreich (Abb. 17-4). Regelmäßige Kontrollen der Sensibilität sind zu empfehlen.

17.5.2 Kronenfrakturen

Unkomplizierte Kronenfrakturen

Es handelt sich um Schmelzfrakturen oder Schmelz-Dentin-Frakturen ohne Pulpafreilegung. Die Therapie reiner Schmelzfrakturen besteht im Ersatz der verloren gegangenen Hartsubstanz durch eine Kompositfüllung oder der Glättung und Politur der Frakturfläche. Auch hier muss regelmäßig die Vitalität mittels Röntgenbild und Sensibilitätstests überprüft werden. Zu beachten ist, dass in diesen Fällen häufig das Parodont erheblich stärker in Mitleidenschaft gezogen ist als die Zahnhartsubstanzen.

Bei Verlust von Schmelz und Dentin ohne Freilegung der Pulpa besteht die Gefahr der **Infektion der Pulpa,** daher muss die Dentinwunde umgehend abgedeckt werden. Dies kann zunächst mit einer Abdeckung mit Komposit oder Kompomer geschehen.

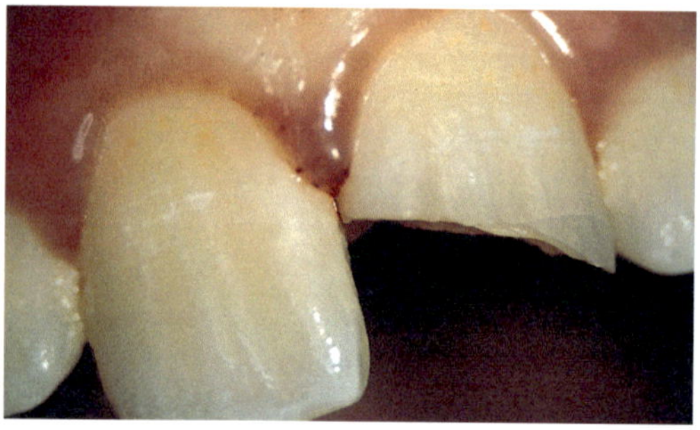

Abb. 17-5a Komplizierte Schmelz-Dentin-Fraktur mit Pulpaeröffnung an Zahn 21.

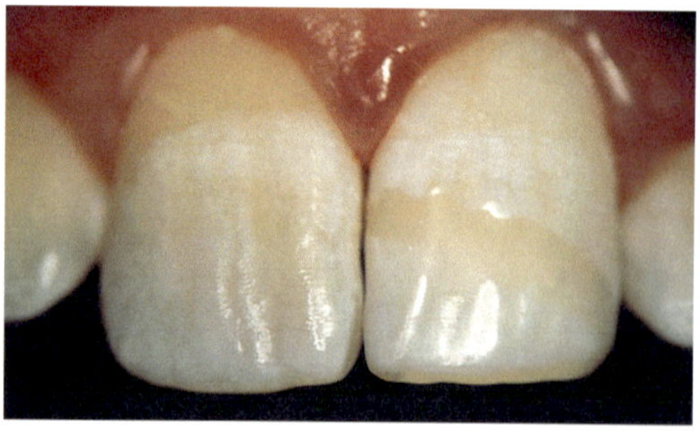

Abb. 17-5b Das Fragment wurde vom Patienten mitgebracht und nach partieller Pulpotomie umgehend mit Hilfe der Schmelz-Ätz-Technik wieder befestigt.

Falls der Zustand des Patienten dies zulässt, kann aber auch sofort eine definitive Kompositfüllung unter Anwendung der Schmelz-Ätz-Technik gelegt werden [48]. Eine Nichtversorgung führt zu einer erhöhten Rate von Pulpanekrosen. Nach ein bis zwei Wochen sollte die definitive Versorgung erfolgen. Konnte das frakturierte Segment gerettet werden, ist die adhäsive Wiederbefestigung unter Verwendung eines Dentinhaftvermittlers und der Schmelz-Ätz-Technik möglich (Abb. 17-5a und b) [9, 11, 67b].

Komplizierte Kronenfrakturen (mit Pulpabeteiligung)

Bei einer traumatischen Pulpaeröffnung liegt das Risiko einer bakteriellen Kontamination der Pulpa vor (Abb. 17-6). Die Therapie besteht in der Regel in einer partiellen **Pulpotomie,** bei der die Pulpa etwa 2 mm unterhalb der Freilegungsstelle amputiert wird. Eine Pulpotomie ist auch nach längerer Exposition im Mundhöhlenmilieu und großflächiger Pulpafreilegung noch sehr Erfolg versprechend (Abb. 17-7a und b). Bei Bedarf kann die Amputationsstelle bis in den Bereich des Wurzelkanaleingangs verlegt werden (zervikale Amputation) (zur Technik siehe S. 259 f. → Kapitel 15 Endodontie). Generell ist die Prognose zur Vitalerhaltung bei noch nicht abgeschlossenem Wurzelwachstum besser als bei vollständig ausgebildeten Wurzeln [11].

17.5.3 Kronen-Wurzel-Frakturen

Es handelt sich um eine Fraktur von Schmelz, Dentin und Zement. Das koronale Fragment wird, falls es lose ist, entfernt. Während bei Zähnen mit nicht abgeschlossenem Wurzelwachstum eine Pulpotomie

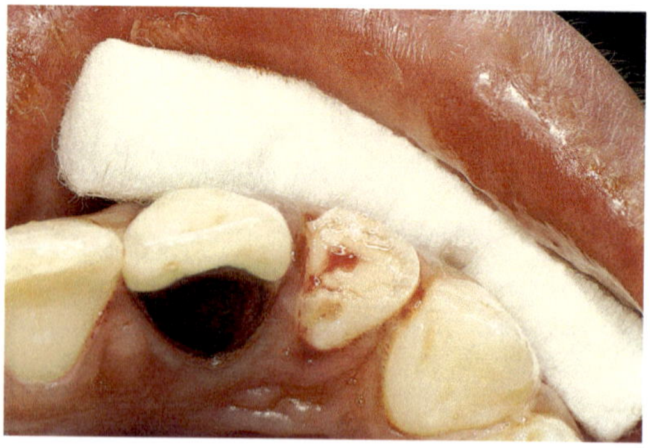

Abb. 17-6 Komplizierte Schmelz-Dentin-Fraktur mit Pulpaeröffnung. Eine partielle Amputation ist hier einer direkten Überkappung vorzuziehen.

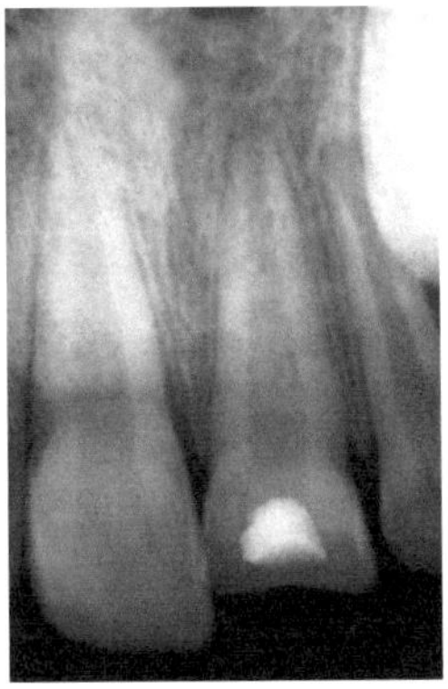

Abb. 17-7a Röntgenkontrolle nach partieller Pulpotomie an Zahn 21.

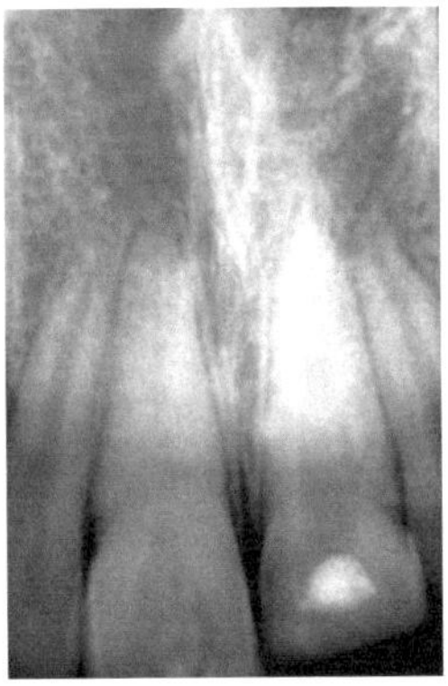

Abb. 17-7b Die Pulpa blieb nach der Amputation vital, es kam zum regulären Abschluss des Wurzelwachstums (Apexogenese).

durchgeführt werden kann, ist bei abgeschlossenem Wurzelwachstum eine Wurzelkanalbehandlung indiziert. Für eine definitive Versorgung des Zahns kann das subgingival gelegene Fragment entweder durch Gingivektomie, kieferorthopädische oder chirurgische Extrusion freigelegt werden [48].

17.5.4 Apexifikation

Ist die Vitalerhaltung der Pulpa eines Zahns mit nicht abgeschlossenem Wurzelwachstum nicht möglich (Pulpitis totalis, Pulpanekrose) und eine Apexogenese somit nicht mehr wahrscheinlich, ist die Apexifikation, die medikamentöse Induktion eines apikalen Hartgewebeverschlusses, die Therapie der Wahl.

Unter Kofferdam und nach Anfertigung einer Röntgenmessaufnahme wird der apikal offene Wurzelkanal bis 1 mm vor seinen apikalsten Punkt aufbereitet. Eine Überinstrumentierung ist unbedingt zu vermeiden.

Der Wurzelkanal wird unter intensiver Spülung (1–3% NaOCl) sorgfältig aufbereitet und mit einer temporären, medikamentösen Einlage mit Kalziumhydroxid versorgt [31]. Kalziumhydroxidpulver wird mit destilliertem Wasser zu einer Paste mit sahniger Konsistenz angerührt und mit abgeplatteten Stopfinstrumenten (Pluggern) bis zum Apex kondensiert. Ein dichter koronaler Verschluss der Kavität (Adhäsivtechnik) ist unabdingbar, um eine Bakterieninvasion auszuschließen.

Nach vier bis acht Wochen erfolgt der erste Wechsel der Einlage, der in etwa dreimonatigen Abständen so lange wiederholt wird, bis eine dichte apikale Hartsubstanzbarriere ertastet werden kann. Röntgenologisch ist dieser Hartsubstanzverschluss nicht immer ausreichend gut zu erkennen, so dass dem Tastbefund eine entscheidende Rolle bei der Bestimmung des Zeitpunktes für die definitive Füllung des Wurzelkanals zukommt [26, 27, 31]. Eine zusätzliche Kontrolle mit einer Papierspitze, die an ihrer Spitze keine Blutspuren mehr aufweisen darf, ist zu empfehlen.

Anatomisch und histologisch kann die **apikale Hartsubstanzbarriere** unterschiedliche Formen annehmen: Weiteres Längenwachstum, Ausbildung einer apikalen Kappe oder eines apikalen Querverschlusses bei verkürzter Wurzellänge oder auch ein Querverschluss innerhalb des Kanals. Auch die histologische Zusammensetzung des Verschlusses variiert sehr stark: Osteozement, Osteodentin, Zement, tubuläres Dentin, Knochen oder eine Mischung aller dieser Bestandteile, häufig durchzogen von Gewebesträngen (Abb. 17-8a und b) [31].

Die Dauer der Therapie beträgt, abhängig vom Alter des Patienten und Stand des Wurzelwachstums, 5 bis 20 Monate. Die Erfolgsquote wird mit 74–100% angegeben [67].

Während der Apexifikationstherapie kommt es aufgrund der dünnen Wände überdurchschnittlich häufig zu Kronen-Wurzel-Frakturen, besonders an Stellen, an denen es zusätzlich zu einer endodontisch bedingten externen entzündlichen Wurzelresorption gekommen ist [28]. Nach 60-tägiger $Ca(OH)_2$-Einlage weisen Zähne eine deutlich verminderte Frakturresistenz auf [12]. Es wird vorgeschlagen, anstelle einer langwierigen Apexifikationstherapie den Wurzelkanal mit dem weit offenen Apex mit MTA (Mineral Trioxid Aggregat: ProRoot™ MTA, Fa. Dent-

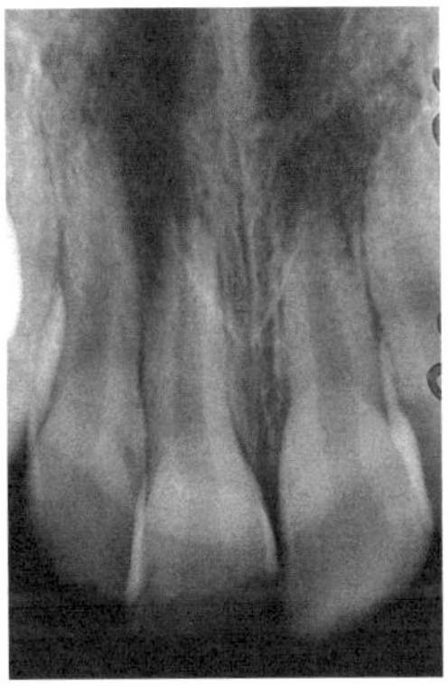

Abb. 17-8a Zustand nach Pulpanekrose an Zahn 11 mit nicht abgeschlossenem Wurzelwachstum.

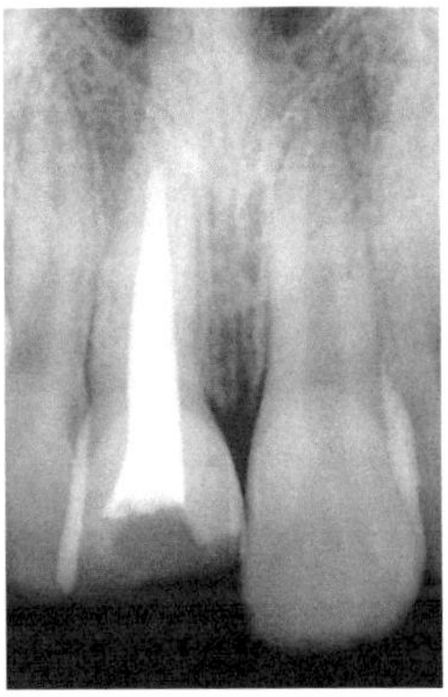

Abb. 17-8b Röntgenkontrolle nach Apexifikationstherapie und definitiver Wurzelkanalfüllung.

sply Maillefer, Konstanz; MTA-Angelus®, Fa. Angelus, Vertrieb in Deutschland über Ermeling Consulting) zu verschließen [15]. Insgesamt kann die Stabilität des Zahnes durch eine bis in den koronalen Teil des Wurzelkanals reichende, mittels Adhäsivtechnik eingebrachte Kompositfüllung erhöht werden [36, 52, 63, 70].

Mineral Trioxid Aggregat (MTA) wird derzeit als Alternative zu Kalziumhydroxid bei der Apexifikation diskutiert. Es handelt sich um eine Variante des Portland-Zements auf der Basis von Kalzium-, Aluminium- und Eisenoxid sowie Kalziumsulfat aus feinen hydrophilen Partikeln und bindet in Anwesenheit von Wasser ab. Bei der Hydratisierung bildet sich ein kolloidales Gel, das sich verfestigt und dabei eine feste, undurchlässige Barriere bildet. MTA ist in der Lage, die Apposition zementoblastenähnlicher Zellen zu fördern und die Neubildung von Knochen zu induzieren [66].

Bei der Technik des apikalen Verschlusses mit MTA wird empfohlen, zur intensiven Desinfektion des Wurzelkanals eine Woche Kalziumhydroxid im Kanal zu belassen und in einer zweiten Sitzung das MTA in den apikalen Wurzelabschnitt einzubringen und danach den Wurzelkanal definitiv zu füllen [23, 39, 68].

Endgültige Aussagen über die Wirkung von MTA als Alternative zur Apexifikation können noch nicht getroffen werden, da neben Anwenderberichten [35] bislang nur eine klinische Langzeitstudie vorliegt. Nach 12 Monaten zeigten 72% der nach MTA-Verschluss nachuntersuchten 43 Zähne eine vollständige Heilung der periradikulären Läsion [67a].

17.5.5 Wurzelfrakturen

Die Häufigkeit von Wurzelfrakturen, zumeist Wurzelquerfrakturen, nach einem Frontzahntrauma beträgt 1–7% [6, 7]. Die Therapie richtet sich nach der Lage des Frakturspalts, dem Stand des Wurzelwachstums und der Vitalität der Pulpa. Die Prognose hängt zudem vom Ausmaß der Luxation des koronalen Fragments ab [44].

Bei Wurzelfrakturen im **koronalen Wurzeldrittel** ist zumeist die Entfernung des Kronenfragments unausweichlich. Die verbleibende Wurzel kann in einzelnen Fällen – eventuell nach kieferorthopädischer oder chirurgischer Extrusion oder einer Osteoplastik – zur prothetischen Versorgung benutzt werden, ansonsten wird sie ebenfalls entfernt (Abb. 17-9).

Liegt der Frakturspalt im **mittleren oder apikalen Wurzeldrittel**, wird der koronale Anteil zunächst vorsichtig reponiert [19]. Eine flexible Schienung über 4 Wochen, bei weit zervikalen Frakturen bis zu 4 Monaten, wird empfohlen [46]. Langzeituntersuchungen zeigen, dass es in etwa 22% der Fälle zur Pulpanekrose kommt [13], in den meisten Fällen innerhalb der ersten fünf Monate [51]. Bei nicht abgeschlosse-

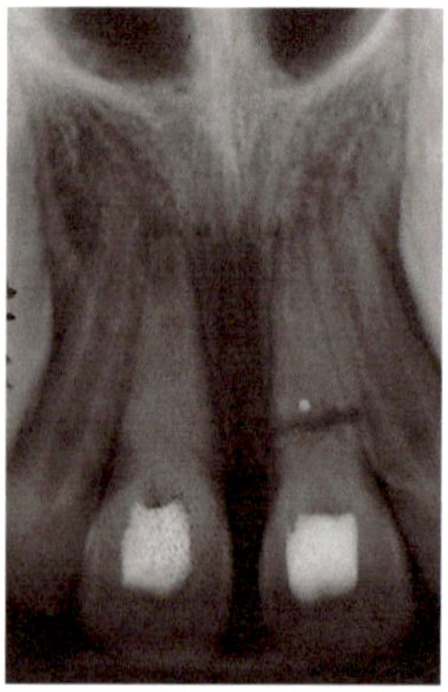

Abb. 17-9 Traumatische Querfraktur im koronalen Wurzeldrittel mit palatinaler Dislokation. Beide Fragmente müssen entfernt werden.

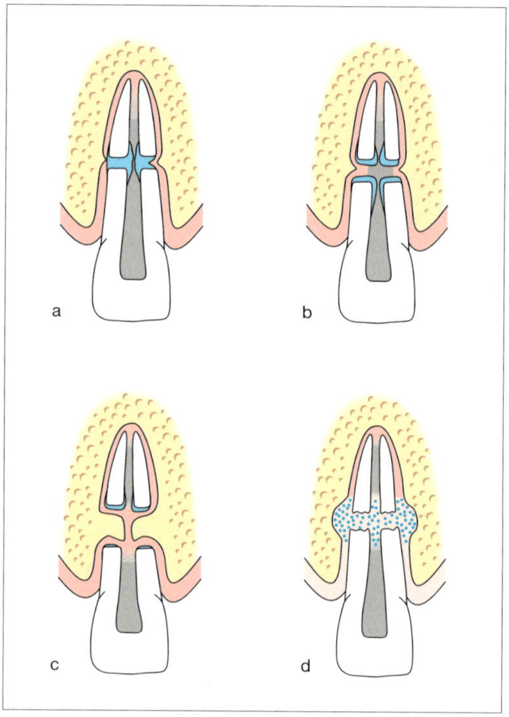

Abb. 17-10 Schematische Darstellung der Möglichkeiten des Heilungsverlaufs nach Wurzelfraktur (aus [43]).
a) Ausfüllung des Bruchspalts durch Hartsubstanz.
b) Einlagerung von Bindegewebe.
c) Knöcherne und bindegewebige Reparation
d) Verbreiterung der Wurzelfraktur durch Granulationsgewebe zwischen den Fragmenten.

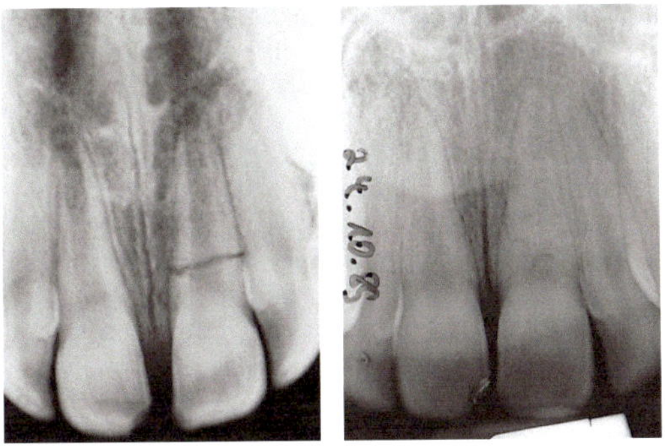

Abb. 17-11a und b
a) Zustand nach Trauma: Wurzelfraktur an Zahn 21.
b) Kontrolle nach sechs Jahren: Der Zahn reagiert positiv auf den Sensibilitätstest und weist eine physiologische Beweglichkeit auf. Das Röntgenbild gibt keine Anhaltspunkte für pathologische Veränderungen. Es besteht kein Behandlungsbedarf, lediglich regelmäßige Röntgenkontrollen und Sensibilitätsprüfungen sind notwendig. Es handelt sich um eine Frakturheilung durch Interposition von Dentin und Wurzelzement.

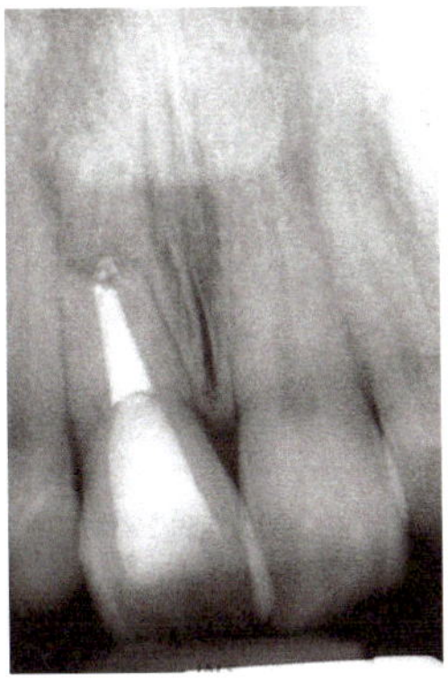

Abb. 17-12 Zustand nach Wurzelfraktur mehrere Jahre vor Behandlungsbeginn. Da das apikale Fragment keinerlei Anzeichen pathologischer Veränderung zeigt, wird nur der koronale Zahnanteil endodontisch behandelt. Das apikale Fragment unterliegt einer knöchernen Ersatzresorption.

nem Wurzelwachstum besteht die Chance der Vitalerhaltung, der Apexogenese und der Wiederverbindung der Fragmente.

Die **Frakturheilung** kann sich in unterschiedlichen Varianten vollziehen (Abb. 17-10):

- Einlagerung von Hartgewebe (Dentin und Zement) in den Frakturspalt (Abb. 17-11a und b)
- Interposition von parodontalem Ligament
- Einlagerung von parodontalen Fasern und Knochen.

Das **Einwachsen von Granulationsgewebe** [7, 9] ist hingegen als Misserfolg anzusehen.

Sind bei abgeschlossenem Wurzelwachstum und negativem Sensibilitätstest röntgenologisch keine pathologischen Veränderungen um das apikale Fragment herum zu erkennen, so kann die endodontische Behandlung des koronalen Zahnanteils ausreichend sein (Abb. 17-12) [9, 25, 51]. Das apikale Fragment kann vital bleiben oder einer knöchernen Ersatzresorption unterliegen. Regelmäßige Röntgenkontrollen der apikalen Region sind obligat. Bei Pulpanekrose in beiden Fragmenten bleibt zumeist nur die Entfernung des apikalen Fragments mit oder ohne gleichzeitige Resektion und retrograden Verschluss des wurzelkanalgefüllten koronalen Zahnanteils.

Die Prognose und der Heilungsmodus von Zähnen mit **Wurzelquerfrakturen** hängen neben der Lage der Fraktur vor allem vom Ausmaß der Dislokation der Fragmente, dem Stand des Wurzelwachstums, einer möglichen Infektion von Pulpa und Zahnhalteapparat und der Qualität der Schienung ab. Die Überlebensquote horizontal frakturierter Zähne wird mit über 75 % angegeben (Tab. 17-4) [22, 29, 30, 75].

Je ausgeprägter die Dislokation des koronalen Anteils ist, umso wahrscheinlicher ist eine bindegewebige Frakturheilung [5].

Tabelle 17-4 Die Überlebensrate von Zähnen nach Wurzelfrakturen in der Literatur [13, 22, 29, 30, 75].

Anzahl der beobachteten Zähne	Mittlere Kontrollzeit (in Jahren)	Heilung (%)	Autoren	Referenz
66	5	91	Zachrisson & Jacobsen (1975)	[75]
56	2–6	89,3	Caliscan & Pehlivan (1996)	[22]
208	6	77	Cvek et al. (2001)	[29]
94	6	84 (davon 22 Zähne trotzdem verloren)	Cvek et al. (2002)	[30]
400	3	78	Andreasen et al. (2004)	[13]

17.5.6 Verletzungen des Zahnhalteapparates

Jedes dentale Trauma stellt eine kombinierte dentoalveoläre Verletzung dar. Für die Prognose des Zahns ist in vielen Fällen das Ausmaß der Schädigung des Zahnhalteapparats maßgeblicher als die erkennbaren Hartsubstanzschäden.

Die Verletzungen des Zahnhalteapparates werden unterteilt in (Abb. 17-13):

- **Konkussion:** Stauchung oder Erschütterung des Zahns in der Alveole. Es kann eine geringfügig erhöhte Mobilität vorliegen, aber keine Lageveränderung des Zahns. Als Spätfolgen können in 5–10% der Fälle Pulpanekrose oder Obliteration sowie externe Resorptionen auftreten [11].
- **Lockerung:** Starke Lockerung des Zahns ohne Lageveränderung: Häufige Spätfolgen sind Resorption, Obliteration und Pulpanekrose (ca. 15%) [11].
- **Laterale Dislokation:** Der Zahn ist so in seiner Alveole verlagert, dass es zu Schäden am parodontalen Ligament (Faserabriss, Knochenstauchung) und am Foramen apicale (möglicher Abriss des Gefäß-Nerven-Strangs) gekommen ist. Neben Pulpanekrosen (bei abgeschlossenem Wurzelwachstum 40–70%) treten häufig externe Resorptionen (> 30%) und Obliterationen des Endodonts (40%) auf [11, 60]. Die Therapie besteht in vorsichtiger manueller Repositionierung und einer flexiblen Schienung für 2 bis 4 Wochen (Abb. 17-15].
- **Extrusive Dislokation:** Der Zahn ist partiell aus der Alveole herausgehoben. Er scheint elongiert und ist erhöht beweglich. Pulpanekrosen und Obliterationen des Wurzelkanals sind die häufigsten Komplikationen [56]. Nach vorsichtiger Reponierung des Zahns erfolgt eine flexible Schienung für 2 bis 4 Wochen.
- **Avulsion:** Der Zahn ist vollständig aus der Alveole entfernt [7, 9].
- **Intrusive Luxation:** Der Zahn ist in die Alveole hineingedrückt (Abb. 17-14). Bei nicht abgeschlossenem Wurzelwachstum wird der Zahn lediglich mit einer Zange aus seiner Verblockung im Knochen gelöst und die spontane Wiedereinstellung abgewartet. Bei abgeschlossenem Wurzelwachstum ist eine spontane Wiedereinstellung unwahrscheinlich, der Zahn wird chirurgisch oder kieferorthopädisch repositioniert. Neuere Untersuchungen zeigen, dass die Prognose eines intrudierten Zahns deutlich davon abhängt, wie weit der Zahn in die Alveole intrudiert ist. Bei einer Intrusion der Zahnkrone um zwei Drittel der klinischen Krone

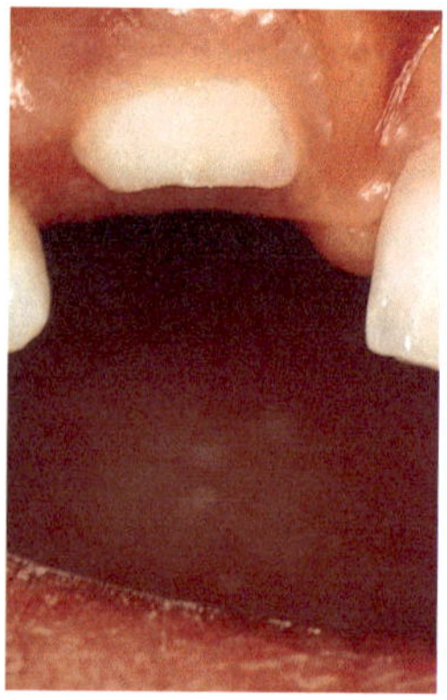

Abb. 17-14 Intrusive Luxation eines bleibenden zentralen Schneidezahns. Kommt es nicht zur spontanen Reeruption, muss der Zahn kieferorthopädisch oder chirurgisch wieder extrudiert werden. Um die Reeruption zu fördern, wird der Zahn mit einer Zange vorsichtig aus seiner Verblockung im Knochen gelockert.

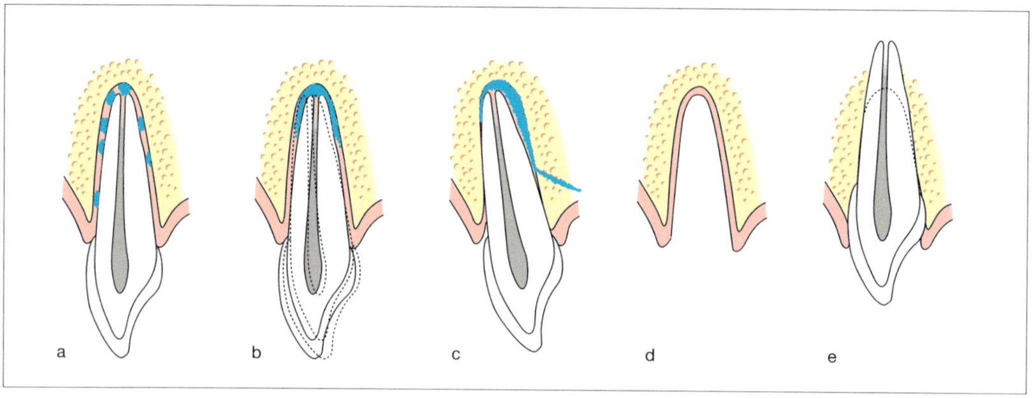

Abb. 17-13 Schematische Darstellung der unterschiedlichen Luxationsverletzungen (aus [43]).
a) Konkussion.
b) Lockerung.
c) Laterale Dislokation.
d) Avulsion.
e) Intrusive Luxation.

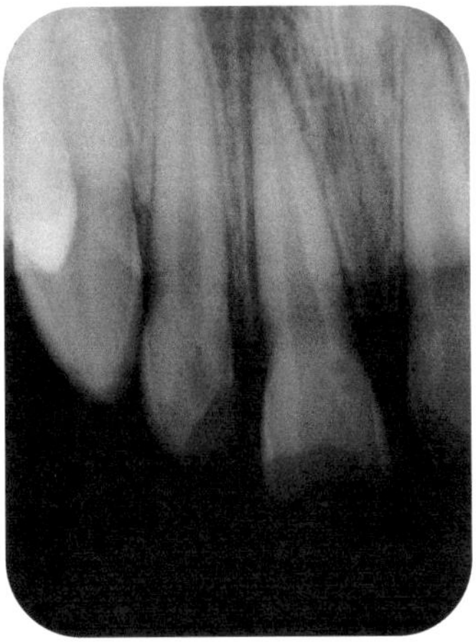

Abb. 17-15 Schmelz-Dentin-Fraktur an Zahn 11 mit lateraler Dislokation. Die ungleichmäßige Erweiterung des Parodontalspalts, der nach apikal breiter wird, deutet auf die Dislokation hin.

ist die Prognose für den dauerhaften Zahnerhalt deutlich reduziert [45]. Die Chancen einer Vitalerhaltung liegen bei abgeschlossenem Wurzelwachstum bei 2%, bei noch offenem Apex bei 33% [14]. Insgesamt zeigen Zähne mit nicht abgeschlossenem Wurzelwachstum geringere Komplikationen (z. B. Pulpanekrose, Wurzelresorption) nach Intrusion als Zähne mit abgeschlossenem Wurzelwachstum. Die Komplikationsrate bei Kindern unter 12 Jahren ist deutlich geringer als bei Älteren [14]. Eine Wurzelkanalbehandlung ist möglichst umgehend einzuleiten, um Resorptionen zu vermeiden.

17.5.7 Avulsion und Replantation

Zu den schwersten traumatisch bedingten Zahnschäden gehört die Avulsion (Exartikulation), also das vollständige Herausschlagen des Zahns aus seiner Alveole. Pulpanekrose, Wurzelresorption und Ankylose sind die häufigsten Folgeerscheinungen [16, 74].

Die Therapie besteht in der möglichst umgehenden Replantation des Zahns, wobei die extraorale Verweildauer und die Art der Aufbewahrung von entscheidender Bedeutung für die Prognose sind (Tab. 17-5). Bei zu langer Verweildauer außerhalb der Alveole oder trockener Aufbewahrung ist mit einer Einheilung nicht mehr zu rechnen, da die anhaftenden Zellen des parodontalen Ligaments ihre Vitalität verlieren [9]. Etwa 30% der replantierten Zähne können langfristig nicht erhalten werden. Nur ca. 24% der avulsierten Zähne zeigen keine Anzeichen einer Wurzelresorption [10].

Für Schulen, Sportstätten und Schwimmbäder wäre daher die flächendeckende Bereithaltung von Zahnrettungsboxen mit geeigneten Nährmedien wünschenswert.

Die Langzeitprognose von avulsierten, über 20 Minuten extraoral gelagerten, Zähnen kann verbessert werden, indem die Zähne vor der Replantation (für etwa 30–60 min) in ein Spezialnährmedium (z. B. Dentosafe®) eingebracht werden [54].

In den letzten Jahren wurde eine Reihe von Studien mit einem aus der Parodontologie bekannten und bewährten Proteinkomplex (Emdogain®-Gel, Fa. BIORA AB, Vertrieb in Deutschland über BIORA GmbH, Bad Homburg) durchgeführt, mit dem Ziel, die Gefahr von Wurzelresorptionen (Ersatzresorption) nach traumatischer Avulsion zu verringern. Emdogain® ist in der Lage, denudierte Wurzeloberflächen mit vitalen Zementoblasten neu zu besiedeln. Die Regeneration der parodontalen Stützgewebe nach Transplantation und Replantation soll gefördert und die Häufigkeit von Wurzelresorptionen reduziert werden [40].

Diese so genannte **„Antiresorptive-regenerative-Therapie"** [38] wird kontrovers diskutiert. Nicht immer kann die Gefahr der Ankylosierung durch das Emdogain®-Gel verhindert werden [17, 62, 65]. In neueren Stellungnahmen (IADT, AGET) wird die Emdogain®-Therapie nicht mehr empfohlen [47]. Anstelle des früher nach mehr als 1-stündiger trockener Aufbewahrung des Zahnes zur 20-minütigen Lagerung empfohlenen Zinnfluorids [49, 71], wird heute Natriumfluoridlösung bevorzugt (Tab. 17-5).

Eine starke antientzündliche Wirkung zeigt die in **Ledermix®-Paste** (Fa. Riemser Arzneimittel AG, Greifswald) enthaltene Kombination von Tetrazyklin und Kortikosteroid. Die Gefahr der Wurzelresorption replantierter Zähne kann dadurch reduziert werden [21]. Bei der Therapie avulsierter Zähne wird eine temporäre Ledermix®-Einlage empfohlen [24].

17.5.8 Schienung traumatisch gelockerter Zähne

Ziel der Schienung ist es, einen gelockerten Zahn so zu stabilisieren, dass zusätzliche traumatische Belastungen verhindert werden und die Regeneration des parodontalen Faserapparats ermöglicht wird.

Die Schienung sollte rechts und links des traumatisierten Zahns jeweils zwei Nachbarzähne einbeziehen. Auf ausreichenden Abstand zur Gingiva ist ebenso zu achten wie auf das Freilassen der Interdentalräume (Hygienefähigkeit).

Die Starrheit der Schiene ist in Abhängigkeit von

Art und Schweregrad der Verletzung zu wählen [18, 19]. Bei Konkussionen ist keine Schienung oder maximal eine flexible Schienung erforderlich. Bei Lockerungen, Dislokationen jeder Art und Avulsionen werden flexible Schienen wie z.B. Draht-Komposit-Schienen oder Titanium Trauma Splint (TTS, Fa. Medice, Basel/Schweiz) empfohlen (Abb. 17-16).

Tabelle 17-5 Therapieempfehlungen für avulsierte Zähne (AGET, Entwurf 5/2007).

Trockene oder feuchte Lagerung < 15 min oder Lagerung in einem Zellkulturmedium bis 24 h
Zähne mit abgeschlossenem Wurzelwachstum*: • Replantation, flexible Schienung für 1 bis 2 Wochen • Wurzelkanalaufbereitung nach 1 bis 2 Wochen • medikamentöse Einlage für mindestens 1 Woche
Zähne mit weit offenem Apex*: • 5 min Lagerung in Doxyzyklinlösung (1 mg in 20 ml 0,9% NaCl-Lösung) • Replantation, flexible Schienung für 1 bis 2 Wochen • keine primäre Wurzelkanalbehandlung
Trockene Lagerung 15–60 min und anschließende Lagerung in Milch, physiologischer Kochsalzlösung oder Speichel
Zähne mit abgeschlossenem Wurzelwachstum*: • 30 min Lagerung in einem Zellkulturmedium wünschenswert • Replantation, flexible Schienung für 1 bis 2 Wochen • Wurzelkanalaufbereitung nach 1 bis 2 Wochen • medikamentöse Einlage für mindestens 1 Woche
Zähne mit offenem Apex*: • s.o. + Apexifikation mit Kalziumhydroxid oder MTA als apikaler Verschluss vor WF
Trockene Lagerung > 60 min
Zähne mit abgeschlossenem Wurzelwachstum: • vollständige Entfernung des nekrotischen Wurzelzements • 20 min Lagerung in Natriumfluoridlösung • Replantation, rigide Schienung für 4 Wochen • extraorale Wurzelkanalbehandlung oder WKB nach 7 bis 10 Tagen • medikamentöse Einlage für mindestens 1 Woche
Zähne mit offenem Apex: • Replantation in der Regel nicht empfehlenswert aufgrund negativer Auswirkungen auf das Kieferwachstum
* Systemische Gabe von Doxyzyklin für 7 Tage empfohlen

Ausgeprägte Alveolarfortsatzverletzungen und Wurzelfrakturen erfordern eine rigide Schienung.

Mit Hilfe von Fiberglas ist auch eine Schienung an der Palatinalseite der Oberkieferfront möglich [3].

Zähne mit Wurzelfrakturen sollten etwa 1 bis 4 Monate starr fixiert werden, nach Alveolarfortsatzfrakturen beträgt die Schienungszeit 4 bis 6 Wochen. Nach Konkussion, Lockerung und Dislokationen sind 2 bis 4 Wochen Schienungszeit empfehlenswert, während nach Avulsion eine Schienungsdauer von 1 bis 4 Wochen ausreicht (Tab. 17-5).

> Zu lange starre Fixation eines traumatisch gelockerten Zahns erhöht das Risiko von Pulpanekrose, externer Resorption und Ankylose!

17.6 Folgen eines dentalen Traumas

Systematische, auf den Schweregrad der Verletzung ausgerichtete, Langzeitkontrollen sind nach jedem Trauma obligatorisch (Tab. 17-6).

17.6.1 Pulpanekrose

Eine Pulpanekrose gehört zu den häufigsten Traumafolgen und ist auf eine Störung des Blutzuflusses zur Pulpa zurückzuführen. In Zähnen mit bereits abgeschlossenem Wurzelwachstum tritt sie häufiger auf als bei weitem Foramen, da hier die Möglichkeit einer Revaskularisierung besteht. Über den Zahnhartsubstanzdefekt im Kronenbereich kann es zu einer zusätzlichen Infektion der Pulpa kommen [34, 69].

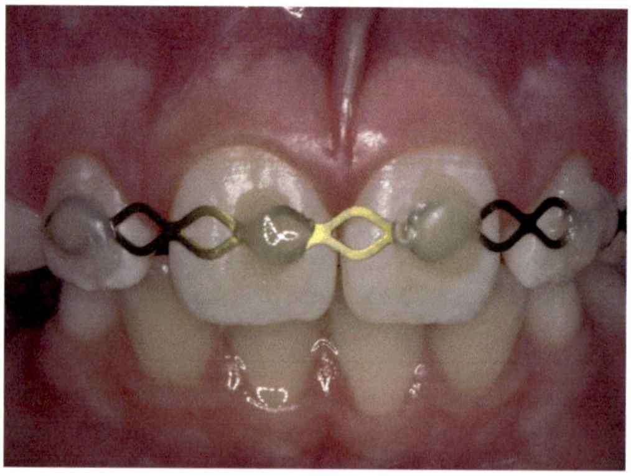

Abb. 17-16 Der Titanium-Trauma-Splint (Fa. Medice, Basel/Schweiz) ist einfach in der Verarbeitung und flexibel.

Tabelle 17-6 Empfohlene Zeitintervalle im Rahmen der Nachsorge (K = klinische Untersuchung, R = röntgenologische Untersuchung) (AGET, Entwurf 5/2007).

Verletzungsart	6 Wochen	3 Monate	6 Monate	12 Monate	Jährlich (für 5 Jahre)
Schmelzriss				K	K
Zahnfraktur ohne Pulpabeteiligung			K	K, (R)	K, R
Zahnfraktur mit Pulpabeteiligung	K	K	K, R	K, R	K, R
Wurzelquerfraktur	K, R	K, R	K, R	K, R	K, R
Konkussion	K	K	K	K, (R)	K
Lockerung	K	K	K, R	K, R	K
laterale Dislokation	K, R	K, R	K, R	K, R	K, R
extrusive Dislokation	K, R	K, R	K, R	K, R	K, R
intrusive Luxation	K, R	K, R	K, R	K, R	K, R
Avulsion	K, R	K, R	K, R	K, R	K, R

17.6.2 Wurzelresorption

Als Folge der Luxation des Zahns in seiner Alveole können unterschiedliche Arten von Resorptionen auftreten:

- **Oberflächenresorptionen** sind auf traumatische Verletzungen der Parodontalmembran zurückzuführen. Es entstehen kleine Resorptionslakunen an der Wurzelaußenseite. Bei vitaler, nicht infizierter Pulpa und vitaler Parodontalmembran werden diese Kavitäten mit reparativem Zement aufgefüllt und bedürfen keiner Therapie.
- **Entzündliche Resorptionen** werden verursacht durch Abbauprodukte einer nekrotischen Pulpa, die über Dentintubuli in den Parodontalspalt vordringen, oder durch eine Infektion der Wurzelhaut während der extraalveolären Phase (Abb. 17-17a bis c). **Externe Resorptionen** können transient sein. Bei progressiver entzündlicher Resorption kann durch Wurzelkanalaufbereitung und desinfizierende Einlagen [$Ca(OH)_2$] versucht werden, den Resorptionsprozess zu stoppen (Abb. 17-18a und b). Entzündliche Resorptionsvorgänge können sich auch im Inneren des Wurzelkanals manifestieren (**interne Resorptionen**). Sie sind charakterisiert durch nekrotisches Pulpagewebe oberhalb der röntgenologisch erkennbaren Resorptionslakune. Im Bereich der Resorptionslakune und apikal hiervon kann sich vitales, aber entzündlich verändertes Gewebe finden. Röntgenologische Anzeichen für progressive externe oder interne entzündliche Resorptionsvorgänge stellen immer eine Indikation zur endodontischen Behandlung dar.
- **Ersatz-Resorption** bezeichnet die Resorption der äußeren Wurzelhartsubstanz durch Odontoklasten. In die entstandenen Resorptionslakunen lagert sich Alveolarknochen ein, was zur festen Fixation des Zahns im Knochen (**Ankylose**) führt (Abb. 17-19). Diagnostische Hinweise auf eine Ankylose sind der Verlust der natürlichen Mobilität eines Zahns und ein hoher, metallischer Klopfschall [69].

17.6.3 Wurzelkanalobliteration

Die Obliteration des Wurzelkanals, also die Anlagerung von Hartsubstanz an der Wurzelkanalwand, ist als normale Pulpareaktion auf das Trauma anzusehen. Das Risiko der Obliteration wird durch ausgedehnte starre Immobilisation eines Zahns erhöht. Eine Indikation zur endodontischen Behandlung besteht nur bei gleichzeitiger Pulpanekrose oder dem Auftreten periapikaler Veränderungen [11, 50].

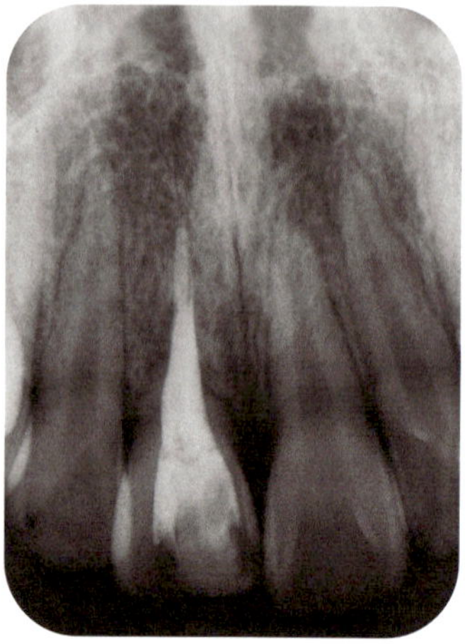

Abb. 17-17a Vollständige Resorption der Wurzel um die Guttapercha herum. Es handelt sich um eine Ersatzresorption: Knochen hat die resorbierte Wurzelhartsubstanz ersetzt. Anzeichen für entzündliche Veränderungen sind nicht zu erkennen.

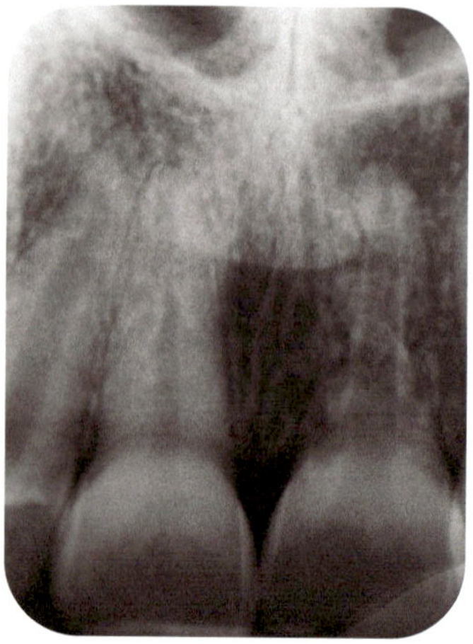

Abb. 17-17b Entzündliche externe Wurzelresorption mit ausgeprägten Resorptionslakunen. Das Wurzelkanallumen ist noch deutlich zu erkennen. Im Anfangsstadium können solche Resorptionsvorgänge eventuell noch durch Aufbereitung und Kalziumhydroxideinlagen gestoppt werden.

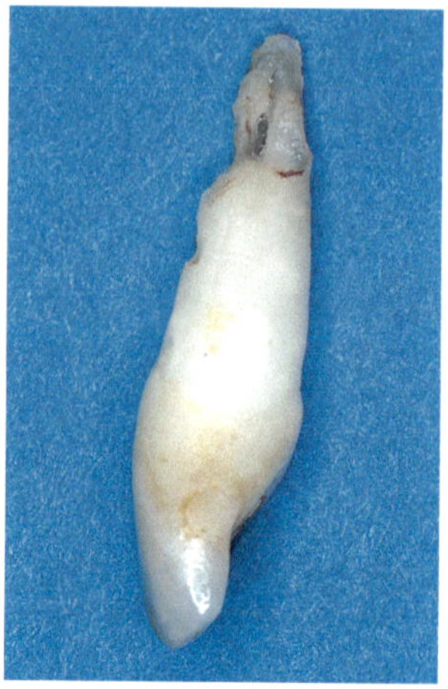

Abb. 17-17c Extraktionspräparat mit externer Wurzelresorption.

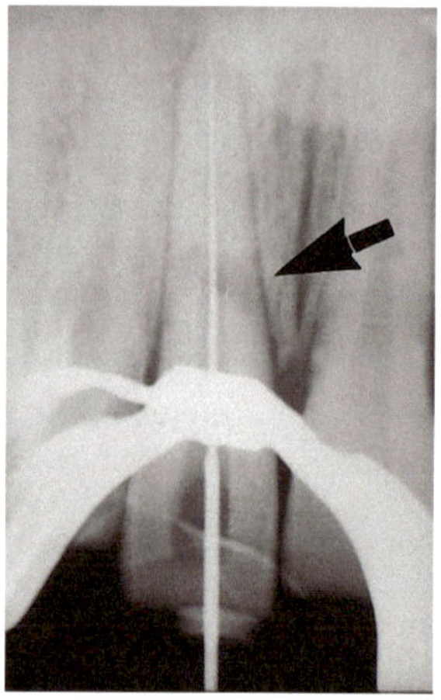

Abb. 17-18a Entzündliche externe Wurzelresorptionen nach traumabedingter Pulpanekrose.

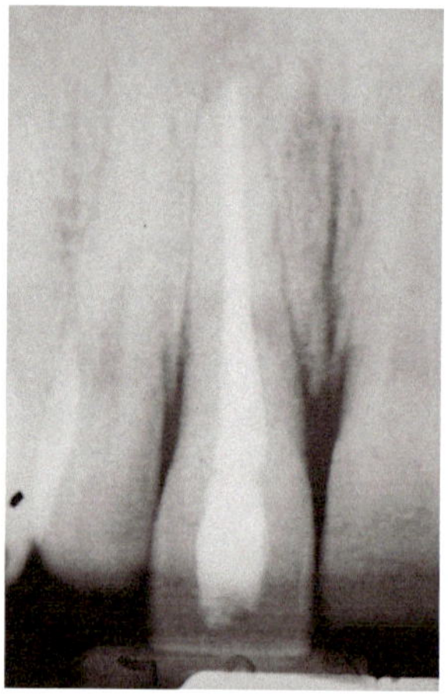

Abb. 17-18b Durch eine längerfristige Kalziumhydroxideinlage konnte das Fortschreiten der Resorption gestoppt werden.

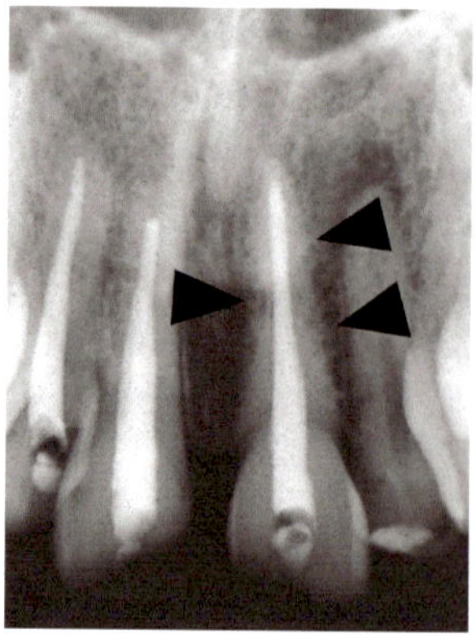

Abb. 17-19 Ankylose des Zahns 21: Es ist kein Parodontalspalt mehr zu erkennen; die äußere Wurzelkontur weist Anzeichen von Resorption auf, in die sich Knochen eingelagert hat.

17.7 Traumata im Milchgebiss

Epidemiologische Studien zeigen, dass 30–45 % der Kinder bereits im Stadium der ersten Dentition ein Frontzahntrauma erleiden. Der Altersgipfel für Milchzahnunfälle liegt um das zweite bis dritte Lebensjahr herum, in dem die Kinder bei noch ungenügender Koordinationsfähigkeit und mangelhaften Schutzreflexen beginnen, ihre Umgebung zu erforschen [8, 72, 73]. Im Milchgebiss kommt es erheblich seltener zu Zahn- oder Kronenfrakturen als im bleibenden Gebiss, da der umgebende Knochen viel resilienter ist. Als **häufigste Traumafolgen** werden mit 80–90 % Luxationsverletzungen (intrusive Luxationen, Avulsionen, Lockerungen) beschrieben (Abb. 17-20) [72].

Auch im Milchgebiss sind gründliche Anamnese und Diagnostik sowie die Anfertigung von Röntgenaufnahmen unverzichtbar.

- **Konkussion:** Beobachten.
- **Dislokationen:** Vorsichtige manuelle Reposition, wenn die Okklusion behindert wird. Die Schienung gelockerter Zähne ist im Milchgebiss im Regelfall nicht notwendig.
- **Intrusive Luxationen:** Axial intrudierte, minimale Intrusionen bedürfen keiner Therapie, in vielen Fällen stellt sich der Milchzahn ohne Behandlung wieder in seine alte Position ein. Stark nach palatinal intrudierte Zähne sollen jedoch extrahiert werden [47, 73].
- **Avulsion:** Die Replantation von Milchzähnen wird kontrovers diskutiert [1, 37]. Im Hinblick auf das jugendliche Alter müssen Replantationen mit Schienungstherapie im Regelfall in Vollnarkose durchgeführt werden, das Verfahren ist für die Praxis daher nicht zu empfehlen. Avulsierte Milchzähne sollen nach neueren Empfehlungen nicht mehr reponiert werden [47, 73].
- **Hartsubstanzfrakturen:** Ersatz des Substanzverlustes durch Füllungstherapie, sonst Extraktion.
- **Wurzelfrakturen:** Entfernung des koronalen Fragments, das apikale Fragment wird belassen und physiologisch resorbiert [46].
- **Verfärbungen:** Röntgenkontrollen. Verfärbungen, die innerhalb weniger Tage nach der Zahnverletzung auftreten, sind durch Blutungen im Pulpagewebe verursacht und können reversibel sein [42]. Bei apikaler Ostitis, Fistelung oder Abszedierung: Extraktion (Abb. 17-21) [48].

Als **Spätfolge** kann es zur Pulpanekrose und Obliteration des Zahns kommen. Kronenverfärbungen ohne röntgenologische Anzeichen einer pathologischen Veränderung sind nicht ungewöhnlich. Abhängig vom Ausmaß des Traumas, dem Stand der Odontogenese und der Richtung der Dislokation des Milchzahns kann es zur Schädigung des bleibenden Zahns kommen: Schmelzverfärbungen, Schmelzhypoplasien, Abknickung der Krone oder Wurzel (Dilazeration), Störung der Wurzelentwicklung, ektopischer, verzögerter oder ausbleibender Zahndurchbruch u.a.m. (Abb. 17-22) [8, 72, 73]. Nach einem Trauma der Milchfrontzähne weisen bis zu 69 % der bleibenden Zähne Entwicklungsstörungen unterschiedlicher Schweregrade auf.

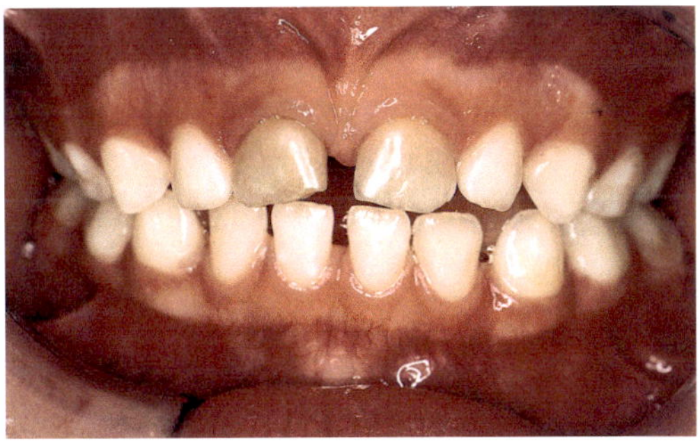

Abb. 17-21 Nach Frontzahntrauma im Milchgebiss zeigen sich häufig verfärbte zentrale obere Schneidzähne. Über eine eventuell notwendige Extraktion entscheiden klinischer und röntgenologischer Befund. Bei Symptomlosigkeit kann ein Belassen unter regelmäßigen Kontrollen verantwortet werden.

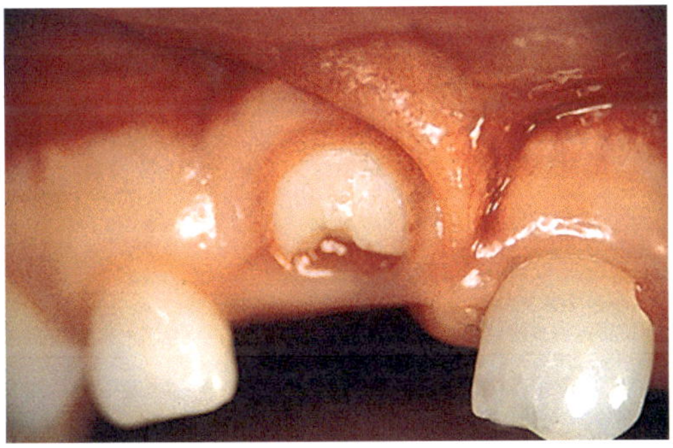

Abb. 17-20 Milchzahnintrusion: kommt es nicht zur spontanen Reeruption des intrudierten Zahns, sollte dieser extrahiert werden.

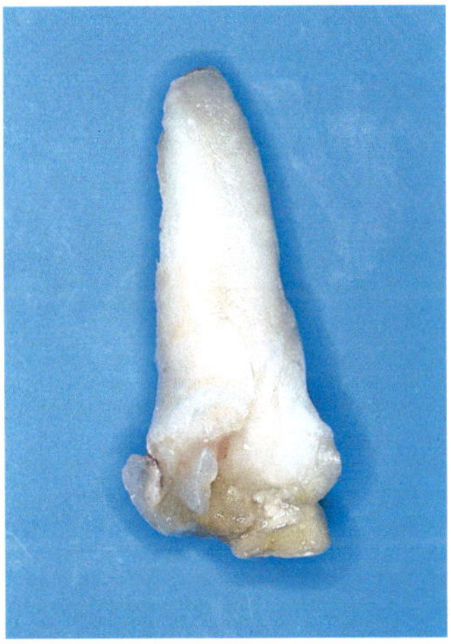

Abb. 17-22 Schwere Fehlbildung der Krone (Dilazeration) des Zahnes 21 nach Frontzahntrauma im Milchgebiss.

17.8 Zusammenfassung

Das Zahntrauma im jugendlichen Gebiss ist als ein äußerst schwerwiegendes Problem anzusehen, da die langfristigen Konsequenzen nur bedingt durch zahnärztliche Intervention zu beeinflussen sind. Durch rechtzeitiges Eingreifen und gezielte therapeutische Maßnahmen lassen sich jedoch in vielen Fällen bereits Schäden korrigieren und drohende Spätschäden – bis hin zum Zahnverlust – vermeiden. Präventiven Gesichtspunkten (Verhaltensregeln für die Kinder, rechtzeitige kieferorthopädische Korrekturen, vermehrter Einsatz eines Mundschutzes, Verhaltensregeln für Erzieher bei Avulsionen etc.) sollte eine größere Bedeutung beigemessen werden.

Nützliche Hinweise und weitergehende Informationen finden sich auf folgenden Internet-Seiten (eine Auswahl):

- www.dgzmk.de (wissenschaftliche Stellungnahmen)
- www.Zahnunfall.de
- www.dgz-online.de/aget/navi.html
- www.iadt-dentaltrauma.org/Trauma/dental_trauma.htm (Seite nur für Mitglieder verfügbar)
- www.sportsdentistry.com
- www.aget-online.de

17.9 Literatur

[1] American Association of Endodontists (AAE): Treatment of the avulsed permanent tooth – Recommended guidelines of the American Association of Endodontists. AAE, Chicago 1994.

[2] American Dental Association, Council on Dental Materials: Mouth protectors and sports team dentists. J Am Dent Ass 109, 84 (1984).

[3] Andersson, L., Friskopp, J., Blomlöf, L.: Fiber-glass splinting of traumatized teeth. J Dent Child 50, 21 (1983).

[4] Andreasen, F.: Transient apical breakdown and its relation to color and sensibility changes after luxation injuries to teeth. Endod Dent Traumatol 2, 9 (1986).

[5] Andreasen, F.: Pulpal healing after luxation injuries and root fracture in the permanent dentition. Endod Dent Traumatol 5, 111 (1989).

[6] Andreasen, J., Ravn, J.: Epidemiology of traumatic dental injuries to primary and permanent teeth in a Danish population group. Int J Oral Surg 1, 235 (1972).

[7] Andreasen, J.: Traumatic Injuries of the Teeth. 2nd ed., Munksgaard, Kopenhagen 1981.

[8] Andreasen, J.: Challenges in clinical dental traumatology. Endod Dent Traumatol 1, 45 (1985).

[9] Andreasen, J., Andreasen, F.: Essentials of Traumatic Injuries to the Teeth. Munksgaard, Kopenhagen 1990.

[10] Andreasen, J., Borum, M., Jacobsen, H., Andreasen, F.: Replantation of 400 avulsed permanent incisors.1. Diagnosis of healing complications. Endod Dent Traumatol 11, 51 (1995).

[11] Andreasen, J., Andreasen, F., Bakland, L., Flores, M.: Traumatic Dental Injuries – A Manual. Munksgaard, Kopenhagen 1999.

[12] Andreasen, J., Farik, B., Munksgaard, E. C.: Long-term calcium hydroxide as a root canal dressing may increase risk of root fracture. Dent Traumatol 18, 134 (2002).

[13] Andreasen, J., Andreasen, F., Mejàre, I., Cvek, M.: Healing of 400 intra-alveolar root fractures. I: Effect of pre-injury and injury factors such as sex, age, stage of root development, fracture type, location of fracture and severity of dislocation. Dental Traumatol 20, 192 (2004).

[14] Andreasen, J., Bakland, L., Andreasen, F.: Traumatic intrusion of permanent teeth. Part 2. A clinical study of the effect of preinjury and injury factors, such as sex, age, stage of root development, tooth location, and extent of injury including number of intruded teeth on 140 intruded permanent teeth. Dental Traumatol 22, 90 (2006).

[15] Andreasen, J., Munksgaard, E. C., Bakland, L. K.: Comparison of fracture resistance in root canals of immature sheep teeth after filling with calcium hydroxide or MTA. Dental Traumatol 22, 154 (2006).

[16] Barrett, E., Kenny, D.: Avulsed permanent teeth: a review of the literature and treatment guidelines. Endod Dent Traumatol 13, 153 (1997).

[17] Barrett, E., Kenny, D., Tenenbaum, H., Sigal, M., Johnston, D.: Replantation of permanent incisors in children using Emdogain®. Dental Traumatol 21, 269 (2005).

[18] Berthold, C., Petschelt, A.: Schienentherapie nach dentalem Trauma. Endodontie 12, 23 (2003).

[19] Berthold, C., Bartel., C, Schäfer, E., Petschelt, A., Raab, W., Weiger, R., Hülsmann, M.: Schienentherapie nach dentoalveolären Traumata. Wissenschaftliche Stellungnahme der Deutschen Gesellschaft für Zahn-, Mund- und Kieferheilkunde (DGZMK). Deutsche Zahnärztl Z 60, 358 (2005).

[19a] Berthold, C.: Diagnostik und Dokumentation nach dentalem Trauma. Endodontie 16, 9 (2007).

[20] Bringewald, B., Vogeler, E.: Möglichkeiten der Röntgendiagnostik bei Frontzahntraumen. Dtsch Zahnärztl Z 38, 459 (1983).

[21] Bryson, E. C., Levin, L., Banchs, F., Abbott, P. V., Trope, M.: Effect of immediate intracanal placement of Ledermix Paste® on healing of replanted dog teeth after extended dry times. Dent Traumatol 18, 316 (2002).

[22] Caliskan, K., Pehlivan, Y.: Prognosis of root-fractured permanent incisors. Endod Dent Traumatol 12, 129 (1996).

[23] Camp, J. H., Barett, E. J., Pulver, F.: Pediatric endodontics: Endodontic treatment for the primary and young, permanent dentition. In: Cohen, S., Burns, R. C.: Pathways of the pulp. 8. Aufl. Mosby, St. Louis 2002.

[24] Chappuis, V., von Arx, T.: Replantation of 45 avulsed permanent teeth: a 1-year follow-up study. Dental Traumatol 21, 289 (2005).

[25] Cvek, M.: Treatment of non-vital permanent incisors with calcium hydroxide. IV. Periodontal healing and closure of the root canal in the coronal fragment of teeth with intraalveolar fracture and vital apical fragment. A follow-up. Odont Revy 25, 239 (1974).

[26] Cvek, M., Sundstroem, B.: Treatment of non-vital permanent incisors with calcium hydroxide. V. Histologic appearance of roentgenographically demonstrable apical closure of immature roots. Odont Revy 25, 379 (1974).

[27] Cvek, M.: Treatment of non-vital permanent incisors with calcium hydroxide. VI. A clinical, microbiological and radiological evaluation of treatment of teeth with mature or immature root. Odont Revy 27, 93 (1976).

[28] Cvek, M.: Prognosis of luxated non-vital maxillary incisors treated with calcium hydroxide and filled with guttapercha. A retrospective clinical study. Endod Dent Traumatol 8, 45 (1992).

[29] Cvek, M., Andreasen J., Borum, M. K.: Healing of 208 intraalveolar root fractures in patients aged 7–17 years. Dental Traumatol 17, 53 (2001)

[30] Cvek, M., Mejàre, I., Andreasen, J.: Healing and prognosis

of teeth with intraalveolar fractures involving the cervical part of the root. Dental Traumatol 18, 57 (2002).

[31] DeCleen, M.: Apexifikation – eine Literaturübersicht und klinische Empfehlungen. Endodontie 3, 39 (1994).

[32] Dorney, B., Dreve, V., Rickert, T.: Signature mouthguard. Quintessenz Zahntech 20, 311 (1994).

[33] Ebeleseder, K., Glockner, K.: Diagnostik des dentalen Traumas – Erstuntersuchung und Verletzungsarten. Endodontie 8, 101 (1999).

[34] Ebeleseder, K., Glockner, K.: Folgen des dentalen Traumas. Endodontie 8, 113 (1999).

[35] Ebeleseder, K.: Die Anwendung von Mineral Trioxide Aggregate (MTA) bei der Apexifikation – Erste Erfahrungen. Endodontie 13, 235 (2004).

[36] Edelhoff, D., Heidemann, D., Kern, M., Weigel, P.: Aufbau endodontisch behandelter Zähne. Gemeinsame Stellungnahme der DGZMK, der DGZPW und der DGZ. Deutsch Zahnärztl Z 58, 199 (2003).

[37] Filippi, A., Kirschner, H.: Reimplantation avulsierter Frontzähne im Milchgebiß. Z Zahnärztl Implantol 10, 84 (1994).

[38] Filippi A., Tschau, J., Pohl, Y., Berthold, H., Ebeleseder, K.: A retrospective classification of tooth injuries using a new scoring system. Clin Oral Invest 4, 173 (2000).

[39] Filippi A., Pohl, Y., von Arx, T.: Treatment of replacement resorption with Emdogain® – a prospective clinical study. Dent Traumatol 18, 138 (2002).

[40] Giuliani, V., Baccetti, T., Pace, R., Pagavino, G.: The use of MTA in teeth with necrotic pulps and open apices. Dent Traumatol 18, 217 (2002).

[41] Hamamoto, Y., Kawasaki, N., Jarnbirng, F., Hammarström, L.: Effect and distribution of the enamel matrix derivate Emdogain in the periodontal tissues of rat molars transplanted to the abdominal wall. Dent Traumatol 18, 12 (2002).

[42] Hammarström, L., Pierce, A., Blomlöf, L., Feiglin, B., Lindskog, S.: Tooth avulsion and replantation – a review. Endod Dent Traumatol 2, 1 (1986).

[43] Hetzer, G.: Traumatologie im Milchgebiss. ZWR 113, 27 (2004).

[44] Horch, H., Hupfauf, L., Ketterl, W., Schmuth, G.: Frontzahntrauma. In: Ketterl, W. (Hrsg.): Praxis der Zahnheilkunde 3: Zahnerhaltung II. Urban & Schwarzenberg, München 1987.

[45] Hülsmann, M.: Diagnostik und Therapie traumatischer Wurzelquerfrakturen. Endodontie 8, 141 (1999).

[46] Humphrey, J., Kenny, D., Barrett, E.: Clinical outcomes for permanent incisor luxations in a pediatric population. I. Intrusions. Dental Traumatol 19, 266 (2003).

[47] International Association of Dental Traumatology (IADT): Guidelines for the evaluation and management of traumatic dental injuries, Dental Taumatol 23, 66 (2007).

[48] International Association of Dental Traumatology (IADT): Guidelines for the evaluation and management of traumatic dental injuries, Dental Taumatol 23, 130 (2007).

[49] International Association of Dental Traumatology (IADT): Guidelines for the evaluation and management of traumatic dental injuries, Dental Taumatol 23, 197 (2007).

[50] Jacobsen, I.: Criteria for diagnosis of pulp necrosis in traumatized permanent incisors. Scand J Dent Res 88, 306 (1980).

[51] Jacobsen, I., Kerekes, K.: Diagnosis and treatment of pulp necrosis in permanent anterior teeth with root fracture. Scand J Dent Res 88, 370 (1980).

[52] Katebzadeh, N., Dalton, C., Trope, M.: Strengthening immature teeth during and after apexification. J Endod 24, 256 (1998).

[53] Kirsch, Th.: Die Begutachtung in der Zahn-, Mund- und Kieferheilkunde. Hüthig, Heidelberg 1961.

[54] Kirschner, H., Boll, M., Filippi, A., Foerster, W. et al.: Frontzahnverletzungen – Vorbeugen und Retten. Oralprophylaxe 20, 101 (1998).

[55] Lang, B., Filippi, A.: Der Zahnschutz im Sport – Funktion, Herstellung, Design. Endodontie 12, 39 (2003).

[56] Lee, R., Barrett, E., Kenny, D.: Clinical outcomes for permanent incisor luxations in a pediatric population. II. Extrusions. Dental Traumatol 19, 274 (2003).

[57] Maestrello-de Moya, M. G., Primosch, R. E.: Orofacial trauma and mouth-protector wear among high school university basketball players. J Dent Child 56, 36 (1989).

[58] Mischkowski, R. A., Zöller, J. E.: Mundschutz zur Vorbeugung von sportbedingten Zahn-, Mund- und Kieferverletzungen. Sportverletz Sportschaden 12, 152 (1998).

[59] Mischkowski, R. A., Zöller, J. E.: Mundschutz zur Vorbeugung von sportbedingten Zahn-, Mund- und Kieferverletzungen. Wissenschaftliche Stellungnahme der Deutschen Gesellschaft für Zahn-, Mund- und Kieferheilkunde (DGZMK). Deutsch Zahnärztl Z 55, 151 (2000).

[60] Nikoui, M., Kenny, D., Barrett, E.: Clinical outcomes for permanent incisor luxations in a pediatric population. III. Lateral luxations. Dental Traumatol 19, 280 (2003).

[61] Padilla, R. R., Lee, T. K.: Pressure-laminated athletic mouth guards: a step-by-step process. J Calif Dent Assoc 27, 200 (1999).

[62] Pohl, Y., Filippi, A., Kirschner, H.: Results after replantation of avulsed permanent teeth. II. Periodontal healing and the role of physiologic storage and antiresorptive-regenerative therapy. Dental Traumatol 21, 93 (2005).

[63] Rabie, G., Trope, M., Garcia, C., Tronstad, L.: Strengthening and restoration of immature teeth with an acid-etch resin technique. Endod Dent Traumatol 1, 246 (1985).

[64] Scheer, B.: Prevention of dental and oral injuries. In: Andreasen, J. O., Andreasen, F. M.: Textbook and Color Atlas of Traumatic Injuries to the Teeth. 3rd ed., p. 719, Munksgaard, Kopenhagen 1994.

[65] Schjøtt, M., Andreasen, J.: Emdogain® does not prevent progressive root resorption after replantation of avulsed teeth: a clinical study. Dental Traumatol 21, 46 (2005).

[66] Schwartz, R. S., Mauger, M., Clement, D. J., Walker, W. A.: Mineral trioxid aggregate. A new material for endodontics. JADA 130, 967 (1999).

[67] Sheehy, E. C., Roberts, G. J.: Use of calcium hydroxide for apical barrier formation and healing in non-vital immature permanent teeth: a review. Br Dent J 183, 241 (1997).

[67a] Simon, S. Rilliard, F., Berdal, A., Machtou, P.: The use of mineral trioxide aggregate in one-visit apexification treatment: a prospective study. Int Endod J 40, 186 (2007).

[67b] Sonntag, D., Bärwald, R.: Reattachment von Kronenfragmenten nach Frontzahntrauma. Endodontie 16, 49 (2007).

[68] Torabinejad. M., Chivian, N.: Clinical applications of mineral trioxide aggregate. J Endod 25, 197 (1999).

[69] Tronstad, L.: Root resorption – etiology, terminology and clinical manifestations. Endod Dent Traumatol 4, 241 (1988).

[70] Trope, M., Maltz, D., Tronstad, L.: Resistance to fracture of restored endodontically treated teeth. Endod Dent Traumatol 1, 108 (1985).

[71] Trope, M.: Clinical management of the avulsed tooth: present strategies and future directions. Dent Traumatol 18, 1 (2002).

[72] von Arx, T.: Traumatologie im Milchgebiss. Teil I: Schweiz Mschr Zahnmed 100, 1195 (1990), Teil II: Schweiz Mschr Zahnmed 101, 56 (1991).

[73] von Arx, T.: Traumatologie der Milchzähne: klinische, diagnostische und therapeutische Aspekte. Endodontie 8, 125 (1999).

[74] Weiger, R., Kalwitzki, M., Löst, C.: Der avulsierte Zahn. Endodontie 8, 165 (1999).

[75] Zachrisson, B., Jacobsen, I.: Long-term prognosis of 66 permanent anterior teeth with root fracture. Scand J Dent Res 83, 345 (1975).

Name/Vorname:	Geburtsdatum:	_ männlich _ weiblich
Anschrift:		
Arbeitgeber:	Kasse:	Unfallkasse:

Unfall

Datum/ Urzeit:	Ort:	Überweiser:
Unfallart ☐ Rohheitsdelikt ☐ Sturz ☐ Arbeitsunfall ☐ Sportunfall ☐ Freizeitunfall ☐ Verkehrsunfall ○ Auto ○ Fahrrad ○ Motorrad ○ Fußgänger		
Unfallhergang (Was?; Wie?; Wobei?; Unfallverursacher; Zeugen; Erste Hilfe):		

Untersuchung

Anamnese/Allgemeinbefund

Datum/Urzeit:		Ort:	Aufnehmender Arzt:	
Erbrechen J/N	Bewusstlosigkeit J/N	Retrograde Amnesie J/N	Foetor alkohol J/N	Blutalkohol:
Allergien	Arzneimitteleinnahme	Allgemeinerkrankungen	Blutgerinnung	Tetanus (Datum)

Zahnstatus

8	7	6	5	4	3	2	1	1	2	3	4	5	6	7	8
			5	4	3	2	1	1	2	3	4	5			
			5	4	3	2	1	1	2	3	4	5			
8	7	6	5	4	3	2	1	1	2	3	4	5	6	7	8

f = fehlt c = kariös b = Brücke k = Krone e = Zahnersatz

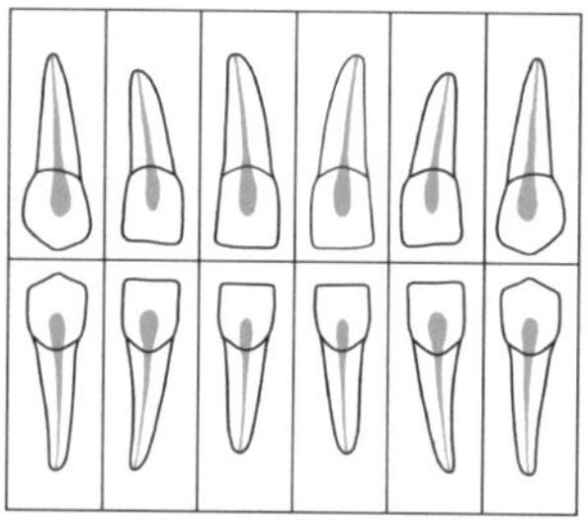

Gebissanomalie, Kfo-Behandlung:

Klinischer Befund

Verletzungen außerhalb ZMK:
Weichteilverletzungen intra-/extraoral:
Knöcherne ZMK-Verletzungen:
Alveolarfortsatzverletzungen:

Zahn	Zahnhartsubstanzverletzung	Dentoalveoläre Verletzung	Lockerung (Grad)	Perkussion	Vipr	Klopfschall	Verfärbung	Bewertungsscore nach Filippi*					
								Z	E	P	A	G	Summe

Avulsion (Ort des Auffindens, Transportmedium, Zeit, extraorale Verweildauer feucht/trocken):
Exposition der Pulpa (Zahn, Dauer):
Röntgenbefund vor Therapie:

Anhang 17-1 Dokumentation Dentales Trauma

Diagnose

Therapie

Endodontie (Zahn, Therapie)	Schienung	Sonst. Therapie (z. B. pV, Naht)	Rezept/Medikation
	Art: Ausdehnung:		

Röntgen nach Therapie

Planung

Weitere Therapie:	☐ nicht erforderlich	☐ z. Z. nicht absehbar	☐ erst später möglich
Mögliche Spätfolgen:	☐ Zahnverlust	☐ Proth. Versorgung	☐ andere:
Bemerkungen:			

Bericht am____________________an________________________________Versicherungsverband.

Kontrollen

☐ nach 2 Tagen	☐ nach 1 Woche	☐ nach 2 Wochen	☐ nach 4 Wochen	☐ nach 2 Monaten
☐ nach 3 Monaten	☐ nach 6 Monaten	☐ nach 9 Monaten	☐ nach 12 Monaten	☐ nach 18 Monaten
☐ nach 24 Monaten	☐ nach 30 Monaten	☐ nach 3 Jahren	☐ nach 4 Jahren	☐ nach 5 Jahren
☐	☐	☐	☐	☐

***Schlüssel für Score nach Filippi et al. (2000)**

Score	Zahnhart-substanz	Endodont	Parodont	Alveolar-knochen	Gingiva
5	intakte Krone	intaktes Endodont	intaktes Parodont	intakter Alveolarknochen	intakte Gingiva
4	Schmelzinfraktion, Wurzelfraktur am Apex	Dentinexposition, geringe Pulpa-exposition, fragliche Vitalität	Konkussion (inklusive geringer Zahnbeweg-lichkeit)	Kontusion des marginalen Knochens	Kontusion
3	Schmelz-Dentin-Fraktur, Wurzelfraktur intraalveolär	große Pulpa-exposition, interne oder apikale Kontusion, erfolgreiche WKB	Lockerung, Extrusion, laterale Dislokation, Dislokation mit Fraktur des Alveolarknochens	Fraktur der Alveole	Einriss der Papille
2	Kronen-Wurzel-Fraktur (direkt restaurierbar)	Infektion des Endodonts	Intrusion, Replantation mit vitalem Parodont	Fraktur des Alveolarfortsatzes	vertikale Risswunde
1	Kronen-Wurzel-Fraktur (nur indirekt restaurierbar)	endodontische Komplikationen (z. B. interne Resorption, entzündliche Resorption)	Dislokation und parodontale Infektion	Fraktur und Infektion	infizierte Risswunde
0	Längsfraktur, Zahnverlust	Endo-Paro-Läsion	Replantation mit nekrotischem Parodont	Verlust der Alveole	Gingivaverlust

Anhang 17-1 Dokumentation Dentales Trauma *(Fortsetzung)*

Kontrolle (.)

Datum: Schienenposition regelrecht: J/N Lockerung Schienung: J/N

Heilung der Begleitverletzungen:

Zahn	Perkussion	Vipr	Klopfschall	Lockerung (°)	Verfärbung	Periotestwerte horizontal		Periotestwerte vertikal	
						Zahn	Referenzzahn	Zahn	Referenzzahn

Therapie:

Röntgen:

Bemerkungen:

Kontrolle (.)

Datum: Schienenposition regelrecht: J/N Lockerung Schienung: J/N

Heilung der Begleitverletzungen:

Zahn	Perkussion	Vipr	Klopfschall	Lockerung (°)	Verfärbung	Periotestwerte horizontal		Periotestwerte vertikal	
						Zahn	Referenzzahn	Zahn	Referenzzahn

Therapie:

Röntgen:

Bemerkungen:

Kontrolle (.)

Datum: Schienenposition regelrecht: J/N Lockerung Schienung: J/N

Heilung der Begleitverletzungen:

Zahn	Perkussion	Vipr	Klopfschall	Lockerung (°)	Verfärbung	Periotestwerte horizontal		Periotestwerte vertikal	
						Zahn	Referenzzahn	Zahn	Referenzzahn

Therapie:

Röntgen:

Bemerkungen:

Anhang 17-1 Dokumentation Dentales Trauma *(Fortsetzung)*

18 Chirurgie

von Jürgen Becker und Andrea Schmidt-Westhausen

Inhaltsübersicht

18.1 Einleitung 334

18.2 Kleinere zahnärztlich-chirurgische Maßnahmen 334

18.2.1 Extraktion von Zähnen der ersten Dentition 334
18.2.2 Extraktion von Zähnen der zweiten Dentition 334
18.2.3 Chirurgische Zahnerhaltung 334

18.3 Retinierte Zähne 335

18.3.1 Definition 335
18.3.2 Häufigkeit 335
18.3.3 Odontogene Riesenzellfibromatose 335
18.3.4 Chirurgisch-orthodontische Behandlung retinierter Zähne der zweiten Dentition 336
18.3.5 Freilegung und orthodontische Einordnung 338
Operatives Vorgehen 338
Orthodontische Einordnung 338
18.3.6 Operative Entfernung der dritten Molaren 339

18.4 Behandlungsmöglichkeiten fehlender Zähne 340

18.4.1 Kieferorthopädische Behandlung oder Autotransplantation 341
18.4.2 Enossale Implantate 341

18.5 Behandlung odontogener Zysten 342

18.6 Odontogene Tumoren im Wachstumsalter 343

18.6.1 Keratozystischer odontogener Tumor (ehem. sog. Keratozyste) 343
18.6.2 Gorlin-Goltz-Syndrom (Basalzellnävus-Syndrom) 347

18.7 Literatur 347

18.1 Einleitung

Die zahnärztlich-chirurgischen Eingriffe im Kindes- und Jugendlichenalter umfassen fast das gesamte Spektrum der zahnärztlichen Chirurgie, wobei sich jedoch im Vergleich zum Erwachsenenalter deutliche Unterschiede hinsichtlich der Indikationsschwerpunkte ergeben, da z. B. die Möglichkeiten der chirurgischen Zahnerhaltung bei Zähnen mit nicht abgeschlossenem Wurzelwachstum und auch der oralen Implantologie vor Abschluss des Kieferwachstums eingeschränkt sind. Ein nicht zu unterschätzendes Problem ist gerade bei Kleinkindern auch die unterschiedliche Kooperationsbereitschaft, so dass umfangreiche operative Eingriffe oftmals in Intubationsnarkose durchgeführt werden müssen. Vor jeder beabsichtigten Entfernung vor allem von bleibenden Zähnen sollten die Indikation und der Zeitpunkt der operativen Maßnahme in der Regel mit einem Kieferorthopäden abgestimmt werden.

18.2 Kleinere zahnärztlich-chirurgische Maßnahmen

18.2.1 Extraktion von Zähnen der ersten Dentition

Ist eine Extraktion von Zähnen indiziert, kann diese in Lokalanästhesie (ggf. unter Prämedikation/Analgosedierung) oder Allgemeinanästhesie erfolgen. Insbesondere der intraligamentären Anästhesie kommt bei Kindern eine besondere Bedeutung zu.

Grundsätzlich ist bei Zähnen der ersten Dentition das **Ausmaß der physiologischen Wurzelresorption** sowie die **Lagebeziehung** des nachfolgenden bleibenden Zahns röntgenologisch abzuklären. Steht bei der Extraktion von Milchmolaren zu befürchten, dass es zu einer iatrogenen Keimverlagerung oder einer akzidentellen Extraktion eines bleibenden Zahnkeims kommen kann, müssen die Milchmolaren getrennt werden. Generell kann durch ein Trennen eines Milchmolaren (z. B. mit einem Diamantschleifer) auch das Risiko einer Wurzelfraktur verringert werden.

Sollte es trotz aller Vorsichtsmaßnahmen zur **Extraktion eines bleibenden Zahnkeims** gekommen sein, muss dieser umgehend replantiert werden. Kommt es im Rahmen der Extraktion zur Wurzelfraktur, muss entschieden werden, ob der Wurzelrest durch Osteotomie entfernt werden muss oder ob er der physiologischen Resorption überlassen wird. Falls die Wurzelspitze infiziert war, sie den Durchbruch des nachfolgenden Zahns oder eine kieferorthopädische Behandlung stört, sollte sie entfernt werden. Nach Extraktionen in der ersten Dentition ist in der Regel eine Kompression der Alveolen nicht notwendig, da der Alveolarfortsatz in seinem physiologischen Umfang für den Durchbruch der bleibenden Zähne benötigt wird.

18.2.2 Extraktion von Zähnen der zweiten Dentition

Ist ein Zahn nicht erhaltungswürdig oder wird im Rahmen einer kieferorthopädischen Therapie die Indikation zur Extraktion (vor allem von Prämolaren) gestellt, sind diese so schonend wie möglich zu extrahieren. Durch ein **Trennen der Molaren** kann die Möglichkeit einer Wurzelfraktur verringert werden. Auch ist in der Regel der Kraftaufwand für die Luxation geringer. Eine Kompression der Alveole ist ebenfalls kontraindiziert, wenn die physiologische Kieferkammbreite für eine orthodontische Zahnbewegung benötigt wird. Sollte es bei der Extraktion eines bleibenden Zahns zu einer Wurzelfraktur gekommen sein, müssen Wurzelreste in der Regel entfernt werden, da sie die orthodontische Behandlung behindern können. Eine Osteotomie sollte nach Möglichkeit über die Alveole (vorsichtiges Umfräsen des Wurzelrests) und bei Molaren über das interradikuläre Knochenseptum erfolgen, damit die bukkale Kortikalis nicht beschädigt wird. Die Abtragung der bukkalen Kortikalis sollte erst dann erfolgen, wenn ein Wurzelrest nicht anders zu entfernen ist.

18.2.3 Chirurgische Zahnerhaltung

Prinzipiell unterscheiden sich die Grundlagen der Operationstechnik und der Schnittführung bei Kindern und Jugendlichen nicht von der Behandlung beim Erwachsenen [15]. Die chirurgische Zahnerhaltung bei Kindern ist jedoch entscheidend vom physiologischen Zahnalter abhängig.

So sind **Wurzelspitzenresektionen** nur dann angezeigt, wenn das Wurzelwachstum vollständig abgeschlossen ist. Bei nicht abgeschlossenem Wurzelwachstum und sicherer Diagnose einer chronisch apikalen Parodontitis sollte eine endodontische Therapie nur mit Kalziumhydroxideinlagen (z.B. Calasept®) erfolgen, um einen Abschluss der Wurzelbildung und eine knöcherne Regeneration des apikalen Entzündungsprozesses zu erreichen. Der Behandlungserfolg sollte durch eine röntgenologische Kontrolluntersuchung dokumentiert werden. Die Strahlenexposition sollte durch eine Einblendung des Nutzstrahlfeldes und hochempfindliche Filme möglichst gering sein [5] (s. S. 39ff.).

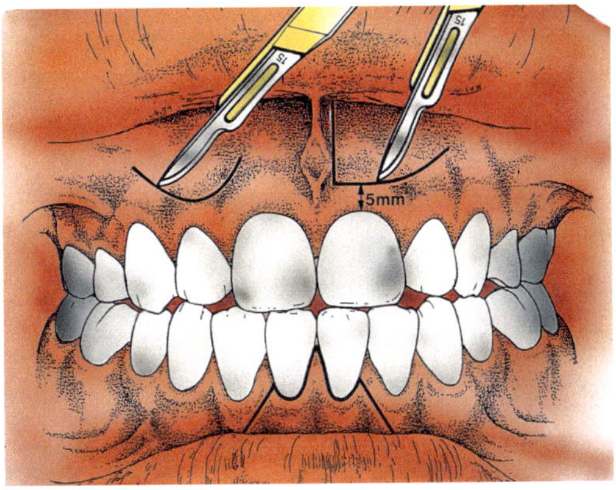

Abb. 18-1 Schnittführungen für die Wurzelspitzenresektion: Bei einem paramarginalen Schnitt sollte die Breite der fixierten und keratinisierten Gingiva mindestens 5 mm betragen. Anderweitig ist einem Zahnfleischrandschnitt der Vorzug zu geben. Beim mittleren oberen Schneidezahn erfolgt die mesiale Entlastung beim Winkelschnitt nach REINMÖLLER direkt neben dem Lippenbändchen.
Generell ist darauf zu achten, dass horizontale Inzisionen nicht im Bereich der beweglichen Schleimhaut liegen sollten, um ausgeprägte Narbenbildungen zu vermeiden.

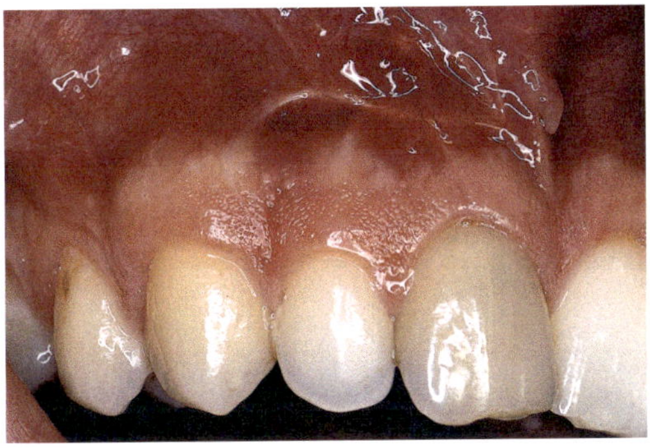

Abb. 18-2 Situation vier Monate nach einer Wurzelspitzenresektion am Zahn 11. Da die horizontale Inzision im Bereich der beweglichen Schleimhaut lag, ist es dort zu einer deutlichen Narbenbildung gekommen.

Für die Wurzelspitzenresektion wurde eine Vielzahl von **Schnittführungen** beschrieben (Abb. 18-1). Hierbei ist zu berücksichtigen, dass es nach einer horizontalen Schnittführung im Bereich der beweglichen Schleimhaut zu deutlichen Narbenzügen kommen kann (Abb. 18-2), die in einzelnen Fällen postoperative Beschwerden verursachen können. Um diese Narbenbildungen im Vestibulum nach Möglichkeit zu vermeiden, sollten bei der Schnittführung folgende **Richtlinien** beachtet werden:

- Bei einer Breite der keratinisierten Gingiva von über 5 mm sollte die horizontale Inzision in der keratinisierten Gingiva bzw. im Grenzbereich zwischen keratinisierter und beweglicher Gingiva erfolgen (Winkelschnitt nach REINMÖLLER oder Bogenschnitt nach PARTSCH).
- Bei einer Breite der keratinisierten Gingiva von weniger als 5 mm sollte ein Zahnfleischrandschnitt mit mesialer bzw. distaler Entlastung gewählt werden.
- Im Bereich der beweglichen Schleimhaut sollte primär nur vertikal (nicht bogenförmig) inzidiert werden.

18.3 Retinierte Zähne

18.3.1 Definition

Ein Zahn ist retiniert, wenn seine morphologische Entwicklung fortgeschrittener ist als die Vertikalentwicklung und er sich zur Zeit seines physiologischen Durchbruchs nicht in den Zahnbogen eingereiht hat [20]. Ist der gleiche Zahn der Gegenseite schon durchgebrochen, liegt es nahe, dass der fragliche Zahn retiniert ist. Differenzialdiagnostisch ist die Zahnretention von der Dentitio tarda abzugrenzen, die eine ganze Zahngeneration betrifft und bei der die morphologische und vertikale Zahnentwicklung verzögert ist.

18.3.2 Häufigkeit

Zähne der ersten Dentition sind selten retiniert, Zähne der zweiten Dentition häufiger im Ober- als im Unterkiefer. Es ergibt sich folgende Retentionshäufigkeit:
- Eckzähne Oberkiefer
- zweite Prämolaren Unterkiefer
- mittlere Schneidezähne Oberkiefer und
- Eckzähne Unterkiefer.

Ein auffälliger **Geschlechtsunterschied** besteht für die Eckzähne des Oberkiefers, die bei Mädchen häufiger retiniert sind als bei Knaben.

18.3.3 Odontogene Riesenzellfibromatose

PHILIPSEN [13] konnte anhand der histopathologischen Untersuchung von 74 Opercula über Molaren weitere Ursachen für Durchbruchsstörungen aufzeigen. Von den histologisch untersuchten Opercula nach chirurgischer Freilegung retinierter Zähne, die klinisch eine normale Mundschleimhaut zeigten, konnten 24% der Biopsate zu der Gruppe der „klassischen" odontogenen Tumoren wie ameloblastisches Fibrom, ameloblastisches Fibrodentinom, ameloblastisches Fibroodontom und komplexes Odontom zugeordnet werden (s. Tab. 18-3). Weitere 30% zeigten dagegen eine bisher nicht bekannte Struktur, die als odontogene Riesenzellfibromatose bezeichnet wurde. In den übrigen 46% der Biopsate konnten keine histomorphologischen Veränderungen festgestellt werden. Die

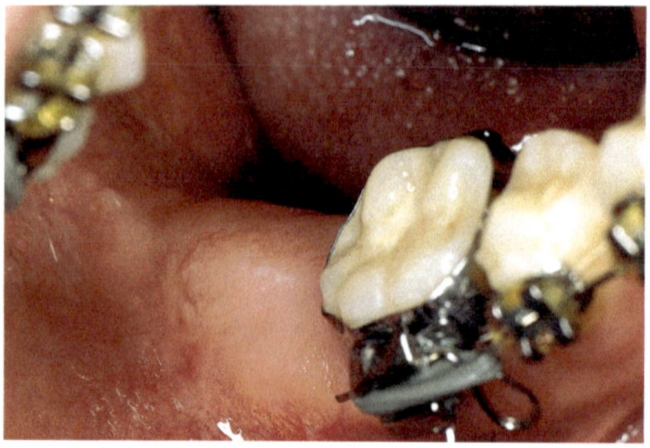

Abb. 18-3a Bei diesem 14-jährigen Patienten fand sich eine Retention des Zahns 47. Die Schleimhaut in diesem Bereich ist klinisch unauffällig. Alle anderen zweiten Molaren waren vollständig durchgebrochen.

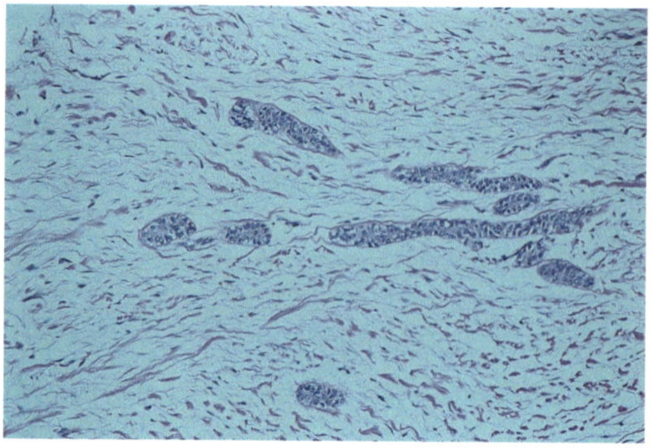

Abb. 18-3b Histologisch fanden sich im subepithelialen Bindegewebe des bei der Freilegung entnommenen Operculums diffus verteilte Stränge mit odontogenem Epithel, so dass die Diagnose odontogene Riesenzellfibromatose gestellt wurde (H & E, x 80).

odontogenen Tumoren waren häufiger mit den ersten Molaren als mit den zweiten Molaren assoziiert (8 : 1), wobei die odontogene Riesenzellfibromatose immer bei Molaren des Unterkiefers zu finden war.

Diese Ergebnisse unterstreichen, dass odontogene Tumoren und die odontogene Riesenzellfibromatose im subepithelialen Bindegewebe der Kieferkammschleimhaut **eng mit einem gestörten Zahndurchbruch** assoziiert sind. Welcher Mechanismus für den fehlenden Zahndurchbruch verantwortlich ist, ist bis heute ungeklärt. Bei der Freilegung von retinierten Zähnen sollte das entnommene Gewebe deshalb **immer** einer **histopathologischen Untersuchung** unterzogen werden (Abb. 18-3).

18.3.4 Chirurgisch-orthodontische Behandlung retinierter Zähne der zweiten Dentition

Zur chirurgischen Therapie retinierter Zähne bei Kindern und Jugendlichen stehen heute je nach Ätiologie der Retention verschiedene Verfahren zur Verfügung, deren Operationstechnik und Langzeitprognose ausführlich beschrieben worden sind. Folgende **Operationsverfahren** können in die Therapieplanung einbezogen werden:
- Freilegung und orthodontische Einordnung
- operative Entfernung
- forciertes Aufrichten (rédressement forcé) [2]
- Autotransplantation (Abb. 18-4) [2]

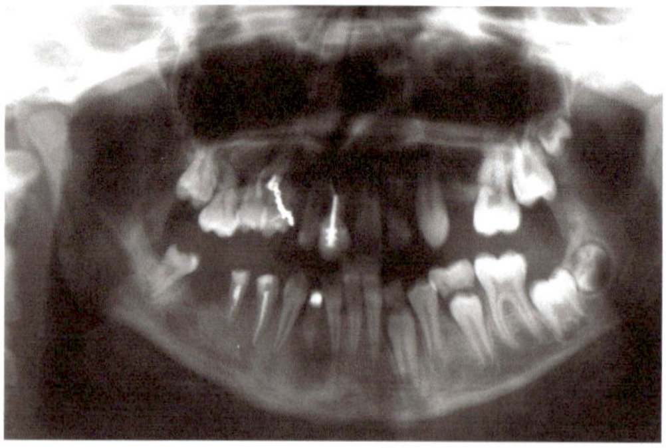

Abb. 18-4a Panoramaschichtaufnahme eines 12 Jahre alten Jungen mit hemifazialer Hypoplasie und Nichtanlage der Zähne 24 und 25. Im rechten Oberkiefer ist die Situation nach Freilegung des Zahnes 13 und Kleben eines Brackets mit einem Goldkettchen zu sehen.
Nach Einordnung des Zahnes 13 erfolgte acht Monate später die Extraktion des Zahnes 14 und seine Transplantation in regio 24.

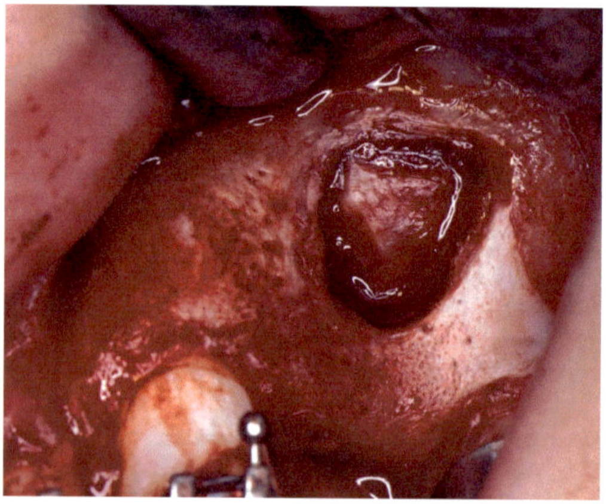

Abb. 18-4b Da in regio 24 kein ausreichendes Knochenangebot für eine Autotransplantation zur Verfügung stand, waren zur Aufnahme des Transplantats eine Kieferkammspreizung und eine Sinusbodenelevation notwendig. Die Abbildung zeigt die Situation nach Elevation der Kieferhöhlenschleimhaut.

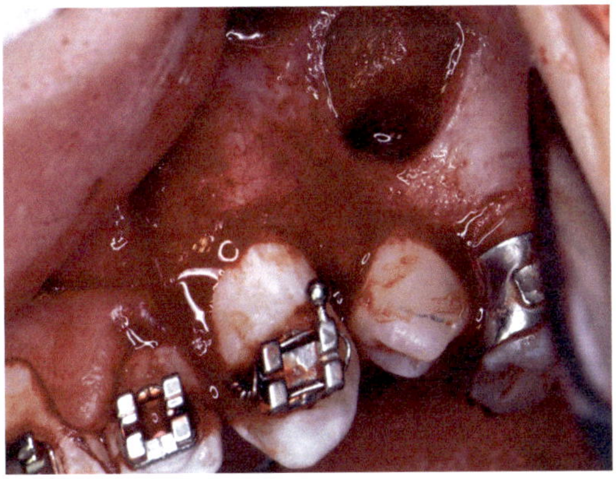

Abb. 18-4c Das Bild zeigt das Transplantat nach Kieferkammspreizung.

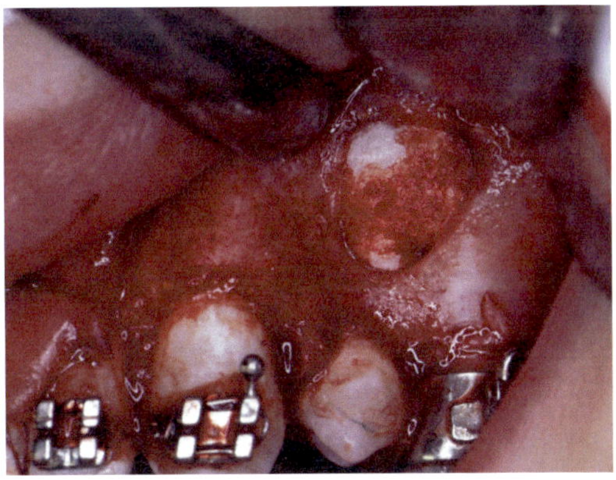

Abb. 18-4d Der Bereich unter der Schneider-Membran wurde mit einem Kollagenvlies aufgefüllt und der Mukoperiostlappen durch Einzelknopfnähte verschlossen.

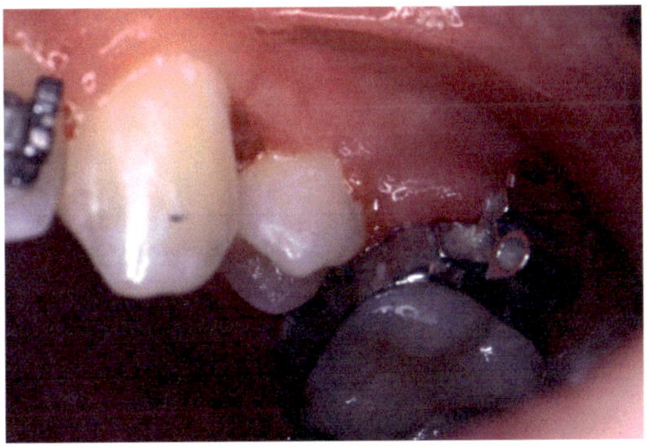

Abb. 18-4e Drei Wochen postoperativ wurde die Schienung entfernt.

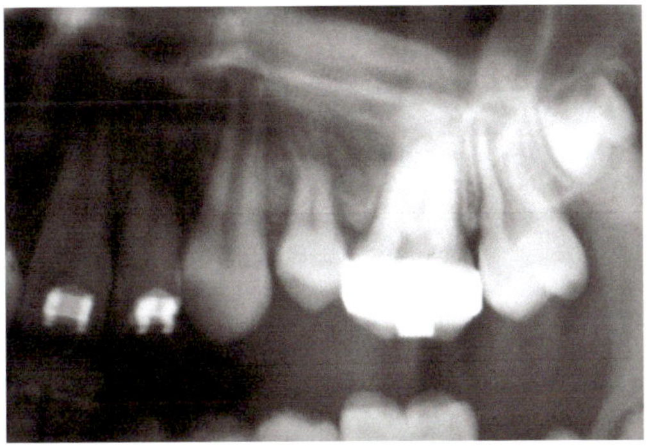

Abb. 18-4f Ausschnitt aus einer Panoramschichtaufnahme drei Wochen postoperativ. Deutlich ist zu erkennen, dass das Autotransplantat vor allem distal mit großen Anteilen seiner Wurzel im Bereich der augmentierten Kieferhöhle steht.

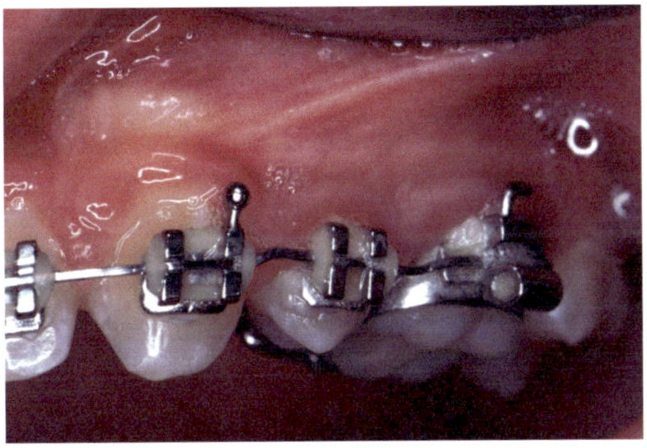

Abb. 18-4g Klinische Situation ein Jahr postoperativ zum Zeitpunkt des Endes der kieferorthopädischen Behandlung in der Poliklinik für Kieferorthopädie (Direktor: Prof. Dr. D. Drescher). Deutlich ist zu erkennen, dass sich im Bereich des Autotransplantats stabile mukogingivale Verhältnisse finden und es durch die Kieferkammspreizung zu einer Rekonturierung des Kieferkamms gekommen ist.

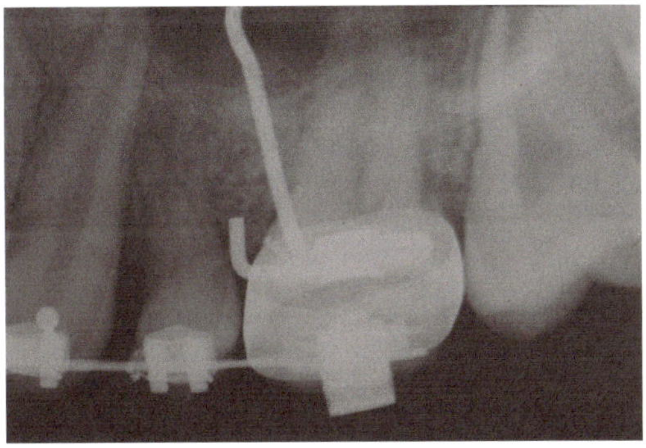

Abb. 18-4h Röntgenologische Situation ein Jahr post transplantationem. Deutlich ist auf der nach der Halbwinkeltechnik leider zu steil projizierten Röntgenaufnahme zu erkennen, dass es zwischen dem transplantierten Zahn und dem Zahn 26 zu einer deutlichen knöchernen Regeneration des Kieferkamms nach der Sinusbodenelevation gekommen ist. Beide Zahnwurzeln des Transplantats sind vollständig von Knochen umgeben.

- Entfernung des Zahns und Gefrierkonservierung in einem Gewebearchiv für eine spätere Re- oder Autotransplantation
- Allotransplantation [17]
- Belassen des retinierten Zahns.

18.3.5 Freilegung und orthodontische Einordnung

Nicht das chronologische Alter des Patienten sollte als Kriterium für die operative Freilegung eines retinierten Zahns herangezogen werden, sondern das Zahnalter. Ausschlaggebend ist hier der **morphologische Entwicklungsstand** des retinierten Zahns. Die Wurzel sollte nahezu vollständig – mindestens jedoch zu zwei Dritteln der erwarteten Wurzellänge – ausgebildet sein. Entscheidend für den Erfolg der Freilegung ist die Beziehung des retinierten Zahns zur Umgebung. Liegt die Wurzelspitze in der Nähe der Kompakta des Kieferknochens, so ist die Prognose für die Vertikalentwicklung ungünstig.

Die Indikation zur Freilegung und Einreihung kann für jeden Zahn gestellt werden. Zu beachten sind jedoch folgende **Kriterien:**

- Die Diagnose „retinierter Zahn" sollte möglichst zur Zeit des physiologischen Durchbruchs des Zahns gestellt werden. Generell gilt: Je später retinierte Zähne diagnostiziert werden, desto ungünstiger ist ihre Prognose [21].
- Dem retinierten Zahn muss eine ausreichend große Lücke zur Verfügung stehen. Sollte das nicht der Fall sein, so muss diese durch eine zusätzliche orthodontische (Vor-)Behandlung erweitert werden.
- Die Ätiologie der Retention sollte erkannt werden, damit kausaltherapeutisch vorgegangen werden kann.

Operatives Vorgehen

Das operative Vorgehen wurde von Frenkel [9] ausführlich beschrieben. Auch bei einer Freilegung sollten horizontale Schnittführungen im Bereich der beweglichen Schleimhaut vermieden werden. Ein besonderes Augenmerk bei der Operationsplanung und der Wahl der Schnittführung muss auf das ästhetische Ergebnis der Weichgewebe nach erfolgreicher orthodontischer Einordnung gelegt werden. Prinzipiell sind folgende **Techniken** möglich:

- Freilegung des (direkt unter der Schleimhaut zu palpierenden) retinierten Zahns durch eine **Exzision der bedeckenden Schleimhaut.** Bei dieser Schnittführung ist zu berücksichtigen, dass gerade bei vestibulärer Retention ein Teil der keratinisierten Gingiva verloren gehen kann.
- Freilegung des retinierten Zahns durch die **Bildung eines vestibulär gestielten Trapezlappens,** der nach Freilegung des Zahns ins Vestibulum verlagert wird, so dass die Zahnkrone freiliegt. Nach erfolgreicher orthodontischer Einordnung wird der apikal verlagerte Trapezlappen nach koronal reponiert, so dass der Gingivalsaum harmonisch verläuft.
- Offene/geschlossene Technik: **Freilegung** des retinierten Zahns, ggf. Kleben eines Brackets oder eines Goldkettchens und **Reposition** des **Mukoperiostlappens.** Im Rahmen der orthodontischen Therapie bricht der Zahn durch den Mukoperiostlappen durch und die Breite der physiologischen keratinisierten Schleimhaut bleibt erhalten.
- Freilegung des Zahns und Ausdünnung des Mukoperiostlappens (**Rolllappentechnik** nach Tränkmann [21]). Dieser wird knapp eingeschlagen und durch eine Matratzennaht dem retinierten Zahn und seiner Umgebung adaptiert und immobilisiert. Eine Tamponade ist bei dieser Vorgehensweise nicht erforderlich. Durch das Einschlagen des Mukoperiostlappens wird verhindert, dass ein frischer Wundrand bestehen bleibt, der über freie Granulation den artifiziell geschaffenen Weg für die Vertikalentwicklung des retinierten Zahns behindert [20].

Orthodontische Einordnung

Bei ausreichender Lücke für den retinierten Zahn erübrigt sich eine apparative Behandlung. Falls keine abnorme Keimlage vorliegt, ist oft allein die operative Freilegung ausreichend für die spontane Einordnung des retinierten Zahns in den Zahnbogen. Zeigt der freigelegte Zahn jedoch keinen weiteren Durchbruch oder ist aufgrund einer abnormen Keimlage eine spontane Einordnung in den Zahnbogen nicht zu erwarten, muss der Zahn orthodontisch eingeordnet werden. Prinzipiell kann eine Retention intraoperativ während der Freilegung oder erst später angebracht werden.

Falls intraoperativ eine ausreichende Übersicht und Blutleere vorliegt, wird eine Retention intraoperativ angebracht. Dieses kann z. B. ein **Bracket** sein, an dem dann ein Draht befestigt wird, über den der Zahn orthodontisch eingeordnet wird. Da diese Drähte relativ starr und unhandlich sind, wurde als Alternative die temporäre Freilegung mit Kleben einer Verankerung mit einem Silber- respektive Goldkettchen mittels Säureätztechnik und Transpalatinalbügel entwickelt [12]. Vorteil dieser **Kettchen-Technik** ist die geschmeidige Form der Verbindung zwischen Zahn und kieferorthopädischer Apparatur, die den Patienten – je nach Art der Zahnverlagerung – meistens weniger behindert als ein starrer Draht (Abb. 18-5).

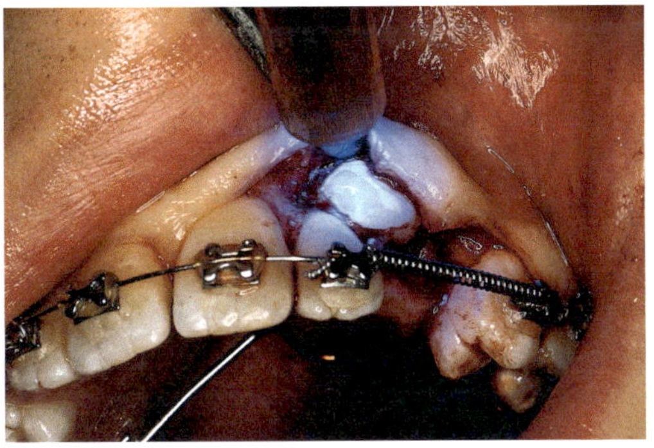

Abb. 18-5a Freilegung des retinierten Zahns 23 mit einem Zahnfleischrandschnitt von 21 bis 24 ohne vertikale Entlastung. Durch die Säureätztechnik wird ein Goldkettchen an der Zahnkrone befestigt.

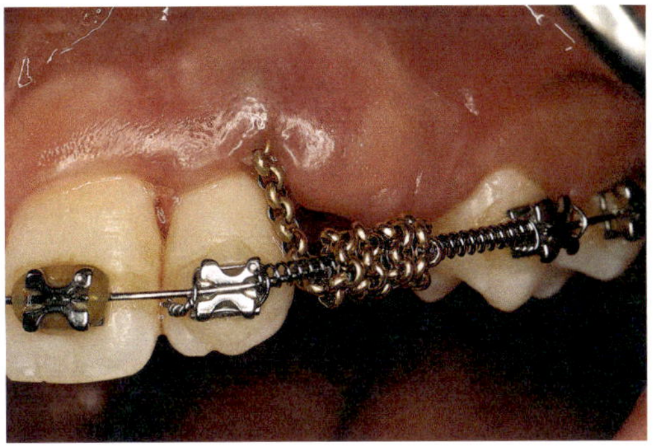

Abb. 18-5b Situation eine Woche postoperativ. Der Mukoperiostlappen war reponiert und durch Situationsnähte adaptiert worden, so dass es nun während der orthodontischen Therapie zum Durchbruch des Zahns kommen kann. Das Goldkettchen wird dann entsprechend dem erfolgten Zahndurchbruch gekürzt.

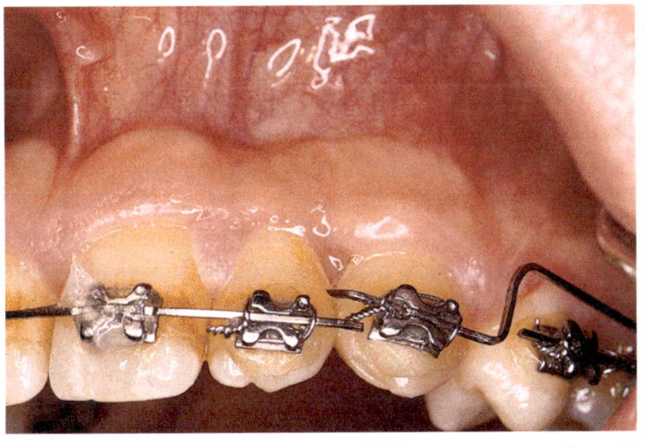

Abb. 18-5c Klinische Situation zwölf Monate postoperativ nach kieferorthopädischer Einordnung des Zahns 23.

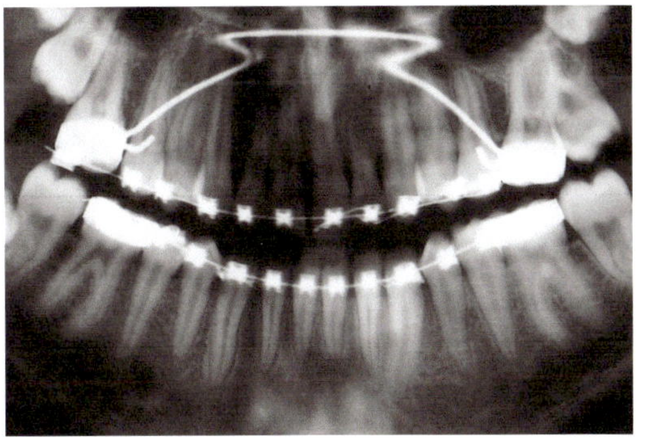

Abb. 18-5d Röntgenologischer Befund zwölf Monate postoperativ nach Einordnung des Zahns 23.

Durch die aktive Vertikalbelastung nach operativer Freilegung kann es prinzipiell zu einer **Ankylose** zwischen Zahnwurzel und Kieferknochen kommen. Auch eine **zu lange klinische Krone** des ursprünglich retinierten Zahns ist möglich, wenn die Vertikalentwicklung des Alveolarfortsatzes einer zu schnellen Vertikalentwicklung des freigelegten Zahns nicht folgen kann. Nach vollständiger Vertikalentwicklung ist bei den freigelegten Zähnen ein **physiologisches marginales Parodont** zu erwarten [20]. Eine Studie von Barwart [3] zeigte, dass die parodontale Situation (Breite der keratinisierten Gingiva, Attachmentverlust, Sondierungstiefe, klinische Kronenhöhe) retinierter Eckzähne nach Abschluss ihrer Einordnung mittels Silberkettchen keine signifikanten Unterschiede zu den spontan durchgebrochenen Eckzähnen der Gegenseite aufwies.

18.3.6 Operative Entfernung der dritten Molaren

Die Entfernung der dritten Molaren zählt mit zu den häufigsten chirurgischen Eingriffen, obwohl diese Zähne von allen **am häufigsten nicht angelegt** sind (in 9–20% sind ein oder mehrere dritte Molaren nicht angelegt). Für das klinische Vorgehen ist von zentraler Bedeutung, ob ein dritter Molar überhaupt durchbrechen oder impaktiert bleiben wird und ob ein dritter Molar negative Einflüsse auf die Zahnstellung vor allem im Unterkiefer-Frontzahnbereich haben wird (Tab. 18-1). Da der Durchbruchszeitpunkt der dritten Molaren stark variiert, kann keine Prognose angestellt werden, ob ein dritter Molar durchbrechen wird oder nicht. Auch die Inzidenz einer Impaktion eines dritten Molaren ist in den verschiedenen Teilen der Welt sehr unterschiedlich (zwischen 9,5 und 39%). Im Allgemeinen brechen sie durch, bevor das Wur-

Tabelle 18-1 Gründe zur operativen Entfernung von dritten Molaren.

- Verlagerung
- falsche Keimlage
- Ausgleichsextraktion (Nichtanlage des Antagonisten)
- Halbretention – Dentitio difficilis
- Zysten
- Erleichterung der Distalisation mittels Headgear
- tertiärer Engstand
- kieferchirurgische Bisslagenkorrektur
- Unterkieferfrakturen mit Zahn im Bruchspalt

zelwachstum abgeschlossen ist. Ein fehlender Durchbruch ist am wahrscheinlichsten auf Platzmangel oder eine Kippung des Zahns zurückzuführen, wobei jedoch untere dritte Molaren im Verlauf der Wurzelbildung eine deutliche Tendenz aufweisen, sich aufzurichten [16]. Deshalb ist eine eindeutige Aussage darüber, ob ein dritter Molar impaktiert bleiben wird, erst dann möglich, wenn das Wurzelwachstum fast vollständig abgeschlossen ist oder eine ausgeprägte Kippung einen Durchbruch unmöglich erscheinen lässt.

Da nach heutigem Kenntnisstand dritte Molaren für Zahnfehlstellungen im Unterkiefer-Frontzahnbereich nicht verantwortlich sind, besteht deshalb **primär keine Indikation** mehr zur frühzeitigen operativen Entfernung dritter Molaren [1], die aufgrund der in der Regel tiefen Keimlage vor allem im Oberkiefer schwierig ist und den Patienten damit stärker belastet als eine spätere Entfernung, wenn sich Zahn und Tuber weiterentwickelt haben. Falls aufgrund der Größe des Zahnbogens davon auszugehen ist, dass die dritten Molaren entfernt werden müssen, sollte dies jedoch erst dann erfolgen, wenn abzusehen ist, dass

- die ersten Molaren eindeutig erhaltungswürdig sind,
- keine kieferorthopädische Extraktionstherapie mehr geplant ist und
- ein dritter Molar nicht als Autotransplantat benötigt wird.

Andererseits sollten die dritten Molaren aus chirurgischer Sicht zu einem Zeitpunkt entfernt werden, an dem das **Wurzelwachstum noch nicht vollständig abgeschlossen** ist, um der Gefahr einer Schädigung des N. alveolaris inferior durch eine direkte Lagebeziehung zwischen (oftmals grazilen) Zahnwurzeln und Nerv und einer möglichen Umfassung des Nervs durch die Wurzelspitzen vorzubeugen. Auch das Risiko einer Fraktur der oft grazil abgewinkelten Wurzelspitzen ist vor Abschluss des Wurzelwachstums wesentlich geringer.

Bei der Entfernung retinierter dritter Molaren können **Wurzelfrakturen** auftreten. Im Einzelfall kann es empfehlenswert sein, kleinere Wurzelfragmente in situ zu belassen, wenn deren Entfernung zu einer Gefährdung wichtiger anatomischer Strukturen führen würde oder mit einem unverhältnismäßig hohen Knochenverlust verbunden wäre. Eine wichtige Voraussetzung hierfür ist, dass der Zahn über eine vitale Pulpa verfügte.

Für eine Entfernung der dritten Molaren im jugendlichen Alter spricht auch die klinische Beobachtung, dass dann die Gefahr einer parodontalen Taschenbildung distal des zweiten (unteren) Molaren geringer ist. Aus den aufgezeigten Gründen ist heute eine Germektomie nur noch selten indiziert. Der günstigste Zeitpunkt zur Entfernung eines retinierten und impaktierten dritten Molaren ist damit der Zeitraum, in dem die Zahnwurzel zu drei Vierteln oder ganz ausgebildet ist.

Die operative Entfernung retinierter dritter Molaren ist häufig mit erheblichen **postoperativen Beschwerden** in Form von ausgeprägten Ödemen, eingeschränkter Mundöffnung und Schmerzen verbunden, die vom Patienten oftmals als unangenehmer empfunden werden als der eigentliche operative Eingriff. Durch eine **perioperative** Gabe von **Glukokortikoiden** können diese Beschwerden signifikant reduziert werden. Obwohl systematische Studien zum Zeitpunkt der Gabe, der optimalen Dosierung und Dauer fehlen, können aufgrund einer Vielzahl klinischer Studien Therapieempfehlungen für eine orale Gabe gegeben werden:

- 20 mg Methylprednisolon vor oder direkt nach der Operation, weitere 20 mg am Abend
- 1. Tag post OP: morgens und abends jeweils 6 mg
- 2. Tag post OP: morgens und abends jeweils 4 mg (Dosierung bezogen auf 50 bis 70 kg Körpergewicht).

Höhere Dosierungen sind möglicherweise wirkungsvoller [19].

18.4 Behandlungsmöglichkeiten fehlender Zähne

Fehlende Zähne bei Jugendlichen sind vor allem auf Nichtanlagen oder einen traumatischen Zahnverlust zurückzuführen. Epidemiologische Studien in Skandinavien zeigten, dass die Inzidenz einer Nichtanlage bleibender Zähne (ohne dritte Molaren) zwischen 6,1 und 7,4% beträgt, wobei vor allem der zweite Prämolar und der seitliche Schneidezahn betroffen sind. Hierzu kommen weiterhin Zähne, die durch ein Trauma verloren gegangen sind. Gerade die Nichtanlagen der seitlichen Schneidezähne oder ein traumatischer Frontzahnverlust führen zu beträchtlichen ästhetischen Problemen.

Zur Lebenserwartung von Milchmolaren ohne nachfolgenden bleibenden Zahn der 2. Dentition gibt es bisher nur wenige Studien. In den meisten Fällen kommt es an den Milchmolaren zur Oberflächenresorption und zur Ausbildung einer Ankylose und Infraokklusion, so dass das Risiko einer Elongation der Gegenbezahnung berücksichtigt werden muss. Für ein Belassen von Milchmolaren spricht die Tatsache, dass sich in diesem Bereich nach Verlust der Zähne ein gutes Knochenangebot für eine Implantation findet.

18.4.1 Kieferorthopädische Behandlung oder Autotransplantation

Eine kieferorthopädische Behandlung oder ein kieferorthopädischer Lückenschluss wird die Therapie der Wahl sein, wenn dadurch ein gutes ästhetisches und funktionelles Ergebnis erzielt werden kann. Jedoch sind im Rahmen kieferorthopädischer Behandlungen meist nur begrenzte Zahnbewegungen über kürzere Distanzen möglich. Die Autotransplantation von Zähnen ermöglicht in vielen Situationen eine größere Therapiefreiheit, da Zähne über weite Distanzen verlegt werden können, sogar in den Gegenkiefer.

Bevor die Entscheidung über eine Therapie getroffen wird, sind die möglichen akuten Misserfolge (Beschädigung des Transplantates bei der operativen Entfernung) und eine realistische Bewertung der Langzeitprognose zu berücksichtigen.

Günstige Voraussetzungen für eine Autotransplantation bestehen dann, wenn das Wurzelwachstum zu ca. $^{2}/_{4}$ bis $^{4}/_{4}$ abgeschlossen ist und das Foramen apicale noch offen ist. In diesem Fall wird es zu einer Revaskularisation und Reinnervation der Pulpa kommen. Entsprechend erfolgreich transplantierte Zähne weisen später eine ausgezeichnete Langzeitprognose auf.

Werden Zähne mit abgeschlossenem Wurzelwachstum transplantiert, ist in der Regel postoperativ immer eine endodontische Behandlung notwendig.

Aus diesem Grund kommt der Autotransplantation in den Fällen eine große Bedeutung zu, wo das Transplantat atraumatisch zu entnehmen ist, das Wurzelwachstum nicht abgeschlossen ist und die Empfängerstelle ein ausreichendes Knochenangebot für die Schaffung einer Alveole aufweist.

Durch die außerordentlich guten Langzeitergebnisse enossaler Implantate in funktioneller und ästhetischer Hinsicht hat die Autotransplantation bei Erwachsenen erheblich an Bedeutung verloren.

18.4.2 Enossale Implantate

Der Einsatz von enossalen Implantaten im Kindes- und Jugendlichenalter unterscheidet sich deutlich von der Therapie beim erwachsenen Patienten [10]. Während beim Erwachsenen Fragen wie die Knochenqualität und -quantität, Ästhetik und die vertikale Distanz für die prothetische Suprakonstruktion im Vordergrund stehen, muss im Wachstumsalter zusätzlich berücksichtigt werden, dass es bis zum Abschluss des Körperwachstums zu intensiven Veränderungen im Kieferbereich in allen drei Dimensionen kommt. Im Gegensatz zu Zähnen mit intaktem Desmodont bleiben Implantate am Ort der Implantation stationär und nehmen an den Umbau- und Wachstumsvorgängen nicht teil. Aus diesen Gründen ist es möglich, dass Implantate je nach Lebensalter des Patienten zum Zeitpunkt der Implantation vom Knochen **vollständig eingeschlossen** werden können und auch das **Wachstum** des Kieferkamms in diesem Bereich behindert werden kann. Werden Implantate im Oberkiefer-Frontzahnbereich vor Abschluss des skelettalen Wachstums inseriert, findet sich in Abhängigkeit vom weiteren Wachstum eine **Infraokklusion** und eine **apikale Verlagerung der Gingiva,** die das ästhetische Ergebnis beeinträchtigt. Auch ist zu berücksichtigen, dass es bei enger Lagebeziehung zu benachbarten Zähnen zu einem **Knochenverlust** kommen kann.

Die Erfolgsprognose und vor allem das ästhetische Resultat werden umso besser, je weiter das Knochenwachstum zum Zeitpunkt der Implantation abgeschlossen ist. Deshalb sollte eine Implantation bei Mädchen erst ab dem 15. Lebensjahr und bei Jungen ab dem 17.–19. Lebensjahr erfolgen.

Da Zahnreifung, skelettales Wachstum und chronologisches Alter nicht eng miteinander korrelieren, sollten Implantate bei Jugendlichen primär erst dann inseriert werden, wenn alle bleibenden Zähne vollständig durchgebrochen sind und ggf. anhand der Handröntgenaufnahme von einem (fast vollständigen) Abschluss des skelettalen Wachstums ausgegangen werden kann.

Der Umfang des weiteren skelettalen Wachstums bestimmt später das Ausmaß der Infraokklusion des Zahnersatzes. Bei der kieferorthopädischen oder auch prothetischen Behandlung bis zum Zeitpunkt der Implantation muss berücksichtigt werden, dass eine ausreichend breite Lücke offen gehalten wird. Generell sollte die Knochenlamelle zum benachbarten Desmodont mindestens eine Dicke von 1 mm aufweisen. Auch sollten die benachbarten Zähne aufgerichtet sein und parallel stehen (Abb. 18-6).

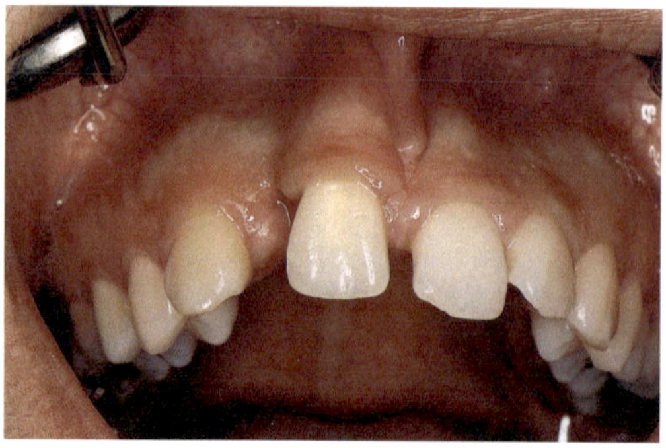

Abb. 18-6a Zustand nach Frontzahntrauma mit vollständiger Luxation des Zahns 12 und Intrusion des Zahns 11. Eine Implantatversorgung ist bei dieser 17-jährigen Patienten aufgrund der eingeengten Zahnlücke ohne orthodontische Vorbehandlung nicht möglich.

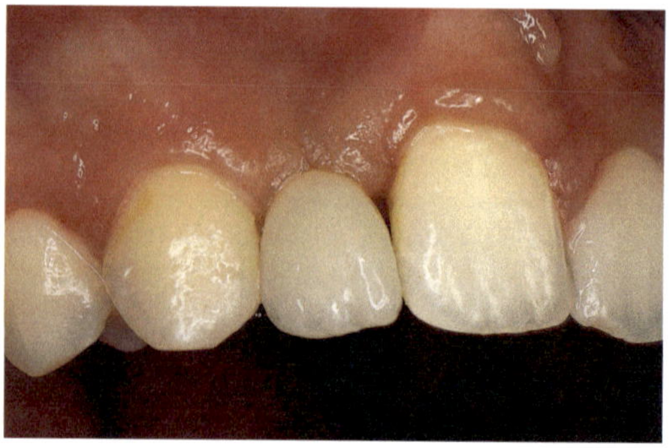

Abb. 18-6b Nach sechsmonatiger orthodontischer Therapie erfolgte die Implantation. Das klinische Bild zeigt die Situation 4 Wochen nach prothetischer Versorgung. In der Regel kommt es ca. 3 Monate nach prothetischer Versorgung zur Regeneration der Papillen, da der Abstand vom Kontaktpunkt zum Kieferkamm weniger als 5 mm beträgt.

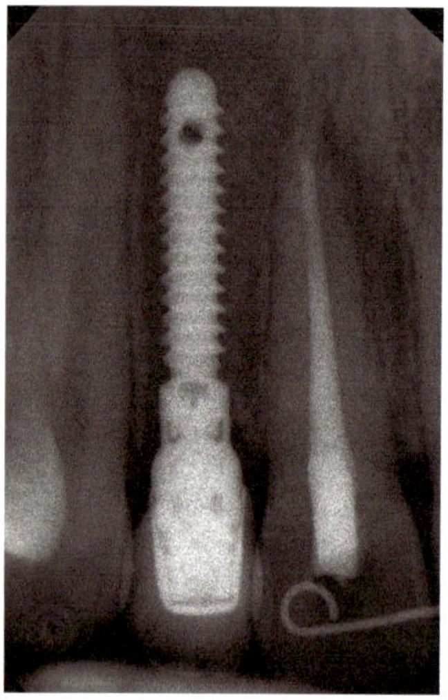

Abb. 18-6c Aufgrund der schmalen Zahnlücke wurde ein ZL-Duraplant®-Implantat mit einer Dicke von 2,9 mm ausgewählt, so dass ein Abstand von ca. 2 mm zum Desmodont der benachbarten Zähne eingehalten wurde.

18.5 Behandlung odontogener Zysten

Die Klassifikation odontogener Zysten sowie deren pathohistologische Einteilung sind entsprechend den Empfehlungen der WHO definiert und beziehen sich auf deren Pathogenese [11]. Eine vollständige Übersicht über Zysten im Mund-Kiefer- Gesichtsbereich und deren Behandlung findet sich bei Becker [6].

Kieferzysten treten häuptsächlich im mittleren Lebensalter auf. Dennoch gibt es spezielle zystische Veränderungen, die gehäuft bei Kindern und Jugendlichen zu diagnostizieren sind. Eine zusammenfassende Darstellung der wichtigsten odontogenen Zysten im Kindes- und Jugendlichenalter und deren Behandlungsmöglichkeiten findet sich in Tabelle 18-2.

In der Mehrzahl der Fälle handelt es sich bei **Milchzahnzysten** um radikuläre Zysten an tief zerstörten Milchzähnen oder Milchzahnwurzelresten. Da die Gefahr der Schädigung der bleibenden Zähne gegeben ist, sollten diese Zysten gefenstert werden. Gleichzeitig erfolgt die Entfernung der verursachenden Milchzähne bzw. Milchzahnreste.

Beim **operativen Vorgehen** ist die Größe der Milchzahnzyste zu beachten:

- **Zysten < 1 cm:** Extraktion des Milchzahns und Umschneidung der Extraktionswunde zum Fenster, lockere Tamponade des Zystenlumens (sonst ist eine Schädigung des Zahnkeims bei der Blutstillung möglich). Entfernung der Tamponade nach ein bis zwei Tagen.
- **Zysten > 1 cm:** Vestibulärer marginaler Trapezlappenschnitt, Entfernung des Milchzahns bzw. Wurzelrests von vestibulär, dadurch Fensterung der Zyste über den Extraktions- oder Osteotomiezugang, Glättung der Fensterung, Einlegen des Trapezlappens vestibulär in das Zystenlumen, Tamponade und Einsetzen einer Verbandplatte. Entfernung der Tamponade nach sieben Tagen.

In Zusammenarbeit mit dem Kieferorthopäden kann im Anschluss an die Operation zur Steuerung des Zahnwechsels und zur Nachbehandlung der Zyste ein orthodontisches Gerät mit einem Obturator kombiniert werden.

Tabelle 18-2 Odontogene Zysten und ihre Bedeutung im Kindes- und Jugendlichenalter.

Zyste	Altersverteilung (in Jahren)	Geschlecht (M:F)	Lokalisation	Chirurgische Therapie	Rezidivquote	Empfohlene Kontrollen
Zahnleistenzyste beim Neugeborenen „Epstein Pearls“	< 3 Monate	1:1	Kieferkamm	keine (spontane Remission)	keine	keine
Eruptionszyste	0–5	1:1	Processus alveolaris	keine (Zahndurchbruch kann verzögert sein)	keine	keine
follikuläre Zyste [18]	> 10	1,5:1	OK: Eckzähne UK: Weisheitszähne	Zystostomie (spontane Reeruption bei nicht abgeschlossenem Wurzelwachstum, abwarten, ggf. orthodontische Einordnung) Enukleation und Entfernung des betroffenen Zahns	keine	bis zur Einordnung des Zahns engmaschiges Follow-up **Cave:** Entwicklung von Amelobastomen, Keratozysten und Plattenepithekarzinomen aus Zystenepithel sind dokumentiert!

18.6 Odontogene Tumoren im Wachstumsalter

Die Klassifikation odontogener Tumoren und deren histologische Typisierung wurden von der WHO definiert [4]. Tabelle 18-3 zeigt eine zusammenfassende Darstellung von odontogenen Tumoren im Kindes- und Jugendlichenalter und deren Behandlungsmöglichkeiten.

Eine Untersuchung zur Häufigkeit und histologischen Differenzierung von odontogenen Tumoren im Wachstumsalter macht deutlich, dass die größte Entität hierbei die ameloblastisch-ektomesenchymalen Tumoren (vor allem zusammengesetzte und komplexe Odontome) mit 62 % darstellten. Ektomesenchymal-mesenchymale Tumoren kamen im Wachstumsalter nicht vor. Die Geschlechtsverteilung war nahezu ausgeglichen [8].Therapeutisch wird für die odontogenen Tumoren im Wachstumsalter ihre sichere Exkochleation bzw. Kürettage für notwendig erachtet (Tab. 18-3).

Eine besondere Bedeutung kommt im Kindes- und Jugendlichenalter der **unizystischen Variante der Ameloblastome** zu, die bei 45 % der Betroffenen im Alter von 10 bis 19 Jahren auftritt (s. Tab. 18-3), während das Durchschnittsalter für den soliden/multizystischen Typ sowie den desmoplastischen Typ bei 30 bis 60 Jahren liegt [4]. Bei der Behandlung von Ameloblastomen können sowohl differentialdiagnostische als auch therapeutische Schwierigkeiten auftreten. Differentialdiagnostische Probleme ergeben sich im Wachstumsalter wegen ähnlicher histologischer Bilder bei Ameloblastomen, anderen odontogenen Tumoren und Anteilen der Zahnleiste, die eine Unterscheidung erschweren können. Trotz der histologischen Diagnose „Ameloblastom" sollte daher beim Fehlen typischer intraossärer Läsionen, wie es bei Kindern der Fall sein kann, keine Resektion durchgeführt werden. Abwartendes Verhalten und Diskussion mit einem Spezialisten sind hier angezeigt.

18.6.1 Keratozystischer odontogener Tumor (ehem. sog. Keratozyste)

Die Rezidivquote nach operativer Entfernung eines keratozystischen odontogenen Tumors (KCOT) ist einerseits aufgrund rein morphologischer Kriterien wie der Ausbildung von Satellitenzysten (Abb. 18-7) und der Zerreißbarkeit des parakeratotischen Plattenepithels, andererseits aber durch die auch in vitro nachgewiesene aktive Proliferation im Zystenepithel

Tabelle 18-3 Odontogene Tumoren und ihre Bedeutung im Kindes- und Jugendlichenalter.

Tumor	Altersverteilung (in Jahren)	Geschlecht (M:F)	Lokalisation	Chirurgische Therapie	Rezidivquote	Empfohlene Kontrollen
ameloblastisches Fibrom [22]	0–20	1:1	Prämolaren- und Molarenbereich häufiger UK	gründliche Kürettage	bis zu 43%	langfristig und engmaschig, Entartungen in ameloblastisches Fibrosarkom bekannt
ameloblastisches Fibroodontom	0–20	männl. Geschlecht häufiger	multifokal in Maxilla und Mandibula	gründliche Kürettage	13%	alle 6 Monate
adenomatoid odontogener Tumor [13]	13–19	1:1,9	häufiger im OK als UK Frontzahnbereich	konservative Exkochleation	selten	selten
Odontom	10–20	männl. Geschlecht häufiger	OK und UK gleich häufig; im Frontzahnbereich öfter zusammengesetztes O., im Seitenzahnbereich häufiger komplexes O.	Enukleation	keine, da Hamartom, wachstumsreguliert	keine
unizystisches Ameloblastom (intramurales A.) [14]	10–20	1:1,14	UK fünfmal häufiger betroffen als OK, häufiger im Molarenbereich	konservative Enukleation bei Ackermann Typ 1 & 2, Teilresektion bei Ackermann Typ 3	13,7%	lebenslang
keratozystischer odontogener Tumor (ehem. sog. Keratozyste) [6]	16–20	1,5:1	Kieferwinkel, aufsteigender Ast	Zystektomie (selten Zystostomie) evtl. zweiseitiges Vorgehen (s. Text)	hoch (ca. 50%)	mind. 10 Jahre (in der Anfangsperiode engmaschig, danach einmal im Jahr)

besonders hoch. Rezidive treten nach Zystektomie und Zystostomie gleichermaßen auf. Daher richtet sich ein besonderes Augenmerk auf die Therapie und das postoperative Follow-up dieses Tumors.

In der Literatur werden unterschiedliche Therapieverfahren angegeben: Kieferteilresektion, Kryofixierung, die Fixierung des Zystenbalgs mit Carnoy-Lösung und schließlich die konventionelle Zystektomie und Zystostomie.

Die alleinige Zystektomie und Zystostomie kann heute nicht mehr empfohlen werden. Es sollte in jedem Fall eine Mitentfernung der bedeckenden Schleimhaut und Weichteile sowie gegebenenfalls die intraoperative Fixierung des Zystenbalgs vor der Zystektomie mit Carnoy-Lösung angestrebt werden.

Hierbei ist zu berücksichtigen, dass eine nervschädigende Wirkung von Carnoy-Lösung nachgewiesen

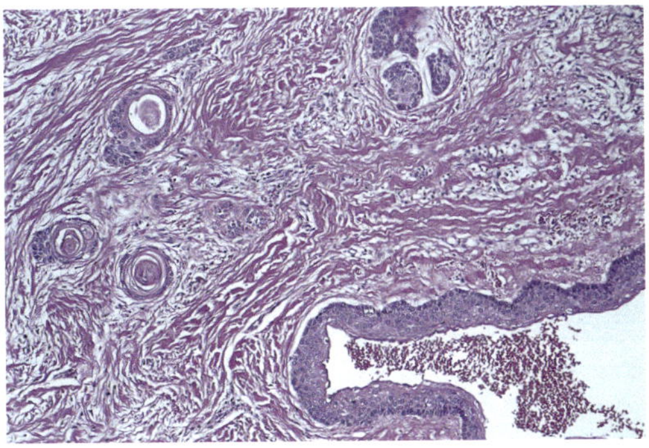

Abb. 18-7 Bei einem 12-jährigen Jungen mit Gorlin-Goltz-Syndrom fanden sich beidseits im Unterkiefer perikoronare Transluzenzen um die retinierten Zähne 37 und 47. Im histologischen Präparat nach Zystektomie und Exzision der bedeckenden Weichgewebe findet sich das charakteristische Bild eines keratozystischen odontogenen Tumors mit den palisadenartig stehenden hoch prismatischen Basalzellen. Um die Hauptzyste finden sich multiple Epithelinseln mit beginnenden Mikrozysten. Die bedeckende Kieferkammschleimhaut wurde vollständig exzidiert und in mehreren Schichtebenen histologisch untersucht, um sicherzustellen, dass sich im Randbereich keine Satellitenzysten mehr befinden.

wurde. Falls ein KCOT allseits von kompakten Knochen umgeben ist, kann bei Kindern und Jugendlichen im Unterkiefer aufgrund der hohen osteogenetischen Potenz zur Schonung retinierter Zahnkeime und des N. alveolaris inferior im Einzelfall auf eine Zystenfüllung mit Carnoy-Lösung verzichtet werden, wenn eine engmaschige postoperative Kontrolle sichergestellt ist. Der Vitalerhalt erheblich verlagerter Zähne, insbesondere im Prämolaren- und Eckzahnbereich, wird dadurch möglich. Zunächst erfolgt in diesen Situationen eine Zystostomie, und später nach Reduktion des Zystenlumens die Zystektomie mit Exzision der bedeckenden Weichgewebe und ggf. eine Fixierung des Zystenbalges mit Carnoy-Lösung (Abb. 18-8).

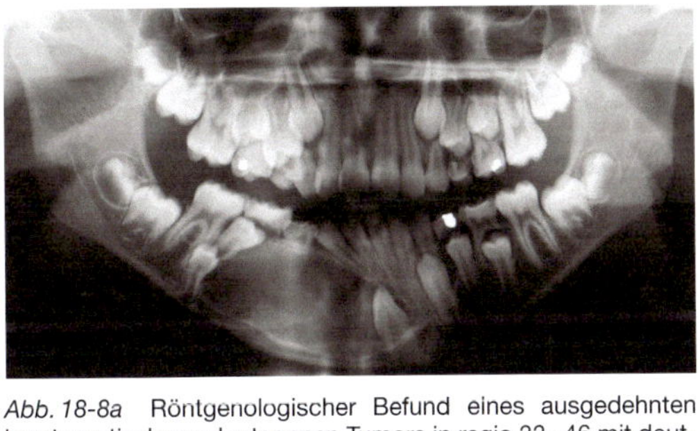

Abb. 18-8a Röntgenologischer Befund eines ausgedehnten keratozystischen odontogenen Tumors in regio 33–46 mit deutlicher Dislokation der Zähne 45, 44 und 43 und Kippung der Unterkiefer-Frontzähne.

Die Behandlung eines KCOT im Oberkiefer erfordert eine besondere Umsicht, da sie sich zur Schädelbasis ausbreiten können und deren Ausmaß in der Panoramaschichtaufnahme oft nicht vollständig fest-

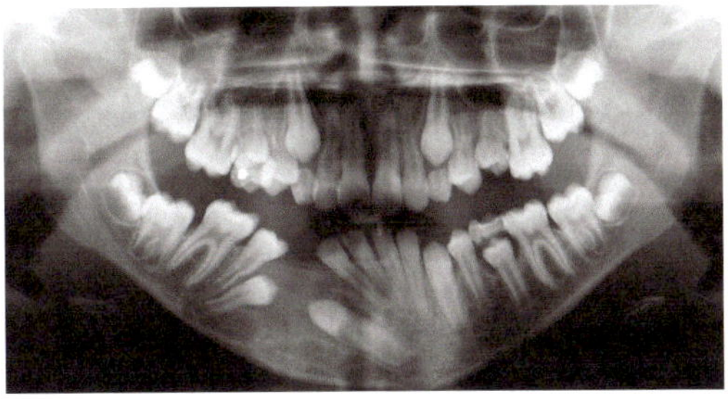

Abb. 18-8b Um die Vitalität der retinierten Zähne zu erhalten und eine Schädigung des N. alveolaris inferior auszuschließen, erfolgte zunächst eine Zystostomie in regio 42–44 mit anschließender Obturatorbehandlung. Sieben Monate postoperativ findet sich eine deutliche Verkleinerung des Zystenlumens. Der Zahn 45 ist zu diesem Zeitpunkt bereits durchgebrochen. Die Zähne 43 und 44 zeigen spontan ein deutliches Wachstum in Richtung ihrer physiologischen Position im Zahnbogen. Satellitenzysten konnten nicht nachgewiesen werden.

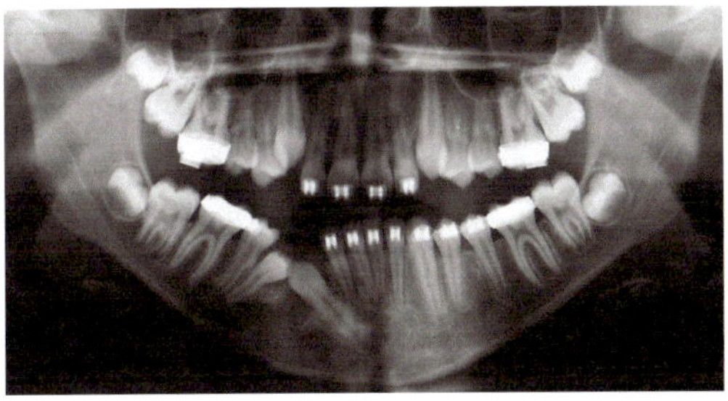

Abb.18-8c Nach weiteren zehn Monaten findet sich eine deutlich abgegrenzte Rest- oder Satellitenzyste in regio 43/44, die durch Zystektomie mit Exzision der bedeckenden Weichgewebe therapiert wurde.

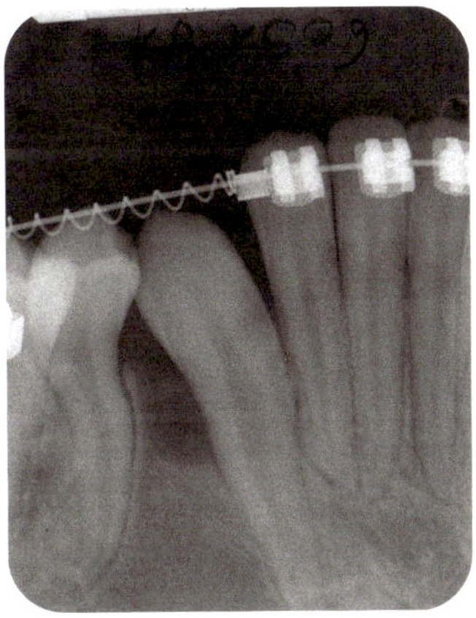

Abb. 18-8d Nach weiteren zwölf Monaten kam es zur Zystenbildung in regio 43/44, die wiederum durch Zystektomie mit Exzision der bedeckenden Weichgewebe behandelt wurde.

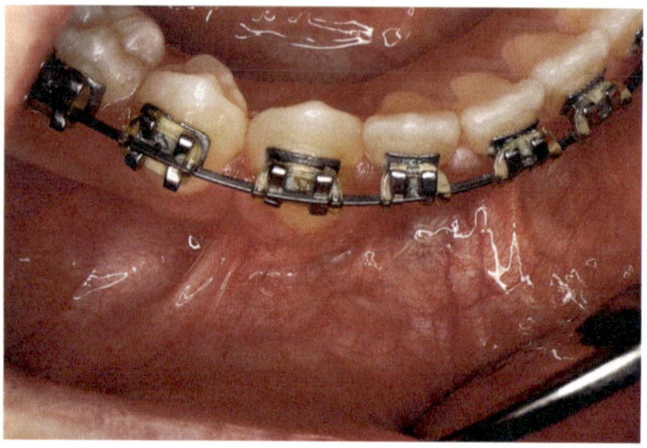

Abb. 18-8e Die klinische Situation drei Jahre nach Beginn der Behandlung. Die retinierten Zähne 45, 44 und 43 konnten in den Zahnbogen eingeordnet werden.

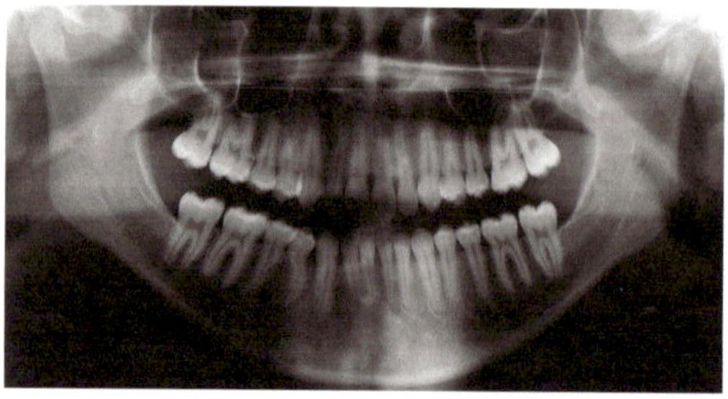

Abb. 18-8f Röntgenbefund sechs Jahre nach Beginn der Behandlung. Die dritten Molaren wurden zwischenzeitlich entfernt. Im Bereich des ursprünglichen Tumors findet sich eine vollständige knöcherne Regeneration. Rezidive wurden seit drei Jahren nicht mehr beobachtet.

gestellt werden kann. Der Kernspinresonanztomographie kommt als bildgebendem Untersuchungsverfahren hier gerade bei Kindern eine besondere Bedeutung zu, da keine Strahlenexposition auftritt und das KCOT sehr gut gegen angrenzende Weich- und Hartgewebe abgegrenzt werden können (Abb. 18-9).

Das postoperative Follow-up sollte sich beim KCOT über einen Zeitraum von mindestens zehn

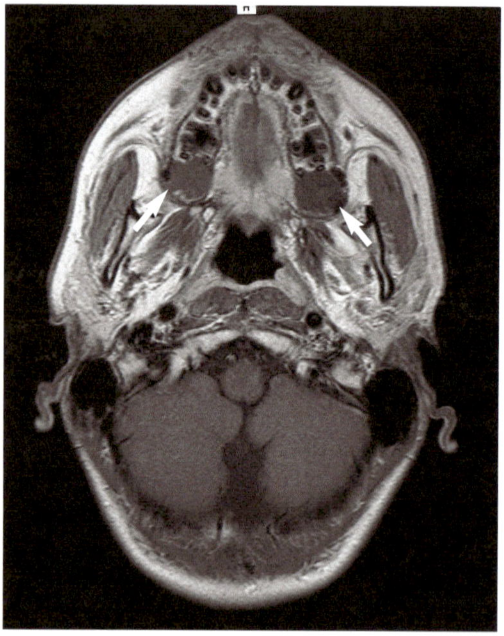

Abb. 18-9a Darstellung von zwei keratozystischen odontogenen Tumoren in regio 18 und 28 (Pfeile) bei einem 14-jährigen Jungen mit Gorlin-Goltz-Syndrom in der Kernspinresonanztomographie (TR 690, TE 15; T_1-gewichtete Aufnahme; Kontrastmitteldarstellung mit Magnevist®). Die horizontale Schichtebene befindet sich im Bereich der Wurzelspitzen der oberen Molaren. Deutlich ist der Zahnaufbau mit Desmodontalspalt, Dentin und Pulpa zu erkennen. Zwischen den Wurzelspitzen des zweiten Molaren ist das basale Lumen der Kieferhöhle (signalarme, dunkle Darstellung) zu erkennen.

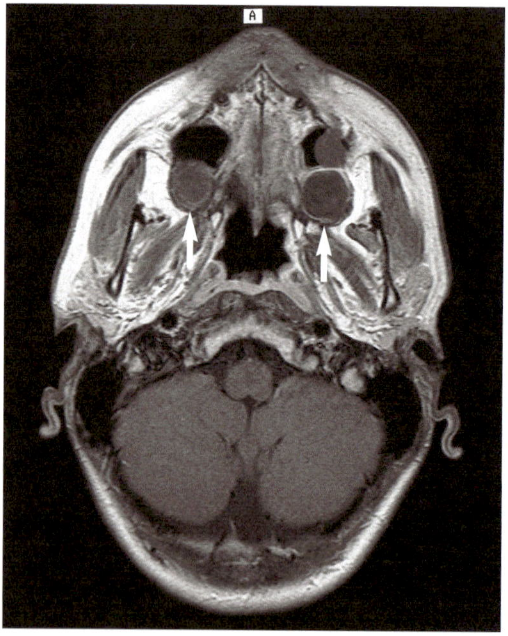

Abb. 18-9b In einer weiteren koronalen Schicht ist die Ausdehnung der keratozystischen odontogenen Tumoren in die Kieferhöhle abzuschätzen (Pfeile). In der linken Kieferhöhle findet sich eine deutlich von der Keratozyste abgegrenzte Mukozele (Pfeilspitze).

Jahren erstrecken, wobei in der Anfangsphase zu jährlichen Röntgenaufnahmen geraten wird. In einem späteren Stadium reichen Kontrollaufnahmen in zweijährigen Abständen aus.

18.6.2 Gorlin-Goltz-Syndrom (Basalzellnävus-Syndrom)

Das Gorlin-Goltz-Syndrom ist durch multiple KCOT, nävoide Basalzellkarzinome der Haut, Rippen- und Wirbelanomalien sowie intrakranielle Verkalkung gekennzeichnet. Es besteht ein Hypertelorismus, weiterhin kann eine Progenie vorliegen, auch Lippen-, Kiefer- Gaumenspalten wurden in diesem Zusammenhang beschrieben. Bei Frauen manifestiert sich das Syndrom um das 18., bei Männern um das 28. Lebensjahr. Die Erkrankung wird autosomal-dominant vererbt und zählt zu den Phakomatosen.

Sollten bei einem jungen Patienten Basalzellnävi und multiple KCOT auftreten, muss daran gedacht werden, dass dies ein Hinweis auf ein Basalzellnävussyndrom sein könnte

Danksagung: Die kieferorthopädische Behandlung der in Abb. 18-6 gezeigten Patientin erfolgte durch Dr. N. Schrinner, Schönwalder Str. 22, Berlin. Die Behandlung der in Abb. 18-5 und 18-8 gezeigten Patienten wurde in der Abteilung für Kieferorthopädie und Orthodontie des Zentrums für Zahnmedizin des Universitätsklinikums Charité (Leiter: Prof. Dr. R.-R. Miethke) durchgeführt.

18.7 Literatur

[1] Ades, A. G., Joondeph, D. R., Little, R. M., Chapko, M. K.: A long-term study of the relationship of third molars to changes in the mandibular dental arch. Am J Orthod Dentofac Orthop 97, 323 (1990).

[2] Andreasen, J. O.: Farbatlas der Replantation und Transplantation von Zähnen. Deutscher Ärzte-Verlag, Köln 1993.

[3] Barwart, O., Moschèn, I., Manhartsberger, C., Richter, M., Ulmer, H.: Die parodontale Situation retinierter Eckzähne nach kieferorthopädischer Einreihung. Prakt Kieferorthop 7, 129 (1993).

[4] Barnes, L., Eveson, J. W., Reichart, P., Sidransky, D. (eds.): WHO Classification of Tumours. Pathology & Genetics. Head and Neck Tumours. Chapter 6, Odontogenic tumours, p. 296–300, IARCPress, Lyon 2005.

[5] ehem. 4. Becker, J.: Verringerung der Strahlenexposition bei der enoralen Röntgendiagnostik durch eine Einblendung des Nutzstrahlfeldes. Quintessenz 46, 1201 (1995).

[6] Becker, J.: Epitheliale Zysten In: Reichart, P. A., Hausamen, J.-E., Becker, J., Neukam, F. W., Schliephake, H., Schmelzeisen, R. (Hrsg.): Curriculum Zahn-, Mund- und Kieferkrankheiten Chirurgie Band II. pp. 115–130, Quintessenz, Berlin 2002.

[7] Brannon, R. B.: The odontogenic keratocyst. A clinicopathological study of 312 cases. Part I. Clinical features. Oral Surg 42, 59 (1976).

[8] Dula, K., Bertold, H., Burkhardt, A.: Zur Häufigkeit und histologischen Differenzierung odontogener Tumoren im Wachstumsalter. Dtsch Zahnärztl Z 46, 83 (1991).

[9] Frenkel, G., Aderhold, L., Leilich, G., Raetzke, P.: Die ambulante Chirurgie des Zahnarztes. Hanser, München–Wien 1989.

[10] ehem. 8. Hilander, B., Ödman, J., Gröndahl, K., Friberg, B.: Osseointegrated implants in adolescents. An alternative in replacing missing teeth? Eur J Orthodont 16, 84 (1994).

[11] Kramer, I. R. H., Pindborg, J. J., Shear, M.: Histological typing of odontogenic tumours. World Health Organization International Histological Classification of Tumours. 2nd ed. Springer, Berlin–Heidelberg–New York 1992.

[12] Manhartsberger, C., Richter, M.: Der palatinal impaktierte Eckzahn – Neue Möglichkeiten zur kieferorthopädischen Einreihung. Prakt Kieferorthop 6, 161 (1992).

[13] Philipsen, H. P., Reichart, P. A., Zhang, K. H., Nikai, H., Yu, Q. X.: Adenomatoid odontogenic tumor: biologic profile based on 499 cases. J Oral Pathol Med 20, 149 (1991).

[14] Reichart, P. A., Philipsen, H. P., Sonner, S.: Ameloblastoma: biologic profile of 3677 cases. Oral Oncol, Eur J Cancer 31 B, 86–99 (1995).

[15] Reichart, P. A.: Dentoalveoläre Chirurgie. In: Hausamen, J. E., Machtens, E., Reuther, J. (Hrsg.): Mund- Kiefer- und Gesichtschirurgie. pp. 21–46, Springer, Berlin–Heidelberg–New York 1995.

[16] Richardson, M.: Changes in lower third molar position in the young adult. Am J Orthod Dentofac Orthop 102, 320 (1992).

[17] Schwartz, O.: Allotransplantation menschlicher Zähne. In: Andreasen, J. O. (Hrsg.): Farbatlas der Replantation und Transplantation von Zähnen. Deutscher Ärzte Verlag, Köln 1993.

[18] Shear, M.: Developmental odontogenic cysts. An update. J Oral Pathol Med 23, 1 (1994).

[19] Skjelbred, P., Lökken, P.: Pain and other squelae after surgery – mechanisms and management. In: Andreasen, J. O., Petersen, J. K., Laskin, D. M. (eds.): Textbook and Color Atlas of Tooth Impactions. Munksgaard, Kopenhagen 1997.

[20] Tränkmann, J.: Ätiologie, Diagnose und Therapie retinierter Zähne. Prakt Kieferorthop 1, 217 (1987).

[21] Tränkmann, J.: Eine neue Methode der operativen Freilegung retinierter Zähne. Dtsch Zahnärztl Z 26, 830 (1971).

[22] Trodahl, J. H.: Ameloblastic fibroma: A survey of cases from the Armed Forces Institute of Pathology. Oral Surg 51, 266 (1972).

19 Mund-Kiefer-Gesichtskrankheiten

von HANS-HENNING HORCH und ROBERT SADER

Inhaltsübersicht

19.1 Einleitung 350

19.2 Mund- und Zungenschleimhauterkrankungen 350
19.2.1 Infektiöse Allgemeinerkrankungen 350
Windpocken (Varizellen) 351
Masern (Morbilli) 351
Scharlach 351
Mumps 352
Dreitagefieber (Exanthema subitum) 352
Pfeiffer-Drüsenfieber 353
Coxsackie-A-Virus-Infektion (Hand-Mund-Fuß-Krankheit, Herpangina) 353
19.2.2 Mundschleimhauterkrankungen 354
Herpes labialis 354
Gingivostomatitis herpetica 354
Stomatitis simplex 354
Diphtherie 355
Candidiasis 355
Nichtinfektiöse Erkrankungen 355
Seltene Erkrankungen der Mundschleimhaut 356
Nichtkrankhafte Veränderungen der Mundschleimhaut 356
19.2.3 Erkrankungen der Zungenschleimhaut 356
Glossitiden 356
Nichtentzündliche Zungenveränderungen 357

19.3 Infektionen der Knochen und Weichteile 357
19.3.1 Osteomyelitis 357
19.3.2 Weichteilabszesse 357
19.3.3 Lymphadenitis 358
19.3.4 Seltene Infektionen 358

19.4 Zysten 359
19.4.1 Knochenzysten 359
19.4.2 Weichteilzysten 359
Halszysten 359
Retentionszysten 360
Epstein-Perlen/Bohn-Knötchen 361

19.5 Periphere und zentrale Granulome der Kiefer 361
19.5.1 Epuliden 361
19.5.2 Zentrales Riesenzellgranulom 361
19.5.3 Histiozytosis X 362

19.6 Metabolische Osteopathien ... 362
19.6.1 Rachitis ... 362
19.6.2 Infantiler Skorbut ... 362
19.6.3 Fibröse Dysplasie (Jaffé-Lichtenstein-Syndrom) ... 363
19.6.4 Osteogenesis imperfecta ... 363

19.7 Tumoren ... 363
19.7.1 Maligne Tumoren ... 363
Knochensarkome ... 364
Weichteilsarkome ... 364
19.7.2 Benigne Tumoren ... 364
Fibrome ... 364
Odontogene Geschwülste ... 364
Hämangiome ... 365
Lymphangiome ... 366
Neurofibromatose ... 366
Kongenitaler melanotischer Neuroektodermaltumor ... 367

19.8 Literatur ... 367

19.1 Einleitung

Die Behandlung des Kindes stellt immer ein besonderes Problem in der zahnärztlichen Praxis dar. Die oft ungenauen anamnestischen Angaben zu den Beschwerden, verbunden mit der mangelnden Behandlungsbereitschaft bei der klinischen Untersuchung, erschwert die Diagnosefindung in ganz besonderer Weise. Aus diesem Grund sollte die Behandlung in einer kinderzahnärztlich orientierten Praxis erfolgen, in der eine der Psyche des Kindes entsprechende Patientenführung gewährleistet ist bzw. in der Eingriffe in einer kurzen Vollnarkose durchgeführt werden können. Wichtig ist hierbei neben einer angenehmen Arbeitsatmosphäre eine ruhige psychologische Führung, in der sowohl der Behandler als auch das Assistenzpersonal geschult sein sollte (siehe auch Kap. 21 „Psychologische Aspekte bei der Organisation einer Zahnarztpraxis für Kinder").

Im Gegensatz zum Erwachsenen ist das Spektrum möglicher Erkrankungen beim Kind jedoch eingeschränkt und es treten in den meisten Fällen ganz typische Krankheitsbilder auf. Nur besondere Symptome erfordern eine ausgedehntere Differentialdiagnostik.

Lassen sich die Krankheitssymptome nicht einer dieser häufig auftretenden Erkrankungen zuordnen, sollte auf jeden Fall frühzeitig eine Überweisung zu einem Spezialisten erfolgen, da chronische Erkrankungen im Kindes- und Jugendalter nicht so häufig auftreten und eher akute Exazerbationen zu befürchten sind.

Im Folgenden sollen nur die häufigeren Krankheitsbilder mit ihren therapeutischen Konsequenzen für den Zahnarzt beschrieben werden. Seltenere Krankheitsbilder wie die Lippen-Kiefer-Gaumenspalten und die kraniofazialen Deformierungen werden nicht besprochen, da ihre Diagnostik und Behandlung in die Hände eines Spezialisten gehört.

19.2 Mund- und Zungenschleimhauterkrankungen

19.2.1 Infektiöse Allgemeinerkrankungen

Fast alle bekannten sog. Kinderkrankheiten wie Masern, Mumps oder Scharlach können mit Veränderungen der Mundschleimhaut einhergehen. Regelmäßig tritt eine solche Krankheit auch mit einer **intraoralen Erstmanifestation** auf, bevor sie auf den ganzen Körper übergreift. Da Kinderkrankheiten trotz moderner Behandlungsmethoden auch heute noch mit teilweise schweren Komplikationen einhergehen können, muss der Zahnarzt ggf. sofort reagieren und eine pädiatrische Behandlung veranlassen.

Windpocken (Varizellen)

Die Windpockenkrankheit wird durch eine Infektion mit dem Varizella-Zoster-Virus verursacht, das zur Gruppe der Herpesviren gehört. Nach einer Inkubationszeit von zwei bis drei Wochen kommt es zu einem typischen Erscheinungsbild (Abb. 19-1). Neben dem bekannten unregelmäßigen Bläschenexanthem der äußeren Haut (oberflächliche, gekammerte, linsengroße Bläschen, sog. Sternenhimmel) können auch intraoral Bläscheneffloreszenzen und Exantheme (auch auf der Zunge) auftreten. Der zunächst klare Bläscheninhalt trübt sekundär ein und trocknet letztendlich aus. Spätestens mit dem Abfall der Hautkrusten ist die Erkrankung nicht mehr infektiös. Die Krankheit heilt folgenlos aus, wenn nicht durch Aufkratzen der Bläschen eine Narbenbildung induziert wird.

In seltenen Fällen kann eine sog. **Varizellenenzephalitis** ausgelöst werden. Die Therapie ist rein symptomatisch und besteht in sorgfältiger Mundhygiene und Vermeidung von Superinfektionen durch Aufkratzen von Bläschen.

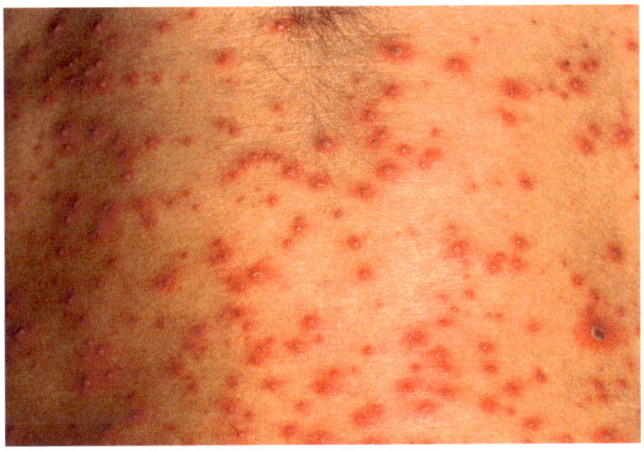

Abb. 19-1 Unregelmäßiges sternenhimmelartiges Bläschenexanthem bei Windpocken (Sammlung Kinderklinik der TU München).

Masern (Morbilli)

Masern sind eine ubiquitäre und hoch kontagiöse Infektionskrankheit, die durch Paramyxoviren verursacht wird. Die Infektionsgefährdung für andere Kinder beginnt um den neunten Inkubationstag, wenn das Prodromalstadium auftritt, das durch leichtes Fieber, Schnupfen, Konjunktivitis, Unwohlsein, Pharyngitis, Laryngitis oder Bronchitis gekennzeichnet sein kann. Vier Tage nach Ausbruch des akut auftretenden Masernexanthems, das den ganzen Körper betrifft und gleichzeitig mit einem hohen Fieberanstieg einhergeht, endet die Infektionsgefahr.

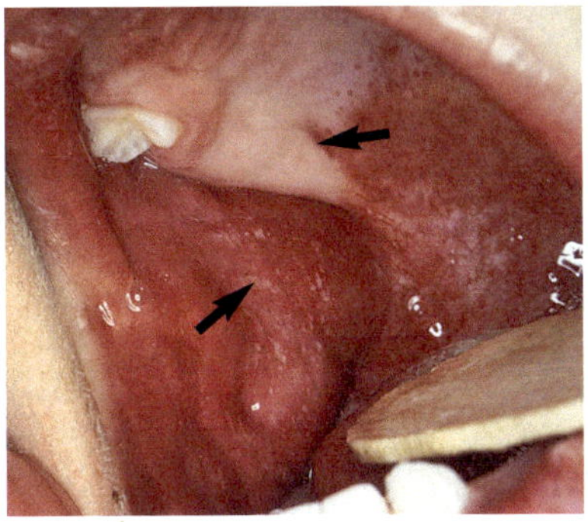

Abb. 19-2 Weißliche Koplik-Flecken im Bereich der Wangenschleimhaut bei Masern (Sammlung Kinderklinik der TU München).

Intraoral können vor allem im Bereich der Wangenschleimhaut die sog. **Koplik-Flecken** auftreten, die keiner besonderen Behandlung bedürfen (Abb. 19-2). Sie treten als weißliche Punkthaufen, oft von Sandkorngröße, auf, die im Bereich der Wangenschleimhaut gegenüber den unteren Molaren gelegen sind. Die Therapie ist rein symptomatisch im Sinne von reichlicher Flüssigkeitszufuhr und Fieber senkenden Maßnahmen. Masern hinterlassen eine lebenslange Immunität.

Scharlach

Diese durch eine Infektion mit Streptokokken der Gruppe A bedingte Erkrankung hat eine Inkubationszeit von zwei bis vier Tagen. Charakteristisch ist der plötzliche und hohe Fieberbeginn (bis 40 °C), wobei der Allgemeinzustand des Kindes sehr stark beeinträchtigt sein kann. Nach diesem Prodromalstadium mit Fieber, Schüttelfrost und Halsschmerzen treten in der Regel als erstes eine typische periorale Abblassung der Haut und gleichzeitig ein intraorales generalisiertes Enanthem (kleinfleckig, durch Spateldruck wegdrückbar) auf (Abb. 19-3a bis c). Die begleitende Angina zeigt eine auffallende, dunkelrote Schleimhautverfärbung, die sich bis zum weichen Gaumen ausbreiten kann. Auch die Zunge ist häufig mitbetroffen. Es findet sich primär ein makulopapulöses Erythem. Nach ca. einer Woche kommt es zu einer Epithelabschuppung und es entsteht intraoral das typische Erscheinungsbild der **Himbeerzunge.** Extraoral beginnt die Hautschuppung kleieförmig im Gesicht und erreicht nach ca. drei Wochen ihren Höhepunkt. Selten können auch Schleimhautnekrosen und eitrige Abszedierungen auftreten, die lokal behandelt werden müssen.

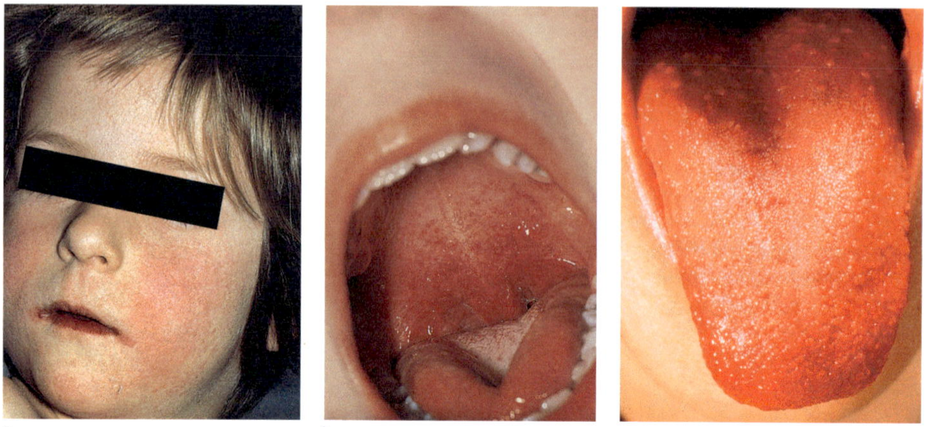

a b c

Abb. 19-3 Scharlach (Sammlung Kinderklinik der TU München).
a) Gesichtsexanthem mit perioraler Abblassung.
b) Enanthem mit Angina.
c) Himbeerzunge.

Mumps

Der Erreger der fiebrigen, nichteitrigen Parotitis epidemica (Ziegenpeter) ist ein Paromyxovirus, das durch Tröpfcheninfektion übertragen wird. Der Mundspeichel von erkrankten Patienten ist hoch infektiös. Gelegentlich beginnt die Erkrankung mit einem meningealen Reizzustand als Zeichen einer begleitenden abakteriellen benignen Meningoenzephalitis. Die beidseitig auftretende, teigige Parotisschwellung ist auch intraoral in der Retromolarregion erkennbar, die äußere Haut ist straff gespannt und liegt glänzend über der druckempfindlichen Parotisdrüse (Abb. 19-4). Die Parotisausführungsgänge im Bereich beider Innenwangen (Stenon-Gänge) sind gerötet, in seltenen Fällen kommt es zur Mitbeteiligung der anderen großen Speicheldrüsen. Bekannte und gefährliche, seltene Komplikationen sind die Enzephalitis, Orchitis und Pankreatitis. Die Therapie beschränkt sich auf gute Mundpflege mit weicher fettarmer Kost, Analgesie und Bettruhe.

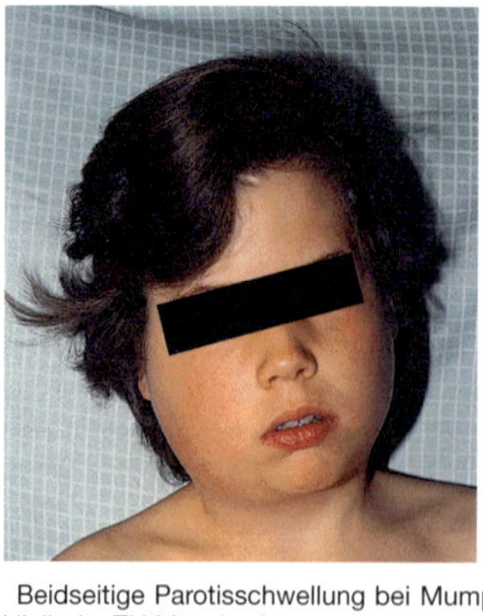

Abb. 19-4 Beidseitige Parotisschwellung bei Mumps (Sammlung Kinderklinik der TU München).

Dreitagefieber (Exanthema subitum)

Die Ursache dieser akut und schnell verlaufenden Erkrankung, die bevorzugt in den ersten zwei Lebensjahren auftritt, ist eine Infektion mit dem **humanen Herpesvirus Typ 6** (HHV-6). Sie ist charakterisiert durch plötzlich auftretendes hohes Fieber (> 40 °C) mit Fieberkrämpfen. Nach ca. drei Tagen klingt das Fieber plötzlich und vollständig ab – ebenso schnell, wie es begonnen hat. Zu diesem Zeitpunkt tritt das einzige weitere Symptom auf, ein generalisiertes hellrosa Exanthem mit makulopapulösem Charakter, das auch die Mundschleimhaut betreffen kann. Da die eigentliche Ursache weder bekannt noch erkennbar ist, werden häufig von den Eltern auch dentogene Ursachen vermutet. Nach drei Tagen verschwindet das Exanthem ebenso rasch wieder.

Pathognomisch für diese Erkrankung ist eine Leukozytose, die mit dem Exanthem in eine Leukopenie übergeht. Die Therapie liegt in der Hand des Pädiaters und besteht in Fieber senkenden Maßnahmen und einer ausreichenden Flüssigkeits- und Elektrolytzufuhr. Das begleitende Exanthem bedarf nur der symptomatischen Therapie.

Pfeiffer-Drüsenfieber

Plötzlich auftretende zervikale Lymphknotenschwellungen beidseits mit raschem Fieberanstieg, vor allem beim männlichen Geschlecht, sind hochverdächtig auf Vorliegen eines Pfeiffer-Drüsenfiebers. Diese Infektionskrankheit des lymphatischen Systems ist durch das **Epstein-Barr-Virus** bedingt, der Nachweis gelingt neben dem Serum-Titer über den Nachweis einer Monozytose im Differentialblutbild (Mononucleosis infectiosa). Die meist begleitende Angina zeigt ein generalisiertes Exanthem, Petechien im Bereich des Rachens (Gaumen, Pharynx) sind möglich, selten auftretende lakunäre oder pseudomembranöse Beläge können eine Diphtherie vortäuschen (Abb. 19-5). Auch eine Spleno- und Hepatomegalie können typischerweise auftreten. Die Therapie ist symptomatisch, bis die Entzündungszeichen wieder abklingen. Antibiotika sind wegen der viralen Genese nur beim Auftreten von Superinfektionen sinnvoll.

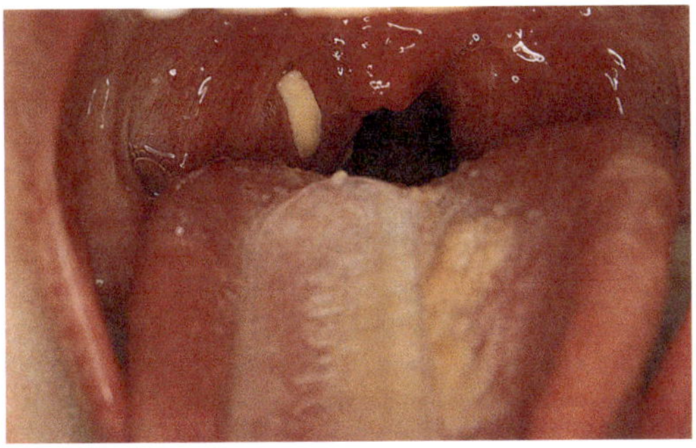

Abb. 19-5 Ausgeprägte Angina bei Mononucleosis infectiosa mit Pseudomembranbildung (Sammlung Kinderklinik der TU München).

Coxsackie-A-Virus-Infektion (Hand-Fuß-Mund-Krankheit, Herpangina)

Diese hoch infektiöse Virusinfektion betrifft vor allem Kinder im Grundschulalter und beginnt plötzlich, meist ohne Prodromalzeichen, nach einer Inkubationszeit von ein bis neun Tagen. Die Erkrankung, die häufig nur als milde Bläschenstomatitis und -dermatitis an den Hand- und Fußflächen (deshalb auch sog. Hand-Fuß-Mund-Krankheit) verläuft, kann jedoch auch in eine hoch schmerzhafte Herpangina mit hohem Fieber, Kopf-, Hals- und Muskelschmerzen und deutlich reduziertem Allgemeinzustand übergehen (Abb. 19-6a bis c). Auffallend ist dabei das Fehlen von katarrhalischen Symptomen wie Rhinitis oder Bronchitis.

Intraoral fallen papulovesikulöse Eruptionen mit schmalen hyperämischen Randsäumen, vor allem im Bereich der vorderen Gaumenbögen, auf, die nach einigen Tagen aufbrechen. Die Epitheldefekte sind bis zu einer Woche danach noch sichtbar. Die Therapie besteht in der Symptombekämpfung (Analgesie bei Halsschmerzen, Fieber senkende Maßnahmen), bis die Erkrankung nach ca. einer Woche folgenlos ausheilt. In schweren Fällen können Gammaglobulinpräparate, die Virusantikörper enthalten, gegeben werden.

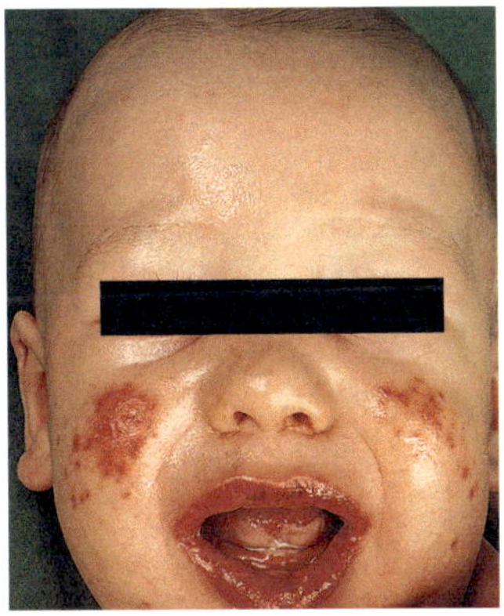
a

Abb. 19-6
Coxsackie-A-Virus-Infektion (Sammlung Kinderklinik der TU München).
a) Papulovesikulöses Enanthem und Exanthem.
b) Bläschendermatitis an der Hand.
c) Bläschendermatitis an den Füßen.

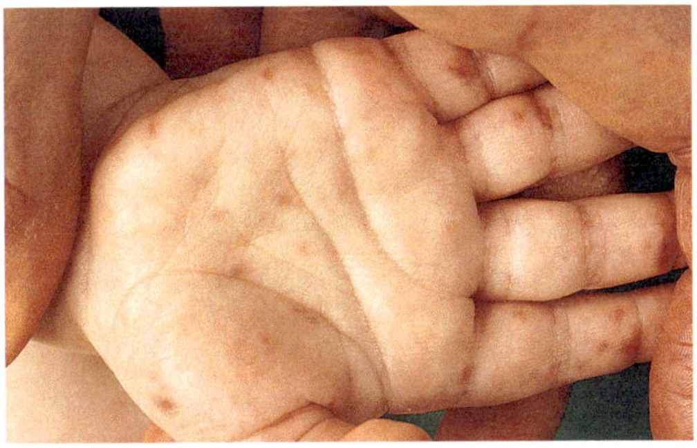
b

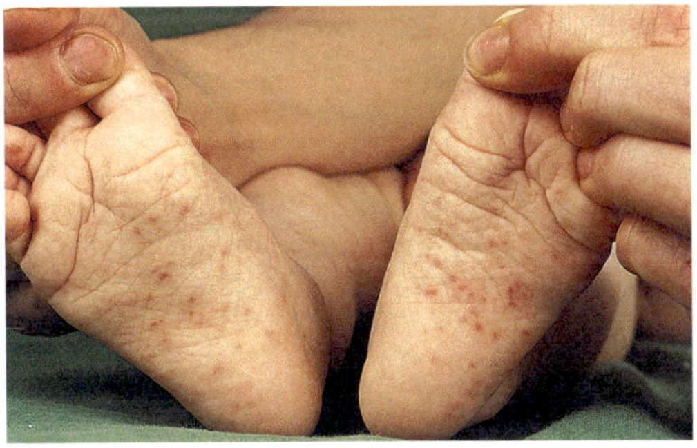
c

19.2.2 Mundschleimhauterkrankungen

Entzündliche Veränderungen an Mund- und/oder Lippenschleimhäuten sind häufig viraler Genese und infektiös. Deshalb muss nach Diagnosestellung sofort dafür gesorgt werden, dass bis zum Abklingen der Entzündung ein Kontakt mit anderen Kindern möglichst vermieden wird.

Herpes labialis

Eine der häufigsten Schleimhauterkrankungen im Kindesalter ist die Infektion mit dem **Herpes-simplex-Virus Typ I,** das über die Schleimhäute übertragen wird. Die Infektion tritt meistens im Rahmen eines akut fieberhaften Infekts – meist der oberen Atemwege, speziell der Lippen – auf (Abb. 19-7). Klinisch zeigen sich schmerzhafte, vorwiegend perioral lokalisierte Bläscheneffloreszenzen, die nach Eröffnung in kleine Ulzera übergehen (Cave: Bläscheninhalt ist infektiöses Exsudat). Die Krankheit rezidiviert häufig, ihr Auftreten ist besonders an Belastungssituationen wie Erkältungskrankheiten oder Stress gebunden. Spezifische Allgemeinsymptome treten nicht auf. Die Therapie besteht nur bei ausgedehnten Befunden in der Gabe von lokalen Virostatika (Zovirax®) und sollte dem Pädiater vorbehalten bleiben.

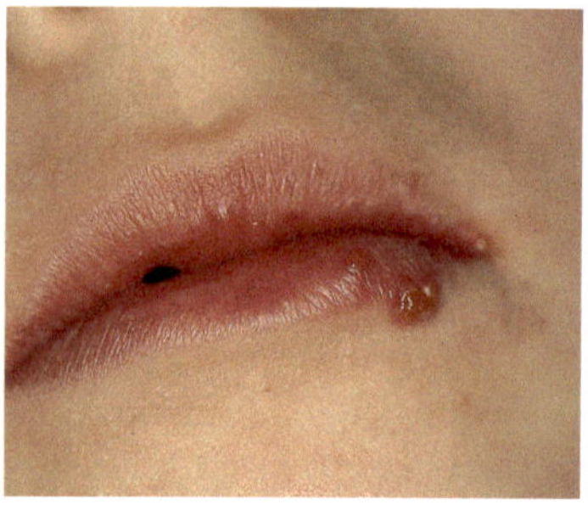

Abb. 19-7 Herpes labialis der linken Unterlippe (Sammlung Prof. Mühling/Heidelberg).

Gingivostomatitis herpetica

Auch bei dieser – häufig als „Mundfäule" bezeichneten – Erkrankung handelt es sich um eine schwere Rezidivform nach Erstinfektion mit dem **Herpes-simplex-Virus Typ I.** Dementsprechend ist sie mit dem Herpes labialis vergesellschaftet und tritt ebenfalls im Rahmen einer akuten hoch fieberhaften Infektion auf. Klinisch zeigen sich zunächst isoliert stehende weißliche Plaques, die sich in schmerzhafte

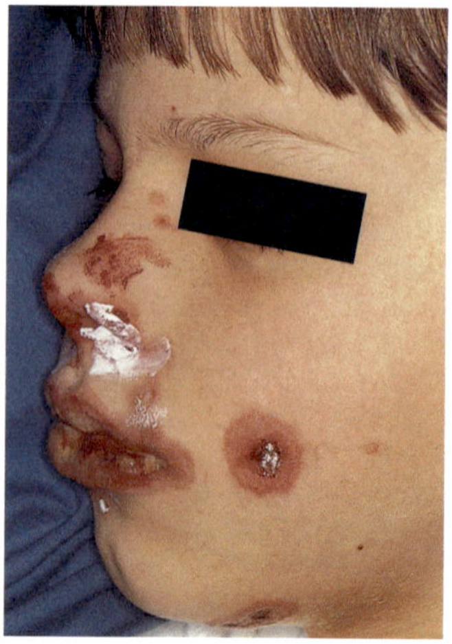

Abb. 19-8 Ausgeprägte Gingivostomatitis herpetica mit Befall der Gesichtshaut (Sammlung Kinderklinik der TU München).

pustulöse Effloreszenzen („Bläschen") umwandeln und konfluieren können. Charakteristisch ist die Lokalisation in der vorderen Mundhöhle (Lippen, Gingiva), später können auch Zunge und Gaumen und die äußere Gesichtshaut mitbetroffen sein (Abb. 19-8). Die Schleimhäute sind hoch gerötet, die Bläschen verwandeln sich bei Eröffnung in kleine schmerzhafte Ulzera (Cave: infektiöses Exsudat!). Eine Nahrungsaufnahme ist dann kaum noch möglich, es entsteht ein intensiver Foetor ex ore. Die Gingivostomatitis herpetica geht häufig mit einer teils ausgedehnten reaktiven Schwellung der Halslymphknoten einher. Die lokale Therapie mit Virustatika und ggf. antibiotische Therapie reaktiv-entzündlich veränderter Halslymphknoten gehört in die Hand des Spezialisten.

Insbesondere sollte bei jeder ausgedehnten Schwellung von Halslymphknoten differentialdiagnostisch das Vorliegen einer Systemerkrankung (z.B. Leukämie) ausgeschlossen werden.

Daneben kann jede progrediente Lymphknotenentzündung abszedieren und damit einen bedrohlichen Verlauf nehmen.

Stomatitis simplex

Die lokale Mundschleimhautentzündung (Rötung, Schwellung, Sekretion) ist in den meisten Fällen Folge einer äußeren Irritation (mechanisch, thermisch, seltener chemisch). Anamnestisch fällt häufig der intraorale Kontakt einer entsprechenden Noxe (z.B. scharfes Lutschinstrument) auf. Die Therapie besteht in Ausschaltung der Noxe und ggf. lokaler, schmerzstillender oder antiseptischer Therapie. Sollte es danach nicht innerhalb eines Tages zu einer deutlichen Besserung kommen oder tritt das Krankheitsbild rezidivierend auf, müssen auch seltenere Krankheitsursachen wie eine Schwächung des Immunsystems in Betracht gezogen werden.

Diphtherie

Die Diphtherie ist die gefährlichste **bakterielle** Erkrankung der oralen Schleimhäute, die durch das Toxin des Corynebacterium diphtheriae hervorgerufen wird. Aufgrund der zunehmenden Reisefreudigkeit hat sie in den westlichen Ländern in den letzten Jahren wieder zugenommen. Die Symptome entwickeln sich nach einer Inkubationszeit von zwei bis vier Tagen; man unterscheidet eine lokalisierte (Nase, Tonsillen, Pharynx, Larynx) und eine progrediente Form.

Die Diphtherie ist gekennzeichnet durch grauweißliche, nicht abstreifbare Beläge (sog. Pseudomembranen) der gesamten Mundschleimhaut. Diese sind dick, speckig, erhaben und scharf abgegrenzt, beim Abstreifen kommt es leicht zu Blutungen. Charakteristisch dabei ist der extrem süßliche Foetor ex ore.

Auch bei nur geringstem Verdacht (Tonsillen überschreitende Beläge, typischer Mundgeruch) ist eine sofortige pädiatrische Untersuchung und Therapie notwendig, da bei Übergreifen der Infektion auf den Kehlkopf akute Erstickungsgefahr droht.

Candidiasis

Im Gegensatz zur Diphtherie sind bei der Candidiasis die weißlichen Beläge leicht abstreifbar. Darunter kommt rötlich-entzündliche Schleimhaut zum Vorschein. Auch ohne mikrobiologische Untersuchung sind diese Symptome so pathognomisch für diese Pilzinfektion mit dem **Sprosspilz Candida albicans,** dass umgehend eine antimykotische Therapie per os begonnen werden kann (Abb. 19-9). Die Behandlung muss länger durchgeführt werden, als die Krankheitserscheinungen bestehen. Betroffen von diesem Pilzbefall sind meist Kleinkinder, häufig aufgrund einer sehr unzureichenden Mundhygiene. Jedoch kann auch ein reduzierter Allgemeinzustand mit Schwächung der allgemeinen Abwehrlage für den Ausbruch der Krankheit verantwortlich sein. Bei generalisierter Infektion müssen immunsupprimierende Erkrankungen ausgeschlossen werden, ggf. muss eine systemische Therapie erfolgen.

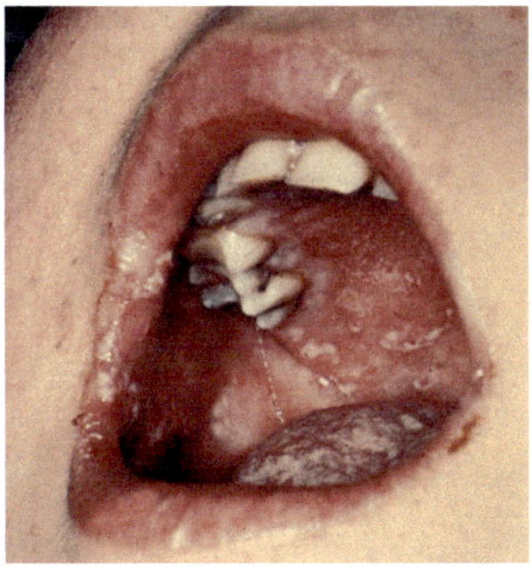

Abb. 19-9 Mundsoor durch Candida-albicans-Infektion mit Cheilitis angularis (Sammlung Prof. Mühling/Heidelberg).

Nichtinfektiöse Erkrankungen

Stomatitis aphthosa chronica. Aphthöse Läsionen können auch im Kindes- und Jugendalter auftreten. Ihre Ursache ist bislang nicht bekannt, ein ätiologischer Zusammenhang z.B. mit Herpesviren konnte nicht nachgewiesen werden. Das Krankheitsbild ist wie beim Erwachsenen typisch: einzelne hoch schmerzhafte weißlich-fibrinbelegte Schleimhautläsionen mit rotem Randwall (Abb. 19-10). Die Aphthen bilden sich nach einigen Tagen wieder von alleine zurück. Therapeutisch in Betracht kommen lokale Adstringenzien und/oder Antiseptika, ggf. können lokalanästhetische Salben aufgetragen werden. Bei gleichzeitigem Auftreten schmerzhafter Läsionen auch an anderen Körperstellen muss an das Vorliegen einer systemischen Erkrankung (z.B. Morbus Behçet) gedacht werden.

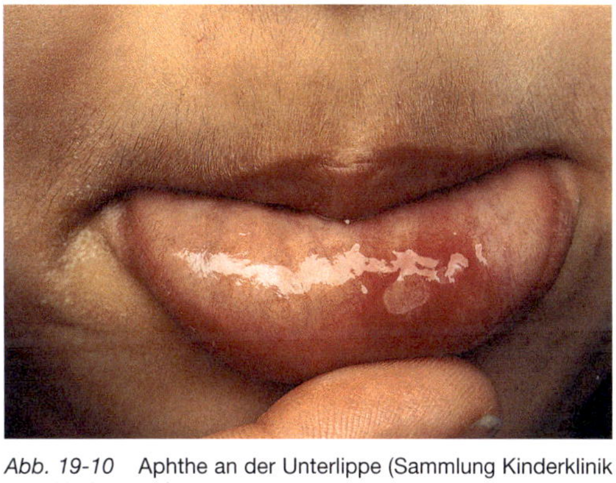

Abb. 19-10 Aphthe an der Unterlippe (Sammlung Kinderklinik der TU München).

Cheilitis angularis. Rötung und Ulzerationen im Bereich der Mundwinkel (Rhagaden) können Folge einer herpetischen oder anderen infektiösen Erkrankung sein (siehe Abb. 19-10). Aufgrund des begleitenden Juckreizes verstärkt das Kind häufig die Symptome durch mechanische Irritationen. Bei längerem Krankheitsverlauf oder rezidivierendem Auftreten müssen jedoch auch seltenere Ursachen wie Allgemeinerkrankungen oder Mangelernährung mit in Betracht gezogen werden. Häufig sind Mundwinkelrhagaden auch erstes Anzeichen einer Anämie.

Seltene Erkrankungen der Mundschleimhaut

Erythema exsudativum multiforme. Sehr selten treten aufgrund einer schweren Intoxikation oder eines infektallergischen Geschehens nach Herpes- oder Streptokokkeninfektion symmetrische Enantheme im Bereich der Mundhöhle als Erstmanifestation auf. Die Effloreszenzen weisen ein buntes Bild auf und sind extrem juckend. Meist ist jedoch der gesamte Körper von einem kokardenförmigen, schießscheibenartigen Ausschlag betroffen (Abb. 19-11). Die Behandlung muss sofort stationär erfolgen, bevor das Krankheitsbild lebensbedrohliche Ausmaße annehmen kann. Sie besteht in der Behandlung der Grundkrankheit, desinfizierenden und befeuchtenden Spülungen und ggf. einer Cortison-Therapie.

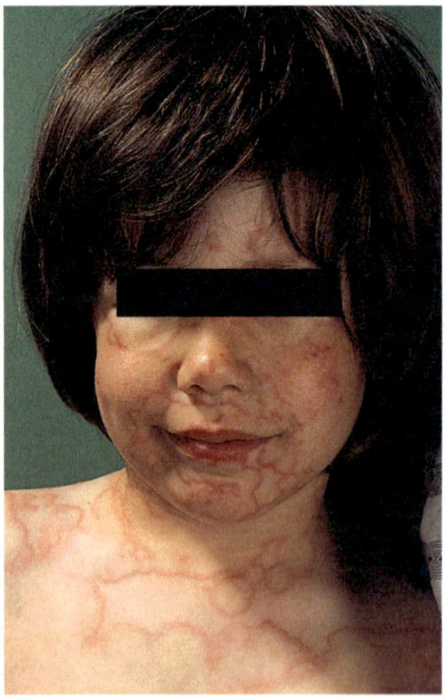

Abb. 19-11 Schießscheibenartiger Ausschlag bei Erythema exsudativum multiforme (Sammlung Kinderklinik der TU München).

Nichtkrankhafte Veränderungen der Mundschleimhaut

Pigmentierung. Bei Angehörigen dunkelhäutiger Rassen können Verfärbungen der Mundschleimhaut im Sinne von Pigmentierungen auftreten. In der Regel sind sie angeboren, werden jedoch erstmals bei einer zahnärztlichen Untersuchung entdeckt. Die Pigmentierungen sind großflächig und betreffen vorwiegend die gingivale Schleimhaut. Einen Krankheitswert besitzen sie nicht.

Hämatom. Plötzlich auftretende bläuliche Schleimhautverfärbungen werden häufig als Hämangiome fehldiagnostiziert. In den meisten Fällen handelt es sich jedoch um kleine, lokal begrenzte Hämatome, die nach Bissverletzung beim Essen auftreten. Im Gegensatz zu Hämangiomen kommt es innerhalb von einer Woche zur spontanen Rückbildung.

19.2.3 Erkrankungen der Zungenschleimhaut

Glossitiden

Entzündungen der Zunge sind alle durch das klassische Symptom des **Zungenbrennens** charakterisiert. Während die Zunge bei vielen Stomatitiden meist mitbetroffen ist, treten isolierte Entzündungen nur selten auf. Ursache sind meist Mangelerkrankungen durch unzureichende Vitaminzufuhr (Vitamin B, Folsäure). Auch die Eisenmangelanämie fällt häufig als erstes diagnostisch nur durch eine Glossitis auf. Superinfektionen sind möglich (Abb. 19-12). Daneben muss immer auch das Vorliegen einer immunsupprimierenden Erkrankung wie Leukämie oder HIV-Infektion mitbedacht werden.

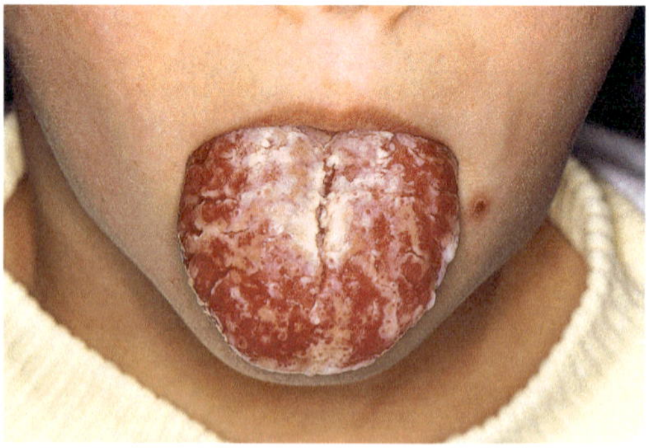

Abb. 19-12 Superinfizierte eitrige Glossitis (Sammlung Kinderklinik der TU München).

Nichtentzündliche Zungenveränderungen

Einige anatomische Varianten der Zungenoberfläche sollten bekannt sein, da ihnen in der Regel kein Krankheitswert zukommt.

Die **Lingua geographica,** die mit gelegentlichem Zungenbrennen einhergehen kann, fällt durch ihr charakteristisches Aussehen auf: Rundlich begrenzte Rötungen mit weißlichem Randsaum (Epithelabschilferungen) geben der Zunge ein typisches Aussehen, das sehr an eine Landkarte erinnert.

Ebenso nicht behandlungsbedürftig ist die **Lingua nigra** (schwarze Haarzunge), die nach oraler Tetrazyklintherapie auftreten kann und sich nach Therapieende vollständig wieder zurückbildet.

Die **Glossitis rhombica mediana** ist dadurch charakterisiert, dass die Zungenschleimhaut im mittleren und hinteren Drittel auffallend glatt und rötlich erscheint (Abb. 19-13). Die typische Rautenform hat dieser Veränderung ihren Namen gegeben.

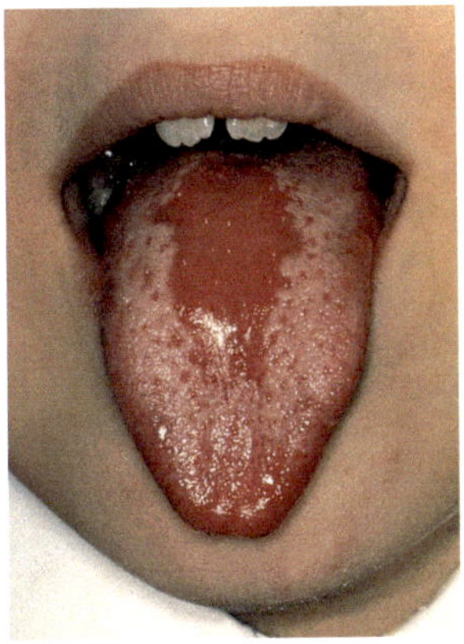

Abb. 19-13 Glossitis rhombica mediana (Sammlung Prof. Mühling/Heidelberg).

19.3 Infektionen der Knochen und Weichteile

19.3.1 Osteomyelitis

Während die Osteomyelitis im Säuglingsalter eine Rarität darstellt, tritt sie im jugendlichen Alter, vor allem beim weiblichen Geschlecht, gehäuft auf. Dominierend ist die **chronisch verlaufende Form im Unterkiefer,** die im akuten Schub mit schmerzhaften paramandibulären Schwellungen einhergeht (Abb. 19-14). Radiologisch finden sich primär keine nachweisbaren Veränderungen, bei chronisch-rezidivierendem Verlauf kann es zu Auftreibungen des Unterkieferkorpus kommen. In fortgeschrittenen Stadien

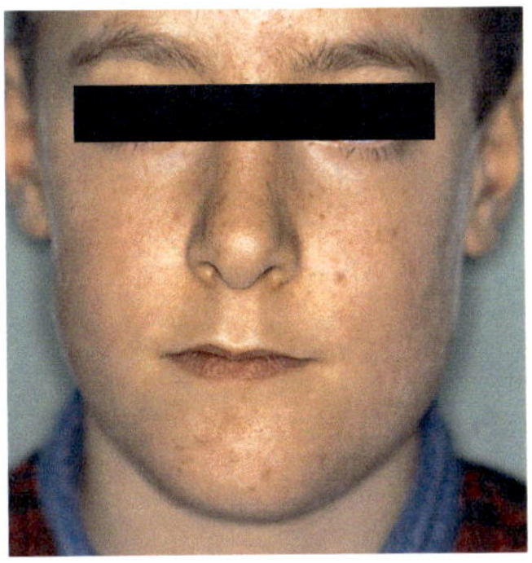

Abb. 19-14 Paramandibuläre Schwellung rechts mit Hautrötung bei akutem Schub einer chronischen Osteomyelitis.

fällt radiologisch die wolkenförmig-verdichtete Struktur der Spongiosa auf.

Therapeutisch ist die chronische Osteomyelitis nur schwer beherrschbar. Initial steht eine hoch dosierte orale oder intravenöse Antibiotikatherapie im Vordergrund, ggf. kann auch eine hyperbare Sauerstofftherapie (HBO) durchgeführt werden. Die chirurgische Therapie (Dekortikation) sollte aufgrund der zu befürchtenden postoperativen Wachstumsstörungen eher zurückhaltend betrachtet werden. Zähne, deren Wurzeln sich in erkennbar betroffenen Bereichen befinden, sollten entfernt werden, da sie als Keimreservoir angesehen werden.

Durch konservative Therapie (Antibiose, HBO) lassen sich akute Schübe meist beherrschen, im höheren Lebensalter kommt es in der Regel zur spontanen Ausheilung. Die Ursache dafür ist bisher nicht bekannt.

19.3.2 Weichteilabszesse

Submuköse Abszesse oder Infiltrate sind auch beim Kind und Jugendlichen meist dentogen durch eine Parodontitis apicalis bedingt und können in allen Ausprägungen auftreten (Abb. 19-15 und 19-16). Im Frühstadium eines lokalisierten Abszesses, bei dem sich häufig der Eiter über den Parodontalspalt entleert, kann der verursachende Milchzahn sofort extrahiert werden. Bei ausgedehnten Abszedierungen erfolgt zunächst wie beim Erwachsenen eine Abszessinzision. Der verursachende Milchzahn sollte jedoch frühzeitig entfernt werden, um eine Schädigung der darunter liegenden Zahnkeime zu vermeiden. Aufgrund der mangelnden Compliance muss die zahnärztlich-chirurgische Behandlung (Inzision, Extraktion) häufig in Kurznarkose durchgeführt werden.

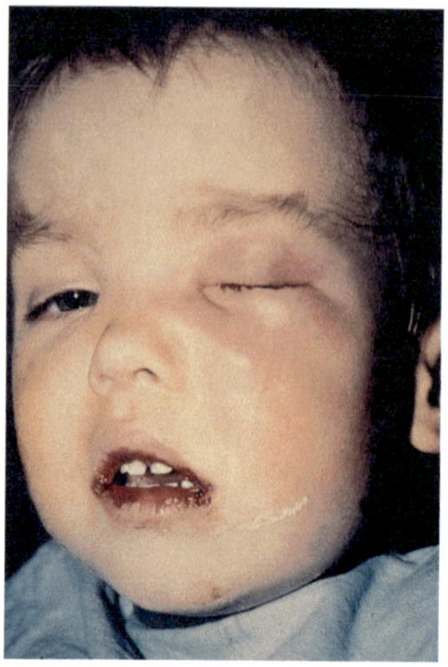

Abb. 19-15 Odontogener Fossa-canina-Abszess links (Sammlung Prof. Mühling/Heidelberg).

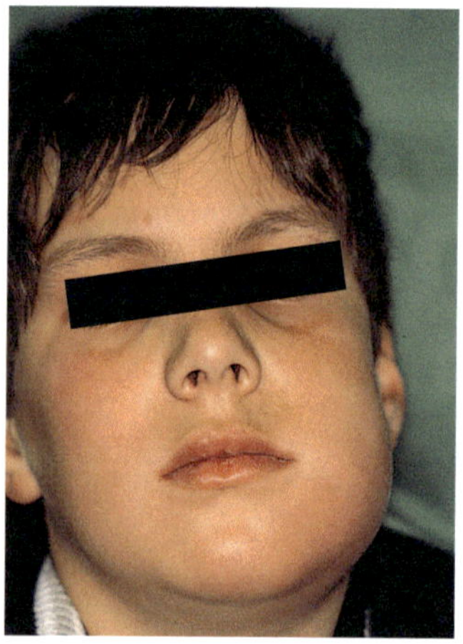

Abb. 19-16 Submandibulärer Abszess links bei Parodontitits apicalis Zahn 36.

19.3.3 Lymphadenitis

Lymphknotenschwellungen treten im Kindesalter nicht selten auf. **Ursache** ist in den meisten Fällen eine reaktiv-entzündliche Reaktion auf ein Entzündungsgeschehen im Kopf-Hals-Bereich. Die Lymphknotenschwellungen können dabei durchaus massiv auftreten (Abb. 19-17). Das Ursachenspektrum reicht von einem grippalen Infekt, einer Otitis media oder einer Tonsillitis bis hin zu einem dentogenen Geschehen. Auch an das Vorliegen einer Katzenkratzkrankheit muss gedacht werden.

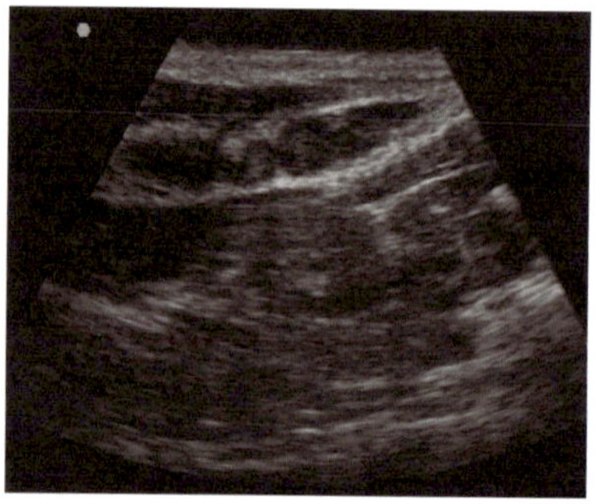

Abb. 19-17 13-MHz-Sonogramm zervikal rechts: mehrere vergrößerte Lymphknoten, längsoval, in Kette liegend, Hilusdarstellung als Zeichen der Benignität.

Die **Therapie** liegt in der Behandlung der Grunderkrankung, die Lymphknotenschwellung bildet sich in der Regel spontan zurück. Bei Vorliegen einer schmerzhaften Lymphadenitis kann eine orale Antibiose sinnvoll sein. Sollte sich die Lymphknotenschwellung nicht spontan zurückbilden, ist differentialdiagnostisch auch eine spezifische Entzündung (Tuberkulose) oder eine systemische Erkrankung (Lymphom) in Erwägung zu ziehen.

Selten kommt es zur Ausbildung eines Lymphknotenabszesses, der dann primär inzidiert werden muss. Bei der Inzision sollte unbedingt eine Probebiopsie gewonnen werden, um eine spezifische Lymphknotenerkrankung auszuschließen. Nach Rückbildung der akuten Symptomatik sollte der Lymphknoten operativ entfernt werden.

19.3.4 Seltene Infektionen

Zu den seltenen Infektionen im Kindesalter gehört die **Weichteilphlegmone,** die durch anaerobe Keime bedingt ist und eine foudroyante Ausbreitungstendenz zeigt. Der rasch-progrediente klinische Verlauf sollte sofort zu einer stationären Einweisung führen. Ursache ist in den meisten Fällen eine bis dahin nicht erkannte allgemeine Immunschwäche.

Die **Aktinomykose,** hervorgerufen durch eine Infektion mit dem grampositiven Bakterium Actinomyces israelii, ist charakterisiert durch eine chronische Entzündung mit persistierenden Fistelbildungen, nicht selten nach extraoral. Die äußere Fistelhaut zeigt typischerweise eine bläulich-livide Verfärbung. Nach mikrobiologischer Diagnosesicherung mit Keimnachweis sollte die weitere Therapie in fachärztlicher Betreuung erfolgen. Grundlage der Behandlung ist die chirurgische Eröffnung und Sanierung des Entzündungsherdes und die gezielte antibiotische Therapie. Ältere therapeutische Verfahren wie die Gabe von Heterovakzinen oder die Jodiontophorese werden heutzutage nicht mehr durchgeführt.

19.4 Zysten

19.4.1 Knochenzysten

Zystische Knochenveränderungen im Kieferbereich kommen im Kindes- und Jugendalter wesentlich seltener vor als beim Erwachsenen. Meist erfolgt eine radiologische Zufallsdiagnose.

Follikuläre Zysten gehen in der Regel von retinierten Molaren aus, klinisch fällt der unvollständige Zahndurchbruch mit Fehlen der entsprechenden Zähne auf. Eine nicht seltene Sonderform der follikulären Zyste stellt die Eruptionszyste im Milchgebiss dar, die häufig auch direkt post partum auftritt (Abb. 19-18a und b). Die flüssigkeitsgefüllte bläuliche Zyste liegt direkt dem Alveolarfortsatz auf und bildet sich bei der Zahneruption spontan zurück.

Radikuläre Zysten sind im Kindesalter eine Rarität. Ursache ist dann meist eine Parodontitis apicalis bei Caries profunda. Nach Extraktion des entsprechenden Zahnes kommt es häufig zur spontanen Rückbildung. Bei radiologischem Verdacht auf einen mehrkammerigen Prozess muss allerdings immer eine Probeexzision vorgenommen werden, um ein auch im Jugendalter gelegentlich vorkommendes Ameloblastom auszuschließen.

Häufiger hingegen werden als radiologischer Zufallsbefund sog. **aneurysmatische Knochenzysten** oder – seltener – auch **Keratozysten** gefunden. Die Therapie ist wie beim erwachsenen Patienten rein chirurgisch und besteht in einer Zystektomie ggf. mit Zystenfüllung. Hier kommen neben autogener Spongiosa auch zunehmend Knochenaufbaumaterialien (Trikalziumphosphatkeramiken) zum Einsatz. Zystostomien werden wegen der langen Nachbehandlungszeit und dem schlechten Patientenkomfort immer seltener durchgeführt. Allerdings sollte der Zystostomie der Vorzug gegeben werden, wenn durch eine Zystektomie benachbarte Zahnkeime der bleibenden Zähne geschädigt werden könnten.

Aufgrund ihrer Seltenheit muss bei der Verdachtsdiagnose einer Knochenzyste auch immer differenzialdiagnostisch an das Vorliegen einer tumorösen Erkrankung gedacht und ein malignes Geschehen histologisch ausgeschlossen werden.

19.4.2 Weichteilzysten

Halszysten

Die mediale und die laterale Halszyste treten spontan als umschriebene, oft gerötete kugelig-prall elastische Schwellung im Halsbereich auf (Abb. 19-19).

Mediane Halszysten beruhen ätiologisch auf persistierenden Anteilen des embryonalen Ductus thy-

a b
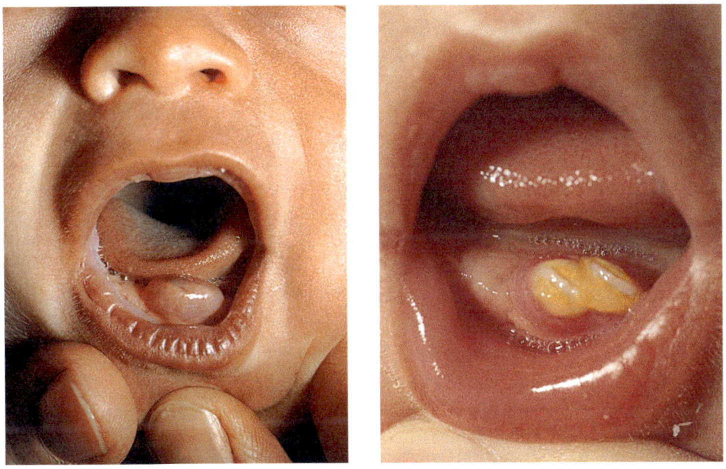

Abb. 19-18 Eruptionszyste (Sammlung Kinderklinik der TU München).
a) Lokalisation auf dem Alveolarkamm im anterioren Unterkiefer.
b) Nach Eröffnung Entleerung von Sekret, Milchzähne sichtbar.

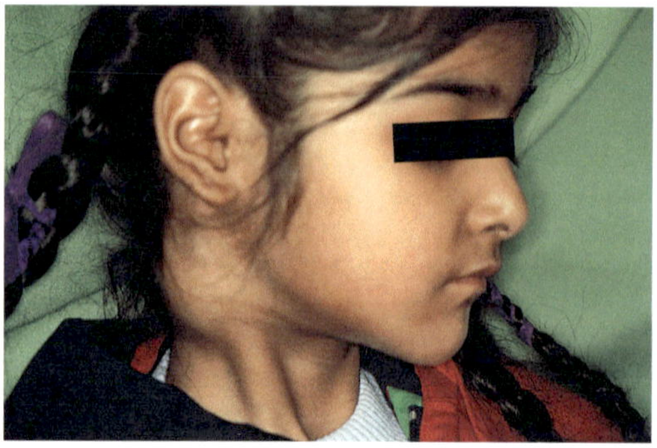

Abb. 19-19 Ausgedehnte laterale Halszyste rechts.

reoglossus und sind deshalb median oberhalb des Kehlkopfes vor dem Zungenbein lokalisiert. Aufgrund ihrer Verbindung zum Zungenbein ist eine Mitbewegung beim Sprechen oder Schlucken charakteristisch. Die Zyste muss operativ entfernt werden, wobei auch das mittlere Zungenbein, an dem die Zyste ansetzt, mitreseziert werden muss, um ein Rezidiv zu vermeiden. Dies bringt keine funktionellen Probleme für den Patienten mit sich.

Laterale Halszysten als branchiogene Residuen aus der Embryonalzeit liegen am Vorderrand des M. sternocleidomastoideus. Die Therapie besteht ebenfalls in der vollständigen Exstirpation. Differentialdiagnostisch müssen auch Dermoid- und Epidermoidzysten mit in Betracht gezogen werden, die durch Epitheleinschlüsse während des embryonalen Wachstums entstehen. Sie können häufig Hautanhangsgebilde wie Talgdrüsen enthalten. Da die Therapie ebenfalls chirurgisch erfolgt, ist die exakte präoperative Diagnose für das therapeutische Konzept nicht entscheidend.

Häufig werden Halszysten aufgrund mangelnder Schwellung erst im akut-entzündlichen, superinfizierten Zustand diagnostiziert. Plötzlich auftretende Schwellungen im Bereich der in Frage kommenden Halsregion mit Rötung der bedeckenden Haut sind pathognomisch. Die Diagnosesicherung kann einfach und schnell sonographisch erfolgen. Aufgrund der akuten Infektion erfolgt zunächst eine antibiotische Vorbehandlung; anschließend muss die Zyste komplett chirurgisch entfernt werden, um ein Rezidiv zu vermeiden.

Retentionszysten

Atherome (sog. Grützbeutel) als Retentionszysten der Haartalgdrüsen im Bereich der Kopfhaut sind im Kindesalter eher selten. Die Therapie besteht in der kompletten Exstirpation.

Häufiger hingegen sind **Speichelretentionszysten,** die als schmerzlose kugelige Schwellung im Bereich der Speichelausführungsgänge der Mundbodenschleimhaut, aber auch der Lippenschleimhaut imponieren (Abb. 19-20). Die Schleimhaut ist über der Zyste bläulich-glasig gespannt. Speichelretentionszysten können spontan oder nach Trauma auftreten. Häufig kommt es bei Manipulationen zu einer spontanen Entleerung. Da sie nicht schmerzhaft sind, werden sie häufig erst bei Größenzunahme bemerkt, die dann auch zu funktionellen Störungen führen kann. Eine Stichinzision mit Entleerung der Zystenflüssigkeit kann zur Ausheilung führen. Entsteht die Retentionszyste durch Obstruktion des Ausführungsganges einer Speicheldrüse, ist eine alleinige Eröffnung jedoch selten erfolgreich. Hier muss die Zyste in toto exstirpiert werden.

Als Sonderform wird die Retentionszyste des Ausführungsganges der Gl. sublingualis, seitlich im Mundboden unterhalb der Zunge gelegen, als sog. **Ranula** bezeichnet (Abb. 19-21).

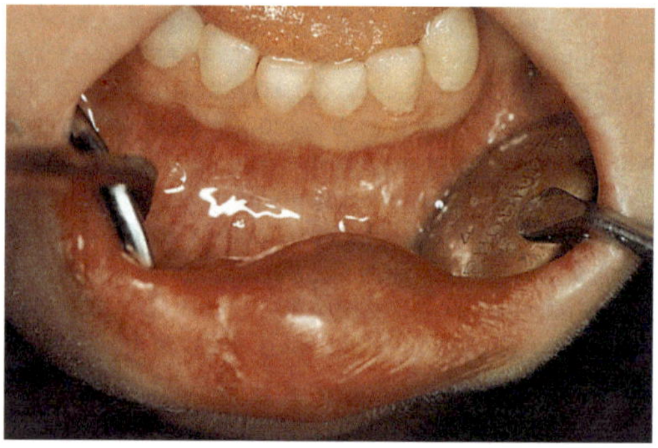

Abb. 19-20 Retentionszyste der Unterlippe.

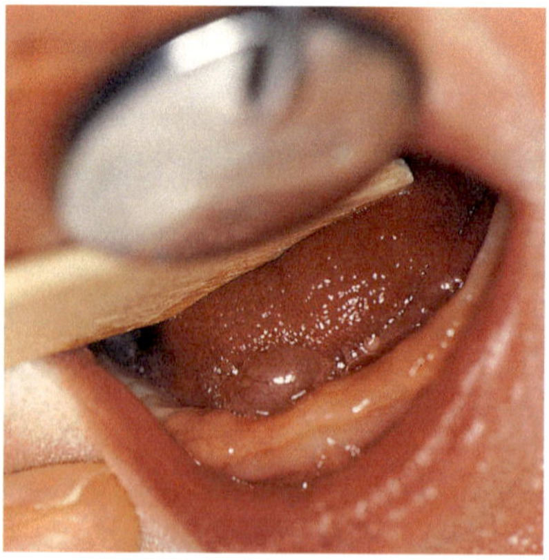

Abb. 19-21 Speichelretentionszyste (Ranula) im anterioren Mundboden.

Epstein-Perlen/Bohn-Knötchen

Degenerierte embryonale Überreste der Zahnleiste können als weißlich-harte, knötchenförmige **Epstein-Perlen** persistieren. Sie sind in der Mittellinie des Gaumens bzw. im Bereich der A-Linie am Übergang zwischen hartem und weichem Gaumen lokalisiert.

Die ähnlich aussehenden **Bohn-Knötchen** hingegen finden sich im Bereich des Alveolarfortsatzes. Es handelt sich hierbei um gingivale Zysten.

Therapeutisch sind beide Formen nicht behandlungsbedürftig, Spontanremissionen sind beschrieben.

19.5 Periphere und zentrale Granulome der Kiefer

19.5.1 Epuliden

Epulis bezeichnet eine dem Alveolarfortsatz aufsitzende Bindegewebsproliferation, die als reaktives Granulom auf einen chronisch entzündlichen bzw. irritativen Reiz auftritt (Abb. 19-22). Die Neubildung verläuft progredient und kann auch lokal zu Knochenerasionen führen. Eine Therapie sollte deshalb zügig durchgeführt werden, bevor zu viel Knochensubstanz verloren gegangen ist, und besteht in der vollständigen Exzision. Bei nicht vollständiger oder nicht sachgemäßer Entfernung sind Rezidive häufig.

> Besonderer Beachtung bedarf die Epulis gigantocellularis, die unbehandelt zu einem zentralen Riesenzellgranulom (siehe unten) transfomieren kann.

Als Sonderform gilt die **Epulis connata,** ein benigner weicher, leicht rötlicher Weichgewebspolyp, der dem Alveolarfortsatz aufsitzt. Die Lokalisation ist meist im anterioren Oberkiefer, neugeborene Mädchen sind zehnfach häufiger betroffen als Knaben. Die Veränderung sollte exzidiert werden, um ein tumoröses Geschehen sicher auszuschließen.

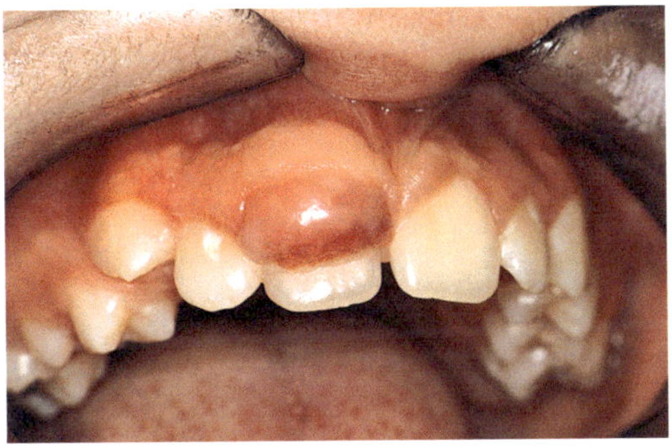

Abb. 19-22 Epulis an Zahn 11.

19.5.2 Zentrales Riesenzellgranulom

Enossal wachsende Riesenzellgranulome ohne sichtbare Veränderung in der Mundhöhle zählen trotz ihrer Gutartigkeit zu den gefährlichen Geschwülsten im Kindesalter. Die auslösenden Ursachen sind bisher nicht geklärt, neben resorptiven Prozessen beim Zahnwechsel werden auch parodontale Schäden diskutiert. Aufgrund des schmerzfreien und enossalen Wachstums werden zentrale Riesenzellgranulome häufig erst in fortgeschrittenem Stadium bemerkt, wenn es aufgrund der Ausdehnung zu Zahnlockerungen oder -kippungen gekommen ist (Abb. 19-23a bis c). Radiologisch imponiert eine ausgedehnte

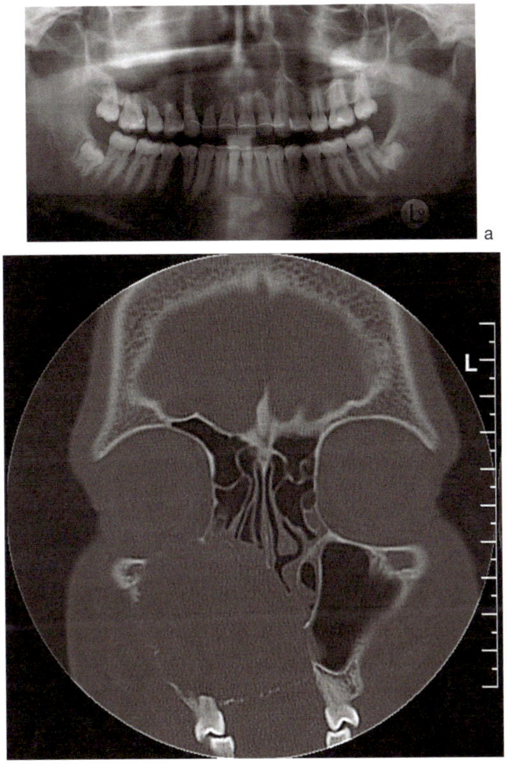

a

b

Abb. 19-23 Zentrales reparatives Riesenzellgranulom im rechten Oberkiefer bei einer 16-jährigen Patientin.

a) Orthopantomogramm: ausgedehnte osteolytische Veränderungen mit Wurzelresorptionen.

b) Computertomographie: Tumorwachstum mit Überschreiten der Mittellinie, bis zur Orbita reichend, Knochendestruktion und Wurzelresorption erkennbar.

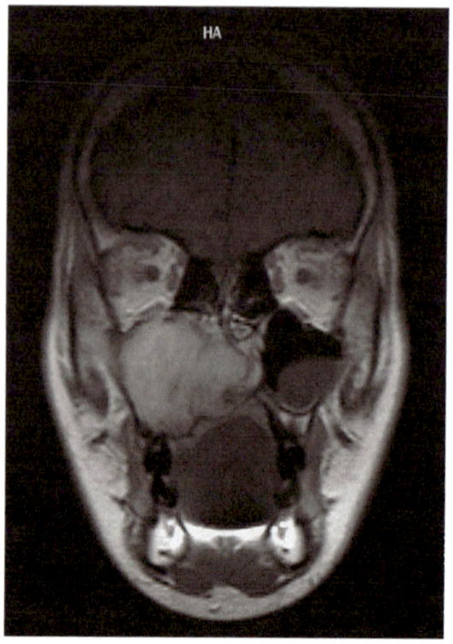

c

Abb. 19-23 Fortsetzung
c) Kernspintomographie: Darstellung des ausgedehnten homogenen Tumors.

Osteolyse, die durchaus große Anteile des Kiefers betreffen kann. Trotz der Gutartigkeit der Tumoren muss auf eine vollständige und radikale Entfernung geachtet werden, da sonst eine hohe Rezidivgefahr besteht.

19.5.3 Histiozytosis X

Die Histiozytosis X als akute Retikulogranulomatose ist gekennzeichnet durch eine histiozytäre, granulomatöse Zellwucherung, die begleitet ist von einer eosinophilen Reaktion. Die Ätiologie ist unbekannt. Die Erkrankung gliedert sich in drei Erscheinungsformen:

Das **eosinophile Granulom** tritt als umschriebener Tumor mit Zeichen der Schwellung und lokaler Osteolyse auf (Abb. 19-24). Schädel- und Kieferknochen können häufig primär betroffen sein. Ist der Alveolarfortsatz der Ausgangspunkt, imponiert das Granulom häufig zunächst als **progressive Parodontitis** und kann leicht verkannt werden. Aufklärung bringt nur eine bioptische Sicherung. Die Therapie besteht in einer radikal-chirurgischen Entfernung, alternativ kann eine Strahlentherapie sinnvoll sein. Nur bei generalisiertem Befall, wenn ein operatives oder strahlentherapeutisches Vorgehen nicht sinnvoll ist, kann eine Chemotherapie die Progredienz verhindern.

Als Steigerungsform gelten die **Hand-Schüller-Christian-Krankheit** und das **Abt-Letterer-Siwe-Syndrom.** In beiden Fällen tritt die Erkrankung generalisiert auf, auch Weichgewebsorgane wie Leber oder Milz können befallen sein. Die therapeutischen Möglichkeiten sind eingeschränkt.

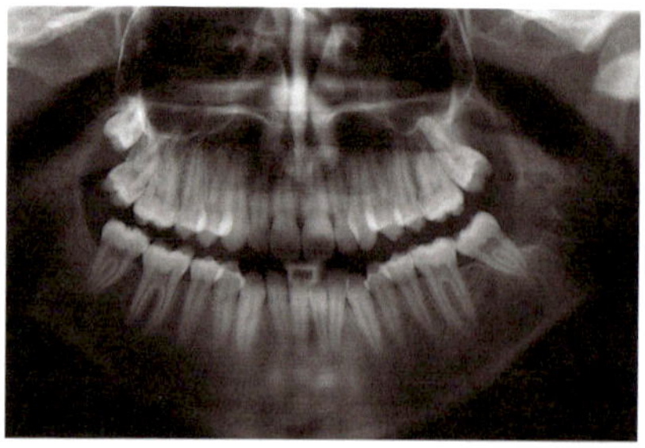

Abb. 19-24 Radiologischer Zufallsbefund bei einem 15-jährigem Patienten im Orthopantomogramm: Zustand nach Osteotomie Zahn 38; rundliche Osteolyse regio 36/37 mit histologischer Diagnose: eosinophiles Granulom.

19.6 Metabolische Osteopathien

19.6.1 Rachitis

Ein **Mangel an Vitamin D** führt zum Krankheitsbild der Rachitis. Die Mangelerkrankung entsteht aufgrund einer unzureichenden Umwandlung des Provitamins D in der Haut infolge mangelnder Sonnenstrahlung oder durch Erkrankungen, die mit einer gestörten Fettresorption einhergehen. Ein ursächlicher Ernährungsmangel ist eher seltener. Der Krankheitsbeginn liegt bereits im dritten bis achten Lebensmonat. Folge des Vitamin-D-Mangels ist eine verminderte Knochenfestigkeit während des Wachstums. Neben der pathognomonischen säbelscheidenartigen Verformung der Beine treten typische Schädeldeformierungen auf, wie Abflachung des Hinterhaupts oder später Fontanellenverschluss. Zahnärztlich bedeutsame Langzeitfolgen der Rachitits sind Störungen des Zahndurchbruchs und Schmelzdefekte an der zweiten Dentition.

19.6.2 Infantiler Skorbut

Die Skorbut des Kindes ist eine echte Mangelerkrankung durch unzureichende Zufuhr von **Vitamin C.** Primäre Symptome sind plötzlich auftretende Schleimhautblutungen aufgrund einer generalisierten Vasopathie. Des Weiteren ist die Wundheilung deutlich gestört. Neben einer Schädigung von Osteoblasten und Osteoklasten kommt es auch zur Schädigung der Odontoblasten. Als Folge treten Zahnentwicklungsstörungen mit Nicht- oder Fehlanlage von Zähnen auf. Therapeutisch steht die sofortige Vitamin-C-Substitution im Vordergrund.

19.6.3 Fibröse Dysplasie (Jaffé-Lichtenstein-Syndrom)

Plötzlich auftretende schmerzfreie Knochenauftreibungen, bevorzugt im Oberkiefer, sind immer verdächtig bezüglich des Vorliegens einer fibrösen Dysplasie. Die Erkrankung tritt vorwiegend beim weiblichen Geschlecht auf, der Erkrankungsgipfel liegt zwischen dem fünften und 15. Lebensjahr. Die Diagnosesicherung erfolgt histologisch. Die Erkrankung ist zwar gutartig, kann jedoch von starkem Wachstum geprägt sein. Radiologisch imponieren die Verdünnung der Kompakta und die fibrös-aufgetriebene Spongiosa. In fortgeschrittenen Stadien ist der Prozess schmerzhaft. Da das pathologische Wachstum häufig nach der Pubertät zum Stillstand kommt, beschränkt sich die Therapie vorwiegend auf symptomatische Maßnahmen. An erster Stelle stehen modellierende Abtragungen (Osteotomien). Aufgrund der teils gravierenden ästhetischen, aber auch funktionellen Beeinträchtigungen sollte die Operationsindikation frühzeitig gestellt werden, um die psychosoziale Entwicklung des Kindes nicht zu gefährden.

19.6.4 Osteogenesis imperfecta

Unter diesem klinischen Krankheitsbild werden unterschiedliche stoffwechselbedingte Skelettbildungsstörungen zusammengefasst, die sich durch das gemeinsame Leitsymptom der erhöhten Knochenbrüchigkeit auszeichnen. Spontanfrakturen treten nicht selten, je nach Schweregrad auch intrauterin, auf. Während radiologisch ausgeprägte „osteoporotische" Veränderungen imponieren, ist das klinische Erscheinungsbild neben der Frakturanfälligkeit von Knochendeformierungen und -erweichungen (Kautschuk-Schädel) geprägt. Besonders auffällig sind die häufig blauen Skleren. Da auch die Bildung der Zahnhartsubstanzen (Dentinogenesis imperfecta) gestört ist, zeigen die Zähne ein typisches „milchglasartiges" Aussehen (Abb. 19-25).

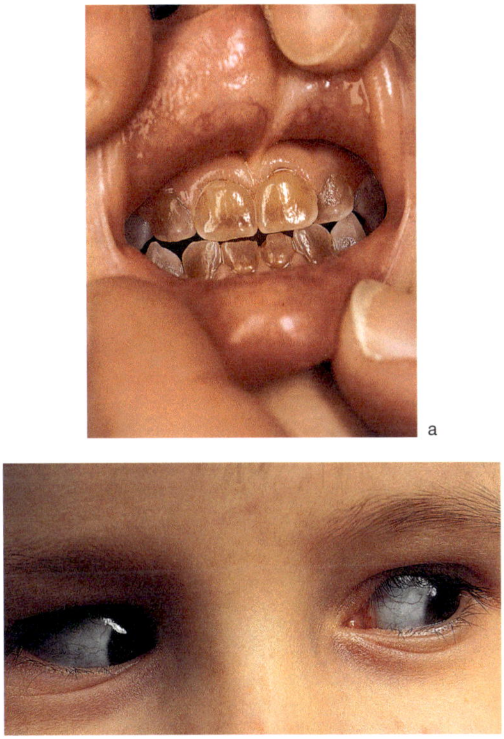

a

b

Abb. 19-25 Osteogenesis imperfecta (Sammlung Kinderklinik der TU München).

a) Dentinogenesis imperfecta.

b) Bläulich-verfärbte Skleren.

19.7 Tumoren

Tumoren imponieren typischerweise durch lokale Auftreibungen oder Schwellungen und Verdrängung von benachbarten Strukturen (Zahnkippungen).

> Langsames und nicht infiltratives Wachstum weist eher auf einen gutartigen Prozess hin, schnelles und infiltrierendes Wachstum, ggf. mit Nervausfällen, spricht eher für ein malignes Geschehen.

Bei Tumorverdacht sollte sofort eine Überweisung in fachärztliche Behandlung erfolgen, hier sollte auch die histologische Diagnosesicherung durchgeführt werden.

19.7.1 Maligne Tumoren

Während im Erwachsenenalter bösartige epitheliale Neubildungen (Plattenepithelkarzinom) im Vordergrund stehen, sind diese beim Kind eher selten. Hier treten hingegen gehäuft mesenchymale Neubildungen des Knochens bzw. der Muskulatur auf. Sarkome metastasieren häufig und schnell hämatogen. Nur bei isolierten Befunden ist eine chirurgische Therapie sinnvoll, häufig sind die Tumoren auch strahlen- oder chemotherapiesensibel. Aufgrund der schlechten Prognose sollte die Therapie schnellstmöglich und unbedingt an einem spezialisierten kinderonkologischen Zentrum erfolgen.

Knochensarkome

Sarkome der Kiefer treten als schnell wachsende ossäre Strukturen in Erscheinung. Aufgrund der überschießenden ungeordneten Knochenneubildung kommt es rasch zu Zahnlockerungen und Schmerzsymptomen bzw. Hyp- oder Parästhesien (Abb. 19-26). Diese klinischen Zeichen sollten immer als deutlicher Hinweis auf ein mögliches malignes Geschehen gewertet werden, das rasches Handeln erfordert. Radiologisch imponieren mehr oder weniger ausgedehnte Osteolysen mit Sklerosierungen; Zahnresorptionen stellen besondere Verdachtsmomente dar. Die Therapie ist häufig kombiniert chemotherapeutisch-operativ.

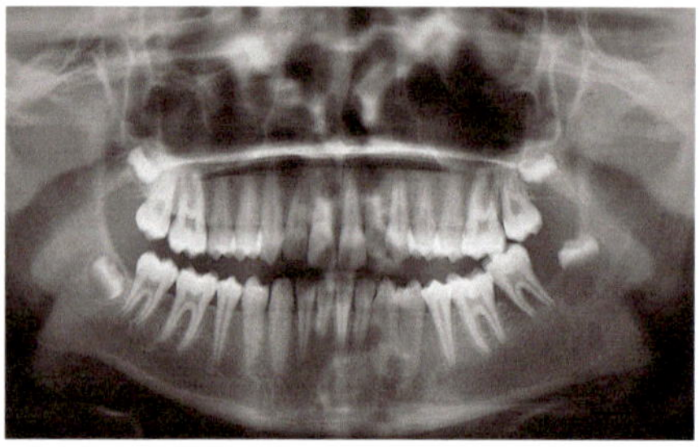

Abb. 19-26 Radiologischer Zufallsbefund bei 12-jähriger Patientin im Orthopantomogramm: osteolytische Aufhellung um Zahnkeim 38; histologische Diagnose: Ewing-Sarkom des Unterkiefers.

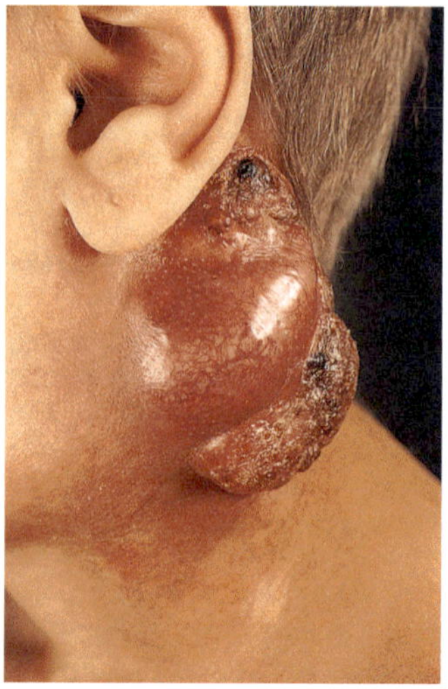

Abb. 19-27 Rhabdomyosarkom linke Halsseite (Sammlung Kinderklinik der TU München).

Weichteilsarkome

Der häufigste maligne Weichgewebstumor im Kindes- und Jugendalter ist das **Rhabdomyosarkom,** das von der quer gestreiften Muskulatur ausgeht und bevorzugt im Bereich des Kopfes lokalisiert ist (Abb. 19-27). Eine chirurgische Therapie ist nur bei lokalen Prozessen sinnvoll, der Tumor ist auch gut strahlensensibel.

Sein Gegenstück stellt das **Leiomyosarkom** dar, das von der glatten Muskulatur abstammt und im Kindesalter sehr selten auftritt.

Weitere Sarkomarten wie das Fibrosarkom oder das Neurofibrosarkom gehen vom Bindegewebe aus. Auch Mischtumoren wie das Hämangiomyosarkom sind nicht selten.

19.7.2 Benigne Tumoren

Fibrome

Gutartige epitheliale Neubildungen wie das einfache Fibrom oder Papillom kommen beim Kind oder Jugendlichen regelmäßig vor, häufig sind sie bereits bei der Geburt vorhanden (Abb. 19-28). Besonders häufig tritt während der Jugendzeit das **ossifizierende Fibrom** im Bereich des Unterkiefers auf. Obwohl die Geschwülste gutartig sind und nur ein langsames Wachstum zeigen, sollten sie baldmöglichst operativ entfernt werden, bevor durch verdrängendes Wachstum Folgeschäden an benachbarten Strukturen auftreten.

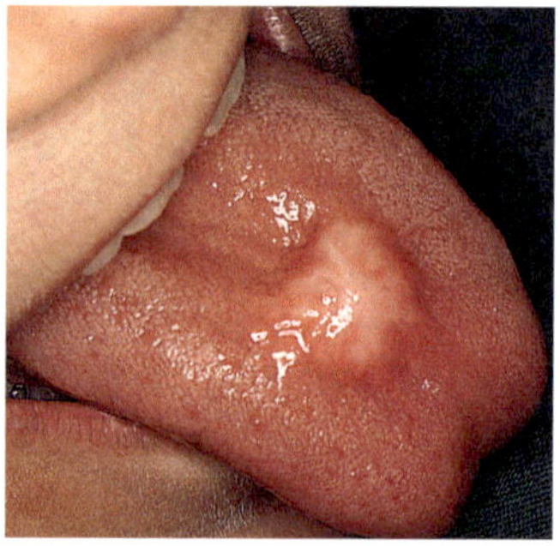

Abb. 19-28 Zungenfibrom (Sammlung Kinderklinik der TU München).

Odontogene Geschwülste

Das **Odontom** entstammt dem embryonalen mesenchymalen und epithelialen Gewebe der Zahnanlagen. Der Tumor ist je nach Differenzierungsgrad der Zellen weich oder hart. Komplexe Odontome zeichnen sich dabei durch Bildung unterschiedlicher Zahnhartsubstanzen (Dentin, Zement) aus. Manchmal sind auch Zahnanlagen erkennbar. Entsprechend dem histologischen Bild zeigt sich der häufig zufällig radiologisch diagnostizierte Tumor auf dem Röntgenbild durch ein glatt abgegrenztes, jedoch mehr oder weniger inhomogenes Aussehen. Der Tumor wächst langsam und ist von einer bindegewebigen Kapsel umgeben. Die Therapie besteht in der chirurgischen Entfernung.

Seltenere odontogene benigne Geschwülste sind das Zementom oder das Myxom. Eine Unterscheidung ist nur histologisch möglich.

Gegenüber dem Odontom ist das **Ameloblastom,** das lokal invasiv wächst, deutlich aggressiver. Der Tumor, der aus Resten des inneren Schmelzepithels hervorgeht, ist überwiegend im Molarenbereich des Unterkiefers lokalisiert (Abb. 19-29a und b). Das männliche Geschlecht ist deutlich häufiger betroffen. Die Erstdiagnose erfolgt in der Regel radiologisch; hier fällt eine mehrkammerige oder polyzystische Struktur auf, seltener eine monozystische Veränderung. Ausgedehntere Befunde können den Knochen penetrieren und so auch in die Mundhöhle perforieren. Der glasige, gallertig erscheinende Tumor lässt sich differentialdiagnostisch vom zentralen Riesenzellgranulom oder einem Hämangiom klinisch kaum unterscheiden. Nach bioptischer Diagnosesicherung muss der Tumor, der häufig rezidiviert, in toto chirurgisch entfernt werden.

Eine regelmäßige klinische und radiologische Nachsorge ist wichtig, Rezidive des Ameloblastoms wurden auch nach mehr als fünf Jahren beobachtet.

Hämangiome

Hämangiome sind meist bei der Geburt vorhanden. Diese blutgefäßreichen, bläulich-rötlich schimmernden Tumoren sind äußerst variabel und können sich spontan nach der Geburt oder bis zur Pubertät zurückbilden (Abb. 19-30). Besteht allerdings eine Wachstumstendenz, sollte umgehend eine Behandlung durchgeführt werden. Bei ausgedehnten Befunden kann nach angiographischer Darstellung der zuführenden Gefäße eine Embolisationstherapie erwogen werden. Gegebenenfalls muss der Tumor kom-

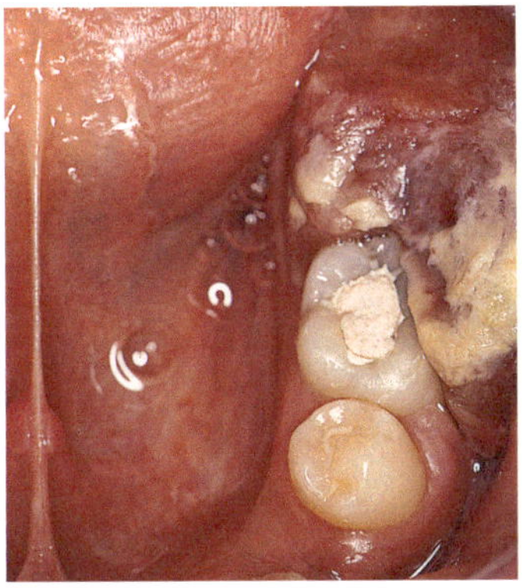

a

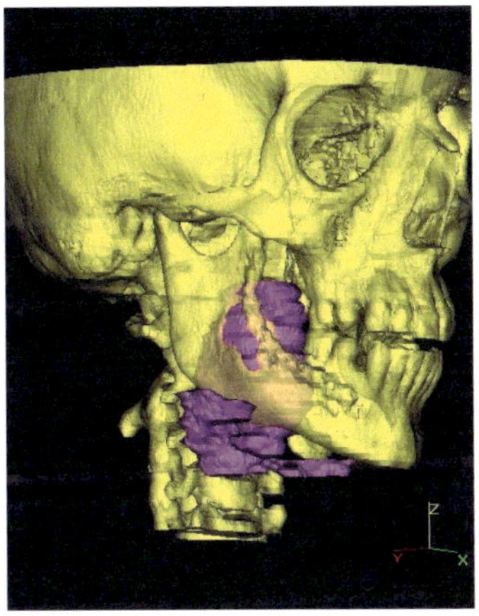

b

Abb. 19-29 Ausgedehntes Ameloblastom im rechten Unterkiefer bei einem 14-jährigem Patienten (Sammlung PD Zeilhofer/München).

a) Intraorale Ansicht mit exophytisch wachsendem Tumor.

b) 3D-Rekonstruktion des farbig segmentierten Tumors, der die Weichteile weit infiltriert.

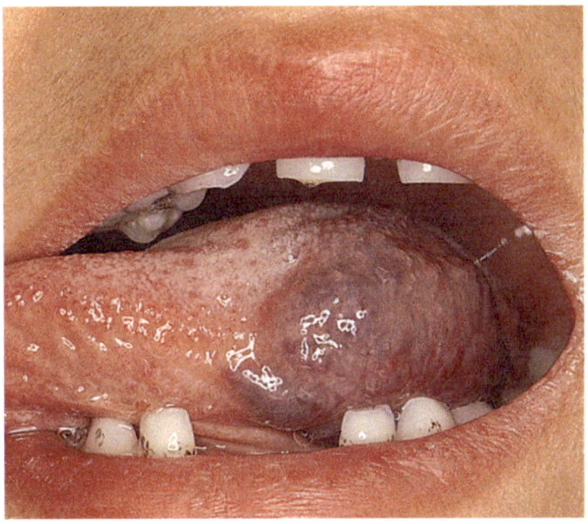

a

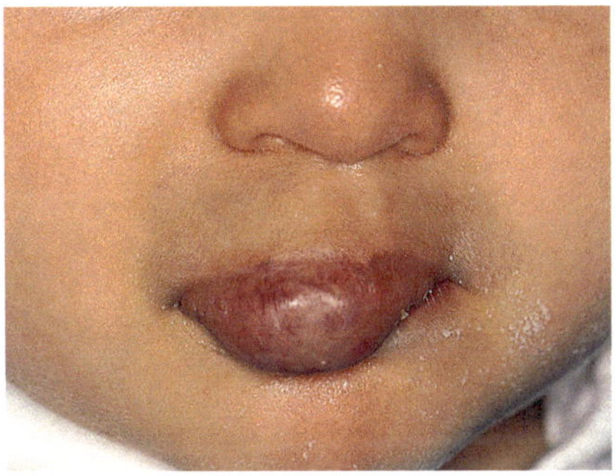

b

Abb. 19-30 Vaskuläre Neubildungen.

a) Zungenhämangiom (Sammlung Kinderklinik der TU München).

b) Kavernöses Hämangiom der Oberlippe.

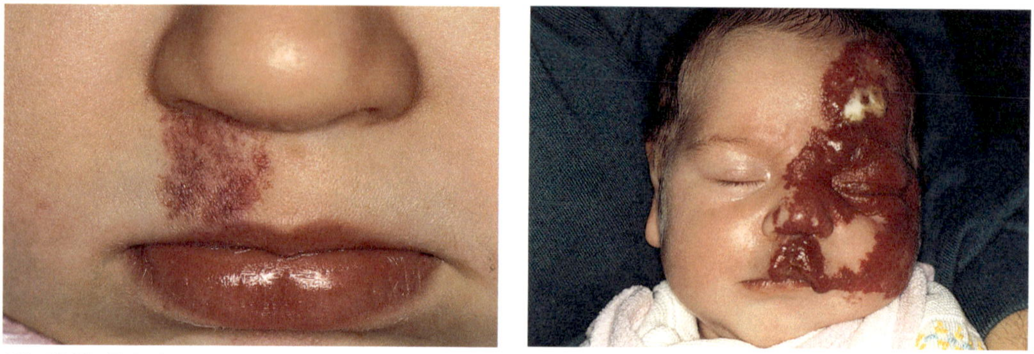

c d

Abb. 19-30 Fortsetzung
c) Kapilläres Hämangiom der Oberlippe.
d) Naevus vinosus im Bereich des 2. und 3. Trigeminusastes.

plett chirurgisch entfernt werden. Die Laserkoagulation mit einem Argon-Laser empfiehlt sich bei oberflächlichen vaskulären Tumoren, tiefer liegende Veränderungen kann man mit dem Neodym-YAG-Laser erreichen.

Lymphangiome

Einen besonders gravierenden Tumor stellt das benigne Lymphangiom oder Lymphhämangiom des Kindes dar (Abb. 19-31). Dieser weiche und glasige Tumor, der mit Lymphgefäßen und -zysten angefüllt ist, zeigt häufig eine massive Wachstumstendenz; eine vollständige chirurgische Entfernung ist nur selten möglich.

Neurofibromatose

Die Neurofibromatose v. Recklinghausen wird dominant vererbt und tritt meist nach der Geburt oder während der frühen Kindheit auf (Abb. 19-32). Typische Hautsymptome sind Café-au-lait-Flecken am ganzen Körper, sommersprossenartige Hyperpigmentierungen und knotige Hauttumoren, die sich zu großen lappenartigen Hautfalten ausbilden können. Die Krankheit ist während des ganzen Lebens progredient, therapeutisch können nur die ästhetisch störenden, schmerzhaften oder schnell wachsenden Hauttumoren entfernt werden.

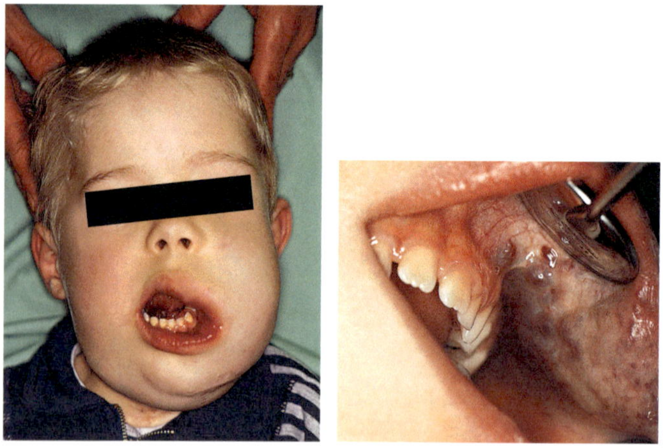

a b

Abb. 19-31 Ausgedehntes Lymphhämangiom der linken Gesichtshälfte.

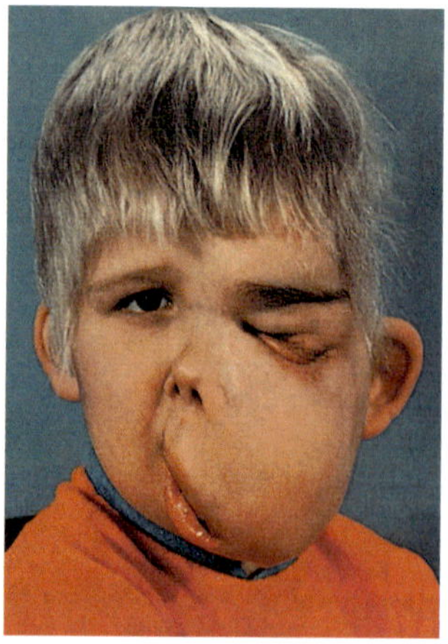

Abb. 19-32 Neurofibromatose (Sammlung Prof. Bier/Berlin).

a

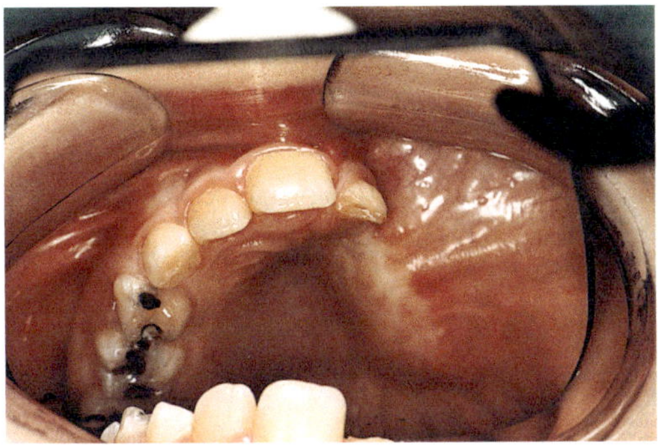

b

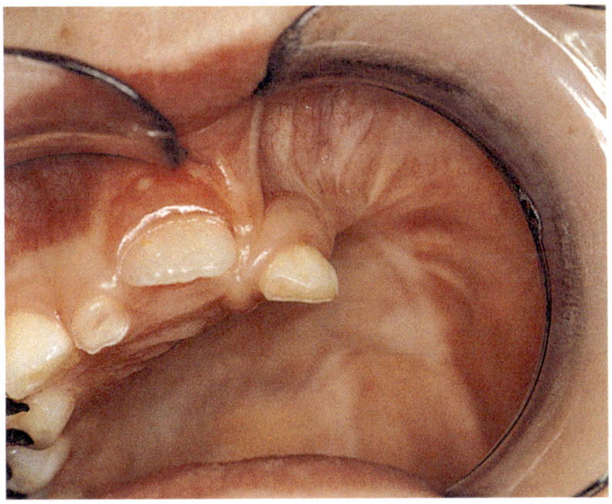

Abb. 19-33 Kongenitaler melanotischer Neuroektodermaltumor.
a) Intraoraler Befund.
b) Postoperativer Befund.

Kongenitaler melanotischer Neuroektodermaltumor

Dieser sehr seltene pigmentierte Tumor ist typischerweise am Oberkiefer lokalisiert (Abb. 19-33a und b). Der Tumor neigt immer zu einem lokal-destruierenden und äußerst schnellen Wachstum. Obwohl sich histologisch keine sicheren Malignitätszeichen nachweisen lassen, kann der Tumor auch metastasieren. Therapeutisch sollte er deshalb radikal-chirurgisch entfernt werden und anschließend eine adjuvante, für Neuroblastome geeignete Chemotherapie erfolgen.

19.8 Literatur

[1] Bethke, K., Künzer, W.: Lehrbuch der Kinderheilkunde. Thieme, Stuttgart–New York 1991.

[2] Bork, K., Hoede, N., Korting, G. W.: Mundschleimhaut- und Lippenkrankheiten. Schattauer, Stuttgart–New York 1993.

[3] Langlais, R., Miller, C.: Mundschleimhauterkrankungen – ein Farbatlas zur schnellen Diagnose. Urban & Schwarzenberg, München–Wien–Baltimore 1994.

[4] Steigleder, G. K.: Taschenatlas der Dermatologie. Thieme, Stuttgart–New York 1987.

[5] Straßburg, M., Knolle, G.: Farbatlas und Lehrbuch der Mundschleimhauterkrankungen. Quintessenz, Berlin 1991.

[6] van Waes, J. M., Stöckli, P. W.: Kinderzahnmedizin. In: Rateitschak, H., Wolf, H. F. (Hrsg.): Farbatlanten der Zahnmedizin. Thieme, Stuttgart–New York 2001.

20 Die zahnärztliche Betreuung von Kindern mit Behinderungen

von Peter Cichon und Wolf-Dieter Grimm

Inhaltsübersicht

20.1 Einleitung 370

20.2 Behinderungen 370

20.2.1 Definition 370
20.2.2 Ursachen der Behinderung 370
20.2.3 Formen der Behinderung 370
Morbus Down 371
Zerebralparese 371
Anfallsleiden 371

20.3 Besonderheiten oraler Erkrankungen bei Behinderten 371

20.3.1 Karies und Parodontalerkrankungen 372
20.3.2 Traumata 372
20.3.3 Dysgnathien bei Behinderten 372

20.4 Therapie und Prävention 373

20.4.1 Das behinderte Kind in der Zahnarztpraxis 373
20.4.2 Allgemeinzustand und Anamnese 373
Extraorale Inspektion 373
Allgemeine Anamnese 373
Zahnmedizinische Vorgeschichte 374
Intraorale Inspektion 374
Behandlungsplanung 374
20.4.3 Schmerzausschaltung und Angstkontrolle 374
Behandlung im Wachzustand 374
Prämedikation 374
Behandlung in Intubationsnarkose 375
20.4.4 Behandlungskonzepte 375
Zahnerhaltung 375
Prothetische Versorgung 375
Parodontaltherapie 376
Therapie von Traumata 377
Kieferorthopädische Behandlung 378
20.4.5 Prävention 379
Ernährungslenkung 379
Fluoridierung 379
Supragingivale Belagskontrolle 379
Versiegeln von Fissuren und Grübchen 379

20.5 Konsequenzen 379

20.6 Literatur 380

20.1 Einleitung

In der modernen Zahnheilkunde werden seit einigen Jahren in verstärktem Maße die Probleme von Kindern und Jugendlichen mit Behinderungen berücksichtigt. Ohne Zweifel gestaltet sich die zahnärztliche Behandlung behinderter Patienten vielfach äußerst problematisch. Behinderte bedürfen einer besonderen Betreuung, wobei der Erfolg der Behandlung vom persönlichen Verhalten des Zahnarztes und seines Teams gegenüber dem behinderten Patienten sowie der Mitarbeit von Betreuer und Behindertem abhängt. Hier ist der Zahnarzt in erster Linie Arzt mit einem nicht allein auf den Mundbereich beschränkten Aufgabengebiet. Integrative Behandlungswege und eine ganzheitlich-mehrdimensional ausgerichtete Behandlungsstrategie bestimmen die Handlungsweise seiner Therapie. Die regelmäßige Versorgung Behinderter ist eine dringend notwendige Aufgabe, die eine enge Zusammenarbeit des mit den speziellen Problemen vertrauten Zahnarztes mit dem Kinder- bzw. Hausarzt erfordert [21]. Spätbehandlungen mit der Extraktion von Zähnen werden ersetzt durch konservierende und prothetische Restaurationen. Reine Schmerz- und Defektbeseitigung wird abgelöst durch Prävention und Nachsorge (Abb. 20-1).

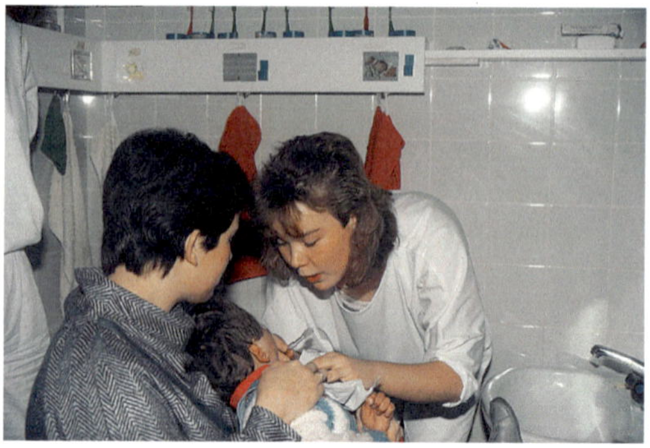

Abb. 20-1 Zahnputzübungen mit einem geistig behinderten Kind.

20.2 Behinderungen

20.2.1 Definition

Der Begriff „Behinderung" ist eine gesellschaftliche Positionszuschreibung infolge einer körperlichen Regelwidrigkeit, geistigen Schwäche oder seelischer Störungen auf der Basis einer durch die Gesellschaft festgelegten Normsetzung.

Als behindernd gelten bleibende Funktionsstörungen, die in Relation zur „Norm" unserer soziologischen Betrachtungsweise die Anpassungsfähigkeit oder das Leistungsvermögen eines Menschen in einem Bereich seiner Lebensäußerungen nachhaltig einschränken, begrenzen und erschweren.

20.2.2 Ursachen der Behinderung

Behinderungen haben fast immer eine organische Grundlage und sind die Folge krankhaft schädigender Einflüsse, nicht diese selbst. Bei früh (primär) entstandenen Behinderungen ist der eigentlich pathologische Prozess in der Regel längst abgelaufen und beendet. Die mit einer Behinderung kausal assoziierten Veränderungen, Schädigungen oder Noxen (genetische Faktoren, Stoffwechselstörungen, traumatische Ereignisse, Infektionen, Vergiftungen, ungünstige Umwelteinflüsse u.a.m.) können vor der Geburt (pränatal entstandene Störungen) eingewirkt haben, im Zusammenhang mit dem Geburtsvorgang stehen (perinatale Schäden) oder im späteren Leben (postnatale Ursachen) zu einer bleibenden Funktionsstörung führen.

20.2.3 Formen der Behinderung

Durch die Akzeptanz der Behinderung als menschliche Befindlichkeit [18] gestaltet sich der Versuch einer „Klassifizierung" problematisch. Als eine besondere Art des Menschseins ist die Behinderung immer individuell geprägt und lässt sich schwer in Kriterien pressen. Dennoch machen organisatorische und administrative Aspekte eine Differenzierung der Behinderung entsprechend den Anforderungen des täglichen Lebens notwendig. Hinsichtlich der funktionellen Beeinträchtigungen des täglichen Lebens kann eine Zuordnung in eine Körperbehinderung, eine geistige Behinderung und in eine seelische Behinderung vorgenommen werden.

Bei einer **Körperbehinderung** ist die Bewegungsfähigkeit durch eine Beeinträchtigung des Stütz- und Bewegungssystems nicht nur vorübergehend beeinträchtigt. Dazu gehören zerebrale Bewegungsstörungen (Spastik, Ataxie), Rückenmarkslähmungen (Spina bifida, traumatischer Querschnitt) oder Muskelerkrankungen (Muskeldystrophie).

Eine **geistige** Behinderung liegt vor, wenn die Intelligenzleistung eines Menschen unterhalb der als Norm angesehenen Schwankungsbreite liegt und die mit einem speziellen Verfahren ermittelten sozialen

Fähigkeiten nicht den üblichen Anforderungen für eine selbstständige Lebensführung entsprechen.

Zu den **seelisch** Behinderten zählen gemäß der Definition des Bundessozialhilfegesetzes Personen, bei denen infolge seelischer Störungen die Fähigkeit zur Eingliederung in die Gesellschaft in erheblichem Umfang beeinträchtigt ist.

Überschneidungen von mehreren Behinderungen sind möglich. Verbesserte diagnostische Methoden der klinischen Pädiatrie, der Sozialpädiatrie und der Neuropädiatrie haben gezeigt, dass Mehrfachbehinderungen, d.h. kombinierte Einschränkungen mentaler und motorischer Funktionen, weit häufiger vorkommen als „Einfachbehinderungen".

Aus organisatorischen und praktischen Erwägungen hat sich für die zahnärztliche Versorgung behinderter Patienten eine Einteilung der Patienten in **kooperativ, bedingt kooperativ** und **nicht kooperativ** als hilfreich erwiesen. Dabei umfasst der Begriff „kooperativ" sowohl die Möglichkeit der zahnärztlichen Behandlung als auch die Durchführung der persönlichen Mundhygiene. Folgende Behinderungen haben im Rahmen des Fehlbildung-Retardierung-Syndroms einen Einfluss auf die Erkrankung oraler Strukturen oder können die therapeutischen Maßnahmen beeinflussen bzw. erschweren.

Morbus Down

Bei Morbus Down handelt es sich um eine **chromosomale** Form einer **geistigen** Behinderung, die in den meisten Fällen mit einem zusätzlichen Chromosom beim 21. Chromosomenpaar verbunden ist (Trisomie 21).

Neben ausgeprägten **Allgemeinsymptomen** wie erhöhter Leukämierate, Minderwuchs, schräger Augenstellung, medialer Epikanthus und Hörstörungen gehören eine Verzögerung und Reduzierung der geistigen Entwicklung, angeborene Herzfehler und eine erhöhte Infektanfälligkeit (infolge Funktionsstörungen der polymorphkernigen Granulozyten) zu den Kardinalsymptomen dieser Behinderung.

Zu den **physiognomischen** und **oralen** Manifestationen des Krankheitsbildes zählen eine Hypoplasie im Bereich des Mittelgesichtes, verringerter Tonus der Zungenmuskulatur, eine Dysplasie des Oberkiefers mit Zahnunterzahl und Stellungsanomalien der Zähne mit frontalem und seitlichem Kreuzbiss.

Zerebralparese

Zerebrale Bewegungsstörungen sind Ausdruck einer **hirnorganischen Schädigung,** die das Kind vorwiegend während der Schwangerschaft, durch den Geburtsvorgang oder während der ersten Lebensjahre getroffen hat. Unter dem Begriff „zerebrale Bewegungsstörungen" wird eine Gruppe mit unterschiedlichen neuromuskulären Bewegungsstörungen zusammengefasst, die durch eine Läsion der motorischen Hirnzentren verursacht wurden. Die Symptomatik ist weitgehend von der Lokalisation der Schädigung des Gehirns abhängig. Häufig kommen mehrere Schädigungen und Störungen gleichzeitig vor und führen zum Gesamtbild des infantilen organischen Psychosyndroms. In 70–75% der Fälle sind bei infantilen Zerebralparetikern Intelligenzminderungen feststellbar, wovon ein Viertel als schwer geistig behindert anzusehen ist. Bei Kindern mit infantiler Zerebralparese und verminderter Intelligenz finden wir oft muskuläre Funktions- und Koordinationsstörungen mit Auswirkungen auf die **Zungenmotorik** und die **Kaufähigkeit.** Als Folge der eingeschränkten Funktion der Lippen-, Zungen- und Wangenmuskulatur ist vielfach ein regelrechter Mundschluss nicht möglich, deswegen fließt ständig Speichel aus der Mundhöhle.

Anfallsleiden

Geistige Behinderungen sind aufgrund ihrer besonderen Entstehungsursachen infolge zerebraler Schädigungen und Hirnfunktionsstörungen häufig mit **epileptischen** Anfällen belastet. Es bestehen Korrelationen zwischen dem Schweregrad der Behinderung (insbesondere der Mehrfachbehinderung) und der Häufigkeit dabei auftretender, unterschiedlicher Anfallsformen. Basierend auf dem klinischen Verhalten und den Veränderungen im Elektroenzephalogramm werden die **fokalen** Anfälle von den **primär generalisierten Anfällen** unterschieden. Die fokalen Anfälle umfassen die Anfälle mit oder ohne Symptomatik, zu den generalisierten Anfällen gehören unter anderem die Absencen (Petit mal), die tonisch-klonischen Anfälle (Grand mal) und alle nicht klassifizierten Anfälle.

Die Behandlung der Epilepsie stützt sich vor allem auf die medikamentöse Therapie. Phenytoin-haltige Präparate (Phenytoin®, Zentropil®, Phenhydan®) sind immer noch die am häufigsten zur Basistherapie eingesetzten Antikonvulsiva. Als unerwünschte Nebenwirkungen der medikamentösen Therapie treten Phenytoin-induzierte Ataxien und Phenobarbital-induzierte Somnolenzen auf.

20.3 Besonderheiten oraler Erkrankungen bei Behinderten

Im Zusammenhang mit oder als Folge der Behinderung kann die normale Entwicklung des kindlichen Gebisses negativ beeinflusst werden. Bei Kindern mit

Morbus Down sind eine deutlich erhöhte Prävalenz der **Nichtanlage** bleibender Zähne sowie **Mikrodontie** und **Anomalien der Zahnform** zu beobachten. Entwicklungsstörungen der Zahnhartsubstanzen sind dagegen nicht typisch für behinderte Kinder.

Karies und entzündliche Parodontalerkrankungen sind wie bei Nichtbehinderten auch bei Patienten mit Behinderungen die Hauptursachen für einen Zahnverlust. Weiterhin sind Traumata eine häufige Ursache für eine Schädigung der Zähne und der umgebenden Gewebeanteile bei behinderten Kindern.

20.3.1 Karies und Parodontalerkrankungen

Bei behinderten Kindern und Jugendlichen ist ein **erhöhtes Risiko für Erkrankungen der Zähne und des Zahnhalteapparats** mit hoher Kariesprävalenz und ausgeprägteren Parodontopathien sowie ein niedriger Sanierungsgrad feststellbar [4, 6, 19, 25, 26]. Während Rinn und Wetzel [28] in der Altersgruppe der 15- bis 24-jährigen Patienten mit Behinderungen durchschnittlich 4,7 kariös erkrankte Zähne pro Patient feststellen konnten, ermittelte Pieper [24] in dieser Altersgruppe 9,7 kariöse Zähne. Eigene Untersuchungen ergaben sowohl bei den körperlich als auch bei den geistig Behinderten eine mittlere Anzahl von etwa zehn erkrankten Zähnen [6].

Der gingivale bzw. parodontale Gesundheitszustand von behinderten Patienten ist häufig geprägt durch einen schlechten Pflegezustand des Gebisses [5, 24, 25a, 28, 29]. Wegen einer ungenügenden Zahnpflege sind bei etwa der Hälfte der über 14-jährigen Behinderten derart ausgeprägte Entzündungserscheinungen zu beobachten, dass neben der Optimierung der Mundhygiene auch die Belagsentfernung durch den Zahnarzt erforderlich wird [9].

Neben den ausgeprägten Formen der Gingivitiden aufgrund einer unzureichenden Mundhygiene bereiten besonders zwei Gruppen behindertenspezifischer Parodontalerkrankungen Schwierigkeiten bei der therapeutischen Intervention.

Bei der ersten Gruppe handelt es sich um die **medikamentös-induzierte Gingivavermehrung** infolge der Verabreichung von Natrium-5,5-diphenylhydantoin (Phenytoin®). Bei etwa der Hälfte der Patienten entstehen vor dem 30. Lebensjahr gingivale Wucherungen [13], die in Verbindung mit einer reduzierten Mundhygiene die Akkumulation und Reifung einer dentalen Plaque mit der Ausbildung sekundärer gingivaler Entzündungszustände erleichtern.

Die zweite Gruppe bilden **entzündliche Parodontalerkrankungen** bei Patienten mit **Morbus Down.** Aufgrund des gestörten Immunsystems kommt es bei dieser Patientengruppe zu schweren parodontalen Entzündungen mit einem erheblichen Abbau des Halteapparats, die nur verzögert auf eine therapeutische Intervention reagieren [7].

20.3.2 Traumata

Infolge mangelnder Fähigkeit zu einer situationsadäquaten Raum- und Zeitorientierung, fehlender Koordination motorischer Bewegungsabläufe oder Retardierung der Reaktionszeit sind sowohl geistig als auch körperlich behinderte Kinder in besonderem Maße für Traumata der Zähne und des Zahnhalteapparats gefährdet. Die häufigste Ursache für Zahnverletzungen bei Behinderten sind Stürze, die meist zu Frakturen der Zähne und/oder Wurzeln mit Beteiligung des Endodonts führen.

Neben den Verletzungen der Zähne und der umgebenden Gewebestrukturen als Folge eines akuten Traumas führen sehr häufig bei behinderten Patienten chronische exzessive Zahnbelastungen (Bruxismus und Parafunktionen) zu einem kontinuierlichen Verlust (Abrasion) von Zahnhartsubstanzen und einer Zerstörung des Zahnhalteapparats mit einer Zunahme der Zahnbeweglichkeit.

20.3.3 Dysgnathien bei Behinderten

Kiefer- und Gebissanomalien bei Behinderten können sowohl endogene wie exogene Ursachen haben. Die gehäuft anzutreffende **progene Verzahnung mit frontalem und seitlichem Überbiss bei Patienten mit Morbus Down** ist hauptsächlich die Folge einer Unterentwicklung des Oberkiefers [8, 16]. Die gnathisch-skelettale Progenie mit Überentwicklung des Unterkiefers, die gelegentlich bei Down-Patienten anzutreffen ist, kann nicht als typisches Zeichen des Syndroms gelten. Da der Oberkiefer bereits beim Neugeborenen unterentwickelt ist, kann man von einer genetisch determinierten Anomalie ausgehen, die durch eine Störung der Weichteile noch zusätzlich negativ beeinflusst werden kann.

Anders verhält es sich bei Kindern mit **infantiler Zerebralparese** (CP-Kinder). **Fehlender Lippenschluss** und die **Unfähigkeit zu kauen** bewirken ein Ungleichgewicht von Lippen-, Zungen- und Kaumuskulatur und sind damit der Schlüssel für die pathologische Gebiss- und atypische Gesichtsentwicklung [31]. Durch ein herabgesetztes, nach dorsal gerichtetes Kondylenwachstum bleibt die hintere Gesichtshälfte hinter der vorderen zurück, wobei die Mandibula um ein Hypomochlion im Seitenzahnbereich kippt.

20.4 Therapie und Prävention

20.4.1 Das behinderte Kind in der Zahnarztpraxis

Die zahnärztliche Behandlung körperlich und geistig behinderter Kinder bedeutet für den Zahnarzt eine verantwortungsvolle und schwierige Aufgabe. Gerade im kindlichen Alter wird die Zahngesundheit für das ganze Leben vorprogrammiert. Nicht behandelte Spätfolgen können für behinderte Kinder, bei denen orale Rehabilitationen nur mit großem Aufwand durchzuführen sind, zu einer zusätzlichen Benachteiligung werden. Jede Zahnbehandlung ist für Erwachsene wie für Kinder gleichermaßen belastend. Bei Kindern kann die Angst vor Schmerzen oder das natürliche Unbehagen vor dem Fremden unter Umständen durch unangenehme Erinnerungen an frühere ärztliche Begegnungen verstärkt werden. Gerade behinderte Kinder mussten aufgrund ihrer Behinderung oder der häufig damit verbundenen Polymorbidität schon von den ersten Lebensmonaten an unangenehme Untersuchungen oder Behandlungen über sich ergehen lassen. Für eine erfolgreiche zahnärztliche Behandlung ist ein Vertrauensverhältnis des Kindes zum Arzt unerlässlich (Abb. 20-2).

Bei geistigen und körperlichen Behinderungen ist die Beurteilung der Anpassungsfähigkeit des Kindes auf eine fremde Umgebung und die Bewertung seiner emotionalen Reaktion auf unangenehme Ausnahmesituationen von entscheidender Bedeutung. Durch das Unvermögen, Behandlungssituationen zu verstehen, entwickeln geistig behinderte Kinder übersteigerte Ängste bis hin zu Angstneurosen. Patentrezepte zur zahnärztlichen Behandlung behinderter Kinder im Wachzustand kann es nicht geben, zumal das Verhältnis zu Kindern und die Fähigkeit, mit ihnen zu arbeiten, stark persönlichkeitsgebunden ist.

Bei der Behandlung im Wachzustand kommt es darauf an, durch eine freundliche Umgebung in ruhiger und entspannter Atmosphäre die Voraussetzung zu schaffen, in der das Verhalten des Zahnarztes und seiner Helfer dem behinderten Kind Vertrauen einflößt.

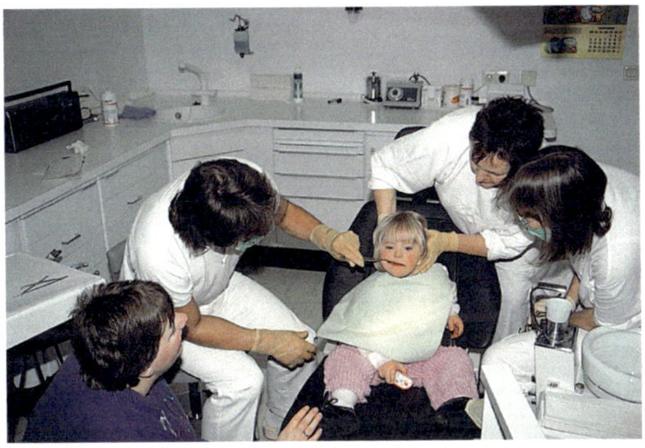

Abb. 20-2 Behindertes Kind beim ersten Zahnarztbesuch.

Wegen ihrer festen Bindung zu ihrer vertrauten Umgebung reagieren besonders behinderte Kinder stark negativ auf eine Trennung von ihren Eltern oder ihren gewohnten Begleitpersonen.

Die Anwesenheit der Eltern bzw. einer Begleitperson im Behandlungsraum ist bei behinderten Kindern grundsätzlich zu befürworten. Sie sollen durch ihre Präsenz dem Kind das Gefühl der Geborgenheit geben, sich aber nicht in den Ablauf der Behandlung einmischen.

20.4.2 Allgemeinzustand und Anamnese

Eine zahnärztliche Versorgung behinderter Patienten ist nur im Zusammenhang mit einer Beurteilung des allgemeinen Gesundheitszustands des Patienten unter Würdigung seiner Behinderung möglich. Wegen der häufig mit einer Behinderung verbundenen **Polymorbidität** ist es entscheidend, dass der behandelnde Zahnarzt über die begleitenden Erkrankungen eines jeden Patienten mit seiner Behinderung orientiert ist. Viele Gesundheitsstörungen erzwingen Anpassungen der zahnärztlichen Behandlung, damit daraus keine ernsten negativen Konsequenzen für die Gesundheit des Patienten resultieren [20].

Extraorale Inspektion

Durch eine gezielte Inspektion kann man sich schon bei der ersten Kontaktaufnahme einen allgemeinen Eindruck über den Gesundheitszustand des behinderten Kindes verschaffen. Eine sorgfältige Beobachtung des äußeren Erscheinungsbilds kann wertvolle Hinweise auf den allgemeinen Gesundheitszustand und das Wohlbefinden eines Patienten geben.

Allgemeine Anamnese

Die Bewertung des Gesundheitszustands ist der erste Schritt der zahnärztlichen Betreuung behinderter Patienten. Diese Beurteilung umfasst die Erhebung einer allgemeinen und zahnärztlichen Anamnese, eine begrenzte klinische Untersuchung und Laboruntersuchungen bei Behandlung in Intubationsnarkose.

Die Konsultation des Haus- oder Kinderarztes sollte zur Klärung möglicher Behandlungsrisiken grundsätzlich vor jeder Behandlung behinderter Patienten erfolgen.

Zahnmedizinische Vorgeschichte

Die Erhebung der zahnmedizinischen Vorgeschichte schließt bereits durchgeführte restaurative, chirurgische, parodontologische und kieferorthopädische Behandlungsmaßnahmen ein. In diesem Zusammenhang ist es wichtig zu erfahren, unter welchen Bedingungen frühere zahnärztliche Behandlungen durchgeführt wurden. Im Vordergrund der anamnestischen Erhebungen steht die Frage nach eventuell vorhandenen Schmerzen als häufigstem Grund für einen zahnärztlichen Besuch. Oft können Eltern oder Betreuer nur ungenaue Angaben über mögliche Schmerzzustände geben. Gezielte Fragen nach ungewöhnlichen Verhaltensmustern oder Nahrungsverweigerung können erste Hinweise auf vorhandene Schmerzzustände geben.

Intraorale Inspektion

Auf die Beurteilung des allgemeinen Gesundheitszustandes und die Erhebung anamnestischer Daten folgt – soweit möglich – die intraorale Eingangsuntersuchung mit einer Inspektion der Zähne, des Zahnhalteapparats und der benachbarten Weichgewebe.

In der ersten Behandlungssitzung sollte das behinderte Kind schonend mit den ihm fremd und bedrohlich erscheinenden Instrumenten vertraut gemacht und nicht sofort mit dem Einsatz zahnärztlicher Instrumente „überfallen" werden. Bei der initialen Untersuchung der Mundhöhle können Lippen und Wangen auch ohne Instrument abgehalten werden. Ebenso sollten der unvorbereitete Gebrauch des Luftbläsers sowie das plötzliche Einschalten der Absauganlage oder der OP-Leuchte vermieden werden, um das Kind nicht unnötig zu erschrecken.

Behandlungsplanung

Falls kein zwingender Behandlungsbedarf (Trauma, akute Schmerzzustände, akute Entzündungserscheinungen, Nachblutungen) besteht, werden neben der initialen Befundung und präventiven Maßnahmen wie Zahnreinigung und lokaler Fluoridierung keine weiteren zahnärztlichen Maßnahmen in der ersten Sitzung vorgenommen. Zusammen mit den Eltern oder Betreuern wird auf der Basis der klinischen Befunde ein Behandlungsplan unter Berücksichtigung der Besonderheit des Kindes aufgestellt und schriftlich fixiert. Nach Bewertung der Behandlungsfähigkeit des Kindes wird zunächst entschieden, ob eine Behandlung im Wachzustand möglich ist oder ob eine Intubationsnarkose durchgeführt werden sollte. Anschließend werden die Eltern über die geplanten Behandlungsmaßnahmen informiert. Die Behandlungsplanung umfasst alle vorgesehenen Maßnahmen der restaurativen Behandlung, der chirurgischen Eingriffe und der Prävention. Die Entscheidung zur Zahnerhaltung wird auch bei behinderten Kindern heute sehr weit gezogen. Abschließend wird ein Zeitplan aufgestellt und eine Terminabsprache mit den Eltern oder Betreuern getroffen.

20.4.3 Schmerzausschaltung und Angstkontrolle

Eine sichere und wirksame Schmerz- und Angstkontrolle ist die Basis einer erfolgreichen zahnärztlichen Versorgung behinderter Kinder und Jugendlicher. Verschiedene Möglichkeiten und Techniken der Lokalanästhesie, Sedierung und Allgemeinnarkose stehen zur Verfügung, um die Entstehung von Schmerzen und Angst zu verhindern. Die Entscheidung, welches Verfahren der Schmerzausschaltung gewählt wird, ist abhängig von der Kooperation und Behandlungsfähigkeit des Patienten.

Entsprechend dem Behandlungsablauf kann die zahnärztliche Behandlung Behinderter in **drei Gruppen** unterteilt werden:

- die Behandlung im Wachzustand
- die Behandlung unter Sedierung
- die Behandlung in Intubationsnarkose.

Behandlung im Wachzustand

Etwa 40% der behinderten Patienten sind soweit kooperativ und behandlungsfähig [15], dass sie „kindgerecht" in der „normalen" Zahnarztpraxis versorgt werden können. Hier ist die Lokalanästhesie das Mittel der Wahl für die Schmerzausschaltung.

Weitere 40% der Behinderten gelten als begrenzt kooperativ und sind unter bestimmten Voraussetzungen behandlungsfähig. Zu ihrer zahnärztlichen Versorgung bedarf es neben der Anwesenheit der Bezugsperson (Eltern, Betreuer) eines erhöhten personellen Aufwands und einer besonderen räumlichen Ausstattung.

Prämedikation

Trotz größter Mühe und geduldigen Vorgehens des Zahnarztes gelingt bei einer Vielzahl von behinderten Kindern eine Behandlung im Wachzustand nicht. Selbst einfache Maßnahmen wie eine Untersuchung oder gar eine Schmerzbehandlung sind bei diesen Patienten nicht durchführbar. Die Zahl der Patienten, die einer Behandlung im Wachzustand nicht zugänglich sind, wird mit 20% angegeben. In diesen Fällen ist zur Verminderung der Angstzustände eine Vorbehandlung mit entsprechenden Pharmaka angezeigt. Ziel der verschiedenen Methoden ist die gelöste Entspannung bei überängstlichen und nicht einsichtigen Patienten durch die Verminderung gesteigerter Angstzustände. Eine Analgesie bei schmerzhaften Eingriffen kann durch eine Sedierung nicht erreicht werden, dazu bedarf es der zusätzlichen Anwendung der Lokalanästhesie.

Zur Minimierung des Risikos werden Behandlungen in Sedierung unter denselben Sicherheitskriterien durchgeführt wie Behandlungen in Intubationsnarkose (s.d.). Ebenso wie beim ambulanten Operieren in Allgemeinnarkose ist eine **umfassende Information** der Eltern oder Betreuer selbstverständlich. Eine Prämedikation zur Minderung übersteigerter Angstzustände wird ausschließlich für **Kurzzeitbehandlungen** vorgenommen. Dazu zählen die Versorgung kleinerer kariöser Defekte, professionelle Zahnreinigungen, die Extraktion einzelner Zähne und die Schmerzbehandlung bei Kindern, bei denen eine Therapie mit einer Lokalanästhesie nicht möglich ist. Länger dauernde Sitzungen mit einer Rehabilitation eines stark zerstörten Gebisses werden in Intubationsnarkose durchgeführt.

Behandlung in Intubationsnarkose

Als eine Allgemeinnarkose bezeichnet man den kontrollierten Zustand der Bewusstlosigkeit bei gleichzeitigem Verlust protektiver Reflexe mit oder ohne Spontanatmung und bei Ansprechbarkeit auf physische und verbale Stimulation. Da jede Narkose mit hohem Aufwand bei entsprechendem Risiko verbunden ist, wird eine zahnärztliche Behandlung in Allgemeinnarkose nur nach strengster Indikation durchgeführt. Die **absolute Indikation** für eine Behandlung behinderter Kinder in Narkose ist gegeben:

- wenn schwere Verhaltensstörungen und mangelnde Kooperation des Patienten aufgrund schwerer zerebraler Behinderung vorliegen oder
- wenn wegen eines starken Zerstörungsgrades des Gebisses bei vorliegender körperlicher und/oder geistiger Behinderung eine Behandlung im Wachzustand für den Patienten nicht zumutbar ist.

Der Ablauf der zahnärztlichen Behandlung behinderter Patienten in Intubationsnarkose gestaltet sich stets nach einem festgelegten Behandlungsschema. Zunächst erfolgt nach Anfertigung von Röntgenaufnahmen, einer gründlichen Zahnreinigung und der Befundaufnahme die Erstellung eines Behandlungsplanes. Grundsätzlich werden Zähne, die Schmerzen bereiten oder Auslöser für odontogene Entzündungen sein können, zuerst versorgt. Es wird quadrantenweise saniert, wobei die Sanierung möglichst in einer Sitzung abzuschließen ist.

20.4.4 Behandlungskonzepte

Die zahnärztliche Versorgung behinderter Kinder hat in den letzten Jahrzehnten einen Strukturwandel von den ausschließlich palliativen Maßnahmen über die restaurativen Tätigkeiten bis hin zur Prävention vollzogen. Das primäre Ziel der Zahnheilkunde bei behinderten Kindern ist die Gesunderhaltung der Zähne und des Zahnhalteapparats. Sekundär soll ein schadensgerechtes Therapieangebot sichergestellt werden, so dass im Krankheitsfall durch frühzeitige Behandlung irreversible Schäden und Einbußen vermieden werden können.

> Grundsätzlich darf sich die zahnärztliche Behandlung behinderter Kinder nicht von der anderer Patienten unterscheiden.

Zahnerhaltung

Wegen ihrer großen Bedeutung für eine ungestörte Kaufunktion und die ungestörte Entwicklung einer orthognathen permanenten Dentition sollen auch im Milch- und Wechselgebiss alle (therapeutischen) Möglichkeiten der Zahnerhaltung Anwendung finden. Nur tief zerstörte, nicht erhaltungswürdige Milchzähne (z.B. bei nursing bottle syndrome) werden entfernt (Abb. 20-3). Bei stark zerstörten und wurzelbehandelten Milchmolaren können vorgefertigte, individuell angepasste Milchzahnkronen verwendet werden (Abb. 20-4a bis c). Endodontische Behandlungen im Milch- und Wechselgebiss behinderter Kinder werden nach den bewährten Konzepten der Endodontie durchgeführt.

Prothetische Versorgung

Infolge eines traumatischen Verlustes von Zähnen oder aufgrund stark fortgeschrittener kariöser Des-

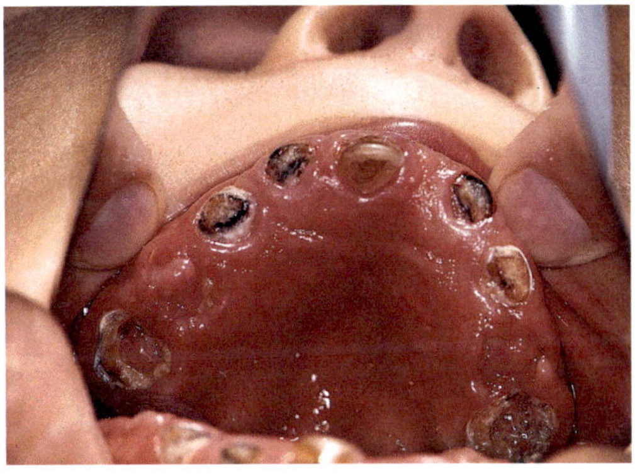

Abb. 20-3 Stark zerstörtes Milchgebiss als Folge einer zuckerhaltigen Flaschenernährung.

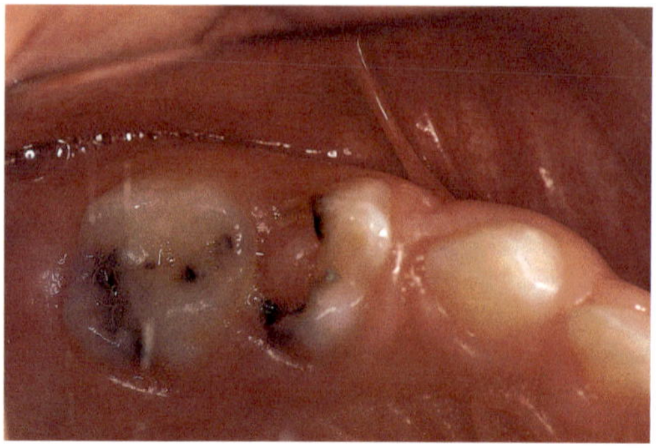

a

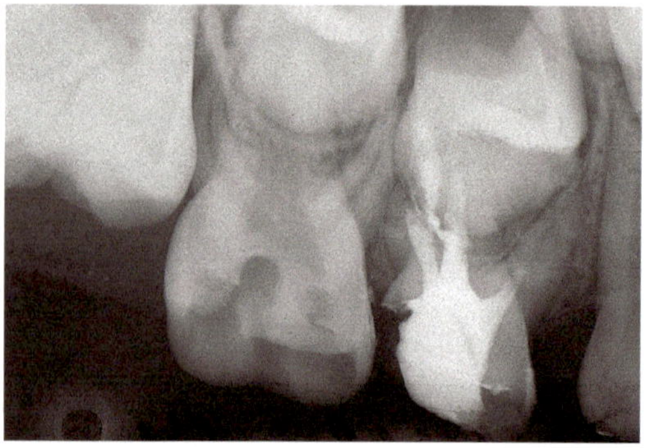

b

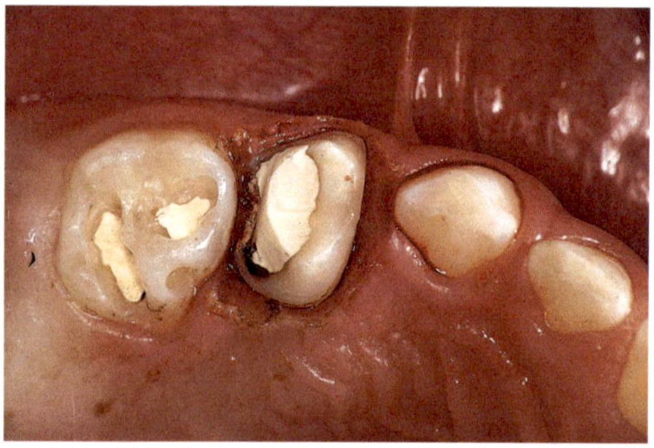

c

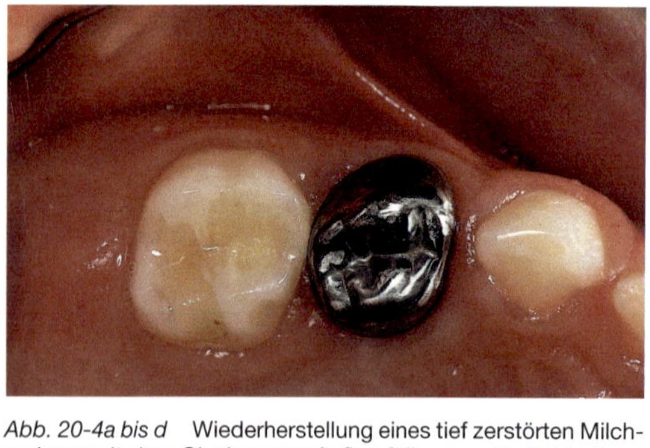

d

Abb. 20-4a bis d Wiederherstellung eines tief zerstörten Milchmolaren mit einer Glasionomer-Aufbaufüllung und individuell angepasster Milchzahnkrone.

truktionen müssen behinderte Kinder und Jugendliche bereits frühzeitig mit Zahnersatz versorgt werden.

> Wegen der Gefahr der Aspiration oder des Verschluckens und der Nichtakzeptanz durch den Patienten ist herausnehmbarer Ersatz ohne eine ausreichende Verankerung oder Abstützung bei Behinderten kontraindiziert.

In vielen Fällen ist die Wiederherstellung einer ausreichenden Kaufunktion und eines kosmetisch befriedigenden Aussehens nur durch die Anfertigung von festsitzendem Ersatz mit Kronen und Brücken möglich. Vor allem der Einsatz von **Extensionsbrücken** bei verkürzten Zahnreihen stellt ein Mittel der Wahl zur oralen Rehabilitation dar (Abb. 20-5a bis c).

Parodontaltherapie

Behandlung von Gingivitiden infolge fehlender Mundhygiene. Frühere Untersuchungen haben gezeigt, dass der Mundhygienezustand bei über der Hälfte der Behinderten äußerst schlecht ist [5]. Professionelle Zahnreinigungen werden in Verbindung mit Sanierungsmaßnahmen oder als alleinige Leistungen in einem Vorsorge- oder Nachsorgeprogramm durchgeführt. Durch bedarfsorientierte präventiv-zahnmedizinische Programme können nach Axelsson [1] auch bei Risikopatienten Gingivitis und Parodontitis zumindest kontrollierbar gehalten werden.

Eine Verbesserung des Parodontalzustands bei Behinderten durch die Einführung eines systematischen Prophylaxeprogramms wurde eindrucksvoll von Pieper [22, 23] beschrieben.

Da einige Patienten weder eine häusliche Zahnpflege noch präoperative, professionelle Zahnreinigungen zulassen, sind während der Behandlung in Intubationsnarkose neben der Entfernung harter und weicher Belagsablagerungen parodontalchirurgische Maßnahmen in Form von Gingivektomien und Gingivoplastiken zur Beherrschung starker gingivaler Blutungszustände erforderlich.

Behandlung medikamentös bedingter Gingivawucherungen. Die Therapie medikamentös-induzierter gingivaler Wucherungen bei der Langzeittherapie mit Natrium-5,5-diphenylhydantoin (Phenytoin) besteht in einer externen Gingivektomie verbunden mit einer Gingivoplastik und anschließendem Deep Scaling. In der Regel werden diese ausgedehnten Eingriffe in Intubationsnarkose ausgeführt. Da gingivale Wucherungen bei behinderten Patienten häufig mit starken gingivalen Entzündungen verbunden sind, wird wegen der erhöhten intraoperativen Blutunten

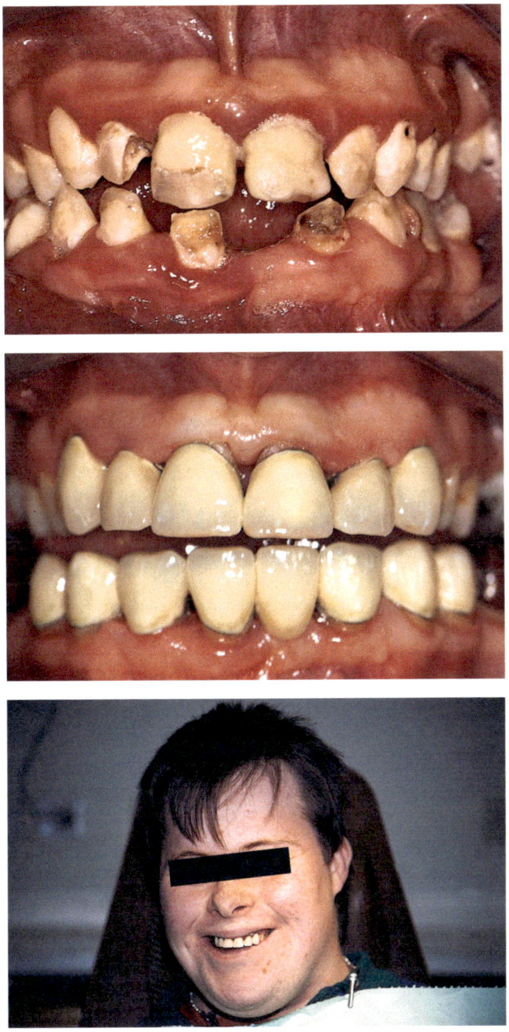

a
b
c

Abb. 20-5a bis c Versorgung eines kariös zerstörten Gebisses mit Kronen und Brücken bei einem Down-Patienten.

die Verwendung der Hochfrequenzchirurgie empfohlen. Die Abdeckung der Wundränder erfolgt mit einem Zinkoxyd-Eugenol-haltigen Verband (Kirkland). Durch eine gründliche häusliche Belagskontrolle in Verbindung mit regelmäßig durchgeführten professionellen Zahnreinigungen können die Sekundärinfektionen vermieden und das Ausmaß gingivaler Neubildungen verringert werden [14].

Parodontalbehandlung bei Patienten mit Morbus Down. Bei Patienten mit Morbus Down imponiert selbst bei mittlerem Plaquebefall eine ausgeprägte Gingivitis mit ödematösen und fibrösen Verdickungen. Der schwere Attachmentverlust ist meist generalisiert und weist einen horizontalen Knochenabbau mit teilweise vertikalen Knocheneinbrüchen auf. In Verbindung mit einer unzureichenden Zahnpflege kann es bereits im jugendlichen Alter zu einem erheblichen Abbau des Halteapparats kommen. Die Therapie besteht in einer gründlichen supra- und subgingivalen Entfernung der Hart- und Weichablagerungen. Wegen der aufgelockerten gingivalen Gewebestrukturen empfiehlt es sich, die subgingivale Depuration unter Sicht (mit Hilfe eines modifizierten Widman-Lappens) vorzunehmen, um eine akzidentelle Traumatisierung des Weichgewebes zu vermeiden. Entsprechend den Empfehlungen der American Academy of Periodontology ist bei invasiven Eingriffen die orale Antibiotikagabe bei Down-Patienten mit kongenitalen Herzerkrankungen als Hoch-Risiko-Patienten indiziert.

Therapie von Traumata

Die Therapie von Traumata bei kooperativen behinderten Patienten folgt den Behandlungsrichtlinien wie im Kapitel 17 *Das dentale Trauma* (s. S. 313 ff.) dargestellt.

Ist nach Eintritt einer traumatischen Schädigung im Zahn-, Mund- und Kieferbereich die Anfertigung von Röntgenaufnahmen wegen mangelnder Kooperationsbereitschaft des Kindes oder Jugendlichen nicht möglich, sollte dies beim Verdacht der Mitbeteiligung der Wurzeln, des Zahnhalteapparats oder des Knochens zu einem späteren Zeitpunkt unter Sedierung oder in Allgemeinnarkose nachgeholt werden (Abb. 20-6).

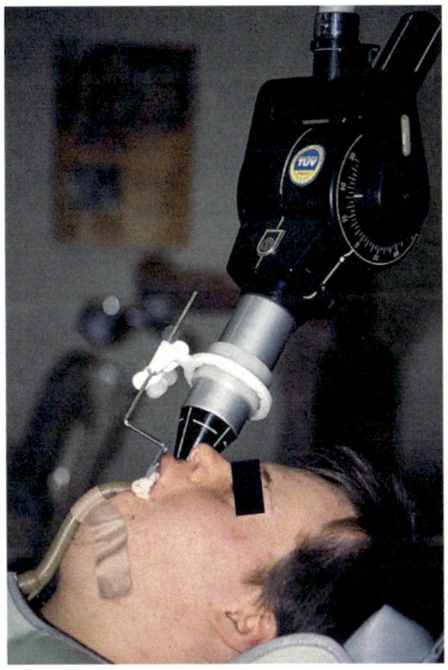

Abb. 20-6 Anfertigung von Röntgenaufnahmen während einer Behandlung in Intubationsnarkose.

Erst das Röntgenbild schafft die Basis für eine endgültige Diagnose und sinnvolle Therapieplanung.

Schmelz-Dentinfrakturen ohne Mitbeteiligung der Pulpa werden durch Restauration mit lichthärtenden Komposit-Kunststoffen unter Anwendung der Säure-Ätz-Technik versorgt (Abb. 20-7a bis c).

Bei **eröffneter Pulpa** bilden eine direkte Überkappung, Pulpotomie und Pulpektomie das Mittel der Wahl. Die Therapie wird bestimmt durch den Stand des Wurzelwachstums, das Ausmaß der Pulpenperforation und die Zeitdauer zwischen dem Trauma und der Erstversorgung. Die Behandlung von **Wurzelfrakturen** ist abhängig vom Verlauf der Fraktur und vom Wurzelwachstum. Intrusive Zahnverlagerungen sind klinisch wenig auffällig, erfordern aber wegen möglicher Spätfolgen des Endodonts regelmäßige röntgenologische Kontrollen und Überprüfung der Sensibilität.

a
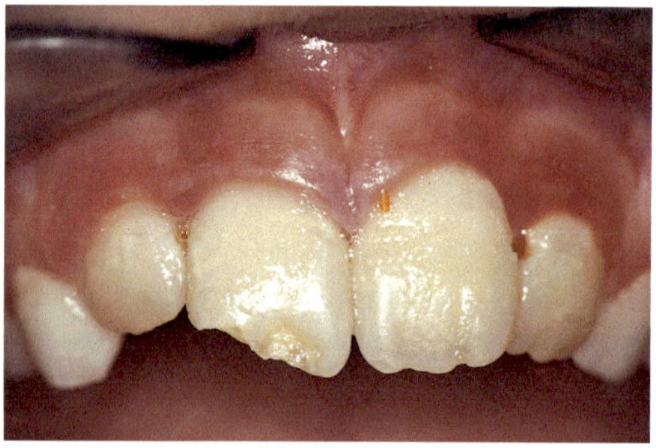

b
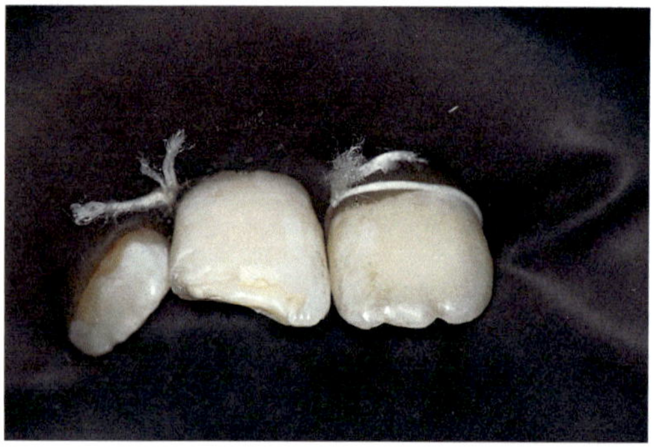

c
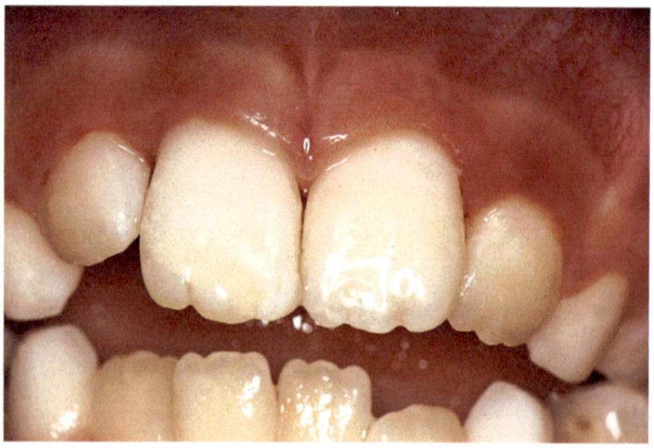

Abb. 20-7a bis c Eckenaufbau unter Kofferdam an einem traumatisch geschädigten bleibenden Frontzahn.

Die Therapie **luxierter Zähne** besteht je nach Grad der gesteigerten Beweglichkeit in einer Immobilisation für drei bis sechs Wochen (Ausnahme Totalluxation, s. S. 323 ff.). Bei gleichzeitig vorhandener Dislokation wird der Zahn zuvor reponiert. Auch hier sind regelmäßige röntgenologische Kontrollen und eine Überprüfung der Sensibilität erforderlich.

Kieferorthopädische Behandlung

Grundsätzlich spricht nichts gegen eine orthodontische Behandlung bei Behinderten. Durch einen gesteuerten Zahndurchbruch im Rahmen einer gezielten Extraktionstherapie und mit Hilfe einfach zu handhabender herausnehmbarer Behandlungsgeräte sollte versucht werden, starke Stellungsanomalien zu verhindern oder zu beheben. Auch wenn es nicht immer möglich ist, eugnathe Verhältnisse zu schaffen, so kann doch durch einfache Maßnahmen das äußere Erscheinungsbild eines Kindes verbessert werden. Allerdings sollten festsitzende Apparaturen nur eingesetzt werden, wenn eine sinnvolle zuckerarme Ernährung und eine ausreichende häusliche Belagskontrolle gewährleistet sind.

Ein wichtige Aufgabe bei der kieferorthopädischen Behandlung behinderter Kinder besteht neben der Therapie skelettaler und dentaler Abweichung in der **Frühbehandlung der Störungen von Weichteilfunktionen.** So ist es das Ziel der orofazialen Regulationstherapie nach Castillo-Morales, durch das Einsetzen von Stimulationsgaumenplatten die Zungenfunktion bei Kindern mit Morbus Down zu aktivieren und die Stellung der Ober- zur Unterlippe zu verbessern. In Zusammenarbeit mit speziell ausgebildeten Physiotherapeuten kann durch Stimulation der Tonus der Muskulatur erhöht und die Mundfunktion verbessert werden.

Aufgrund des Ungleichgewichts zwischen extra- und intraoralem Muskeltonus kommt es bei spastischem Funktionsmuster der Wangenmuskulatur und einer hyperaktiven Zunge bei Kindern mit **infantiler Zerebralparese** zu einer starken Einengung der Zahnbögen mit einer Protrusion der Schneidezähne. Durch den frühzeitigen Einsatz von funktionskieferorthopädischen Apparaturen und durch mundmotorische Übungen gelingt es, das Ungleichgewicht von Lippen-, Zungen-und Kaumuskulatur zu harmonisieren und die Entstehung eines offenen Bisses zu verhindern.

20.4.5 Prävention

Nach der Einführung spezieller Prohylaxeprogramme für behinderte Kinder konnte ein deutlich verbesserter Gesundheitszustand erreicht werden. Mit Hilfe einer gezielten Ernährungslenkung, Fluoridierung und Belagskontrolle kann der fortschreitende Verfall des Gebisses durch Karies weitgehend aufgehalten bzw. verhindert werden [5]. Die von uns bei Behinderten angewendeten Präventivprogramme entsprechen inhaltlich den bekannten Grundsätzen der Individual-Gruppenprophylaxe. Aufgrund des erhöhten Erkrankungsrisikos infolge der bestehenden Behinderung werden diese Programme nach individuell angepassten Recall-Intervallen durchgeführt.

Ernährungslenkung

Die Ernährungslenkung der behinderten Patienten berücksichtigt sowohl das individuelle Erkrankungsrisiko als auch die Art der Betreuung (institutionalisiert oder häusliche Pflege). Durch eine gezielte Ernährungslenkung soll die Häufigkeit der Zuckeraufnahme gesenkt und der Verzehr klebriger zuckerhaltiger Nahrung ganz vermieden werden. Wenn auf Süßigkeiten nicht verzichtet werden kann, sollten zahnschonende Süßwaren mit den Zuckeraustauschstoffen Xylit und Sorbit verabreicht werden. Toxikologische Nebenwirkungen sind bei der Aufnahme von Xylit und Sorbit nicht zu befürchten [10]. Allerdings ist bei einer täglichen Zufuhr von mehr als 30 g Sorbit [17] oder mehr als 30–50 g Xylit [11] – in Abhängigkeit vom Körpergewicht – mit einer laxierenden Wirkung zu rechnen.

Fluoridierung

Entsprechend den aktuellen wissenschaftlichen Erkenntnissen sollten auch bei behinderten Kindern in erster Linie Maßnahmen einer lokalen Fluoridierung der Zähne durchgeführt werden, wobei fluoridierte Zahnpasten eine wirksame Methode der lokalen Fluoridapplikation sind [7a]. Zusätzlich zum Zähneputzen mit fluoridhaltigen Zahnpasten wird die Verwendung fluoridhaltigen Speisesalzes empfohlen. Wird kein fluoridhaltiges Speisesalz verwendet, können bei den schwerstbehinderten Patienten, bei denen außerdem eine regelmäßige Zahnpflege mit einer fluoridhaltigen Zahnpaste nur schwer durchführbar ist, Fluoridgele oder Lacke lokal appliziert werden. Im Falle eines hohen Kariesrisikos kann eine lebenslange systemische Fluorid-Supplementierung erfolgen.

Supragingivale Belagskontrolle

Wegen der behinderungsbedingten Schwierigkeiten bei der Durchführung der persönlichen Mundhygiene ist die professionelle Zahnreinigung von großer Bedeutung bei der Prophylaxe parodontaler Erkrankungen, bei der Nachsorge nach parodontaltherapeutischen Eingriffen und nach umfangreichen restaurativen Eingriffen bei Patienten mit Behinderungen. Durch regelmäßig durchgeführte Zahnreinigungen kann in Verbindung mit wiederholten Mundhygieneinstruktionen das Auftreten einer Gingivitis weitgehend vermieden werden [2]. Als Instrumentarium zur professionellen Zahnreinigung kommen Handinstrumente (Scaler, Küretten), Zahnsteinentfernungsgeräte mit schwingenden Spitzen (Ultraschallgeräte, Airscaler), oszillierende Instrumente (Eva-System™, Proxo-Shape-Feilen™) und rotierende Instrumente zum Einsatz. Handscaler und Küretten sind die gebräuchlichsten und unentbehrlichsten Instrumente zur Entfernung harter Zahnablagerungen [27]. Diamantierte oszillierende Einsätze haben sich bei der Beseitigung und Politur überstehender, interdentaler Füllungsränder bewährt. Nach instrumenteller Beseitigung harter Zahnablagerungen erfolgt immer eine Glättung und Politur der Glattflächen bis in den Sulkusbereich mittels Gumminäpfen und Polierpasten. Abgeschlossen wird die professionelle Zahnreinigung durch die Applikation eines Fluorid-Gels auf die gereinigten Zahnflächen.

Versiegeln von Fissuren und Grübchen

Soweit die Kooperationsfähigkeit des Patienten eine ausreichende Trockenlegung ermöglicht, können mit Hilfe der Säure-Ätz-Technik auch bei Behinderten tiefe Fissuren und Grübchen von 6- und 12-Jahr-Molaren und Prämolaren versiegelt werden.

20.5 Konsequenzen

Die zahnärztliche Versorgung und Betreuung behinderter Patienten gehört zu den selbstverständlichen Aufgaben und Pflichten eines jeden Zahnarztes. Auch wenn nicht von jedem niedergelassenen Zahnarzt ausgedehnte Rehabilitationsmaßnahmen bei Schwerstbehinderten verlangt werden können, sollten Grundkenntnisse über die Möglichkeiten der zahnärztlichen Versorgung Behinderter vorhanden sein. Außerdem sollte jeder Zahnarzt in der Lage sein, Eingangsuntersuchungen, dringende Schmerzbehandlungen und Maßnahmen der Karies- und Parodontitisprävention bei Patienten mit Behinderungen durchzuführen.

Durch bedarfsorientierte Prophylaxeprogramme kann eine Reduktion gingivaler Entzündungszustände und kariöser Neuerkrankungen auch bei einem größeren Kollektiv behinderter Patienten erreicht werden. Voraussetzung dafür ist, dass Eltern und Betreuer frühzeitig über die Bedeutung einer sorgfältig durchgeführten persönlichen Zahnpflege unterrichtet und mit der Aufgabe vertraut gemacht werden.

20.6 Literatur

[1] Axelsson, P.: Präventivmedizinische Programme. Schweiz. Monatsschr. Zahnmed. 99, 1045 (1989).

[2] Axelsson, P., Lindhe, J.: Effect of controlled oral hygiene procedures on caries and periodontal disease in adults. J. Clin. Periodontol. 5, 133 (1978).

[3] Axelsson, P., Lindhe, J., Nytröm, B.: Effekte mechanischer Plaquekontrolle auf den Zahnbefund Erwachsener. Phillip J. 11, 519 (1995).

[4] Cichon, P.: Die Behinderten in der Zahnarztpraxis. Zahnärztl. Mitt. 77, 2570 (1987).

[5] Cichon, P.: Prophylaxe und Nachsorgeprogramm bei körperlich und geistig Behinderten. Zahnärztl. Mitt. 79, 365 (1989).

[6] Cichon, P.: Die zahnärztliche Betreuung von Patienten mit Behinderungen. Eine retrospektive klinische Erfolgsbewertung und klinisch kontrollierte Interventionsstudie. Habilitationsschrift der Universität Witten/Herdecke 1996.

[7] Cichon, P., Crawford, L., Grimm, W.-D.: Early-Onset Periodontitis with Down´s Syndrome. Ann. Periodontol. 3, 370 (1998).

[7a] Clarkson, J.E., Ellwood, R.P.: A comprehensiv summary of fluoride dentifice caries clinical trials. Am J Dent 1993; 6 (Spec Iss): 59–106.

[8] Cohen, M. M., Winer, R. A.: Dental and facial characteristics in Down's syndrome (Mongoloism). J. Dent. Res. 44 (Suppl.), 197 (1965).

[9] Einwag, J., Vierling, P., Hüftlein, U., Dünniger, P.: Epidemiologie und Behandlungsbedarf von Karies und Parodontalerkrankungen bei behinderten Kindern und Jugendlichen. Dtsch. zahnärztl. Z. 44, 498 (1989).

[10] Förster, H.: Nebenwirkungen von Zuckeraustauschstoffen. Dtsch. zahnärztl. Z. 32, 43 (1977).

[11] Gehring, F.: Zuckeraustauschstoffe – Zuckerersatzstoffe. In: Ketterl, W. (Hrsg.): Deutscher Zahnärztekalender. Hanser, München 1984.

[12] Gentz, A.: Die Integration der Kinderbehandlung in die tägliche Praxis. In: Ketterl, W. (Hrsg.): Deutscher Zahnärztekalender. Hanser, München 1980, S. 65.

[13] Hassel, T. M.: Epilepsy and the oral manifestations of phenytoin therapy. Monogr. Oral Sci. 9, 1 (1981).

[14] Hassel, T. M., Burtner, A. P., McNeal, D., Smith, R. G.: Oral problems and genetic aspects of individuals with epilepsy. Periodontol. 2000 6, 68 (1994).

[15] Hörschelmann, E. H.: Zahnerhaltende Maßnahmen bei Behinderten – die Behandlung ohne Narkose. Zahnärztl. Welt 90, 50 (1981).

[16] Jensen, G. M., Cleall, J. F., Yip, A. S. G.: Dentoalveolar morphology and developmental changes in Down's syndrome (trisomie 21). Amer. J. Orthod. 64, 607 (1973).

[17] Kammerer, F. X.: Zuckeraustauschstoffe bei der Süßwarenherstellung. Kakao und Zucker, 184 (1972).

[18] Krebs, H.: Über den Umgang mit der „Diagnose" geistige Behinderung. Geistige Behinderung 29, 219 (1990).

[19] Krüger, W., Mausberg, R., Kozielski, P. M.: Kariesfrequenz, Kariesbefall und soziale Milieubedingungen bei Kindern im Vorschulalter. Dtsch. zahnärztl. Z. 33, 161 (1978).

[20] Little, J. W., Falace, D. A.: Dental Management of the Medically Compromised Patient. Mosby, St. Louis (Miss.) 1988.

[21] Neuhäuser, G.: Gesundheit und Behinderung – Definition und Deutung. In: DAJ (Hrsg.): Zahnmedizinische Prophylaxe bei körperlich und geistig behinderten Kindern und Jugendlichen.DAJ, Jülich 1985, S. 6.

[22] Pieper, K.: Karies- und Gingivitisprophylaxe bei behinderten Kindern und Jugendlichen. Teil III. Ergebnisse nach 5 Jahren. Dtsch. zahnärztl. Z. 44, 521 (1989).

[23] Pieper, K.: Karies- und Gingivitisprophylaxe bei behinderten Kindern und Jugendlichen. Hanser, München 1990.

[24] Pieper, K., Dirks, B., Kessler, P.: Caries, oral hygiene and periodontal disease in handicapped adults. Community Dent. Oral Epidem. 14, 28 (1986).

[25] Pieper, K., Kessler, P., Simaitis, K.: Kariesbefall, Sanierungsgrad und Mundhygiene bei Kindern im Vorschulalter. Dtsch. zahnärztl. Z. 40, 865 (1985).

[25a] Pieper, K., Kessler, P.: Karies- und Gingivitisprophylaxe bei behinderten Kindern und Jugendlichen. Dtsch. Zahnärztl. Z. 38, 770 (1983).

[26] Pieper, K., Prasil, P.: Soziale Faktoren und Gebißerkrankungen – Konsequenzen für die Zahngesundheitserziehung. Kariesprophylaxe 4, 9 (1982).

[27] Plagmann, H. C., Wartenberg, M., Kocher, T.: Schmelzoberflächenveränderungen nach Zahnsteinentfernung. Dtsch. zahnärztl. Z. 44, 285 (1989).

[28] Rinn, S., Wetzel, W.-E.: Gebißerkrankung und Gebißsanierung bei Behinderten. Dtsch. zahnärztl. Z. 40, 58 (1985).

[29] Senkel, H., Spranger, H.: Oraler Gesundheitszustand von behinderten Kindern vor Aufnahme in ein Prophylaxeprogramm. Dtsch. zahnärztl. Z. 41, 215 (1986).

[30] Schröder, H-E.: Pathologie oraler Strukturen. Karger, Basel 1983.

[31] Schübel, F., Laubender, E., Hellbrügge, Th., Janson, I.: Zungenpathologie und ihre Auswirkung auf das stomatognathe System bei cerebralen Bewegungsstörungen im Kindesalter. Dtsch. zahnärztl. Z. 30, 816 (1975).

21 Psychologische Aspekte bei der Organisation einer Zahnarztpraxis für Kinder

von Cheryl Lee Butz

Inhaltsübersicht

21.1 Einleitung 382

21.2 Räumlichkeiten 382
21.2.1 Lage 382
21.2.2 Grundriss und Ausstattung 383

21.3 Rezeption und Terminvergabe 386

21.4 Praxisablauf und Wartezeiten 387

21.5 Behandlungsarten 387
21.5.1 Untersuchung und Beratung 388
21.5.2 Behandlungsplanung 389
21.5.3 Mundhygiene 390
21.5.4 Anlernphase und Verhaltensbeeinflussung 391
21.5.5 Behandlung unter Lokalanästhesie (Quadrantenbehandlung) 393
21.5.6 Behandlung unter Lokalanästhesie (Quadrantenbehandlung) mit medikamentöser Unterstützung 394
21.5.7 Behandlung in allgemeiner Anästhesie (Narkosebehandlung) 394

21.6 Literatur 395

21.1 Einleitung

Für viele Menschen und nicht wenige zahnärztliche Kollegen sind „Organisation" und „Psychologie" eher gegensätzliche Begriffe. Man denkt bei „Organisation" an Effizienz, Zweckmäßigkeit, Leistung – an eine gut geölte Maschine. Psychologie hingegen wird oft gleichgesetzt mit „viel Reden", auf jemanden eingehen „müssen" – also mit einem höheren Zeitaufwand. Gerade in der Kinderzahnheilkunde wird oft bemängelt, man käme auf keinen grünen Zweig, weil man so viele psychologische Aspekte berücksichtigen müsse.

Tatsache ist, dass erbrachte psychologische Leistungen in der Zahnheilkunde im Allgemeinen und verhaltensführende Maßnahmen in der Kinderzahnheilkunde im Besonderen bislang keinen Eingang in die zahnärztlichen Abrechnungsbestimmungen gefunden haben. Umso wichtiger ist es, in einer Praxis mit Schwerpunkt Kinderzahnheilkunde die psychologische Betreuung der Patienten möglichst effizient zu gestalten. Dies lässt sich durch adäquate Organisationstechniken erreichen. Die Organisation erleichtert das Erlernen und Anwenden psychologischer Methoden für den Zahnarzt und seine Mitarbeiterinnen.

Kinder können z.B. in ihrer Vertrauensbildung zum Zahnarzt durch eine bestimmte **Art der Begrüßung** unterstützt werden. Diese Sprachformeln können systematisiert, in der Praxis gelehrt und schriftlich in Form einer Anweisung festgehalten werden. Auf dieser Basis können sich neue Mitarbeiterinnen leichter einarbeiten. Kinder und Eltern gewinnen schon bei der Begrüßung einen positiven Eindruck von der Praxis und werden in ihrem Verhalten zum Vorteil des Behandlungsablaufs beeinflusst.

Nicht nur die Wortwahl und Körpersprache der einzelnen Mitarbeiterin haben eine psychologische Auswirkung. Auch können verschiedene organisatorische Aspekte dazu beitragen, das Verhalten eines Kindes vor, während und nach einer Behandlung zu beeinflussen. Ziel ist es, in einer Zahnarztpraxis für Kinder möglichst viele solche Einwirkungspunkte schon von vornherein zu erfassen und günstig zu gestalten. Somit können sie mit möglichst geringem Aufwand wirken.

21.2 Räumlichkeiten

Vorweg soll erwähnt werden, dass eine Praxis mit Schwerpunkt Kinderzahnheilkunde in hohem Maß von überweisenden zahnärztlichen und kinderärztlichen Kollegen abhängt. Die Gründung einer Kinderzahnarztpraxis kann nur in Städten mit mehr als 250 000 Einwohnern empfohlen werden. Als weitere Kriterien zu nennen sind die Anzahl der Kinder, die Anzahl der Kinderärzte, der Krankenhäuser und die Anzahl der möglicherweise überweisenden Kollegen in der betreffenden Region. Kariesprävalenz und -inzidenz stehen in Zusammenhang mit demografischen Faktoren. Eine wichtige Rolle spielt der Anteil ausländischer Kinder mit ihrem vergleichsweise deutlich höheren Sanierungsbedarf. Ohne eine ausreichende Zahl von behandlungsbedürftigen Patienten wird eine noch so kindgerechte Praxis betriebswirtschaftlich Schwierigkeiten haben.

21.2.1 Lage

Die Stimmung der Eltern und ihrer Kinder kann dadurch positiv oder negativ beeinflusst werden, wie gut eine Praxis für Kinderzahnheilkunde zu erreichen ist. Viele Patienten kommen mit kleineren Geschwistern, sodass die Anfahrt oft mit dem Pkw erfolgt. Eine abgehetzte Mutter, die total entnervt ist, weil sie gerade 20 Minuten einen Parkplatz gesucht hat, ist nicht in der Stimmung für eine freundliche Begrüßung. Sie hat erst einmal das Bedürfnis, ihren Frust zu äußern und würde wahrscheinlich die Begrüßung an sich gar nicht wahrnehmen. Deshalb sollte die Praxis **verkehrsgünstig** liegen und es sollten genügend **Parkplätze** zur Verfügung stehen. Genau so wichtig ist der Anschluss an öffentliche Verkehrsmittel, da speziell die „kleinkindliche Karies" (ECC, Early Childhood Caries) gehäuft bei sozial schwächeren Familien vorkommt.

Erster Anlaufpunkt in der Praxis ist die Rezeption. Eine gut ausgebildete Rezeptionistin sollte deshalb in der Lage sein, die Stimmung der ankommenden Eltern und Patienten zu erfassen (Kinder spiegeln oft die Stimmung der Eltern wider) und gegebenenfalls ausgleichend zu wirken. So können z.B. Aggressionen und/oder Ängste schon im Vorfeld abgemildert werden, sodass der Behandlungstermin nicht zusätzlich belastet wird. Zur Gestaltung der Rezeption s. u. Bewährt haben sich Räumlichkeiten, die einen angenehmen Zugangsweg mit einer möglichst grünen Umgebung bieten (beruhigend für Augen und Geist). Zu vermeiden sind stark befahrene Straßen direkt vor der Praxis (Stresssituation von Mutter mit Kind(ern), Unfallgefahr). Die Familien, die eine Praxis speziell für die Bedürfnisse von Kindern aufsuchen, haben in der Regel Kinder unter sechs Jahren oder Kinder, die gesundheitlich beeinträchtigt sind. Treppen oder sonstige Hindernisse für Kinderwagen oder Rollstühle sollten nicht vorhanden sein. Es sollte auch die Möglichkeit bestehen, mit einem Krankenwagen an die Praxis heranzufahren und gegebenenfalls mit einer Trage ungehindert durch zu kommen.

21.2.2 Grundriss und Ausstattung

Ruhige Räume im Erdgeschoss, die rollstuhlgerechte Ein- und Durchgänge haben, die zudem hell und luftig sind, mit Ausblick auf Grünanlagen (Abb. 21-1), sind für Kinder und deren Eltern nicht nur gut geeignet, sondern schaffen auch günstige Voraussetzungen für eine wirksame Verhaltensbeeinflussung.

Auch im Hinblick auf die erhöhte Anstrengung für Arzt und Mitarbeiterinnen bei der Kinderbehandlung sind schöne Räume mit Blick ins Grüne wichtig, damit sich auch die Behandler nach der Sanierung eines Problempatienten erholen können.

Als günstig hat sich erwiesen, wenn Kinder und Eltern nach Betreten der Praxis sofort erkennen, dass in dieser Praxis speziell für sie gearbeitet wird. Das wird zum Beispiel durch **kindbezogene** Dekorationen erreicht. Dieses können Motive wie Teddybären, Clowns, Autos, Bauklötze usw. sein. Ein durchgängiges Dekor-Konzept im Sinne einer **Corporate Identity** (CI) der Praxis für Kinderzahnheilkunde ist empfehlenswert. Wenn für Eltern und Kinder erkennbar ist, dass nicht die Erwachsenen-, sondern die Kinderbehandlung im Vordergrund steht, wächst auch das Vertrauen in das Können des Zahnarztes stark an.

Dieses Vertrauen oder die Hoffnung auf eine kindgerechte Behandlung wird gestärkt an der Rezeption, an der die gewählte Kinderdekoration/CI wieder zu finden ist (Abb. 21-2a und b). Bei den Materialien an der Rezeption wie auch in der ganzen Praxis sind, ohne hygienische Kompromisse eingehen zu müssen, hart glänzende Oberflächen zu vermeiden. Ebenso sollte berücksichtigt werden, welche Gegenstände an der Rezeption auf **Kinder-Blick-Ebene** sichtbar sind und wie sie auf ein Kind wirken. Im Abschnitt „Rezeption und Terminvergabe" (s. S. 386f.) wird im Einzelnen erläutert, welchen Beitrag die Anmeldung durch eine geschickte Zeitplanung zum positiven Verlauf der weiteren Behandlung leisten kann.

Das **Wartezimmer** wird in der Regel etwas größer sein als bei Bestellpraxen üblich. Basis hierfür ist die Überlegung, dass der Patient immer in Begleitung von einer, wenn nicht sogar von mehreren Personen kommen wird. Im Wartezimmer findet man bequeme Stühle, Lesematerial für die Mütter und natürlich auch Spielzeug.

Bei der **Auswahl des Spielzeugs** muss auf die Sicherheit der Kinder geachtet werden. Auch wenn Eltern daneben sitzen, können Unfälle passieren. Zum Beispiel sind Murmeln wegen der Gefahr des Verschluckens nicht zu empfehlen. Gegenstände, die Kinder gegeneinander verwenden könnten (Stöcke,

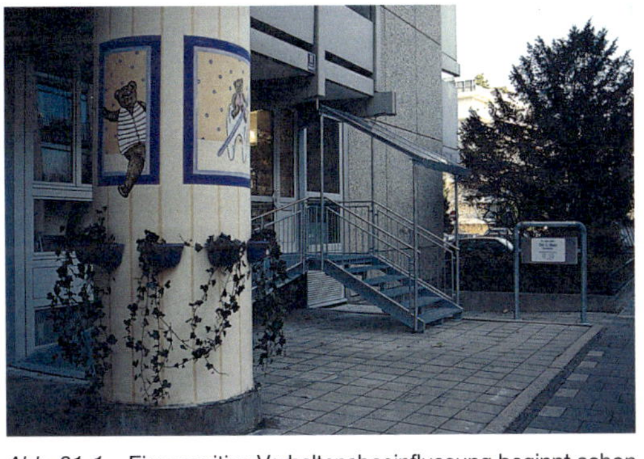

Abb. 21-1 Eine positive Verhaltensbeeinflussung beginnt schon mit dem Eingangsbereich. Eine Kinderzahnarztpraxis sollte möglichst im Erdgeschoss gelegen sein und einen rollstuhlgerechten Eingang aufweisen. Der Eindruck von Helligkeit und Fröhlichkeit trägt nicht unwesentlich zum positiven Ersteindruck der Patienten bei.

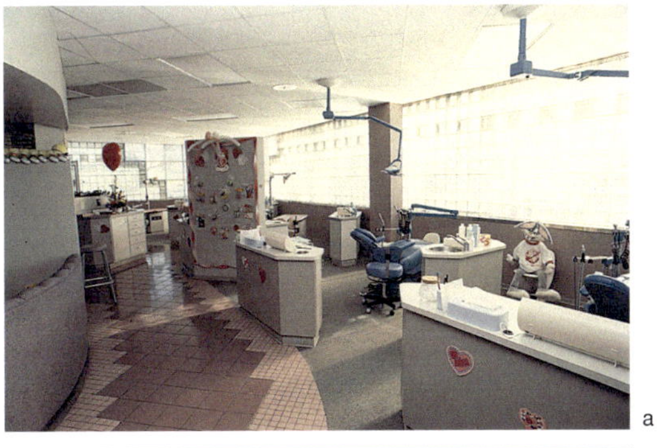

a

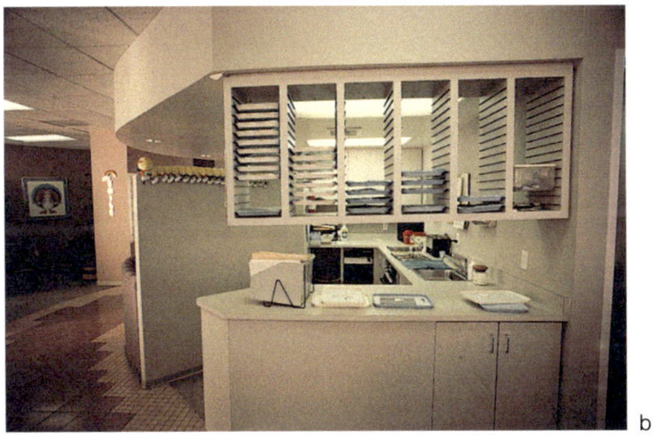

b

Abb. 21-2a und b An der Rezeption sollte sich der positive Eindruck fortsetzen. Kindgerechte Dekorationen, die Berücksichtigung der Kinder-Blick-Ebene und harmonische Farbgestaltung (siehe Text) sind hier wichtige Aspekte (Dr. Bob Offut, San Antonio, Tx).

Spielhammer, Spielmesser), dürfen nicht vorhanden sein. Auch sollte nichts umkippen oder von der Wand fallen können. Klettergerüste und Rutschen sind weitere Unfallquellen. Das Spielzeug muss waschbar sein und ist regelmäßig zu reinigen und zu desinfizieren. Spielzeug sollte solche Artikel umfassen, die sich für alle Altersstufen und beide Geschlechter eignen. Auf Stofftiere sollte aus hygienischen Gründen verzichtet werden. Besonders beruhigend für Kinder und Eltern sind Pflanzen und Aquarien mit Fischen oder geschlossene Terrarien mit Schildkröten.

Kinderbücher über den Zahnarzt und seine Behandlung sind nur bedingt zu empfehlen. Bei sehr ängstlichen Kindern können sie eher die Ängstlichkeit verstärken. Man kennt den Satz „Denkt jetzt bloß nicht an rosarote Elefanten" und dessen Wirkung. Wenn man die entsprechenden Bücher auf Inhalt und Wirkung prüft, bleiben nur wenige, die sich für den Einsatz beim Kinderzahnarzt eignen.

Weil Kinder spielen und Gespräche geführt werden, ist es im Wartezimmer einer Kinderpraxis meistens ziemlich laut. Die einzelne Praxis sollte deshalb prüfen, ob eine Hintergrundmusik von Vorteil wäre oder eher zu einer Erhöhung des allgemeinen Geräuschpegels führen würde. Auch ist zu eruieren, welche Art der Musik für Kinder wirklich beruhigend und nicht nur langweilig ist (keine Klassik, kein Rock).

Dass **Farben** uns im Alltag beeinflussen, ist uns allen durch eigene Erfahrungen bekannt. In der Sprache findet man dieses auch immer wieder: „er sah rot", „sie macht blau", „ein grauer Tag", „pechschwarz". An dieser Stelle soll kurz auf die emotionale Wirkung von verschiedenen Farben und Farbtönen eingegangen werden (zitiert nach Regina Först [4]):

- Rot: Farbe des Blutes, der Bewegung, der Erregung
  - stark anregend, erregend, herausfordernd
  - aktiv, eindringlich, mächtig, stark
  - warnend, beschützend, verteidigend
- Orange: Farbe der Festlichkeit, der Erregung
  - aufregend, anreizend
  - fröhlich, froh
- Gelb: Farbe der Sonne
  - aufregend, anziehend, anregend
  - fröhlich, heiter
  - angenehm, schön
- Grün: Farbe der Natur und der Erholung
  - besänftigend, beruhigend
  - vermittelnd, ausgeglichen, friedlich
  - behaglich
- Blau: Farbe des Himmels
  - beruhigend, entspannend, gelassen
  - angenehm, schön
- Violett: Farbe der Würde
  - entspannend, dämpfend, ausgeglichen
  - würdevoll, stattlich
  - schwermütig, unglücklich
- Braun: Farbe der Erde
  - sicher, geborgen
  - behaglich
  - schwermütig.

Wenn man diese Farben in ihrer **Pastellausführung** betrachtet, dann werden die positiven, beruhigenden Eigenschaften in den Vordergrund gestellt. Sie werden süßlich (Bonbon-farbig). Nicht umsonst sind die traditionellen Farben für Säuglinge „babyblau und -rosa". Sehr viele Kinderzimmer werden entweder mit reinen Primärfarben (anregend, erlebnis-, abenteuermäßig) oder in Pastellfarben (zur Ruhe kommen, aufgehoben sein) eingerichtet. Orange-pastell oder aprikot wird als eine typisch feminine Farbe angesehen, eben weich, appetitanregend (viele Restaurants sind in aprikot eingerichtet).

Wenn ein Patient Räume betritt, die in warmen, weichen Farben eingerichtet sind, kann er sich nur schwer vorstellen, dass dort unangenehme Behandlungen stattfinden könnten. Dieses hängt auch mit der klischeehaften Vorstellung vom Bösewicht Dr. XY zusammen, der im steril-weißen Edelstahl- und Chromlabor arbeitet. Viele erwachsene Patienten sind auch durch frühere Erlebnisse in Zahnarztpraxen nachhaltig negativ geprägt.

In den Behandlungsräumen einer Kinderpraxis muss unbedingt der typische Zahnarzt-Look vermieden werden.

In Mundhygiene-Räumen ist dies leicht zu realisieren, da in der Regel mit Puppen die Zahnputz-Techniken gezeigt werden oder die Mundhygiene-Produkte auch zur Dekoration dienen.

Im **Behandlungszimmer** kann auf Einrichtungen zurückgegriffen werden, die das zahnärztliche Instrumentarium möglichst nicht zeigen. Dazu gehören zum Beispiel Arbeitsflächen, die nach Abschluss der Behandlung in einer Schublade verschwinden können. Hinterkopfeinrichtungen für Absaugung und so genannte Kinderliegen, in denen die Zahnarzt-Einheit versteckt werden kann, lassen die angsteinflößenden Objekte nicht gleich im Vordergrund stehen (Abb. 21-3a und b).

Durch gute **Lichtverhältnisse** im Behandlungszimmer wird wesentlich dazu beigetragen, dass die Augen nicht so schnell ermüden. Indirektes Licht ist vorteilhaft, denn durch Lichtquellen, die direkt über den Behandlungseinheiten angebracht sind, könnte das Kind geblendet werden. Als Blickfang bietet sich a

b

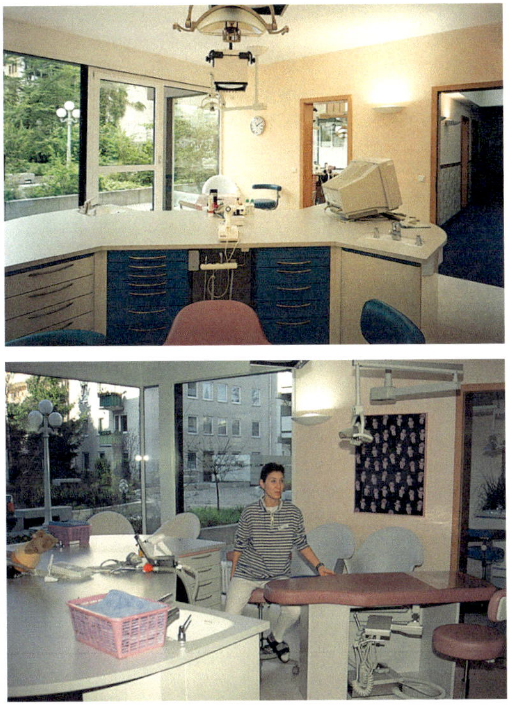

Abb. 21-3a und b In den Behandlungsräumen sollten möglicherweise angsteinflößende Objekte in den Hintergrund treten (z.B. Hinterkopfeinrichtungen für Absaugung und so genannte Kinderliegen, in denen die Zahnarzt-Einheit versteckt werden kann).

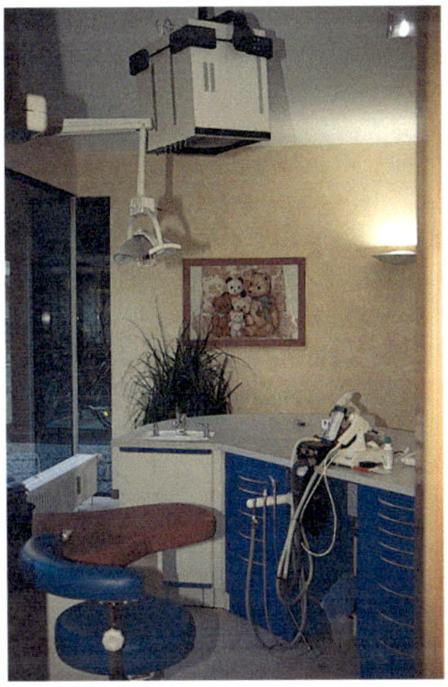

Abb. 21-4 Indirektes Licht wirkt weniger furchteinflößend auf die Kinder. Ein Monitor über der Behandlungsliege sorgt für Ablenkung.

an, ein Bild, ein Poster oder ein Mobile über die Behandlungsliege zu hängen (Abb. 21-4).

Vor allem jüngere Kinder empfinden das **Röntgen** häufig als unheimliches Geschehen, eine Empfindung, die auch die Mütter manchmal teilen. Wird in einem getrennten Zimmer geröntgt, so lässt sich das „Technische" mit etwas Phantasie kindgerecht gestalten. Als Motive bieten sich UFOs, Raketen, die Feuerwehr, Rennautos oder die Eisenbahn an. An den Wänden unseres Praxis-Röntgenzimmers steht zum Beispiel der Astrobär im Astronautenanzug neben seinem Space Shuttle. Den Kindern erklären wir, dieses Zimmer sei das Raketenzimmer (Abb. 21-5).

Da die Kinderbehandlung körperlich sehr anstrengend ist, sollten alle Hilfen genutzt werden, den Behandler zu schonen und ihm Möglichkeiten für die Regeneration zu bieten. Wie erfolgreich verhaltensführende Maßnahmen sind, hängt auch davon ab, in welcher geistigen und körperlichen Verfassung sich der Behandler momentan befindet. In dem Begriff „Behandler" sind auch die Stuhlassistenz sowie die Prophylaxehelferin eingeschlossen. Als günstig hat sich erwiesen, wenn der Behandler durch „in die Ferne sehen" das Auge zwischendurch entlasten kann. So lässt sich vermeiden, dass die Augen durch das ständige Nahsehen vorzeitig ermüden. Als besonders wohltuend wird empfunden, wenn in der Ferne Bäume oder ein Horizont betrachtet werden können. Gemalte Landschaften in künstlichen Fenstern können die gleiche Wirkung erzielen.

Der Patientenfluss und seine Auswirkungen sind bei der Praxisplanung zu berücksichtigen. Was soll der Patient sehen, wenn er das erste Mal in die Praxis kommt? Welche Bereiche sollen sich weit weg vom Wartezimmer befinden? Wie wird der Ablauf der Beratung, Diagnostik, Planung, Durchführung der Behandlung und der Vergabe von Folgeterminen durch die Raumaufteilung beeinflusst? Wie und wo werden

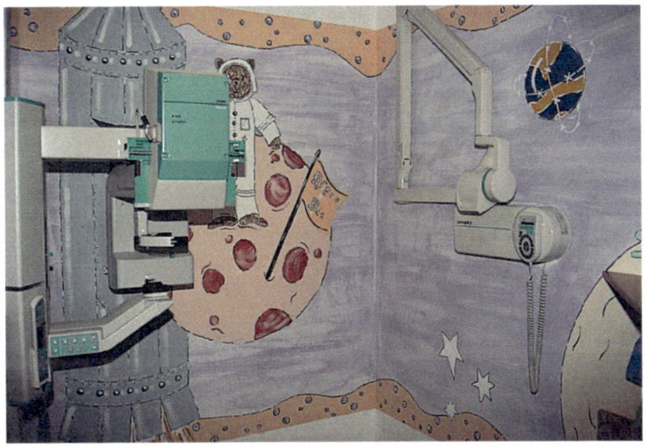

Abb. 21-5 Röntgen wirkt oft unheimlich auf die kleinen Patienten. Eine möglichst bunte, fantasievolle Dekoration kann hier wirksam von dem Geschehen ablenken.

schwierige Kinder behandelt, damit ihr negatives Verhalten andere Kinder nicht negativ beeinflusst?

Wenn frisch operierte Kinder möglichst nicht mit Neuaufnahmen zusammentreffen sollen, dann ist dies schon bei der Einrichtung zu berücksichtigen. Gegebenenfalls muss an **getrennte Eingangs- und Ausgangsbereiche** gedacht werden. Welche Wege werden durch Sterilisation der Instrumente notwendig? Wo werden Rezepte ausgestellt, Röntgenbilder entwickelt bzw. ausgedruckt? Wie wirkt sich dieses auf den Patientenfluss aus? Als günstig hat sich erwiesen, wenn die Räume so angeordnet sind, dass Rundgänge entstehen. Dadurch werden Flaschenhälse vermieden und die Gänge können flexibler gestaltet werden.

21.3 Rezeption und Terminvergabe

Kinder können nicht beliebig lang behandelt werden. Die Konzentrationsfähigkeit eines Kindes ist abhängig von Alter, Persönlichkeit und Situation. Es ist empfehlenswert für eine Kinderpraxis, im Terminbuch oder in der Terminsoftware Zeiteinheiten von zehn, 15 oder 20 Minuten festzulegen, um dann den verschiedenen Behandlungsarten eine Anzahl an Zeiteinheiten zuordnen zu können. Bei der Terminvergabe müssen weitere Gesichtspunkte berücksichtigt werden (z.B. Kinder unter fünf Jahren nur vormittags behandeln, Sedierungstermine unter Berücksichtigung ausreichender postoperativer Überwachungszeit vergeben). Diese Grundsätze sollten der Rezeptionistin in klaren Arbeitsbeschreibungen vorliegen, damit sie die richtigen Termine korrekt vergeben kann.

So werden z.B. vor einer Quadrantensanierung ca. fünf Minuten für die Begrüßung des Kindes und der Eltern, das Setzen des Kindes sowie das Bereitstellen/Aufrufen der Röntgenbilder usw. benötigt. Weitere fünf bis acht Minuten sind erforderlich, um das Kind an die Behandlungssituation zu gewöhnen. Dies kann z.B. durch eine Entfernung der weichen Beläge, die wiederholte Erklärung der Absaugung, eine kinderhypnotische Induktion oder Hinweise auf die anstehende Behandlung erfolgen. Dann erst schließt sich die ca. 15-minütige, eigentliche Zahnbehandlung an. Anschließend benötigt man fünf bis zehn Minuten, um das Kind und die Begleitperson zu instruieren, neue Termine zu vergeben und Patient und Eltern zu verabschieden.

So sind für eine Quadrantensanierung auf jeden Fall 30 Minuten, für zwei Quadranten ein Minimum von 45 Minuten anzusetzen.

Diese Zeitangaben setzen einen kooperativen Patienten voraus und sind für Füllungstherapien gedacht. Wenn zusätzlich zu einer Quadrantensanierung Röntgenbilder angefertigt, Zähne endodontisch versorgt oder Abdrücke genommen werden sollen, geht man von einem Zeitaufwand wie bei zwei Quadranten aus.

Diese Beschreibung des zeitlichen Behandlungsablaufs verdeutlicht einen ganz wichtigen Unterschied zwischen Zahnarztpraxen für Kinder und Zahnarztpraxen für allgemeine Zahnheilkunde: Bei der Kinderbehandlung wird erheblich mehr „Zwischenzeit" am Tag benötigt. Dadurch, dass sehr viele Patienten nur kurze Termine benötigen sowie jedes Kind (zuzüglich Begleitperson) begrüßt, angemessen eingeschätzt und betreut sowie instruiert und verabschiedet werden muss, ist die „Bohrzeit" am Tag selbst bei kooperativen Patienten im Vergleich zur Erwachsenenbehandlung reduziert.

So kann man berechnen, wie sich dieser Unterschied betriebswirtschaftlich auswirken kann: Wenn man in einer Allgemein-Zahnarztpraxis von sechs Stunden **intensiver Behandlungszeit** ausgeht und annimmt, dass drei erwachsene Patienten zu verschiedenen Behandlungen von jeweils zwei Stunden bestellt werden, dann muss man von einer echten Behandlungsdauer („Bohrzeit") von ca. **fünf Stunden** ausgehen (bei großzügig berechneten zehn Minuten für Begrüßung und zehn Minuten für Instruktion und Verabschiedung).

Betrachten wir jetzt das entsprechende Zeitbudget für eine Kinderpraxis: bei sechs Stunden Behandlungszeit wären 12 Kinder zu bestellen für jeweils eine Quadranten-Behandlung von 30 Minuten. Die tatsächliche Behandlungszeit könnte dann **drei Stunden** (15 Minuten pro Kind) betragen. Auf Begrüßungen entfielen dann eine Stunde (fünf Minuten pro Sitzung). Für Instruktion, Verabschiedung und weitere Terminplanung oder Besprechung stünden fünf Minuten pro Kind/Mutter-Paar zur Verfügung oder eine Stunde insgesamt. Im Zeitbudget könnte dann noch eine Stunde für Pseudo-Behandlungen oder einleitenden Maßnahmen zum Entspannen der Kinder (ebenfalls fünf Minuten pro Kind) genutzt werden.

Längere Behandlungszeiten als 45 Minuten sind (ohne Beeinflussung durch Medikamente, die das Zeitgefühl verändern) im Kindesalter nicht sinnvoll. Auch wenn das Kind nicht behandlungswillig ist und der Zahnarzt einen Desensibilisierungs- oder verhaltenstherapeutischen Termin plant, sollten für diesen Termin maximal 30 bis 40 Minuten vorgesehen werden. Sonst besteht die Gefahr, dass sich die negative Einstellung des Kindes verfestigt, weil es zeitlich überfordert wurde. Wenn jedoch Medikamente zur

Sedierung eingesetzt werden sollen, ist für den individuellen Patientenfall zu entscheiden, welche Behandlungszeit benötigt wird und wie terminiert werden soll.

Man kann davon ausgehen, dass ein normales Kind im Alter zwischen drei und fünf Jahren ungefähr 15 Minuten wirklich behandelbar ist. Zwischen sechs und neun Jahren sind bis zu 30 Minuten und ab zehn Jahren bis zu 45 Minuten Behandlungszeit möglich.

Als Faustregel für die Berechnung der möglichen reinen Behandlungszeit bei Kindern gilt: 5 Minuten pro Lebensjahr beginnend mit dem dritten Geburtstag (15 Minuten).

Zusätzlich dazu rechnet man Begrüßung, Einleitung und Verabschiedung, so dass sich pro Termin eine Basisbehandlungszeit von ca. 30 Minuten pro Patient (ab drei Jahre) ergibt.

Für andere Behandlungsarten, die häufig in der Kinderzahnheilkunde vorkommen, wie z.B. Abdrucknahmen, Eingliederung von Platzhaltern, Extraktionen, endodontische Maßnahmen oder Zahnreinigung und Untersuchungen, sollten diese Basiseinheit sowie die altersgerechte Zeitbeschränkung berücksichtigt werden.

21.4 Praxisablauf und Wartezeiten

Geht man bei einem kooperativen Kind von einer Behandlungsdauer von 30 Minuten aus, so unterliegen die Abläufe, die in der Behandlung stattfinden, bestimmten Regeln, um die Behandlung zu optimieren. Sind viele kurze Behandlungssitzungen nacheinander eingeteilt, so muss sich der Behandler innerhalb kürzester Zeit – ohne ständige Rückfragen bei der Rezeption – orientieren können, welcher Patient da ist, welche Behandlung ansteht und welche Gesichtspunkte dabei besonders zu beachten sind. Im Behandlungszimmer muss unbedingt – entweder per PC oder handschriftlich – ein **Tagesplan** vorliegen.

Am günstigsten ist es, wenn schon in der Zeit vor dem Intensiv-Behandlungsblock (in der Regel Morgens und/oder vor dem Nachmittagsblock) die Helferin mit dem behandelnden Zahnarzt die Patientenakten durchsieht und sich notiert, wo besondere Maßnahmen notwendig sind. So haben Zahnarzt und Helferin die Möglichkeit, sich auf den ungefähren Tagesablauf einzustellen. Falls spezielle Materialien oder Instrumente benötigt werden, gibt diese kurze Besprechungszeit die Gelegenheit, diese vorzubereiten.

Im Tagesplan werden notiert: Uhrzeit des Termins, Name des Patienten, welche Quadranten behandelt werden (mit genauer Bezeichnung des zu behandelnden Zahnes und der Maßnahmen, die durchgeführt werden sollen) und u.U. Besonderheiten des Patienten. Bestimmte Computerprogramme (z.B. Dampsoft, Solutio) bieten die Option, den Patienten vom Augenblick seiner Ankunft an elektronisch zu kennzeichnen (ins elektronische Wartezimmer zu setzen) und seine Verweildauer im Wartezimmer und in der Behandlung zu erfassen. Auf diese Weise wird eine Kontrolle über den Wartezeitfaktor möglich. Steht kein Computer zur Verfügung, sollten zumindest die angekommenen Patienten und die fertig behandelten Patienten mit einer Markierung (z.B. Pfeil und Haken) gekennzeichnet werden.

Wartezeiten in einer Zahnarztpraxis sind ein altes, leidiges Thema, mit dem sich viele Praxisberater eingehend befasst haben. In der Kinderpraxis ist eine effiziente, gut funktionierende Termingestaltung ohne Wartezeiten möglich. Landläufig besteht die Auffassung, dass Wartezeiten in der Zahnarztpraxis für Kinder wegen der großen Patientenmenge und der wenig vorhersehbaren Behandlungsverläufe nicht zu vermeiden seien. Auch kann der Behandler schon einmal versucht sein , jetzt doch noch ein bisschen mehr Zeit zu investieren als ursprünglich geplant wurde. Diese Reaktion geht eigentlich auf Kosten der noch wartenden Kinder, die ihrerseits durch zu langes Warten unter Umständen dann auch behandlungsunwillig werden.

Es ist dringend zu empfehlen, Wartezeiten auf ein Minimum zu beschränken, jedoch sind weniger als 10 Minuten Eingewöhnungszeit für Kinder auch nicht optimal. Besonders kleine Kinder sollten nicht direkt, wenn sie von der Straße gekommen sind, auf den Behandlungsstuhl gesetzt werden.

21.5 Behandlungsarten

Ein Behandler wird schnell ermüden, wenn viele gleichartige Behandlungen hintereinander geplant sind. Besonders **sprechintensive Behandlungen** von mehreren behandlungsunwilligen oder sehr jungen Kindern hintereinander oder **Sedierungstermine**, bei denen man sich sehr intensiv mit der Patientenbehandlung und dem Patientenmonitoring beschäftigen muss, sollten in festgelegte Behandlungsblöcke verlegt werden. Auch muss für ausreichendes Personal bei diesen intensiven Behandlungen gesorgt werden.

In Abhängigkeit von der Konzeption der Praxis, ob mit OP-Bereich oder mit getrennten Räumen für bestimmte Behandlungsarten, kann man spezielle Behandlungsplätze wählen, die dann vom jeweiligen Behandler für begrenzte Zeitblöcke besetzt werden. Danach kann er auf eine andere Behandlungseinheit wechseln. Existiert bereits seit längerem eine bestimmte Raumaufteilung, wird der Praxisinhaber oft betriebsblind für eine sinnvollere Gestaltung der Betriebsabläufe und Räumlichkeiten. Deshalb kann es sinnvoll sein, externe Berater um Hilfe zu bitten und bezüglich der Aufteilung der Räume und Aufgabenbereiche zu befragen.

Wenn alle Behandlungen eines Schwierigkeitsgrades nacheinander im gleichen Zimmer stattfinden, fällt es dem Arzt nach einem schwierigen Kind schwerer, einen „Neuanfang" oder eine psychologische „Pause" zu gestalten, ohne die Arbeit zu unterbrechen. Wenn zwischen den schwierigeren Fällen etwas weniger anstrengende Aufgaben eingeteilt werden, wie z.B. eine Kontrolle oder Dokumentationsarbeit, kann sich der Behandler wieder etwas erholen, obwohl er weiterarbeitet.

Sinnvoll ist es, die verschiedenen Behandlungstypen mit ihren räumlichen und personellen Erfordernissen und Ausstattungsbedürfnissen zu definieren. In der Praxis mit Schwerpunkt Kinderzahnheilkunde kann man verschiedene Behandlungsbereiche unterscheiden, die einer spezifischen Ausstattung und Personaleinteilung bedürfen. Sie werden in den nachfolgenden Kapiteln beschrieben.

21.5.1 Untersuchung und Beratung

Aufwand: Rezeptionistin, eine Beratungsassistenz (für Aufklärung und Unterstützung bei der Beratung), ein Zahnarzt, eine Helferin, Anschauungsmaterial, Modelle, u.U. Anästhesist bei Narkoseaufklärungen, u.U. Verwaltungshelferin bei Kostenberatungen, Terminvergabe.

Zielsetzungen des Beratungstermins sind:

- Erhebung der medizinischen Anamnese, Feststellung möglicher Risiken und Erfassen der Behandlungsvorgeschichte in zahnheilkundlicher und psychologischer Hinsicht
- Einschätzung der Familiensituation und deren Auswirkung auf das Kind in Bezug auf Behandlungsbedarf und Behandlungsfähigkeit
- Einschätzung der Persönlichkeit des Kindes („Temperament", Charaktereigenschaften)
- Untersuchung des Zahn-, Mund- und Kieferbereichs (Entwicklungsstand, intraoral, extraoral, Weichgewebe, Hartgewebe, Funktion, Pflegezustand)
- Einschätzung des Kariesrisikos
- Beurteilung der häuslichen Zahnpflege
- Bewertung der Ernährung und Feststellung eventuell vorliegender Ernährungsfehler im Hinblick auf die Auswirkungen auf Zähne, Mund und Zungenmotorik
- Diagnose oraler Habits.

Besucht ein Kind mit Begleitperson erstmalig die Praxis, werden in der Regel eine Rezeptionistin, ein Zahnarzt und eine Stuhlassistentin benötigt. Zusätzlich eine so genannte Beratungsassistentin oder Dentalberaterin einzusetzen, die den Zahnarzt in seiner Beratungstätigkeit unterstützt, hat sich als günstig erwiesen. Es müssen eine Vielzahl von Informationen vermittelt werden, bevor gemeinsam mit den Eltern die Behandlung geplant werden kann.

Die erste Behandlungssitzung kann bereits am Telefon vorbereitet werden. Die **Rezeptionistin** fragt nach dem Alter des Kindes und kann aus der Antwort ableiten, ob die Behandlung am Vormittag stattfinden sollte oder ob die Untersuchung schwierig sein könnte (wenn das Kind sehr jung ist). Außerdem fragt sie danach, ob bereits Schwierigkeiten bei zahnärztlichen Behandlungen aufgetreten sind. Wenn der Termin dringlich ist, sollte gleich ein Schmerz- oder Unfallprotokoll ausgefüllt werden. Es enthält die wichtigsten Informationen, sodass sich der Zahnarzt später bei der Behandlung schneller um das eigentliche Problem kümmern kann.

Die Aufgabe der **Beratungsassistentin** ist es, wichtige Fakten so zusammenzufassen, dass der Arzt die Bedürfnisse des Kindes und der Eltern schneller erfassen kann. Gleichzeitig soll sie den Eltern wichtige Basisinformationen aus der Praxis geben, sodass der Arzt weniger Zeit für die Aufklärung benötigt und sich auf die zahnmedizinische Untersuchung konzentrieren kann. Dabei steht die umfassende klinische Untersuchung inklusive kieferorthopädischer Erstbeurteilung im Vordergrund. Für diese Aufgabe benötigt der Zahnarzt einen Untersuchungsstuhl, Untersuchungslampe und Stühle für die Begleitperson bzw. die Eltern. Bei dieser ersten Begegnung sollte dem Patienten Wärme und Geborgenheit vermittelt werden, damit er sich entspannen kann. Dieses Ziel kann man erreichen, wenn das Zimmer nicht wie ein typischer zahnärztlicher Behandlungsplatz aussieht, u.U. kann man auch ohne richtigen Zahnarztstuhl auskommen.

Als Basis für die richtigen Entscheidungen über Behandlungsbedarf, Therapiemaßnahmen und Behandlungsart benötigt man eine Fülle von Informationen. Deshalb ist es extrem wichtig, dass gute Unterlagen in Form von Karteikarten, Formularen oder Software-

Anwendungen zur Verfügung stehen. Nur so lassen sich wichtige Daten in kürzester Zeit effizient festhalten. Diese Formulare sollten in der Reihenfolge zusammengestellt sein, in der der Behandler auch konkret vorgeht.

21.5.2 Behandlungsplanung

Aufwand: eine Helferin bzw. Prophylaxe-Helferin, ein Zahnarzt, eine Behandlungseinheit, um Zahnreinigungen zu ermöglichen, Besprechungsräume sowie sämtliche Materialien und Geräte für eine umfassende klinische, röntgenologische und ggf. mikrobiologische Diagnostik.

Liegen umfangreichere Gebissschäden vor, so ist eine Basis-Röntgendiagnostik zwingend erforderlich, damit als Voraussetzung für eine mit den Eltern abgestimmte Behandlungsplanung alle pathologischen Prozesse aufgedeckt werden können. Anhand von OPG-Aufnahmen lassen sich bei Kindern ab fünf Jahren die Entwicklung und das Wachstum des Gebisses und der Kiefer beurteilen.

Diagnostische Maßnahmen mit technischer Unterstützung (Röntgen, Transillumination, Laserfluoreszenz, Speicheldiagnostik) erfordern weiteres Personal und häufig viel Zeit.

Manche Kinder sind beim ersten Zahnarztbesuch erst einmal damit beschäftigt, die vielen neuen und ungewohnten Eindrücke zu verarbeiten. Diese Kinder wären nicht in der Lage, selbst eine einfache Behandlung im Mund zuzulassen. Unabhängig davon, ob es sich um das Anfertigen von Röntgenaufnahmen, Karies- bzw. Speicheldiagnostik oder eine Abdrucknahme handelt, können Eltern und Kinder die Zeit bis zum Folgetermin nutzen, um über das Besprochene nachzudenken und Eindrücke zu verarbeiten. Beim nächsten Mal lässt sich die erforderliche Diagnostik in der Regel dann erfolgreich durchführen.

Für die Zahnreinigung mit anschließender Diagnostik braucht man eine Hygienikerin oder Prophylaxehelferin, die in der Kinderbehandlung erfahren ist, und eine Stuhlassistentin. Der Zahnarzt wird dann die Unterlagen auswerten und die Ergebnisse mit dem Kind und den Eltern besprechen. Diese Beratung ist mit Hilfe gut vorbereiteter Unterlagen zu dokumentieren. Einige Leistungen in der Kinderzahnheilkunde sind nicht alltäglich und werden außervertraglich erbracht. Speziell diese Maßnahmen müssen sehr genau erklärt und dokumentiert werden.

Während der Behandlung von Kindern sollte man sich immer wieder vergewissern, dass die Eltern alles verstanden haben und dass sie mit den durchgeführten Maßnahmen auch einverstanden sind. Dies geschieht am besten durch direktes Nachfragen: „Haben Sie noch Fragen zu diesem oder jenem Thema?", „Akzeptieren Sie diesen Behandlungsvorschlag?", „Sind Sie einverstanden mit einem Sedierungstermin?" „Welcher Behandlungsweg, glauben Sie, wäre für Ihr Kind der Beste?"

Es gibt wenige Menschen, die von sich aus, ohne Aufforderung vom Arzt, äußern, sie seien mit einem ihnen präsentierten Vorschlag nicht einverstanden. Bewährt hat sich auch, wenn die Eltern von „neutraler" Seite, also von der Verwaltungshelferin, Beratungsassistentin oder Rezeptionistin, nochmals gefragt werden, ob sie mit dem Behandlungsplan zufrieden sind oder ob sie noch Fragen haben. Bei unklarer Körpersprache, also, wenn der Mund sagt „ja, alles klar Frau Doktor", aber Augen, Gesicht und Körper sagen „nein, nicht alles klar", sollte man lieber noch einmal darauf eingehen: „Frau Müller, Sie sehen mich noch so fragend an, ist noch irgendwas?", „Frau Müller, Sie sehen irgendwie nicht so einverstanden aus mit meinem Vorschlag, was denken Sie darüber?".

Es hat sich bewährt, während des Aufklärungsgespräches zur Demonstration Plexiglasmodelle des Milchgebisses einzusetzen, die nicht nur die Milchzähne zeigen, sondern auch die darunter sitzenden Zahnkeime. Die Eltern können sich mit solchen Modellen oder Zeichnungen visuell meistens noch viel besser orientieren, als wenn sie nur mündlich eine fachlich fundierte Aufklärung erhalten.

Nachdem die Eltern verstanden haben, warum eine Behandlung notwendig ist, welche Maßnahmen geplant sind und nachdem sie über die Risiken der Behandlung aufgeklärt wurden und die Einwilligungserklärung unterschrieben haben, kann die Terminvergabe erfolgen.

Termine sollen immer sofort vergeben werden und zwar am besten in dem Zimmer, in dem die Entscheidung für die Behandlung gerade gefallen ist.

Zu häufig gehen Informationen auf dem Weg zur Rezeption „verloren".

Hier zwei Beispiele: Der Zahnarzt erklärt, dass das Kind erweiterte Versiegelungen an allen Sechsjahrmolaren braucht. Die Mutter erklärt der Rezeptionistin, dass sie für ihr Kind einen Versiegelungstermin brauche und ein Termin wird bei einer Prophylaxe-Helferin statt bei einem Arzt vergeben. Der Zahnarzt möchte bei einem sehr jungen Kind (mit Beruhigungsmittel) zur Extraktion der OK-Frontzähne einen Termin vormittags. Die Mutter erklärt an der Rezeption, ihr Kind brauche einen Extraktionstermin, am besten nach 16:00 Uhr, weil sie bis 15:00 Uhr arbeite.

Wenn die Möglichkeit besteht (PC), sollten im Behandlungszimmer noch im Beisein des Zahnarztes ein Termin oder mehrere Termine angeboten werden. Am besten von einer zweiten Stuhlassistentin noch während der Zahnarzt und die erste Stuhlassistentin das Kind zu Ende behandeln. Die Frage soll lauten „Darf (nicht soll) ich Ihnen einen (mehrere) Termin(e) anbieten?" oder „Die Termine bekommen Sie jetzt gleich hier bei mir". Wenn die Termine nicht gleich gegeben werden können, müssen Systeme erarbeitet werden, um zu gewährleisten, dass die Rezeption wirklich die richtigen Informationen bekommt. Folgende Informationen sind wichtig:

- **Art der Behandlung:** Sind besondere Vorgaben zu berücksichtigen wie Nüchternheit, kein Husten, kein Schnupfen, kein Fieber, präoperative Maßnahmen wie Anästhesieaufklärung, Keimreduktion durch CHX vor der Sanierung, Uhrzeit der Behandlung (nicht zu spät am Tag wegen Alter, bei Risikokindern vor 12:00 Uhr mittags wegen postoperativer Überwachung)
- **Behandlungsmaßnahmen:** Anwesenheit einer Zahnarzt- oder Prophylaxe-Helferin, notwendige Laborarbeiten; Muss der Patient etwas mitbringen?

21.5.3 Mundhygiene

Aufwand: Prophylaxe-Helferin, Anschauungsmaterial, Aufklärungsmaterial, Behandlungseinheit, Terminvergabe.

Die **Zielsetzung** einer Mundhygienesitzung für Kinder kann unterschiedlich sein:

- Abklärung des Kariesrisikos eines Kindes (Hygiene-Indizes, Vorgeschichte, Fluoridanamnese, Diätanalyse, Speicheltests)
- Aufklärung der Eltern und/oder Kinder, wobei unter Umständen die Kinder nur kurz anwesend sein müssen
- Behandlung eines Kindes (Belagentfernung, Zahnsteinentfernung, Fluoridierung, Behandlung mit CHX, Versiegelung der Zähne)
- Einschätzung der Kooperationsbereitschaft (Probelauf einer „echten" Behandlung) oder psychologische Betreuung.

Die Dauer dieses Termins richtet sich nach der Zielsetzung unter Berücksichtigung der allgemeinen Altersregelung (s. S. 365). So kann er je nach Maßnahme zwischen 15 Minuten und einer Stunde dauern. Bei diagnostischen Maßnahmen stehen Patientenkomfort und Zeiteffizienz im Vordergrund. So wird man Speicheltests, zu denen der Patient nüchtern erscheinen sollte, früh morgens terminieren, vielleicht so früh, dass das Kind anschließend noch rechtzeitig zum Unterrichtsbeginn in der Schule ankommt. Auf CHX- oder eine Fluorid-Applikation sollte in diesem Fall verzichtet werden, da das Kind hinterher hungrig sein wird.

Wird eine Behandlung durchgeführt, nach deren Beendigung ein Kind keine Nahrung aufnehmen darf, sollten die Eltern darauf hingewiesen werden, dass das Kind vorher eine Kleinigkeit essen sollte. Auf nüchternen Magen reagieren Kinder häufig mit Übelkeit, wenn intensiv schmeckende Mittel im Mund angewendet werden. Dazu zählen CHX-Behandlungen, Fluorid-Applikationen, Anfärben der Beläge, unter Umständen auch Versiegelungen. Auch wenn Termine am späten Vormittag vergeben werden, sollten die Eltern darauf hingewiesen werden, dass die Kinder vorher etwas essen sollten. Hungrige Kinder sind oft schlechter gelaunt und weniger zugänglich als satte.

Wird eine **Aufklärung** durchgeführt, müssen sich Eltern (in der Regel die Mutter) und Patient voll konzentrieren können. In diesem Fall sind ein Fernseher über dem Patientenkopf, Kopfhörer mit Musik, Geschichten oder sonstige Ablenkungsmaßnahmen im Behandlungszimmer nicht erwünscht. Hier ist es sehr wichtig, die altersentsprechenden Zeitbudgets einzuhalten. Sie sind individuell anzupassen, falls ein Kind oder seine Eltern durch ihre Körpersprache signalisieren, dass sie nicht (mehr) aufnahmefähig sind.

Individualprophylaktische Aufklärungen sollten für Kinder ab dem siebten oder achten Lebensjahr, falls die Beteiligten das wünschen, so angeboten werden, dass die Eltern nicht dabei sind. Oft erkennen Eltern selbst, dass sie ihre Sprösslinge nicht mehr zum Zähneputzen motivieren können. Je mehr sie in einer solchen Situation die Kinder zur Zahnpflege drängen, umso mehr verlieren diese die Motivation.

Sowohl Kinder als auch Erwachsene möchten nicht gelangweilt werden. Je witziger, temperamentvoller und auffälliger die „Vorstellung" ist, desto besser kommt sie bei den unter der Reizüberflutung leidenden Kindern an.

Statt viel zu reden, sollte bei der Prophylaxearbeit mit Kindern anschauliches Aufklärungsmaterial verwendet werden, das das Kind in die Hand nehmen und später nach Hause mitnehmen kann (optimal sind spezielle, mit dem Kind und für das Kind hergestellte Materialien). Bei sehr jungen Kindern hat es sich als hilfreich erwiesen, wenn die Eltern **Zahnputzrituale** (mit rhythmischen Bewegungen, Reimen, Liedern, usw.) lernen, die sie dann zu Hause anwenden können. Dies ist genauso wichtig wie die richtige Zahnputztechnik. Extrem wirksam ist es, wenn nach ein paar Tagen die Prophylaxe-Helferin das Kind am Abend zu Hause anruft (Zeitpunkt mit der Mutter abstimmen), um abzufragen, ob es sich daran erinnere, die Zähne so und so zu putzen.

Nach eingehender Mundhygiene-Aufklärung eines Kindes und seiner Eltern sollte bei Kindern mit moderatem Kariesrisiko nur noch von Zeit zu Zeit die Mundhygiene kontrolliert und bei Bedarf eine Remotivation durchgeführt werden. Dann kann die Belagentfernung, die Fluoridanwendung sowie die Füllungs- und Versiegelungs-Kontrolle im Vordergrund stehen. Dabei ist dem Kind und den Eltern eingehend zu suggerieren, wie schön es ist, sich selbst und seine Zähne zu pflegen und wie angenehm es ist, saubere Zähne zu haben.

Bei kariesaktiven Kindern kann die **Intensivprophylaxe** (siehe Kapitel Prophylaxe)zusätzlich zur Basisprophylaxe starke Anreize für die Motivation bieten. Dabei lassen wir von den Eltern zu bestimmten Punkten Nachweise führen (z.B. Trinkmenge-Tagebuch) und bestimmen Speichelparameter (z.B. pH-Wert, Speichelfließrate, gelegentlich SM- oder LB-Nachweis). Man sollte mit den Eltern besprechen, wie lange eine solche intensive präventive Betreuung dauern kann, damit sie nicht das Gefühl haben, man handele „ins Blaue hinein". Finden sich bei einem Kind zahlreiche kariöse Defekte, so kann meist erst zwei Jahre nach der vollständigen Sanierung definitiv festgestellt werden, ob sich unter intensiver häuslicher Pflege und präventiver Betreuung in der Zahnarztpraxis das Mundmilieu verbessert hat.

Manchmal kann man nach der ersten Untersuchung und Beratung nicht verlässlich einschätzen, ob sich ein Kind auf „normalem" Weg behandeln lassen wird. In anderen Fällen ist dem Behandler vollkommen klar, dass das Kind nicht behandlungsfähig ist, aber den Eltern nicht. In diesen Fällen sollte man zunächst einen **Probelauf** bei einer erfahrenen Prophylaxe-Helferin vorsehen. Sie soll genau prüfen, ob das Kind die Belastungen aushalten kann, die auftreten, wenn die Behandlung erfolgreich durchgeführt werden soll. Das Kind muss sich 20 Minuten lang hinlegen, Wasser sowie die (große) Absaugung im Mund ertragen, schlechten Geschmack hinnehmen und das Vibrieren rotierender Instrumente am Zahn (in diesem Fall Gummi-Kelche zur Zahnbelagsentfernung).

Manchmal lässt sich das Kind beim Probelauf wider Erwarten alles gefallen. Dann kann man ohne weiteres normale Termine vergeben, ohne zu riskieren, dass es zu einem Behandlungsabbruch kommen wird. In anderen Fällen hat es zunächst keinen Sinn reguläre Termine zu vergeben, weil das Kind die einfachsten Maßnahmen verweigert. Dann sind meistens auch die Eltern überzeugt, dass sich die Behandlung ihres „Lieblings" nicht ganz einfach gestalten wird.

Wenn die Prophylaxe-Helferinnen ausreichend in Desensibilisierungstechniken ausgebildet sind, hypnotische Sprachmuster anwenden (suggestiv sprechen) können und die verhaltenstherapeutischen Grundsätze kennen, können sie wertvolle Vorarbeit für den Zahnarzt leisten. Dennoch muss der Zahnarzt selbst den überwiegenden Teil der psychologischen Betreuung übernehmen. Derjenige, der die invasiven Maßnahmen durchführt, muss die Beziehung zum Kind aufbauen und erhalten.

21.5.4 Anlernphase und Verhaltensbeeinflussung

Aufwand: Zahnarzt, ein bis zwei Helferinnen, Behandlungseinheit, Terminvergabe.

Zielsetzung des Termins:

- Feststellen, inwieweit ein Kind sich behandeln lassen wird
- das Kind in vordefinierten Schritten an die zahnärztliche Behandlung zu gewöhnen
- u.U. zu behandeln
- Vorbereitung für zukünftige Behandlungen.

Bei diesem Termin wird die Arbeit der Prophylaxe-Helferin fortgesetzt. Der Zahnarzt muss schon vor der Behandlung ungefähr einschätzen können, wie viel ein Kind mitmachen wird und dies als Ziel definieren. Das kann für das eine Kind das Hinsetzen im zahnärztlichen Stuhl sein und das Zähneputzen durch Zahnarzt oder Helferin, u. U. nur mit einer Handzahnbürste. Für ein anderes Kind kann dies die Versiegelung der Sechsjahrmolaren sein oder eine Füllungstherapie an Zähnen, die ohne Lokalanästhesie behandelbar sind. Es gibt Kinder, die sich problemlos einen Zahn ziehen lassen, aber das Vibrieren der rotierenden Instrumente nicht ertragen können. Der Behandler erstellt eine Art Fahrplan für das betreffende Kind und wertet jeden Schritt darin als Erfolg , solange dem Plan entsprechend Fortschritte gemacht werden.

Welche Techniken zur Anwendung kommen, hängt von der Ausbildung des Behandlers, seiner Persönlichkeit und dem Alter des Kindes ab, aber auch von den Wünschen seiner Eltern. Kinder, die von zu Hause gewohnt sind, Probleme verbal zu verarbeiten und mit rationalen Argumenten umgehen können, kommen auch im jungen Alter gut mit **„Tell, Show, Do"** und logischen Erklärungen zurecht. (Abb. 21-6a bis e). Andere Kinder, die fantasievoll, eher verspielt und ängstlich sind, kommen besser mit hypnotischen Techniken zurecht, die auf einer emotionalen Ebene ablaufen, als mit „Kopfarbeit". Je jünger ein Kind ist, desto eher kann mit Ablenkung, Trancezuständen und Gefühlen durch „Ego aufbauende" Techniken und positiver Wortwahl gearbeitet werden. Manche Kinder brauchen absolute Kontrolle über die Situation, um sich wohl zu fühlen. Sie mögen

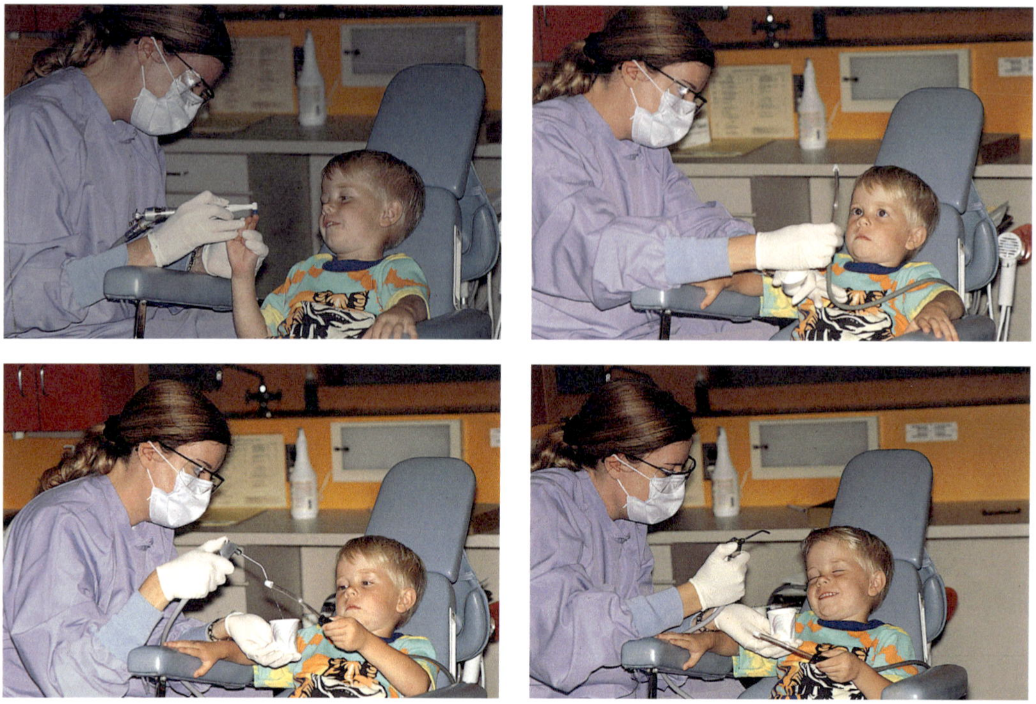

a b c d

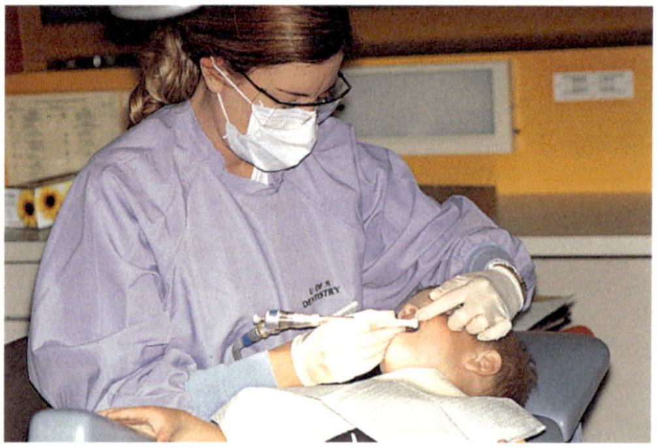

e

Abb. 21-6a bis e Die Tell-Show-Do-Methode ist ein meist erfolgreiches Verfahren, um die Kinder mit der Behandlung vertraut zu machen und ihnen die Angst zu nehmen (Dr. Tania Roloff, Hamburg).

gern mit einem Spiegel die Behandlung anschauen (Abb. 21-7), sie wollen gefragt werden, auch wenn es nur „Scheinfragen" sind. Zwei Beispiele: „Möchtest Du lieber eine weiße Füllung oder eine zahnfarbene Füllung?", „Bist Du einverstanden, wenn wir gleich fertig sind?"

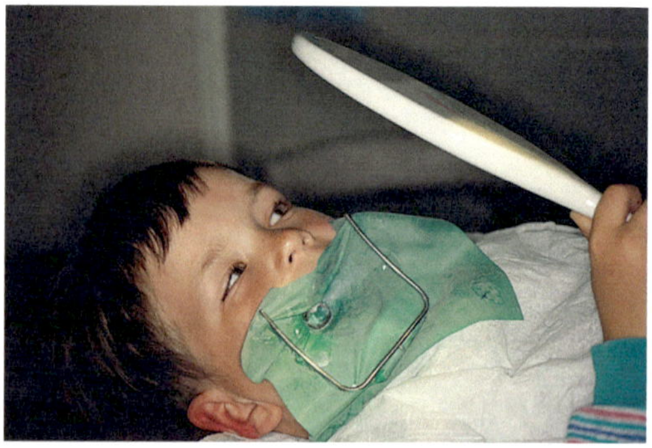

Abb. 21-7 Die Behandlung nicht nur zu spüren sondern auch zwischendurch immer wieder betrachten zu können, vermittelt dem Kind das Gefühl, dass es trotzdem noch die Kontrolle über das Geschehen hat und vermindert so den Eindruck des Ausgeliefertseins (Dr. Tania Roloff, Hamburg).

Posthypnotische Suggestion liefert einen wesentlichen Beitrag zur Fortsetzung der Behandlung. Ein Beispiel: „Ist es nicht schön, dass Du Dich hier einfach hinlegen kannst, Dich ausruhen kannst und dass alles wie ganz von alleine fertig wird. Wenn Du nachher aufstehst, wirst Du sicher ganz stolz sein darauf, dass Du so ein guter Patient sein kannst. Und die Mama wird stolz sein, und der Papa wird stolz sein, und nächstes Mal wirst Du noch mehr können, genau so wie beim Fahrrad fahren (Fußballspielen, Schwimmen usw.) – je mehr man übt, desto besser wird man".

Unabhängig davon, welche verhaltensführenden Maßnahmen angewendet werden, spielt das **Reden** die zentrale Rolle. Ohne intensive Kommunikation kommt man in der Kinderbehandlung nicht weit. Die Stimme ist das Hauptinstrument zur Beruhigung eines Kindes. Ruhe, Gelassenheit, Souveränität müssen dem Kind vermittelt werden, damit es Vertrauen in den Behandler entwickelt.

Die Stimmlage, der Klang der Stimme und das Sprachtempo sind entscheidend für die Überwindung schwieriger Situationen in der Kinderbehandlung.

Verloren hat man bei Eingewöhnungsterminen, wenn keinerlei Fortschritt stattfindet. In diesem Fall ist es sogar schädlich, weiter zu machen, da ein negatives Verhaltensmuster umso mehr eingeprägt wird, je häufiger es wiederholt wird. Wenn dieser Stillstand eingetreten ist, muss man entweder einen alternativen Behandlungsweg suchen oder mindestens sechs Monate abwarten, um die mentalen und emotionalen Reifungsprozesse beim Kind auszunutzen. Natürlich ist vorher sorgfältig abzuwägen, ob der zahnmedizinische Befund diese abwartende Haltung zulässt.

21.5.5 Behandlung unter Lokalanästhesie (Quadrantenbehandlung)

Aufwand: Zahnarzt, ein bis zwei Helferinnen, Behandlungseinheit, Notfallkoffer, Terminvergabe.

Zielsetzung: Die Behandlung eines Quadranten beim kooperativen Kind, bzw. bei einem Kind, das in der Beratung als kooperationsfähig und -willig beurteilt wurde.

Einige Punkte sollen bei der Kinderbehandlung immer berücksichtigt werden:

- Es sollen nur erfahrene Helferinnen am Stuhl eingesetzt werden (ab dem vierten Berufsjahr, keine Lehrlinge!)
- Ein Helferinnentausch während einer Behandlung sollte vermieden werden (Aufregung und Störung des Kindes; Kommunikationsprobleme, da die neue Helferin nicht im Bilde ist und vor dem Kind nicht immer ganz offen gesprochen werden kann)
- Durch gute Vorbereitung ist zu vermeiden, dass während der Behandlung Instrumente oder Materialien geholt werden müssen (das stört den Behandler, verlangsamt den Behandlungsfluss und kann das Kind stören)
- Auf keinen Fall soll vor dem Kind eine angeregte Diskussion mit der Mutter, den Eltern oder mit einer Mitarbeiterin stattfinden. Besonders schädlich ist es, vor dem Kind Meinungsverschiedenheiten mit den Eltern auszudiskutieren. Das Vertrauen des Kindes zum Zahnarzt kann dadurch empfindlich gestört werden.

Einem reibungslosen Ablauf der Behandlung dient alles, was zu einer Beschleunigung beiträgt, den Komfort des Kindes erhöht und die Qualität der Versorgung verbessert. Unbedingt dazu gehören ein gut schmeckendes Oberflächengel, Kofferdam, lichthärtende Füllungsmaterialien und Matrizen, die schnelles und komfortables Handling bieten (z.B. T-Bands, Kunststoffstreifen, Metallmatrizen mit Ringhalterung).

Bei allem Streben nach Schnelligkeit muss aber auch die langfristige Planung berücksichtigt werden.

Ein **Beispiel:** Auf den ersten Blick könnte es sinnvoller erscheinen, an einem Milchzahn mit ausgedehnter Karies eine Füllung zu legen und keine Milchzahnkrone anzufertigen, da dies „schneller" geht. Diese Entscheidung wäre aber falsch, weil:

- die Wahrscheinlichkeit des Füllungsversagens zu hoch ist und damit ein Termin für eine Erneuerung fällig würde
- ein routiniertes Zahnarzt/Helferinnen-Team die Milchzahnkrone genau so schnell oder eigentlich noch schneller anfertigt als eine dreiflächige Füllung.

Wichtiger als Materialien, Geräte oder die Instrumente, die man verwendet, ist jedoch die Ausbildung des Zahnarztes und der Helferin in der so genannten **„Four Handed Dentistry".** Diese Vorgehensweise bedeutet eine wesentliche Beschleunigung und Erleichterung der Behandlung.

Kurz zusammengefasst lässt sich diese Methode so darstellen:

- Der Zahnarzt hat seine Unterarme und Hände immer sehr eng um den Kopf des Kindes gelegt
- Seine **Augen sind immer auf den Mund** des Patienten gerichtet.
- Er deutet ohne Worte einen Instrumentenwechsel durch eine kleine Bewegung („winken") seines Instruments in der rechten Hand an.
- Die Helferin nimmt die Instrumente vom Behand-

ler mit dem kleinen Finger der linken Hand auf und dreht das neue Instrument mit derselben Hand in die Finger des Behandlers.

- Dadurch muss der Behandler **seine Hände nie weiter als ein paar Zentimeter vom Mund entfernen.**
- Die Helferin muss sich immer darauf verlassen können, dass der Zahnarzt die gleiche Reihenfolge der Instrumente verlangen wird, wie sie einmal besprochen und festgelegt wurde (bis auf Ausnahmen, bei denen der Behandler dann individuell anfordern muss).
- Man muss somit meistens die Geräte und **Instrumente nicht laut benennen.**

21.5.6 Behandlung unter Lokalanästhesie (Quadrantenbehandlung) mit medikamentöser Unterstützung

Aufwand: Zahnarzt, zwei Helferinnen, u.U. ein Anästhesist, Behandlungseinheit, Monitoring (Pulsoximeter), Notfallkoffer, Terminvergabe

Mit dem optimalen Einsatz von verhaltensführenden Maßnahmen vor, während und nach einer Behandlung dürfte der Bedarf für pharmakologische Interventionen in der Kinderzahnheilkunde eingeschränkt sein. Es wird aber sicherlich immer einige Kinder geben, die eine Zahnbehandlung ohne Pharmaka nicht zulassen. Bei diesen Kindern ist neben der normalen Überwachung der körperlichen Verfassung (Kreislauf, Puls, Sauerstoffsättigung usw.) auch eine psychologische Überwachung angebracht. Diese findet in der Regel visuell und verbal statt. Die Anmerkungen zur Behandlung von Kindern mit Lokalanästhesie gelten genauso für ein Kind, das für die Zahnbehandlung sediert werden muss. Ergänzend wird man eher Techniken anwenden, die für ängstliche Kinder geeignet sind und sich schnell durchführen lassen. Hier bieten sich u.a. hypnotische Sprachanwendungen (Suggestion) an, da sie ohne Übungsphasen Sofortwirkung zeigen. Um diese Verfahren zu erlernen, kann hier nur auf entsprechende Lehrbücher verwiesen bzw. der Besuch eines Lehrgangs empfohlen werden.

21.5.7 Behandlung in allgemeiner Anästhesie (Narkosebehandlung)

Während einer Sanierung der Milchzähne unter Vollnarkose benötigt der Patient keine psychologische Führung, jedoch davor und danach. Auch die Eltern bedürfen an so einem Behandlungstag besonderer Betreuung. Sie müssen über die geplante Behandlung anlässlich eines vorhergehenden Beratungstermins besonders ausführlich aufgeklärt worden sein (schriftliche Einverständniserklärung der Erziehungs- bzw. Sorgeberechtigten)!

Der Behandler sollte sich dennoch **unmittelbar vor der Behandlung nochmals** vergewissern,

- dass die Eltern aufgeklärt wurden und keine weiteren Fragen oder Wünsche haben (Cave: Verständnisprobleme bei fremdsprachigen Eltern!)
- ob (das ist nicht immer möglich) in der Zeit seit der Untersuchung Veränderungen der Befunde aufgetreten sind. Dazu gehören neue Schmerzen, Schäden durch Unfälle, schwere Erkrankungen, neu durchgebrochene Zähne, abgebrochene Zahnstücke, Schwellungen usw.

Auch das Kind sollte darauf vorbereitet sein, was am Behandlungstag passieren wird. Es ist außerordentlich schädlich, ein Kind, das älter als 18 Monate ist, nicht mit dem Geschehen vertraut zu machen. Die Kinder können zwar keine Entscheidungen treffen, sie können sich jedoch darauf vorbereiten. So kann ein Kind zu Hause die „Narkose" an seinen Puppen und Teddybären üben und für sie in Fantasiespielen neue Zähne „machen". Kleinen Kindern hilft es, wenn das Vorgehen in kindgerechten Schemata dargestellt wird. Eine orale Prämedikation lässt sich mit dem „Zaubertrank" wie bei Asterix und Obelix vergleichen, der mutig und stark macht (Abb. 21-8a bis c).

Es ist auch wichtig, Kind und Eltern zu erklären, wie das Kind sich nach der Narkose fühlen wird. Dabei muss man die richtigen Worte finden. Es ist z.B. immer besser, die Eltern darauf vorzubereiten, dass das Kind sich nicht gut fühlen und unter Umständen nach der Narkose weinen wird. Dies kann nach der Einleitung der Narkose erklärt werden, während der Behandler sein letztes Gespräch mit den Eltern vor der Behandlung führt.

Für die Behandlung selbst gilt:

- Die besten Helferinnen einteilen, da die Narkosedauer entscheidend davon abhängt, wie gut das Instrumenten-Handling beherrscht wird.
- Eine Helferin wird direkt am Stuhl gebraucht, eine zweite zum Anrühren und Anreichen von Materialien.

Nach der Behandlung wollen die Kinder (und die Eltern) meistens möglichst schnell nach Hause gehen. Ist der Anästhesist mit der Entlassung des Patienten einverstanden, sollten sie die Praxis möglichst verlassen, ohne in Kontakt mit anderen Kindern zu kommen. Ein Erholungsbedarf muss von allen Seiten anerkannt und respektiert werden. Eine Kontrolluntersuchung ist am besten sieben bis 14 Tage nach der OP zu empfehlen.

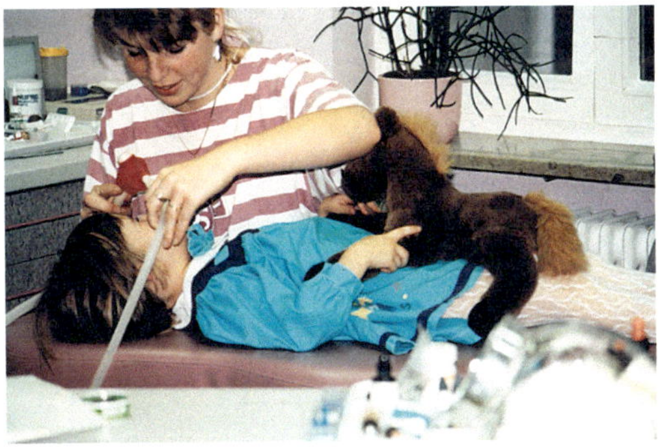
a

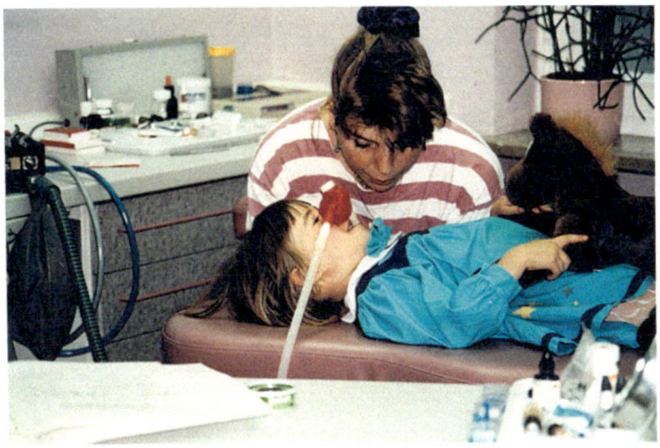
b

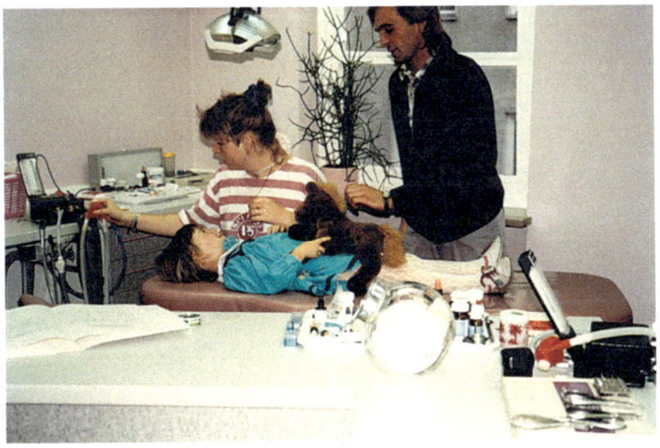
c

Abb. 21-8a bis c Inhalationssedierung. Das Kind sollte auf jeden Fall in einem vorhergehenden Gespräch intensiv auf das Geschehen vorbereitet worden sein. Die Anwesenheit des geliebten Kuscheltieres kann wichtig für das Wohlbefinden des Kindes sein und sollte auf keinen Fall unterbunden werden.

Danksagung

Die Abbildungen 21-2a und b sind freundlicherweise von Dr. Bob Offut, San Antonio, Texas, die Abbildungen 21-6a bis e von Dr. Tania Roloff, Hamburg zur Verfügung gestellt worden.

21.6 Literatur

[1] Hennessen, G., Groß, C., Steiner, A.: Erfolg im Unternehmen Zahnarztpraxis. Urban & Schwarzenberg, München 1998.
[2] Hypnose und Kognition. Zeitschrift für die Grundlagen und klinische Anwendung von Hypnose und kognitiver Psychologie 16, (Doppel-)Heft 1 und 2, Leitthema: Zahnärztliche Hypnose (1999).
[3] Olness, K., Kohen, D.: Hypnosis and Hypnotherapy with Children. Guilford Press, New York 1996.
[4] Tambaur, B.: Weißer geht's nicht. ZM 89, Nr. 13, S. 58–61. (1999).
[5] Sergl, H. G. (Hrsg.): Psychologie und Psychosomatik in der Zahnheilkunde. PdZ-Spezial, Urban & Schwarzenberg, München–Wien–Baltimore 1996.

22 Rechtliche Aspekte bei der zahnärztlichen Behandlung minderjähriger Patienten

von Axel Maag

Inhaltsübersicht

22.1 Einleitung 398

22.2 Behandlungsvertrag 398

22.2.1 Geschäftsfähige Personen 398

22.2.2 Geschäftsunfähige Personen 398

22.2.3 Beschränkt geschäftsfähige Minderjährige 398

Minderjähriger erscheint in Begleitung der gesetzlichen Vertreter in der Praxis 398

Minderjähriger erscheint allein in der Praxis 399

22.3 Aufklärung und Einwilligungsbefugnis 401

22.3.1 Einwilligungsfähigkeit 401

22.3.2 Minderjährigkeit der Mutter 402

22.4 Ärztliche Schweigepflicht 402

22.5 Dokumentation 403

22.6 Ergebnis 403

22.7 Literatur 403

22.1 Einleitung

Aufgrund der fortschreitenden und immer früher eintretenden Verselbstständigung und der damit verbundenen zunehmenden Selbstbestimmungsfähigkeit der heutigen Jugend, gewinnt die zahnärztliche Behandlung minderjähriger Patienten unter rechtlichen Gesichtspunkten zusehends an Bedeutung. Dabei geht es insbesondere um folgende Rechtsfragen:

- Was ist beim Abschluss des Behandlungsvertrages zu beachten?
- Wer hat die Einwilligung bei Eingriffen in das Persönlichkeitsrecht bzw. die körperliche Integrität des minderjährigen Patienten zu erteilen?
- Wie verhält es sich mit der ärztlichen Schweigepflicht?
- Was ist bei der Dokumentation zu beachten?

Da es zu diesen Fragestellungen noch keine oder nur uneinheitliche Rechtsprechung gibt, soll im nachfolgenden Beitrag versucht werden, die im Rahmen der Behandlung minderjähriger Patienten sich ergebenden Probleme aufzuzeigen und eine Entscheidungshilfe zu geben.

22.2 Behandlungsvertrag

Rechtlich relevante Unterschiede bei der Behandlung minderjähriger Patienten gegenüber der Behandlung volljähriger Patienten ergeben sich zunächst in Bezug auf den Abschluss des Behandlungsvertrages selbst. Der Behandlungsvertrag kommt grundsätzlich zwischen den Vertragsparteien zustande. Die Ansprüche aus dem Vertragsverhältnis stehen den jeweiligen Vertragsparteien zu. Wer Vertragspartei ist, bzw. wem welche Rechte aus dem Vertragsverhältnis zustehen, unterscheidet sich danach, ob der Patient geschäftsfähig, beschränkt geschäftsfähig oder gar geschäftsunfähig ist.

22.2.1 Geschäftsfähige Personen

Für die Geschäftsfähigkeit zieht das Gesetz im Interesse eines sicheren rechtsgeschäftlichen Verkehrs klare Grenzen (§§ 104ff BGB). Mit Vollendung des 18. Lebensjahres tritt, unabhängig vom individuellen Reifegrad die volle Geschäftsfähigkeit ein.

22.2.2 Geschäftsunfähige Personen

Personen, die das **7. Lebensjahr noch nicht vollendet** haben, sind geschäftsunfähig (§ 104 Nr. 1 BGB) und können weder rechtsverbindliche Willenserklärungen abgeben, noch Rechtshandlungen vornehmen. Aufgrund der daraus resultierenden Nichtigkeit ihrer Willenserklärung können sie mithin auch keinen Behandlungsvertrag abschließen. Der Behandlungsvertrag muss unmittelbar mit den gesetzlichen Vertretern, in der Regel mit den Eltern (§ 1629 BGB), abgeschlossen werden.

Dritte Personen (Eltern, Vormund oder Pfleger) können als Vertragspartner einen Behandlungsvertrag entweder im eigenen Namen oder im Namen oder zugunsten des Patienten – dem minderjährigen Kind – abschließen, sodass sie aus dem Vertrag allein verpflichtet, der minderjährige Patient hingegen ausschließlich berechtigt wird. Ein solcher Vertrag zugunsten Dritter kommt regelmäßig dann in Betracht, wenn Eltern ihr minderjähriges Kind in (zahn-)ärztliche Behandlung geben [1].

22.2.3 Beschränkt geschäftsfähige Minderjährige

Mit Vollendung des 7. Lebensjahres bis zur Vollendung des 18. Lebensjahres sind Minderjährige gemäß § 106 BGB beschränkt geschäftsfähig. Sie können in bestimmtem Umfang (§§ 107–113 BGB) selbst Rechtsgeschäfte wirksam abschließen. Grundsätzlich bedürfen sie aber der Zustimmung ihres gesetzlichen Vertreters.

Minderjähriger erscheint in Begleitung der gesetzlichen Vertreter in der Praxis

Erscheint ein Kind in Begleitung seiner gesetzlichen Vertreter zur Behandlung, kommt in aller Regel der Vertrag mit den Sorgeberechtigten zustande. Das gleiche gilt, wenn nur ein Elternteil das gemeinsame Kind begleitet, denn ist nur ein Elternteil für die Behandlung des Kindes ursächlich geworden, kann im Falle einer bestehenden Ehe davon ausgegangen werden, dass die Hinzuziehung des Zahnarztes im Rahmen der sog. „Schlüsselgewalt" (§ 1357 BGB) erfolgt. Danach ist jeder Ehegatte berechtigt, Geschäfte zur angemessenen Deckung des Lebensbedarfs der Familie mit Wirkung auch für den anderen Ehegatten zu besorgen. Durch solche Geschäfte werden beide Ehegatten berechtigt und verpflichtet. Für den zahnärztlichen Behandlungsvertrag bedeutet dies, dass dieser zwischen beiden Ehegatten und dem Zahnarzt zustande kommt, es sei denn, dass sich aus den Umständen des Einzelfalls etwas anderes ergibt oder ein Ehegatte die Berechtigung des anderen Ehegatten beschränkt oder ausgeschlossen hat.

Die Mitverpflichtung des anderen Ehegatten findet dort ihre **Grenze,** wo der Rahmen der angemessenen Unterhaltspflicht (§ 1360, § 1360a BGB) überschritten wird [2]. Nach der Rechtsprechung bestimmt sich diese Frage familienindividuell nach den finanziellen Verhältnissen [3]. Allerdings ist es weder üblich noch zumutbar, dass der Zahnarzt bei der Übernahme der Behandlung eines Kindes Nachforschungen über die Einkommensverhältnisse der Eltern anzustellen hat. Für die Anwendung des § 1357 BGB kommt es deshalb auf den nach außen in Erscheinung tretenden Lebenszuschnitt der Familie an [4]. Handelt es sich um eine besonders kostenaufwändige Behandlung, ist zu empfehlen, dass sich der Zahnarzt der Einwilligung bzw. Mitverpflichtung des anderen Ehegatten versichert.

Zu beachten ist, dass die Bestimmung des § 1357 BGB dann nicht gilt, wenn die Ehegatten dauernd **getrennt leben** oder **geschieden** sind. Maßgeblich ist der Zeitpunkt des Vertragsschlusses. Für den Fall, dass der Zahnarzt eine Behandlung aufgrund der Einwilligung eines Elternteils durchgeführt hat und der andere Elternteil nachträglich der Behandlung mit der Begründung widerspricht, die eheliche Lebensgemeinschaft habe nicht bestanden, ist der Zahnarzt für die Tatsache, dass die eheliche Lebensgemeinschaft doch Bestand hat, darlegungs- und beweispflichtig.

Die Rechtsprechung gesteht dem Behandler im Zweifel die Vermutung zu, dass ein Elternteil durch den anderen zur Erteilung der Einwilligung in die Behandlung bevollmächtigt ist [5]. Diese Vermutung ist aber abhängig von der Tragweite der Behandlungsmaßnahme und greift auch nicht, wenn sich im Vorfeld der Behandlung beide Elternteile wegen desselben Krankheitsbildes mit dem Zahnarzt in Verbindung gesetzt haben.

Der Bundesgerichtshof [6] hat zur Klärung der Frage, wann ein Elternteil allein vertretungsberechtigt ist, eine **Dreistufentheorie** aufgestellt:

- Bei Routinebehandlungen des täglichen Lebens (z. B. einfache konservierende Behandlungsmaßnahmen) kann der (Zahn-)Arzt, solange ihm keine gegenteiligen Umstände bekannt sind, davon ausgehen, dass der den minderjährigen Patienten begleitende Elternteil aufgrund einer allgemeinen Funktionsaufteilung zwischen den Eltern ermächtigt ist, für den nicht erschienenen Elternteil mit zu handeln.
- Bei Eingriffen schwererer Art mit nicht unbedeutenden Risiken (z. B. Extraktionen, sonstigen chirurgischen Eingriffen oder der Anfertigung von Röntgenaufnahmen) hat sich der (Zahn-)Arzt durch entsprechende Fragen davon zu überzeugen, ob der erschienene Elternteil eine solche Ermächtigung des anderen Elternteils hat und wie weit diese reicht. Solange ihm keine konkreten Anhaltspunkte vorliegen, kann er darauf vertrauen, dass ihm hierzu wahrheitsgemäße Angaben gemacht werden.
- Bei Behandlungen mit besonders großen und einschneidenden Risiken kann der (Zahn-)Arzt nicht ohne weiteres davon ausgehen, dass der erschienene Elternteil allein ermächtigt ist. Er hat in diesem Fall entweder das Gespräch mit beiden Eltern zu suchen, zumindest aber vom nicht erschienenen Elternteil (auch telefonisch möglich) sich ausdrücklich versichern zu lassen, dass der andere Elternteil ermächtigt ist, die Entscheidung alleine zu treffen.

Im Fall einer notwendigen Behandlung (Notfallmaßnahme), ist auch ein Elternteil allein berechtigt, in Vollmacht des Ehegatten einen Behandlungsvertrag für das gemeinsame Kind abzuschließen [7].

Minderjähriger erscheint allein in der Praxis

Erscheint ein Minderjähriger allein zur Behandlung in der Praxis, so kann gleichwohl der Vertrag mit den gesetzlichen Vertretern zustande kommen, wenn nach den Umständen des Einzelfalls, z. B. ausgehend von Äußerungen des Minderjährigen, dem früheren Verhalten der Beteiligten, insbesondere der gesetzlichen Vertreter, oder der erkennbaren Interessenlage, davon ausgegangen werden kann, dass der Minderjährige eine Willenserklärung seiner Eltern übermittelt. In diesem Fall kommt der Vertrag zwischen dem Zahnarzt und den gesetzlichen Vertretern des Minderjährigen zustande. Der Minderjährige ist in diesem Fall berechtigter Dritter in Form eines Vertrages zugunsten Dritter (§ 328 BGB).

Zur Verdeutlichung soll folgendes Beispiel dienen: Erscheint z. B. ein 13-Jähriger in der Zahnarztpraxis mit einer Krankenversichertenkarte, so kann der Zahnarzt die Einwilligung der Eltern zur Behandlung unterstellen, denn sie haben ihm ja die Krankenversichertenkarte zum Besuch in der Zahnarztpraxis ausgehändigt.

Auf der rechtlich sicheren Seite befindet sich der Zahnarzt jedenfalls dann, wenn er, insbesondere vor größeren Eingriffen oder aufwändigeren Maßnahmen, sich dahingehend Klarheit verschafft, ob eine Einwilligung vorliegt und mit wem der Behandlungsvertrag zustande kommen soll. Das kann sowohl schriftlich als auch telefonisch geschehen, sollte aus forensischen Gründen jedoch in jedem Fall in der Patientenkartei dokumentiert werden.

Sind die gesetzlichen Vertreter des Minderjährigen nicht erreichbar und handelt es sich um eine aufschiebbare Behandlungsmaßnahme, sollte der Zahnarzt im eigenen Interesse von deren Durchführung Abstand nehmen und zunächst die Einwilligung der gesetzlichen Vertreter einholen. Handelt es sich um eine unaufschiebbare Notfallmaßnahme kann diese auch ohne vorherige Einwilligung durchgeführt werden, sie bedarf allerdings nachträglich der Genehmigung.

Der Mitwirkung des gesetzlichen Vertreters bedarf es bei Rechtsgeschäften nicht, wenn der beschränkt geschäftsfähige Patient durch die Willenserklärung lediglich einen rechtlichen Vorteil erlangt (§ 107 BGB). Im Rahmen einer zahnärztlichen Behandlung kann hiervon aber nicht ernsthaft ausgegangen werden.

Tritt ein Minderjähriger als Vertragspartner auf, so hängt die Rechtswirksamkeit des Behandlungsvertrages mit den daran anknüpfenden zivilrechtlichen Folgen mithin von der Einwilligung der gesetzlichen Vertreter ab, denn die gesetzliche Norm stellt hinsichtlich dem Erfordernis der Einwilligung allein auf das Vorliegen eines rechtlichen Nachteils für den Minderjährigen ab. Die Pflichtigkeit des elterlichen Sorgerechts führt nicht zu einer anderen Beurteilung der Rechtslage.

Der Bundesgerichtshof (BGH) hat bereits im Jahre 1974 [8] entschieden, dass die Rücksicht auf die Persönlichkeit des Minderjährigen es gebiete, ihm für gewisse eng begrenzte Teilbereiche schon vor Eintritt der Volljährigkeit einen eigenen Verantwortungsbereich einzuräumen.

Auf der Vertragsschlussebene bedarf es nicht des Ausschlusses des Zustimmungserfordernisses im Hinblick auf die Grundrechte des Minderjährigen, denn mit dem Abschluss des Behandlungsvertrages als solchem ist noch kein Grundrechtseingriff auf Seiten des Minderjährigen verbunden. Die Rechte des Minderjährigen werden erst durch die Einwilligung zu dem Eingriff in sein Persönlichkeitsrecht, also die Entbindung von der Schweigepflicht, oder in den ärztlichen Heileingriff verletzt. Auf der vermögensrechtlichen Seite liegt die Kompetenz zum Abschluss des Behandlungsvertrages allein bei den Sorgeberechtigten.

Differenzierter stellt sich die Rechtslage beim **gesetzlich versicherten Minderjährigen** dar. Dieser benötigt mit Erreichen des 15. Lebensjahres für die Inanspruchnahme (zahn-)ärztlicher Leistungen nicht mehr die Einwilligung des gesetzlichen Vertreters (Sozialleistungsmündigkeit).

Grund hierfür ist nicht, dass der minderjährige gesetzlich versicherte Patient nicht Schuldner des (zahn-)ärztlichen Vergütungsanspruches wird. Ihm obliegen ebenfalls Mitwirkungspflichten hinsichtlich der Bereitstellung des Honorars durch den Sozialversicherungsträger und – wie jedem anderen Patienten auch – Mitteilungspflichten gegenüber dem Arzt [9], sodass der Abschluss des Behandlungsvertrages rechtlich nachteilig im Sinne des § 107 BGB bleiben würde. Entscheidend ist vielmehr der Umstand, dass ein Individualvertrag mit dem Arzt bzw. Zahnarzt erst gar nicht zustande kommt. Nach herrschender Meinung schließt die Krankenkasse mit ihrem Vertragspartner einen Vertrag zu Gunsten des Kassenpatienten [10]. Seit dem 1. 1. 1989 hat nicht nur der Versicherungsnehmer selbst, sondern auch der über die Familie mitversicherte Minderjährige einen eigenen Leistungsanspruch nach § 10 Absatz 2 SGB V. Diesen Leistungsanspruch kann der Minderjährige mit Vollendung des 15. Lebensjahres nach § 36 Abs. 1 Satz 1 SGB I selbstständig stellen und verfolgen und gleichzeitig Sozialleistungen entgegennehmen. Die Handlungsfähigkeit des Minderjährigen kann jedoch vom gesetzlichen Vertreter durch schriftliche Erklärung gegenüber dem Leistungsträger eingeschränkt werden.

Der mit dem minderjährigen Patienten abgeschlossene Behandlungsvertrag wird wirksam und bedarf nicht der Einwilligung des gesetzlichen Vertreters, wenn dessen Gegenleistung vom Minderjährigen aus Mitteln beglichen wird, die ihm zu diesem Zweck oder frei zur Verfügung überlassen worden sind (§ 110 BGB – **„Taschengeldparagraph"**). Bei Behandlungsverträgen wird diese Fallkonstellation aufgrund des finanziellen Umfangs jedoch meist nicht greifen.

Ebenfalls entbehrlich ist die Einwilligung, wenn die Voraussetzungen einer **„partiellen Geschäftsfähigkeit"** nach den §§ 112, 113 BGB vorliegen. Danach ist der Minderjährige im Rahmen der normalen Geschäfte eines ihm vom gesetzlichen Vertreter gestatteten Dienst- oder Arbeitsverhältnisses oder für solche Geschäfte, die der genehmigte Betrieb eines Erwerbsgeschäfts mit sich bringt, unbeschränkt geschäftsfähig. So kann der Zahnarzt regelmäßig den Minderjährigen bei Vorlage einer Krankenversicherungskarte als unbeschränkt geschäftsfähig erachten, wenn die Behandlung der Erhaltung oder der Wiederherstellung der Arbeitskraft dient [11].

Mangelnde Geschäftsfähigkeit kann, also dazu führen, dass der Behandlungsvertrag nicht wirksam zustande gekommen ist und der Vergütungsanspruch des behandelnden Zahnarztes in Frage steht. Wesentlich gravierendere Auswirkungen für den Zahnarzt hat allerdings eine fehlende oder unwirksame Einwilligung in die Behandlung. Ein solcher Mangel führt dazu, dass selbst eine fehlerfreie Behandlung als Eingriff in die körperliche Integrität und mithin als Körperverletzung zu bewerten ist, für die der Zahnarzt strafrechtlich belangt werden kann.

Schließt ein Minderjähriger einen Behandlungsvertrag ohne die erforderliche Einwilligung seiner gesetzlichen Vertreter ab, hängt die Wirksamkeit des Vertrages von deren **nachträglichen Genehmigung** ab (§ 108 Abs. 1 BGB). Fordert der Zahnarzt die gesetzlichen Vertreter zur Genehmigung auf und erfolgt die Erklärung gegenüber dem Zahnarzt, wird der Behandlungsvertrag rückwirkend auf den Zeitpunkt seines Abschlusses wirksam. Die Genehmigung der Eltern muss nicht ausdrücklich erteilt werden, es genügt auch eine konkludente Einwilligung durch entsprechendes Verhalten. Wird die Genehmigung versagt, kommt ein Behandlungsvertrag nicht zustande, mit den zuvor beschriebenen Rechtsfolgen.

22.3 Aufklärung und Einwilligungsbefugnis

Ein weiterer rechtlich relevanter Aspekt bei der Behandlung Minderjähriger ergibt sich aus der Frage, wer Aufklärungsadressat und mithin Träger der Einwilligungsbefugnis ist. Grundsätzlich soll die Aufklärung demjenigen zuteil werden, der die Einwilligung in den Eingriff zu geben hat.

22.3.1 Einwilligungsfähigkeit

Anders als für den Abschluss eines Behandlungsvertrages ist diese Frage nach dem Aufklärungsadressat jedoch nicht mittels Zugrundelegung der eindeutig gesetzlichen Vorschriften über die Geschäftsfähigkeit zu beantworten, denn die Einwilligung in eine Behandlung ist keine rechtsgeschäftliche Willenserklärung und die Befähigung zur Entgegennahme der Aufklärung und zur Abgabe der Einwilligung ist daher auch nicht mit der bürgerlich-rechtlichen Geschäftsfähigkeit identisch, sondern hängt von der geistigen und sittlichen Reife und somit von der natürlichen **Einsichts- und Urteilsfähigkeit des Minderjährigen** ab [12].

Anders als bei der Geschäftsfähigkeit sind mithin bei der Einwilligungsfähigkeit keine gesetzlichen Altersgrenzen bestimmt [13].

Dem Zahnarzt bleibt es deshalb nicht erspart, sich in jedem Einzelfall von der Einwilligungsfähigkeit des minderjährigen Patienten zu überzeugen. Hierbei hat er die gesamten Umstände wie Alter, physische und psychische Konstitution, Grad der Verständnisfähigkeit, Herkunft, kulturelle Tradition usw. zu berücksichtigen.

Nach höchstrichterlicher Rechtsprechung [14] kommt es darauf an, ob der Jugendliche nach seiner geistigen und sittlichen Reife die Bedeutung und Tragweite des Eingriffs und seiner Gestattung zu ermessen in der Lage ist. Maßgeblich ist in diesem Zusammenhang, ob der Minderjährige dem Aufklärungsgespräch folgen kann und er die Antriebskraft besitzt, weiterführende Fragen zu stellen oder den Zahnarzt auf Besonderheiten seiner Lebensumstände hinzuweisen und ob er die ihm mitgeteilten Informationen verarbeiten und bei seiner Entscheidung berücksichtigen kann. Berücksichtigt man allerdings, wie eingeschränkt diese Fähigkeit selbst bei volljährigen, namentlich älteren Patienten zum Teil ist, ohne dass hier von einer Betreuungsnotwendigkeit ausgegangen wird, wird man hier die Anforderungen an die minderjährigen Patienten nicht zu hoch ansetzen dürfen.

Als Beispiel mag die Entscheidung des Amtsgericht Freiburg (Az: 3 C 2354/93) dienen, das die Honorierung für die Behandlung zweier Minderjähriger abgelehnt hat, da kein Behandlungsvertrag zustande gekommen sei. Die beiden, die seit Jahren mit Zustimmung der Eltern in zahnärztlicher Behandlung waren, erschienen in der Praxis mit der Aufforderung der Schule zur zahnärztlichen Untersuchung. Bei der 17-Jährigen wurde eine Röntgenaufnahme und bei ihrem Bruder eine Fluoridierung und Fissurenversiegelung durchgeführt. Im Urteil heißt es hierzu, die Röntgenaufnahme habe nicht ohne Einwilligung der Eltern erfolgen dürfen, da es sich hierbei um einen nicht ganz unerheblichen körperlichen Eingriff handeln würde, der vom Auftrag zur zahnärztlichen Untersuchung nicht gedeckt sei. Auch hinsichtlich der Fluoridierung und Fissurenversiegelung bemängelte das Gericht das Fehlen eines Auftrags. Es spiele keine Rolle, dass diese Maßnahmen sinnvolle Prophylaxemaßnahmen darstellen würden, denn es bliebe jedem selbst überlassen, inwieweit er solche Vorsorgemaßnahmen bei sich durchführen lassen wolle. Nach der Auffassung des Gerichts könne allenfalls dann etwas anderes gelten, wenn ein Kind jahrelang bei einem Zahnarzt in Behandlung sei und diese Maßnahmen routinemäßig durchgeführt und nie beanstandet worden wären.

Unter 14 Jahren, die die Grenze der strafrechtlichen Schuldfähigkeit des Kindes nach § 19 Strafgesetzbuch (StGB) darstellt, wird man eine rechtswirksame Einwilligungsfähigkeit des Minderjährigen in aller Regel als nicht gegeben anzusehen haben. Aufklärungsadressat und Träger der Einwilligungsbefugnis sind in diesem Fall die gesetzlichen Vertreter.

Je weiter sich der Minderjährige der Volljährigkeit nähert, desto eher wird man unter Berücksichtigung der individuellen Gegebenheiten, der Bedeutung und der Tragweite der geplanten Behandlung sowie ihrer Risiken und Auswirkungen auf das weitere Leben, von seiner Einwilligungsfähigkeit ausgehen können.

Inwieweit die Einwilligung des dazu fähigen Minderjährigen ausreicht oder ob neben deren Vorliegen gleichwohl auch die der gesetzlichen Vertreter einzuholen ist, wurde – soweit hier ersichtlich – bisher von der Rechtssprechung nicht entschieden. Zu berücksichtigen ist hierbei allerdings eine Entscheidung des Bundesverfassungsgerichts [15] vom 9. 2. 1982, wonach das Elternrecht zurücktreten müsse, wenn das Kind ein Alter erreicht habe, in dem es eine genügende Reife zur selbstständigen Beurteilung der Lebensverhältnisse und zum eigenverantwortlichen Auftreten im Rechtsverkehr erlangt habe. Als ein Recht, das um des Kindes und dessen Persönlichkeitsentfaltung willen bestehe, liege es in seiner Struktur begründet, dass es in dem Maße, in dem das Kind in die Mündigkeit hinauswachse, überflüssig und gegenstandlos werde.

Probleme treten dann auf, wenn die gesetzlichen Vertreter einer Behandlung zustimmen, der noch Minderjährige – jedoch einwilligungsfähige Patient – der Behandlung indessen widerspricht. Da die Berücksichtigung des eigenen Willens des einwilligungsfähigen Minderjährigen allerdings nur dann einen Sinn macht, wenn dieser konsequenterweise im Falle des Widerspruchs auch als verbindlich angesehen wird, sollte der Zahnarzt den Willen des Minderjährigen respektieren. Dies jedenfalls so lange, wie nicht eine absolut indizierte Behandlung in Frage steht, deren Unterlassung zu erheblichen, für den minderjährigen Patienten aufgrund seiner mangelnden Lebenserfahrung noch nicht abschätzbaren, Risiken und Folgen für das weitere Leben führen kann [16].

Ist die Einsichtsfähigkeit beim Minderjährigen zu bejahen, ist er mithin auch Adressat der Aufklärung und Träger der Einwilligungsbefugnis. Die Aufklärung an sich steht einer Aufklärung von volljährigen Patienten in nichts nach. Die Aufklärung hat in jedem Fall in einer für den Minderjährigen leicht verständlichen Weise zu erfolgen.

22.3.2 Minderjährigkeit der Mutter

Die Personensorge steht einer minderjährigen Mutter nicht alleine zu, vielmehr muss sie diese mit ihrem Ehemann – soweit vorhanden – dem sorgeberechtigten Vater, einem Vormund oder einem Pfleger teilen.

Kommt es zu Meinungsverschiedenheiten zwischen der minderjährigen Mutter und dem gesetzlichen Vertreter des Kindes ist wie folgt zu unterscheiden (§ 1673 Abs. 2, S. 3 BGB):

- Ist der gesetzliche Vertreter der (volljährige) Vater des Kindes, ist der Streit wie unter volljährigen Elternteilen auszutragen und ggf. vom Familiengericht zu entscheiden.
- Ist der gesetzliche Vertreter des Kindes ein Vormund oder Pfleger, ist die Meinung der minderjährigen Mutter maßgeblich.

Die minderjährige Mutter kann zwar ihr Kind nicht alleine gesetzlich vertreten, aber in Ausübung der tatsächlichen Personensorge wirksam in eine (zahn-)ärztliche Behandlung einwilligen, soweit sie auch ihre eigene Person betreffend als einwilligungsfähig zu erachten ist. Kommt also eine minderjährige Mutter allein mit ihrem Kind in die Praxis, so kann davon ausgegangen werden, dass sie ermächtigt ist, in die (zahn-)ärztliche Behandlung einzuwilligen [17].

Kommt der Vormund mit dem Kind in die Praxis, so hat der (Zahn-)Arzt nicht nur die Vormundschaftsstellung zu prüfen, sondern auch noch die Übereinstimmung der Einwilligung mit dem Willen der minderjährigen Mutter.

22.4 Ärztliche Schweigepflicht

Hinsichtlich der ärztlichen Schweigepflicht bei der Behandlung minderjähriger Patienten stellt sich die Frage, ob die Verschwiegenheitsverpflichtung des Zahnarztes auch gegenüber den gesetzlichen Vertretern greift.

Obwohl die Schweigepflicht neben den rein medizinischen Erkenntnissen und den Geschehnissen des Privatlebens auch die beruflichen, wirtschaftlichen und finanziellen Verhältnisse des Patienten unterfallen, ist die Entbindung von ihr nicht der Vermögenssorge zuzuordnen.

Die zivilrechtliche Schweigepflicht des Arztes hat zwei Funktionen: Ihr obliegt zunächst der medizinische Zweck, die individuelle Gesundheit des jeweiligen minderjährigen Patienten wieder herzustellen oder zumindest dessen Heilungschancen zu wahren. Daneben zielt sie, aufgrund ihrer verfassungsrechtlichen Wurzeln, auf den Schutz des allgemeinen Persönlichkeitsrechts ab. Dieser Schutzzweck bewirkt, dass die Disposition des Sorgeberechtigten über die

Verpflichtung des (Zahn-)Arztes zum Schweigen ausschließlich der Personensorge unterfällt.

Bei der Behandlung Minderjähriger hat jeder Behandler auf das Sorgfältigste abzuwägen und zu prüfen, wessen Interessen vorrangig sind, das Geheimhaltungsinteresse des heranwachsenden Minderjährigen oder das auf „elterlicher Sorge" (§ 1626 BGB) begründete Interesse der Eltern, zu erfahren wie es um den Gesundheitszustand ihres Kindes bestellt ist. Im Einzelnen kann wie folgt differenziert werden:

- Ist der minderjährige Patient noch **nicht einwilligungsfähig**, müssen die Einzelheiten der anstehenden Behandlung mit den gesetzlichen Vertretern besprochen werden. Insoweit gilt keine Verschwiegenheitsverpflichtung des Zahnarztes.
- Ist der minderjährige Patient **einwilligungsfähig**, kann er die ärztliche Schweigepflicht durch den behandelnden Arzt einfordern, mit der Folge, dass die gesetzlichen Vertreter nicht in die Behandlung eingeschaltet werden. Allein die Tatsache, dass der Minderjährige sich in Behandlung befindet, unterfällt dabei der Schweigepflicht.
- Hat der Behandler **Zweifel an der Einwilligungsfähigkeit** des Minderjährigen, benötigt er zuverlässige Auskünfte für seine Anamnese oder die Unterstützung der gesetzlichen Vertreter für die Behandlung, sprechen gute Gründe dafür, mit den gesetzlichen Vertretern Kontakt aufzunehmen. Das Wohl des Minderjährigen erfordert jedenfalls dann eine Mitteilung an die Eltern, wenn eine erfolgreiche Behandlung des Kindes nur im Zusammenhang mit den Eltern gewährleistet ist [18].

Mit abnehmender Pflege- und Erziehungsbedürftigkeit auf der Elternseite und einer zunehmenden Selbstbestimmungsfähigkeit auf der Kindesseite werden die im Elternrecht wurzelnden Rechtsbefugnisse zurückgedrängt, bis sie schließlich mit der Volljährigkeit des Kindes erlöschen [19]. Als Faustregel kann gelten: bei Minderjährigen ist mit Vollendung des 14. Lebensjahres in der Regel deren Geheimhaltungsinteresse zu respektieren.

22.5 Dokumentation

Die Dokumentation birgt bei der Behandlung Minderjähriger keine Besonderheiten. Die Dokumentationspflicht ist Teil der ärztlichen Aufklärungspflicht und resultiert aus der berufsrechtlichen Pflicht zur Führung von Behandlungsunterlagen sowie als selbständige vertragliche Nebenpflicht aus dem Behandlungsvertrag. Art, Inhalt und Umfang der (zahn-)ärztlichen Dokumentationspflicht bestimmen sich weitgehend nach deren Zwecken (Therapiesicherung, Beweissicherung und Rechnungslegung), die jedoch bei Minderjährigen mit den Dokumentationszwecken bei volljährigen Patienten identisch sind.

Aus Beweissicherungsgründen wird empfohlen, dass gegebenenfalls die Einwilligung der gesetzlichen Vertreter in die Behandlung des Minderjährigen – obwohl diese nicht formbedürftig ist, also auch mündlich wirksam erklärt werden kann – schriftlich eingeholt und in der Patientenkartei festgehalten wird. Hierbei sollte beachtet werden, dass eine schriftlich erteilte Einwilligungserklärung, deren Inhalt nur ganz allgemein gehalten und daher nicht aussagekräftig ist, nicht ausreichend ist. Um späteren Missverständnissen vorzubeugen, müssen die besonderen Umstände des Einzelfalls, der Zeitpunkt und die wesentlichen Inhalte des Aufklärungsgesprächs, die Ergebnisse der Untersuchung sowie die erforderlichen Behandlungsmaßnahmen dokumentiert werden.

22.6 Ergebnis

Im Ergebnis lässt sich sagen, dass sich die Behandlung minderjähriger Patienten hinsichtlich der Rechtspflichten nicht von einer Behandlung volljähriger Patienten unterscheidet. Lediglich beim Abschluss des Behandlungsvertrages sowie der Aufklärung und Einwilligungsbefugnis sind bei der (zahn-)ärztlichen Behandlung minderjähriger Patienten einige Besonderheiten und Modifikationen zu beachten, die zu Konfliktstoff führen können.

22.7 Literatur

[1] BGHZ 47, 75, 81; 89, 263 in NJW 1984,1400; BGHZ 106, 153 in NJW 1989, 1538.
[2] Palandt BGB – Kommentar, § 1360a BGB RN 1–2.
[3] BVerfG, Beschluss vom 3. 10. 1989, AZ: 1 BvL 78/86, 1BvL 79/86.
[4] BGHZ 94, 1,6; 116, 184 in NJW 1992, 909.
[5] Laufs/Uhlenbruck, Handbuch des Arztrechts § 45 RN 4, § 161 RN 1 ff.
[6] BGHZ, 105, 45.
[7] BGH, Urteil vom 27. 11. 1991, AZ: XII ZR 226/90.
[7] BGH in NJW 1974, 1947, 1949 f.
[8] Bender in MedR 1997, 7 ff.
[9] Bender, ebenda.
[8] Rieger, Lexikon des Arztrechts, RN 216.
[9] Figgener, Zahnarzt und Recht in ZM 79, 1662, 1781, 2076.
[10] Laufs/Uhlenbruck, ebenda, § 139 RN 29.
[11] BGHZ, 29, 33, 36.
[12] BVerfGE, 59, 360, 387.
[13] Figgener, ebenda.
[14] Kern, in MedR 2006, 628 ff.
[15] Narr in Ärztliches Berufsrecht, RN B 239.
[16] Narr, ebenda, S. 460. 7; Laufs/Uhlenbruck, ebenda § 66 RN 9; § 75 RN 37.

Register

A

A.L.E.R.T.®(Amalgam like esthetic restorative treatment) 143
Abrasion 10, **29**, 162
– Komposite 141
Abszess
– alveolärer 23
– submandibulärer 358
– submuköser 357
Abt-Letterer-Siwe-Krankheit
– Granulom, eosinophiles 362
– Parodontitis 292
Acesulfam-K 89
Aceton, Fissurenversiegelung 193
Actinobacillus actinomycetem comitans 273
– Parodontitis, aggressive 273, 289
ADA, Kariesrisiko, Einschätzung 116
Adams-Klammern 229
Adhärenz-Protein-Defekt, angeborener **291**
Adhäsion, Milchzahnfüllungen 174
Adhäsive **152**
– Dentinbonding 146
– Fissurenversiegelung 151, 154, 192
– Pulpotomie 257
– Schmelzätzung 148
– selbstätzende 214
– Überkappung, direkte 257
Adhäsivtechnik 173, **211**, 212
ADI-Wert (acceptable daily in-take), Süßstoffe 89
Adrenalin, Lokalanästhetikazusatz 238
Ätzung
– Fissurenversiegelung 193
– Kompositfüllungen 203
– Milchzähne 167
– Zahnschmelz 204
Agranulozytose 26
– infantile, genetische 290
Aktinomykose 358
Albrights hereditäre Osteodystrophie 304
allergische Reaktionen, Lokalanästhetika 238
Allgemeinanästhesie 245
allgemeine Erkrankungen 22, **25**, 26
All-in-one-Adhäsive **145**, 151, 179, 192, 214, 218
Amalgamfüllungen 217
– Milchgebiss 174
Ameloblasten 5
Ameloblastom 344, 365
Amelogenesis imperfecta **303**
Amelo-Onychohypohidrose-Syndrom 304
American Society of Anesthesiologists (ASA) 244
Aminfluorid, Zahnpasta 97
Aminoalkohole **94**
Anämie, aplastische, Gingivahyperplasie 285
Anästhesie
– allgemeine 394
– intraligamentäre **240**, 241
Analgetika **247**
Anamnese **22**
Anamnesebogen **34**
anaphylaktische Reaktion, Lokalanästhesie 242
Anfallsleiden 371
Angstkontrolle, behindertes Kind 374
Ankylose
– Kiefergelenkfortsatzfraktur, unbehandelte 65
– Retentionen 339
– Wurzelresorption 325
Anodontie **299**
antiresorptive-regenerative Therapie, Avulsion 323
Antirheumatika, nichtsteroidale (NSAIDs) 247
Anxiolyse **243**
Apexifikation 319
– Wechselgebiss 261
aphthöse Läsionen 355
Approximalkaries 29, **53**, 54, 130
– Bissflügelaufnahme 44, **129**
– fluoridhaltige Präparate 131
– Kompositfüllungen 201
– Matrizentechnik **172**
– Milchzähne 58, 181
– Seitenzähne 55, 169
– Transillumination, faseroptische (FOTI) **54**
Approximalkontakte, Restauration, Kofferdam 172
Arthritis, juvenile idiopathische 67
Arthropathie, Kiefergelenkfortsatzfraktur, unbehandelte 65
Articain 237, **238**
ART-Technik (Atraumatic Restorative Treatment) 137
Arzneimittel, gingivale Erkrankungen **281**
ASA-Klassifikation, Sedierung 244
Aspartam 89
Atherome 360
Attrition **29**
Aufbissaufnahme 41, **44**
Aufklärung 401
Aufschleifen, Milchzähne, devitale 258
Autotransplantation, kieferorthopädische 341
Avulsion 322, **323**
– Milchgebiss 327
azetonbasierte Systeme, Adhäsive 153

B

Baby-Bottle-Syndrom 16, 90, 112
Bändchen, störende, Frenektomie 294
Basalzellnävus-Syndrom 347
Bass-Zahnputzmethode 92
Behinderung/behindertes Kind **370**, 373
– Angstkontrolle 374
– Dysgnathien 372
– Ernährungslenkung 379
– Extensionsbrücken 376
– Fissurenversiegelung 379
– Fluoridierung 379
– Frontzahntrauma 377
– Frühbehandlung 378
– Gingivahyperplasie, medikamentös bedingte 376
– Gingivitis 376
– Grübchenversiegelung 379
– Intubationsnarkose 375
– Karies 372
– kieferorthopädische Behandlung 375, 378
– Luxationen 378
– Mundhygiene, fehlende 376
– Panoramaschichtaufnahme 47
– Parodontalerkrankungen 372
– Plaquekontrolle, supragingivale 379
– Prämedikation 374
– Prophylaxeprogramme 379
– prothetische Versorgung 375
– Pulpa, eröffnete 378
Behinderung/behindertes Kind
– Regulationstherapie, orofaziale -nach -Castillo-Morales 378
– Schmelz-Dentinfrakturen 378
– Schmerzausschaltung 374
– Stimulationsgaumenplatten 378
– Weichteilfunktionen, Störungen 378
– Wurzelfrakturen 378
– Zahnerhaltung 375
– zahnmedizinische Vorgeschichte 374
– Zahntrauma **377**
Bewegungsstörungen, zerebrale 371
Biss
– frontal offener 75
– offener 28, 62, **76**
Bissflügelaufnahme 44, **44**, 58, 101, 121
– Approximalkaries 44, **129**
– Karies 53, 129
Bisshebung, erste/zweite 11
Blutkrankheiten, Mundsymptome 26
Blutungen
– Mundsymptome 26
– Untersuchung, intraorale 24
B-Lymphozyten **275**, 276
Bohn-Knötchen/-Perlen 24, **361**
Bonding 153
– Dentinbonding 146
– Frontzahnbereich, Kompositfüllungen 211
Bonding Agent 176
– Applikation 153
Bone Morphogenetic Proteins (BMP), Pulpawundverbände 256
brachio-skelettal-genitales Syndrom 304
Bracket, Retentionen 338
Bronchospasmus, Lokalanästhesie 243
Bupivacain 237, **238**

C

Café-au-lait-Flecken, Neurofibromatose 366
Cancrum oris 292
Candidiasis, orale 26, 293, **355**
Capnocytophaga 41, 273

Cermetzemente **175**, 217
– metallverstärkte 175
Cervix-Matrize 172
Cetyl-Pyridinium-Chlorid **94**
Chediak-Higashi-Syndrom 290, **291**
Cheese Molars 309
Cheilitis angularis 355, **356**
Chemoprävention 93
Chloralhydrat 245
Chlorhexidin(digluconat) 93
– Immunsuppression 108, 280
– Zahnpasta 92
chronic granulomatous disorder (CGD) **291**
Ciclosporin A, Gingivahyperplasie, fibröse 282
Citoject® 241
C-Klammern 229
Cohen-Syndrom 290
Community Periodontal Index (CPI) 19
Compliance
– Mundhygiene 94
– Prophylaxe 85
– Schulkinder 120
computerassistierte Injektionseinheit 241
Computertomografie 48
Condi-Primer 148
Coxsackie-A-Virus-Infektion 353
CPI (Community Periodontal Index) 19
Crohn-Krankheit 285
Cyclamat 89

D

Daumenlutschen 117
Decraene-Instrument 196
Defektkaries 28
Demineralisation, Kariesrisiko 108
Demineralisations-Remineralisations-Zyklus 127
Dens invaginatus **301**, 302
Dentalfluorose **96**, 100, **101**
Dentin
– geätztes, Übertrocknen 153
– grübchenartig-hypoplastisches 304
Dentinadhäsive 152, 212
– Fissurenversiegelung 197
Dentinbonding **146**
Dentindysplasien 304
Dentinkaries **53**, 55, 190
Dentinogenesis imperfecta **305**
Dentinpräparation/-wunde, Kompositfüllungen 199, 203
Dentition
– erste, Extraktion 334
– – Parodontitis, aggressive 285
– zweite, Extraktion 334
– – Parodontitis, aggressive 286
– – Retentionen 336
dentofaziale Anomalien 28
DentoProg-Methode 120
Dento-Safe® 314
Dentotapes 91
Devitalisation, Endodontie, Wechselgebiss 259
Diabetes mellitus 26, 286
– Gingivitis 279, **280**
Diastema 74, 294
– mediale 74
Diazepam 245
Diclofenac 247
Diphtherie **26**, 355
Disaccharide, Kariogenität 87
Dislokation
– Kiefergelenkfortsatzfraktur, unbehandelte 65
– laterale 316, **322**
– Milchgebiss 327
Distomolaren 299
DMF-Index **15**, 103, 116
DMF-T/S-Index 15
Doppelbildungen 303
Down-Syndrom 300, **371**, 372
– Parodontalbehandlung 377
– Parodontitis 290, 372
Drei-Schritt-Selective-/Total-Etching **147**, 148
Dreitagefieber 352
DVT (digitale Volumentomografie) 49
Dysgnathien **62**, 372
Dyskinesie, orofaziale **74**
Dysostosis mandibularis 66

E

Early Childhood Caries (ECC) **14**
Early Onset Periodontitis (EOP) 273
Eckzähne, Durchbruch 10
Ehlers-Danlos-Syndrom 290, **291**, 304
Ein-Flaschen-System, Haftvermittler 213
Einsichtsfähigkeit, Minderjährige 402
Einwilligungsbefugnis/-fähigkeit, Minderjährige 401
Eisen-III-Sulfat, Pulpotomie, Milchgebiss 254
ektodermale Dysplasie **26**, 300
elektrische Widerstandsmessung
– Karies 53
– Okklusalkaries 57
Elektroanästhesie 242
Embryo, menschlicher, Gesichtsskelett 2
Emdogain®-Gel
– Avulsion 323
– Pulpotomie 257
Enanthem, Scharlach 351
endodontale Läsionen, Parodontitis 271
Endodontie **261**, 262
– Implantatversorgung 263
Endodontie
– Lückenschluss, kieferorthopädischer 263
– – prothetischer 263
– Milchgebiss **250**, 251
– – Grenzen 258
– Überkappung, direkte 252, 259
– – indirekte **251**, **259**
– Wechselgebiss, Devitalisation 259
– – Mortalamputation 259
– Wechselgebiss **259**
endokrine Störungen 26
Engstände 19
– Frontzahnbereich 10
Enteritis regionalis Crohn 285
Entwicklung
– postnatale 8
– pränatale 2
Entwicklungsstörungen, angeborene/erworbene 62
Enzephalitis, Mumps 352
EOP (Early Onset Periodontitis) 273
Epidermolysis bullosa hereditaria 26
– Schmelz-/Dentindysplasien 304
epileptische Anfälle 371
Epstein-Perlen **343**, 361
Epulis 283, **361**
Ernährung
– Anamnese 22
– behindertes Kind 379
– Dokumentation 32
– Kindergartenalter 114
– Kleinkinder 112
– Parodontalerkrankungen 274
– Schmelzhypoplasien 308, **309**
– Schulkinder 119
Ernährungslenkung
– Prophylaxe 86, 109
– Schwangerschaft 111
Erosion **29**
Ersatz-Resorption, Wurzelresorption 324
Ersatzzahnanlage 8
Erstgebärende, Prophylaxe 110
Eruptionszyste **343**, 359
Erythema exsudativum multiforme 26, **356**
Etch-and-rinse-Technik 145
Exanthem(a) 23
– subitum 352
Exartikulation s. Avulsion
Extensionsbrücken 376
Extraktion 334
– Zysten, odontogene 342
Extrusion 316, **323**

F

Familienanamnese 23
Feinmotorik, Vorschulkinder 114
Feinpartikelhybridkomposite 142
Fermit-Technik 210
Fernröntgenseitenaufnahme 40, **47**
Fiberoptiktransillumination (FOTI) 129
fibröse Dysplasie **363**
Fibrom 364
– ameloblastisches 344
– ossifizierendes 364
– peripheres 284
Fibromatosis gingivae **282**
Fibroodontom, ameloblastisches 344
Fibrosarkom 364
Filme 39
Film-Folienkombinationen 39
Fissuren **189**
– ampullenförmige 190
– Reinigung 193
– Versiegelung 193, 196
Fissurenkaries 14–15, 29, **132**, 188
– Hi-Dense®-Füllung 217
– Röntgenaufnahme 16
– Sondierung 217
– Therapie 131
Fissurenversiegeler 193
– Komposite 190
Fissurenversiegelung **188**, 189, 191, 193, 196, 198
– Adhäsive **192**
– Ätzung 193, 195
– behindertes Kind 379
– Dentinadhäsive 197
– erweiterte 168, 188, **189**, **194**, 196
– Foramen-caecum-Karies 197
– Glasionomerzemente **192**
– Kofferdam 171, 192, 195
– Kompomere **192**
– Komposite **191**, 194
– Kontrolle **197**
– Materialien **190**
– Molar-Schneidezahn-Hypomineralisation 310
– Okklusionskontrolle **194**, 195
– Photopolymerisate 190
– Plaque 197
– prophylaktische 188, **189**, **192**, 193–194
– Prophylaxe 109
– Reparatur **197**
– Trocknung 193
Flexural Fatigue Limit, Kompomere/Komposite 140
Flowables **143**
Flüssigkeitsgehalt, Körper, kindlicher 235
Flumazenil 246
Fluoreszenz, laserinduzierte, Okklusalkaries 56
Fluoridabgabe, Glasionomerzemente, kunststoffmodifizierte 139
Fluoridanamnese 96

Fluoride/Fluoridierung **95**, 96
- Approximal-/Glattflächenkaries 131
- Basisprophylaxe 99
- behindertes Kind 379
- Empfehlungen 99
- Gele 98
- Kleinkind 113
- Kochsalz 96
- Mundspüllösung 98
- Prophylaxe 109
- Remineralisation 95, 128
- Schulkinder 120
- Schwangerschaft 111
- Toxizität 99, 101
- Zahnpasta 92

Fluoridlacke **98**, 310
Fluoridtabletten **96**, 97
- Kleinkind 113

Fluoridzahnpasta 114
Fluorose 96, **310**
Foramen
- mandibulare 239
- mentale 3

Foramen-caecum-Karies 197
Formokresol-Technik, Pulpotomie **254**
Fossa-canina-Abszess 358
Four Handed Dentistry, Zahnarztpraxis für Kinder 393
Fragment-Wiederbefestigung, Kompositfüllungen 208
Frakturen, Kompositfüllung 155
Frakturheilung, Wurzelfrakturen 321
Frasaco-Strip-Kronen 180, 318
- Frontzahnbereich 228

Freilegung, Retentionen **338**
Fremdkörperreaktion, Parodontitis 271
Frenektomie 294
Frenulum tectolabiale **74**, 294
Frontzahnanlage, bleibende, Durchbruch 10
Frontzahnbereich
- Engstände 10
- Kompositfüllungen **207**, **209**, 210
- Konfektionskronen 227
- Kronen 228
- Phosphorsäureätzung 211
- Röntgendiagnostik 42
- Universalkomposite 207

Frontzahnfüllungen
- Komposite 207
- Self-Etch-Adhäsive 211

Frontzahnkaries, Milchgebiss 166, 170
Frontzahntrauma 45, 70, 314
- behindertes Kind **377**
- Milchgebiss 326
- Wurzelfrakturen 320

Frühbehandlung 378
Füller, Adhäsive 152
Füllungsmaterialien, semipermanente Versorgung **216**
Füllungstherapie 175
- Milchgebiss **136**, **171**, **174**
- - Glasionomerzemente/Cermetzemente 175
- - Kompomere 178
- - Komposite 180
- - Materialien 174
- - Matrizentechnik **172**
- Pulpaschutz 174
- Wechselgebiss 188, **215**

funktionskieferorthopädische Apparaturen 378
Funktionsprobe, dentofaziale Anomalie 28
Fusion, Zähne 303
Fusobacterium, Mundhöhlenflora 273

G

Gaumen, harter 27
Gaumennahterweiterung 69
Gaumennahterweiterungsapparatur 69
Gaumenspalte, mediane 64
Gebiss
- bleibendes, Fissurenkaries 14
- - Gingivitis/Parodontitis 272
- Selbstreinigung 27

Gebissentwicklung **28**
- Anamnese 22

Gele, fluoridhaltige 98
Gelenkspalt, oberer/unterer 3
Gemination 303
geschäfts(un)fähige Personen, minderjährige 398
gesetzlicher Vertreter 398
Gesichtsskelett 2
Gesichtswachstum 8
Gingiva
- Untersuchung 31
- Verlagerung, apikale, Implantate, enossale 341

Gingivahyperplasie
- fibröse/idiopathische **282**
- fokale epitheliale 285
- medikamentös-induzierte 372, 376
- Phenytoin-induzierte 281, 372

gingivale Erkrankungen 270, **278**, 284
- Arzneimittel **281**
- bakterielle/virale 270
- genetische **282**

Gingivarezessionen **293**
- Parodontitis, chronische 288

Gingivektomie, behindertes Kind 376
Gingivitis 270, 279, 283
- akute 278
- - hyperplastische 286
- - nekrotisierende ulzeröse (ANUG) 279
- durch Arzneimittel 270
- behindertes Kind 376
- Chlorhexidindigluconat 93
- chronische 278

Gingivitis
- Diabetes mellitus 279, **280**
- Gebiss, bleibendes 272
- herpetica 279
- Immunsuppression 280
- Leukämie **280**
- Milchgebiss 272
- Mundhygiene 278
- nekrotisierende ulzerierende (NUG) **292**
- Okklusaltrauma 283
- plaqueinduzierte 270, 278
- Putztechnik 283
- Reduktion **93**
- Schleimhautverletzungen **282**, 283
- systemische Faktoren **278**
- traumatische Läsionen **282**
- Zahnbürstentraumen 283
- Zinkoxyd-Eugenol-haltiger Verband 377

Gingivoplastik 376
Gingivostomatitis
- herpetica 354
- ulzeröse 286

Glasionomerzemente 139
- Biegefestigkeit 136
- Fissurenversiegelung **192**
- Füllungstherapie, Milchgebiss 175
- Haftvermittlersysteme 136
- hoch visköse (HGIZ) **137**, 138, 176
- - Bond Agent 176
- - Milchgebiss 176
- - Polierbarkeit 176
- Kariesprävention 136
- Kofferdam 171
- konventionelle (GIZ) **136**, 175
- kunststoffmodifizierte (KGIZ) **138**, 139, 177
- metallverstärkte **137**, 175
- Nachteile 136
- semipermanente Versorgung **216**

Glattflächenkaries 15, **130**
Glossitis 356
- rhombica mediana 357

Glossoptose 64
Gluma Solid Bond 149, 211
Glutaraldehyd, Pulpotomie, Milchgebiss 256
Glykogenspeicherkrankheit, Typ 1b, Parodontitis 290
Gorlin-Goltz-Syndrom 346, **347**
Granulationsgewebe, Einwachsen, Wurzelfrakturen 321
Granulom(a) **361**
- eosinophiles 286, **362**
- pyogenicum **284**

Granulomatose, infantile septische **291**
Granulozyten, neutrophile, polymorphkernige, Dysfunktionen 276
Grübchenversiegelung 379
Grützbeutel 360
Grummonsmaske 69
Gruppenprophylaxe 86, 115, **117**, 120

H

Haarleukoplakie, orale 293
Haarzunge, schwarze 357
Habits 117
Hämangiome **365**
Hämangiomyosarkom 364
hämatologische Erkrankungen
- Gingivitis 279
- Parodontitis **271**, 290

Hämatom, Mundschleimhaut 356
Haftvermittler **213**
- Glasionomerzemente 136
- Komposite 142

Haim-Munk-Syndrom 290
Halbleiterdetektoren 40
Halszysten **359**, 360
Hand-Fuß-Mund-Krankheit 353
Handröntgenaufnahme **48**
Hand-Schüller-Christian-Krankheit
- Granulom, eosinophiles 362
- Parodontitis 292

Hartsubstanzbarriere, apikale 319
Hartsubstanzfrakturen/-verlust
- Erosion 29
- Milchgebiss 327

Heck-Syndrom 285
HEMA (Hydroxyl-Ethyl-Methacrylat) **138**
Herpangina 353
Herpes labialis 354
Herpes-Stomatitis 293
Herpesvirus, humanes, Typ 6 (HHV-6) 352
Hertwig-Epithelscheide 5
hidden caries **56**
Hi-Dense®-Füllung, Fissurenkaries 217
Hilfsmittel, Reinigung **90**
Himbeerzunge, Scharlach 351
Histiocytosis X 286, **362**
- Parodontitis 292

HIV-Infektion 286, **292**
Höcker, palatinale **301**
Höcker-Fissurenrelief, Zahnentwicklung 5
Hülsenkronen, Milchgebiss 182
Hutchinson-Zähne **308**
Hyalinosis cutis et mucosae 285
Hyaluronsäure, Pulpotomie 257
Hybridkomposite **142**
Hydroxyethylmethacrylat (HEMA), Schmelzätzung 148
Hyperdontie **298**, 299
Hypersensitivität, Kompomere 178

Hypodontie **299**, 300
Hypokalzämie, Schmelzhypoplasien 308
Hypokalzifikation, Amelogenesis imperfecta 304
Hypomaturation, Amelogenesis imperfecta **304**
Hypophosphatämie, Schmelz-/Dentindysplasien 304
Hypophosphatasie 304
- Parodontitis 290, **291**
Hypothyreoidismus, Schmelzhypoplasien 308

I

Ibuprofen 247
Imitationslernen, Kleinkind 113
Immunerkrankungen, angeborene, Parodontitis 290
Immunität 275
Immunschwäche, Gingivitis 279
Immunsuppression 280
Immunsuppressiva, Gingivahyperplasie 282
Implantate 341
- Endodontie 263
Individualprophylaxe **86**, 120
- Kindergartenalter 117
Infektionen **350**
- Kariesrisiko 107
- Schmelzhypoplasien 308
Infiltrationsanästhesie **239**
- Pulpotomie 253
Informations-/Anamnesebogen, standardisierter 23
Infraokklusion, Implantate, enossale 341
Initialkaries 103, 130
- Amin-/Zinnfluorid 94
- Remineralisation 126
Injektionssysteme
- computerassistierte, Lokalanästhesie 241
- nadellose, Schmerzausschaltung 242
Inspektion **23**
Intensivprophylaxe, kariesaktive Kinder 391
Interdentalräume, Reinigung 91
Intrusion **322**
- Milchgebiss 327
- Zahntrauma 316
Intubationsnarkose 375
Inzisalkanten, Panoramaschichtaufnahme 46, **47**
Ionofil® Molar 137

J

Jaffé-Lichtenstein-Syndrom **363**

K

Kallusdistraktion 66
Kaltlichtsonde 121, **129**
Kalziumantagonisten, Gingivahyperplasie, fibröse 282
Kalziumhydroxid-Pulpotomie, Milchgebiss **252**
Kalziumhydroxidpulver, Apexifikation 319
Kalziumphosphat, Remineralisation 127
Karies 14, **15**, 17–19, 103, **106**, 215
- ADA 116
- Behinderungen 372
- Demineralisation 108
- Dens invaginatus 302
- Diagnostik **28**, 129
- DMF-Index 103
- DMF-T/S-Index 15
- DMS-III-Studie 18
- Entwicklungsdynamik 14
- Epidemiologie 14
- epidemiologische Studien 15
- Fissurenversiegelung 189
- Infektionskrankheit 107
- Intensivprophylaxe 391
- Ionen-Wippe 108
- Kindesalter 215
- Kleinkinder 16
- klinisches Erscheinungsbild 52
- mikrobiologische Testverfahren **103**
- Milchgebiss 162
- Milchzahnverlust, frühzeitiger 72
- Mutansstreptokokken **104**, 129
- Neunjährige 17
- Opazität 52
- PFRI (Plaque Formation Rate Index) 103
- Polarisierung 101
- Prädilektionsstellen 29
- Pression **128**
- Primärprophylaxe 16
- Remineralisation 108, 127
- Risiko, individuelles, Beurteilungsbogen 102
- Schwangerschaft 109
- Speichelfließrate 103, **105**
- Streptococcus sobrinus 107
- Stützzonenverlust 10
- Untersuchungsverfahren **53**
- Verfärbung 52
Kariesexkavation, Milchgebiss **163**, 164
Kariesprävention **101**
- Glasionomerzemente 136
Kariesprophylaxe s. Prophylaxe
Kariesrisiko
- Plaque-Akkumulationsrate (PFRI) **106**
- Plaquehypothese 107
- Pufferkapazität 103, **105**
Kaseinphosphopeptide (CPP) in der Milch 127
Kaumuskulatur, Funktionsprüfung 28
Kaustörungen, Zerebralparese **371**
Kavitäten
- flache und mittlere, Adhäsivverträglichkeit 154
- Kompositfüllungen 199, **200**, 201
- tiefe, Adhäsivverträglichkeit 154
Kavitätenpräparation
- Klasse-II-Kavitäten 166, **170**
- Kompositfüllungen 203
- Milchgebiss 162
Keramik, organisch modifizierte 143
Keratozysten **343**, 359
Kernspinresonanztomografie, odontogene Tumoren, keratozystische 346
Kettchen-Technik, Retentionen 338
Keuchhusten 26
Kieferfehlstellung, Biss, offener 76
Kiefergelenk
- Entwicklung 3
- Funktionsprüfung 28
Kiefergelenkfortsatzfraktur 65
Kiefergröße, Missverhältnis 73
Kieferknochen, Untersuchung, intraorale 24
Kieferköpfchennekrose 65
kieferorthopädische (Früh-)Behandlung
- Arthritis, juvenile idiopathische 67
- behindertes Kind 378
- Dysostosis mandibularis 66
- Indikationen **63**
- Kallusdistraktion 66
- Kiefergelenkfortsatzfraktur 65
- Klasse-III-Anomalie 67
- Mikrosomie, hemifaziale 66
- Pierre-Robin-Syndrom 64
Kieferteilresektion, odontogene Tumoren, keratozystische 344
Kieferwachstum bei Kinderprothesen 231
Kieferzysten 342
Kindergartenalter, Prophylaxe **114**
Kinderprothesen **229**
- Durchbruchverhalten 231
- Milchgebiss 232
Kinderzahnpasta
- aromatisierte, Abusus 97
- fluoridhaltige 96, 113
Kippung, Riesenzellgranulom 361
Klasse-I-Kavitäten **169**
- Anschrägung 169
- Fissurenversiegelung, erweiterte 168
- Kofferdam 171
Klasse-I-Kavitäten
- Kompomere 178
- Komposite 180, 199
- Milchgebiss 164, 168
Klasse-II-Kavitäten **76**, 170
- Anschrägung 167
- Approximalkontakte 169
- Cermetzemente 176
- Glasionomerzemente, konventionelle (GIZ) 175
- ideale 165
- Kavitätenpräparation, oszillierende 170
- Kavitätenränder, Glätten 166
- Kompomere 178
- Komposite 182, 199
- Milchgebiss 165
- Präparation 169
- Pulpaeröffnung, iatrogene 166
- Randundichtigkeiten 182
- total bonding 182
- Zervikalregion 169
Klasse-III-Kavitäten **67**
- Frontzähne, Milchgebiss 166
- Gaumennahterweiterung, langsame 69
- Milchgebiss 69
- Okklusion, stabile 67
- (Pseudo-)Progenie 68
- Schneidezahnüberbiss, umgekehrter 68
- Wechselgebiss 69
Klasse-IV-Kavitäten
- Komposite 180
- Milchgebiss **166**
Klasse-V-Kavitäten, Milchgebiss 167, 171
Kleinkinder
- Diagnostik und Betreuung, präventive 113
- Kariesrückgang 16
- Prophylaxe **112**
Knochen
- Infektionen 357
- Remodelling 9
Knochenfrakturen, Zahntrauma 315
Knochensarkome 364
Knochentumoren, strahleninduzierte 38
Knochenverlust, Implantate, enossale 341
Knochenzysten **359**
Kochsalz, fluoridiertes 96
Körpergröße 8
Kofferdam **171**, 172
- Fissurenversiegelung 171, 192, 195
- Glasionomerzemente 171
- Kompomere 178
- Komposite 202
- Pulpektomie 257
Kohlenhydrate
- Kariogenität 87
- Laktobazillenzahlen 105
Kokken, gramnegative/-positive, Mundhöhlenflora 273

Koloniebildungszahlen, Mutansstreptokokken 89
Kompomere **139**, 140, 179
- s.a. Komposite/Kompositfüllungen
- All-in-one-Adhäsive 179
- Fissurenversiegelung **192**
- Flexural Fatigue Limit 140
- Füllungstherapie, Milchgebiss 178
- Hypersensitivität 178
- Kavitätendesign **178**
- Kofferdam 178
- Materialermüdung 140
- pulpitische Beschwerden 178
- semipermanente Versorgung 218
- Split-mouth-Vergleich 178
- Verlustraten 179
- Volumenzunahme 140
- Wasseraufnahme 140
Komposite/Kompositfüllungen 141, **142**, 191, 206
- s.a. Kompomere
- Abrasion 141, 180, 206
- Adhäsivtechnik **211**
- Ätzung 203
- All-in-one-Adhäsive 218
- Approximalkaries 201
- Ausarbeiten 154
- Ausblick 206
- Ausdehnungskoeffizient 180
- ausgehärtete, Bearbeitung 206
- Aushärtemodus 191
- Autopolymerisate 141
- Biegefestigkeit 206
- Biokompatibilität 154
- Bowen-Molekül 141
- chemisch härtende Systeme 191
- Dentinpräparation 199
- Dentinwunde, Versorgung 203
- Einbringen 214
- Einteilung 141
- Erfahrungen 206
- Ermüdungsverhalten 206
- Erneuerung 155
- Farbauswahl 202
- Fissurenversiegelung 190, **191**, 194
- Flexural Fatigue Limit 140
- fließfähige/flowable **143**, 191, **193**
- Fragment-Wiederbefestigung 208
- Frakturen 155
- Frontzahnbereich, Bonding 211
-- Farbauswahl 209
-- Fermit-Technik 210
-- Formgebung 209
-- Lichtreflexion 209
-- Matrizentechnik 210
-- Morphologie 209
-- Politur 211
-- Präparation 209

Komposite/Kompositfüllungen
-- Schichtung 210
-- Silikonschlüssel 210
- Frontzahnfüllungen **207**
- Frontzahnrestaurationen 207
- Füllkörpergehalt 191
- Haftfestigkeit 191
- Haftvermittler 142
- hydrophile Eigenschaften 140
- Karies, Primärversorgung 207
- Kavitäten, minimalinvasive, defektorientierte 200
-- unter sich gehende, birnenförmige 201
- Kavitätenpräparation 199
- Kavitätenvorbereitung 203
- Klasse-I-Kavitäten 180, 199
- Klasse-II-Kavitäten 182, 199
- Klasse-IV-Kavitäten 180
- Kofferdam 202
- Legen, Arbeitsablauf 204
-- Schritte **205**
- Lining-Technik **205**
- Makro-/Mikrofüller 141
- Materialermüdung 140
- Matrize 203
- Milchgebiss 168, 180
- Misserfolge 207
- okklusale Kavität (F1) 200
- Opazität 208
- parodontalprophylaktischer Effekt 203
- Phosphorsäuregel 203
- Plaqueakkumulation 206
- Polieren 206
- Politur 154
- polyalkensäuremodifizierte **139**
- Polymerisationsschrumpfung 180
- Präparationsrichtlinien 199
- Reparabilität 155
- Röntgenopazität 154
- Schichtstärke 207
- Schmelz-Ätz-Technik (SÄT) 203
-- im Seitenzahnbereich 199
- Seitenzahnbereich **144**, 155, 207
- stopfbare **143**
- Teilreparatur 155
- Total Bonding 204
- Total Etching 204
- Trockenblasen 204
- Urethandimethacrylat (UDMA) 141
- Verfärbung 206
- Verkleben, totales 207
- Verschleißbeständigkeit 141, 200
- Verschleißfestigkeit 206
- Vollständigkeit 206
- Volumenzunahme 140
- Wasseraufnahme 140
- Wiederholungsfüllung 155
- Zahnreinigung 202
Konditionierung, Avulsion 323
Konfektionskronen **222**, 225–226
- Frontzahnbereich **227**, 228
- Größenauswahl 225
- Milchmolaren 226, 257
- Milchzähne 258
- Präparation **223**
- Seitenzahnbereich 222, 227
Konkussion **322**
- Milchgebiss 327
Kopf, Entwicklung 2
Kopfmuskulatur, Entwicklung 3
Koplik-Flecken, Masern 351
koronale Restauration, Milchgebiss 257
Kreidefleck 130
Kreuzbiss 11, 19
- traumatischer, Schneidezähne 63
Kronen, konfektionierte s. Konfektionskronen
Kronenfrakturen **318**
- Weichteilaufnahme 45
Kronenpulpa, Entfernung 257
Kronenverfärbungen 327
Kronen-Wurzel-Frakturen **318**, 319
Kryofixierung, odontogene Tumoren, keratozystische 344
Kurznarkose 246

L

Lachgas **245**
Lacke, fluoridhaltige **98**
Laktobazillen
- Kohlenhydrate, versteckte, Konsum 105
- Mundhöhlenflora 273
Landkartenzunge s. Lingua geographica
Langlochtechnik, Kofferdam 172
Laserfluoreszenzstrahlen, remittierte, Karies 53
Lebensqualität, Verlust 84
Leeway, Ober-/Unterkiefer 10
Leiomyosarkom 364
Leitungsanästhesie **239**, 240
- Lippenulzerationen 25
- Pulpotomie 253
Lernen am lebenden Modell, Kindergartenalter 115
Leukämie
- Gingivitis **280**, 284
- Mundsymptome 26
- strahleninduzierte 38
Leukozytenadhäsionsmangel-Syndrom, Parodontitis 285, 290
Lichen ruber planus 26
Lidocain **237**
life time caries experience 15
Lingua
- geographica **26**, 27, 357
- nigra 357
Lining-Technik, Komposite 143, **205**
Lippen-Kiefer-Gaumenspalten
- Hyperdontie 299
- kieferorthopädische Maßnahme 62
- Primärbehandlung 64
- Pseudoprogenie 69
- Trink-/Sprechplatte, passive **63**
Lippenpressen 74
Lippensaugen 75
- Inspektion 24
- Klasse-II/1-Anomalie 76
- orofaziale Dyskinesie 74
Lippenschluss, fehlender
- Inspektion 23
- Klasse-II/1-Anomalie 76
- Zerebralparese 372
Lippenulzerationen, Leitungsanästhesie 25
Lockerung **322**
- Riesenzellgranulom 361
- Titanium-Trauma-Splint 324
- traumatische, Schienung 323
- Zahntrauma 316
Löffelapplikation, Gele, fluoridhaltige 98
Löffelexkavator 163
Lokalanästhesie **235**, 236, 238, 241, **242**, 243, 393–394
- Injektionssysteme, computerassistierte 241
- intraligamentäre 240
- Komplikationen 242
- Kontraindikation 238
- Resorptionsrate 236
- Schock 243
Lokalanästhetika **237**, 238
- Adrenalin 238
- Intoxikation 242
Lorazepam 245
Lückenhalter
- Milchgebiss 232
- Milchzahnverlust, frühzeitiger 72
Lückenschluss, kieferorthopädischer 263
Lückenstellungen, Prävalenz 19
Lumineszenzradiografie, digitale 40
Lupus erythematodes 26
Lutschhabit 22, **75**, 76
- orofaziale Dyskinesie 74
Luxationen 322
- behindertes Kind 378
Lymphadenitis 358
Lymphangiome **366**
Lymphknoten, Palpation 24
Lymphknotenschwellungen 358

M

Magnetresonanztomografie 48
Makrofüller, Komposite 141
Mandibula, Remodellation 9
Mangelernährung, Gingivitis 270

Mannit 89
Masern 26, **351**
Maskentherapie, Klasse-III-Anomalie 69
Matrizenfolien, durchsichtige 173
Matrizentechnik
- Adhäsive 212
- Adhäsivtechnik 173
- Approximalkaries **172**
- Füllungstherapie, Milchgebiss **172**
- Kompositfüllungen 203
-- Frontzahnbereich 210
Maxilla, Remodellation 9
Meckel-Knorpel 3
Melkersson-Rosenthal-Syndrom 285
Mentalishabit **74**, 76
Mepivacain 237, **238**
Mesialwanderung, Milchzahnverlust, frühzeitiger 72
Mesiodens **70**, 71, **298**
Metallmatrizen 172
Metamizol 247, **248**
Midazolam **245**, 246
MIH (Molar-Incisor-Hypomineralisation) 309
mikrobiologische Testverfahren, Kariesrisiko 103
Mikrodontie 372
Mikrofüller, Komposite 141
Mikrogenie 64
Mikrosomie, hemifaziale 66
Milchfrontzahnverlust, kariesbedingter 70
Milchgebiss/-zähne 167, 272
- Abrasion 10
- Ätzmuster 167
- Ätzzeit 168
- Amalgamanwendung 174
- Approximalkaries 58
- Besonderheiten 250
- devitale, Aufschleifen 258
-- Offenlassen 258
- dmf-s 15
- dmf-t 15
- Endodontie **250**, 258
- Frontzahnkaries 166
- Füllungstherapie **136**
-- Glasionomerzemente, konventionelle (GIZ) 175
-- Hilfsmittel 171
- Gingivitis 272
- Hartsubstanzfrakturen 327
- Hülsenkronen 182
- Kalziumhydroxid-Pulpotomie 252–253
- Kariesexkavation **163**, 164
- Kariestherapie 162
- Kinderprothesen 232
- Klasse-I-Kavitäten 164
- Klasse-II-Kavitäten 165
- Klasse-III-Kavitäten 69
- Klasse-V-Kavitäten 167, 171
- koronale Restauration 257
- Lagebeziehungen 10
- Lückenhalter 232

Milchgebiss/-zähne
- makro-/mikromorphologische Besonderheiten 163
- morphologische Merkmale **162**
- nekrotische 258
- parodontale Defekte, lokalisierte 277
- Parodontitis 272
-- aggressive 287
-- apikale 30
- persistierende 28
-- Approximalkaries 181
- Präparationsrichtlinien 164
- Pulpanekrose **257**
- Pulpawundverbände 257
- Pulpektomie **257**
- Pulpotomie **252**
- Retention 164, 167
- Schmelzätztechnik 167
- Verfärbungen 327
- Wurzelfrakturen 327
- Zahndurchbruch 10
- Zahnentwicklung 7
- Zahnhalskavitäten 171
- Zahntrauma 326
- Zahnüberzahl, unechte 70
Milchmolaren
- Abrasion 162
- Fissurenkaries 14
- Glasionomerzemente, hoch visköse (HGIZ) 137
- Konfektionskronen 257
- Resorption 72
Milchzahndentin **163**
- Komposite, Haftung 168
- Self-Etch-Primer, Applikationsdauer 168
Milchzahnfüllungen **174**
- Adhäsion 174
- Sekundärkariesrate 174
Milchzahnhöckerspitzen, Abschleifen 10
Milchzahnkaries
- Slot-Präparation 181
- Turner-Zahn 308
Milchzahnkronen 257
Milchzahnpulpa, vitale, Behandlung 252
Milchzahnpulpitis, Pulpotomie 256
Milchzahnverlust, frühzeitiger 10, **72**
Milchzahnzysten 342
Minderjährige, beschränkt geschäftsfähige 398
minderjährige Patienten, Behandlung
- Dokumentation 403
- rechtliche Aspekte **398**
- Taschengeldparagraph 400
Mineral Trioxide Aggregate (MTA)
- Apexifikation 320
- Pulpotomie, Milchgebiss 256
Moist Bonding 213
Molaren
- dritte, operative Entfernung **339**

Molaren
- Formabweichung 303
- Kofferdam 171
- Trennen, Wurzelfraktur 334
- Zahndurchbruch 11
Molar-Schneidezahn-Hypomineralisation **309**, 310
Molluscum contagiosum 285
Mononukleose, infektiöse 26, **353**
Monosaccharide 87
Morbilli s. Massern
Mortalamputation, Endodontie, Wechselgebiss 259
MTA s. Mineral Trioxide Aggregate
mukogingivale Störungen, Gingivarezessionen 293
mukogingivale Verhältnisse 271
Mukoperiostlappen 338
Mukopolysaccharidose 304
Mumps 26, **352**
Mundatmung 23, **28**
- Klasse-I/II-Anomalie 76
- orofaziale Dyskinesie 74
Mundduschen 91
Mundfäule 354
Mundgesundheit 112
- Karies 15
Mundhaltung, habituell offene, Klasse-II/1-Anomalie 76
Mundhöhle, Gleichgewichtsstörung, ökologische 106
Mundhöhlenepithel, embryonales, Verdickung 3
Mundhöhlenflora 273
Mundhygiene 27
- Anamnese 22
- Aufklärung 390
- Bedeutung, praktische 94
- behindertes Kind 376
- Compliance 94
- Dokumentationsbogen **32**
- Gingivitis 278
- orale Phase 112
- Parodontalerkrankungen 274
- Prophylaxe 83, **90**, 109
- Schulkinder 119
- Schwangerschaft 111
- Zahnputzrituale 390
Mundschleimhaut
- Erkrankungen **354**, 356
- Hämatom/Pigmentierung 356
- Untersuchung, intraorale 24
Mundspülungen, fluoridhaltige 98
Mundweichteile, Funktionseinschätzung 28
Muskulatur, Spannungen, Inspektion 23
Mutansstreptokokken **105**
- Kariesrisiko 104, 107, 129
- Kleinkind 112
- Koloniebildungszahlen 89
- Mundhöhlenflora 273
- Reduktion, Xylit 88

N

Nanofüller-Komposite **144**
Nanoleakage 149, **151**
Narkosebehandlung 394
Natriumfluorid, Zahnpasta 97
Natriumhypochlorit, Kariesexkavation, Milchgebiss 164
Neisseria, Mundhöhlenflora 273
Neonatallinien 308
Neuroektodermaltumor, kongenitaler, melanotischer 367
Neurofibromatosis generalisata v. Recklinghausen 284, **366**
Neurofibrosarkom 364
Neutropenie, Parodontitis 290
Neutrophilen-Funktion, Parodontitis 290
Nichtanlage
- Behandlungsplanung 301
- bei Behinderten 372
- Ersatzzahn 28
- Panoramaschichtaufnahme 46
nichtinfektiöse Erkrankungen 355
Nichtopioidanalgetika 247
Niereninsuffizienz, chronische, Schmelzhypoplasien 308
Noma **292**
Nutzstrahlfeld, Einblendung 45, 48

O

Oberflächenanästhesie **238**
Oberflächenresorptionen, Zahntrauma 324
Oberkiefer
- Entwicklung 2
- Leeway 10
Oberkieferaufbissaufnahme, Hyperdontie 298
Oberkieferaufbissplatte
- Klasse-III-Anomalie 69
- Kreuzbiss, traumatischer 63
Oberkieferlippenbändchen, verdicktes 294
Oberkiefermolaren, Parallel-/Rechtwinkeltechnik 43
Obliteration
- Wurzelkanal **325**
- Zahntrauma, Milchgebiss 327
Odontoblasten 5
odontogene Tumoren 344, **364**
- keratozystische **343–344**
- Wachstumsalter 343
odontogene Zyste **342**
Odontogenesis imperfecta **307**
Odontom **70**, 344, **364**
Oehlers-Klassifikation, Dens invaginatus 302
Öle, essenzielle 93, **94**
Offenlassen, Milchzähne, devitale 258

Ohrenschmerzen, dentogene/otogene 24
okklusale Kavität (F1), Kompositfüllungen 200
Okklusalkaries 16, **56**, 188
Okklusaltrauma 271
- Gingivitis 283
Okklusion
- distale 20
- stabile, Klasse-III-Anomalie 67
Okklusionskontrolle 28
- Fissurenversiegelung **194**, 195
Okklusionsstörungen, transversale, Bewegungsbahn 28
okulodentoossäre Dysplasie 304
Oligodontie **299**, 300
One-bottle-Adhäsive 151
- Randschluss 218
Opazität, Karies 52
orale Erkrankungen, Behinderungen 371
Ormocere **143**
orofaziale Dyskinesien 62, **74**
orofaziale Regulationstherapie nach Castillo-Morales, behindertes Kind 378
orthodontische Einordnung, Retentionen **338**
Osteogenesis imperfecta 26, **363**
Osteolyse 286
Osteomyelitis **357**
Osteopathie, metabolische 362
Osteotomie, Zysten, odontogene 342
Overjet, vergrößerter 75

P

Packables **143**
Palodent 173
Palpation **24**
- Zähne 30
Panoramaschichtaufnahme 47
Panoramaschichtgeräte **46**
- Halbleiterdetektoren 40
Papillenblutungsindex (PBI) 19, **31**
Papillon-Lefèvre-Syndrom 290, **291**
Paracetamol 247, **248**
Parafunktionen **22**, 24
Paralleltechnik, Röntgenaufnahme 41
Paramolaren 299
Parodont, marginales, Retentionen 339
Parodontalerkrankungen **270**, 286
- Behinderungen 372
- Down-Syndrom 377
- entzündliche 272
- Ernährungsgewohnheiten 274
- erworbene 276
- immunologische Reaktionen 275

Parodontalerkrankungen
- intrinsische Defekte 276
- Mundhygiene 274
- nekrotisierende **292**
- Plaque, dentale 274
- Risikofaktoren 274
- Speichel/Sulkusflüssigkeit 274
- Zytokine 276
Parodontaltherapie, behindertes Kind 376
Parodontitis 272
- Abt-Letterer-Siwe-Krankheit 292
- Adhärenz-Protein-Defekt, angeborener 291
- aggressive 271, 273, 276–277, **285**, 286, 289
- - lokalisierte 285
- - Milchgebiss 287
- - Plaque 287
- - präpubertäre 285
- - Recallprogramm 289
- - Widman-Lappen, modifizierter 289
- - Zahnstein 287
- Agranulozytose 290
- apikale, akute 30
- bei Behinderten 372
- Chediak-Higashi-Syndrom 290, **291**
- chronic granulomatous disorder (CGD) **291**
- chronische 271, 273, **288**
- Cohen-Syndrom 290
- Diabetes mellitus 280
- differentialdiagnostische Kriterien 273
- Down-Syndrom 290, 372
- Ehlers-Danlos-Syndrom 290, **291**
- endodontale Läsionen 271
- Epidemiologie 19
- Fremdkörperreaktion 271
- genetische Defekte **290**
- Granulom, eosinophiles 362
- Granulomatose, infantile septische **291**
- hämatologische Erkrankungen 271, 290
- Haim-Munk-Syndrom 290
- Hand-Schüller-Christian-Krankheit 292
- Histiocytosis X **292**
- Hypophosphatasie 290, **291**
- Immunerkrankungen, angeborene 290
- juvenile 273
- Leukozytenadhäsionsmangel-Syndrom 290
- Milchgebiss 272
- nekrotisierende **292**
- Neutropenie 290
- Papillon-Lefèvre-Syndrom 290, **291**
- präpubertäre 273, 286
- rasch fortschreitende 273
- Rathbun-Syndrom **291**
- Systemerkrankungen 271, 286, **290**

Parodontitis
- Weary-Kindler-Syndrom 290
- Wechselgebiss 272
- Zytostatika 290
Parotitis
- epidemica 352
- HIV-Infektion 293
Patientenschutzrichtlinie 38
PBI (Papillenblutungsindex) 19, **31**
Pemphigus 26
Perikymatien 7
Perkussion 30
Peroxide 142
Pfeiffer-Drüsenfieber 353
PFRI (Plaque Formation Rate Index) 103, **106**
Phenytoin, Gingivahyperplasie **281**, 372
Phosphorsäureätzung 211
- All-in-one-Adhäsive 145
Phosphorsäuregel, Kompositfüllungen 203
Photopolymerisate, Fissurenversiegelung 190
Photopolymerisation, Adhäsive 153
Pierre-Robin-Syndrom **64**
Pigmentierung, Mundschleimhaut 356
Plaque
- Akkumulation 27
- Chlorhexidindigluconat 93
- Entstehungsmechanismen 90
- Fissurenversiegelung 197
- Gingivitis 278
- Kariesrisiko 106–107
- Parodontalerkrankungen 274
- Parodontitis, aggressive 287
- Prophylaxe 93
- Reduktion **93**
Plaque-Akkumulationsrate s. PFRI
Plaque-Entfernung, Prophylaxe 90
Plaque-Formation-Rate-Index, Schulkinder 121
Plasmazellen, Immunität 275
Politur, Kompositfüllungen 154, 211
Polykarbonatkronen 228
Porphyromonas gingivalis **273**, 274
Prämedikation, behindertes Kind 374
Prämolaren
- Formabweichung 303
- Nichtanlage 71
- Zahndurchbruch 10
Prävention
- Prophylaxe, traditionelle 109
- Schwangerschaft **111**
Prevotella **273**
Primär-Prävention/-Prophylaxe **108**, 109
- Kleinkinder 16

Primer 153
- azetonhaltige 213
- Schmelzätzung 149
- selbstätzende 213
Pringle-Bourneville-Syndrom 284
Processus condylaris/coronoideus 3
Progenie **68**
- Down-Syndrom 372
Promethazin 245
Prophylaxe **82**, 108
- altersgruppengerechte 109
- Ernährungslenkung 86
- Erstgebärende 110
- Fluoridanwendung, regelmäßige 95
- Fluoride 95
- Infektionsgrad der Mutter 108
- Information 83
- Kariesprävention **101**
- Kindergartenalter **114**
- Kleinkind **112**
- Kompetenz 86
- Mundhygiene 83, **90**
- pädagogische Grundlagen 82
- patientennahe Information 83
- Plaque-Entfernung 90
- Plaquekontrolle, chemische 93
- Säureproduktion/-resistenz 95
- Schulkinder **118**
- Schwangerschaft **118**
- traditionelle 109
- Verhaltensänderung 82, **84**
- Wissensstand 83
- zuckerhaltige Nahrung 87
- Zwischenmahlzeiten 89
Prophylaxe-Assistentin 83
prothetische Versorgung, behindertes Kind 375
Protrusion
- Biss, offener 76
- Zerebralparese, infantile 378
Pseudomembranen, Diphtherie 355
Pseudoprogenie **68**, 69
Pubertätsgingivitis 279, **280**
Pufferkapazität, Kariesrisiko 103, **105**
Pulpa 5
Pulpaeröffnung
- behindertes Kind 378
- Klasse-II-Kavitäten 166
- Milchgebiss 163
- Überkappung, direkte 252
- - indirekte 251
Pulpafreilegung, großflächige, Pulpotomie, Wechselgebiss 260
Pulpanekrose
- Milchgebiss **257**, 327
- Pulpotomie 256
- Zahntrauma 316, 319, 324
Pulpaschutz, Milchgebiss 174
Pulpaverträglichkeit, Adhäsive 154

Pulpawundverbände 257
- Bone Morphogenetic Proteins (BMP) 256
- Transforming Growth Factor (TGF-β) 256
Pulpektomie
- Kofferdam 257
- Milchgebiss 257
- Wechselgebiss 260
Pulpitis **318**
- Kompomere 178
- totalis, Zahntrauma 319
- Turner-Zahn 308
Pulpotomie 253
- Blutstillung 253
- Infiltrations-/Leitungsanästhesie 253
- Kronenfrakturen, komplizierte 318
- Milchgebiss **252**, 254–255, **256**, 257
- Wechselgebiss **259**
Pulverstrahlgerät, Fissuren, Reinigung 193
Putzkörper, Zahnpasta 92
Putztechnik, Gingivitis 283
Pyrophosphate, Zahnpasta 92

Q

Quadrantenbehandlung 393

R

Rachitis 362
- Vitamin-D-resistente 304
Radiologie, pädiatrische 38
Randschluss, One-bottle-Adhäsive 218
Ranula 360
Rathbun-Syndrom **291**
RDA/RDE(Radioactive Dentin Abrasion/Radioactive Enamel Abrasion), Zahnpasta, Putzkörper 92
Recall, Parodontitis, aggressive 289
Rechtecktubus 41
Rechtwinkeltechnik, Röntgenaufnahme 41
von-Recklinghausen-Syndrom **366**
Reihenextraktion, Zahn-/Kiefergröße, Missverhältnis 73
Reizdentinbildung 163
Remineralisation **126**
- Fluoride 95, 128
- Kariesrisiko 108
- white spot 126
Remodellation
- Knochen 9
- Mandibula 9
- Maxilla 9
Replantation, Avulsion 323
Resorption, unterminierende, Milchmolaren 72
Restaurationen
- Randschluss, Bissflügelaufnahme 44
- Schulkinder 17
Retentionen **335**
- Ankylose 339
- Dentition, zweite 336
- Freilegung **338**
- Krone, klinische, zu lange 339
- Milchgebiss 164, 167
- Operationsverfahren 336, 338
- orthodontische Einordnung **338**
- Rolllappentechnik nach Tränkmann 338
- Untersuchung, histopathologische 336
- Vertikalentwicklung 339
- Zahndurchbruch, gestörter 336
Retentionszysten **360**
Retzius-Streifen 7
Re-wetting, Schmelzätzung 149
Rezessionen, Gingiva **293**
Rhabdomyosarkom 364
Rhagaden, Cheilitis angularis 356
Riesenzellfibromatose, odontogene 335
Riesenzellgranulom
- peripheres 283
- zentrales 361
Röntgenaufnahme 38
- enorale 39, **41**
- exzentrische Einstellungen 44
Röntgenopazität, Komposite 154
Röntgentechnik, digitale **40**
Röteln 26
Rötelnembryopathie, Hypodontie 300
Rolllappentechnik nach Tränkmann 338
Rot-nach-Weiß-Methode, vertikale, Zahnputzmethode 92

S

Saccharin 89
Säureerosion, alimentär bedingte 29
Säureproduktion/-resitenz 95
Sanguinarin 93, **94**
Sarkome 364
Saugerflaschenkaries 90
SBI (Sulcus-Bleeding-Index) 31
Schädelübersichtsaufnahme 48
Scharlach 26, **351**
Schattenbildung, Dentinkaries 53
Schaummittel, Zahnpasta 92
Schienung, Lockerung, traumatische 323
Schizodontie 303
Schleimhaut
- bedeckende, Exzision, Retentionen 338
- Untersuchung, intraorale 24
Schleimhautveränderungen, Alveolarkämme, zahnlose 271
Schleimhautverletzungen, Gingivitis **282**, 283
Schluckmuster, viszerales 74, 76
Schmelz, aprismatischer 168
Schmelzabschrägung, Komposite, Seitenzahnbereich 145
Schmelz-Ätz-Technik (SÄT)
- Adhäsive 148
- Fissurenversiegelung 195
- Hydroxyethylmethacrylat (HEMA) 148
- Kompositfüllungen 144, 199, 203
- Milchzähne 167
- Nanoleakage 149
- Primer 149
- Re-wetting 149
- wet bonding 149
Schmelz-Dentin-Fraktur 323
- behindertes Kind 378
Schmelzdysplasien 304
Schmelzeinbruch, Dentinkaries 53
Schmelzepithel, inneres 5
Schmelzflecken, Zahnpasta, fluoridhaltige 97
Schmelzfrakturen, unvollständige 317
Schmelzhaftung
- Komposite **144**
- Phosphorsäureätzung 211
Schmelzhypoplasien **307**, 308, 310
- Ernährungsgewohnheiten **309**
- Ernährungsstörungen 308
- Tetrazykline 310
Schmelzkaries 52, **101**
- radiologische 129
- Remineralisation 55
- Seitenzähne 55
Schmelzmantel, Zuwachslinien 7
Schmelz-Matrix-Proteine, Pulpotomie 257
Schmelzoberfläche, Diffusionsbarriere 126
Schmelzopazitäten **307**
- Approximalkaries 54
Schmerzausschaltung 234
- behindertes Kind 374
Schmerzempfindlichkeit, gesteigerte 234
Schmerzen, perioperative 248
Schmerzerfahrungen/-erleben 234
Schmerzqualität, Anamnese 22
Schmerztherapie 236, **242**
- Diclofenac 247
- Lokalanästhesie **235**
- medikamentöse 247
Schmerzwahrnehmung 234
Schneidezähne
- Durchbruch 10
- Kreuzbiss, traumatischer 63
Schneidezähne
- Nichtanlage 301
- seitliche, obere, Dens invaginatus 302
Schneidezahnüberbiss, umgekehrter 68
Schock, Lokalanästhesie 243
Schrubb-Technik, Zahnputzmethode 92
Schulkinder
- Betreuung 119
- Bissflügelaufnahme 121
- Ernährung 119
- Mundhygiene 119
- Plaque-Formation-Rate-Index 121
- Prophylaxe **118**, 120
- restaurative Maßnahmen 17
- Risikopatienten 120
- Speichelfließrate/-pufferkapazität 121
- Zahnwechsel 118
Schwangerschaft
- Kariesrisiko 109
- Prophylaxe **109**
Schweigepflicht, ärztliche 402
Sechsjahrmolaren
- Durchbruch, ausbleibender 72
- fehlstrukturierte 215
- hypoplastische 215
- Stützzonenstörungen 72
Sedierung **243**
Seitenzähne
- Approximalkaries 55
- Kompositfüllungen **144**, 207
- Konfektionskronen 222
- Universalkomposite 207
Seitenzahnkaries
- approximaler 169
- Glasionomerzemente, metallverstärkte 175
Sekundärkaries
- Konfektionskronen, Seitenzahnbereich 227
- Milchzahnfüllungen 174
- Seitenzahnbereich, Kompositfüllung 155
Self-Etch-Adhäsive, Frontzahnfüllungen 211
Self-Etch-Primer, Milchzahndentin 168
semipermanente Versorgung
- Füllungsmaterial **216**
- Wechselgebiss **215**
Sensibilitätsprüfung
- Zähne 30
- Zahntrauma 316
Serienextraktion 73
Sigmatismus 76
Silan 142
Silikonschlüssel, Kompositfüllungen, Frontzahnbereich 210
Skorbut 362
Slot-Präparation, Milchzahnkaries 181
Sonde, zahnärztliche 28
Sonografie 48
Sorbit 89

soziales Umfeld 23
Speichel
- Mutansstreptokokkenzahlen 105
- Parodontalerkrankungen 274
- Untersuchung 27
Speicheldrüsen, Untersuchung 26
Speichelfließrate 103, **105**, 121
Speichelpufferkapazität 121
Speichelretentionszysten 360
Speicherfolien, elektronisch auswertbare, Approximalkaries 53
Speicherfolienscanner 40
Speisesalzfluoridierung 96
Spirochäten 274
Split-mouth-Vergleich, Kompomere 178
Stäbchen, Mundhöhlenflora 273
Stahlkronen 222
Stimulationsgaumenplatten 378
Stoffwechselstörungen, Schmelzhypoplasien 308
Stomatitis
- aphthosa 355
- herpetica 26
- simplex 354
strahlenbiologische Risiken 38
Strahlenexposition
- Röntgendiagnostik 38
-- enorale 39
- Tumorbildung 38
- Verringerung 45
Streptococcus
- milleri, oralis bzw. salivarius 273
- mutans s. Mutansstreptokokken
- sobrinus 107
Stützzone, Zahnwechsel 10
Stützzonenverlust
- Karies 10
- Milchzahnverlust, frühzeitiger 10
- Sechsjahrmolaren 72
Süßstoffe/-mittel 89
Sulcus-Bleeding-Index (SBI) **31**
Sulkusflüssigkeit 274
Superfloss **91**
supragingivale Plaquekontrolle, behindertes Kind 379
Systemerkrankungen, Parodontitis 271, **290**

T

Taschengeldparagraph, minderjährige Patienten, Behandlung 400
Taurodontismus **303**
Teilreparatur, Kompositfüllung 155
Testphase, Prophylaxe 85
Tetanusprophylaxe 315
Tetrazykline, Schmelzhypoplasien/Verfärbungen 310
Titanium-Trauma-Splint, Lockerung 324
Total Bonding, Kompositfüllungen 204
Total Etching **148**
- Kompositfüllungen 204
Tramadol **248**
Transforming Growth Factor (TGF-β), Pulpawundverbände 256
Transillumination, faseroptische (FOTI)
- Approximalkaries 54
- digitale (DIFOTI) 53
- Karies **53**
- Remineralisation 55
Trapezlappen
- Retentionen 338
- Zysten, odontogene 342
Trauma s. Zahntrauma
Treponema denticola **273**, 274
tricho-dental-osteosklerotisches Syndrom, Schmelz-/Dentindysplasien 304
Triclosan 92, **94**
- Gingivitis-/Plaquereduktion 93
α-Trikalziumphosphat, Pulpotomie, Milchgebiss 257
Trinkverhalten 33
Trisomie 21 26
Trockenblasen
- Fissurenversiegelung 193
- Kompositfüllungen 204
Tuberculum Carabelli 301
tuberkulöser Primäraffekt, Gingivahyperplasie 285
Tumoren **363**
Turku-Zucker-Studie 88
Turner-Zahn 308

U

Überbiss, Down-Syndrom 372
Überkappung
- direkte, Adhäsivsysteme 257
-- Milchgebiss 252
-- Wechselgebiss 259
- indirekte, Milchgebiss 251
-- Pulpaexposition 251
-- Wechselgebiss **259**
Überstände, Fissurenversiegelung 193
Übertrocknen, Dentin, geätztes 153
Universalkomposite 207
Unterkiefer
- Entwicklung 3
- Leeway 10
Unterkieferrand, Tastbarkeit 27
Unterkiefervestibulum, Infiltrationsanästhesie 239
Unterkieferwachstumshemmung, Kiefergelenkfortsatzfraktur, unbehandelte 65
Untersuchung
- extraorale 23
- intraorale 24
- visuell-taktile, Karies 53
Urbach-Wiethe-Syndrom, Gingivahyperplasie 285
Urethandimethacrylat (UDMA), Komposite 141

V

Varizellen 351
Vasokonstriktorenzusatz, Lokalanästhetika 238
Veillonella, Mundhöhlenflora 273
Verfärbungen
- Karies 52
- Zahntrauma 327
Verhaltensänderung, Prophylaxe 82, **84**
Verlagerung, Ersatzzahn 28
Verletzungen, Zahnhalteapparat **322**
Verschleißbeständigkeit
- Füllungsmaterialien, Milchgebiss 174
- Komposite, Seitenzahnbereich 144
Versiegelungsmaterialien, Fissurenversiegelung 191
Verstärkerfolien 39
Vestibularleiste 4
- Lagebeziehung 4
Vier-Schritt-Selective-/Total-Etching **147**, 148
Viszerokranium, Vertikaldimension, Zunahme 9
Vitamin-C-Mangel
- Gingivahyperplasie 285
- Skorbut 362
Vitamin-D-Mangel
- Rachitis 362
- Schmelzhypoplasien 308
Vogelgesicht 65
Vollnarkose 246
Volumentomografie, digitale (DVT) 49
Vorschulkinder
- Feinmotorik 114
- Karies 17

W

Wachstumshemmung, kieferorthopädische Frühbehandlung 62
Wachstumsspurt, präpuberaler 8
Wanderungen 28
Wangenpressen/-saugen 24
- orofaziale Dyskinesie 74
Wasserstoffperoxid **94**
Weary-Kindler-Syndrom 290
Wechselgebiss
- Apexifikation 261
- Endodontie **259**
- Füllungstherapie 188
- Klasse-III-Anomalie 69
Wechselgebiss
- Panoramaschichtaufnahme 47
- Parodontitis 272
- Plaque 272
- Pulpektomie 260
- Röntgendiagnostik 42
- Schulkinder 119
- Wurzelkanalaufbereitung 261
Wegener-Granulomatose 285
Weichgewebe, Untersuchung, intraorale 24
Weichteilabszesse **357**
Weichteilaufnahme, enorale 45
Weichteilfunktionen, Störungen, behindertes Kind 378
Weichteilinfektionen 357
Weichteilphlegmone 358
Weichteilsarkome 364
Weichteilzysten 359
Weisheitszahntransplantation, autologe 263
wet bonding 213
- Problematik 151
- Schmelzätzung 149
white spots 128
- Aminfluorid 94
- Erfassung 101
- Remineralisation 126
- Zinnfluorid 94
Widman-Lappen, modifizierter 289
Window-X-ray-System 46
Windpocken 26, **351**
Wurzelabknickung 72
Wurzelbildung 11
Wurzelfrakturen **320**
- behindertes Kind 378
- FRakturheilung 321
- Milchgebiss 327
- Molaren, dritte 340
-- Trennen 334
Wurzelkanal, Spülung, Apexifikation 319
Wurzelkanalaufbereitung, Wechselgebiss 261
Wurzelkanalbehandlung, Wechselgebiss, Alternativen 263
Wurzelkanalobliteration **325**
Wurzelquerfrakturen 321
Wurzelresorption
- Ankylose 325
- physiologische 334
- Zahntrauma 325
Wurzelspitzenresektion **334**
Wurzelwachstum, Abschluss 260

X

Xylit 89
- Kariesprophylaxe **88**
- Primär-Prävention 109
- Zahnpasta 88, 92

Z

Zähne
- Anomalien 30
- bleibende, Ersatzzahnanlage 8
- - Konfektionskronen 227
- - Lagebeziehungen 10
- Dislokation, laterale **322**
- Doppelanlage 299
- Doppelbildungen 303
- fehlende 46, **340**, 341
- Formanomalien 30
- Fusion 303
- Palpation 30
- Perkussion 30
- retinierte s. Retentionen
- Sensibilitätsprüfung 30
- Strukturanomalien 30, **303**
- überzählige 70
Zähneputzen 91
- Kindergartenalter 114
Zahnanlage
- Lagebeziehungen 10
- Stadien 4
Zahnarztpraxis für Kinder
- Anästhesie, allgemeine 394
- Anlernphase 391
- Ausstattung 383
- Behandlungen, intensive 386
- - Probelauf 391
- - sprechintensive 387
- Behandlungsarten 387, 390
- Behandlungsplanung 389
- Behandlungszimmer 384
- Beratung 388
- Beratungsassistentin 388
- Corporate Identity (CI) 383
- Eingangs-/Ausgangsbereiche, getrennte 386
- Four Handed Dentistry 393
- Lage 382
- Lichtverhältnisse 384
- Lokalanästhesie **393**
- Mundhygienesitzung 390
- Narkosebehandlung 394
- Patientenfluss 385
- posthypnotische Suggestion 393
- Praxisablauf 387
- Prophylaxehelferin 385
- Quadrantenbehandlung **393**
- Rezeption 386
- Rezeptionistin 388
- Röntgen 385
- Sedierungstermine 387
- Tagesplan 387
Zahnarztpraxis für Kinder
- Tell-Show-Do-Methode **391**, 392
- Terminvergabe **386**
- Untersuchung 388
- Verhaltensbeeinflussung 391
- Wartezeiten 387
- Wartezimmer 383
Zahnbewusstsein, Kindergartenalter 114
Zahnbürste 90
Zahnbürstentrauma, Gingivitis 283
Zahndurchbruch 10
- Panoramaschichtaufnahme 46
- Retentionen 336
- unvollständiger, Panoramaschichtaufnahme 46
Zahndysplasie, genetisch bedingte 303
Zahnentwicklung **3**, 6
- Höcker-Fissurenrelief 5
Zahnentwicklungsstörungen **70**
- kieferorthopädische Maßnahmen 62
Zahnerhaltung
- behindertes Kind 375
- chirurgische **334**
- temporäre 262
Zahneruption, Plaqueretention/-akkumulation 27
Zahnfehlstellungen
- Molaren, dritte 340
- Prävalenz 19
Zahnflächen, sichtbare, Reinigung 90
Zahnfleischtaschen, Parodontitis, chronische 288
Zahnform, Abweichungen **301**
Zahnformanomalien **72**
- bei Behinderten 372
Zahnglocke 4
Zahngröße
- Abweichungen **301**
- Missverhältnis 73
Zahnhalskavitäten, Milchzähne 171
Zahnhalteapparat
- Untersuchung 31
- Verletzungen **322**
Zahnhartsubstanzen **6**
Zahnhartsubstanzverlust
- allgemeine Erkrankungen 25
- Dentinkaries 53
Zahnkaries s. Karies
Zahnkeim, bleibender
- Extraktion 334
- Panoramaschichtaufnahme 46
Zahnkeimpaarung 303
Zahnknospe, epitheliale 4
Zahnleistenzyste **343**
Zahnlockerung 286
Zahnpapille 5
Zahnpasta 91, **92**
- fluoridhaltige 88, **96–97**
- Putzkörper 92
- verwendete, Dokumentation 32
Zahnpflege, Dokumentation 32
Zahnputzmethoden 92
- Mundhygiene 390
Zahnreinigung
- Gingivitis 283
- Kompositfüllungen 202
Zahnrettungsboxen, Zahntrauma 314
Zahnschmelz, Ätzmuster 204
Zahnseide 91
Zahnstein, Parodontitis, aggressive 287
Zahntrauma **314**, 315, 317
- Anamnese 22
- Apexifikation 319
- behindertes Kind 372, **377**
- Dislokation, laterale 316
- Dokumentation 315, **330**
- Extrusion 316
- Fotodokumentation 317
- Gingivarezessionen 293
- Gingivitis **282**
- Hartsubstanzbarriere, apikale 319
- Intrusion 316
- kieferorthopädische Maßnahme 62
- Knochenfrakturen 315
- Kronenverfärbungen 327
- Lockerungsgrad 316
- Milchgebiss 326
- Oberflächenresorptionen 325
- präventive Maßnahmen 314
- Pulpanekrose 316, 319, 324, 327
- Pulpitis 319
- Röntgendiagnostik 317
- Sensibilitätsprüfung 316
- Tetanusprophylaxe 315
- Verfärbungen 327
- Wurzelresorption 325
- Zahnrettungsboxen 314
- ZEPAG-Klassifikation 316
Zahnüberzahl 70, **298**
Zahnunterzahl **71**, **299**
Zahnverschmelzung 303
Zahnwechsel **10**, 118
Zahnwechselstörungen 62, **70**
Zahnzahl, Variationen **298**
Zapfenzähne **70**, 301
ZEPAG-Klassifikation 316
Zerebralparese, infantile **371**, 378
- Lippenschluss, fehlender 372
Ziegenpeter s. Mumps
Zinkoxyd-Eugenol-haltiger Verband
- Gingivitis 377
- Pulpotomie 254
Zinkzitrat-Trihydrat, Zahnpasta 92
Zinnfluorid
- Plaque-/Gingivitisreduktion 93
- Zahnpasta 97
Zucker, Kariogenität 87
Zuckeräquivalent, Süßstoffe 89
Zuckeraustauschstoffe **88**, 89
- Kariogenität 87
Zunge, Untersuchung 25
Zungenbrennen, Glossitis 356
Zungenmotorik, Zerebralparese 371
Zungenpressen 74, **75**, 76
Zungensaugen 24
Zungenschleimhaut, Erkrankungen **356**
Zungenveränderungen, nichtentzündliche 357
Zwangsbiss
- lateraler 10
- progener **69**
Zwei-Flaschen-System, Haftvermittler 213
Zwei-Schritt-Self-etch-Adhäsive **151**
Zwei-Schritt-Total-Etching 147, **150**
Zwischenmahlzeiten 89
Zystektomie, odontogene Tumoren, keratozystische **344**
Zysten **359**
- follikuläre **343**, 359
- odontogene **342**, 343
- radikuläre **359**
Zystenbalg, Fixierung 344
Zystostomie **344**
Zytostatika, Parodontitis 290

Made in the USA
Las Vegas, NV
03 November 2026

57422778R00255